Endophthalmitis

眼内炎

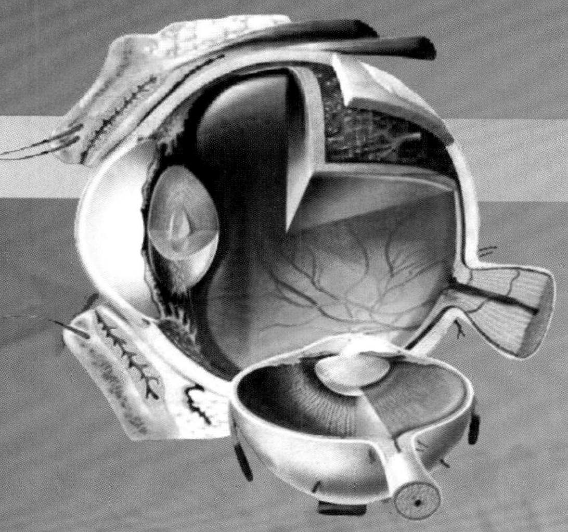

主　编　杨朝忠　王　勇　武海军
副主编　戴　馨　王　清　杨　静
　　　　鲁军霞　焦万珍

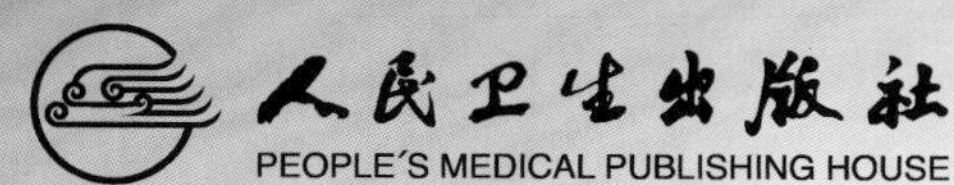

人民卫生出版社
PEOPLE'S MEDICAL PUBLISHING HOUSE

图书在版编目（CIP）数据

眼内炎/杨朝忠，王勇，武海军主编.—北京：人民卫生出版社，2017

ISBN 978-7-117-25438-0

Ⅰ.①眼… Ⅱ.①杨…②王…③武… Ⅲ.①眼底疾病 Ⅳ.①R773.4

中国版本图书馆 CIP 数据核字（2017）第 264510 号

眼 内 炎

主　　编：杨朝忠　王　勇　武海军
出版发行：人民卫生出版社（中继线 010-59780011）
地　　址：北京市朝阳区潘家园南里 19 号
邮　　编：100021
E - mail：pmph @ pmph.com
购书热线：010-59787592　010-59787584　010-65264830
印　　刷：北京盛通印刷股份有限公司
经　　销：新华书店
开　　本：889×1194　1/16　　**印张**：24
字　　数：760 千字
版　　次：2018 年 5 月第 1 版　2018 年 5 月第 1 版第 1 次印刷
标准书号：ISBN 978-7-117-25438-0/R · 25439
定　　价：219.00 元
打击盗版举报电话：010-59787491　E-mail：WQ @ pmph.com
（凡属印装质量问题请与本社市场营销中心联系退换）

编　者

（以姓氏笔画为序）

马路生　青岛大学医学院附属毓皇顶医院
王　玉　济南市眼科医院
王　冰　山东省立医院
王　红　首都医科大学附属北京同仁医院
王　勇　菏泽医学专科学校附属医院
王　清　菏泽医学专科学校附属医院
王　鸿　山东省立医院
王　新　菏泽医学专科学校附属医院
王凤荣　菏泽医学专科学校附属医院
王伟伟　菏泽医学专科学校附属医院
王兴荣　山东中医药大学附属眼科医院
王舒雅　山东中医药大学附属眼科医院
毛慧娟　菏泽医学专科学校附属医院
孔文君　首都医科大学附属北京佑安医院
卢　弘　首都医科大学附属北京朝阳医院
叶子隆　北京美尔目眼科医院
仝晓燕　菏泽市立医院
皮裕琍　解放军总医院
毕双双　菏泽医学专科学校附属医院
曲志强　美国医科大学生物细胞研究中心　Emory University School of Medicine USA.
吕士波　菏泽市开发区中心医院
刘　文　广州中山眼科中心
刘文婷　菏泽医学专科学校附属医院
刘红霞　菏泽医学专科学校附属医院
刘晓燕　菏泽市立医院
刘福香　菏泽医学专科学校附属医院
孙　婷　菏泽市立医院
孙丰源　天津市第一中心医院
孙丽霞　青岛大学医学院附属医院
苏　珂　菏泽医学专科学校附属医院
杜艳慧　菏泽医学专科学校附属医院

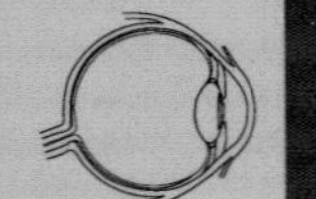

杨　静　菏泽医学专科学校附属医院
杨桂敏　菏泽市牡丹区中心医院
杨朝忠　菏泽医学专科学校附属医院
郑盼盼　菏泽医学专科学校附属医院
郑新宝　菏泽医学专科学校附属医院
黄鲁英　菏泽医学专科学校附属医院
余　涵　河南省新乡医学院附属眼科医院
余　藤　宁波市光明眼科医院
邹留河　首都医科大学附属北京同仁医院
辛贺贺　菏泽医学专科学校附属医院
张　炜　山东大学第二医院
张　蕊　天津市第一中心医院
张文卿　青岛大学医学院微生物免疫中心
张伟倩　菏泽医学专科学校附属医院
张劲松　菏泽医学专科学校附属医院
张美芬　北京协和医院
张中敏　菏泽爱尔眼科医院
陈　伟　菏泽市牡丹区中心医院
武海军　菏泽市立医院
林　红　青岛大学医学院附属医院
林振德　广州中山眼科中心
林晓峰　广州中山眼科中心
易长贤　广州中山眼科中心
周德湖　美国霍普京医学院眼科研究所
郑曰忠　天津市眼科医院
单　昕　菏泽医学专科学校附属医院
赵　敏　重庆医科大学附属第一医院
荣　双　菏泽医学专科学校附属医院
柳　林　上海第二军医大学长海医院
侯金金　菏泽医学专科学校附属医院
耿　燕　青岛大学医学院第二附属医院
贾欢庆　山东中医药大学附属眼科医院
崔京卫　菏泽医学专科学校附属医院
焦万珍　山东省立医院
鲁军霞　菏泽医学专科学校附属医院
路　博　菏泽医学专科学校附属医院
穆帅帅　菏泽医学专科学校附属医院
戴　馨　菏泽医学专科学校附属医院

主编简介

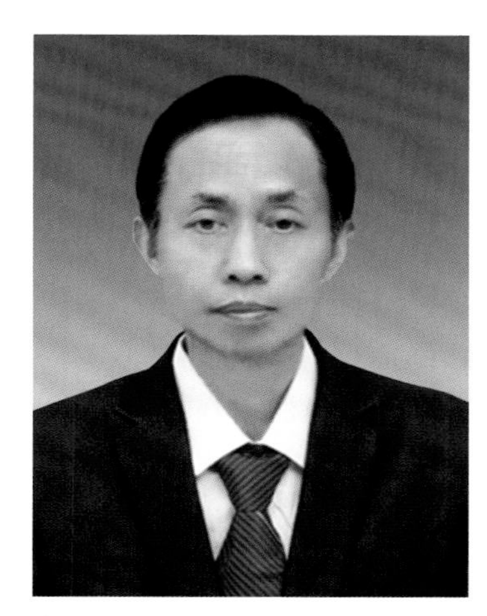

杨朝忠

男，1957年生。1982年12月毕业于青岛医学院医疗系，从事眼科工作至今。现任全国眼免疫学组委员，曾任全国眼遗传学组委员，山东省青年眼科学组副组长，青岛市眼科分会委员，青岛现代东方眼科研究院、眼科医院院长，现任菏泽医专附属医院业务副院长、眼科研究所所长。眼科主任医师，教授，硕士研究生导师；《眼科新进展杂志》编委。从事眼科工作30多年来，兢兢业业，任劳任怨，勤奋好学，锐意进取，潜心研究，勇于创新，取得的成绩受到广泛好评。

在1988年建立健全了菏泽地区第一个眼库和眼科实验室，2000年创建和成立了青岛东方眼科研究院和青岛东方眼科医院，设分院1处。开展了各种“角膜移植术”“表层角膜镜片术”“小切口非超声乳化白内障手术及人工晶体植入术”“超声乳化白内障摘除联合折叠晶体植入术”“无后囊支持人工晶体缝线固定术”“角膜移植联合折叠人工晶体植入术”“角膜移植联合小梁切除术”“青光眼阀门植入术”“无结膜切口、双通道引流小梁切除术”“调节缝线小梁切除术”“干细胞移植术”“视网膜脱离手术”“仿真义眼手术”等16项新手术，明显提高了医疗质量，达到省内乃至国内领先水平，为众多盲人带来了福音。

发挥学术带头作用，积极开展科研工作。主持完成和参与完成国家级、省厅和市级科研课题15项，包括国家“十一五”863课题2项：“基于胚胎角膜组织库的工程角膜开发与应用（2006AA02A132，2006-2010年完成）”和“新型壳聚糖组织器官修复材料的研究（2007AA901603，2007-2010年完成）”。2009年9月通过了教育部组织的科技成果鉴定。荣获了“国际首创，达到了国际领先水平”的鉴定结论。现成功体外重建出与正常人角膜内皮结构和功能一致的组织工程人工角膜内皮（国家发明专利受理号200910020034.6；国际专利申请号PCT/cn2010/070563）。“新型壳聚糖角膜内皮细胞载体组织材料的免疫学研究”（2008年完成）；“新型壳聚糖载体角膜内皮细胞移植实验的免疫学研究”（2010年完成）；“组织工程人角膜内皮移植的动物实验及免疫学研究”；“组织工程人角膜上皮移植的动物实验及免疫学研究”；“美容性角膜移植及免疫学观察”；“新型壳聚糖膜片在眼表重建中的临床应用研究”。“角膜表面镜片术的研究”（省卫生厅青年科学基金资助，国内先进水平，1994年通过鉴定）、“角膜知觉的无创伤性定量检测及临床应用研究”（国内领先水平，1997年通过鉴定）、“全角膜带环形巩膜瓣移植术改良及免疫学研究”（国内先进水平,1998年获青岛市科技进步三等奖)、“前房相关免疫偏离(ACAID)的诱导及其预防角膜移植免疫排斥反应的实验研究”(青岛市科委资助,1998年通过专家鉴定,国内领先水平,1999年获青岛大学科技成果三等奖)和“角膜内皮细胞多糖生物膜载体培养及移植的实验研究”〔山东省卫生厅资助〕。“角膜切削车床的研制和临床应用研究”,本研究成功地应用点切削代替了传统的线切削,克服了后者中心校正困难、提高了手术功率和效果,获国家实用新型专利一项。“巩膜环钻的研制和临床应用研究”,巩膜环钻的发明可使手术标准化,大大提高手术成功率。“免疫三联治疗单纯疱疹病毒性角膜炎(HSK)的研究”,应用免疫疗法综合治疗HSK疗效好、复发率低。“眼病患者红细胞免疫功能研究”,首次探讨了HSK患者的红细胞免疫状态、变化规律及其与淋巴细胞免疫间的关系和机制。“双腔球囊顶压器的研制及临床应用研究”,2010年获青岛市科学技术二等奖。

获中国实用新型专利6项:角膜刻切器,专利号92227796.6,曾获当代专利、科技成果博览会金奖,创造了较好的社会和经济效益;眼球储运杯,专利号92219323;多功能开睑器,专利号92219444.0;一种角膜冷冻盘,专利号91221336.1;一种袖珍接触性角膜感觉仪,专利号91231637.3;气流式非接触性角膜感觉仪,专利号91211949.7,1992年获全国首届专利产品博览会“优秀奖”。

学术理论研究有所建树。在《眼科免疫学》(1989)和《眼科病理学》(1997)两书中,首次提出了“黄斑免疫赦免区”、“视网膜内免疫赦免区”的新概念;在《眼睛保健知识》中首次提出了“视觉心理学”、“视觉心理障碍”、“视觉心理治疗”等新理论,对眼科临床具有重要指导意义;在眼病红细胞免疫系列研究中,首先提出并阐明了“红细胞免疫与淋巴细胞免疫的骨髓同源”学说,对探讨某些眼病的免疫学机制具有重要的理论意义,并得到临床现代视网膜移植的证实。

主编出版了《临床眼科免疫学》(人民卫生出版社,2012),《角膜显微手术图解》(人民卫生出版社,2016),《眼表移植学》(军事医学科学出版社,2008),《眼科免疫学》(天津科技出版社,1989),《实用眼科遗传学》(河南科技出版社,1992)、《角膜免疫学》(香港金陵书社出版公司,1993)、《现代角膜移植学》(人民军医出版社,1998)、《眼睛保健知识》(人民卫生出版社,1993),在《现代眼屈光手术学》(人民军医出版社,1995)、《眼生理学》(人民卫生出版社,2001)中任副主编,在《眼科病理学》(人民卫生出版社,1997)、《眼科进修医师必读》(人民军医出版社,1999)、《眼科多选题集》(汕头大学出版社2003)、《临床眼科学》(人民军医出版社,2003)、《现代眼科检查与进展》(天津科技出版社,2002)和《临床眼底病学》(人民卫生出版社,2012)中任编者。在眼科专业学术杂志上发表论文50余篇。

总之,在同行们的帮助和指导下,取得了一点成绩,并得到组织的重视和社会的肯定。曾先后13次被单位评为“先进工作者”、“先进个人”、“十佳青年”、“服务明星”、“山东省优秀科技工作者”等。1993年获院级“科技工作特等奖”和地区级“专业技术拔尖人才”。1996、1999年两次被青医二附院评为“专业技术拔尖人才”;1996及1997年分别被青岛市授予“职业道德标兵”。2002、2004获青岛市“慈善大师”“公益之星”称号。先后被录入《当代中国科学家与发明家大辞典》、《中国科技大辞典》、《国家级科技成果研制功臣名录》、《中国当代医药名人》和《中国专家大辞典》。

主编简介

王勇

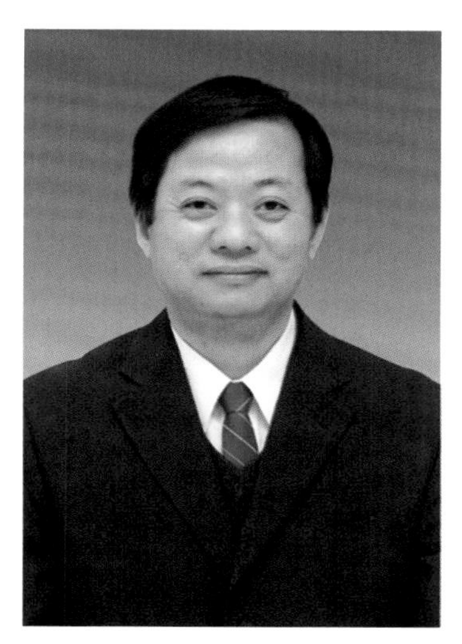

男，1963 年生。山东菏泽牡丹区人。1985 年 7 月毕业于潍坊医学院医学系，从事眼科工作至今。主任医师，教授。现任菏泽医学专科学校附属医院副院长、眼科主任，中华医学会菏泽眼科分会副主任委员，山东中西医结合学会眼科专业委员会委员。曾任菏泽市立医院眼科副主任，菏泽市立医院专家门诊部主任，菏泽新东方眼科医院院长。

1985 年毕业分配到菏泽市立医院，受老师谢立信教授影响，要求分到眼科，立志做一名优秀的眼科医生。爱岗敬业，工作勤勤恳恳，任劳任怨，不计个人得失。患者至上，一切以解除患者病痛为己任，以患者的满意为自己的幸福。努力学习新理论、新方法、新技术，并运用到临床工作中去，刻苦钻研业务，技术精益求精。1995 年在上海眼耳鼻喉科医院学习一年，师从著名眼科专家王文吉教授、褚仁远教授等，在王文吉教授、罗传淇教授指导下最早在国内应用国产去甲万古霉素眼内注射治疗细菌性眼内炎获得成功。回医院后继续开展这方面的研究，挽救了许多患者的眼睛和视力。1998 年 10 月参加了“视觉第一，中国行动”国家医疗队，为济宁数百名白内障患者施行了“复明手术”。2002 年 8 月被评为“全国残疾人康复工作先进个人”。

撰写了大量医学论文，多次在全国性眼科会议上交流，有 10 余篇在国家级专业刊物上发表，主要有《急性闭角性青光眼并赍门撕裂综合征一例》和《双生子双眼先天性青光眼》发表在《中华眼科杂志》上；《Mafan 氏综合征并视网膜脱离一例》及《细菌性眼内容炎药物治疗》在《中华眼底病杂志》发表；《眼内注射去甲万古霉素治疗细菌性眼内炎临床观察》发表在《眼科》杂志上；《球内注射万古霉素联合玻切治疗细菌性眼内炎》《眶内良性间叶瘤一例》《眼眶内神经鞘瘤二例报告》《儿童细菌性眼内炎（附 19 例分析）》在《中国眼耳鼻喉科杂志》上发表；《珊瑚状白内障两家系》在《眼科研究》上发表；《细菌性眼内炎 31 例分析》在《临床眼科杂志》上发表；《内眦赘皮的组织学成因及手术方式初探》《横“V”形内眦赘皮全层切除联合重睑成形术初步观察》在《中国美容整形外科杂志》上发表等。

主持完成科研五项，《眼内注射去甲万古霉素治疗细菌性眼内炎初步观察》《内眦赘皮的组织学成因初步研究》获菏泽市科技进步二等奖，《硝酸咪康唑乳膏对兔正常角膜的影响实验观察》《小梁切除联合羊膜移植术治疗青光眼的研究》获菏泽市科技进步三等奖，另一项获荣誉奖。合编书籍 2 本《五官科常见病治疗指南》及《五官科急症学》。

主编简介

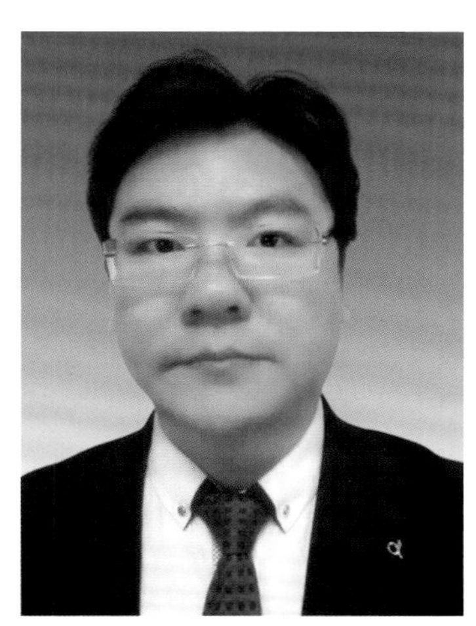

武海军

男，1975 年生，副主任医师，医学博士，美国弗吉尼亚大学眼科中心短期访问学者，泰山医学院兼职副教授，硕士研究生导师，山东省菏泽市立医院眼科主任，泰山医学院菏泽临床学院五官科教研室主任。中华医学会山东分会眼科委员会中青年委员，中国中西医结合医学美容青年委员，山东省激光医学会委员，山东省眼镜协会委员，山东省菏泽青少年低视力防治基地主任，国家住院医师规范化培训菏泽培训基地眼科主任，国际角膜塑形镜学会亚洲分会会员。1999 年毕业于山东省潍坊医学院眼耳鼻喉专业班并获医学学士学位，2004 年获青岛大学眼科学硕士学位，2010 年获南方医科大学(原中国人民解放军第一军医大学)眼科博士学位，南方医科大学优秀博士毕业生，师从全国知名眼科专家赵桂秋教授和陆晓和教授，发表核心期刊论文十余篇，SCI 收录一篇，出版专著《现代临床眼科学》一部，主持并参与省市科研四项，发明专利三项，目前在研省级课题一项。曾受国际奥比斯眼科组织项目奖学金资助进行白内障手术培训。擅长综合眼病的诊断与治疗及角膜病、白内障的基础与临床研究。

序

眼内炎是眼科严重的致盲性眼病，尤其是白内障手术后感染性眼内炎，起病急骤，来势凶猛，发展迅速，短时间内即可造成严重的眼内组织破坏，如化脓、坏死等，患者可因此而失明或丧失眼球。故必须引起广大眼科医生的高度重视。

鉴于目前尚无眼内炎专业而系统的学习资料和书籍，杨朝忠教授等联络国内外有经验的眼科专家和学者，广泛收集资料，认真总结经验，精心编写了《眼内炎》专著，填补了我国乃至世界无此专著的空白。

相信，《眼内炎》一书的出版将提高广大临床眼科工作者对眼内炎的概念、分类、检查、诊断和鉴别诊断、治疗和预后的全面了解，系统掌握有关眼内炎的专业知识，不断提高眼内炎的临床诊疗和科研水平，进而达到有效预防和控制眼内炎的发生、发展和转归，给眼内炎患者带来更多的福音。

科学技术在不断发展，眼内炎的诊疗也在不断规范和完善，希望在今后的临床和研究工作中，不断地充实内容，吸收新观点和新方法，有计划地修订再版，为人类的眼科事业做出更大贡献。

最后，预祝《眼内炎》出版顺利！

新乡医学院眼科研究所所长
新乡医学院附属眼科医院院长
《眼科新进展》名誉主编
余　戎
2017 年 8 月

前言

眼内炎是眼科严重的致盲性眼病，尤其是白内障手术后眼内炎病例时有发生，必须引起广大眼科医生的高度重视。眼科临床医师急需《眼内炎》一书，为了填补这一空白，编者参考有关国内外大量文献和著作，并总结30多年来的临床经验和教学经验，联合首都医科大学附属北京同仁医院、北京协和医院、首都医科大学附属北京朝阳医院、中国人民解放军总医院、北京美尔目眼科医院、广州中山眼科中心、天津眼科医院、天津市第一中心医院、上海第二军医大学、重庆医科大学附属医院、山东省立医院、山东大学齐鲁医院、山东中医药大学附属眼科医院、青岛大学医学院附属医院、济南爱尔眼科医院等医疗机构的知名眼科专家共同编著了这本《眼内炎》专著。

《眼内炎》旨在对眼内炎的概念、分类、检查、诊断和鉴别诊断、治疗和预后进行全面、系统地描述。希望对广大眼科医务工作者系统掌握眼内炎专业知识、不断提高眼内炎诊疗和科研水平有所裨益，进而全面提升眼内炎的诊疗水平，从而有效预防和控制眼内炎的发生、发展和转归，为眼内炎患者带来更多的福音。

《眼内炎》是我国第一部该领域专著，本书分十章撰写，图文并茂，从基础到临床进行了详细阐述。本书既反映了我国在该领域的科研成果和临床经验，又介绍了国际上的研究新进展。本书采用照片500余幅，丰富了书籍内容，便于读者学习和掌握规范的专业知识和技能。

本书的编者大都为长期从事眼科临床和基础研究工作者，尤其在眼内感染及眼内炎方面进行过深入而广泛地研究，积累了丰富经验，杨朝忠等曾主编出版《角膜显微手术图解》(2016年，人民卫生出版社)、《临床眼科免疫学》(2012年，人民卫生出版社)、《眼表移植学》(2008年，军事医学出版社)等专著；参编《眼底病-内科卷》(2014年，人民卫生出版社)、《眼科生理学》(2010年，人民卫生出版社)等。

科学技术在不断发展，眼内炎的诊疗也在不断规范和完善，在今后的临床和研究工作中，我们将不断地充实内容，吸收新观点和新方法，有计划地修订再版，为人类的眼科事业做出更大贡献。

主编

2017年8月

目　录

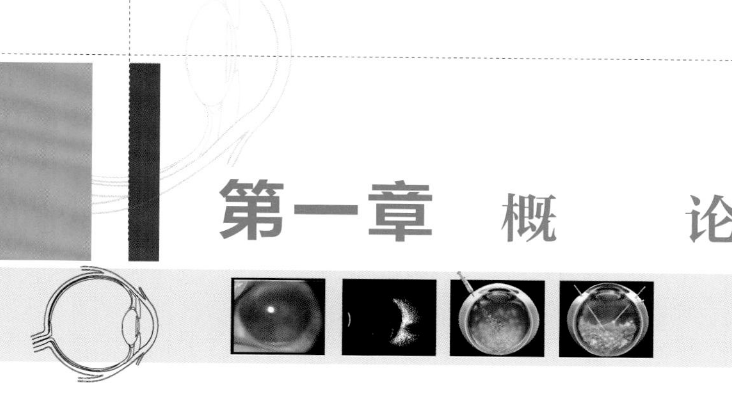

第一章 概 论

第一节 眼内炎的定义

眼内炎(endophthalmitis),广义地讲是指各种累及眼球内层组织、玻璃体、巩膜等的炎症,如眼内感染、眼内异物、肿瘤坏死、严重的非感染性葡萄膜炎、晶状体皮质过敏等引起的玻璃体炎、前房积脓等。故又有玻璃体炎(vitreocapsulitis)之称。

狭义的眼内炎是指临床上由细菌、真菌或寄生虫引起的感染性眼内炎(infectious endophthalmitis)。眼内炎的症状常常较重,主要有眼痛、视力急剧下降等。

感染性眼内炎(infectious endophthalmitis)是一种迅速波及眼内组织和眼内液体的炎症,炎症可蔓延至房水、玻璃体、视网膜、葡萄膜乃至巩膜。其病情凶险,发展迅猛,对眼组织和视功能破坏极大,当炎症累及巩膜或眼眶组织时,称为全眼球炎(panophthalmitis)。是眼科急诊救治的主要病种之一。全眼球炎表现为眼球剧烈疼痛,眼球突出,运动受限,眼睑、结膜高度水肿,视力可完全丧失,故积极治疗眼内炎,控制其发展是抢救视力的关键。

根据感染途径不同分为外源性眼内炎(exogenous endophthalmitis)和内源性眼内炎(endogenous endophthalmitis)。其中以外源性眼内炎较为常见,外源性眼内炎主要分两类:手术后眼内炎和外伤后眼内炎,内源性眼内炎是由血源性感染或免疫抑制引起。

实际上,在不少国际文献中,葡萄膜炎已经等同于眼内炎症。葡萄膜炎是指虹膜、睫状体和脉络膜的炎症,但由于葡萄膜、视网膜和玻璃体关系密切,炎症发生时往往互相蔓延,并且从与葡萄膜炎有关的抗原来看,视网膜抗原为一类重要的抗原,因此,目前国际上多数学者认为,葡萄膜炎是指葡萄膜、视网膜、视网膜血管和玻璃体的炎症,也有人将发生于视盘的炎症归类于葡萄膜炎。另外,在国际上也有部分学者认为,此类炎症应被称为眼内炎症。

第二节 流行病学

感染性眼内炎是由于微生物侵入眼内组织后生长繁殖引起的炎症反应,最终可能累及眼的各种结构。外源性眼内炎是在眼球壁出现伤口后微生物侵入而发生的;而内源性者较为少见,是由身体内其他部位的微生物扩散到眼内引起。最常见的致病微生物是细菌,也可由真菌、寄生虫和病毒引起。病程可表现为急性、亚急性或慢性。大多数感染性眼内炎发生在手术后,其中90%的病例由细菌引起。在所有的感染病例中,约60%发生在手术后,其中多数为白内障手术。Allen等曾报告3万例白内障手术,术后感染性眼内炎的发生率为0.057%。感染的细菌来源有一定的规律性,如白内障术后多为表皮葡萄球菌(staphylococcus epidermidis),一般预后较好。而外伤性感染性眼内炎约占所有感染性眼内炎病例的20%~30%,为感染性眼内炎的第二种最常见类型。在眼球穿孔伤后的发生率为2%~7.4%。眼球内有异物存留者,发生感染性眼内炎的危险是无眼内异物病例的 2 倍。外伤眼常见的致病微生物是革兰染色阳性杆菌（gram-positive rods），预后很差。

感染微生物的种类及其致病力是决定感染发作和疾病预后的主要因素。60%～80%的病例是由革兰阳性菌引起的，10%～15%是革兰阴性菌（gram negative bacillus）。在 Brinton 等报告的一组外伤性感染性眼内炎中，表皮葡萄球菌最常见，其次为金黄色葡萄球菌（staphylococcus aureus）、链球菌（streptococcus）和杆菌（bacillus）。在其他病例中，也查到真菌（fungus）。在革兰阳性菌中，细菌毒力强弱对眼的破坏作用有较大差别。表皮葡萄球菌属凝固酶阴性葡萄球菌，在医院感染的病例中多见，临床预后较好。金黄色葡萄球菌为凝固酶阳性，毒力较大，临床预后相对较差。芽孢杆菌是一类需氧的、产生芽孢的杆菌，近年逐渐成为外伤后感染性眼内炎中最常见的细菌之一，其引起的感染发病很快，常在角膜形成特征性的环形脓肿或溃疡，并伴有全身发热和白细胞增多，容易发展成全眼球炎，甚至造成视力完全丧失。真菌感染约占所有感染性病例的 10%～15%。已报道引起眼内炎的真菌种类有念珠菌（candida）、镰刀菌（fusarium）、曲霉菌（aspergillus）、淡紫拟青霉菌（penicillum lilacinum）等，主要见于外伤后及内源性感染。典型的真菌性眼内炎发病慢、病程长，早期可能无明显症状，以后逐渐出现玻璃体混浊或脓肿。

第三节　病因学及致病机制

一、外源性眼内炎

常由眼球穿通伤、内眼手术、角膜溃疡穿孔等致病原微生物直接进入眼内引起。眼球穿通伤如细小穿通伤口（注射针尖刺伤、铁丝刺伤等）、植物戳伤（芦苇、竹签等）或眼内异物存留易引起眼内炎；内眼手术以白内障手术和青光眼手术后滤过泡感染为多。常见致病菌有金黄色葡萄球菌、链球菌、铜绿假单胞菌和蜡样芽孢杆菌等。另外，表皮葡萄球菌、痤疮丙酸杆菌常是白内障术后眼内炎的致病菌。真菌感染常发生于植物性眼球穿通伤。

二、内源性眼内炎

指细菌或真菌通过血液循环播散进入眼内引起，又称转移性眼内炎。好发于免疫缺陷、使用免疫抑制剂、长期使用抗生素、糖尿病、慢性肾衰、肝脏疾病、口腔感染、肿瘤术后、心内膜炎等。常见致病菌有葡萄球菌、链球菌、流感嗜血杆菌等。常见的致病真菌为白色念珠菌。

玻璃体是细菌、微生物良好的培养基，致病菌侵入玻璃体内后可迅速繁殖并引起炎症反应。眼内炎病理改变的程度与细菌的数量及毒力、机体的免疫功能和治疗效果有关。急性期在显微镜下表现为中性粒细胞浸润、渗出及组织坏死。中性粒细胞弥漫性分布于血管周围，并大量聚集于前房和玻璃体内，在巩膜穿孔处更密集。若晶状体囊膜破裂，致病菌和中性粒细胞可侵入晶状体，引起晶状体积脓。在前房、后房和玻璃体内出现蛋白类渗出物，在前房和睫状体平坦部形成纤维化脓性结节；坏死的细胞肿胀，失去细胞结构，核固缩、破裂或消失；坏死组织常呈嗜酸性染色；色素颗粒不易被分解破坏，常被巨噬细胞吞噬；角膜中央被毒素或中性粒细胞浸润后形成环形坏死及穿孔。急性化脓性炎症消退后，浸润的中性粒细胞逐渐被单核细胞或淋巴细胞代替。炎症渗出物逐渐被吸收，常与肉芽组织一起形成纤维瘢痕组织。

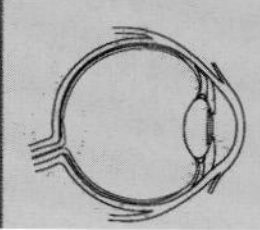

第四节　分类及基本特征

一、按病因分类

1. 创伤性眼内炎(traumatic endophthalmitis)　患者有明确的外伤或手术史,临床表现随感染发作的快慢和程度有所不同。一般情况下,大多数细菌性眼内炎患者起病急骤,伤眼的疼痛明显加重,畏光流泪,视力骤降,甚至无光感,可有明显的眼睑水肿,眼睑痉挛,结膜水肿、充血,结膜囊的黄色分泌物增多,玻璃体混浊。角膜有不同程度的水肿,KP(角膜后沉着物),伤口可能会裂开,严重者有分泌物从伤口流出。前房内蛋白及细胞增多,下部常有积脓,有时前房积脓混有血液。极重时,前房内出现血性渗出物,角膜混浊。如有人工晶状体,前后面都有纤维性渗出膜。玻璃体内有大量细胞碎片,局部有白色的团状或成层的混浊。眼压可能降低,但也可为正常或偏高。瞳孔缩小,眼底难以检查。视网膜血管炎属于感染早期的表现。通常眼底仅有红光反射或完全无反射。由表皮葡萄球菌或其他凝固酶阴性菌引起者,临床发作可在伤后几天,表现较轻。

2. 内源性细菌性眼内炎(endogenous bacterial endophthalmitis)　常见于急性感染性疾病(败血症等)、慢性全身性疾病(如糖尿病、慢性肾衰等)、恶性肿瘤、免疫功能缺陷、长期服用免疫抑制剂或糖皮质激素的患者,出现突然的视力下降,眼痛,畏光流泪。裂隙灯显微镜下可见球结膜充血及水肿,角膜基质水肿,后弹力层皱褶,角膜后沉着物,前房闪辉或积脓,瞳孔传入阻滞以及晶状体或人工晶状体表面见渗出物等炎症的表现。眼底检查可见玻璃体混浊、视网膜血管收缩、眼底出血斑和白色或黄色的结节状浸润病灶。个别严重的患者可发展为全眼球炎,进而出现眼球突出、眼睑和眼肌运动障碍。

3. 真菌性眼内炎(fungal endophthalmitis)　多见于药物成瘾、免疫功能障碍或长期体内带导管的患者。起病慢,自觉症状较轻,一般可有患眼疼痛,视力下降,眼前漂浮物,轻度睫状充血和少量前房积脓,玻璃体渗出等,常为双侧。脉络膜及视网膜可出现分散的、多灶性、黄白色病灶,逐渐发展为数个视盘大小的绒状病变。随着病情的发展病变面积增大,进一步播散至玻璃体腔形成“棉球状”病灶。

4. 晶状体源性眼内炎(endophthalmitis due to lens)　是指源于晶状体的严重的迟发性葡萄膜炎(delayed uveitis)。常见于白内障囊外摘除联合人工晶体植入手术,尤其是超声乳化手术。一般术后早期前房炎性反应较轻,多在术后 1~2 周内消失。早期的炎症反应消退一段时间后又突然出现,甚至表现为较严重的全葡萄膜炎,前房积脓,玻璃体混浊等,即为迟发性葡萄膜炎。文献报道本病发病率为 0.65%~7.5%。迟发性葡萄膜炎是一种多因素参与的复杂病理过程,其发病机制可能与自身免疫反应有关,是机体对识别自身晶状体抗原的功能紊乱所致。术后少量残留的晶状体皮质及消毒人工晶体残留的乙烷气体可作为抗原刺激机体产生相应抗体,通过受损的血-房水屏障进入眼内,形成不能被清除的可溶性抗原-抗体复合物,引起局部及循环免疫复合物浓度升高,免疫复合物亦可直接或随血液循环在葡萄膜组织中沉积,通过激活补体系统、吸引中性白细胞和血小板聚集,释放多种水解酶和大量自由基而引起组织损伤。同时补体系统和凝血系统激活可使纤维蛋白原形成纤维素,通过破损的血-房水屏障进入前房,形成纤维素样渗出及晶状体表面膜状物附着。笔者认为术中后囊破裂亦可能使眼内屏障进一步破坏,晶状体抗原直接与葡萄膜接触发生免疫反应。首选皮质类固醇药物冲击治疗有效。必要时取出人工晶体。

5. 肿瘤转移性眼内炎(tumor metastatic endophthalmitis)　转移性肿瘤多来源于乳腺癌、肺癌、胃癌等。转移性肿瘤多发生于脉络膜,因为睫状后短动脉数目多于睫状后长动脉及睫状前动脉,所以发生于脉络膜者较发生于虹膜、睫状体者常见。一般是在全身其他器官发生恶性病变的晚期才会发生肿瘤的眼球内转移,但也有早期即转移到眼内者。患眼早期症状常有中心暗点及视力减退。如果肿瘤累及虹膜睫状体,可以出现前房角阻塞或关闭,导致眼压升高,继而出现继发性青光眼的表现。肿瘤组织坏死致玻璃体混浊即为肿瘤转移性眼内炎。全身症状主要是原发性肿瘤的临床表现。眼内转移性肿瘤病程发展较迅速,常伴随有发热、消瘦、乏力及原发部位肿瘤的典型症状。眼部影像学检查可见实性占位性改变,有些眼球内转移性肿瘤确诊需要病理组织学证据。

6. 免疫相关性眼内炎 凡是由于免疫因素参与而发生的眼内炎症均属于免疫相关性眼内炎。诸如晶状体皮质过敏性眼内炎、迟发性葡萄膜炎、自身免疫性葡萄膜炎等。

二、根据临床表现分类

1. 急性眼内炎(acute endophthalmitis) 感染性眼内炎是一种眼科急症,炎症反应可迅速波及眼内组织和眼内液体,可蔓延至房水、玻璃体、视网膜、葡萄膜乃至巩膜,甚至角巩膜和眼眶组织,发展成为全眼球炎。白内障手术后急性感染性眼内炎的发生非常可怕,病情凶险,发展迅猛,对眼组织和视功能破坏极大。潜伏期约3天,短者仅数小时。数日即可蔓延至玻璃体、视网膜、葡萄膜等,有显著的临床表现,如眼红肿、疼痛、畏光流泪、视力骤降,眼睑和结膜充血水肿、角膜水肿混浊,前房水浑浊或有积脓,虹膜肿胀纹理不清,瞳孔缩小或伴有渗出膜形成,晶状体可有混浊,玻璃体积脓,眼底模糊不清。

急性眼内炎常由毒力较强的金黄色葡萄球菌、铜绿假单胞菌及蜡样芽孢杆菌感染所致。若诊断和治疗不及时,可引起眼组织严重破坏,视网膜坏死,以致视力丧失和眼球萎缩。

2. 亚急性眼内炎(subacute endophthalmitis) 潜伏期1周左右,有较明显的症状,如眼红、视物模糊,结膜轻度充血、角膜透明,房水轻混浊,玻璃体轻度混浊,常由链球菌、肺炎链球菌等感染引起。

3. 慢性眼内炎(chronic endophthalmitis) 潜伏期1~2周,症状较轻,病情进展缓慢或有反复。常由致病毒性较低的表皮葡萄球菌、白色葡萄球菌、真菌等感染引起。表皮葡萄球菌感染预后较好;真菌感染应早期诊断,及时行眼球内注药或玻璃体切除手术,也能有效控制病情。

三、根据是否感染分类

1. 感染性眼内炎(infectious endophthalmitis) 凡是由致病微生物所引起的眼内炎症均为感染性眼内炎,见前述。

2. 非感染性眼内炎(non-infectious endophthalmitis) 即指非致病微生物所引起的眼内炎症。如晶状体源性眼内炎、迟发性葡萄膜炎、自身免疫性葡萄膜炎、肿瘤转移性眼内炎等,见有关章节。

感染性和非感染性眼内炎是两类性质截然不同的眼内炎症,治疗原则亦不同,临床上一定要明确诊断,对因治疗。

四、按感染途径分类

1. 内源性眼内炎(endogenous endophthalmitis) 常见于急性感染性疾病(败血症等)、慢性全身性疾病(如糖尿病、慢性肾衰等)、恶性肿瘤、免疫功能缺陷、长期服用免疫抑制剂或糖皮质激素的患者。表现为视力下降,眼红痛,畏光流泪。球结膜充血及水肿,前房闪辉或积脓,玻璃体混浊等。晶状体源性葡萄膜炎亦属于内源性眼内炎的一种。

2. 外源性眼内炎(exogenous endophthalmitis) 致病菌通过伤口或手术切口进入眼内,引起急性感染性眼内炎,病情较凶险,易致失明。参见白内障手术后细菌感染性眼内炎。

第五节 白内障术后发生眼内炎专家共识

为了规范白内障术后眼内炎的诊疗,中华医学会眼科学分会白内障与人工晶状体学组于2010年达成《我国白内障术后急性细菌性眼内炎治疗专家共识》,内容如下:

一、白内障术后发生眼内炎时应采取的措施

1. 必须检查视力。

2. 进行眼前节拍照、裂隙灯显微镜检查及B超检查,行白细胞计数、C反应蛋白测定等辅助检查。前

房水浑浊程度分为轻、中、重、极重4级,用+~++++表示。

3. 在确诊时必须鉴定致病菌,并行药物敏感性试验。最理想的采集标本应包括泪液、前房水(0.1~0.2ml)及玻璃体液(0.1~0.2ml),其中玻璃体液的细菌检出率最高。

4. 针对处于不同阶段的感染,采取不同的治疗方案:第1阶段:仅前房中度浑浊,未见前房积脓和玻璃体混浊,需密切观察,必要时可采用前房抗生素灌洗和(或)辅助疗法。第2阶段:出现前房积脓,B超检查未见玻璃体混浊,可进行前房抗生素灌洗和玻璃体内注射联合辅助疗法。在临床实际应用中,每4~6小时观察1次病情;对于病情进展迅速者,需每2小时观察1次病情,并根据病情发展阶段,不断调整治疗方案。

二、局部给药的药物配备方法

1. 选用万古霉素(每瓶0.5g)、头孢他啶(每瓶1g)。

2. 溶解　从50ml的生理盐水瓶中吸取5ml用于溶解药物,得到溶解原液。

3. 稀释　用余下的45ml生理盐水稀释5ml溶解原液(稀释10倍),得到溶解稀释液,浓度为万古霉素(10g/L)、头孢他啶(20g/L)。

4. 应用方式　得到的溶解稀释液将用于不同的治疗方案:①分别吸入1ml注射器中,各0.1ml玻璃体内注射;②分别吸入1ml注射器中,各1ml加入500ml眼用平衡盐液或其他眼用灌注液中,行前房灌洗、玻璃体内灌流。高浓度的万古霉素和头孢他啶混合,溶解液会出现混浊。

三、治疗方式

1. 玻璃体内注射　为针对疑似病例、早期病例的治疗或在实施玻璃体手术前的初期治疗,不必连日给药,建议3天注射1次。目前治疗眼内炎最适合的玻璃体注射用药方案:①10g/L万古霉素0.1ml+20g/L头孢他啶0.1ml;②10g/L万古霉素0.1ml +4g/L阿米卡星0.1ml;③10g/L万古霉素0.1ml +22.5g/L头孢他啶0.1ml。将按上述方法配制的溶解稀释液吸入1ml注射器中,0.1ml玻璃体内注射。

2. 玻璃体手术　是最根本的治疗方法。当玻璃体出现炎性混浊,患者视力为光感、更差或呈进行性下降时,或者玻璃体内注射无法有效控制病情时,建议采用玻璃体手术。手术时先采集前房水和玻璃体原液,术中使用万古霉素和头孢他啶灌注液灌流,并进行前房灌洗,要求完全切除玻璃体,注意术中并发症。前房灌洗及玻璃体内灌流应按照上述局部给药的药物配备方法配制溶解稀释液,分别吸入1ml注射器中,各1ml加入500ml眼用平衡盐液或其他眼用灌注液中。

3. 辅助疗法一　结膜下注射,建议每天1或2次,使用溶解稀释液,剂量为10g/L万古霉素0.5ml(在由美国国家眼科研究所进行的眼内炎玻璃体切割术研究中则为50g/L万古霉素0.5ml)和20g/L头孢他啶0.5ml(在由美国国家眼科研究所进行的眼内炎玻璃体切割术研究中为200g/L头孢他啶0.5ml)。可考虑选择性使用。

4. 辅助疗法二　滴眼液滴眼,每天5~8次,滴眼液应按照上述局部给药的药物配备方法配制溶解稀释液,浓度万古霉素为10g/L(在由美国国家眼科研究所进行的眼内炎玻璃体切割术研究中万古霉素为50g/L),头孢他啶为20g/L。抗生素选择应注意广谱、敏感、低毒和高角膜穿透性,或建议直接使用0.5%左氧氟沙星滴眼液,睡前使用同类抗生素眼膏。散大瞳孔药物,如1%阿托品滴眼液,每天2或3次;0.5%托吡卡胺滴眼液,每天4~6次。由于自行配制滴眼液的有效性和安全性难以确定,因此常温条件下可保存24小时,3~5℃条件下可放置7d,但建议尽早用完。

5. 辅助疗法三:静脉滴注和口服抗生素。大多数抗生素通过静脉和口服很难穿透到玻璃体内,静脉滴注和口服抗生素仅可作为辅助疗法。静脉滴注的抗生素首选万古霉素(每天2次,每次1.0g)+头孢他啶(每天3次,每次1.0g)。口服的抗生素可选用左氧氟沙星(每天3次,每次100~200mg)。根据细菌培养和药物敏感性试验结果,进一步调整治疗方案。

6. 局部和全身应用糖皮质激素类药物:玻璃体内注射地塞米松(无防腐剂)0.4mg,严重者可注射泼尼松(每天每公斤体重1mg)。成年患者口服泼尼松(每天1次,每次50mg)或静脉滴注甲泼尼龙(每天1次,每次 40mg)。或静脉滴注甲泼尼龙(每天 1 次,每次 40mg)。

7. 前房灌洗:使用万古霉素+头孢他啶灌注液充分灌洗前房。灌洗液浓度建议万古霉素为 0. 02g/L,头孢他啶为 0. 04g/L。采用上述方法配制的溶解稀释液,分别吸入 1ml 注射器中。各 1ml 加入 500ml 眼用平衡盐液或其他眼用灌注液中,行前房灌洗。

四、临床注意事项

1. 对拟诊感染性眼内炎的患者,应入院进行严密观察,以进一步明确诊断并给予治疗。
2. 原则上结膜下注射、滴眼、静脉滴注、口服均为辅助疗法。
3. 临床实践中,应根据病情的变化,不断调整治疗方案。
4. 在治疗的各个阶段,除裂隙灯显微镜观察外,需结合 B 超检查结果综合判断病情。
5. 根据细菌培养和药物敏感性试验结果,适时调整用药方案。
6. 若患者对头孢菌素类抗生素过敏,可选用庆大霉素、阿米卡星、亚胺培南等药物。
7. 确诊为眼内炎后,基层医院眼科医师可在进行必要的处理后,将患者及时转入上级医院进行进一步治疗。

(杨朝忠 卢 弘 郑曰忠 王 清)

参考文献

1. 李凤鸣.中华眼科学,下册.第 2 版:北京:人民卫生出版社,2005:3083-3085.
2. 管怀进.眼科学案例版.北京:科学出版社,2006:188-189.
3. 张卯年.眼创伤学.北京:军事医学科学出版社,2007:328-331.
4. 勇志鹏,韩英军,张荷珍,等.内源性眼内炎的临床特征及治疗.国际眼科学杂志,2012,12(3):564-565.
5. 徐亮,吴晓,魏文斌.同仁眼科手册.第 2 版.北京:科学出版社,2011:313.
6. 中华医学会眼科学分会白内障与人工晶状体学组,我国白内障术后急性细菌性眼内炎治疗专家共识(2010).中华眼科杂志,2010,46(8):764-766.

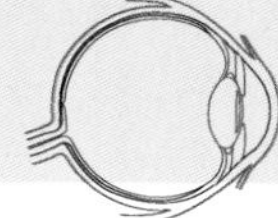

第二章　眼的解剖、生理及免疫系统

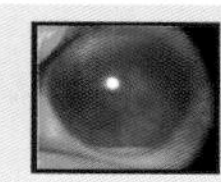
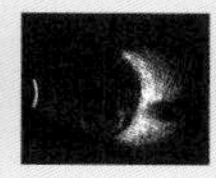
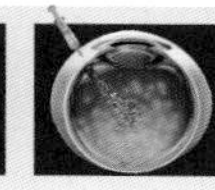
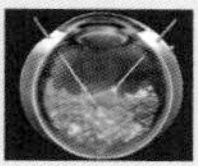

第一节　眼的解剖、生理与功能

眼是一种进化完善的视觉器官，为了保证视功能的正常发挥，它具有独特的解剖和生理结构特点（图 2-1-1）；其解剖结构的完整和生理功能的存在，使得其具有天然抗感染的屏障结构和免疫功能。眼又是一个免疫器官，可发生各种类型的免疫应答。

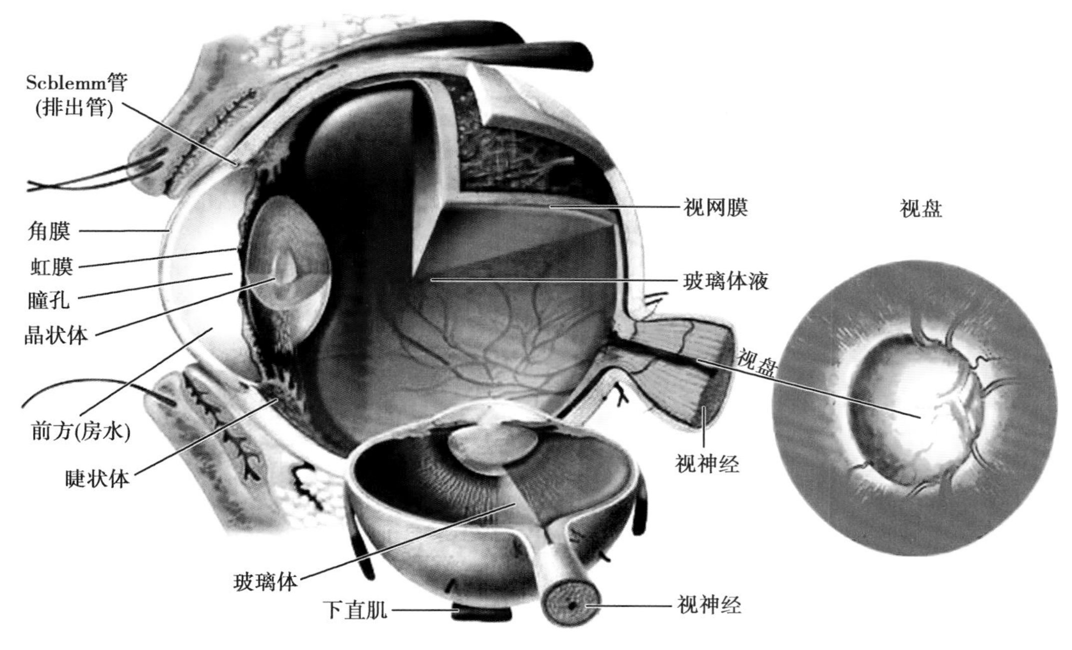

图 2-1-1　眼球断面图

一、眼眶和鼻旁窦

眼眶是容纳眼球等组织的一个四棱锥状骨腔，尖端向后通向颅内，两侧对称（图 2-1-2）。眼眶前面为眼睑，内容物为眼球及其附属组织。眼眶周围由七块骨性组织组成，即额骨、蝶骨、颧骨、上颌骨、腭骨、筛骨和泪骨，共同组成眶腔的四个壁。眼眶周围被鼻旁窦所环绕，主要有额窦、上颌窦、筛窦和蝶窦。眼眶外侧壁坚固，其他三壁骨质菲薄，易于发生骨折。临床上眼眶病变可能损害眼球和视神经，还可引起副鼻窦和颅内病变。眼眶壁上有视神经孔、眶上裂、眶下裂、眶上切迹和眶下孔，视神经、眼动脉、动眼神经、滑车神经、外展神经、三叉神经第一支（眼神经）、眼静脉、眶上神经、眶上静脉、眶下神经和眶下动脉等由此通过。同样，鼻窦及颅内病变时也可波及眶内组织。眼眶内容物有眼球、视神经、眼外肌、泪腺、脂肪、血管和神经等。眼眶外上角处有泪腺窝，容纳泪腺。眼眶内侧壁前方有泪囊窝，泪囊就位于窝内。泪囊窝前缘为泪前嵴,后缘为泪后嵴,下方接骨性鼻泪管。

眼眶对眼球起着重要的保护作用,眼眶周围的鼻旁窦系统因有骨质眶壁相隔,眼睛不易直接受到鼻旁窦炎症的影响。

二、眼球筋膜

眼球筋膜又称为 Tenon 囊膜,包绕于眼球后部,主要作用是使眼球自由悬挂于眼眶内。球筋膜与结膜之间存有间隙,谓之球结膜下腔;球筋膜与巩膜之间存有间隙,谓之 Tenon 囊腔,其余部分与眼球密切贴敷。正常人 Tenon 囊膜富有弹性,与结膜共同构成一级屏障,对眼球起着一定的保护作用。此外,Tenon 囊膜富含血管和淋巴,易发生免疫反应。Tenon 囊组织结构特别疏松,过敏性炎症反应易在此发生,引起弥漫性水肿。

三、眶脂体

眶脂体充满于眼眶内的各组织间隙中,具有保护眼球、视神经、血管和泪腺的功能(图 2-1-3)。

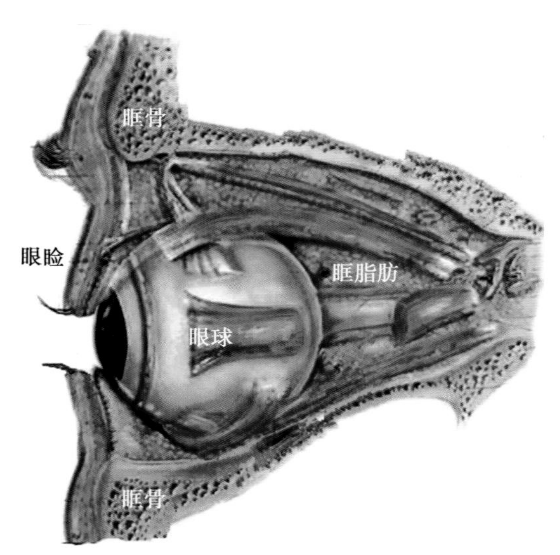

图 2-1-2　眼眶和眼球

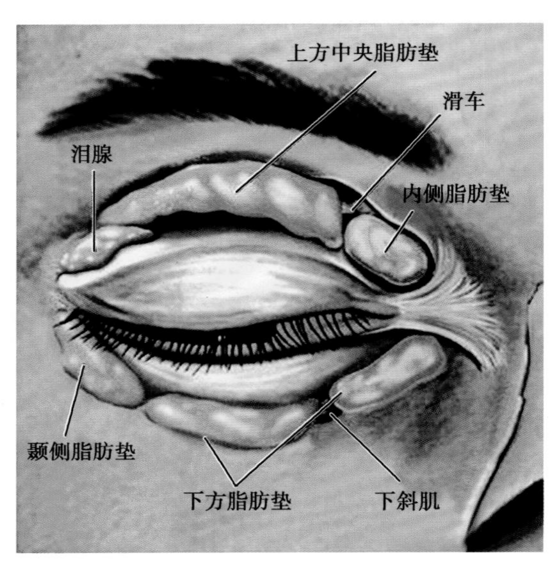

图 2-1-3　眼周眶脂肪体示意图

四、眼外肌

眼外肌(extraocular muscle)是附着于眼球外部的肌肉,每眼各有 6 条(图 2-1-4),其中直肌 4 条,即上、下、内和外直肌;斜肌有两条,分别是上斜肌和下斜肌。四条直肌均起始于眶尖部视神经孔周围的总腱环。眼球的每一个运动,均由各条肌肉共同协调完成。眼外肌的血液由眼动脉的肌支供给。

五、眼睑

眼睑位于眼球最前部,是覆盖在眼球前面能灵活运动的帘状组织,是眼球前面的屏障,主要作用是保护眼球免受外伤损害和调节进入眼内的光线。眼睑分为上睑和下睑,上下眼睑之间的裂隙为睑裂。眼睑外端联合处叫外眦,呈锐角;内端联合处叫内眦,钝圆。游离边缘叫睑缘。睫毛的根部有毛囊,其周围有皮脂腺(Zeis 腺)及变态汗腺(Moll 腺),开口于毛囊。近内眦部上下睑缘各有一乳头状隆起,中央有一小孔称上下泪小点,为泪小管的开口。在内眦角与眼球之间有一结膜形成的皱襞,呈半月状,称半月皱襞。此皱襞与内眦皮肤之间被围结成一低陷区,此处称为泪湖。泪湖中近半月皱襞处有一肉状隆起称泪阜。

眼睑的组织学结构有皮肤、皮下疏松结缔组织、肌层、肌下结缔组织、纤维层和结膜层(图 2-1-5)。

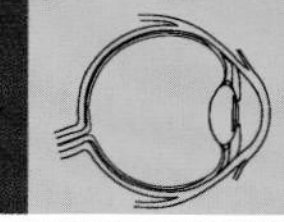

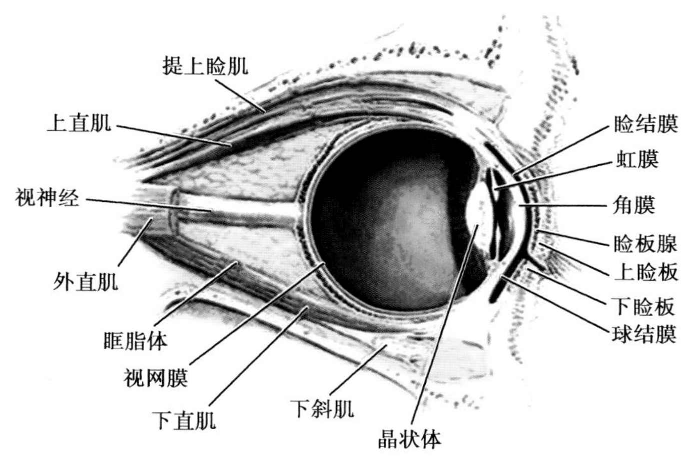

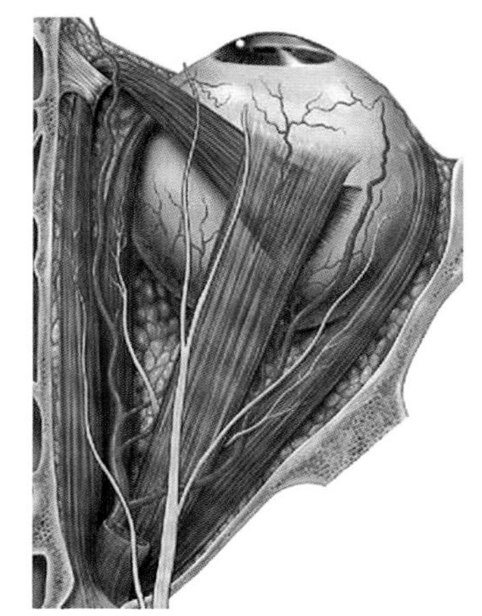

图 2-1-4 眼外肌

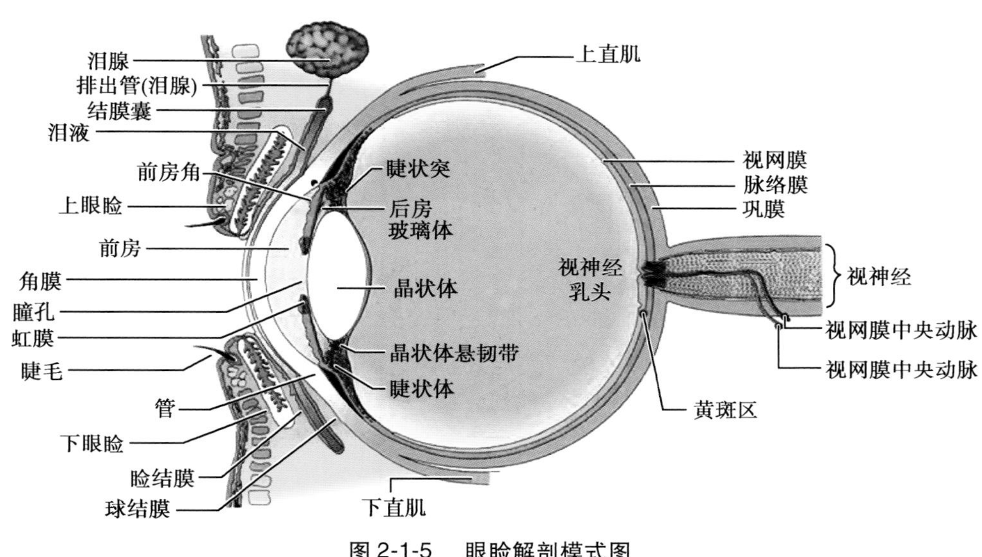

图 2-1-5 眼睑解剖模式图

1. 皮肤层 是人体最薄的皮肤，细嫩而富于弹性。因为下面的结构疏松，所以睑皮肤易滑动和形成皱褶。

2. 皮下组织 为疏松结缔组织和少量脂肪，是人体最松软的组织之一，以便于眼睑轻巧灵活地活动，也最易引起水肿和皮下瘀血。

3. 肌肉层 包括眼轮匝肌、上睑提肌和 Müller 肌。

4. 纤维层 由睑板和眶隔两部分组成，睑板由致密结缔组织及弹力纤维构成，是眼睑的支架。睑板中含有高度发达与睑缘垂直、互相呈平行排列的睑板腺（Meibomian 腺），开口于睑缘后唇，分泌油脂状物，以润滑睑缘、减少摩擦和防止泪液从睑缘外溢。油脂参与构成泪液膜。眶隔膜由睑板向眶骨膜延伸相连续的一层很薄而富于弹性的结缔组织膜，是隔开眼睑与眼眶的一个重要屏障。能够在一定程度上阻止炎症渗出物或出血等在眼眶与眼睑之间蔓延。

5. 睑结膜 为眼睑的最后一层，它和睑板后面紧密贴合而不易分离，与覆盖在眼球前面的球结膜及角膜直接接触。皮下结缔组织内可见到淋巴细胞、浆细胞、肥大细胞和色素细胞。眼睑皮肤内含有抗菌物质，眼睑内的汗腺和皮脂腺分泌物质参与泪膜的组成。眼睑睫毛的屏障作用和瞬目运动，起到了机械屏障作用，并通过泪液的弥散分布为眼表组织提供抗体、补体等抗菌物质。

眼睑血液供应丰富，动脉血供来源于颈外动脉分支和颈内动脉眼动脉分支，眼睑静脉无瓣膜，因此化脓炎症有可能蔓延到海绵窦及颅内引起严重后果。眼睑淋巴管分为内外两组引流，下睑内侧 2/3 和上睑内侧 1/3 由内侧淋巴组引流汇入颌下淋巴结；上下睑的其余部分分别引流汇入耳前淋巴结和腮腺淋巴结（图 2-1-6）。

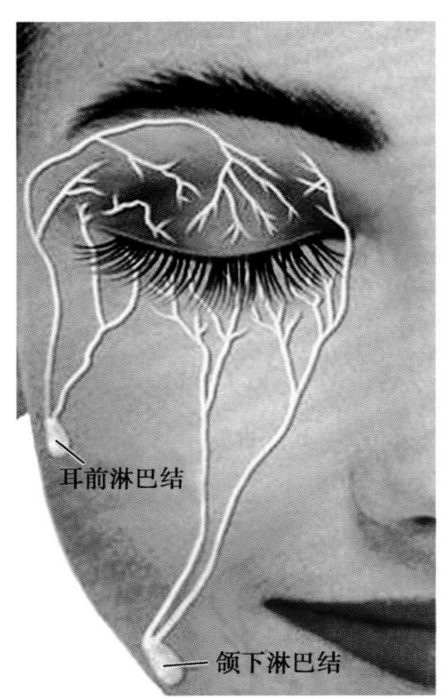

图 2-1-6　眼睑的淋巴循环系统

眼睑是眼表组织中抵御感染的第一道防线，作为机械性屏障，通过闭目动作可保护眼表组织预防外界微生物或异物的侵害。眼睑、睫毛和角膜组织对外界刺激非常敏感，即使极轻微的接触，也可引起闭目反射。通过闭目动作，可排出侵入眼表的外界异物或致病微生物，并使泪液更新和再分布。结膜或角膜炎症可降低眼睑的防御功能，使眼表易于遭受感染。

六、结膜

结膜为一连接眼睑和眼球的透明薄膜组织，起于上下眼睑缘，衬附于眼睑内表面和眼球前表面，分为睑结膜、穹窿结膜和球结膜，由结膜形成的囊状间隙称为结膜囊。睑结膜覆贴于睑板之后，在距下睑缘后唇 2mm 处，有一与睑缘平行的浅沟，叫睑板下沟。常为细小异物存留之处。球结膜覆盖于眼球前部的巩膜表面与巩膜表面的球筋膜疏松相连，富于弹性，易推动。球结膜下注射即在此部位进行。在角膜缘处结膜上皮细胞移行为角膜上皮细胞，因而结膜病可累及角膜。穹窿部结膜为球结膜和睑结膜的移行部分，多皱襞，便于眼球转动。是结膜中最松弛的部分。穹窿部上皮细胞为复层柱状上皮细胞，上皮细胞下含有多量的淋巴细胞，有时形成滤泡。该部血管丰富。

结膜上皮细胞内可有多种细胞。顶细胞（apical）位于结膜上皮表层，多个细胞呈多角形排列，酷似花瓣。细胞表面有微绒毛和微皱褶（microplicae），作用是扩大了结膜上皮细胞的表面面积，有利于吸收营养物质；微绒毛和微皱褶表面的黏蛋白（mucin）样糖蛋白有利于泪膜在眼表的扩散和分布，也有利于泪膜的稳定。结膜微管具有吸收外界异物或感染物质，有利于眼表的免疫防护。结膜上皮细胞具有吞噬感染微生物的功能，微绒毛内的碱性磷酸酶活性也具有抗微生物活性。微绒毛内的肌动蛋白微丝有助于细胞膜和细胞基质骨架的贴附。顶细胞可产生膜相关的黏蛋白（MUC）类型有三种，即 MUC1、MUC4 和 MUC16。这些亲水性的黏蛋白在润滑眼表和眼表抗微生物感染中起着重要作用。基底细胞（basal cells）位于基底板和顶细胞之间，通过半桥粒作用连接上皮细胞和基底膜。基底细胞可分化为结膜杯状细胞，分泌黏蛋白。杯状细胞（goblet cells）位于结膜的表面某些特定区域，如半月皱襞或鼻侧穹窿结膜内，靠近睑缘的球结膜或角膜缘处明显减少。约占结膜上皮细胞的 10%～15%，主要分泌黏蛋白。朗格汉斯细胞（朗格汉斯cells）多位于睑结膜缘，靠近球结膜或角膜缘处数量下降，其数目并随年龄的增加而下降。具有抗原递呈细胞功能和刺激表达 HLA Ⅱ类分子的 T 细胞的分化功能，没有吞噬功能；因此在眼表超敏反应和角膜移植排斥反应中起重要作用。黑色素细胞（melanocytes）散在分布于睑结膜和球结膜上皮层和基底膜之间，这些细胞内含有黑色素颗粒。结膜的黑色素细胞与原发性结膜黑变病、继发性结膜黑变病和良性结膜黑变病有关，其中原发性结膜黑变病具有恶变可能性。结膜黑色素瘤较为罕见，但可危及生命。结膜干细胞（stem cells）具有分化结膜上皮细胞和杯状细胞的潜能，多位于穹窿结膜。

结膜的固有层内有大量血管、抗炎物质和免疫细胞，如肥大细胞、淋巴细胞、浆细胞和中性粒细胞，还有大量的免疫球蛋白存在，如 IgG、IgA 和 IgM。

正常结膜组织内含有淋巴细胞、浆细胞、粒细胞和肥大细胞，还有淋巴滤泡，是眼部免疫性疾病好发之地。结膜内的分泌腺有副泪腺，结构与泪腺相似，分泌泪液。在睑板上缘有 Wolfring 腺，在穹窿部结膜下有 Krause 腺。结膜杯状细胞位于结膜上皮细胞层，以穹窿部结膜最多，分泌黏液，为黏液性分泌物的来源。

结膜的淋巴发育良好，在结膜下组织内形成深浅两个淋巴管网，深层淋巴管网也引流浅层的淋巴。深层两丛淋巴管都与眼睑淋巴管会合，最后外侧回流于耳前腮腺淋巴结，内侧汇入颌下淋巴结。结膜形成了

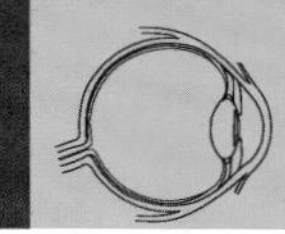

一道天然屏障来抵御眼表微生物的侵害，结膜内含有大量的肥大细胞和白细胞，这些细胞随着年龄的增加而增多。

结膜后动脉向前，距角膜缘约 4mm 处与结膜前动脉吻合，供应睑结膜、穹窿部结膜及距角膜缘 4mm 以外的球结膜，此血管充血称为结膜充血。睫状前动脉在角膜缘外约 4mm 处穿入巩膜与虹膜动脉大环相吻合。尚没穿入巩膜时，其末梢细支继续向前形成结膜前动脉，并在角膜缘周围形成深层血管网，此血管充血时称为睫状充血。

七、泪器

泪器由两部分组成：分泌泪液部分包括泪腺和副泪腺，排泄泪液部分（泪道）包括泪小点、泪小管、泪囊和鼻泪管。泪腺位于眼眶前部外上方的泪腺窝内，被上睑提肌肌腱分隔为较大的眶部和较小的睑部泪腺，两部在后面有桥样腺组织相连接。其排泄导管开口于外上穹窿部结膜处。在结膜上尚有副泪腺，包括 krause 腺、Manz 腺、Wolfring 腺、杯状细胞和 Hlenc 腺（图 2-1-7）。泪小点为泪道的起始部，位于距内眦约 6mm 的睑缘上。泪点开口面向泪湖，上下各一个，分别为上泪小点和下泪小点。泪小管始于泪小点，开始时垂直于睑缘，为 1~2mm。然后再转水平向鼻侧进行，最后上下泪小管连合成总泪小管，再与泪囊相接。泪囊位于泪囊窝内，为一囊状结构，其顶端闭合成一盲端，下端与鼻泪管相接。鼻泪管上与泪囊相接，向下逐渐变窄，开口于鼻道内（图 2-1-8）。

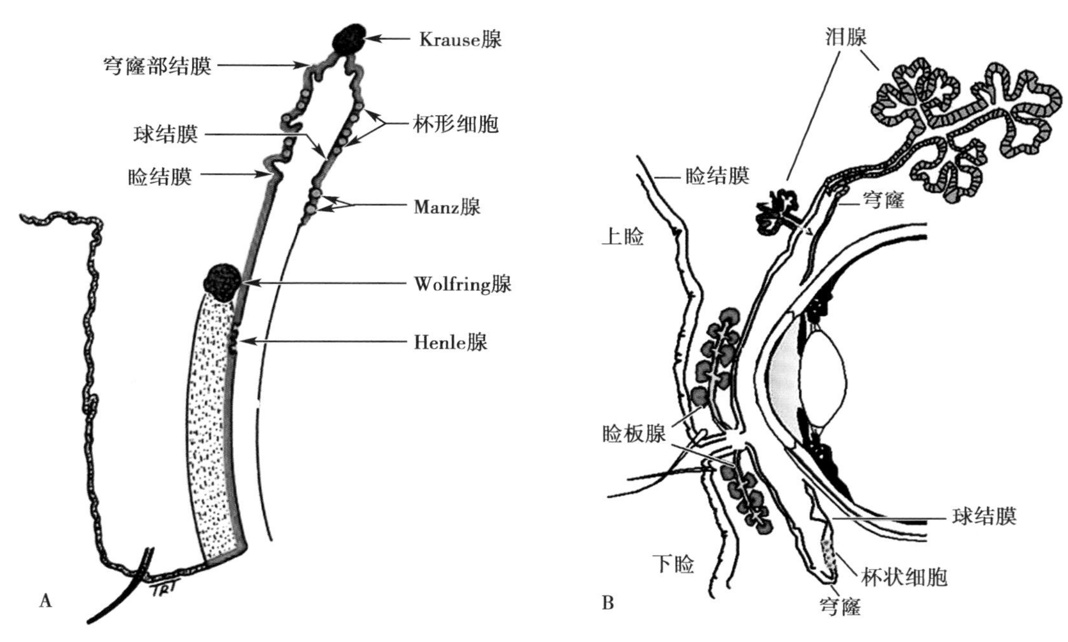

图 2-1-7　结膜上副泪腺

泪液自泪腺分泌经排泄管进入结膜囊，依靠瞬目运动和泪小管虹吸作用，向内眦汇集于泪湖，然后进入泪小点，通过泪道排出鼻腔，一部分泪液则随暴露部分而蒸发。泪液具有润滑眼睛、眼表抗菌、供氧和保持角膜光学平面的作用。当有刺激时，大量泪液分泌可冲洗和排出微小异物。正常情况下，16 小时内分泌泪液约为 0.5~0.6ml。在睡眠状态下，泪液的分泌基本停止，在疼痛和情绪激动时则大量分泌。

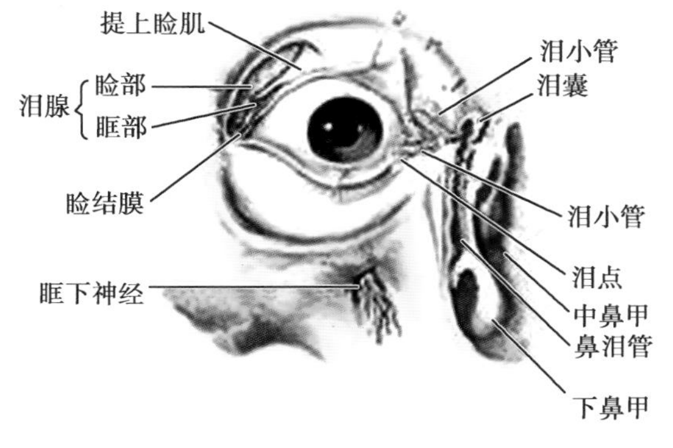

图 2-1-8　泪器解剖模式图

泪液为弱碱性透明液体，除含有少量蛋白和无机盐外，尚含有溶菌酶、免疫球蛋白、补体系统、β-溶素和乳铁

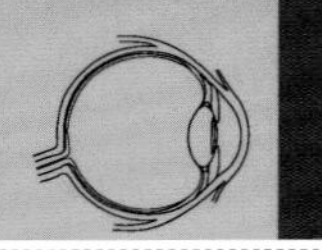

蛋白等。①溶菌酶(lysozyme):是眼表主要的抗菌物质,约占泪液蛋白的30%~40%,主要来源于泪腺的腺泡细胞分泌,泪液中含量高于血清含量。溶菌酶可直接溶解细菌的细胞壁,攻击细菌细胞壁的黏液多肽,特别是革兰阴性菌,在抵御眼表微生物侵害中起重要作用。并与β-溶素、补体和SIgA有协同作用。②免疫球蛋白:泪液中可检测到IgG、IgA、IgM、IgD和IgE抗体,但以前三者为常见,尤其是以IgA更多见,主要来源于泪腺内的浆细胞分泌。泪液中的这些免疫球蛋白在抗微生物感染中也起着重要作用。在眼表炎症中,泪液中的这些免疫球蛋白也升高。泪液中的大部分免疫球蛋白来源于泪腺和结膜细胞分泌,少量来源于结膜毛细血管的渗漏。泪腺和结膜内含有大量的T、B淋巴细胞和浆细胞,可分泌产生免疫球蛋白,其中IgA和IgG是主要成分。IgA主要由眼局部组织产生,少数由全身血管渗漏而来。SIgA的主要功能有中和致病微生物、阻断宿主和致病微生物之间的反应(通过阻断受体)、通过经典途径激活固定补体等。IgG是角膜组织中的主要免疫球蛋白成分,多来源于角膜缘血管的渗漏。由于IgM的分子量较大,因此角膜基质组织中难以见到IgM。IgG和IgM在抗病毒感染的作用时间优于IgA,且固定补体作用也优于IgA。正常结膜组织内可见到IgE,在眼部过敏性疾病及特应性疾病中可见明显升高。在过敏性炎症中,当结合有IgE的肥大细胞遇到抗原时,可发生肥大细胞脱颗粒和释放血管活性物质,如组织胺、白三烯和血清素(serotonin)。在抗寄生虫感染时,这种黏膜免疫也起着重要作用。泪液中还含有少量的生长因子,如表皮生长因子(EGF)、转化生长因子-β(TGF-β)、肝细胞样生长因子(HGF)、维生素A等物质,可促进和调节上皮细胞的生长、分化和角膜伤口修复。在干眼病患者中可见EGF等生长因子下降。③乳铁蛋白(lactoferrin):是一种可以结合铁离子的糖基化蛋白,与铁的转运和存储有关,属于乳转铁蛋白家族。它广泛存在于人体的多种体液和分泌液中,是泪液蛋白中的主要成分之一。具有抗菌、抗病毒、抗氧化和免疫调节等生理作用,可直接杀灭病菌微生物或抑制其生长,具有促进抗体活性来增加抗微生物活性,还可通过抑制补体C3转化酶来抑制补体活化,因此有可能参与免疫偏离的形成。它在泪液中的含量还是临床上诊断干眼的重要标准之一。中性粒细胞内含有大量的乳铁蛋白,释放的乳铁蛋白可致使致病菌死亡。乳铁蛋白具有调节巨噬细胞活性和刺激淋巴细胞合成的能力,还能促进多形核白细胞和巨噬细胞对细菌的吞噬,促进自然杀伤细胞的活化和淋巴细胞增生,抑制巨噬细胞集落刺激因子的产生和释放。④β-溶素(lysin):主要由血小板合成分泌,通过血管渗漏进入泪膜;通过裂解葡萄球菌的细胞膜脂质而具有杀灭细菌作用,其作用类似于溶菌酶,并与之有协同作用。⑤补体成分:在正常眼内组织或眼内液中可测到微量的补体成分,当眼内炎症或感染时,可明显升高。补体在抵御眼内炎症的非特异性抵御功能中起着重要作用,实验发现补体缺乏可导致眼内感染迅速扩散,补充补体可消除感染。但是补体具有双重作用,活化补体对眼内组织也有损害作用,如视网膜组织。MCP、DAF和MIRL则具有抑制补体活性功能。⑥卡林脂(lipocalin):是一种脂蛋白,具有清除有害物质和抑制细菌和真菌感染的作用,并可通过调节睑板腺分泌来稳定泪膜。⑦磷脂酶A2:虽然溶菌酶是眼表组织中抗菌的主要物质,但是近年来研究发现磷脂酶A2发挥更为主要的作用。主要由泪腺内的白细胞分泌。作用机制不同于溶菌酶(攻击细胞壁多肽),磷脂酶A2直接攻击微生物细胞膜的磷脂,但对革兰阴性菌的作用较弱,因为后者有两层脂质膜。⑧防御素(defensins):是一种阳离子多肽,由黏膜内的白细胞分泌,在黏膜免疫中起重要作用,近年来发现在眼内组织和眼内液中也有防御素,如虹膜、晶状体囊膜、房水和玻璃体液中,在眼内可清除致病微生物,抗菌谱广于溶菌酶和磷脂酶A_2,对革兰阳性菌、阴性菌、真菌和病毒等均有杀灭作用,参与眼组织中的天然抗微生物免疫。还具有促进上皮愈合、活化补体、趋化单核细胞和树突细胞作用。防御素具有多向生物学活性,防御素通过对微生物表面膜的穿透,可以快速、非特异地杀灭细菌、真菌和被膜病毒等病原微生物。杀菌机制为防御素带正电荷,具有双向亲和性,易与细胞膜脂性双分子结合,形成多聚体孔,导致细胞内液渗漏,细胞死亡。防御素协助机体产生获得性免疫,激活细胞免疫和体液免疫,趋化单核细胞,杀灭并清除病原微生物。防御素构成了人眼的天然屏障,在抵御外来微生物的侵袭中发挥积极作用。人类防御素具有广谱的抗菌活性,体外试验证明防御素可有效对抗人眼各种寄生菌群,包括白色念珠菌、α-溶血链球菌、肺炎链球菌和假单胞杆菌等。防御素可通过趋化单核细胞、树突状细胞和记忆T胞,促进快速细胞免疫应答。防御素可与溶菌酶、乳铁蛋白等发挥协同作用,并能活化补体。防御素通过加快上皮细胞和成纤维细胞的分裂,促进眼表伤口的愈合。防御素还具有阻碍血管内皮细胞与细胞外基质黏着的作用,从而抑制病理性视网膜新生血管化。

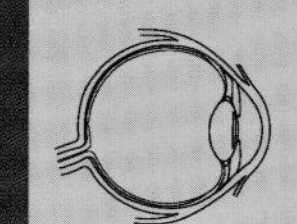

八、眼球表面的免疫防御系统及功能

泪膜是覆盖在眼球表面的一层液性薄膜，既往认为泪膜从外到内可分为三层，最外层为脂质层，中间层为水样层，最内层为黏液层（图 2-1-9）。近年研究发现在水样层和黏液层之间存在有水层黏膜混合层，形成特有的水溶胶结构。正常情况下，泪膜结构完整，厚度均匀。随着对泪膜结构和功能等深入研究，发现泪膜成分和功能非常复杂。泪膜的主要功能是为眼睛的屈光系统提供一个平滑的界面，维持结膜和角膜上皮的健康，组成抗微生物感染的第一道防线。

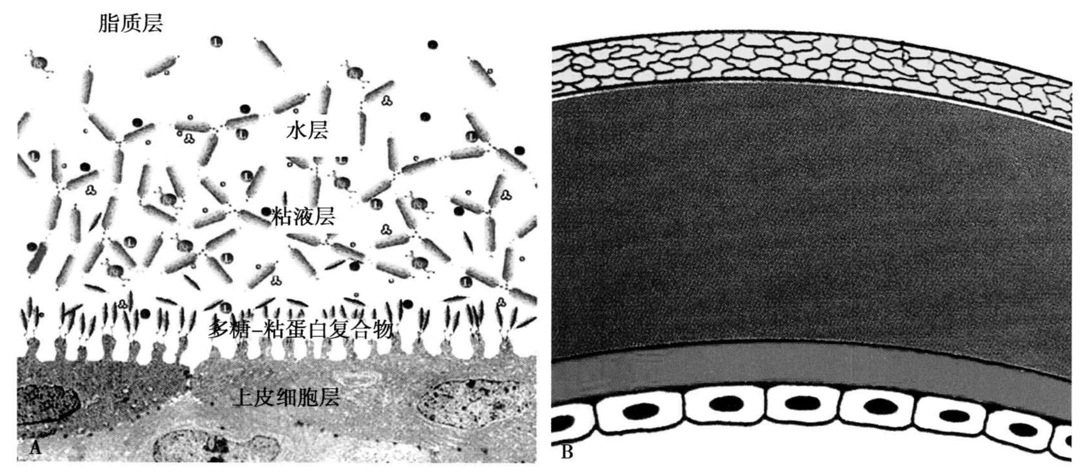

图 2-1-9　泪膜结构示意图

（一）脂质层

泪膜的最外层为脂质层，由蜡质和胆固醇组成；主要作用是在泪膜表面形成一道屏障，以防止泪液的过度蒸发，为角膜提供一个光滑的屈光界面，和抵御外界微生物感染。近年来研究发现脂质层可分为非极性层（外层）和极性层（内层），非极性层主要由蜡质、胆固醇酯和甘油三酯组成，作用是减少泪液蒸发和防止泪液溢出眼外；极性层主要由磷脂和糖脂组成，在水层和非极性层之间提供一道屏障。泪液蒸发的速度取决于泪膜脂质层的厚度，脂质层厚度降低可导致蒸发性干眼。

（二）水样层

泪膜的中间层为水样层，主要由水、无机盐、蛋白质、免疫球蛋白、生长因子、细胞因子、维生素和酶类组成，其中水分占 98% 以上。主要电解质有钠、钾、镁、钙、氯和磷等，主要功能是维持泪膜的渗透压和 pH。电解质作为缓冲液维持泪液 pH 的正常水平，在维持上皮完整性中起重要作用。在干眼病患者泪液中电解质浓度增高，通过触发炎症反应而受到损伤。干眼综合征的特征是渗透压增加，并通过引发炎症，直接或间接损害眼表组织。泪液中的蛋白质成分有 60 多种，主要有白蛋白、免疫球蛋白、金属蛋白、补体、组织胺、蛋白酶原活化剂、前列腺素、蛋白酶和抗微生物物质。结膜表面的非角化上皮和丰富的血液供应有利于微生物的生长，但结膜表面含有丰富的抗微生物物质和严密的防御体系，可抵御病原微生物的侵犯。眼表主要的非特异性抗菌物质有溶菌酶、乳铁蛋白、β 溶素、补体、防御素、磷脂酶 A_2 和一些特异性免疫物质，如分泌型 IgA（SIgA）。在干眼症患者中，泪膜中的溶菌酶、乳铁蛋白和 SIgA 等成分下降，易于造成眼表组织感染。

（三）黏液层

泪膜的最内层为黏液层，覆盖于角膜上皮和结膜上皮表面，主要由黏液组成，其他成分还有免疫球蛋白、尿素、无机盐、糖、酶、白细胞和细胞碎片等。黏液内富含糖蛋白，具有高亲水性，有助于泪水的均匀分布。黏蛋白为一组高分子量的糖蛋白家族，目前人类基因组定位计划已发现了 20 余种黏蛋白基因。黏蛋白分为膜相关性黏蛋白和分泌型黏蛋白，后者又分为大分子凝胶状黏蛋白和小分子可溶性黏蛋白。膜相关性黏蛋白在上皮细胞和泪膜之间形成一道致密的多糖-蛋白质复合物（glycocalyx），形成了重要的屏障结构。分泌型黏蛋白具有“清洁爪”(cleaning crew)样作用,通过眨眼动作把眼表杂质带入鼻泪管排出。黏蛋白主要来源于结膜杯状细胞分泌。

泪膜的主要功能有湿润眼球前表面;提供光滑的光学面,使物象在视网膜上清晰成像;保护角膜,抵抗感染;是角膜上皮供氧的主要来源;为角膜提供少量的营养物质。

(四) 黏膜免疫

黏膜相关的淋巴样组织(mucosa-associated lymphoid tissue,MALT)是人体各种腔道黏膜上皮细胞下存在的无包膜淋巴组织和散在的淋巴细胞,是机体黏膜表面抵御病原感染的固有免疫和过继免疫防御系统的主要部分。结构上由黏膜上皮下淋巴细胞组成滤泡(follicles)。这些滤泡内含有抗原递呈细胞(主要为巨噬细胞)和T、B淋巴细胞,可直接诱发细胞和体液免疫,分泌抗微生物成分和细胞因子。当它们受到入侵抗原刺激后,除了迅速进行非特异性应答外,活化B细胞将分化为浆细胞,产生IgA抗体,在黏膜局部发挥特异性免疫作用。机体中主要黏膜相关淋巴样组织有肠道Peyer淋巴小结和支气管相关的淋巴样组织构成呼吸道和消化道入口处的防御机构,前者包括阑尾、肠集合淋巴结和大量弥散淋巴组织,后者包括咽部扁桃体和弥散淋巴组织。结膜、泪腺、涎腺以及泌尿生殖道等黏膜处也存在弥散的淋巴样组织。结膜相关性淋巴样组织(conjunctiva-associated lymphoid tissue,CALT)的滤泡内具有生发中心,固有层内有淋巴细胞和分泌IgA的浆细胞。其他组织还有泪道黏膜相关性淋巴样组织和泪腺相关性淋巴样组织,均含有IgA+浆细胞、T细胞和淋巴样滤泡。这些组织又统称为眼相关性淋巴样组织(eye-associated lymphoid tissue),共同参与眼表组织的免疫防护功能。结膜相关的淋巴样组织内含有T、B淋巴细胞。黏膜特异性淋巴细胞(CD8 T细胞)主要位于球结膜上皮和泪腺内。在淋巴样组织内的可见CD4和CD8 T细胞,但不形成真正的淋巴结结构。在结膜感染时,可见到淋巴滤泡增生。M细胞具有很强的细胞内吞噬能力,可吞噬大量的细菌或病毒微生物,这些细胞可穿过屏障作用,引起眼部感染。

(五) 眼部淋巴样组织

在结膜和泪腺等眼外组织中,存在有黏膜免疫系统,可产生和进行免疫应答。在局部非特异性免疫应答中,NK细胞多见于球结膜表面,在基质层较少见;具有重要的抗病毒活性,可分泌抗病毒活性因子,如干扰素-γ和TNF-α。巨噬细胞在局部淋巴样组织中发挥重要的非特异性免疫作用,是第一线抗细菌、病毒及真菌微生物的细胞。主要生物学功能是具有补体介导或抗体调理的吞噬病原菌作用,通过过氧化作用杀死吞噬的微生物,通过分泌趋化因子或亲炎症因子募集其他免疫细胞参与免疫应答。眼表的巨噬细胞通过抗原递呈作用和引发的免疫应答来抗击病毒感染。

结膜和泪腺组织中富含T、B淋巴细胞,并在局部形成淋巴滤泡样结构。在泪腺组织中有大量可分泌IgA的浆细胞存在,通过分泌的IgA抗体参与特异性黏膜免疫应答。

九、眼球的免疫结构及功能

眼球位于眼眶的前半部,借筋膜与眶壁、周围脂肪、结缔组织和眼肌等包绕以维持其正常位置,减少眼球的震动。成人的眼球(eye ball)近似球形,前后径约为24mm,垂直径约为23mm,水平径约为23.5mm。眼球前面的角膜和部分巩膜暴露于眼眶外,眼球前面有上下眼睑保护。眼球由眼球壁和眼内容物组成(图2-1-10)。

(一) 眼球壁

眼球壁共分为3层,外层为纤维膜,由角膜和巩膜组成,由坚韧致密的纤维组织构成。前1/6为透明的角膜,后5/6为瓷白色不透明的巩膜。两者结合处称角巩膜缘。具有保护眼球内部组织、维持眼球形状的作用,透明角膜还有屈光作用。中间层为葡萄膜,由虹膜、睫状体和脉络膜组成;由于此层颜色近似紫色葡萄故称葡萄膜,也称色素膜和血管膜。具有遮光和供给眼球营养的功能。内层为视网膜,是一层透明的薄膜,前部止于锯齿缘,后部到视盘。

1. 角膜　位于眼球正前方,稍向前突出。占外层纤维膜的前1/6,后部与巩膜相延续。从组织学上角膜分为五层,从前到后依次为上皮细胞层、前弹力膜层、基质层、后弹力膜层和内皮细胞层(图2-1-11)。上皮细胞层为复层鳞状上皮细胞,主要由基底细胞、翼状细胞和表层细胞组成,富含朗格汉斯细胞,并间有淋

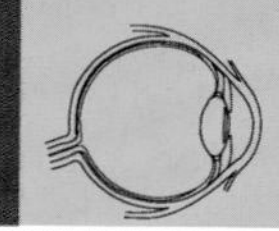

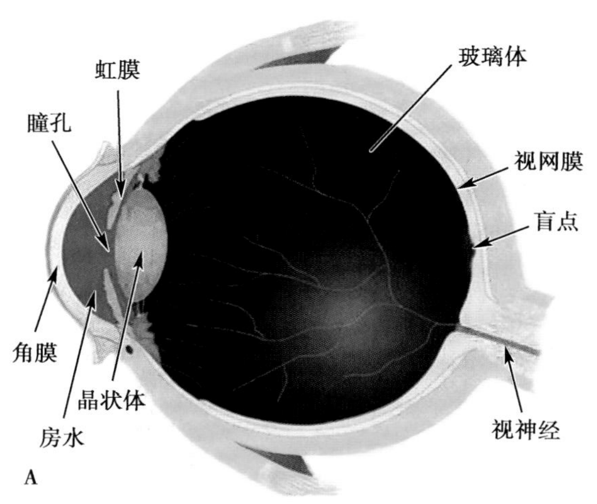

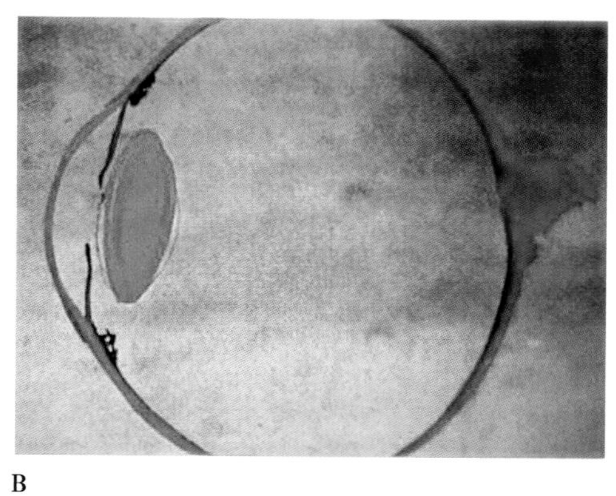

图 2-1-10　眼球解剖图(潘作新教授的尸眼病理切片)

A. 眼球断面示意图;B. 潘作新教授的尸眼病理切片

巴细胞和吞噬细胞,在角膜缘处与球结膜上皮细胞相连。角膜上皮细胞对细菌微生物有较强的抵抗力,再生能力强,损伤后修复快,不留瘢痕。前弹力层又称为 Bowman 膜,是一层均匀无结构的透明薄膜,由胶原纤维组成,主要起到机械屏障作用,损伤后不能再生。角膜实质层(基质层)约占角膜全厚的 90%,由 200 余层排列整齐的纤维薄板构成,板层间互相交错排列,与角膜表面平行,板层由胶原纤维构成,其间有固定细胞和少量淋巴细胞、巨噬细胞和吞噬细胞,以及丰富的透明质酸和一定量的黏多糖。此层损伤后不能完全再生,而由不透明的瘢痕组织所代替。后弹力层又名 Descemet 膜,是一层富有弹性的透明薄膜,质地坚固、抵抗力较强,可抵御各类化学物质和病原微生物的侵犯,损伤后可迅速再生。内皮细胞层为一单层六边形细胞,紧贴于后弹力层后面,具有角膜-房水屏障作用,损伤后不能再生,缺损区依靠邻近的内皮细胞扩展和移行来覆盖。角膜内没有血管,以维持其透明性。其营养来源于角膜缘丰富的血管网组织和房水。角膜缘的淋巴样组织具有局部淋巴结功能,是眼前部的免疫活动中心。在病理条件下,各种免疫细胞及其炎性细胞因子仅来自角膜缘,然后经角膜纤维间隙进入角膜病变部位。角膜的结构具有下列生理特点:①透明性:无角化层,无血管,细胞无色素,保证外界光线透入。②无血管:其营养主要来源于角膜缘血管网和房水。③感觉神经丰富:第Ⅴ对颅神经的眼支密布于上皮细胞之间,无髓鞘,感觉敏感,对保护角膜和眼球具有重要作用。④角膜与邻近的结膜、巩膜及虹膜组织密切联系,一些疾病常互相影响。

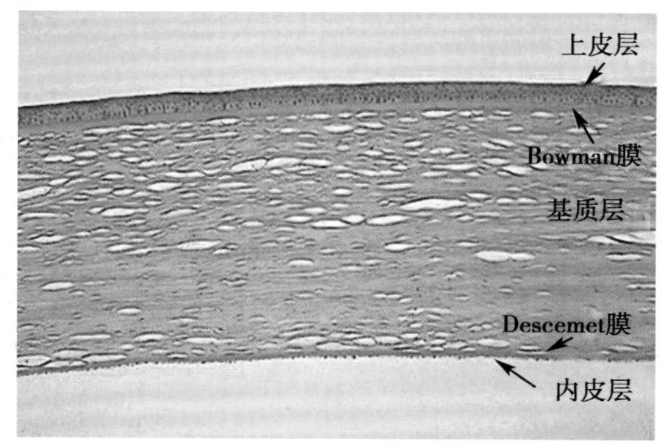

图 2-1-11　角膜组织结构图

角膜缘:是指从透明角膜到不透明巩膜之间的灰白色连接区。前房角(angle of anterior chamber)位于前房的边缘部内,由角膜缘、睫状体及虹膜根部围绕而成,其前壁为角膜缘,后面为虹膜根部,两壁在睫状体前面相遇,构成房角隐窝。巩膜突是巩膜内沟的后缘,向前房突起,为睫状肌纵行纤维的附着部。Schlemm 管是一个围绕前房角一周的环行管,位于巩膜突稍前的巩膜内沟中,表面由小梁网所覆盖,向外通过巩膜内静脉网或直接经房水静脉将房水运出球外,向内与前房交通。小梁网(trabecular meshwork)位于 Schlemm 管内侧、Schwalbe 线和巩膜突之间的结构,是一条宽约 0.5mm 的浅灰色透明带,随年龄增加呈黄色或棕色,常附有色素颗粒,是房水排出的主要区域。组织学上是以胶原纤维为核心、围以弹力纤维及玻璃样物质,最外层是内皮细胞。房角隐窝由睫状体前端构成,房角镜下为一条灰黑色的条带称睫状体带。

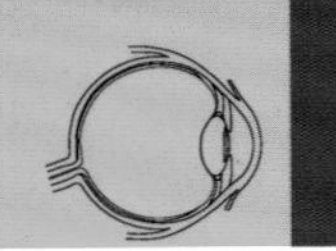

影响角膜透明程度的任何疾病均可导致视力下降，各种眼部炎症可引起角膜内皮失代偿，角膜血管翳可导致角膜混浊以及角膜沉着物（带状角膜病变）等，导致角膜水肿和视力下降。

角膜内皮细胞可维持角膜基质的健康和透明性，角膜内皮细胞不能再生，内皮细胞丢失后由邻近的内皮细胞增大来填补空余的地方。内皮细胞的持续丢失或损害，无法保证角膜基质层的水分转运，就可导致角膜水肿，最终可累及整个角膜。

角膜上皮的水肿可破坏角膜上皮与基底膜之间的半桥粒连接，可形成大泡（bullae），大泡破裂后由纤维血管样组织覆盖缺损部位，继而形成角膜瘢痕。长期慢性炎症可导致钙质沉积于Bowman膜和基质层前部，形成带状角膜病变，多见于儿童患者，特别多见于幼年关节炎伴发的葡萄膜炎。

角膜的免疫学特点：角膜组织作为屏障阻隔外环境与眼内组织的接触，角膜组织的无血管性形成了免疫偏离组织；角膜中央组织中缺乏免疫细胞，形成了免疫赦免区域；但角膜缘含有丰富的可表达HLA Ⅱ类分子的树突状细胞，这些细胞具有抗原递呈功能，并可移行到角膜中央，引起免疫性炎症。角膜组织中含有一些非特异性抑制因子，可抑制细菌或病毒的生长繁殖，并具有不易于让致病微生物黏附于角膜的特点。

角膜防御体系：角膜中央因缺少淋巴管和免疫细胞，是免疫缺乏区域。角膜缘有抗原递呈作用的朗格汉斯细胞，具有加工抗原功能。角膜外伤、手术或感染后，角膜上皮细胞和成纤维细胞可分泌炎症因子和趋化因子，免疫细胞（朗格汉斯细胞、淋巴细胞、中性粒细胞、嗜酸性粒细胞）在趋化因子的作用下从角膜周边部移行到角膜中央，发生免疫性炎症。另外，也可趋化中性粒细胞和嗜酸性粒细胞到角膜中央。

2. 巩膜　占外层纤维膜的后5/6，质地坚韧，呈不透明瓷白色，由致密交错的纤维组织组成，其外表面由眼球筋膜覆盖，前部由球结膜覆盖，四周有眼外肌肌腱附着，后部有视神经穿出，形成多孔筛板。组织学上巩膜分为3层：分别为巩膜表层、巩膜实质层和巩膜棕黑板。表层由疏松结缔组织构成，与眼球筋膜相连。此层血管、神经较丰富。发炎时充血明显，有疼痛、压痛。基质层由致密结缔组织和弹力纤维构成，纤维合成束，互相交叉，排列不整齐，不透明，血管极少。棕黑板结缔组织纤维束细小、弹力纤维显著增多，有大量的色素细胞，使巩膜内面呈棕色外观。此层内面是脉络膜上腔。巩膜从外到内分为3层，巩膜表层内含有血管、淋巴细胞和巨噬细胞，巩膜棕黑板内含较多的色素细胞、巨噬细胞。巩膜的生理特点有：除表层富有血管外，深层血管、神经极少，代谢缓慢，故炎症时不如其他组织急剧，但病程迁延。巩膜各处厚度不同。视神经周围最厚约为1mm，但视神经穿过的筛板处最薄弱，易受眼内压影响，在青光眼形成特异性凹陷，称青光眼杯。由于巩膜致密、坚韧、不透明，故对维护眼球形状、保护眼球不受损伤及遮光等具有重要作用。

3. 虹膜、房角和前房　虹膜是葡萄膜的最前部，为一圆盘状膜状结构，中央有一圆孔谓之瞳孔，虹膜根部附着于睫状体前部。虹膜从前到后分为四层：前表面层，基质层、前上皮层和后色素上皮层，也可大致分为基质层和色素上皮层。虹膜富含血管（图2-1-12），虹膜的颜色主要取决于基质内所含色素的多少而异。前房角位于前房的周边部分，是房水排出的主要途径。其前壁为角巩膜交界处，后壁为虹膜，前后壁之间为房角隐窝。前房的前界为角膜内皮，后界为虹膜表面和晶状体表面，周边为前房角结构。前房体积约为250μl，后房体积较小，通过瞳孔与前房相连。前后房内充满房水，房水的主要成分为水分，并富含蛋白质、葡萄糖、氨基酸、脂类、微量元素等，为角膜和晶状体提供营养。虹膜的生理特点是：调节进入眼内的光线；密布第Ⅴ颅神经纤维网，在炎症时反应重，有剧烈的眼疼。当虹膜发生炎症时，纤维蛋白及其他炎症渗出物中可进入房水中，并可造成虹膜与晶状体前囊膜的粘连，谓之虹膜后粘连；也可发生虹膜与角膜的粘连，谓之虹膜前粘连；如果发生360°虹膜后粘连，可阻断房水从后房进入前房，引起后房压力升高和虹膜膨隆，继而可导致周边虹膜阻塞小梁网，引起房角关闭和继发性青光眼，此时应立即开放房水旁路，如激光虹膜切除术。虹膜的炎症或缺血可导致虹膜新生血管形成，并可长入房角，引起青光眼。虹膜萎缩常见于带状疱疹病毒性葡萄膜炎。

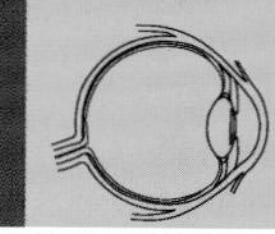

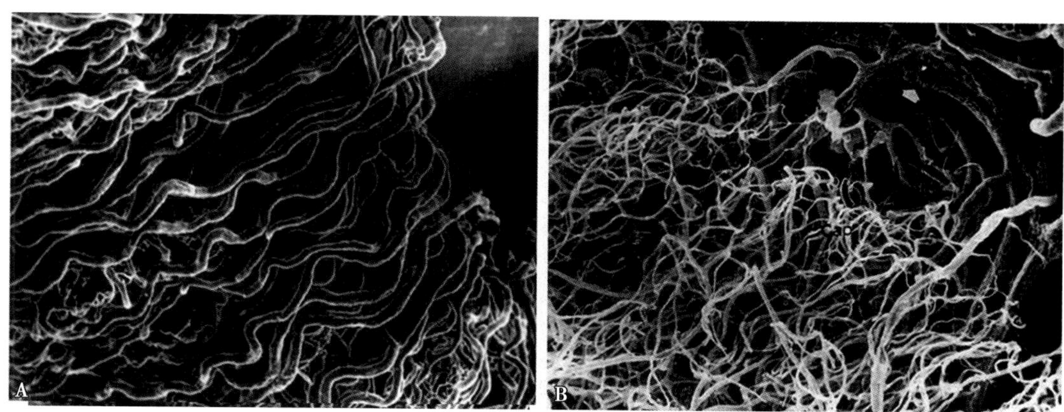

图 2-1-12　虹膜的血管电镜

A. 瞳孔领虹膜血管;B. 虹膜动脉大环

4. 睫状体　是葡萄膜的中间部分,前接虹膜根部,后与脉络膜移行相接。睫状体分为睫状体冠和睫状体扁平部两部分,前 1/3 较肥厚称睫状冠,内表面由 40~80 个纵形放射状突起,谓之睫状突,主要功能是产生房水。后 2/3 薄而平坦称睫状体平坦部。从睫状体至晶状体赤道部有纤细的晶状体悬韧带与晶状体联系。睫状体从外到内分为睫状体上腔、睫状肌、基质层、色素性睫状上皮和无色素性睫状上皮。基质层内含有淋巴细胞、巨噬细胞、肥大细胞和色素细胞。睫状体的主要生理特点是睫状突上皮细胞产生房水,与眼压及眼球内部组织营养代谢有关。睫状突富含血管(图 2-1-13)。睫状体可调节晶状体的屈光力。当睫状肌收缩时(主要是环行肌),悬韧带松弛,晶状体借助于本身的弹性变凸,屈光力增加,可看清近处的物体。睫状体内富有三叉神经末梢,在炎症时眼疼明显。

房水的产生对维持眼部健康非常重要,房水是维持眼内压和眼外形的必要条件,同时也为角膜内皮和晶状体上皮提供营养(图 2-1-14)。发生睫状体炎症时,睫状体内可有炎性细胞浸润,引起房水分泌减少和眼压下降。长期慢性炎症可引起纤维膜形成,并牵拉睫状突,引起睫状体脱离和房水分泌进一步减少,严重者可引起眼球萎缩。

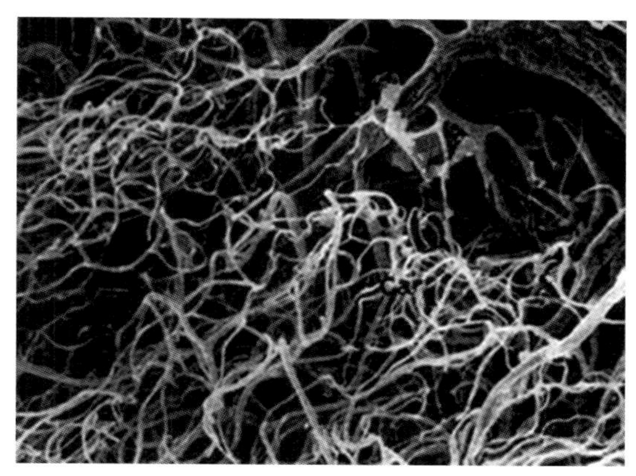

图 2-1-13　睫状突血管

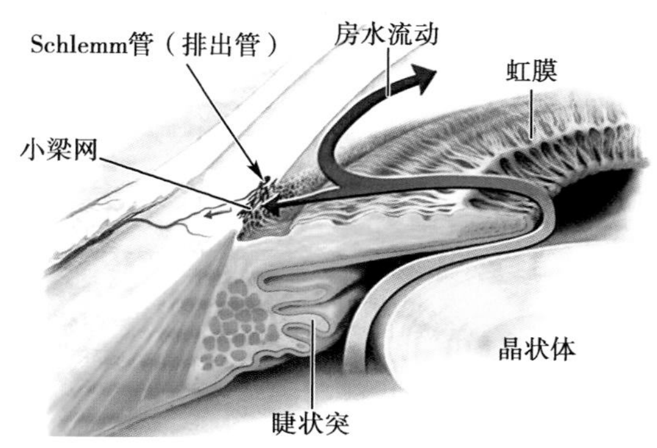

图 2-1-14　房水产生及循环示意图

眼内体液的防御系统:由于血眼屏障的存在,防止了血流中的大分子物质自由进入房水和玻璃体液中,因此正常情况下眼内液中的免疫成分较低。实验表明发生眼内感染时可破坏血房水屏障,眼内液中可测到 IgG 和 IgA,而血清中仅可测到 IgG 抗体,表明 IgA 是由眼内组织分泌合成。当外周血 IgG 抗体下降时,玻璃体液中 IgG 抗体还在升高,表明眼内组织也可分泌合成 IgG。因此,利用眼内液中抗体含量和血清中抗体含量的比值,可进行感染性眼内炎的诊断,如眼内弓形虫病。

5. 脉络膜　为葡萄膜的最后部,位于巩膜和视网膜之间,前起于锯齿缘,和睫状体扁平部相连,后止于视盘周围,内富含血管(图 2-1-15~图 2-1-19)。组织结构上脉络膜从外到内分为脉络膜上腔、基质层、毛细血管层和 Bruch 膜层，脉络膜基质层内含有丰富的色素细胞、淋巴细胞、浆细胞、巨噬细胞和肥大细胞。脉络膜的生理特点有：富含血管，起着营养视网膜外层、晶状体和玻璃体的作用。由于血流量大、流速较慢，病原体易在此处滞留，引起脉络膜疾病。脉络膜含有丰富的色素，有遮光作用。Vogt-小柳原田氏病和交感性眼炎主要为侵及脉络膜的慢性肉芽肿性炎症，可引起脉络膜的弥漫性增厚（图 2-1-20）。其发病机制可能是针对脉络膜黑色素细胞抗原成分，引起色素细胞的损坏和缺失。并可引起 Bruch 膜的破坏，进而导致脉络膜新生血管形成。

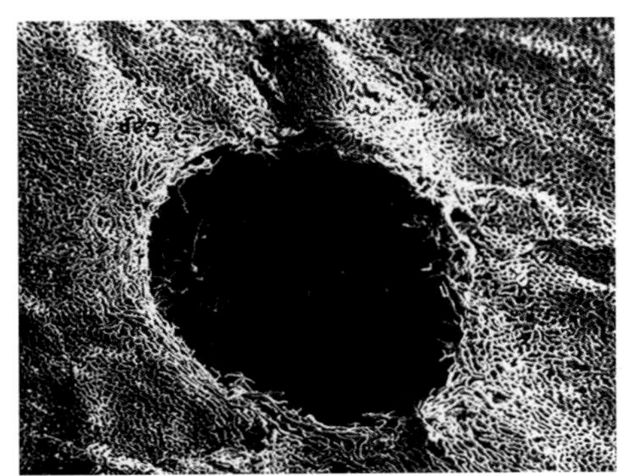

图 2-1-15 视盘周围脉络膜毛细血管网（电镜血管铸型）

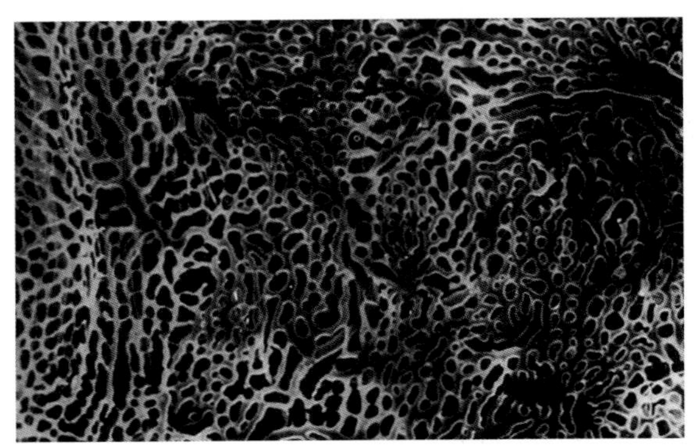

图 2-1-16 脉络膜毛细血管小叶（电镜血管铸型）

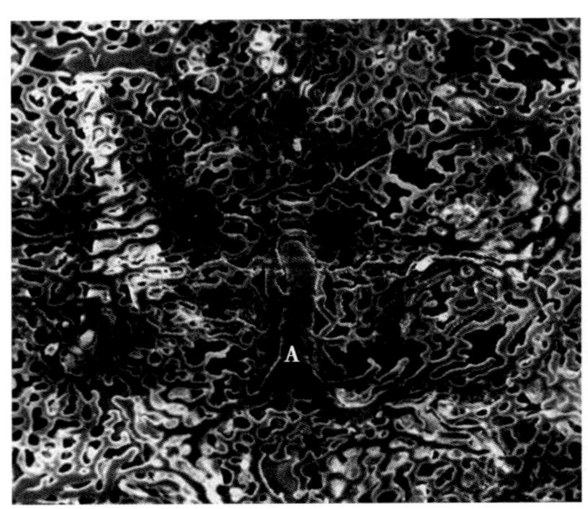

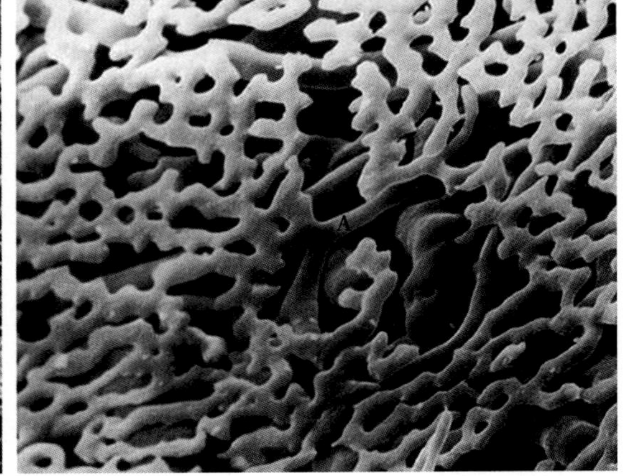

图 2-1-17 脉络膜毛细血管（电镜血管铸型）

A：中央细动脉；V：细静脉

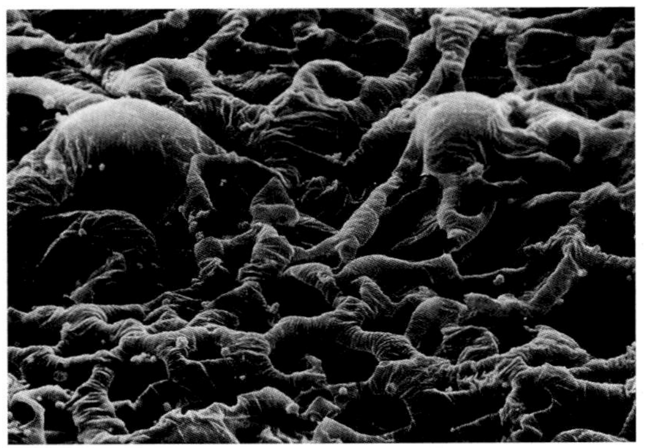

图 2-1-18 脉络膜毛细血管会集（宋琛）

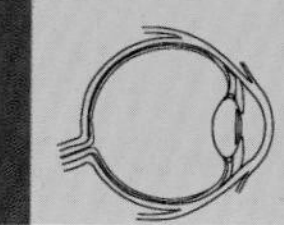

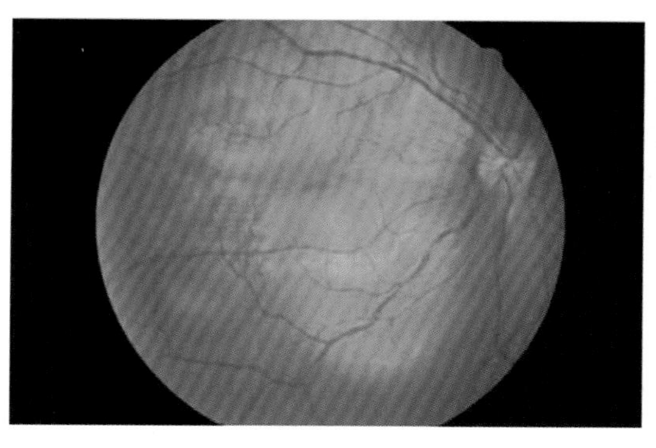

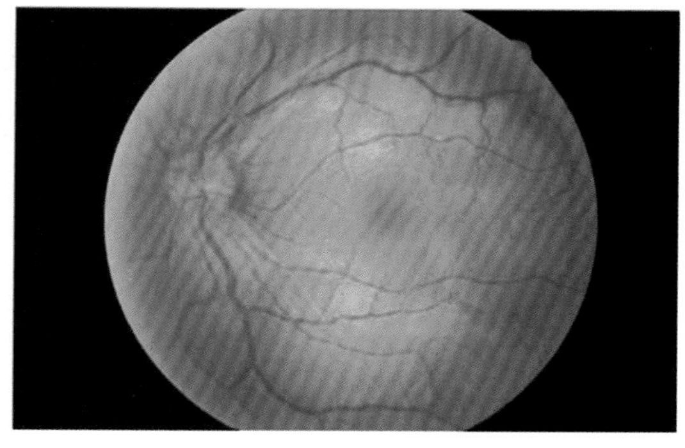

图 2-1-19　原田病彩色眼底像

双眼眼底表现为后极部视网膜呈多灶性水肿

6. 视网膜　视网膜为一透明薄膜，从外到内共分为 10 层结构，分别为色素上皮层、视杆和视锥细胞层、外界膜、外核层、外丛状层、内核层、内丛状层、神经节细胞层、神经纤维层和内界膜。视网膜的血液供应主要有两个血管系统，即视网膜中央动脉和脉络膜血管系统。视网膜中央动脉系统终止于内核层，并在此形成深层毛细血管，以供养外丛状层以内各层。外丛状层以外的各层主要有脉络膜毛细血管供应，然而，脉络膜血管并非直接进入视网膜，而是在脉络膜内层形成毛细血管层。因此，视网膜色素上皮层到外丛状层间的各级组织之间均无血管和淋巴管，这在免疫学上属于免疫赦免区。黄斑部中心凹处视网膜菲薄，厚度仅为 0. 37mm，中心小凹更薄，仅为 0. 13mm，中心凹为无血管区，亦是免疫赦免区（图 2-1-20、图 2-1-21）。视网膜内主要细胞成分有光感受器细胞、双极细胞、节细胞、色素上皮细胞和

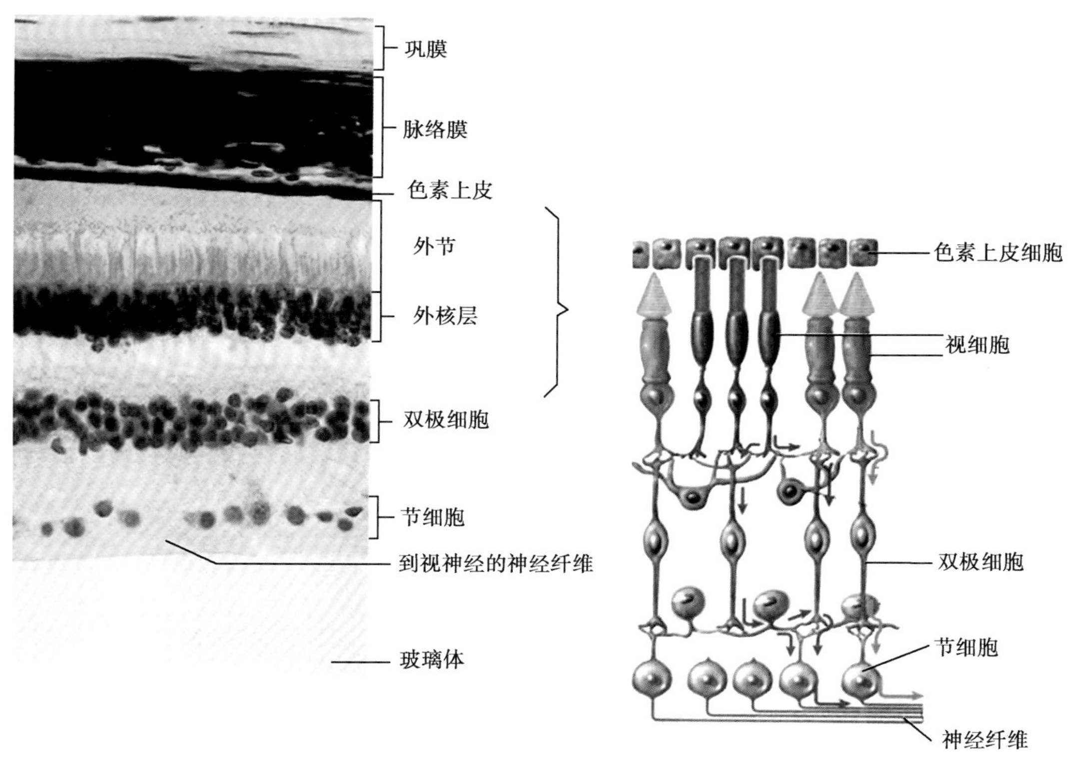

图 2-1-20　视网膜结构模式图

从外到内依次为色素上皮层、视杆和视锥细胞层、外界膜、外核层、外丛状层、内核层、内丛状层、神经节细胞层、神经纤维层和内界膜。视网膜内免疫赦免区

胶质细胞。视网膜色素上皮层与脉络膜的玻璃膜紧密相连,是由排列整齐的单层六角形柱状色素上皮细胞组成。这些细胞具有皱褶的基底膜、胞体,细胞顶部的黑色素粒和微绒毛。相邻的细胞间有连接复合体,其紧密连接构成血-视网膜外屏障。视网膜色素上皮层的主要作用是支持光感受器细胞,贮存并传递视觉活动必需的物质如维生素 A;吞噬、消化光感受器外节盘膜以及视网膜代谢产生的一些物质,组成血-视网膜外屏障,维持视网膜内环境的稳定。从脉络膜毛细血管输送营养给视网膜外层,并具有遮光、散热作用、再生和修复作用等。视网膜色素上皮细胞的异常可引起光感受器细胞的病变及坏死。视网膜上的特殊结构有视神经乳头、黄斑部和锯齿缘,锯齿缘(ora serrata)为视网膜感觉部前端的终止处。

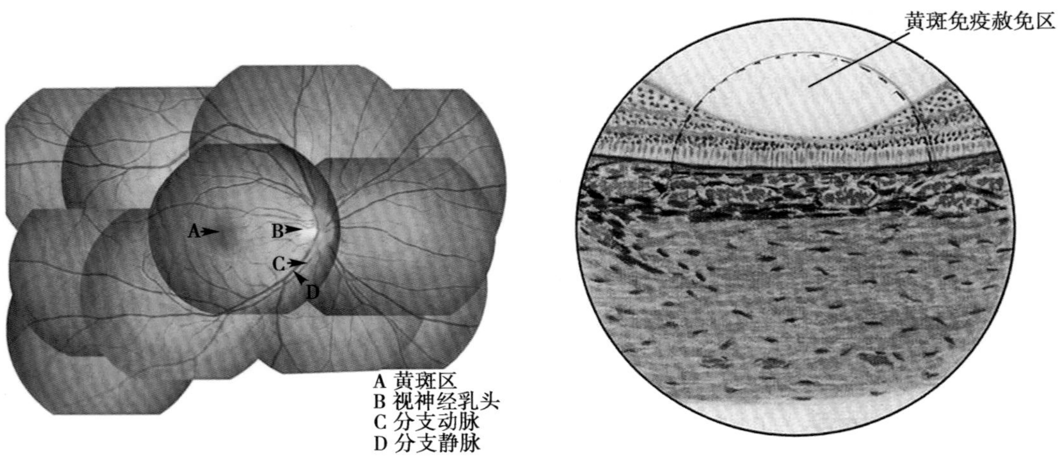

图 2-1-21 视网膜结构模式图

视网膜内不含免疫活性细胞,一般不发生免疫应答。由于其密切毗邻脉络膜,脉络膜是免疫性炎症的好发部位,因此也易于蔓延到视网膜,引起视网膜脉络膜炎症(图 2-1-22)。视网膜是由色素上皮层和视网膜感觉层组成,两层间在病理情况下可分开,称为视网膜脱离。

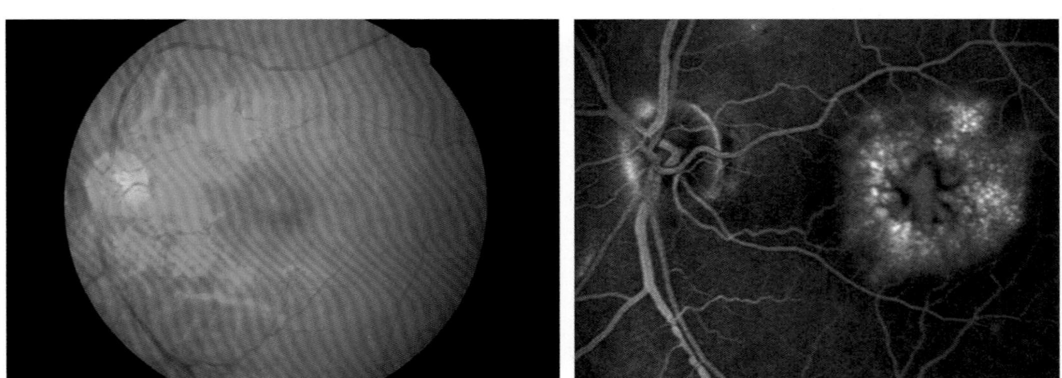

图 2-1-22 急性后极部多发性鳞状色素水平病变彩色眼底像和荧光素眼底血管造影像

眼底像显示后极部视网膜可见多个黄白色类圆形渗出性病灶,

荧光素眼底血管造影检查可见多发性渗漏点

各种眼内炎症无论是否侵犯视网膜,均可导致视功能的一过性或永久性损害,最常见的病变是黄斑区水肿,是由于血管通透性增加,液体进入外丛状层,在荧光素血管造影下形成特有的花瓣状改变(图 2-1-23)。黄斑囊样水肿的确切发病机制尚不完全明了,血眼屏障的破坏造成了黄斑周围毛细血管的通透性增加,导致血管内液体的外溢;其中炎症介质前列腺素参与其发病。

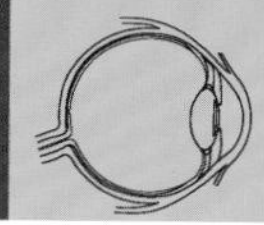

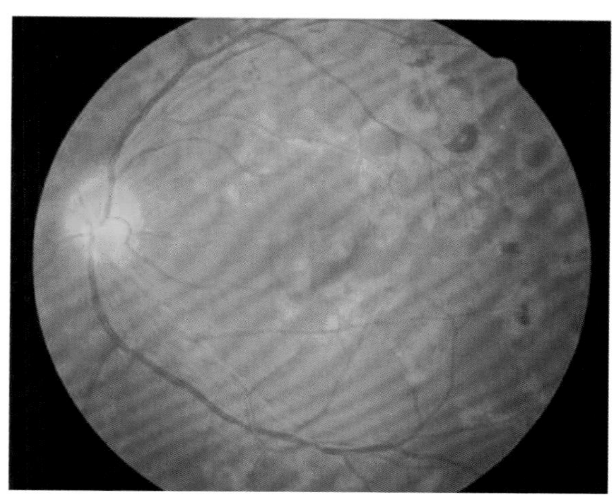
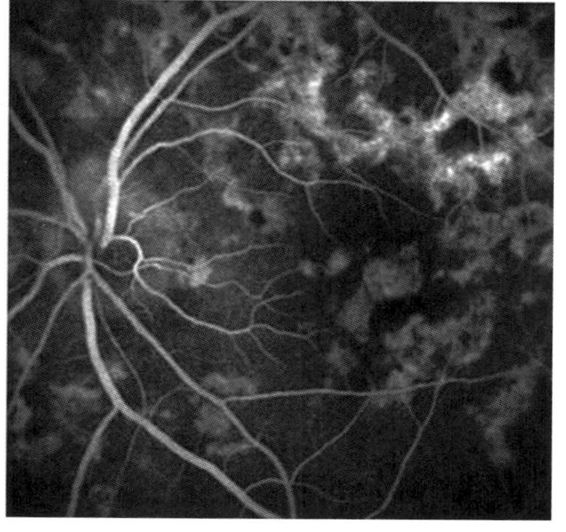

图 2-1-23　黄斑囊样水肿，彩色眼底像和荧光素眼底血管造影像和荧光素眼底血管造影像

眼底像显示黄斑部视网膜水肿，中心凹光反射消失，荧光素眼底血管造影检查可见多发性渗漏点呈花瓣状外观

自由基损害也可引起视功能损害，这种损害主要由吞噬细胞（主要是巨噬细胞）及其释放的各种溶解酶、花生四烯酸代谢产物、细胞因子和自由基引起。脂质细胞膜通过过氧化作用产生一氧化氮和过氧化物，引起视网膜组织损害。血眼屏障的破坏可导致血管内的液体进入视网膜下，引起浆液性视网膜脱离，液体内的高蛋白物质可引起视网膜下纤维化。炎症可引起视网膜色素上皮的萎缩、化生和增生。

（二）眼内容物

包括房水、晶状体和玻璃体，并与角膜一起组成眼的屈光间质。

1. 房水　在角膜后面与虹膜和晶状体前面之间的空隙叫前房，中央部深 2.3～3.0mm，其周围部称前房角。在虹膜后面，睫状体和晶状体赤道部之间的环形间隙叫后房。充满前、后房的透明液体叫房水。房水由睫状突上皮细胞产生，总量为 0.25～0.30ml。主要成分为水，含有少量氯化物、蛋白质、维生素 C、尿素及无机盐类等，房水呈弱碱性，比重较水略高。房水的主要功能是供给眼内组织，尤其是角膜和晶状体的营养和氧气，并排出其新陈代谢产物；维持眼内压力和参与组成屈光间质。

正常情况下，房水和玻璃体液内不含免疫细胞。当眼内组织发生感染性炎症、外伤或疾病时，炎症细胞可迅速进入这些体液中，引起眼组织损害。这些炎症细胞尤其集中于虹膜、睫状体和脉络膜周围。虹膜和睫状体基质层、脉络膜血管周围等眼内组织的“驻留”细胞是巨噬细胞和树突状细胞，巨噬细胞具有吞噬组织碎片、肿瘤细胞和病原微生物的功能；树突状细胞多见于靠近血-眼屏障的睫状上皮附近，参与抗原物质的处理，并参与前房相关性免疫偏离的形成。眼内组织中很少见到肥大细胞，且多位于脉络膜小血管附近，通过释放细胞内储存的活性颗粒，引发眼内炎症。嗜酸性粒细胞作为循环细胞，在抗寄生虫免疫中起重要作用。眼内组织中很少见到 T、B 淋巴细胞和 NK 细胞，当发生感染时，可出现这些细胞，参与细胞和体液免疫。细胞毒 T 细胞（CTL）和 NK 细胞在防止眼部 HSV-1 感染扩散中起主要作用。

2. 晶状体　是一个双凸透镜状的无血管的弹性透明组织，位于虹膜和玻璃体之间。晶状体前后两端谓之前后极，两边为赤道部。从结构上晶状体分为晶状体囊膜、晶状体上皮、晶状体细胞（纤维）和晶状体悬韧带（图 2-1-24）。晶状体内部富含蛋白质，其本身不发生免疫性炎症，但晶状体蛋白多有强免疫原性，逸出后可引起免疫性眼内炎。晶状体囊膜是一层富于弹性无细胞的透明薄膜，完整地包绕在晶状体周围。前面的称前囊，后面的称后囊，各部位囊膜厚度不一致，后囊较前囊薄，周边部比中央区厚。上皮细胞位于前囊内面直到赤道部附近，为一单层细胞，能不断分裂增殖推向赤道部，在赤道部逐渐延长，最后变成晶状体纤维。而后囊膜下没有上皮细胞。晶状体纤维是构成晶状体的主要成分，可分为两部分：晶状体皮质，新形成的晶状体纤维位于囊膜下，居于外层，质软，构成晶状体皮质。随纤维的老化，旧的纤维被挤向中央、脱水、硬化而形成晶状体核。晶状体核：自外向内可为成人核、婴儿核、胎儿核、胚胎核。晶状体悬韧带又称睫状小带，由一系列无弹性的坚韧纤维组成。从视网膜边缘、睫状体到达晶状体赤道部附近，将晶状体悬挂在生理位置上，同时协助睫状肌作用于晶状体而起到调节作用。

晶状体的生理特点是:①晶状体透明、无血管,是重要的屈光间质,其屈光力约为19D。其营养主要来自房水,新陈代谢复杂。当代谢障碍或囊膜受损时,晶状体就变混浊,形成白内障而影响视力。②晶状体具有弹性,借助于睫状肌、悬韧带的作用改变其屈光力而具有调节作用。随年龄的增加,晶状体变硬、弹性减弱而导致调节作用减退,出现老视。

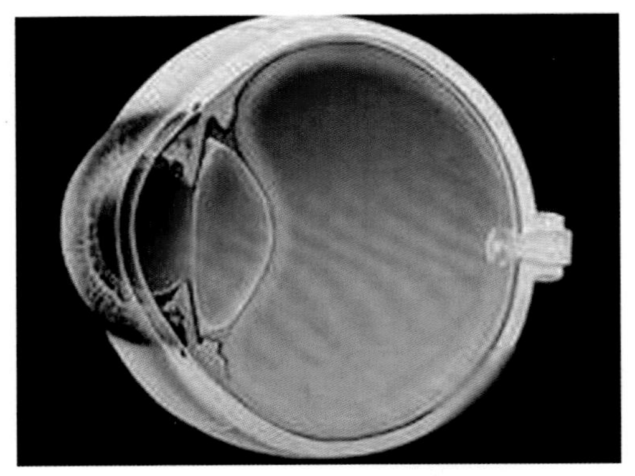
图 2-1-24　晶状体解剖示意图

晶状体相关的葡萄膜炎主要包括三种类型:晶状体蛋白过敏性眼内炎、晶状体源性非肉芽肿性葡萄膜炎(晶状体蛋白毒性葡萄膜炎)和晶状体溶解性青光眼。这三种类型葡萄膜炎的临床表现有一定重叠性,如前房或玻璃体细胞,但组织病理学特性各不相同。

在白内障手术后可发生一种隐匿型(sequestered)眼内炎,致病菌为低毒力的丙酸痤疮杆菌(propionibacterium acnes),这种条件致病菌在手术中进入眼内,主要是位于晶状体囊袋内;数周或数月后引起轻度的葡萄膜炎,少数患者可在激光后囊切开后发生暴发性眼内炎。

3. 玻璃体　为一无色透明的胶体组织,为透明、无血管、无神经具有一定弹性的胶体,占据眼球后部的4/5空腔,前部为晶状体和后房,后部与视网膜毗邻,其中99%为水分,其次为胶原纤维和透明质酸。充满在晶状体后的空腔内,前面有一凹面称玻璃体凹,晶状体后面坐落其内,其他部分与视网膜和睫状体相贴,其间以视盘周围和锯齿缘前2mm处结合最紧密。在玻璃体中央可见密度较低的狭长漏斗状管,称玻璃体管(Cloquet管),在胚胎时有玻璃体动脉通过(图2-1-25)。玻璃体主要由胶原纤维及酸性黏多糖组成,其表层致密,形成玻璃样膜。玻璃体的生理特点是:①玻璃体无血管、无神经、透明,具有屈光作用。其营养来自脉络膜和房水,本身代谢极低,无再生能力,脱失后留下的空隙由房水填充。当玻璃体周围组织发生病变时,玻璃体代谢也受到影响而发生液化、变性和混浊。②玻璃体充满眼球后4/5的玻璃体腔内,起着支撑视网膜和维持眼内压的作用。如果玻璃体脱失、液化、变性或形成机化条带,不但影响其透明度,而且易导致视网膜脱离。

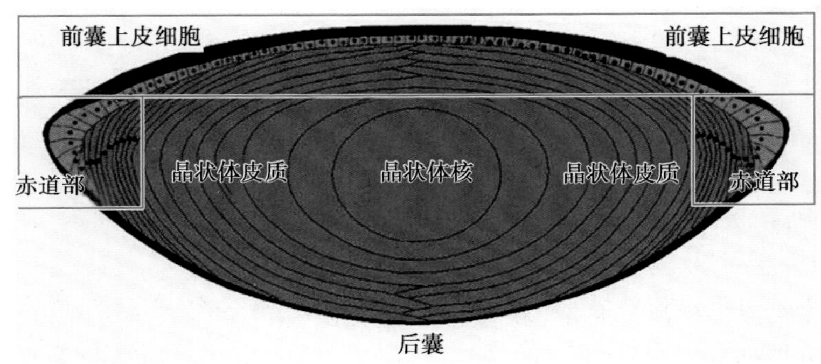

图 2-1-25　玻璃体解剖示意图

玻璃体炎症:玻璃体是一个良好的培养基,通过外伤伤口、眼内异物或手术切口进入眼内的外源性致病微生物或内源性微生物进入玻璃体后均可生长良好,可导致各种感染性或非感染性炎症。在手术后眼内炎中,眼表的正常菌群是常见的病原菌,且多表现为慢性低度眼内炎症。内源性炎症多见于免疫功能低下人群,免疫功能正常人群很少发生内源性眼内炎。在各类脉络膜视网膜炎症或睫状体炎症时,玻璃体内均可见到各种炎症细胞,并可导致玻璃体液化、皱缩,进而可在视网膜表面或在睫状体表面形成纤维机化膜,视网膜后极部的机化膜可导致黄斑部牵拉或裂孔(图2-1-26)。

中间部葡萄膜炎主要表现为周边部视网膜血管炎症,炎症细胞可进入玻璃体,引起玻璃体混浊,可在玻璃体下部形成典型的雪球状混浊(snowballs),或在睫状体扁平部形成雪堤状(snowbank)改变(图2-1-27)。临床表现为非肉芽肿性炎症,组织病理学检查可见玻璃体内有大量上皮样组织细胞和巨细胞。

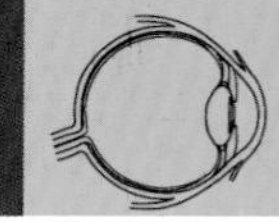

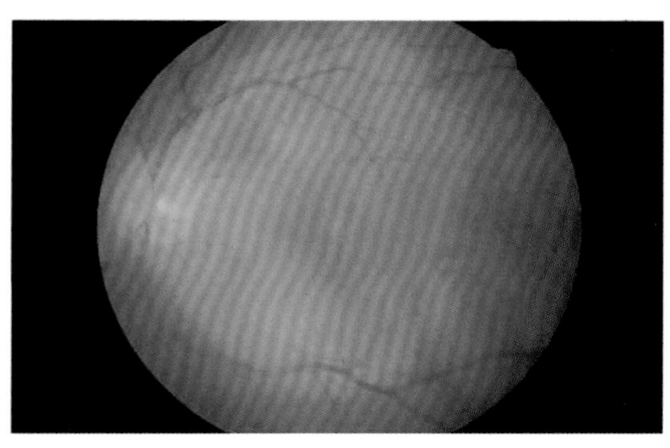

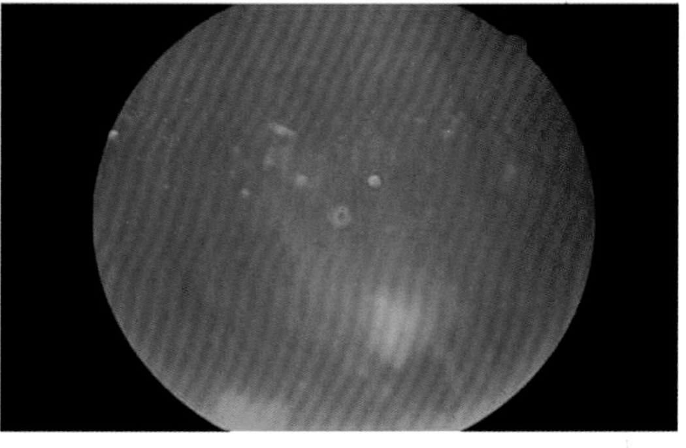

图 2-1-26　玻璃体后脱离、视网膜脱离

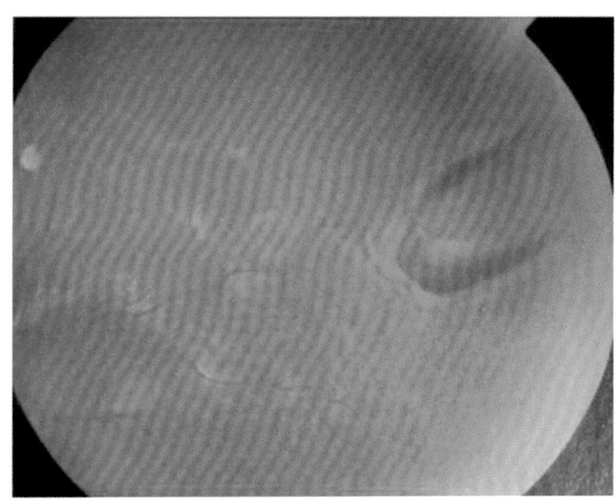

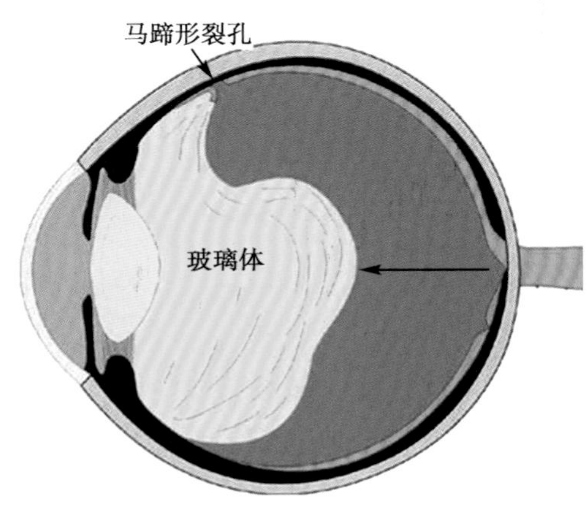

图 2-1-27　中间葡萄膜炎眼底彩色像

左图显示玻璃体明显混浊，部分视网膜结构欠清。右图显示下方玻璃体内可见多个黄白色雪球状混浊物

增生性玻璃体视网膜病变(proliferative vitreoretinopathy，PVR)常发生于视网膜脱离后，特别是手术之后，是视网膜脱离手术失败的主要原因。视网膜脱离患者玻璃体内色素上皮细胞的增生是发生 PVR 的主要原因，在病变早期，增生膜内有大量的细胞成分，后期胶原成分增加，主要为Ⅰ型胶原成分。增生膜上的细胞成分主要为成纤维细胞，其次为胶质细胞和视网膜色素上皮细胞(RPE)，后者可能通过视网膜裂孔进入玻璃体内，玻璃体内的巨噬细胞可分泌趋化因子趋化 RPE 到玻璃体内。玻璃体内的驻留巨噬细胞-组织细胞首先参与炎症和 PVR 形成(图 2-1-28)。正常情况下，玻璃体内的某些成分可抑制细胞的移行和增生，如玻璃体内的脂质因子可抑制 RPE 细胞的增生。玻璃体切除手术本身也降低了玻璃体的抗增生能力，实验表明，玻璃体手术可促进成纤维细胞的增生和牵拉视网膜，临床研究也显示，视网膜脱离手术时在灌注液中加入低分子肝素或 5-FU 可减少术后 PVR 的发生。

（三）视神经

视神经由视网膜神经节细胞的轴突汇集而成，从视盘开始后穿过脉络膜及巩膜筛板出眼球，经视神经管进入颅内至视交叉前角。分为球内段、眶内段、管内段和颅内段四部分。球内段由视盘起到巩膜脉络膜管为止，包括视盘和筛板部分(图 2-1-29)。神经纤维无髓鞘，但穿过筛板以后则有髓鞘。由于视神经纤维通过筛板时高度拥挤，临床上容易出现盘淤血、水肿。眶内段系从眼球至视神经管的眶口部分，在眶内呈“S”形弯曲，以保证眼球转动自如不受牵制。管内段为通过骨性视神经管部分，与蝶窦、后组筛窦毗邻。由于处于骨管紧密围绕之中，当头部外伤、骨折等可导致此段视神经严重损伤，称为管内段视神经损伤。颅内段指颅腔入口到视交叉部分，最后进入视交叉前部的左右两侧角。视神经的外面有神经鞘膜包裹，是由三层脑膜(硬脑膜、蛛网膜、软脑膜)延续而来。神经鞘膜对视神经具有重要的屏障和保护作用。硬脑膜下与蛛网膜下间隙前端是盲端，止于眼球后面，鞘膜间隙与大脑同名间隙相同，其中充有脑脊液。临床上颅内压增高时常可引起视盘水肿，而眶深部感染也能累及视神经周围的间隙而扩散到颅内。

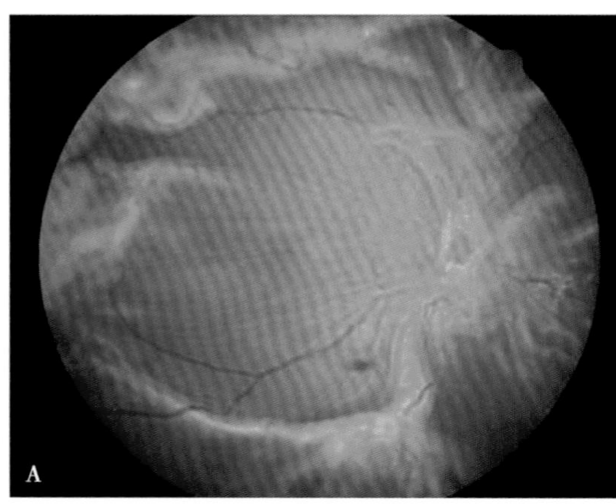
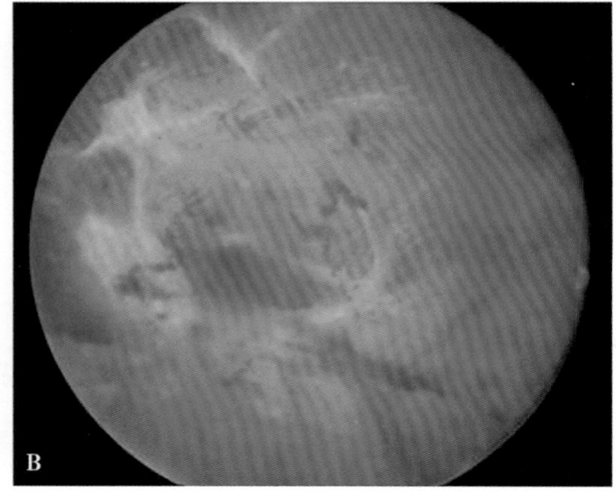

图 2-1-28 增生性玻璃体视网膜病变彩色眼底像

A. 视网膜结构欠清晰，视网膜血管部分闭锁，周边部可见大量的增生性玻璃体病变；B. 视网膜血管闭锁，视网膜表面出血，周边部可见增生性玻璃体视网膜病变

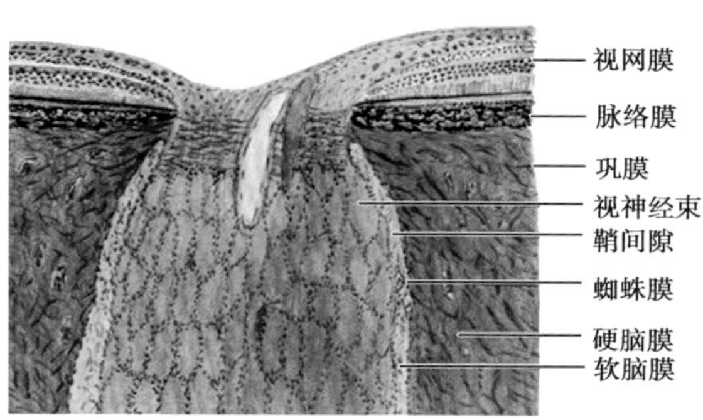

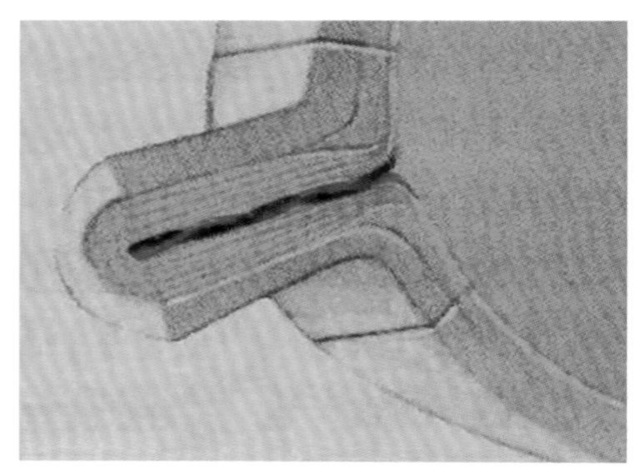

图 2-1-29 视神经解剖示意图

视路（visual pathway）：视路是指从视网膜到大脑枕叶视中枢的视觉通路，包括视网膜、视神经、视交叉、视束、外侧膝状体、视放射和视中枢（图 2-1-30）。视网膜神经节细胞发出的纤维（轴突）汇集成视神经，入颅后在蝶鞍处形成视交叉。来自双眼视网膜鼻侧半的纤维在此处互相交叉到对侧，与同侧未交叉的视网膜颞侧半的纤维合成视束。视束终止到外侧膝状体，换神经元后发出的纤维进入视放射，再经过内囊到过大脑枕叶视中枢纹状区。视交叉（optic chiasma）位于蝶鞍之上，是两侧视神经交叉接合膨大部，略呈扁平的长方形，横径较大，外被软脑膜包围。视束（optic tract）由视交叉向后到外侧膝状体间的视路纤维，每一视束包括来自同侧视网膜的不交叉纤维和对侧视网膜鼻侧的交叉纤维。外侧膝状体（lateral geniculate body）为视觉的皮质下中枢，位于大脑脚的外侧，视丘枕的下外面，为间脑（后丘脑）一部分。视网膜的神经纤维止于外侧膝状体的节细胞，换神经元后发出的纤维构成视放射。视放射（optic radiation）自外侧膝状体节细胞发出的纤维呈扇形分散形成，越过内囊，在大脑颞叶视放射区的腹部纤维成环形，绕侧脑室的下脚和后脚、终止于枕叶。纹状区（striate

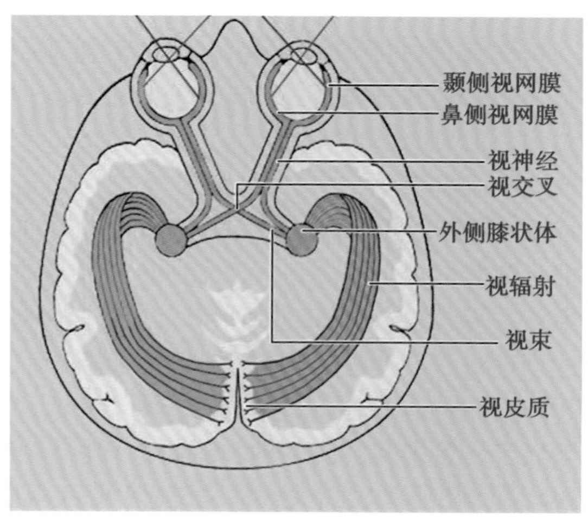

图 2-1-30 视路及视中枢

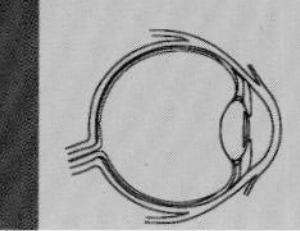

area）位于枕叶后部，系人类视觉的最高中枢。

第二节　眼的屏障结构及功能

机体的屏障结构是构成机体非特异性天然免疫的第一道防线，主要包括机械性屏障作用、体液屏障作用和细胞性屏障作用；其他非特异性杀菌作用还有一氧化氮系统、呼吸爆破杀菌、氧依赖性杀菌系统和非特异性吞噬细胞系统（表 2-2-1）。这对阻止致病微生物进入、抑制细菌生长、中和病菌、溶菌、杀菌、杀病毒、杀寄生虫和杀伤肿瘤细胞发挥重要作用。

表 2-2-1　机体主要的非特异性免疫屏障

免疫因素	组分	作用
机械屏障	上皮细胞、黏膜细胞、眨眼	阻止微生物进入
化学屏障	汗液中脂肪酸、溶菌酶、酸性 pH	抑制细菌生长
生物屏障	皮肤结膜正常菌群及其分泌物	抑制致病菌生长
体液屏障		
补体		溶菌、杀菌、调理、趋化
凝固系统	β-溶素	溶菌
乳铁蛋白		中和病菌
溶菌酶		溶菌
干扰素		抑制细胞内病毒复制
白介素-1		诱导急性期蛋白合成、杀菌、调理
细胞屏障		
中性粒细胞、多形核中性粒细胞		吞噬作用、参与炎症反应
巨噬细胞		吞噬作用、杀菌、抗原递呈
NK 细胞、LAK 细胞		杀病毒、杀肿瘤细胞
酸性粒细胞		杀寄生虫

反应性氧中间产物（reactive oxygen intermediates）是指在吞噬作用激发下，通过呼吸爆发，激活白细胞（PMN）和巨噬细胞细胞膜上的还原型辅酶Ⅰ（NADH 氧化酶）和还原型辅酶Ⅱ（NADPH 氧化酶），使分子氧活化，生成超氧负离子（O_2^-）、游离羟基（OH^+）、过氧化氢（H_2O_2）和单态氧（$^1O_2$），产生杀菌作用，但同时也可引起血管内皮损伤和血管通透性增加。能够刺激白细胞产生氧自由基的物质有内毒素、FMLP、补体结合抗体、迟发型超敏反应性 T 淋巴细胞产生的细胞因子，其他化学介质还有补体 C5a、血小板活化因子和白三烯等。反应性氧中间产物作为炎性介质参与许多眼部炎症，特别是葡萄膜视网膜炎症，在 EAU 组织中均可见到毒性氧代谢产物和 PMN、巨噬细胞浸润，在炎症早期可见到过氧化物阴离子和羟自由基，这些过氧化物又具有趋化 PMN 的作用，进一步加重炎症损害。一些抗氧化物质（如转铁蛋白、血浆铜蓝蛋白）具有保护作用。

反应性氮中间产物（reactive nitrogen intermediates）是指巨噬细胞活化后产生的诱导型一氧化氮合酶（iNOS），在还原型辅酶Ⅱ（NADPH）或四氢生物蝶呤存在条件下，催化 L-精氨酸与氧分子反应，生成胍氨酸和一氧化氮，对病原微生物或肿瘤细胞产生杀灭作用。在炎症过程中，一氧化氮与氧反应可产生羟自由基和 $ONOO^-$ 等毒性代谢产物，主要引起血管平滑肌松弛、血管扩张、血小板的聚集和黏附。近年来研究表明，一氧化氮也参与葡萄膜炎的发病。

中性粒细胞的一些代谢产物可以增强固有性或适应性免疫应答，主要抗微生物多肽有防御素（defensin）、溶菌酶、乳铁蛋白和丝氨酸蛋白酶。防御素是在人体中广泛分布的一类多肽，也存在于泪液中，分为 α-防御素和 β-防御素，对细菌、真菌和某些有包膜病毒等病原微生物具有广谱的杀伤效应，是高等生物体内防御病原微生物入侵的一道重要防线。溶菌酶和乙型溶素可溶解或破坏革兰阳性菌的细胞壁。但是，PMN 含有的一些颗粒也可引起或加重炎症，如胶原酶、蛋白水解酶、髓过氧化物酶等。蛋白酶可使炎症区域的细胞发生溶解，氧代谢产物（次氯酸）也可加重组织损害。在细菌性角膜炎或巩膜炎中，胶原酶可加重角膜的炎症损伤并促使其液化。在类风湿关节炎伴发的周边部角膜炎中，胶原酶可导致角膜周边部溶解。

眼是一个免疫赦免器官，有多种因素对维持眼睛结构完整性、防止发生免疫性炎症和发挥特殊视功能作用，其中最重要的是血-眼屏障。这种屏障存在的意义在于有选择性地透过血液中的有用物质，排除无用物质，维持最适宜的眼内生物环境。当屏障受到有害因素侵袭时就会影响其功能，造成代谢紊乱和导致眼部病变的发生。血-眼屏障包括血-房水屏障、血-视网膜屏障和血-视神经屏障等，这些特殊结构对防止眼睛免疫性炎症和损伤过程的发生起到了重要作用。机体内存在的各种屏障作用，阻止了血液中的各种物质向组织间隙或某一器官腔隙的自由扩散，也造成了血液中某些物质的浓度与细胞外液的浓度不同，机体内的这种屏障作用在维持机体生理功能方面起着重要作用（表 2-2-2）。血-房水屏障的破坏与葡萄膜炎和角膜炎症密切相关，血-视网膜屏障功能的异常是引起视网膜血管病变以及黄斑部病理改变的重要原因之一。

表 2-2-2　眼部主要的免疫屏障及免疫成分

非特异性免疫	特异性免疫
眼睑	眼部相关的淋巴样组织
泪液	朗格汉斯细胞
眼表上皮	免疫球蛋白
眼表正常菌群	补体经典活化途径
黏蛋白	T 淋巴细胞
抗菌物质	B 淋巴细胞
补体旁路活化途径	
NK 细胞	
巨噬细胞	

一、血-眼屏障

在眼部有 2 个重要的屏障系统，即血-房水屏障和血-视网膜屏障。血-房水屏障是调节血液和眼内液之间的液体交换，主要与睫状体结构有关，这一屏障以从血液到眼部的向内运动占优势，房水从睫状体分泌到后房，经过瞳孔进入前房，主要通过房角小梁或色素膜巩膜途径流出眼外，在房水和其周围组织后房、玻璃体腔之间有扩散性溶质进行交换。血-视网膜屏障是以从眼部到血液的向外运动占优势，它只容许很少的重要代谢产物通过，使神经视网膜部具有内在稳定性的作用。

（一）血-房水屏障

1. 血-房水屏障的形态结构　血液中的大分子蛋白质物质或细胞不易进入房水中，这一现象称之为血-房水屏障。这一屏障的主要结构是睫状体和虹膜，第一个是上皮屏障，位于睫状体的无色素上皮和虹膜后上皮层；第二个是内皮屏障，这个屏障限制分子运动越过虹膜血管壁。房水主要由睫状突分泌产生，但血浆中的大分子物质则不易进入房水中，这一屏障作用决定于睫状体上皮细胞之间的紧密连接。影响这一屏障作用的因素有外伤、内眼手术和眼部炎症，这一屏障被破坏的标志是房水中蛋白质含量升高，出现房水混浊，严重者出现虹膜后粘连或房角前粘连。

（1）睫状体：睫状体上皮分为无色素上皮和色素上皮两层。无色素上皮的基部衬于后房，色素上皮的基部在睫状体基质上。色素上皮向后和视网膜色素上皮相连续，向前和虹膜的前上皮层相连续。无色素上皮在锯齿缘部和视网膜的神经部连续，向前和虹膜后上皮合并。无色素上皮的紧密连结是阻挡循环中大分子物质的主要部位，紧密连结是细胞间接触的区域，由两层结合在一起的质膜所组成，产生不可渗透的封闭作用。

（2）虹膜：虹膜血管的内皮细胞缺乏小孔，通过紧密结合连在一起。虹膜血管内皮细胞的紧密结合较不坚固，在前房穿刺、局部应用组织胺或前列腺素后，较易开放，不同于视网膜血管的坚固紧密连接。虹膜上皮和虹膜前衬覆盖在虹膜后面的上皮，是睫状上皮的延续，也包含着两层细胞。虹膜基质的前表面，衬有一层类似包埋在虹膜基质中的细胞。当示踪剂注射到血液后，就从睫状体基质的渗漏性血管中弥散到虹膜根部，适当时间以后，侵及虹膜基质到达前房。某些血浆成分有可能通过同样的途径进入前房。

2. 血-房水屏障的临床意义　由于血液、眼组织和眼内液之间，不断进行弥散性交换，几乎所有影响眼部和血液成分或其流量的任何情况，都会对血一眼屏障及眼内液的组成产生一定影响。角膜中央部，必须通过有高度通透性的内皮细胞，从房水中取得大部分养料。角膜内皮的正常性和它的液泵功能，以及角膜的透明性，直接依赖于浸洗角膜内皮的媒质的化学成分。动物实验证明，晶体中代谢先导物如各种氨基酸等的浓度，直接取决于它们在房水中的浓度。睫状突在调节各种眼内液，供给无血管的晶体和中央角膜所有营养需要方面，起着主要作用。并通过后房和玻璃体间的交换，给予视网膜神经外胚叶以化学环境。此外，房水的产生率必须保持适当水平，以便维持正常眼压。在葡萄膜炎、外伤等病变时，常伴有血-房水屏障的破坏。

（二）血-视网膜屏障

1. 形态结构　内屏障为视网膜毛细血管内皮细胞的紧密连接，血管内皮细胞之间由粘连小带和闭锁小带组成，使视网膜毛细血管具有严格的选择性通透作用，有用的营养物质通过这一屏障进入视网膜内。外屏障由视网膜色素上皮细胞的紧密连接组成。当视网膜发生缺血缺氧或炎症损害时，就可导致内屏障破坏，使视网膜毛细血管通透性增加，导致一些视网膜疾病的发生，如糖尿病性视网膜病变、视网膜血管炎等。

（1）视网膜血管：视网膜血管的内皮间连接和身体其他血管的内皮间连接不同，它们有特别广泛的带状闭锁小带封闭细胞间空隙，完全包围了内皮细胞的界面。这种相邻细胞膜外层的广泛融合区，显得十分坚固，较之虹膜血管者更为坚牢。内皮细胞和它们的连接复合结构是血-视网膜屏障的主要部位。脉络膜毛细血管结构特点与视网膜血管完全不同，它们的内皮有许多小孔，这些小孔特别见于接近脉络膜玻璃膜的血管壁区域。台盼蓝、荧光素以及大分子物质可以自由地通过脉络膜血管，脉络膜毛细血管并不具有屏障功能。

（2）视网膜色素上皮：阻止从脉络膜来的任何物质穿透到视网膜。研究显示相邻的色素上皮细胞是被广泛的带状闭锁连接起来，类似于视网膜血管内皮细胞间连接。

2. 血-视网膜屏障的临床意义　各种视网膜疾病，特别是视网膜血管性病变和色素上皮病变，都有血-视网膜屏障的破坏。血-视网膜内层屏障破坏的代表性疾病是糖尿病性视网膜病变，病理学改变有后极部视网膜毛细血管的内皮细胞异常消失、电镜下见有内皮细胞膨胀、变性以及基底膜肥厚、空泡形成。荧光素眼底血管造影下可见多个毛细血管瘤，末梢有毛细血管闭塞，表现为软性“渗出斑”和荧光素渗漏，荧光素的渗漏说明有血-视网膜屏障的破坏（图 2-2-1）。

外侧屏障破坏的代表性疾病有黄斑部浆液性视网膜色素上皮脱离、中心性浆液性视网膜脉络膜病变、多灶性脉络膜内层炎、急性后部多发性鳞状色素上皮病变、出血性视网膜色素上皮脱离、老年黄斑变性和继发性视网膜脱离等（图 2-2-2）。这是由于脉络膜的各种炎症，导致脉络膜毛细血管渗出，继之 Bruch 膜和视网膜色素上皮细胞基底膜的正常结合被破坏，从而发生色素上皮细胞的渗出性脱离。如果 Bruch 膜破裂，从脉络膜毛细血管层直接出血或从脉络膜向色素上皮下侵入的新生血管出血，造成出血性色素上皮脱离。外侧屏障的破坏多引起黄斑部病变的原因是由于黄斑部后短睫状动脉的分布比较集中，并有丰富的血管吻合，因而黄斑部毛细血管血流动力学应力较大有关。

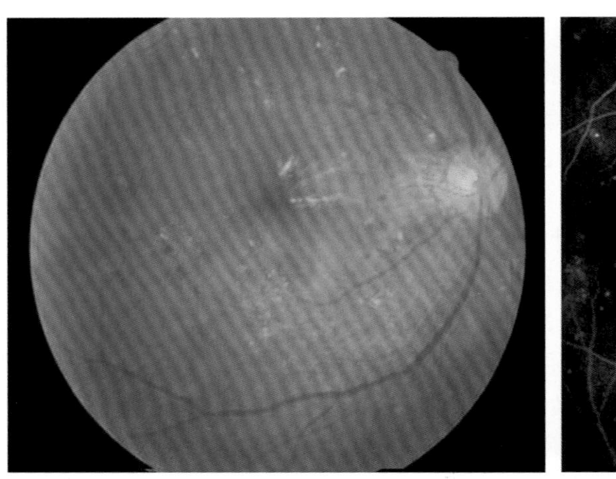
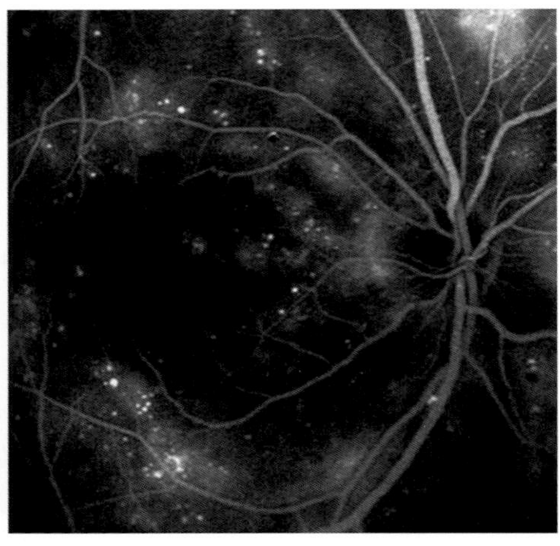

图 2-2-1　糖尿病性视网膜病变患者彩色眼底像和荧光素血管造影像

彩色眼底像显示有后极部视网膜可见大量毛细血管瘤和硬性渗出；荧光造影像显示广泛性视网膜毛细血管渗漏

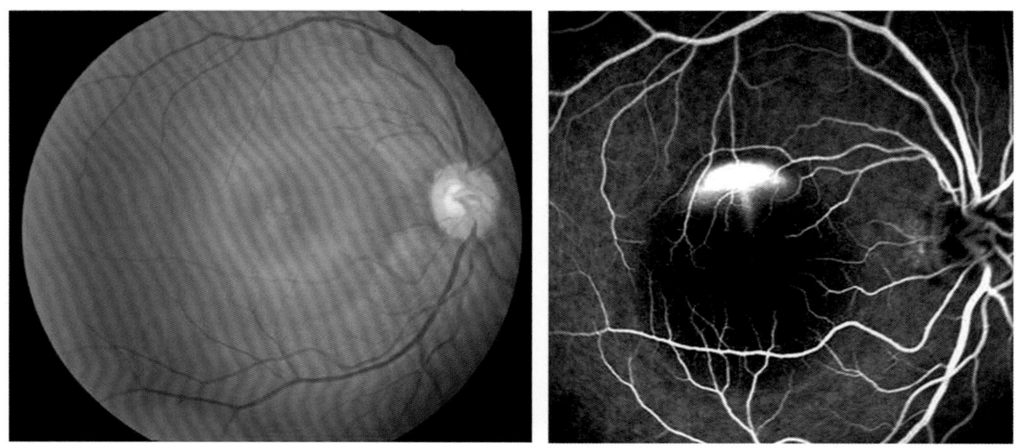

图 2-2-2　中心性浆液性视网膜脉络膜病变患者彩色眼底像和荧光素血管造影像

彩色眼底像显示有后极部视网膜水肿，黄斑中心凹光反射消失；荧光造影像显示后极部视网膜点片状高荧光（毛细血管渗漏）

（三）血-视神经屏障

1. 形态结构　视神经是视觉信息传入中枢的必由之路，是视路中从视盘至视交叉的一段。由视网膜的神经节细胞所发出的轴突纤维汇集而成，在组织学上视神经与脑实质中的白质或脊髓中的白质相似。视神经在胚胎发育时为 Schwann 间脑向外突出形成视器过程中的一部分。视神经外层鞘膜，分别与脑膜相连续。内层为软脑膜，中层为蛛网膜，外层为硬脑膜。视神经主要分为球内段、眶内段、管内段和颅内段。筛板前区的视神经纤维没有髓鞘，与视网膜内的神经纤维一样透明；而筛板及筛板后区的视神经纤维则有髓鞘包绕，故直径增大变粗。因此，视神经不是一般的周围神经，而是中枢神经的一个向前突出的神经束。以往对血-视神经屏障（blood-optic nerve barrier）这一概念存在许多争议。有人认为在血液和视神经之间存在血-视神经屏障，也有学者认为视盘区缺乏血-视神经屏障。运用血-脑屏障特异性标记物和内源性毛细血管通透性示踪剂，发现视盘筛板前区毛细血管缺乏典型的血-脑屏障特性，而筛板区、筛板后区毛细血管具有血-脑屏障特性。目前研究结果认为，在血液与视神经之间确实存在有血-视神经屏障，屏障的结构基础可能是视神经和软脑膜毛细血管内皮细胞及其紧密连接，选择性通过血液中的有用物质，维持视神经内环境的相对稳定。

血-视神经屏障特性作为血-眼屏障的重要组成部分，同样具有限制血源性免疫效应细胞和分子进入的特点。与其他部位的血管相比，在正常生理状态下支配视神经的复杂的血管网具有显著限制血源性细胞和分子进入眼内组织的特性。因此,在某种程度上阻断了免疫应答的传出通路。血-视神经的屏障特性严格限制了血源性细胞和分子进入眼内,而血流中的免疫效应物,包括致敏 T 细胞和抗体等也大部分被此屏障阻挡在视神经之外。因此,血-视神经屏障特性是眼睛最重要的防御机制之一,其特殊的防御能力及其相关机制对预防和减少视神经炎症发生,减轻外伤、缺氧等损伤具有重要意义。

2. 血-视神经屏障的临床意义

(1)血-视神经屏障与炎症:炎症是造成血-视神经屏障特性破坏的主要因素(图 2-2-3)。

(2)血-视神经屏障与外伤:视神经外伤、肿瘤压迫视交叉等均可造成血-视神经屏障的破坏。可能原因是外伤直接破坏了视神经结构,血管内皮遭到破坏,导致血-视神经屏障的直接破坏,而肿瘤的慢性生长,较长时间的压迫、侵袭及分泌损伤因子使视神经发生炎性水肿,进一步加重了视神经和血管内皮的损伤,继发造成血-视神经屏障的破坏,从而成为视神经损伤的间接破坏作用。

(3)血-视神经屏障与金属蛋白酶:近年来研究发现,当血-视神经屏障功能被破坏时,金属蛋白酶(matrix metalloproteases,MMP)的表达明显下调,表明 MMP-9 与维持血-视神经屏障的完整性密切相关。应用 MMP 阻止剂后,MMP-1 和 MMP-2 水平升高,视神经损伤得以改善,血-视神经屏障特性得到保护。

(4)血-视神经屏障与药物:高渗脱水剂是临床常用的降眼压药物,可以引起血-眼屏障的开放。同样缺氧、炎症状态可以导致血-视神经屏障特性破坏,渗透性增加。在炎症状态下,视神经血管内皮的通透性增加,屏障的药物通过率也会增加。

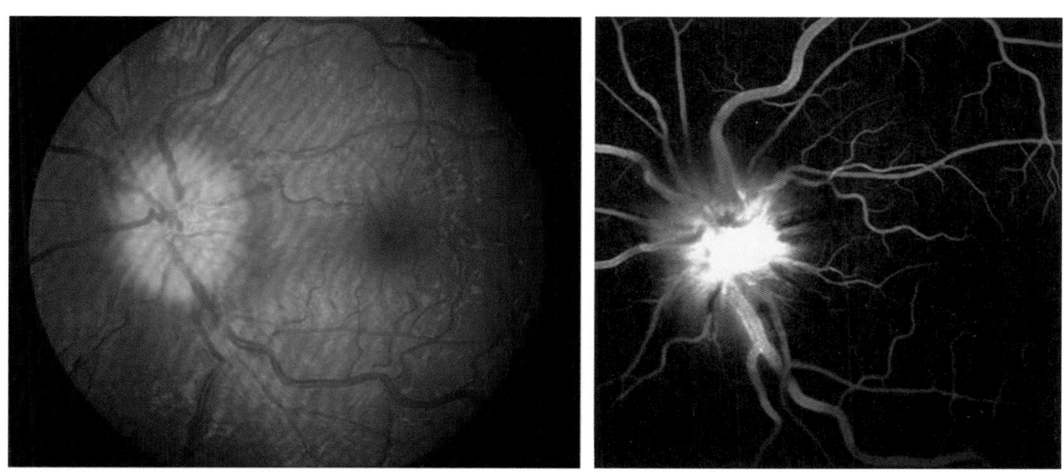

图 2-2-3　视神经病变患者彩色眼底像和荧光素血管造影像

左图显示视神经乳头水肿,视盘边界不清,盘面毛细血管充血;右图显示视神经乳头呈弥漫性毛细血管渗漏

(四) 血-眼屏障的评价研究方法

临床上研究血-眼屏障破坏的方法有裂隙灯显微镜检查法、荧光素眼底血管造影法、玻璃体荧光光度测量法和激光房水蛋白细胞检测仪测量法。裂隙灯检查法是一种主观定性检测方法,影响因素多,敏感性低。荧光素眼底血管造影可根据荧光素是否通过屏障和扩散增加证明血-视网膜屏障的破坏。玻璃体荧光光度测量是一种玻璃体内荧光素定量分析法,它可以检查检眼镜下和血管造影出现改变之前的任何变化。激光房水蛋白细胞检测仪是一种无创性检查设备,可非接触地定量检测房水蛋白。对血-眼屏障破坏程度进行定量分析,具有高度敏感性和可重复性,主要用于研究眼前部的炎症变化和血-房水屏障的破坏。

二、前房相关性免疫偏离

在具有免疫活性的个体,如果在某一特殊解剖部位接种或移植具有免疫原性的细胞或组织,这些细胞或组织可以长期存活,这一部位就可称为免疫偏离部位(immune privilege site)。人体主要免疫赦免部位有眼、脑、肝脏和某些内分泌器官等,其中眼的免疫偏离现象更为人们所关注,主要偏离组织有前房、玻璃体腔、视网膜下腔和角膜基质层。眼部免疫偏离的相关因素有血-眼屏障、缺乏淋巴引流、眼内液引流到全身

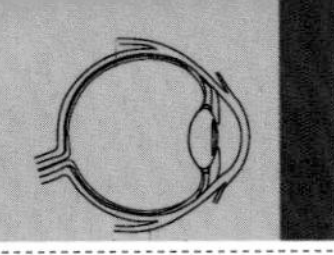

循环中、MHC Ⅰ类/Ⅱ类和共刺激因子表达减少等。下列因素也与免疫偏离相关:①补体抑制:眼内液中含有多种补体调节蛋白,如膜共因子蛋白(membrane cofactor protein)、decay-accelerating factor(DAF)和CD59,这些分子可保护眼内组织免遭补体介导的免疫应答性损害。②克隆清除:Fas-L仅表达于角膜、虹膜、睫状体和视网膜组织中,Fas-L在这些组织中的表达,可清除在这些组织中的Fas^{+}T细胞,进而不再发生免疫应答。③克隆无能:房水中含有的免疫调节物质有TGF-β2、游离皮质醇和白介素-1受体拮抗剂等,TGF-β2可明显抑制T、B细胞的活化增生。这些物质可明显抑制初始T细胞分化增生、抑制其产生细胞因子(如IFN-γ)。当抑制了TGF-β2作用后,初始T细胞就可活化和分泌IFN-γ。④免疫偏离:前房以无血管和淋巴管的角膜为前壁,以晶状体为后壁,其中充满房水,是"免疫赦免部位"。将同种组织植入实验动物眼前房内可诱导产生特异性抗体,但不能诱导迟发型超敏反应,这种现象称为前房相关免疫偏离(anterior chamber associated immune deviation,ACAID)。其作用机制是抗原接种到前房后通过眼局部的抗原递呈细胞经血到达脾脏,选择性地激活调节性T细胞,抑制抗原特异性的迟发型超敏反应和补体结合抗体的发生,保留抗原特异性致敏的细胞毒T淋巴细胞(CTL)反应,这种免疫应答的特点是细胞介导的DTH和同种异体排斥反应受到抑制,但保持了正常的体液免疫和细胞毒性T细胞反应。

ACAID的诱导机制

1. 解剖学特点　正常角膜组织中无血管和淋巴管,阻止免疫系统对移植抗原的识别,限制免疫效应细胞和分子进入移植的角膜组织,为角膜移植排斥反应提供了一个相对屏障;眼内缺乏淋巴引流通道,房水中的抗原物质通过血液排出眼外。血-眼屏障等解剖结构的存在使血源性免疫效应细胞和分子无法进入眼内,并使抗原性物质几乎全部经房水引流通道进入血液循环到达脾脏,从而引发偏离的免疫应答。但是当眼内炎症、角膜新生血管和角膜中央有朗格汉斯细胞时,则不能诱发ACAID。房水中含有某些免疫抑制成分,具有显著的免疫抑制作用,如细胞因子、神经多肽和生长因子,如TGF-β、TNF-α、IL-10、前列腺素(PGE)、黑素细胞刺激激素-α、活性肠肽、降钙素基因相关多肽以及某些抗补体活性物质等。

2. 免疫学机制　虹膜、睫状体和小梁网的血源性树突状细胞、单核细胞等抗原递呈细胞(APC)捕获抗原后,移行至脾脏,将抗原多肽递呈给脾脏的B细胞,再由B细胞将抗原以耐受原的形式递呈给T细胞,激活抗原特异性致敏的细胞毒T细胞,从而抑制DTH的发生。当诱导ACAID的细胞毒T细胞在别处再遇到相同抗原时,也可以同样产生局部免疫抑制微环境,抑制免疫性炎症。ACAID的形成与脾脏内调节性T细胞($CD8^{+}$细胞)有关,这类细胞可分泌TGF-β,进而抑制$CD4^{+}$T细胞的活化增生。NK细胞也参与ACAID的形成,有实验表明NK细胞缺陷鼠或应用抗CD1(NK细胞)单克隆抗体后就不能形成ACAID。

ACAID的主要特点有:①抑制抗原特异性迟发型超敏反应(antigen-specific delayed-type hypersensitivity,DTH);②抑制补体结合性抗体的分泌;③产生抗原特异性致敏的细胞毒T淋巴细胞;④产生抗原特异性非补体结合性抗体。

3. ACAID的意义　ACAID是一种复杂的主动调节机制,具有重要的生物学意义。①ACAID与自身免疫性葡萄膜炎:正常的视觉活动有赖于眼组织结构的完整性,由于眼组织易受生物、理化、代谢等方面的损害,为了保证正常的视觉功能,需要一系列防御炎症的机制,其中ACAID就是重要的防御机制之一。实验研究发现,将视网膜S抗原注入Lewis大鼠前房后,再将S抗原注入大鼠足底部,血清中出现特异性抗体,但无迟发型超敏反应发生,也未出现实验性自身免疫性葡萄膜炎表现,而未行前房注射的大鼠则均发生了葡萄膜炎,表明诱导ACAID可预防葡萄膜炎症的发生。应用IRBP抗原进行前房注射后,再行IRBP皮下注射,也不能诱发针对IRBP的DTH,用结合完全弗氏佐剂和IRBP进行眼内注射,亦不能引发实验性自身免疫性葡萄膜炎。从IRBP抗原预先前房注射的小鼠提取的IRBP特异性抑制细胞对IRBP诱发的葡萄膜炎进行治疗,可控制眼内炎症。②ACAID与组织移植:角膜组织移植的成功率很高,角膜移植片的长期存活与ACAID的存在有着密切关系。应用供体脾细胞或供体角膜内皮细胞注射到受体前房,诱导ACAID后再行角膜移植的成功率明显提高,而提前切除脾脏的受体移植片几乎100%发生排斥。但在有大量角膜新生血管的情况下,由于存在朗格汉斯细胞,ACAID难以形成,从而使移植片迅速发生排斥,与正常的角膜植床相比,其排斥发生率较高。如果先行前房注射抗原诱导ACAID,再行角膜移植,则可提高角膜移植的成功率。将产生ACAID的小鼠脾细胞转移给另外一只小鼠,可产生短暂的抗移植排斥作用。诱

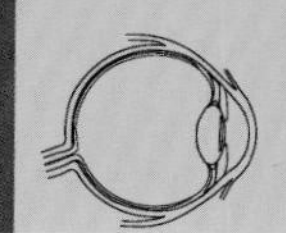

导供体抗原特异性ACAID,可抑制引起角膜移植排斥反应的主要机制——DTH,延长角膜移植片存活和避免非特异性免疫抑制引起的损伤,具有良好的应用前景。③ACAID与单纯疱疹病毒感染:由单纯疱疹病毒(HSV)引起的角膜基质炎是免疫性炎症,病毒特异性T细胞,特别是诱导DTH的T细胞是造成角膜基质损伤的主要细胞。在首次感染的眼球,HSV引起一过性ACAID,在此期间不会发生DTH,从而避免严重的免疫性角膜炎的发生;但再次感染或复发性角膜炎症,由于角膜中央存在朗格汉斯细胞,不能诱导产生ACAID,可发生DTH反应,引起基质型角膜炎症。④ACAID导致眼内肿瘤生长:ACAID也有对机体有害的一面,由于肿瘤抗原诱导ACAID,因此注入前房的肿瘤细胞可以持续生长。ACAID导致机体免疫力低下,宿主不能将肿瘤细胞限制在眼内,更易导致肿瘤发生全身转移。⑤ACAID与急性视网膜坏死:疱疹病毒感染眼部可引起急性视网膜坏死,实验证明与HSV抗原诱发的ACAID有关。HSV病毒首先在出现ACAID的眼内大量繁殖,但病毒特异性DTH的缺陷促使病毒通过中枢神经系统扩散至对侧眼,最终发生脑炎和对侧视网膜坏死。

三、Fas/FasL系统

正常组织中存在散在的不完整细胞及其细胞碎片,其形态不同于病理性死亡的细胞坏死,而是属于生物学中的“凋亡”改变。通过对凋亡信号传导途径的研究,发现凋亡诱导基因Fas与Fas-L(Fas ligand)系统在其中起主要作用。

(一) Fas系统的组成

Fas抗原又称为Apo-1/CD95,属于肿瘤坏死因子/神经生长因子受体超家族成员,是Ⅰ型跨膜蛋白。人类Fas蛋白由319个氨基酸组成,分为胞质区、跨膜区和胞外区,胞外区为信号肽区,当与Fas-L结合后可启动凋亡信号传递。胞质区内的死亡域(death domain)是凋亡信号传导的关键结构。人类Fas抗原分为膜结合性(mFas)和可溶性(sFas)两种。sFas可以抑制Fas介导的凋亡,起负性调控作用。Fas抗原在人体各种组织器官中分布广泛,为非特异性抗原分子。Fas-L是Fas在人体内的天然配体,是Ⅱ型跨膜蛋白。Fas-L分布较局限,通常表达于激活的T细胞、NK细胞、眼部及中枢神经系统的细胞膜上。

(二) Fas/Fas-L系统的临床意义

Fas/Fas-L系统诱导细胞凋亡的可能机制为Fas与Fas-L或Fas单克隆抗体结合后激活酸性磷脂酶,该酶可水解鞘磷脂产生神经酰胺,后者作为第二信使激活膜结合性的丝/苏蛋白激酶和胞质内丝/苏蛋白磷酸酶,从而激活三磷酸肌醇和甘油二酯途径,使细胞内Ca^{2+}浓度升高,进而激活Ca/Mg内源性核酸酶,导致DNA断裂和染色质固缩;高浓度的Ca^{2+}还可激活谷氨酰胺转移酶,导致胞质蛋白质铰链,激活DNA损伤基因,导致生长停滞和细胞凋亡。Fas与其天然配体Fas-L结合,可诱导表达Fas的细胞凋亡,是Fas在体内发挥作用的唯一途径。

Fas/Fas-L系统参与T、B淋巴细胞的阴性选择,识别自身抗原的T、B细胞分别在胸腺、骨髓发育中通过Fas/Fas-L介导的细胞凋亡而被清除;参与淋巴细胞外周克隆清除,少数逃避了胸腺阴性选择后的自身反应性T细胞通过其表面TCR分子与抗原呈递细胞表面的组织相容性抗原相互作用而活化,并可高表达Fas和Fas-L,从而引起自身反应性T细胞凋亡,以达到克隆清除的目的;诱导活化的细胞死亡,成熟静息的淋巴细胞为Fas弱阳性,抗原可诱导Fas高表达,活化的淋巴细胞完成清除外来抗原任务后,由于其既可表达Fas,又可表达Fas-L,可通过Fas与Fas-L结合而自杀;介导CTL对靶细胞的杀伤作用,CTL表面的Fas-L与靶细胞表面的Fas结合导致靶细胞凋亡。

1. Fas系统与角膜疾病　在眼部,Fas及Fas-L表达于角膜、视网膜、虹膜和睫状体等组织细胞表面,但Fas-L多表达于血-眼屏障以及眼组织和炎细胞发生接触作用的部位,这对防御组织损害、保护组织极具意义。在正常角膜组织中,角膜上皮细胞、基质细胞及内皮细胞均表达Fas,而Fas-L则仅在上皮层及内皮层细胞中表达,有利于角膜组织细胞的更新、维持生长发育和代谢平衡,阻止炎症细胞从结膜或从前房进入角膜组织中,在维持角膜透明性和防止角膜病变方面起主要作用。在角膜受到损伤时,角膜上皮和内皮细胞可以借助Fas/Fas-L系统向基质细胞发出信号,导致基质细胞凋亡,从而阻止病变的进一步发展。单纯疱疹病毒性角膜炎引起的角膜基质细胞死亡也是通过凋亡引起的,因为在健康角膜组织中凋亡阳性细

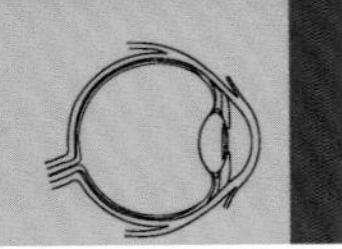

胞仅在上皮层可见，而角膜炎组织中上皮层及浸润炎性细胞均发生凋亡。Fas 在角膜各层都有表达，Fas-L 表达区域则仅限于炎性浸润区，这种凋亡对角膜组织清除炎性细胞和防止病毒进一步复制和扩散有意义。实验发现在健康小鼠前房内注入 HSV-1 病毒，仅引起很轻微的眼部损害，而在 Fas-L 缺陷鼠可引起严重的眼内炎症和组织损害。

Fas 系统与眼的免疫赦免机制密切相关。在角膜移植过程中，机体在移植抗原刺激下 T 细胞大量克隆、增生，进而生成特异性抗体和效应性 T 细胞，引发移植物免疫排斥，通过 Fas 系统介导 T 细胞凋亡可以抑制排斥反应的发生或减轻排斥反应程度。角膜内皮细胞、虹膜睫状体细胞等可以通过 Fas 系统使激活的 T 淋巴细胞凋亡，这是维持前房相关性免疫偏离的必要条件，而后者对于抑制 DTH、维持角膜植片的长期存活起着重要作用。Fas 系统在角膜新生血管生长中也起作用，Fas-L 可抑制角膜新生血管的生长。

2. Fas/Fas-L 系统与葡萄膜炎　Fas 主要分布于 T、B 淋巴细胞，在 CD45RO+细胞（记忆型或已活化的 T 淋巴细胞）表面呈高表达，而在 CD45RO-细胞表面无表达或低表达。Fas-L 主要表达于脾脏、胸腺等器官和激活的 T 淋巴细胞表面，但在免疫赦免部位如眼、睾丸等可呈构成性表达，在眼组织内可表达于角膜、虹膜、睫状体、脉络膜和视网膜细胞表面，表达于角膜上皮和内皮的 Fas-L，可杀灭或阻止来自结膜和前房的炎症细胞侵入；表达于虹膜睫状体的 Fas-L 可杀灭由血管侵入该组织的炎症细胞；表达于视网膜的 Fas-L 可诱导侵入的炎症细胞迅速发生凋亡，对保护视功能有重要作用；房水中的 sFas-L 可能也参与对入侵淋巴细胞的杀伤作用。眼的免疫赦免与眼内组织 Fas-L 的构成性表达等因素有关，在实验性自身免疫葡萄膜炎模型中，虹膜、睫状体、视网膜和脉络膜出现炎症反应，也出现炎症细胞的凋亡，凋亡细胞的分布与炎症病变部位相一致，推测此类炎症表现为病程短、炎症消退迅速，可能与浸润的炎症细胞迅速凋亡有关。人类急性前葡萄膜炎起病急、病程短，炎症逐渐减轻或好转，也可能与免疫赦免部位的 Fas-L 的构成性表达有一定关系。在葡萄膜炎活动期，Fas 和 Fas-L 在视网膜或脉络膜上表达增强，并可见 DNA 碎片，相应的视网膜病理切片显示梗死、出血灶，推测异常的细胞凋亡破坏了正常的视网膜和脉络膜组织。在炎症恢复期，视网膜、脉络膜瘢痕及脉络膜肉芽肿处也发现有 Fas 和 Fas-L 表达增强及 DNA 碎片，这可能是与 Fas 表达和诱导靶细胞凋亡有关。活动性葡萄膜炎患者的淋巴细胞表面 Fas 和 Fas-L 表达不足，浸润细胞不能及时凋亡可能是炎症慢性化的重要原因之一。Behcet 病患者外周血淋巴细胞中活化的 CD4+T 细胞的 Fas 表达不足，CD8+T 细胞有 Fas 高表达，并且对抗 Fas 抗体或 TNF 诱导的凋亡有抵抗性，外周血 T 淋巴细胞 Fas 的表达或功能异常造成了活化的 Fas+T 细胞不能通过 Fas/Fas-L 介导的凋亡途径来清除，致使 Behcet 病持续存在和反复发作。

3. Fas/Fas-L 系统与视网膜疾病　在正常视网膜中有少量 Fas 和 Fas-L 表达，但少于脉络膜表达，Fas-L 可表达在 RPE 细胞和视网膜光感受器细胞表面。在脉络膜瘢痕性病灶中，可见到 Fas/Fas-L 表达明显增多；而在急性视网膜坏死的淋巴细胞浸润灶中无 Fas/Fas-L 表达，表明 Fas/Fas-L 的下调可增强自身免疫应答损害。另外，Fas/Fas-L 系统在控制年龄相关性黄斑变性伴发的新生血管方面可能也起作用。

综上表明，眼部具有严密的特殊的固有防御系统来抵御外界各种机械性和生物性侵袭，确保眼睛发挥正常的生理功能。

（郑曰忠　杨朝忠　王　清　贾欢庆　马路生　毕双双　郑盼盼）

参考文献

1. 赵堪兴，杨培增.眼科学.第 7 版.北京：人民卫生出版社，2008.
2. 李凤鸣.中华眼科学.第 2 版.北京：人民卫生出版社，2006.
3. 杨培增.临床葡萄膜炎.北京：人民卫生出版社，2004.
4. 金伯泉，熊思东.医学免疫学.第 5 版.北京：人民卫生出版社，2008.
5. 龚非力.医学免疫学.北京：科学出版社，2003.
6. 耿燕，马路生，杨朝忠.Fas-FasL 与 ACAID.中国实用眼科杂志，1999，17：201-203.

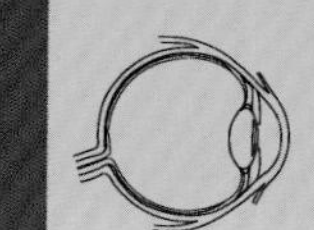

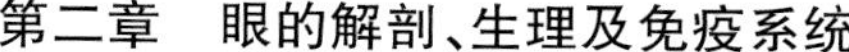

7. 赵军平，张卯年. 血-视神经屏障特性研究进展. 国际眼科杂志，2007，7：472-474.
8. Uveitis: fundamentals and clinical practice. Philadelphia: Mosby, 2004.
9. Foster CS, Vitale AT, et al. Diagnosis and treatment of uveitis. Philadelphia: WB Saunders, 2002.
10. Tasman W, Jaeger EA, eds. Duane's Ophthalmology. Philadelphia: Lippincott Williams & Wilkins, 2008.
11. Caspi RR. Animal models of autoimmune and immune-mediated uveitis. Drug Discovery Today, 2006, 3: 3-9.
12. Irani AA. Ocular Mast Cells and Mediators. Immunol Allergy Clin N Am, 2008, 28: 25-42.
13. Jha P, Bora PS, Bora NS. The complement system and ocular diseases. Mol Immunol, 2007, 44: 3901-3908.
14. Sugita S, Taguchi C, Takase H, et al. Soluble Fas ligand and soluble Fas in ocular fluid of patients with uveitis. Br J Ophthalmol, 2000, 84: 1130-1134.

第三章 眼部炎症病理学

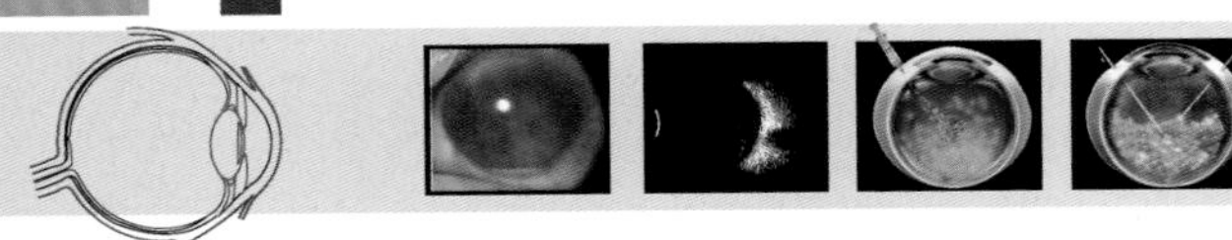

第一节 炎症总论

一、炎症的概述

炎症(inflammation)是机体对致病因子所发生的一种非特异性防御反应,是机体为了防御外来损害所引起的全身和局部的表现。其目的在于局限、消灭或排除损伤因子和因伤致死的组织和细胞,并修复损伤,最后以组织破坏或愈合告终。炎症是一种最常见的病理过程,炎症反应和修复往往同时进行。两者紧密相关,却是不同的反应过程。炎症反应是机体最基本的自卫形式,对机体的生存必不可少。

从最原始的单细胞生物起,对外来的损害因子就有一套抵御的办法,即将其吞噬后加以消灭。多细胞动物则通过细胞的增生,产生并释放各种游走的细胞,从而更有效地对损害因子进行吞噬。但仅仅有这些还不能称为炎症。炎症是具有血管系统的生活机体对损伤因子所发生的复杂的防御反应。只有当生物进化到具有血管系统时,才能发生以血管反应为主要特征,同时又保留了吞噬和清除等复杂而完善的炎症反应。

伴随着高级动物神经血管系统的高度发达及其日趋完善,其炎症反应增加了神经血管反应的新内容,炎症病灶内血管的扩张充血、蛋白性液体的渗出和血液内各种细胞成分的游出就成为炎症中更为显著的改变。

二、炎症的病因

任何能引起细胞死亡、组织损伤的因素均可能引起炎症反应,致炎因子种类繁多,可归纳为以下几类。

1. 物理性因素　高温、低温、放射线及紫外线等。

2. 机械性因素　切割、挤压等。

3. 化学性因素　外源性化学物质有强酸、强碱、芥子气等;内生性毒物如坏死组织分解的毒素产物及代谢产物,如尿素等。

4. 生物性因素　是最常见的炎症因素,如细菌、病毒、立克次体、真菌、支原体、螺旋体和寄生虫等。不仅不同的微生物可引起不同类型炎症反应,而且同一微生物引起的炎症也因毒力强度和机体反应状态的不同其临床表现有较大的差异,如结核病。细菌和病毒不仅能产生毒素,病毒可在细胞内繁殖而导致细胞、组织损伤外,还能通过诱发免疫反应导致炎症,如泡性结膜炎。

5. 免疫因素　抗御眼部的外部感染有赖于眼球表面防御系统:正常黏膜屏障,泪液中的溶菌酶、补体、乳铁蛋白和免疫球蛋白,结膜相关淋巴组织(CALT)等。对内源性感染的防御,则主要依赖于全身性特异性免疫反应,包括细胞免疫与体液免疫。

三、炎症的基本病理变化

任何类型的炎症，无论原因、发生部位以及表现形式如何，其基本病理变化都是相同的。即在局部出现不同程度的细胞和组织损伤、血管渗出、细胞浸润和组织增生修复。通常概括为局部组织的变质、渗出和增生。变质是损害性改变，渗出和增生是抗损害和组织修复，三者在炎症过程中以一定的先后顺序发生，轻重程度表现不一，一般损伤早期以变质和渗出为主，病变的后期以增生为主。

1. 变质　变质（alteration）指炎症局部组织发生的变性和坏死。实质细胞和间质细胞均可发生变质。实质细胞常出现细胞水肿、脂肪变性、细胞凝固性坏死和液化性坏死等。间质细胞常出现黏液变性和纤维素样坏死等。变质由致病因子直接作用，或由血液循环障碍和免疫机制介导，以及炎症反应产物的间接作用引起。炎症局部最先出现血管反应，表现为局部充血、血流加快，局部耗氧量增加，氧化过程增强，继而发生循环障碍、氧耗降低、酸性产物增多，引起组织酸中毒。溶酶体崩解，释放出大量的炎症介质。炎症介质又能引起微循环的改变，促进渗出，如葡萄膜炎时前房水内的细胞、蛋白质、组织胺等明显增多。因此，炎症的过程是互相联系的，而炎症反应的轻重一方面取决于致炎因子的性质和强度，一方面也取决于机体的反应状态。

2. 渗出　渗出（exudation）指炎症局部组织血管内的液体成分、纤维蛋白原等蛋白质和各种炎症细胞通过血管壁进入组织、体腔、体表和黏膜表面的过程。渗出主要是由于微静脉和毛细血管通透性增高所致。在急性炎症时，血管通透性升高，可经过两个时相变化。

第一相：是致炎作用后数分钟内所发生的渗出反应，称为速发性血管通透性增高反应（immediate permeability response）。反应呈一过性（不超过 30 分钟），以白蛋白渗出为主。反应可被抗组胺药所抑制。故认为此相血管通透性升高，主要是组胺和 5-HT 作用所致。

第二相：是继第一相渗出反应后，再度出现的血管通透性增强反应，称为迟发性血管通透性增高反应（delayed permeability response）。此相强度明显强于第一相。因此相不能被组胺抑制剂所抑制，故其发生机制不是血管活性胺所致，可能是血浆肽类以及 LTS、PGS 等化学介质共同作用的结果。

渗出的液体和细胞总称为渗出液（exudate）。渗出性病变是炎症的重要标志，渗出液在局部发挥着重要的防御作用。局部炎症渗出液可以稀释毒素，从而减轻毒素对局部组织细胞的损伤作用；为局部浸润的白细胞带来营养物质的同时带走代谢产物；渗出液中所含的抗体和补体有利于消灭病原体；渗出液中的纤维蛋白原所形成的纤维蛋白交织成网，限制病原微生物的扩散，有利于白细胞吞噬消灭病原体；炎症后期，纤维网架作为修复支架，有利于成纤维细胞产生胶原纤维；渗出液中的病原微生物和毒素随淋巴液被带到局部淋巴结，有利于产生细胞和体液免疫；大量渗出液有压迫和阻塞作用，渗出液中的纤维素如果吸收不良可发生机化。

3. 增生　增生（proliferation）是使炎症局限化，并使受损组织得以修复的重要防御措施。分为实质细胞增生和间质细胞增生。在致炎因子、组织崩解产物或某些理化因子的刺激下，炎症局部组织可发生间质细胞的增生，包括巨噬细胞、内皮细胞和成纤维细胞的增生，其中成纤维细胞增生可产生大量的胶原纤维。在某些情况下，炎症病灶周围的上皮细胞或实质细胞也会发生增生。

增生反应在炎症初期较轻，在炎症后期明显增强，因此，在慢性炎症病变时增生反应较显著。在急性炎症过程中，清除病灶、坏死物和渗出物溶解吸收，通过周围组织的健康细胞的再生进行修复，最后完全恢复组织原来的结构和功能。当炎症病灶坏死范围较广或在慢性炎症时，由肉芽组织进行修复，留下瘢痕，不能完全恢复原有的结构和功能。如慢性虹膜睫状体炎时，常伴有色素上皮的增生，在虹膜表面形成炎性纤维膜，其可发生收缩并牵拉虹膜色素上皮自瞳孔缘翻转到虹膜表面，即色素上皮外翻。

四、炎症的局部表现和全身反应

1. 炎症的局部表现　红、肿、热、痛和功能障碍。炎症局部发红和发热是由于局部血管扩张，血流加快所致。肿胀是由于局部炎症性充血、液体和细胞成分渗出所致。疼痛与渗出液的压迫和炎症介质的刺激有关。在此基础上可进一步引起局部组织和器官的功能障碍。

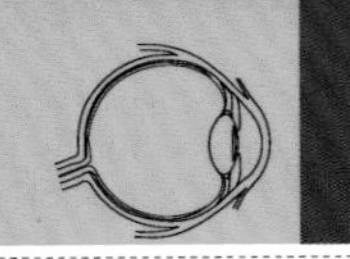

2. 炎症的全身反应 与急性炎症相关的全身反应统称为急性期反应，包括发热、肌肉蛋白降解加速、补体和凝血因子合成增多，以及末梢血白细胞数目的改变。

第二节 炎症分类

炎症通常可依其病程经过分为两大类：急性炎症和慢性炎症。急性炎症起病急骤，持续时间短，几天到一个月，以渗出性病变为主，炎症细胞浸润以中性粒细胞为主。慢性炎症持续时间较长，数月到数年，病变以增生性病变为主，炎症细胞浸润以淋巴细胞和单核细胞为主。

一、急性炎症

急性炎症过程中的主要特征为血流动力学改变、血管通透性增高和白细胞（leukocyte）渗出，这是将抵抗病原微生物的两种主要成分（白细胞和抗体）运输到炎症病灶所必需的。其结果造成含有大量蛋白质的渗出液、纤维蛋白及白细胞在损伤组织的血管外间隙积聚。组织学诊断急性炎症的依据就在于识别这些成分。

1. 血流动力学改变 损伤发生后立即出现局部小动脉短暂收缩，组织出现数秒至数分钟的一过性缺血。之后小动脉、小静脉和微血管相继扩张，部分小动脉之间形成短路。继之小动脉极度扩张、充血，血流明显加速。血管扩张持续时间的长短取决于致炎因子损伤的时间长短、类型和程度。由于静脉回流负荷过大和长时间的淤血，小静脉和微血管壁通透性发生改变，一部分血浆和炎细胞渗出，使局部血流浓缩。再加上红细胞积聚成簇。进一步使血流速度减慢。急性炎症过程中，炎症病灶的不同部位血流动力学改变是不同的。此外，由于损伤性致炎因子的种类和严重程度不同，血流动力学改变的速度也不相同。

2. 血管通透性增高 微循环血管通透性的维持主要依赖于血管内皮细胞的完整性，在炎症过程中，由于致炎因子的直接损伤或长期充血、缺氧，及一些代谢产物对血管内皮细胞的损害，均可使毛细血管或小静脉的通透性增加。大量富含蛋白质的液体外渗到血管，使血浆胶体渗透压降低，而组织胶体渗透压升高，使更大量液体积聚在间质内，从而形成炎性水肿（inflammatory edema）和浆膜腔炎性积液。

3. 白细胞渗出 炎症反应最重要的功能是将炎症细胞输送到炎症病灶，白细胞渗出是炎症反应最重要的特征。而白细胞的渗出过程是复杂的连续过程，包括白细胞边集（leukocytic margination）、附壁、黏附和游出等阶段，并在趋化因子的作用下运动到炎症病灶，在局部发挥重要的防御作用。

（1）白细胞边集及附壁：局部发炎时血管扩张，血流变慢，白细胞逐渐离开血管的中心部，到达血管的边缘部，并沿内皮细胞滚动，称为白细胞边集。红细胞和管壁的内皮细胞原带有负电荷，互相排斥。炎症时，白细胞伸出伪足，减少负电荷的数量，因而与内皮细胞的黏附力增加而附着，称为附壁现象。白细胞紧紧黏附于内皮细胞是白细胞从血管中游出（emigration）的前提。

（2）白细胞游出：黏着于血管壁内面的白细胞通过内皮细胞连接处伸出伪足，通过阿米巴样运动从内皮细胞缝隙向外移动至血管外，进入到内皮细胞和基底膜之间，最后穿过基底膜进入间质组织。特别是炎性假瘤和甲状腺相关眼病的眼眶组织中，有时会看到炎性细胞沿血管分布，即所谓的血管性炎，以后炎性细胞再扩散在周围组织中。炎症的不同阶段游出的白细胞的种类有所不同。在急性炎症的早期中性粒细胞首先游出，48 小时后则以单核细胞浸润为主。此外，致炎因子不同，渗出的白细胞也不同，葡萄球菌和链球菌感染以中性粒细胞浸润为主，病毒感染以淋巴细胞浸润为主，在一些过敏因子所致的炎症反应中则以嗜酸性粒细胞浸润为主。

（3）趋化作用：白细胞向着化学刺激物沿着一定方向的游走，称为趋化作用（chemotaxis）。具有吸引白细胞定向移动的化学刺激物称为化学趋化因子。趋化因子由损伤的组织释放，有直接和间接两种，又可分为特异性和非特异性两类。虽然已识别各种介质，但如何影响方向性外移，尚不清楚。

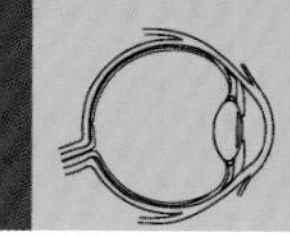

(4)吞噬作用：白细胞游出并抵达炎症病灶，通过识别和黏着、吞入及杀伤和降解三个阶段，吞噬病原体和组织碎片，此过程称为吞噬作用(phagocytosis)。发挥此种作用的吞噬细胞主要有中性粒细胞和巨噬细胞。其吞噬异物的过程基本相同，但结构和化学成分则有所不同。在白细胞的趋化和吞噬过程中，除了氧化物之外，还产生并释放溶酶体酶，这些产物有助于消除侵入的微生物，往往也造成组织损伤。

二、慢性炎症

1. 非特异性慢性炎症　一般慢性炎症中活动性炎症、组织破坏和修复炎症反应同时出现。但慢性炎症最重要的病理特点是：①炎症病灶内浸润细胞主要为淋巴细胞、浆细胞和单核细胞，反映了机体对损伤的持续反应；②主要由炎症细胞引起的组织破坏；③常有较明显的纤维结缔组织、血管以及上皮细胞、腺体和实质细胞的增生，以替代和修复损伤的组织。慢性炎症的纤维结缔组织常伴有瘢痕形成，可造成管道性脏器的狭窄，在黏膜上可以形成炎性息肉(inflammatory polyp)，即在致炎因子长期刺激下，局部黏膜上皮细胞和腺体内肉芽组织过度增生，形成突出黏膜表面带蒂的肿物。炎性假瘤(inflammatory pseudotumor)好发于眼眶，是慢性炎症时局部组织和细胞增生或增殖而形成的境界清楚的肿瘤样团块，其本质是炎症。

2. 肉芽肿性炎症　肉芽肿性炎症(granulomatous inflammation)是一种特殊的慢性炎症，以肉芽肿形成为基本特点，肉芽肿(granuloma)则是由局部吞噬细胞及其衍生细胞增生构成的境界清楚的结节状病灶。肉芽肿可分为异物性肉芽肿和感染性肉芽肿，异物性肉芽肿是由于异物不易被消化吸收，异物性刺激长期存在形成的慢性炎症。感染性肉芽肿除了有某些病原微生物不易被消化的原因外，还可引起机体免疫反应，特别是细胞免疫，形成具有特殊结构的细胞结节，如结核性肉芽肿。肉芽肿的主要成分是类上皮细胞和多核巨细胞。肉芽肿的主要细胞成分是上皮样细胞和多核巨细胞。

第三节　眼部各组织炎症特征

一、眼睑炎症

眼睑炎症是最常见的眼睑疾病，分为感染性和非感染性两种。急性炎症多数由葡萄球菌感染所致，除急性炎症表现，可表现为化脓性炎性肉芽组织。临床上最多见为急性睑腺炎(Zeis 和 Moll 腺)(图 3-3-1)和睑板腺炎(内麦粒肿)(图 3-3-2)，多为葡萄球菌感染所致，形成脓肿。脓肿周围有水肿和浸润，最后脓肿可穿破，脓液和坏死组织一同排出。当机体抵抗力低下或致病菌毒力较强时，可发生眼睑蜂窝织炎；较少见的有链球菌感染引起的丹毒、坏死性筋膜炎。慢性炎症以睑板腺囊肿(霰粒肿)(图 3-3-3)、睑缘炎(图 3-3-4)最常见。睑板腺囊肿是由于睑板腺内皮脂潴留引起睑板腺及其周围慢性炎症，从而形成的特殊肉芽组织。在腺泡的周围首先发生炎细胞浸润，上皮细胞增生，腺组织及其邻近的睑板内迅速形成肉芽肿，其中含有炎性细胞、内皮样细胞和巨细胞。周围组织密集成囊，囊内早期即有纤维形成，中心部因缺血而液化，完全液化后即形成囊肿样病变。较少见的感染可由真菌、结核、麻风、梅毒等引起。非感染性炎症情况比较复杂，多数组织病理学有炎症表现，诱因可能是外伤、异物、甚至是肿瘤等。眼睑皮下组织疏松，炎症时组织渗出液或外伤时血液易在此聚集，炎症反应也容易在此扩散。眼睑血液供应丰富，对炎症、损伤有较强的修复能力。眼睑的静脉和面静脉相延续，而且缺少静脉瓣，因此，眼睑炎症时不可随意挤压患处，以免感染向眼眶深部组织及颅内扩散。

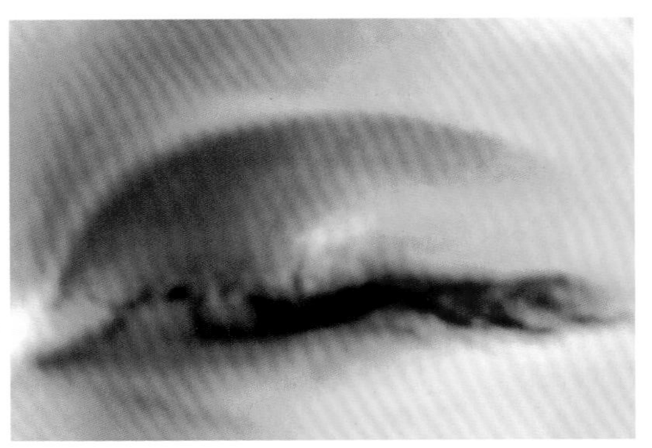
图 3-3-1　急性睑腺炎

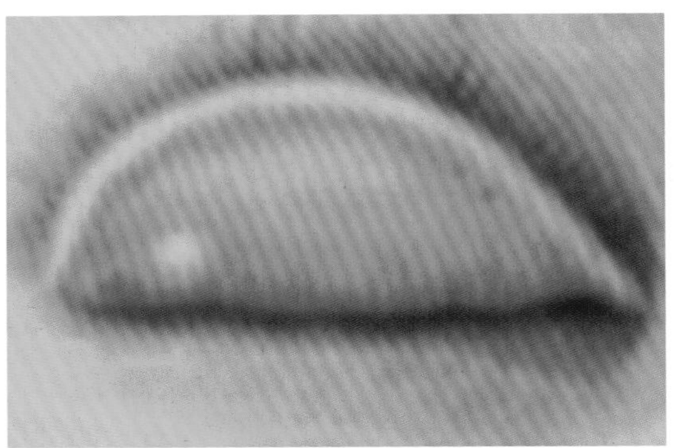
图 3-3-2　睑板腺炎(内麦粒肿)

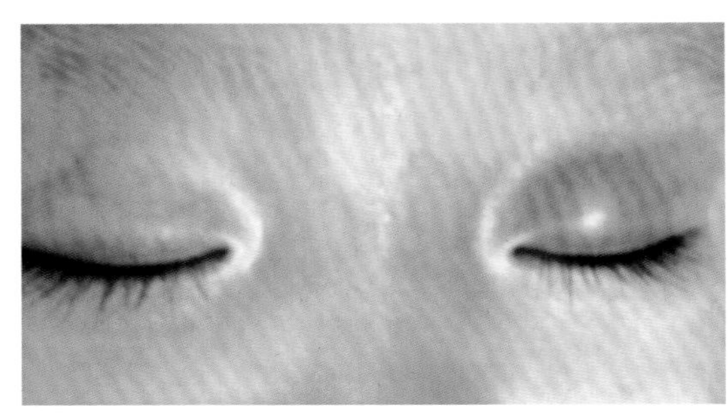
图 3-3-3　睑板腺囊肿(霰粒肿)

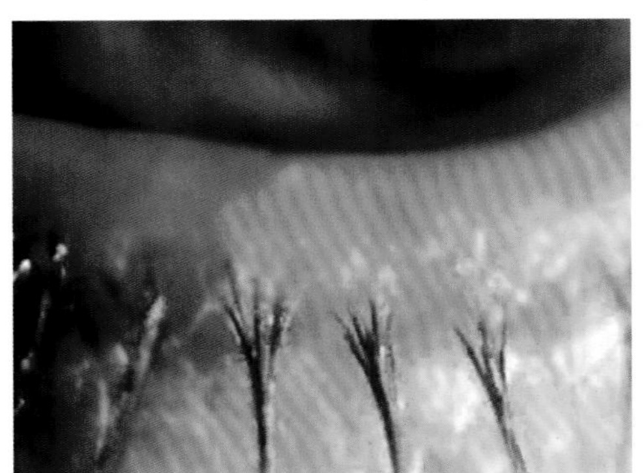
图 3-3-4　睑缘炎

二、泪器炎症

泪腺炎(dacryoadenitis)是各种病因引起的泪腺组织炎症性疾病的总称,临床上分为急性和慢性两种类型。急性泪腺炎(acute dacryoadenitis)(图 3-3-5)多为病原体感染所致,病原体可经泪腺外伤创口或邻近组织炎症蔓延而来,也可从远处化脓性病灶血行转移而来,或来自结膜的上行感染。急性泪腺炎时泪腺小叶内水肿,并有大量淋巴细胞和浆细胞浸润。当长期得不到治愈时,急性泪腺炎就可发展慢性泪腺炎。慢性泪囊炎(chronic dacryocystitis)(图 3-3-6)为病程缓慢的增殖性炎症,多为双侧性,其病理特点为腺泡和腺管之间有大量淋巴细胞和浆细胞浸润,除此之外,往往同时伴有泪腺导管或小叶间纤维细胞增生、结缔组织纤维化、腺泡萎缩或残存少量末梢小导管。有些炎性病变中可见少量单核细胞、嗜酸性粒细胞浸润或伴有淋巴滤泡形成。

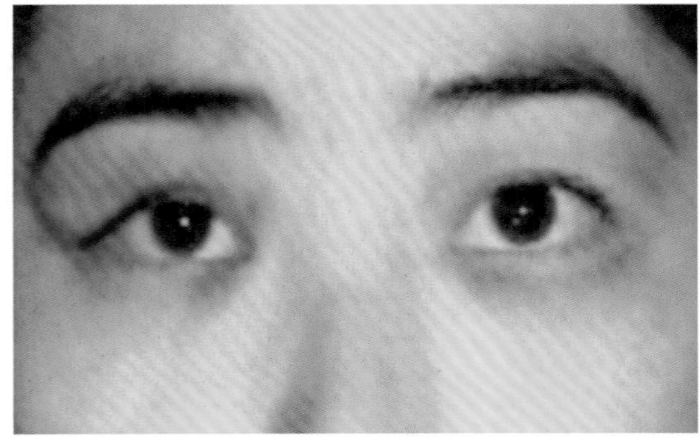
图 3-3-5　急性泪腺炎

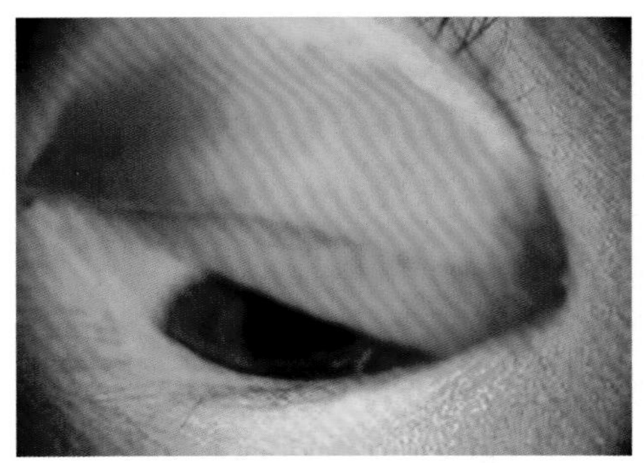
图 3-3-6　慢性泪腺炎

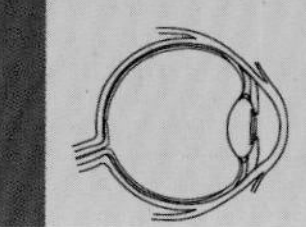

鼻泪管阻塞时泪囊内分泌物潴留或积聚，引起泪囊继发感染，从而形成慢性泪囊炎（chronic dacryocystitis）（图 3-3-7）。在泪囊炎的急性期，泪囊内充满脓液，泪囊及周围组织具有炎症改变，可将前囊壁穿破，形成皮下脓肿。此时，上皮细胞多被损害，发生脱落，囊壁变厚，血管充血，组织水肿，并有多形核白细胞浸润。在慢性炎症早期，泪囊黏膜上皮增生、变厚，可形成皱褶，细胞之间杯状细胞增多。黏膜下组织中有大量淋巴细胞、浆细胞浸润。泪囊内积聚大量脓性或黏液性分泌物。随着炎症反复发作，泪囊上皮发生萎缩、坏死或脱落。黏膜下组织瘢痕形成，使泪囊腔变狭窄或阻塞。如泪囊内分泌物长期引流不畅，泪囊腔可以不同程度的扩张，泪囊黏膜上皮变薄或仅有 1～2 层，泪囊黏液囊肿形成。少数长期的慢性泪囊炎由于泪囊黏膜破坏，局部可形成非特异性肉芽肿或炎性息肉的改变。结核、梅毒或麻风等全身感染性病变亦可引起特异性肉芽肿性泪囊炎，并同时伴有结膜、鼻腔或皮肤病变。

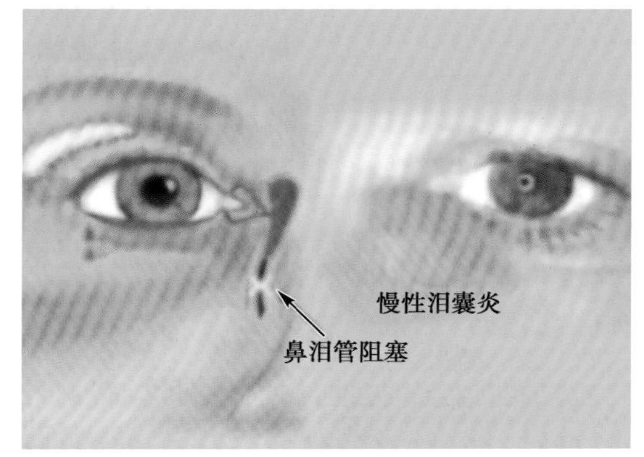

图 3-3-7　慢性泪囊炎示意图

三、结膜炎症

结膜组织炎症的发生，其特征是血管扩张、渗出和细胞浸润，这种炎症统称为结膜炎（conjunctivitis）。结膜炎是眼科最常见的疾病，有急性和慢性结膜炎之分（图 3-3-8～图 3-8-11）。结膜充血是结膜炎的基本表现，结膜组织内血管明显扩张，管腔内有较多中性粒细胞，静脉内粒细胞靠近血管壁，甚至以阿米巴运动方式渗透过血管壁，浸润到周围组织中。渗出是结膜炎另一基本变化，严重的渗出使充血的结膜肿胀明显。渗出物以电解质及蛋白为主时，称为浆液性渗出；以纤维素为主时，称为纤维素性渗出；如渗出液中混有多量红细胞则称血性渗出。炎性细胞浸润是各种血液细胞从血管内逸出积聚于周围的组织中。一般急性化脓性结膜炎症时以中性粒细胞浸润为主，慢性结膜炎症时以淋巴细胞及浆细胞为主，变态反应性结膜炎或寄生虫感染时以嗜酸性粒细胞浸润为主。在慢性炎症或急性炎症的修复期，还可发生结膜的细胞和纤维结缔组织反应性增生，有时组织增生过度可形成炎性肉芽肿。在一些炎症过程中，结膜组织增生使结膜变得比较肥厚及表面粗糙，常常形成乳头（papilla）和滤泡（follicle）。乳头是由炎症细胞浸润血管周围及间质纤维增生所致，故乳头中央有一血管束（图 3-3-12）。滤泡主要是由淋巴细胞构成，呈圆形或椭圆形，灰黄色，大小不一，轻度隆起（图 3-3-13）。

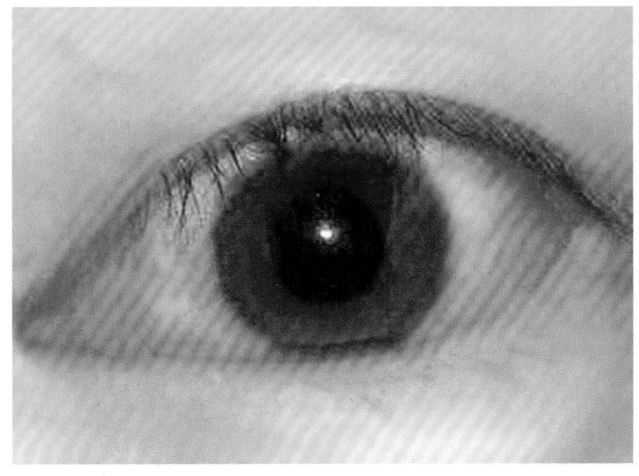

图 3-3-8　急性结膜炎

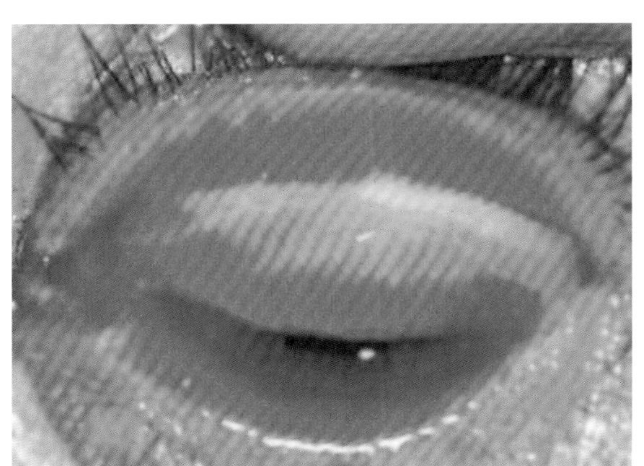

图 3-3-9　急性结膜炎-假膜形成

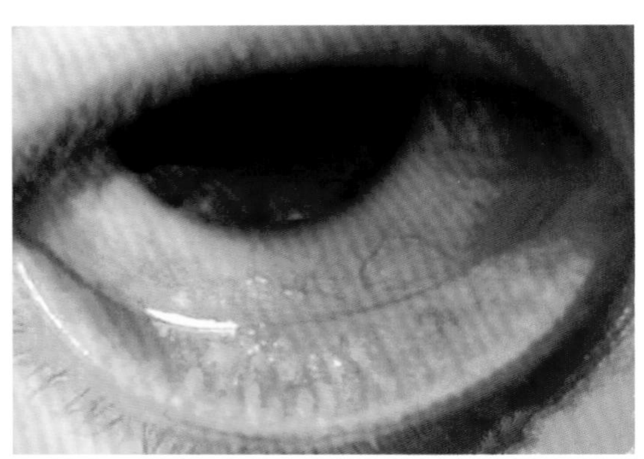

图 3-3-10　慢性结膜炎

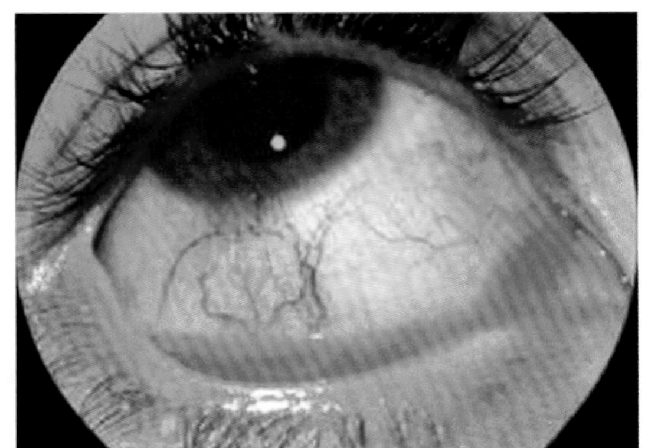

图 3-3-11　慢性结膜炎

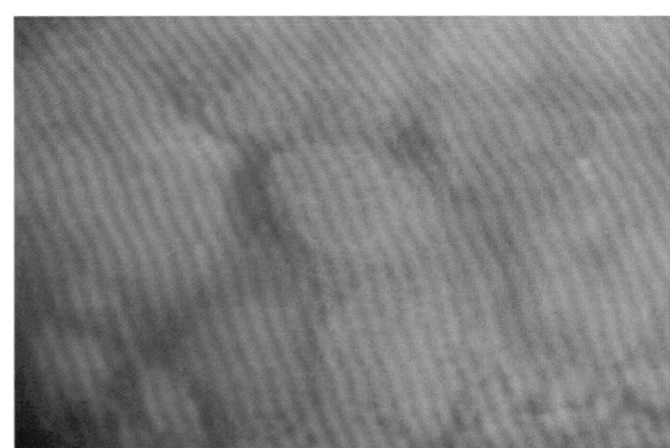

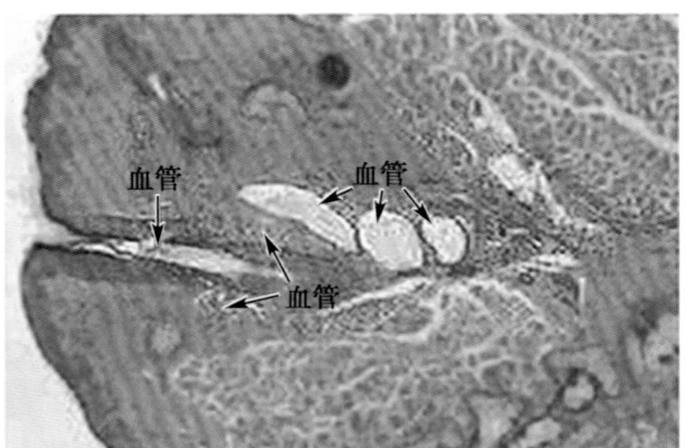

图 3-3-12　结膜乳头中央有一血管束

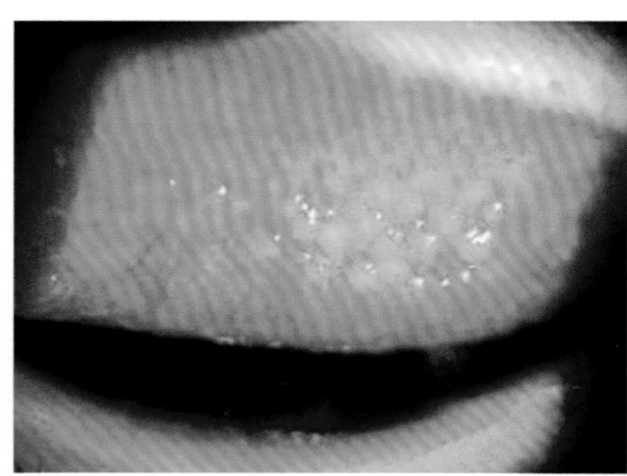

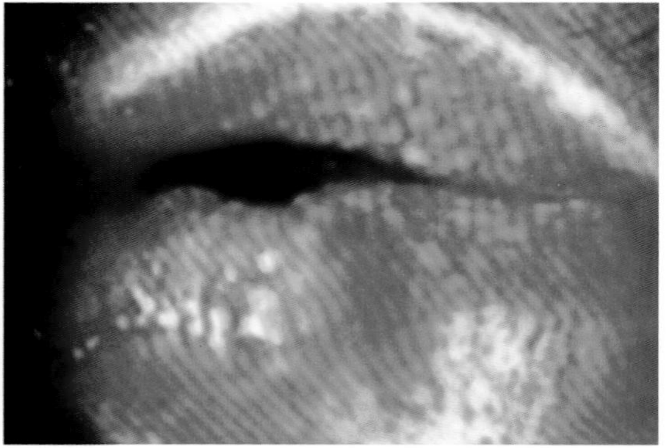

图 3-3-13　结膜滤泡主要是由淋巴细胞构成，呈圆形或椭圆形，灰黄色，大小不一，轻度隆起

四、角膜炎症

角膜炎(keratitis)是角膜的防御能力减弱时，外源性或内源性致病因素侵袭角膜组织引起的炎症。角膜炎的病因不同，却有基本类似的病理变化过程。

第一阶段为浸润期。致病因子侵袭角膜引起角膜缘血管扩张，炎症细胞及炎性渗出液侵入病变区，形成局限性灰白色浸润灶，称为角膜浸润(corneal infiltration)(图 3-3-14)。此时患者有明显的眼部刺激症状，伴视力下降。若及时治疗，炎症浸润可以完全吸收，角膜能够恢复透明。

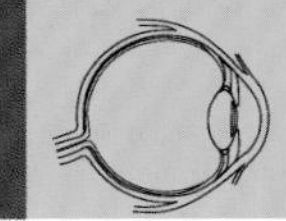

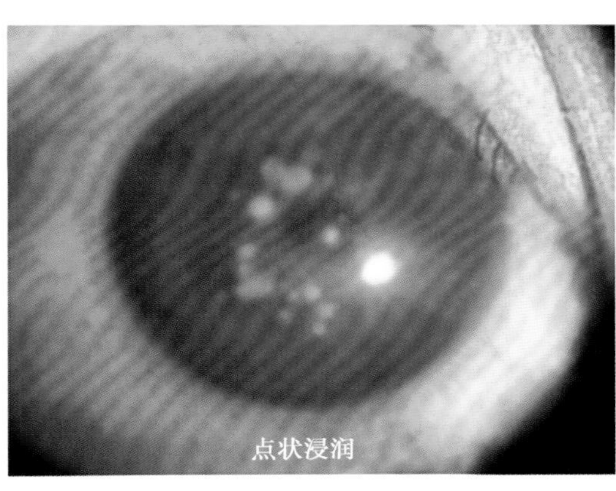

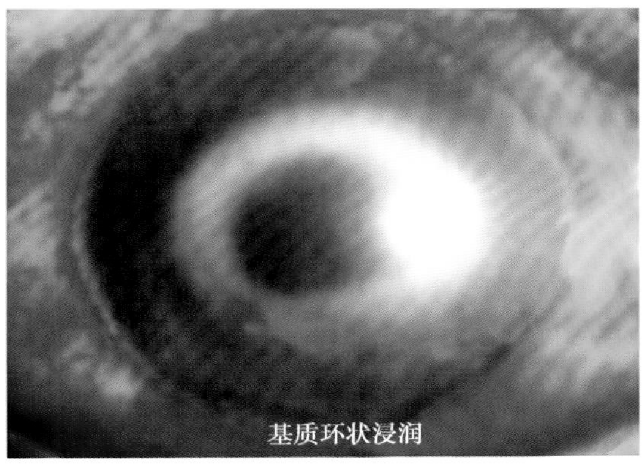

图 3-3-14　角膜浸润

第二阶段为溃疡形成期。若病情未得到控制，浸润区坏死的角膜组织脱落形成角膜溃疡（corneal ulcer）（图 3-3-15）。溃疡底部灰白污秽，边缘不清，病灶区角膜水肿。病变继续向深部发展，角膜基质不断变薄，当变薄区靠近后弹力层时，在眼压作用下后者呈透明水珠状膨出，称为后弹力层膨出（descementocele）（图 3-3-16）。若病变穿破后弹力层，则发生角膜穿孔（corneal perforation）和虹膜嵌顿（图 3-3-17）。若穿孔位于角膜中央，则常引起房水不断流出，导致穿孔区不能完全愈合，可形成角膜瘘（corneal fistula）（图 3-3-18）。

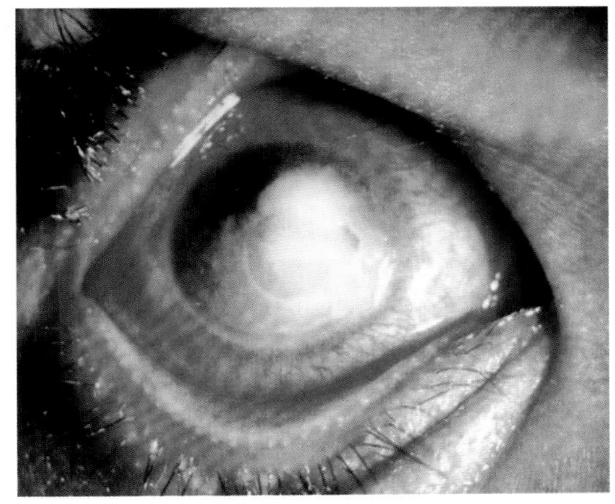

图 3-3-15　真菌性角膜溃疡

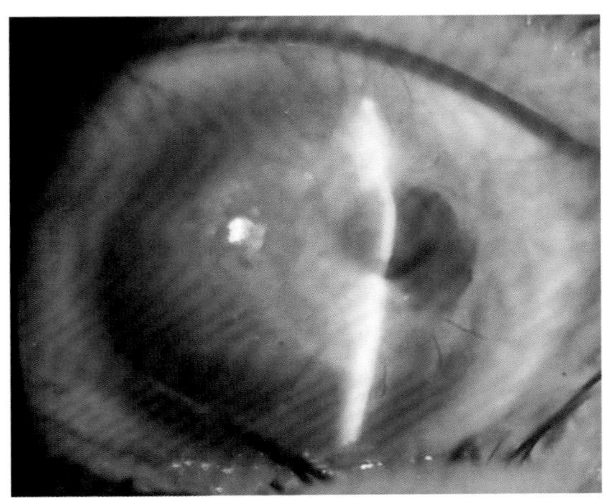

图 3-3-16　角膜溃疡-后弹力层膨出

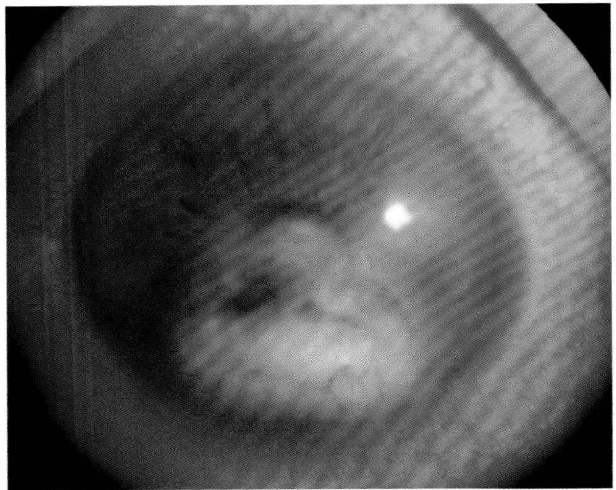

图 3-3-17　角膜穿孔-虹膜嵌顿

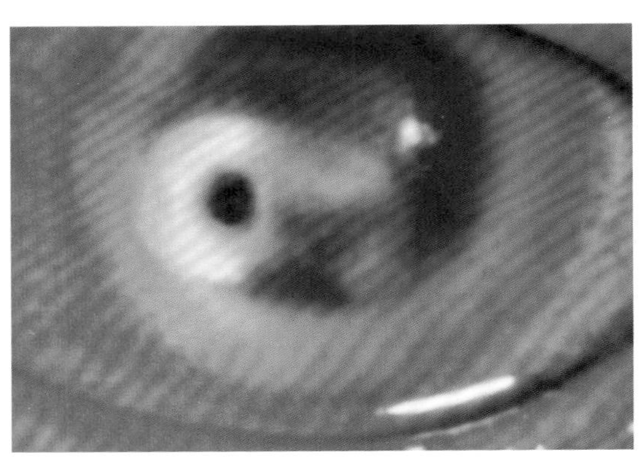

图 3-3-18　角膜瘘

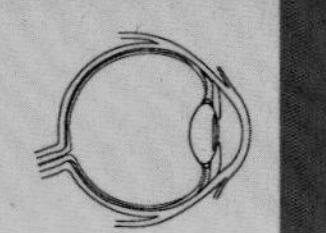

第三阶段为炎症消退期。经过正确的治疗，抑制了炎症因子对角膜的侵袭，角膜炎症逐渐消退，溃疡边缘浸润减轻，可有新生血管长入角膜。此期，患者的症状和体征均得到明显改善。

第四阶段为愈合期。炎症得到控制后，角膜浸润逐渐吸收，溃疡基底及边缘逐渐清洁平滑，周围上皮再生修复覆盖溃疡面，由于前弹力层和基质层都不可再生，溃疡缺损只能由结缔组织充填形成瘢痕，所以溃疡愈合后，会遗留下厚薄不等的瘢痕。浅层的瘢痕性混浊薄如云雾状，通过混浊部分仍能看清后面虹膜纹理者称角膜薄翳（corneal nebula）；混浊较厚呈白色，但仍可透见虹膜者称角膜斑翳（corneal macula）；混浊很厚呈瓷白色，不能透见虹膜者称角膜白斑（corneal leucoma）。如果角膜瘢痕组织中嵌有虹膜组织时，形成粘连性角膜白斑（adherent leucoma），若在高眼压的作用下，混杂有虹膜组织的角膜瘢痕呈紫黑色隆起，则称为角膜葡萄肿（corneal staphyloma）。

五、巩膜炎症

巩膜炎症比较少见，这是因为巩膜外表面为眼球筋膜所包裹，前面又被球结膜所覆盖，与外界坏境接触较少，且巩膜所含血管较少。巩膜由致密相互交错的胶原纤维组成，决定了其病理过程缓慢及所致的胶原纤维紊乱难于修复。巩膜炎症常位于巩膜血管通过处，特别是前睫状血管通过处，主要表现结膜巩膜血管扩张充血，可有结节形成，根据病因不同结节的表现有所不同。

表层巩膜炎（episcleritis）是巩膜表层（或浅层）组织的炎症，病变多局限（图 3-3-19）。在表层巩膜组织中的纤维肿胀，纤维束之间有液体积聚，并有积聚成团或弥散的淋巴细胞和浆细胞浸润，血管和淋巴管均扩张，小血管增生，间或有小量出血。表面结膜出血，上皮层下有细胞浸润。

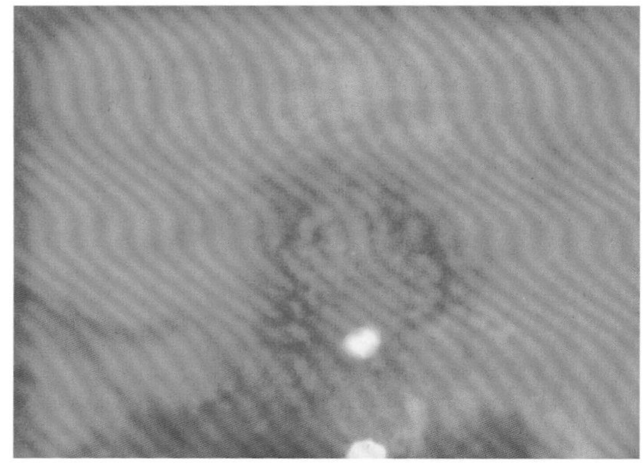

图 3-3-19　表层巩膜炎

巩膜炎（scleritis）或称为深层巩膜炎，受累部位较深且广，炎性组织可沿血管侵入深层组织或角膜，而发生硬化性角膜炎、虹膜睫状体炎或脉络膜炎。巩膜深层组织中有淋巴细胞浸润和少量血管增生，最后溶解坏死，并由结缔组织填充，使巩膜明显变薄。坏死的巩膜胶原纤维可发生透明性变或脂肪性变，偶因肉芽组织增生而变厚（图 3-3-20、图 3-3-21）。

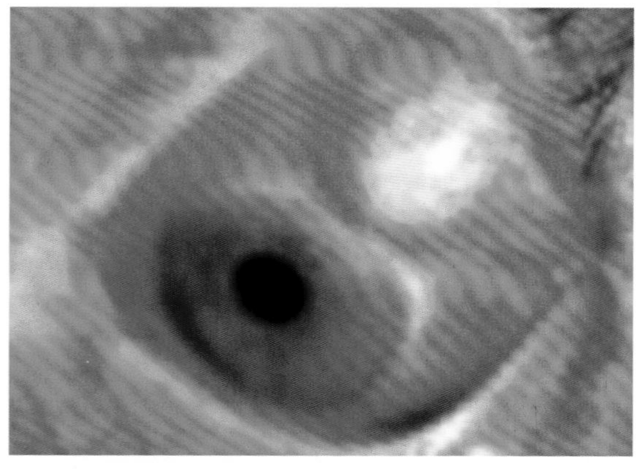

图 3-3-20　深层巩膜炎

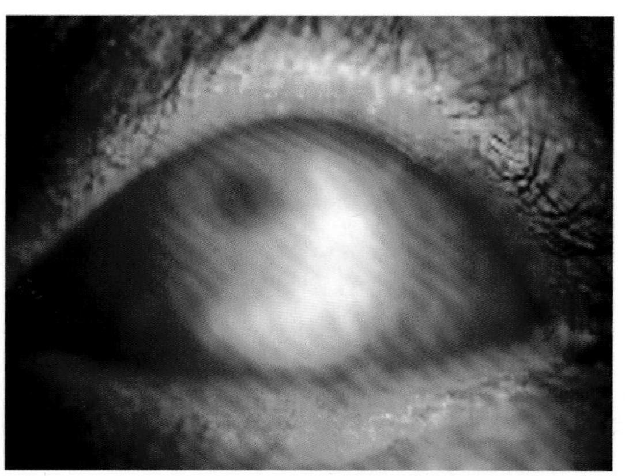

图 3-3-21　深层巩膜炎-巩膜融解

六、葡萄膜炎

葡萄膜炎（uveitis）是指眼球壁中层血管膜的炎症，根据炎症发生的部位不同，分为前葡萄膜炎（anterior uveitis）、中间葡萄膜炎（intermediate uveitis）、后葡萄膜炎（posterior uveitis）和全葡萄膜炎（total uveitis）。前葡萄膜炎包括虹膜炎、睫状体炎和虹膜睫状体炎(图 3-3-22)。中间葡萄膜炎包括发生在睫状体扁平部、玻璃体基底部和周边部视网膜脉络膜的炎症(图 3-3-23)。后葡萄膜炎主要是发生于脉络膜的炎症(图 3-3-24)。

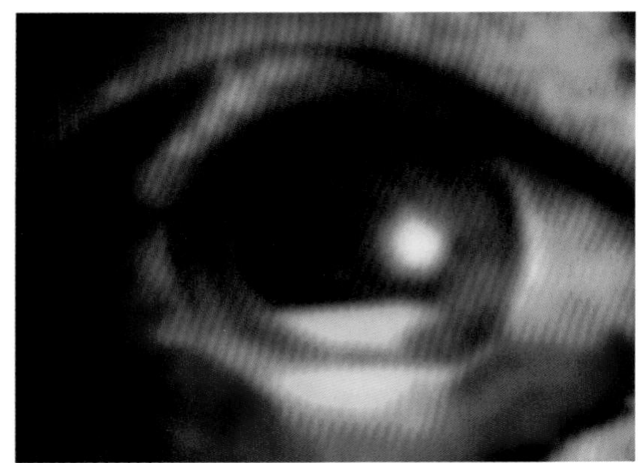

图 3-3-22　前葡萄膜炎-急性虹膜睫状体炎,前房积脓

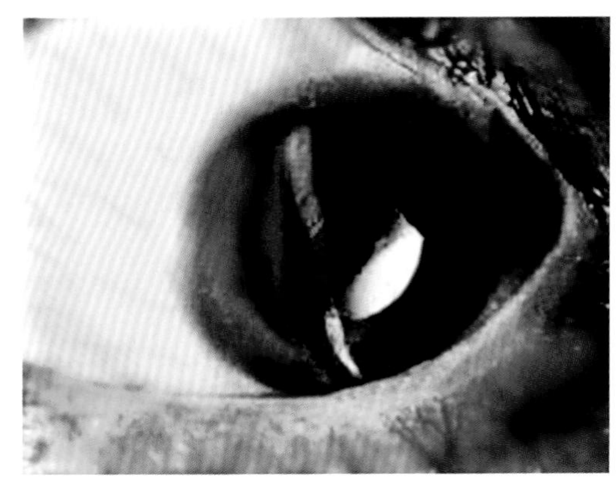

图 3-3-23　中间葡萄膜炎-雪堤样改变

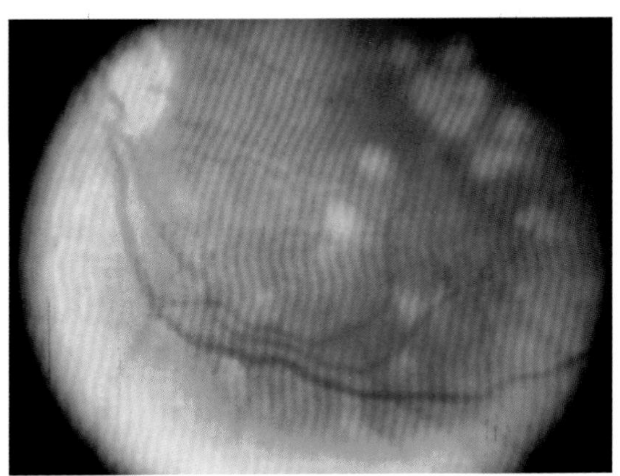

图 3-3-24　后葡萄膜炎-脉络膜炎

葡萄膜炎的病理改变决定于入侵的细菌或毒素毒力的大小和机体的过敏反应。在化脓性与非化脓性炎症、急性与慢性炎症之间并无明确界限。化脓性与急性炎症多有多形核白细胞的浸润,非化脓性与慢性炎症多为单核细胞浸润。急性炎症可逐渐演变为慢性炎症。根据组织细胞反应和炎性细胞种类的不同,葡萄膜炎又可分为肉芽肿性和非肉芽肿性炎症两种类型。非肉芽肿性葡萄膜炎为局部组织的过敏反应,多发生于前葡萄膜炎,为化脓性和非化脓性两种类型。化脓性炎症主要由于化脓性细菌经眼球壁破损部位侵入眼内并引起感染所致,其病理特征为炎性病变中有大量蛋白渗出、脓细胞和中性粒细胞浸润及严重的组织坏死。如果化脓性炎症不能及时控制,通常会迅速发展为化脓性眼内炎或全眼球炎。大多数特发性前葡萄膜炎、中间葡萄膜炎和后葡萄膜炎属于非化脓性炎症,其病理特征为炎性细胞以弥漫性和局灶性淋巴细胞、单核细胞和浆细胞浸润为主。肉芽肿性葡萄膜炎多发生于脉络膜,其主要特征为首先出现大量的大单核细胞和游走细胞,逐渐变为上皮样细胞,有巨细胞形成,呈结节状,也可见淋巴细胞和浆细胞的积聚,病变处可出现坏死、纤维组织增生和修复。此外,不同病因所致病灶组织中通常含有一些特殊的形态特征,如交感性眼炎中的 Dale-Fuchs 结节,结核性肉芽肿中的干酪样坏死,类肉瘤病中的类上皮细胞结节等,这些特异性组织形态或细胞排列特点通常具有很重要的病理诊断价值。

七、视网膜炎症

视网膜炎(retinitis)往往是全身性疾病在视网膜组织上的反映或是全身性疾病的一个组成部分,主要是指视网膜组织对致炎因子造成组织损害的以防御为主的反应性改变。视网膜炎可以分为感染性和非感染性两种类型,以前者多见。感染性视网膜炎依据病原体致病途径不同可分为原发性感染和继发性感染。就其范围而言可分为局限性和弥漫性两种类型。

视网膜炎的主要病理过程包括组织细胞的变质、血管内成分的渗出及增生性改变。早期反应有血管扩张、通透性增加,白细胞附壁并游出至组织。白细胞在血管周围积聚形成"袖套"样浸润,在检眼镜下表现为"血管鞘"(图 3-3-25、图 3-3-26)。血液中的液体成分渗出,形成局部视网膜的水肿或囊样改变,这些病灶往往由渗出的液体、变性坏死的细胞以及来自血液和局部组织本身的巨噬细胞组成。巨噬细胞吞噬

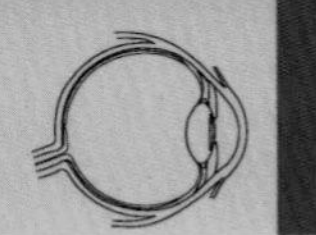

坏死细胞的碎屑，形成液体吸收后残留的固态物质，在检眼镜下表现为硬性渗出。在炎症急性阶段，视网膜的血管也可表现为出血。出血部位位于视网膜富含血管的层次，如神经纤维层、内丛状层等。神经纤维层或视网膜内层的出血多呈线状，而视网膜外层和穿破内界膜的出血则为较大的圆形的出血灶。持续、反复的出血进一步加重局部组织的坏死和炎症。

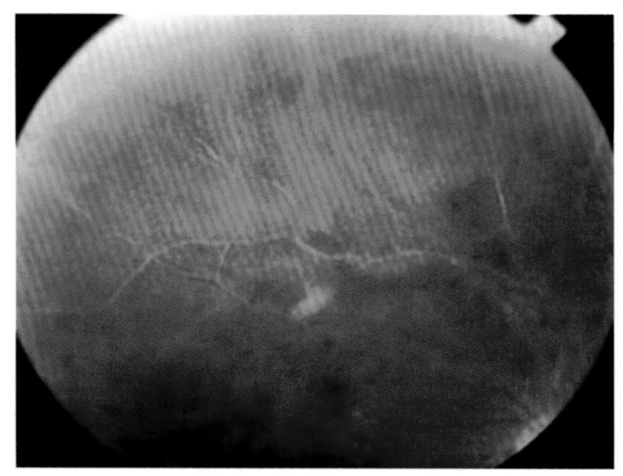
图 3-3-25 视网膜炎-血管鞘和血管闭塞

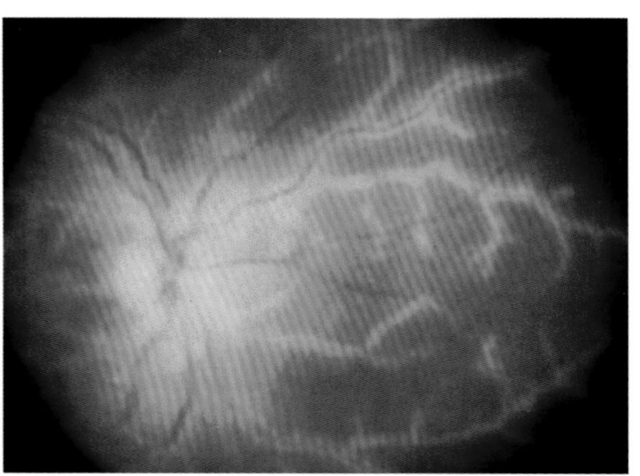
图 3-3-26 视网膜炎-广泛静脉血管鞘

由于炎症的刺激，细菌毒素可能损伤血管内膜，产生血栓，阻塞血管。动脉的梗死可引起神经纤维层的神经轴突轴浆流中断，神经纤维肿胀坏死，眼底出现“棉絮样斑”。

在炎症过程中，视网膜的神经细胞因致炎因子及炎症过程本身的损伤而变性、坏死。其程度可因病因及组织反应的程度不同表现为局部性或弥漫性，有时视网膜的坏死成为某些视网膜炎的主要病理改变。有些视网膜炎的神经细胞的变性、坏死的改变轻微，病愈后视功能也能得以恢复。

在炎症早期，病灶周围的星形胶质细胞迅速增生，即所谓的“胶质化”。以后，新生的肉芽组织在病灶内增生，形成纤维胶质瘢痕，瘢痕的机化、收缩使视网膜扭曲和皱褶。如果增生突破内界膜，则形成视网膜前膜。而视网膜和脉络膜之间的瘢痕可以表现为透明变性和钙化。

视网膜色素上皮对炎症的反应非常敏感。变性的视网膜色素上皮细胞常表现为色素颗粒的脱失，脱失的色素颗粒被邻近的色素上皮或吞噬细胞吞噬。色素上皮细胞还可能向神经网膜内移行，因此在病变区域的内层视网膜内可以见到散在的色素细胞。通常，炎性病灶的中央，色素上皮细胞坏死、缺失，而在病灶周围，色素上皮细胞则大量增生，在检眼镜下表现为色素紊乱。有时色素上皮的增生甚至可形成肿瘤样团块。

八、玻璃体炎症

玻璃体炎症（vitreous inflammation）分为感染性和非感染性两种类型。玻璃体为透明胶质样体，无血管，有血-玻璃体屏障的存在，而且是一个良好的培养基，因此，一旦发生感染，病程发展迅速且难以治疗。玻璃体炎症性改变是由其邻近组织（睫状体、脉络膜、视网膜）而来，也可以由于穿孔伤、手术创伤直接侵入。病变最先为多形核白细胞浸润，后有淋巴细胞出现，间或杂以色素或组织细胞，严重者在玻璃体内形成脓肿，即临床上的眼内炎、转移性眼炎（图 3-3-27，图 3-3-28）。非感染性炎症可来源于肉芽肿性或非肉芽肿性葡萄膜炎、新生物坏死、玻璃体异物的刺激及视网膜炎症等，其“雪球样”混浊主要包含有浓缩的玻璃体、单核细胞、胶质细胞、睫状体的无色素上皮细胞，偶见纤维样细胞、血管及由纤维星状胶质细胞产生的胶原纤维。全身类肉瘤样病患者也可发生非肉芽肿性前部玻璃体炎症，其玻璃体前部沉着物来自周围组织中的结缔组织。严重的玻璃体炎可表现为眼内炎之症状。

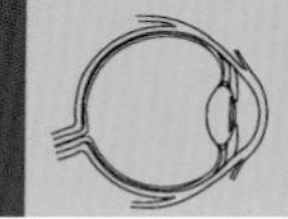

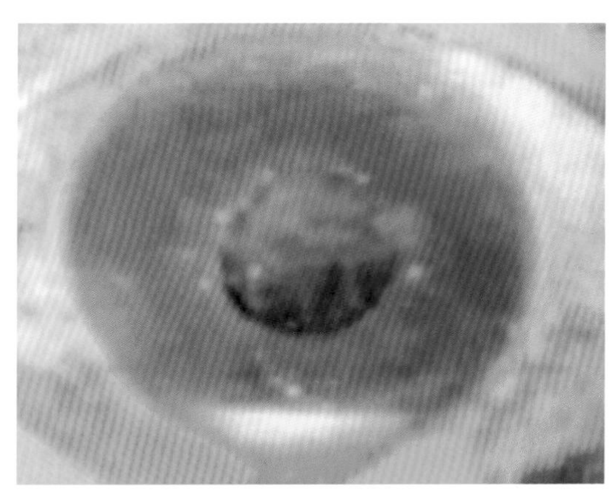

图 3-3-27　眼内炎-前房积脓，玻璃体脓肿

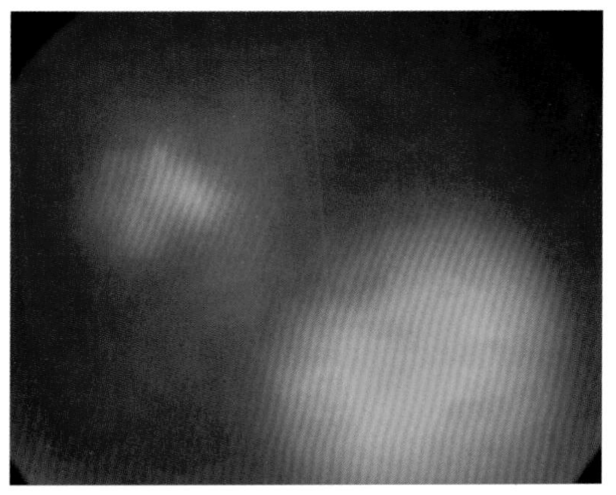

图 3-3-28　转移性眼炎-肝脓肿转移性眼内炎

九、视神经炎

视神经炎(optic neuritis)广义上包括视神经的炎性脱髓鞘、感染、非特异性炎症等疾病。病因不同，其造成的组织病理学改变也不同，感染性病变伴有大量的炎性细胞浸润，缺血性或变性性病变表现为组织变性、坏死等改变。无论何种病变最终都将导致视神经萎缩(图 3-3-29，图 3-3-30)。视神经炎还可分为间质炎和实质炎两种类型。

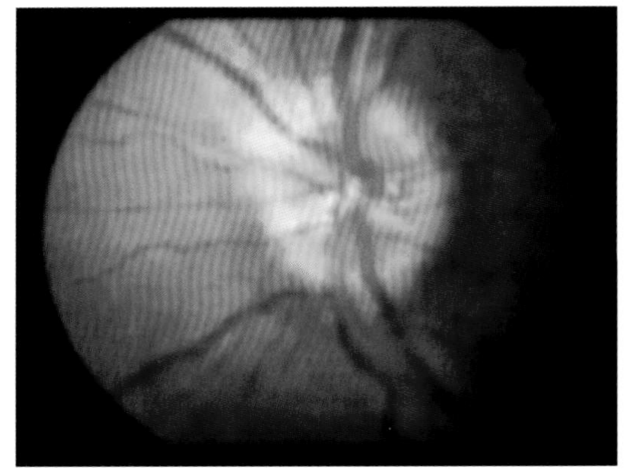

图 3-3-29　视神经炎

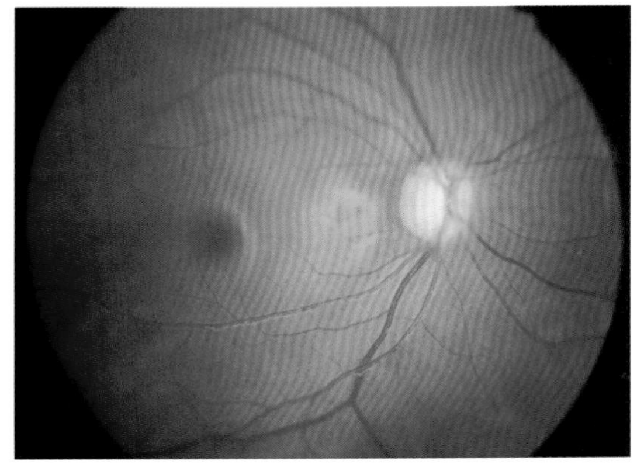

图 3-3-30　视神经萎缩

间质炎早期视神经间隔肿胀，并出现许多小间隙，间隙内有凝结液。隔内增生的新生血管和结缔组织使间隔变厚，隔间隙变窄。由于结缔组织收缩，血管减少或炎症的蔓延，视神经开始发生退行性变。此时常会出现单独或成群的脂肪粒细胞，表示病变处于活动期。最后间隔成粗网状，网眼小且致密，神经纤维消失，神经胶质取而代之。

实质炎开始于视神经球后段的周边部，位于软脑膜下。由于髓鞘肿胀，视神经纤维呈现不规则的弯曲，髓鞘逐渐被破坏，神经轴随之发生退行性变，由周边向中心进行。视网膜神经节细胞和纤维层发生萎缩，视盘缩小，视网膜中央及分支血管的外膜硬化，但血管内皮正常。典型病变见于脊髓痨。细胞浸润和水肿等炎症现象较轻微。间隔的继发性改变主要是纤维增生变厚，尤其是在血管周围，小间隔的细纤维消失，因此，隔腔加大，数目减少。

第四节　炎症的转归及预后

炎症的结局与转归因致伤因子的强弱、机体的状况(包括营养情况)、机体的反应性、免疫功能不同而

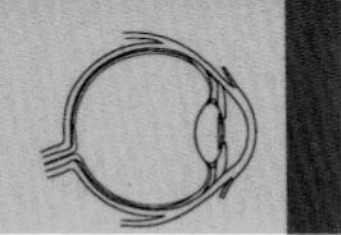

有差异。如损伤较轻，机体的抵抗力较强，炎症过程常以渗出和增生为主，则炎症逐渐向痊愈方向发展；如损伤较重，炎症以变性为主，逐渐加重，并向全身扩散；若损伤与机体的抗损伤反应成均势状态，则常转为慢性炎症。

（一）痊愈

1. 完全痊愈　在炎症过程中，病因被清除，坏死组织和炎症渗出物被溶解吸收，由周围的细胞再生，完成修复，可以完全恢复原来组织的结构和功能，称为完全痊愈。

2. 不完全痊愈　炎症坏死范围较广，大量渗出，由肉芽组织增生修复，形成组织瘢痕，原来的组织结构和功能不能完全恢复，称为不完全痊愈。

（二）迁延不愈

有些致炎因子不能在短期内被机体所清除，在机体内持续存在，造成炎症过程迁延不愈，急性炎症转变为慢性炎症，病情时轻时重，如慢性结膜炎。

（三）蔓延扩散

在机体抵抗力低下或病原微生物毒力强、数量多的情况下，病原微生物不能被机体及时清除，可在机体内不断繁殖，并通过各种途径向周围和全身组织、器官蔓延扩散。

1. 局部蔓延　炎症病灶的病原微生物经组织间隙或器官的自然通道向周围组织和器官扩散。炎症局部蔓延可形成糜烂、溃疡、瘘管、窦道和空洞。

2. 淋巴道扩散　急性炎症渗出的富含蛋白的炎性水肿液或部分白细胞可通过淋巴液回流到淋巴结或进一步入血，其中所含的病原微生物也可沿淋巴液扩散，引起淋巴管炎和所属淋巴结炎。眼睑和结膜有丰富的淋巴管道，如患咽结膜热时，常有耳前淋巴结肿痛。

3. 血行扩散　炎症灶区的病原微生物或其代谢产物可以侵入血液循环或被吸收入血液，引起毒血症、菌血症、败血症和脓毒血症等，如转移性眼内炎。

（杨　静　杨朝忠　郑曰忠　曲志强　林　红　吕士波　黄鲁英）

参考文献

1. 孙世珉.葡萄膜病学.北京：北京医科大学出版社，2002：150-156.
2. 李玉林，唐建武.病理学.北京：人民卫生出版社，2003：69-87.
3. 刘家琦，李凤鸣.实用眼科学.北京：人民卫生出版社，2012：45-72.
4. 赵桂秋，孙伟荣.眼科病理学.北京：人民卫生出版社，2014：253-254.
5. 杨培增.临床葡萄膜炎.北京：人民卫生出版社，2009：11-46.
6. 杨朝忠.临床眼科免疫学.北京：人民卫生出版社，2012：248-261.
7. Kumar V，Cotran RS，Robbins SL，et al.Basic Pathology.Singapore：Elsevier，2003.
8. Tasman W，Jaeger EA， et al.Duane's Ophthalmology.Philadelphia：Lippincott Williams & Wilkins，2008.
9. Tasman W，Jaeger EA， et al.Wills Eye Hospital Atlas of Clinical Ophthalmology.Philadelphia：Lippincott Williams & Wilkins，2001.
10. Nussenblatt RB，Whitcup SM， et al.Uveitis：fundamentals and clinical practice.Philadelphia：Mosby，2004.
11. Foster CS，Vitale AT，eds.Diagnosis and treatment of uveitis.Philadelphia：WB Saunders，2002.
12. R einhard T，Larkin DF，eds.Cornea and external eye disease.Now York：Spinger，2006.
13. Chang JH，McCluskey PJ，Wakefield D.Acute anterior uveitis and HLA-B27.Surv Ophthalmol，2005，50：364-388.
14. Deuter CM，Kötter I，Wallace GR，et al.Behçet's disease：ocular effects and treatment.Prog Retina Eye Res，2008，27：111-136.
15. Irani AA.Ocular Mast Cells and Mediators.Immunol Allergy Clin N Am，2008，28：25-42.
16. Jha P，Bora PS，Bora NS.The complement system and ocular diseases.Mol Immunol，2007，44：3901-3908.
17. Levinson RD.Immunogenetics of ocular inflammatory disease.Tissue Antigen，2007，69：105-112.

第四章　眼内炎相关免疫病理学

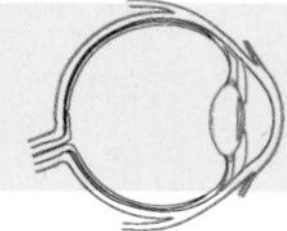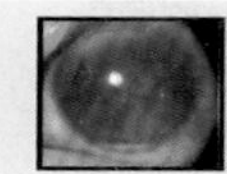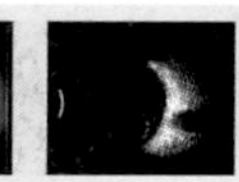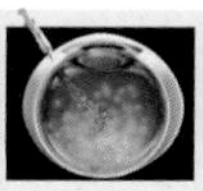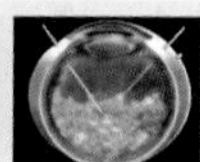

眼球是一种进化比较完善的视觉和免疫器官，具有特异性免疫和非特异性免疫功能，发挥着下列重要的作用：①免疫防御(immunologic defence)：是免疫系统的基本功能。由遗传而来的非特异性免疫，对多种病原微生物及有害物质都有防御作用，它是通过体表的皮肤和黏膜及其分泌物的屏障作用和体内的吞噬细胞及一些体液成分(如补体、溶解酶、干扰素等)来清除和消灭对机体有害的物质。另一种是个体在发育过程中通过隐性感染、疾病、预防接种等方式而逐步获得的特异性免疫功能，它是通过相应的抗体和淋巴细胞因子等特异性的有效物质来完成防御作用。②自身稳定(immunologic homeostasis)：机体的免疫稳定功能是指机体对自身组织细胞一般不发生异常的免疫应答。这种功能机制，目前尚不完全清楚，可能与机体对自身组织的耐受性有关，这种耐受性是在胚胎期和出生期的免疫系统发育成熟过程中逐渐建立的，其中抑制性T淋巴细胞起着主要的作用。③免疫监视(immunologic surveillance)：免疫监视功能目前尚有争议。持本观点的Thomas(1957)和Burnet(1971)认为机体通过淋巴细胞不断地清除突变细胞。正常人每天生成10^{14}个细胞，而核酸每复制一次就可能出现10^{-5}～10^{-7}的错误。所以在有丝分裂时，随时可能出现异变细胞，特别在一些生长非常活跃、周期短的细胞(如表皮、黏膜、血细胞)、功能易于改变的细胞(如乳腺、子宫内膜)、增生和修复较迅速的细胞(如肝、肾)等，在各种理化因子或生物因子的作用下，更容易发生基因突变。正常情况下，突变细胞膜表面有异常的表达，能被吞噬细胞和杀伤T细胞所清除和消灭。

免疫反应过程从本质上是属于防御性的，但由于机体的个体因素、抗原的特性以及内外环境的诸多因素，影响免疫反应的强度、类别以及局部组织的结构和功能，而产生某些病理损害。免疫病理是研究免疫反应的病理过程及疾病发生发展的规律。形成免疫性疾病必须具备以下条件：①有抗原的刺激；②有免疫系统的反应，其结果与抗原的接触有因果关系；③免疫反应出现亢进或不足，或某些成分的增殖等异常情况，造成组织结构的损害和功能的紊乱；④封闭或阻断免疫反应的传入途径或传出途径，病情能缓解或消失。

第一节　屏障结构的破坏

一、眼睑

正常情况下，眼睑(eye lids)的特殊位置构成了眼的第一道天然屏障。眼睑皮肤有抗菌作用，睑缘有睫毛，并有许多腺体的分泌参与泪膜形成，眼睑的屏障作用及瞬目运动，既有灵敏的防御功能，又可提供富含抗体、补体、溶菌酶、β_2-微球蛋白等免疫成分的泪液。泪液在眼球表面形成泪膜。泪膜具有溶菌、杀菌和中和病毒等多种免疫功能。

二、眼表

眼表是指结膜(conjunctiva)和角膜(cornea)，结膜表面有正常菌群，能抑制一些微生物；完整的黏膜上

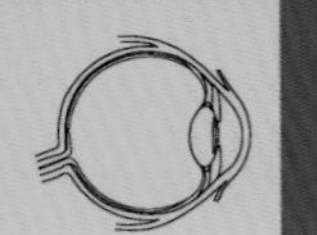

皮和基底膜可阻止表面的微生物向深部扩散;天然杀伤细胞可杀伤突变的细胞及受病毒感染的细胞;眼球表面的淋巴样组织和朗格汉斯细胞执行着携带抗原和处理抗原的任务,并能将抗原带到淋巴结,发挥免疫作用(图 4-1-1)。角膜上皮层富含朗格汉斯细胞,具有重要的免疫功能。鉴于角膜无血管,血液中的免疫细胞不能直接到达角膜,故处于免疫赦免部位。然而,角膜缘和葡萄膜却含有丰富的血管,有淋巴细胞和单核细胞聚集,具有类似淋巴结的功能,可发生任何类型的变态反应,并能合成 IgG。

三、视网膜

视网膜(retina)位于脉络膜内面,其供应血管的内皮细胞形成了血-视网膜屏障,况且视网膜黄斑中心凹区无血管,亦无淋巴引流,抗原物质或免疫介质不易进入视网膜内及黄斑区,即处于免疫赦免地位(图 4-1-2、图 4-1-3),从而保证了视功能的发挥。

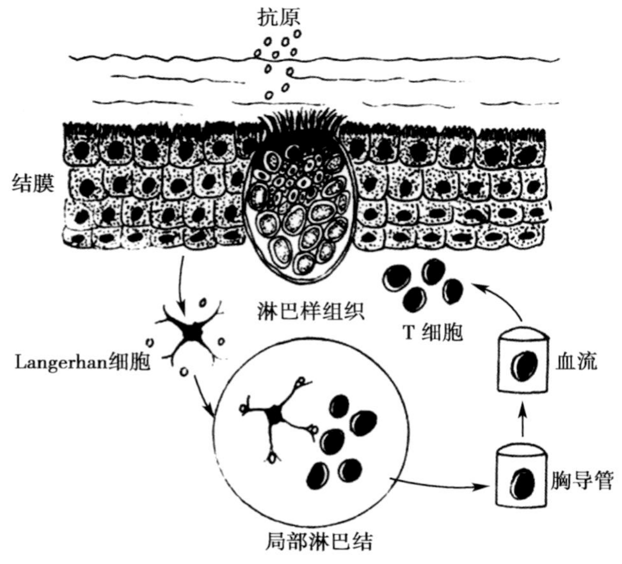

图 4-1-1 朗格汉斯细胞功能示意图

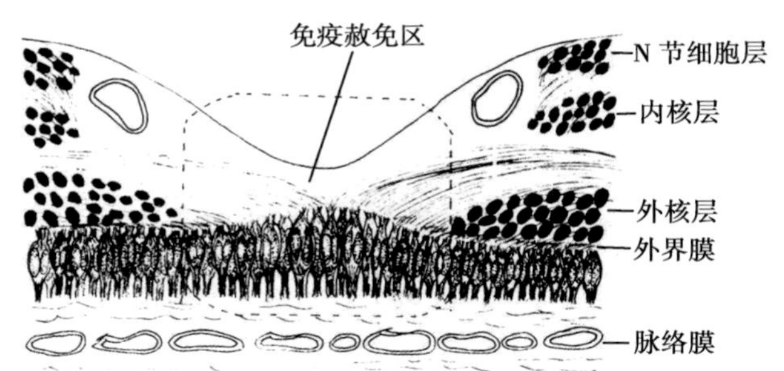

图 4-1-2 黄斑免疫赦免区示意图

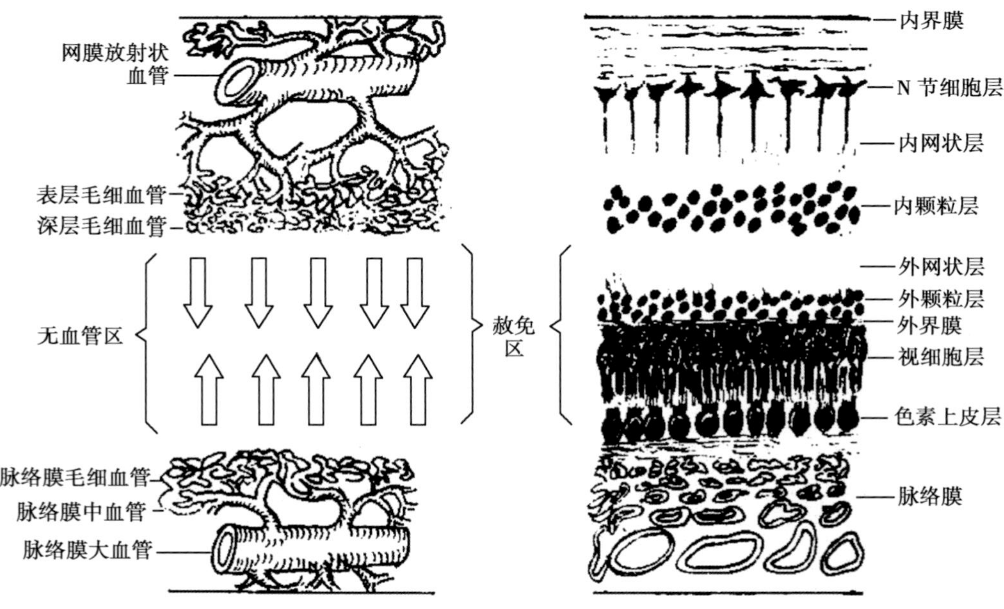

图 4-1-3 视网膜免疫赦免区示意图

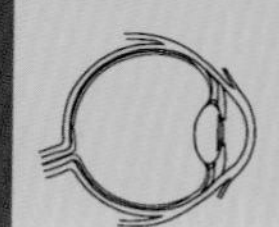

四、眼内容物

眼内容物(包括房水、晶状体和玻璃体)对视觉功能的正常发挥亦起着重要作用。眼内容物含有多种免疫成分,这些免疫成分质和量的改变都直接或间接地反映了某些疾病的性质、程度和转归。例如:在正常情况下,由于血-房水屏障的存在,大分子蛋白质不能进入房水,但在病理情况下,房水抗体效价明显增高。晶状体无血管,含有丰富的蛋白质,有研究发现有 24 种之多,且具有一定抗原性,抗原决定簇的暴露或释放,便可刺激机体产生抗体,引起免疫反应性疾病,如晶体过敏性眼内炎等。玻璃体无定形组织结构,含微量蛋白质和少量细胞,均有一定抗原性,透明细胞还有一定的吞噬功能。正常情况下,有血-玻璃体屏障和视网膜-玻璃体屏障的存在,外界抗原不易进入玻璃体,但屏障一经破坏,如病原微生物进入玻璃体,便可迅速繁殖,形成玻璃体脓肿,引起眼球萎缩。

第二节　淋巴结肿大

免疫器官包括中枢免疫器官和周围免疫器官,前者有胸腺和骨髓,后者包括脾脏、淋巴结和淋巴小结。与眼部免疫有关的主要为局部淋巴结和淋巴小结。淋巴结为免疫引流器官,它可作为滤器对转移性疾病中细菌、毒素、肿瘤细胞等进行滤出;同时在抗原刺激下,淋巴小结可分化增殖,淋巴生发中心增大,终致淋巴结肿大。

眼睑有深浅两个免疫系统,汇入两组淋巴结,一为内侧浅淋巴,即上睑内 1/4 部、内眦部及下睑内半部的淋巴,汇入浅层颌下淋巴结;内侧深层淋巴,包括下睑结膜内 2/3 部及泪阜的淋巴,则汇入深层颌下淋巴结。二为外侧组,即上睑外 3/4 及上睑外半部的浅层淋巴汇入耳前浅淋巴结;深层输送全部上睑结膜和下睑外 1/3 部的淋巴,汇入耳前深层腮腺淋巴结。耳前淋巴结和颌下淋巴结最后汇入颈深淋巴结。故上眼睑外 3/4 及下睑外半部的细菌感染时,可伴有耳前淋巴结肿大及压痛。上述部位的眼睑肿瘤也可转移到耳前淋巴结导致癌性肿大。下睑内半部及内眦部的癌症可转移至颌下淋巴结。结膜及结膜下组织亦具有深浅两个免疫网,浅层汇入深层后形成角膜周围淋巴丛,继之与眼睑淋巴汇合,分别汇入耳前和颌下淋巴结。所以,急性结膜炎时亦可出现耳前及颌下淋巴结肿大。此外,泪腺的淋巴可与眼睑及结膜的淋巴一起汇入腮腺淋巴结内,故泪腺的混合瘤可转移到耳前深部淋巴结。

第三节　免疫耐受性

免疫耐受性(immunological tolerance)是指机体对抗原的先前接触表现为特异性无反应状态。抗原刺激机体,通常可引起免疫应答,表现为特异性抗体和(或)致敏淋巴细胞形成。但是,在某些情况下,机体接受抗原刺激后,不能产生上述免疫应答,这种状态称为免疫无应答性。免疫无应答性可分为非特异性和特异性两大类。非特异性免疫无反应性,是指机体对任何抗原刺激均不应答的状态。特异性免疫无应答性是指机体经某种抗原诱导后形成的特异性免疫无应答状态。机体的免疫系统经某种抗原的诱导后产生的针对这种抗原的免疫无反应性又称为免疫耐受性。动物对自身成分是处在耐受性状态,而狭义的免疫耐受性是指与这自身耐受性相同的状态。

自身耐受性表现如下特征:①对自身成分的免疫无应答性不决定于遗传,而是后天形成的。②自身耐受性形成的原因是自身抗原。③淋巴系细胞的抗原反应性无论自身抗原及非自身抗原均无定向表达,若将其中对自身的反应性细胞除去,结果可形成仅对非自身的免疫机制。不仅对自身成分,而且对外来抗原的免疫耐受性也可在后天形成。

免疫耐受性从属于特异性免疫耐受性范畴,可由于单独 T 细胞耐受、单独 B 淋巴细胞耐受,或两者同时耐受而表现为不能产生特异性迟发型变态反应,或血流中不出现特异性抗体,或两种情况并存。特异性无应答性可以天然获得，也可模拟天然获得方式人工诱导产生。前者称为自身免疫耐受性或天然耐受性；后者称为获得性免疫耐受性。自身免疫耐受性表现为机体本身对自己的组织不产生免疫应答。大量的实验结果证明，免疫耐受性可在胚胎期、新生期或成年期诱导产生。其规律是，个体的发育期越早，诱导的成功率越高。给成年动物注入抗原不易造成免疫耐受性。但在注射抗原的同时注入免疫抑制剂，可诱导产生对该抗原的免疫耐受性。即使以后没有药物作用时，再注射同种抗原也可产生免疫耐受。虽然注射抗原后，T细胞和B细胞都产生免疫耐受性，但T细胞和B细胞对诱导产生免疫耐受性所需抗原的剂量，以及耐受性维持时间的长短有很大差异。T细胞所需剂量少，维持时间长。另外，抗原性质、动物品系、个体免疫状态和注射途径对诱导产生免疫耐受性都有直接影响。免疫耐受发生的机制很复杂。在临床上，诱导免疫耐受性可有利于治疗过敏反应、自身免疫病和阻止移植排斥反应。有人应用载体耐受诱导实验来降低免疫球蛋白E（IgE）抗体的产生，以治疗过敏性疾病的发生，已取得令人鼓舞的进展。

免疫耐受性的诱发条件包括机体和抗原两方面的因素。机体方面的因素有：①动物的年龄：在胚胎期建立免疫耐受性最易，新生期次之，成年期比较困难，这可能与机体在各时期的免疫系统成熟程度有关；②免疫反应性的强弱：免疫反应性强的个体不易产生免疫耐受性，有免疫缺陷的动物，不管是自发的还是使用免疫抑制剂，都很容易诱发免疫耐受性；③动物的种属：肠鼠和绵羊难以诱发免疫耐受性，兔和猴只有在胚胎期才能诱发免疫耐受性，小鼠、大鼠和地鼠比较容易诱发；④免疫抑制剂的影响：这是一种外源性非特异性抑制免疫功能的因素。用大剂量X射线照射和使用各种免疫抑制剂，可抑制全部免疫应答，而在给予适当剂量药物的同时给予抗原，可诱发对该抗原的免疫耐受性。抗原方面的因素有：①抗原的性质：能诱发免疫耐受性的抗原物质称为耐受原。主要耐受原有蛋白质、细菌或病毒抗原、半抗原和合成多肽。不易从体内清除的抗原比易被清除的抗原容易诱发免疫耐受性。在体内不易被代谢的耐受原可比易被代谢的耐受原维持免疫耐受性的时间长；②抗原注入的途径和方式：最易诱发免疫耐受性是静脉注射，其次是腹腔注射，再次是皮下注射。口服一般不能诱发免疫耐受性。如在注射抗原时使用免疫佐剂，也不易引起免疫耐受性；③抗原的剂量：影响诱发免疫耐受性的因素很多，难以定出固定的诱发量。一般认为中等剂量容易诱发免疫应答，而不易诱发免疫耐受性。非胸腺依赖性抗原大剂量时比较容易诱发免疫耐受性；胸腺依赖性抗原用小剂量或大剂量均可诱发免疫耐受性。用大剂量抗原诱发的免疫耐受性称为高量免疫耐受性，用低剂量诱发的免疫耐受性称为低量免疫耐受性；④决定簇的密度：决定簇的密度愈大，愈容易诱发免疫耐受性。

有关免疫耐受性的发生机制说法不一，尚无定论。但它在临床上有重要意义。当机体严重感染和出现肿瘤时，免疫功能往往下降，免疫耐受性往往增强。如果克服免疫耐受性而增强免疫功能，自然有利于对这类疾病的治疗。在超敏反应、自身免疫病和移植排斥反应中，机体对抗原、自身抗原或同种异体抗原常产生较强的免疫应答。如果采取促进免疫耐受性的综合措施，可将这种较强的免疫应答抑制下去。

第四节 自身免疫

自身免疫反应是机体对自身抗原（内源性抗原）起反应，产生自身抗体或致敏淋巴细胞。这种反应不一定引起自身免疫病，因这些抗体效价极低，不足以破坏自身正常成分，反而可以清除机体的衰老、退变细胞，稳定内环境，因而不是病理性免疫反应，但自身免疫反应的强度破坏了机体的免疫耐受性，则可导致自身正常组织结构损害并产生临床症状，即发生自身免疫病。

眼的自身免疫病包括眼自身抗原（如晶状体抗原，角膜抗原、视网膜S抗原等）反应性疾病（如晶状体过敏性葡萄膜炎、晶状体源性眼内炎、蚕蚀性角膜溃疡等）和眼组织对其自身抗原（如胶原、线粒体、鳞状上皮细胞间物质、横纹肌、胆碱能受体等）反应性疾病（如皮肌炎、红斑狼疮、天疱疮、重症肌无力性上睑下垂等）。

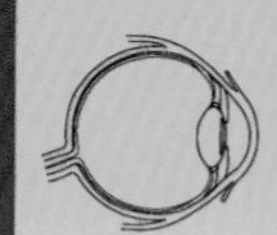

一、免疫病理机制

眼部自身免疫病的免疫病理机制主要有以下几个方面：

1. 免疫耐受性破坏　免疫耐受性是指机体对抗原的先前接触表现为特异性无反应状态。正常情况下，机体具有自身稳定性免疫功能，即能不断清除自身衰老的细胞，以保持内环境的稳定性。有研究认为，T 细胞在免疫耐受性中起关键性作用。此外，受体封闭、受体交联等也可诱导免疫耐受。在病理情况下，免疫耐受性被破坏，抗原性增强或抗原量增加而表现为病理损害。

2. "隐蔽"抗原的释放　眼组织的"隐蔽"抗原包括晶状体、角膜、葡萄膜、视网膜等抗原。目前已测知晶状体抗原有 24 种之多，其中以 α 蛋白抗原性最强；角膜组织既具有 ABO 抗原，也有 HLA 抗原表达；葡萄膜具有特异性抗原；视网膜抗原包括 A 抗原、P 抗原、U 抗原、S 抗原、光感受器间维生素 A 类结合蛋白等。这些抗原正常状态下不表现为抗原性，只有组织受损时才暴露和释放出来，刺激机体产生免疫反应。此外，眼外组织如脑、生殖细胞、甲状腺、肾上腺等，在外伤、感染后也可表现为较强的抗原性。

3. 自身组织和细胞发生质变　外伤、感染、烧伤、冻伤、电离辐射、某些药物等均可引起组织细胞质变，改变蛋白质结构和抗原决定簇，从而表现了新的抗原，增强了抗原性。

4. 交叉反应　外源性抗原上的抗原决定簇与自身"隐蔽"抗原决定簇相同时，两者便可发生交叉反应，从而诱发自身免疫反应。

5. 微生物的佐剂作用　细菌的糖质和内毒素可作为第二诱导信号刺激 B 细胞（无需 T 细胞辅助），分泌非特异性抗体；病毒感染并在宿主细胞内复制核酸、合成蛋白质，同时刺激机体产生抗病毒抗体；这些抗体均可自体损害，产生自身免疫病。

二、免疫病理特征

1. 自身抗原及其抗体的检出　正常情况下，眼组织不表现为抗原性；但在病理情况下，眼组织受损伤或感染，抗原决定簇暴露，具有抗原性。如蚕蚀性角膜溃疡患者的角膜前层尤其是穿凿缘有中性粒细胞、淋巴细胞浸润；溃疡底部有浆细胞及大量淋巴细胞浸润。这些免疫活性细胞的出现和聚集，间接说明局部组织已具较强的抗原性。应用间接免疫荧光标记，发现角膜上皮有 IgG 存在，邻近结膜溃疡的球结膜中有 IgG、IgM 及 C_3 补体沉积。在晶状体诱发性葡萄膜炎患者，1964 年 Perkin 就检测到了抗晶状体抗体。

2. 血清循环免疫复合物的检出　眼组织受外伤、感染后发生结构改变或变性，形成自身抗原，进而刺激机体产生自身抗体，抗原抗体结合形成免疫复合物，引起自身免疫反应。在蚕蚀性角膜溃疡患者的血清中可检测出抗结膜上皮抗体及免疫复合物。

3. 其他免疫细胞及免疫成分的改变　1978 内，Mondino 发现蚕蚀性角膜溃疡患者的球结膜中 C_3 补体沉积。患者血清中可检测出抗结膜上皮抗体（Brown 等，1976）。Smolin 等（1981）的研究发现，病灶中有中性粒细胞浸润，认为其可析出蛋白溶菌酶及胶原酶，从而使角膜组织溶解。Murray 及 Rahi（1984）的检测结果显示抑制性 T 细胞（T_S，OKT_8）减少，辅助性 T 细胞（T_H，OKT_4）无变化，故 T_H/ T_S 比率增高。1985 年 Chan 等的研究发现，交感性眼炎早期以辅助性诱导 T 细胞浸润为主。

4. 组织学特点　①病变组织本身的特征性改变：如蚕蚀性角膜溃疡早期角膜呈灰白色浸润，逐渐融合形成沟槽状或穿凿状溃疡（图 4-4-1、图 4-4-2）。葡膜炎以急性前葡萄膜炎为主，晶状体周围呈多层次带状环围的炎性细胞，多为中性粒细胞和嗜酸性粒细胞（图 4-4-3）。交感性眼炎表现为全葡萄膜炎，虹膜睫状体均有淋巴细胞、巨噬细胞及浆细胞浸润，扁平部、赤道部及后极部可见局限性肉芽肿，沿 Bruch 膜有较多 Dalen-Fuchs 结节。电镜下见浸润之 T 细胞，体积小，核染色质密集，细胞质有单核糖体。免疫组化检测证实，葡萄膜的浸润成分主要是 OKT_8^+ 标记的细胞毒性/抑制性 T 细胞，B 细胞数量较少，仅占 5%，单核细胞的胞浆中含有 α-1-抗糜蛋白酶和溶菌酶，另有被脂褐质包围的色素颗粒及碎片。Dalen-Fuchs 结节含有组织细胞（I_a^- 和 OKT_1^+）、脱色的视网膜色素上皮细胞（I_a^- 和 OKT_1^-）及小量抑制性/细胞毒性 T 细胞。②邻近组织的改变：在蚕蚀性角膜溃疡，邻近的球结膜见有上皮增生，大量淋巴细胞及浆细胞浸润。免疫荧光检查发现有 IgG、IgM 及 C_3 沉积。晶状体诱发性葡萄膜炎者除前葡萄膜水肿、粘连外，还可导致球结膜水肿、角膜混浊、羊脂状 KP。交感性眼炎可引起较多邻近组织改变，如房水混浊、角膜后 KP、玻璃体混浊、视盘水肿、视网膜水肿及脱离等。

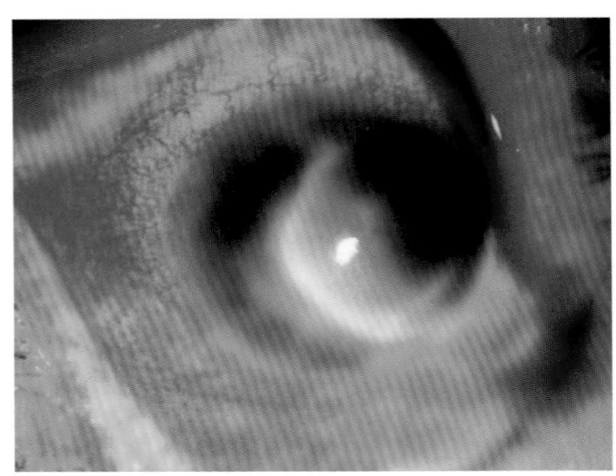

图 4-4-1　蚕蚀性角膜溃疡

早期角膜呈灰白色浸润，逐渐融合形成沟槽状或穿凿状溃疡

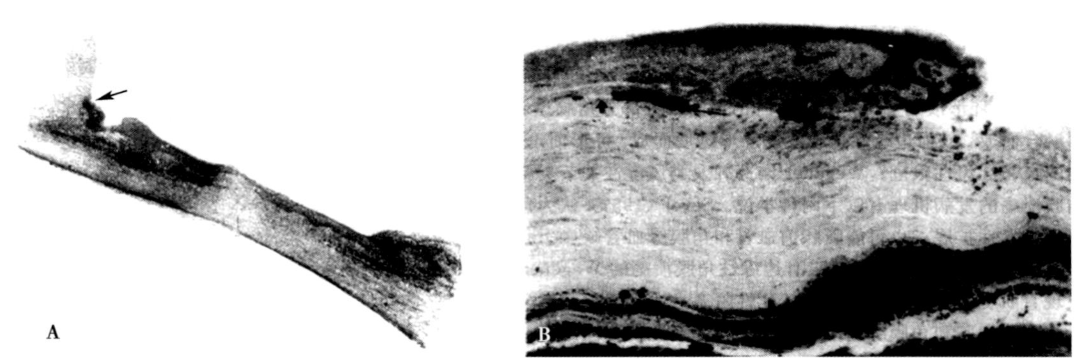

图 4-4-2　蚕蚀性角膜溃疡病理

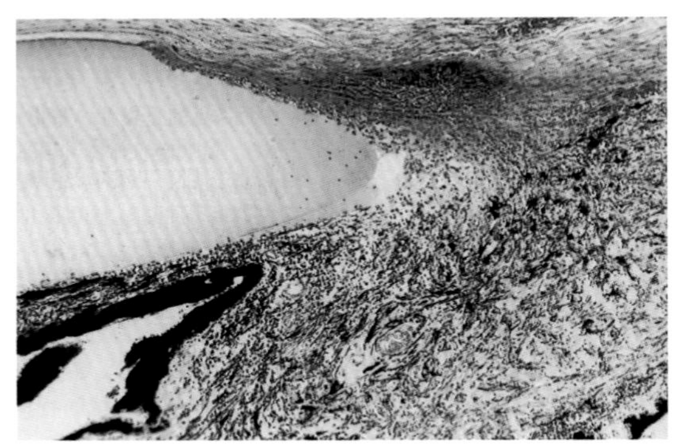

图 4-4-3　急性虹膜睫状体炎病理

中性粒细胞和嗜酸性粒细胞为主

第五节 变态反应

变态反应是机体对抗原物质产生免疫反应增强而导致的病理损害。根据反应充血的时间分为速发型和迟发型；根据反应的性质又分为Ⅰ型（过敏反应型）、Ⅱ型（细胞毒型）、Ⅲ型（免疫复合物型）、Ⅳ型（细胞免疫型）、Ⅴ型（刺激型）、Ⅵ型（抗体依赖细胞毒型）。

一、Ⅰ型变态反应（过敏反应型）

一般分为致敏阶段和发敏阶段（图 4-5-1）。眼部常见的过敏反应主要有变应性眼睑水肿、血管神经性眼睑水肿、过敏性眼睑炎症、枯草热结膜炎、过敏性结膜炎等。Ⅰ型变态反应有明显的个体差异，与遗传有关，又称为过敏体质或特应性变态反应。主要免疫病理改变为组织明显水肿、毛细血管扩张、白细胞趋化、聚集等。

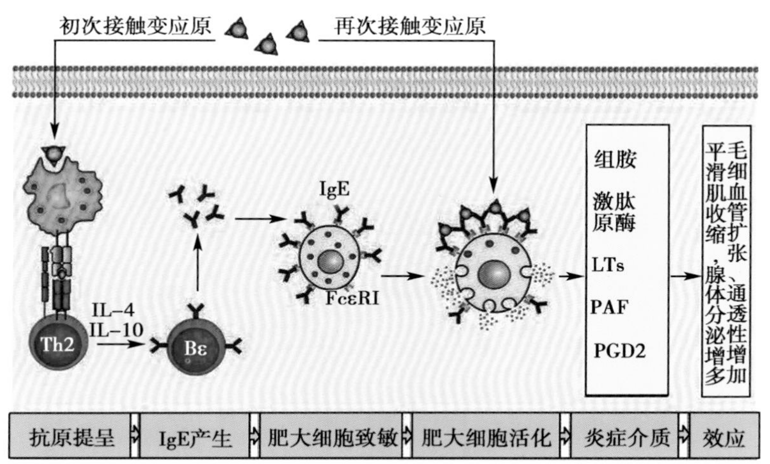

图 4-5-1 Ⅰ型变态反应机制

二、Ⅱ型变态反应（细胞毒型或细胞溶解型变态反应）

本型反应中的抗体多属 IgG，少数为 IgM，IgG 与靶细胞上的抗原或半价抗原结合；IgM 与抗原结合成抗原抗体复合物吸附于靶细胞表面，并通过三个途径损伤靶细胞（图 4-5-2）。

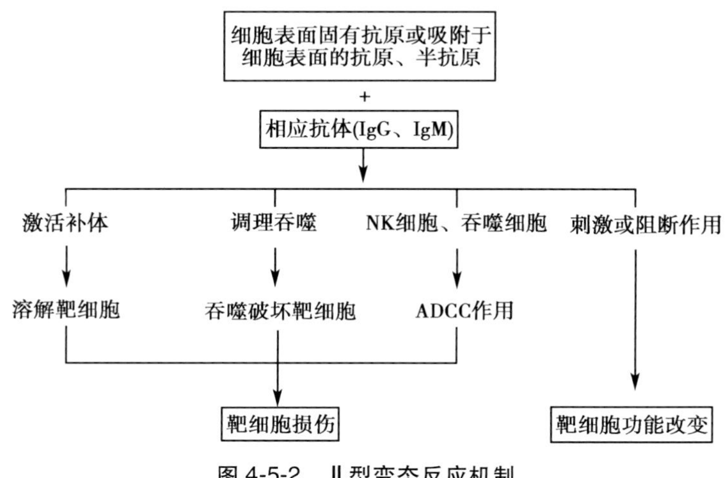

图 4-5-2 Ⅱ型变态反应机制

角膜移植排斥反应属于Ⅱ型变态反应，其病理机制可能为：被靶细胞抗原活化的 T 细胞产生巨噬细胞武装因子，吸附在巨噬细胞表面，巨噬细胞与靶细胞表面的抗原结合，将导致靶细胞破坏。另外，巨噬细胞表面有 IgG 的 Fc 受体，通过抗体依赖性细胞介导的细胞毒作用，亦可使靶细胞破坏。K 细胞也可通过抗体依赖性细胞介导的细胞毒性，破坏靶细胞。致敏淋巴细胞与靶细胞接触后，可释放多种淋巴因子，例如巨噬细胞移动抑制因子（MIF）和化学趋向因子（CF）可使移植物中的巨噬细胞数量增加；促分裂因子（MF）可增加淋巴细胞数；血管普遍因子（VPF）可使移植物水肿。组织病理学检查，可见晚期排斥时移植物中除有免疫母细胞和淋巴细胞浸润外，还可见浆细胞。电镜下可见典型的粗面内质网，表明其与分泌抗体有关，并证实这些细胞内确含 IgG 和 IgM。

三、Ⅲ型变态反应（免疫复合物型变态反应）

细胞外游离抗原与相应的抗体结合形成抗原抗体复合物，其分子大小不一，大分子复合物被吞噬细胞清除，小分子复合物在肝脏被降解，只有中等大小的复合物不易被清除而沉积于组织内和毛细血管及小血管壁上，沉积的复合物激活补体而产生局部及全身性炎症改变（图 4-5-3）。

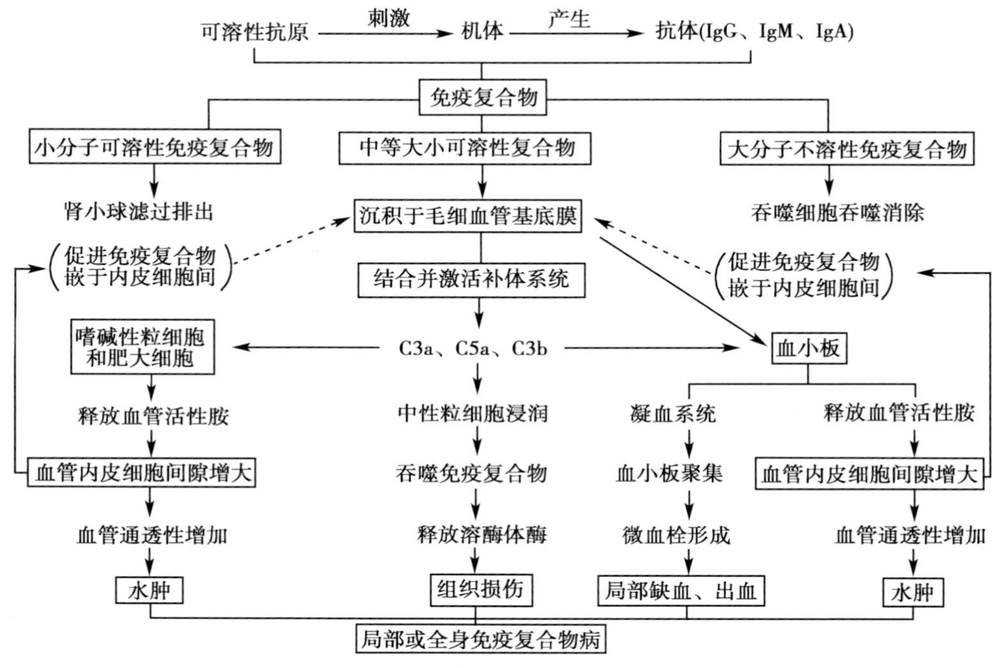

图 4-5-3　Ⅲ型变态反应机制

蚕蚀性角膜溃疡的病理机制可能与Ⅲ型变态反应有关，组织病理学检查发现，在邻近角膜溃疡的球结膜上皮增生并见大量的淋巴细胞及浆细胞浸润。溃疡的穿凿缘有中性粒细胞、淋巴细胞浸润，溃疡底部有浆细胞及大量淋巴细胞和巨大细胞浸润。有学者应用免疫荧光技术，证实角膜上皮有 IgG、近角膜溃疡的球结膜中有 IgG、IgM 和 C_3 的沉积。

晶状体过敏性葡萄膜炎的免疫病理机制可能也与Ⅲ型变态反应有关，目前已测知晶状体蛋白至少有九种抗原，其中以 α 蛋白抗原性最强。正常情况下，抗原决定簇大部处于隐蔽状态，在晶状体蛋白变为类蛋白时才暴露出来。一些抗原决定簇与身体其他细胞的线粒体、内质网、微丝和细胞核有交叉抗原性。晶状体蛋白一旦逸出，便可随血流抵达葡萄膜，刺激 T 淋巴细胞，使其致敏；同时刺激 B 淋巴细胞形成浆细胞产生抗体，进而形成抗原抗体复合物，沉积于葡萄膜血管基底膜及间隙里，激活补体，产生 C_{3a}、C_{5a}、C_{567}及粒细胞趋化因子，吸引中性粒细胞向病灶聚集，并对免疫复合物进行吞噬消除，同时释放溶酶体损伤组织。此外，补体激活物还可作用于嗜碱性粒细胞、肥大细胞释放组织胺等活性介质，引起葡萄膜炎，表现为虹膜水肿，纹理不清，有纤维素样渗出。组织病理学改变为大量淋巴细胞、浆细胞及嗜碱性粒细胞浸润。脉络

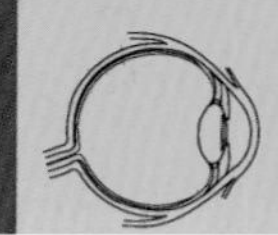

膜表现为单核细胞浸润。视网膜也表现为程度不等的单核细胞浸润,表面可有沉淀物。

四、Ⅳ型变态反应(迟发型变态反应)

本型变态反应是由T淋巴细胞参与的免疫反应,此过程没有抗体参与,也不需抗体介导,发生比较迟缓,一般需经过48~72小时。其免疫病理机制是抗原致敏了淋巴细胞,当再次接触同类抗原时,致敏淋巴细胞释放各种淋巴因子,如促分裂因子、转移因子、趋化因子、巨噬细胞因子、发炎因子、淋巴毒素等,并能活化巨噬细胞释放溶酶体酶而引起局部组织的炎症反应,包括淋巴细胞浸润、单核细胞浸润、血管栓塞、组织液渗出、水肿、细胞变性坏死等(图4-5-4)。

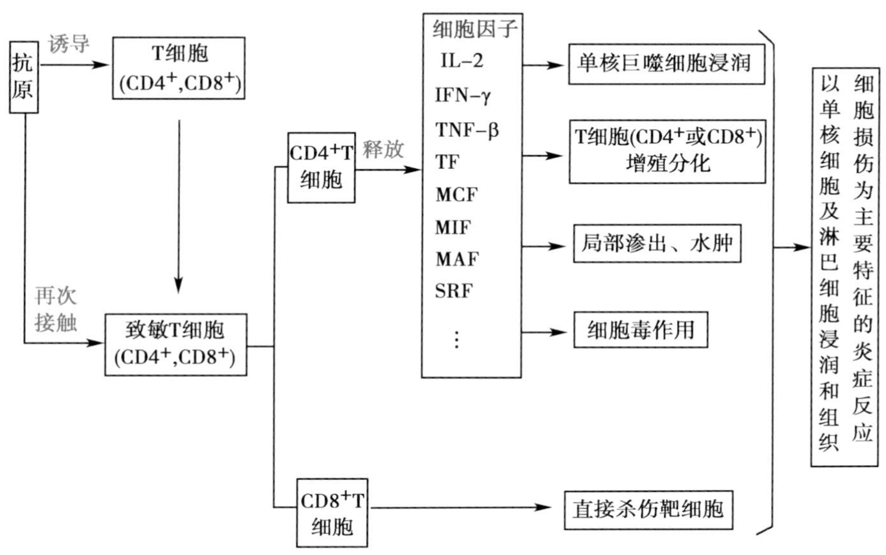

图4-5-4　Ⅳ型变态反应机制

肉芽肿型葡萄膜炎属于Ⅳ型变态反应,主要病理改变为巨噬细胞、上皮样细胞、多核巨细胞、淋巴细胞和浆细胞浸润,其中上皮样细胞和多核巨细胞是由巨噬细胞转化而来。

另外,泡性角结膜炎、角膜基质炎、交感性眼炎等也可能与Ⅳ型变态反应有关。

五、Ⅴ型变态反应

是由某些抗细胞成分的抗体直接作用于靶细胞,使其代谢功能亢进,分泌增加,但不破坏靶细胞。例如,甲状腺功能亢进患者血清中有一种抗甲状腺细胞受体的抗体,也就是甲状腺刺激激素(thyroid-stimulating hormone,TSH)受体的抗体。其抗体与该受体结合后,便激活腺苷酸环化酶,使细胞内的cAMP合成增加。cAMP有刺激甲状腺细胞活性的作用,引起甲状腺素合成过多,表现为甲状腺功能亢进的一系列症状和体征,如眼睑后缩、眼球突出、瞬目减少、震颤等。

六、Ⅵ型变态反应(抗体依赖细胞毒型)

该型变态反应主要是通过K细胞的活化,对靶细胞进行非吞噬性杀伤、破坏。吞噬细胞也参与其活化过程。K细胞的Fc受体可与结合有抗体及抗原抗体复合物的细胞结合,并被活化,使靶细胞破坏。

此型的病理改变具有Ⅱ型和Ⅳ型的一些特点,免疫复合物也参与其病理过程。葡萄膜炎具有本型的一些特征。如肉芽肿型葡萄膜炎的肉芽肿中可见嗜酸性粒细胞和免疫复合物。

第六节　免疫缺陷

免疫缺陷是指免疫系统的组织和细胞因先天性发育不全或后天继发损害而引起的免疫功能低下或障碍。免疫缺陷分为原发性和继发性两种类型。

原发性免疫缺陷往往与遗传有关。免疫系统在发育过程中任何一个环节发育障碍，就会出现异常，如B细胞缺陷、丙种球蛋白缺乏症、胸腺发育不良、T细胞缺陷等。其特征是反复严重感染，生长发育不良，体液免疫或细胞免疫系统中某些成分的缺乏，容易发生恶性肿瘤。

继发性免疫缺陷常见于传染病或感染后、恶性肿瘤、长期使用免疫抑制剂以及慢性消耗性疾病。其特征是有明确的原发病，而且病程长、病情重，容易出现新的反复感染，不易治愈；体液免疫或细胞免疫的某些成分缺乏或功能不足。

一、病理机制

1. 免疫器官发育不全　如先天性胸腺发育不全症，患儿T细胞缺乏，眼部表现为两眼间距过宽。

2. 免疫成分减少或缺乏　毛细血管扩张性运动失调症患者的血清IgA和IgE减少或缺如，表现为眼结膜毛细血管扩张。

3. 其他疾病　恶性肿瘤、感染、胃肠道疾病、烧伤等均可引起免疫功能低下。

4. 医源性　如放射性损伤、长期应用免疫抑制剂等。

二、病理特征

1. 眼组织感染　单纯疱疹病毒性角膜炎病灶或三叉神经节可培养或分离出病毒颗粒。

2. 特异性抗体增加　单纯疱疹病毒感染后可产生特异性IgM、IgG和IgA，水痘带状疱疹病毒感染后以IgG升高为主，风疹病毒感染后则以IgM和IgG升高明显。弓形体感染后可检出IgG和IgM抗体。

3. 病变形态特征　单纯疱疹病毒性角膜炎常表现为点状、树枝状、地图状及圆盘状浸润（图4-6-1、图4-6-2）。角膜真菌感染呈干燥的“舌苔”或“牙膏”样外观（图4-6-3）。眼睑带状疱疹病毒以局限性皮疹和水疱为特征（图4-6-4）。胚胎期风疹病毒感染多合并眼部先天异常，如先天性小眼球、先天性眼球震颤、斜视、先天性白内障、先天性青光眼等。眼弓形体病则以局限性脉络膜视网膜病变为特征，可出现黄白色棉絮状斑块、节段性视网膜动脉炎（图4-6-5）。

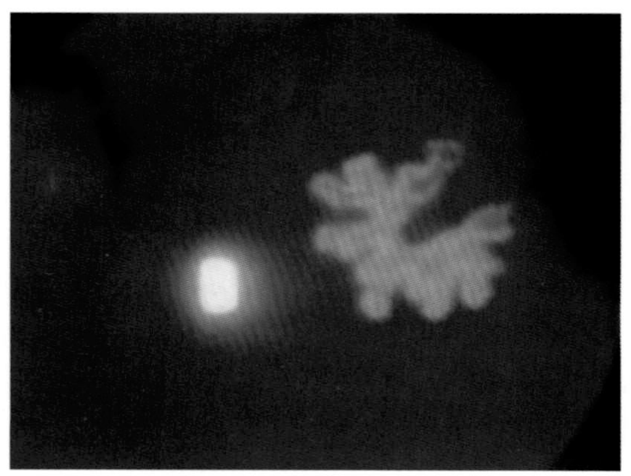

图4-6-1　树枝状角膜炎

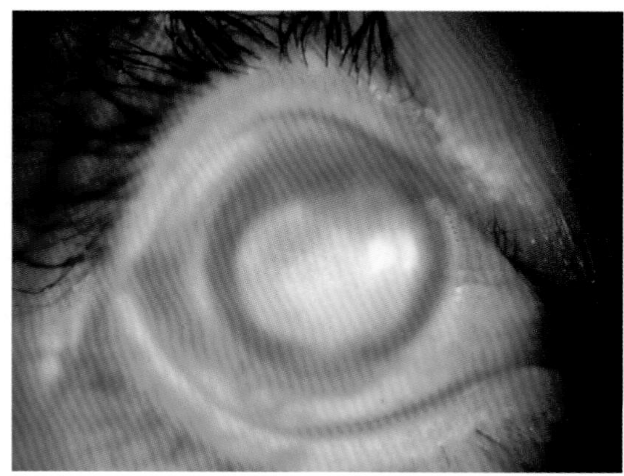

图4-6-2　圆盘状角膜炎

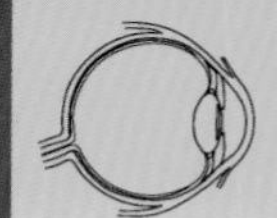

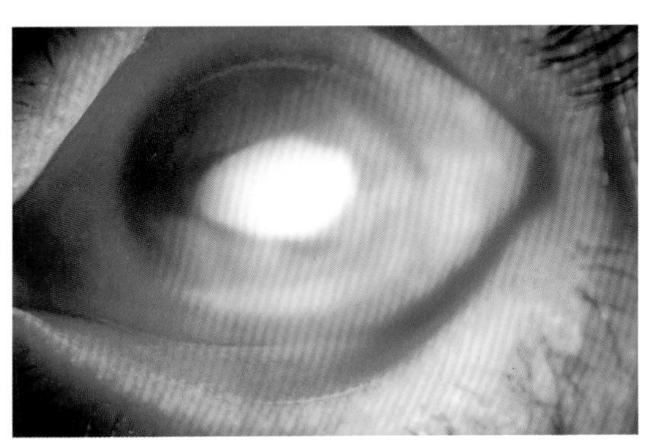

图 4-6-3　真菌性角膜炎

呈干燥的"舌苔"或"牙膏"样外观

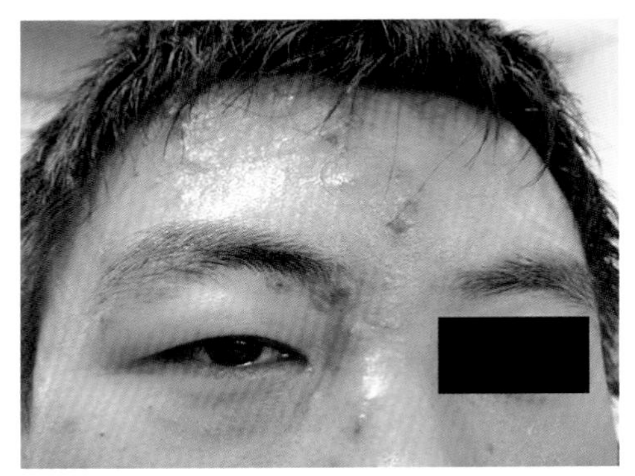

图 4-6-4　眼睑带状疱疹病毒感染

以局限性皮疹和水疱为特征

4. 组织学特征　单纯疱疹病毒性角膜炎的超微结构研究显示，病毒颗粒在角膜基质内，上皮细胞内有病毒抗原。电镜发现病毒核衣壳和包膜存在于角膜基质细胞内。光镜下可见前弹力膜破裂、角膜基质层有血管翳形成、基质细胞坏死，伴多形核细胞、浆细胞、淋巴细胞和巨噬细胞浸润(图 4-6-6)。后期血管闭塞硬化，遗留瘢痕，即斑翳。化脓性角膜炎早期为点状浸润，局部上皮细胞肿胀，继之纤维组织肿胀，最后组织坏死、脱落、形成溃疡，周围和底部有中性粒细胞浸润(图 4-6-7)。进入恢复期和结瘢期，血管新生，角膜细胞分裂增殖，结缔组织增生，形成色白而致密的瘢痕。艾滋病除发热、盗汗、体重减轻、全身淋巴结肿大外，眼部主要以视网膜棉絮状白斑为特征，其次是视网膜出血、巨细胞病毒性视网膜炎等。

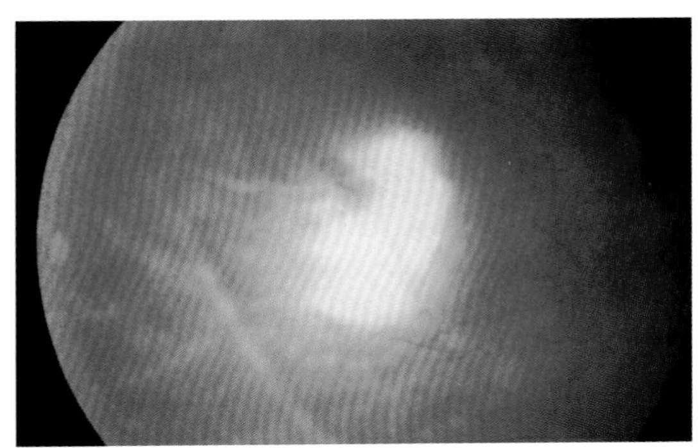

图 4-6-5　眼弓形体病眼底表现

以局限性脉络膜视网膜病变为特征，可出现黄白色棉絮状斑块、节段性视网膜动脉炎

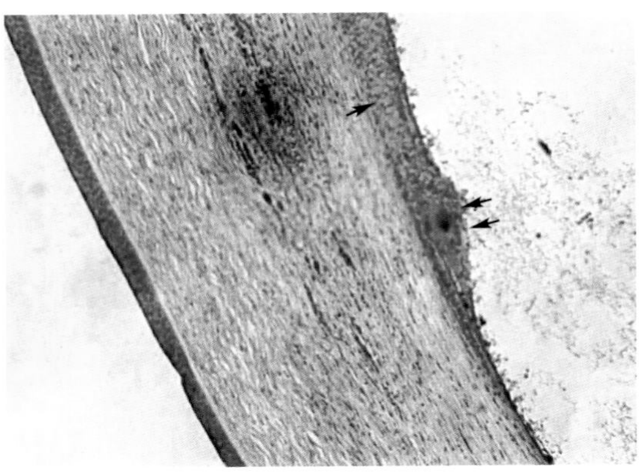

图 4-6-6　HSK 病理

光镜下可见角膜基质层有血管翳形成、前弹力膜破裂、基质细胞坏死，伴多形核细胞、浆细胞、淋巴细胞和巨噬细胞浸润

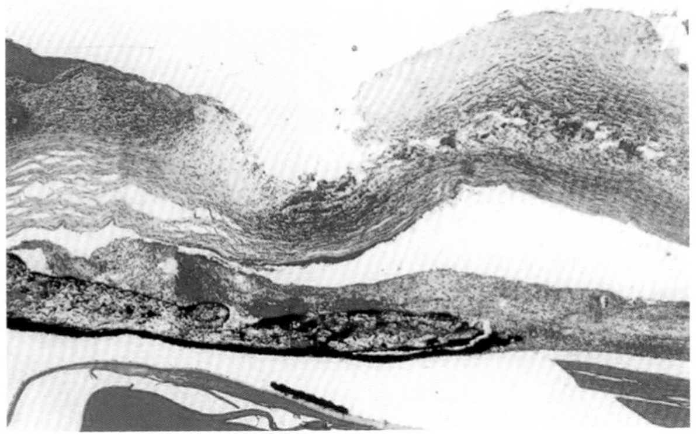

图 4-6-7　化脓性角膜炎病理

早期为点状浸润，局部上皮细胞肿胀，继之纤维组织肿胀，最后组织坏死、脱落、形成溃疡，周围和底部有中性粒细胞浸润

第七节 感染免疫

一、概述

感染的发生与病原体致病力、宿主组织生化环境（组织种类，温度，酸度，氧化还原电位等）、宿主防御力有关。眼部感染的致病原按目前发病率情况依次为：细菌，病毒，真菌，衣原体，寄生虫。

病原体致病力则与其黏附（或侵袭）宿主细胞力，所产生的毒素或酶等有关。宿主防御力可分为非特异性免疫和特异性免疫。非特异性免疫为机体的天然抗御力，包括：皮肤和黏膜的表面屏障及排菌作用，分泌物中抗菌物质，各种吞噬细胞的细胞内抗菌作用。

眼部感染途径可分外源性与内源性，前者是由眼球表面（角膜、结膜）接触、外伤、眼部手术等而污染，后者则是致病原由血液循环而被带入眼组织。

在抗御眼部的外源感染有赖于眼球表面防御系统：正常黏膜屏障，泪液中的溶菌酶，补体，乳铁蛋白，免疫球蛋白（主要是 IgA），结膜相关淋巴组织（CALT）等。对内源性感染的防御，则主要依赖于全身性特异性免疫反应（包括细胞免疫与体液免疫）。

二、细菌感染与免疫

导致眼部感染的常见细菌：球菌为金黄色葡萄球菌、柠檬色葡萄球菌、链球菌和肺炎双球菌；杆菌为嗜血杆菌属和假单胞菌属，而以铜绿假单胞菌最凶猛。近十年来，革兰阴性杆菌有所增加（包括厌氧菌）。

细菌感染的机体特异性免疫抗感染机制：

1. 细菌（细胞外菌）的多数抗原为蛋白质或多糖，蛋白质为金黄色葡萄球菌的 A 蛋白及链球菌的 M 蛋白都有毒力，可引起机体产生相应抗体，而 A 蛋白则可趋化中性粒细胞，及通过 Fc 受体非特异性地结合到抗体，是一个良好的多克隆 B 细胞激活剂，而抗体的 Fab 段和细菌表面抗原结合后，在细菌与吞噬细胞间形成桥梁，促进吞噬细胞对细菌的摄取及杀灭过程。多糖如金黄色葡萄球菌的肽糖，肺炎球菌的荚膜多糖被溶酶体溶解后的产物可激活 B 细胞，诱导体液免疫。

2. 细菌抗原与机体抗体形成的免疫复合物可沉积在眼部组织而引起炎症反应。

3. 细菌的荚膜多糖体（如肺炎双球菌）及 A 蛋白（如葡萄球菌）有抗吞噬作用，且其含量与毒性成正比。细菌的溶血素（如链球菌，铜绿假单胞菌）。外毒素 A（如铜绿假单胞菌）可溶解红细胞、眼的蛋白糖及胶原组织（如角膜），杀伤白细胞。细菌的酶如链球菌的 DNA 酶 B、铜绿假单胞菌的蛋白溶菌酶既可溶解组织又有抗原性。

4. 对细胞内寄生病原菌（如结核分枝杆菌、麻风杆菌）则可引起细胞免疫反应而对抗之，这是通过致敏 TD 淋巴细胞（迟发型变态反应 T 细胞）释放出各种淋巴因子，吸引单核-巨噬细胞与淋巴细胞到抗原所在部位，并激活巨噬细胞而加强了杀死胞内菌的作用。

5. 细菌感染细胞后可改变细胞的抗原性，而引起宿主自身组织的免疫反应。

三、病毒感染与免疫

病毒感染可分为先天感染（宫内或分娩时感染）和后天感染（通过皮肤黏膜侵入机体）。感染细胞内的病毒可向外释放在血液中游离而侵入邻近细胞，亦可通过细胞间桥进行细胞间扩散。病毒要在活细胞内繁殖才能致病，以核酸（RNA 或 DNA）为其遗传物质并决定其感染性。病毒感染后既发生炎症又产生免疫应答，这同样既可产生抗御能力，也可由于异常的免疫反应而引起病损，前者属非特异性免疫，包括非获得性（先天性）的不感受性、宿主的生理因素、病毒间的干扰现象等；后者则为细胞免疫和体液免疫。

（一）细胞免疫

主要对细胞间扩散（有囊膜病毒），因其在宿主细胞膜上表达病毒抗原（颗粒）成为效应细胞所攻击

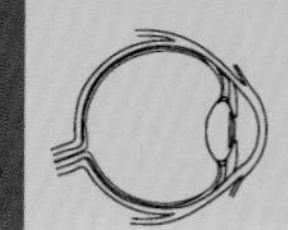

的靶细胞。其机制是:①杀伤T细胞直接攻击;②效应T细胞释放介质(如干扰素),抑制病毒增殖,激活巨噬细胞、自然杀伤细胞(NK);③通过抗体依赖细胞介导细胞毒性作用(ADCCA)中的K细胞杀伤靶细胞。

（二）体液免疫

IgG与IgA在血管内、细胞外液中及黏膜表面可总合病毒,而补体参与则可增强中和作用(尤其是对有囊膜病毒),病毒抗原可与抗体形成免疫复合物,易被巨噬细胞吞噬。总之,体液免疫可阻止病毒的细胞外扩散,SIgA则可阻止病毒再感染,而病毒性疾病的痊愈主要有赖于细胞免疫及机体天然抵抗力(如干扰素产生)的作用。

四、真菌感染与免疫

真菌为腐生寄存菌,属机会致病菌。真菌与宿主细胞接触后之所以引起感染,是与真菌的毒素及菌量、侵入途径、宿主免疫功能有关。眼部真菌病应属浅部(皮肤、黏膜)真菌病,可见于睑皮肤、角膜、结膜,以角膜最为多见。真菌性眼内炎及眶内真菌感染,其内源性者则是由深部真菌的血行播散及邻近副鼻窦感染蔓延所致。

真菌毒株的致病由于它产生菌丝、孢子侵入组织,杀伤靶细胞及细胞壁的酶(磷脂酶、溶磷脂酶),具促进感染及侵入宿主细胞作用。真菌的多糖荚膜(如新型隐球菌)及较粗大菌丝(如白色念珠菌)则具有抗吞噬细胞、中性粒细胞的吞噬及消化作用。菌丝及芽生孢子的产生决定于组织的环境因素(温度、pH、低氧压力、脯氨酸、铁、锌块基等),这些因素根据眼组织而异。眼内真菌感染可在菌丝及芽生孢子周围形成化脓病灶及肉芽肿。抗真菌感染同样有机体的天然抵抗力与特异免疫功能。

真菌感染后产生的抗体(水平低)对机体无保护作用,只可减少其传染性。如黏膜皮肤念珠菌病者虽可测出抗体,但出现对念珠菌抗原的延缓变态反应受损,其淋巴细胞不能产生移动抑制因子(MIF)及淋巴母细胞转化。而细胞免疫则对抗御真菌起重要作用。以下几点可加以说明:①先天性胸腺功能缺陷常并发严重真菌感染;②长期、大量应用免疫抑制剂及癌症患者易发生全身性真菌感染;③体液免疫缺陷,但细胞免疫功能正常,则对肺组织胞浆菌病仍有抵抗力;④应用免疫增强剂(如转移因子)后,则机体的延缓变态反应性增强,且皮肤黏膜病损也治愈。

五、衣原体感染与免疫

眼部衣原体病主要是沙眼,值得重视的是重症沙眼,由于反复感染导致迟发型变态反应及附加细菌感染(主要是甲型链球菌),且可导致隐性感染发作。重症沙眼患者无明显的全身性细胞免疫与体液免疫反应,其免疫反应是局部性为主。

重症沙眼的免疫反应是T细胞介导。患者周围血的单核细胞对衣原体抗原的刺激起反应,沙眼患者的Frei皮试阳性,对沙眼抗原的敏感性,可用沙眼患者的淋巴细胞悬液作被动免疫;儿童活动性沙眼患者的结膜刮片可见T细胞。

至于体液免疫方面,1/2沙眼患者血清有沙眼抗体,但效价低,既不起保护作用,也未达到诊断水平。患者泪液可查到IgG,IgA(阳性率达50%),其滴度水平与病情成正比。

六、寄生虫感染与免疫

感染寄生虫后机体可产生抗体(主要是IgG、IgE)和嗜酸性粒细胞增多。抗体对抗感染及抗致病则无明显作用,只可使虫体形成包囊,且其形成的免疫复合物可封闭免疫系统的效应。感染寄生虫后,对再感染可产生相对的抵抗力称为带虫免疫。嗜酸性粒细胞的颗粒内主要基础蛋白及过氧化酶可导致组织损伤,但它可包围虫体,从而消灭之。

在抗寄生虫感染中,细胞免疫起更大作用,在人类寄生虫感染中有较特异的眼部表现的是弓形体病及眼弓蛔虫病,其免疫病理分述如下:

（一）弓形体病

本病的病原体为刚地弓形体（toxoplasma Goodi），属细胞内寄生虫，猫是主要终末宿主，其滋养体或包囊随粪便排出，人类通过皮肤、黏膜、消化道、胎盘而传染。人类感染率高而发病率较低，成人发病多属先天性感染长期隐性潜伏，当免疫功能低下而再发。本虫体既可直接损害组织，也可作为抗原而引起过敏反应。

感染本虫后患者出现抗体，其滴度高低对防御感染无明显作用，但可作为诊断依据（间接荧光抗体效价≤1∶64 表示既往感染，1∶756 为近期感染；≥1∶1024 为急性感染）。本病皮内试验特异性高，反应保留持久。

（二）眼弓蛔虫病

其病原体为犬弓蛔虫（toxocara canis）。感染途径是误食（多为小儿接触犬及异食癖）。本虫受精后，在肠内孵化成蚴虫钻入肠黏膜而进入血流，经门静脉入肝、心、肺和血液循环，再进入葡萄膜、视网膜而引起眼前后段炎症，主要是慢性眼内炎，应与视网膜母细胞瘤相鉴别。

眼部炎症机制是过敏反应，血清 IgE 升高，嗜酸性粒细胞增多，葡萄膜、视网膜、玻璃体内形成嗜酸性粒细胞脓肿或肉芽肿，甚至在前房内，也可在包囊蚴虫周围。由于嗜酸性粒细胞杀灭蚴虫而引起组织炎症反应。

血清抗体滴度 1∶8 有显著特异性（91%），皮肤试验也呈阳性反应（与人蛔虫有交叉反应）。

第八节　肿瘤免疫

眼的肿瘤免疫是指机体免疫系统对原发于眼和眼附属器的肿瘤及眼内转移肿瘤的抵抗力和眼肿瘤发生的免疫机制。近年来的眼免疫学研究证明，眼部肿瘤免疫具有明显的特殊性。机体对眼肿瘤的存在能产生针对性应答。葡萄膜黑色素瘤自发性坏死、组织吸收、肿瘤缩小或囊腔形成以及肿瘤组织周围大量淋巴细胞浸润；视网膜母细胞瘤退行性变、坏死、自然消退等，都是机体免疫监视和抗肿瘤免疫结果的佐证。

一、肿瘤免疫病理机制

（一）免疫监视作用消弱

正常情况下，机体免疫系统具有免疫监视作用，即能够不断清除机体出现的变异细胞，这种免疫细胞一旦消弱或丧失，变异细胞大量增殖形成肿瘤。

（二）“免疫逃逸”

由于在肿瘤生长过程中伴有免疫抑制因子、封闭因子和免疫反应与肿瘤负荷之间平衡失调，肿瘤抗原被掩盖或发生调变等因素的存在，致使肿瘤细胞能够逃避机体免疫系统的损伤和破坏而分化、增殖。

（三）肿瘤免疫耐受

肿瘤患者可产生对自体肿瘤中枢性免疫耐受。

（四）肿瘤退行性变

视网膜母细胞瘤可自发性退变已有较多报道，其病理机制可能与机体的细胞免疫和体液免疫之抗肿瘤抗原作用有关。

二、肿瘤免疫病理特征

（一）肿瘤抗原的存在和检出

眼肿瘤抗原与其他器官和组织肿瘤抗原的抗原完全一样，是一种能引起机体发生免疫反应，并能与抗体在体内外发生特异性结合的大分子物质。肿瘤抗原包括肿瘤特异性抗原、肿瘤相关性抗原和外源性抗原。

1. 肿瘤特异性抗原 肿瘤特异性抗原(tumor-specific antigen)也称为肿瘤特异性移植抗原(tumor-specific transplantation antigen)或肿瘤相关移植抗原(tumor associated transplantation antigen)。这种抗原只存在于肿瘤细胞。

2. 肿瘤相关性抗原 肿瘤相关性抗原(tumor associated antigen)是存在于肿瘤细胞表面的大分子物质。这类物质缺乏严格的免疫特异性,并非肿瘤细胞所特有,但在细胞癌变时期有明显增加,这对某些肿瘤的诊断具有一定价值。

3. 外源性抗原 外源性抗原(exogenous antigen)也称为异种抗原(heterologous antigen)。这种抗原具有个体特异性,其绝大多数抗原都是异种抗原,如病原微生物中的多糖病毒、腺病毒、猴病毒等,都是致癌性极强的DNA病毒以及化学致癌物质等,均被临床证明能够引起多种器官组织的癌变。

(二) 抗眼肿瘤免疫效应细胞

免疫效应细胞是指受抗原物质刺激后产生免疫效应的细胞,包括识别抗原的巨噬细胞、转化和繁殖抗原的记忆细胞、淋巴母细胞、致敏T细胞、浆母细胞和浆细胞以及效应阶段的淋巴因子。在机体抗肿瘤免疫中,免疫效应细胞起着主要作用。

(三) 免疫复合物增加

Char等(1978)用改进的Raji细胞放射免疫测定法对视网膜母细胞瘤患儿的血清免疫复合物进行研究,发现Rb患儿血清免疫复合物水平较对照组明显增高,认为免疫复合物水平与预后及转移状况呈一致关系。

(四) 抗肿瘤抗体的检测

近年来的研究发现,眼黑色素瘤患者血清中有抗黑色素瘤抗体(属IgM类抗体),原发性脉络膜黑色素瘤患者约91%可检出此种抗体。在转移性脉络膜黑色素瘤及眼眶转移性黑色素瘤患者血清中均可检出该抗体。

(五) 组织学特征

视网膜母细胞瘤(retinoblastoma,Rb)的基本病理改变为瘤细胞异常增殖,多为小圆形及多边形,细胞核较大,染色深,有丝状分裂,细胞质极少。在瘤组织中有较多淋巴细胞和单核细胞浸润(图4-8-1)。电镜下可见淋巴细胞进入肿瘤细胞和淋巴细胞吞噬变性的瘤细胞的现象。Rb退行性变的组织病理学特点是肿瘤细胞巢钙化及其周围视网膜和肿瘤坏死。大部分坏死组织被一层炎性细胞(巨噬细胞、淋巴细胞)、纤维组织及增生的视网膜色素上皮所包绕。一些巨噬细胞伸出伪足接触和吞噬坏死的肿瘤细胞,脉络膜有浆细胞浸润。脉络膜黑色素瘤主要由较多的梭形、上皮样瘤细胞和较少的间质组成。瘤细胞含有较多色素,瘤组织中常有坏死及出血(图4-8-2)。个别病例可发生肿瘤自发消退。

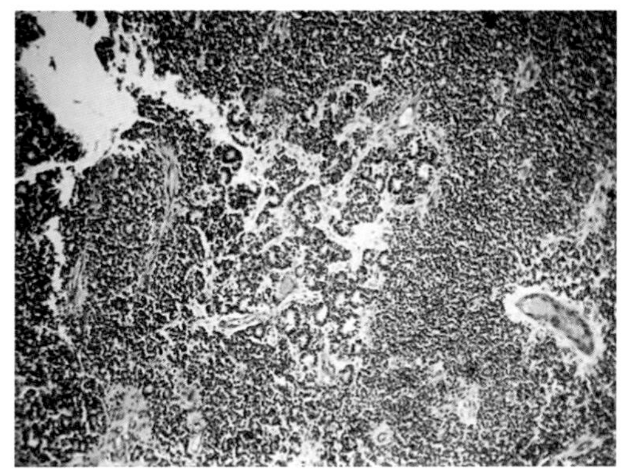

图4-8-1 Rb病理

瘤组织中有较多淋巴细胞和单核细胞浸润

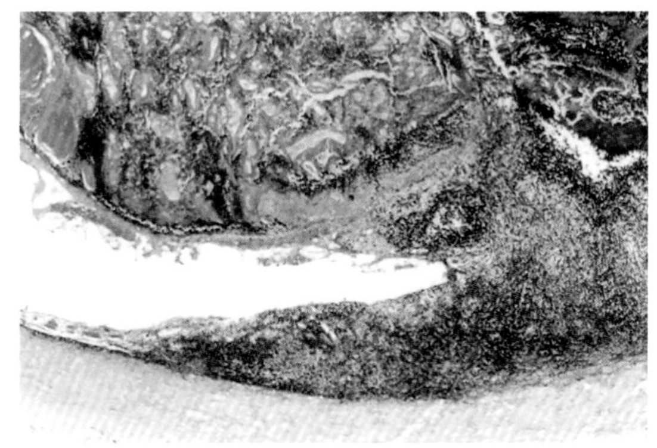

图4-8-2 脉络膜黑色素瘤病理

由较多的梭形、上皮样瘤细胞和较少的间质组成。瘤细胞含有较多色素,瘤组织中常有坏死及出血

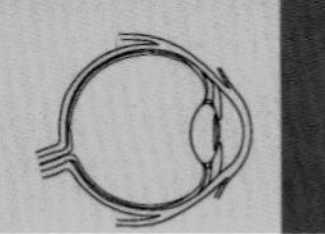

第九节　移植免疫病理

眼组织移植包括自体、同种异体、异种之角膜、巩膜、结膜、玻璃体、视网膜移植等。移植成功与否在很大程度上取决于是否有免疫排斥反应发生。

一、移植-排斥机制

（一）宿主致敏

受体接受移植物后，抗原可直接（淋巴或血流）或间接（房水、朗格汉斯细胞、邻近组织的淋巴或血流）使宿主致敏。

（二）免疫攻击

被致敏的宿主在接受相同抗原或持续存在抗原的刺激时，便可发生免疫排斥反应。包括细胞免疫和体液免疫，前者主要由 T 淋巴细胞、K 细胞、NK 细胞和巨噬细胞参与；后者则主要是由 B 淋巴细胞转化为浆细胞后产生的抗体所致的免疫。

受体对移植器官中的人类组织相容性抗原（human histocompatibility locus antigen，HLA）产生免疫反应，使移植器官细胞成分破坏，是为排斥反应。一般以细胞免疫反应引起的损害为主，即致敏的 T 淋巴细胞对移植器官中的细胞，发生一系列严重的细胞内改变，而致细胞坏死溶解（属Ⅳ型变态反应）。此外，T 淋巴细胞还通过特异的巨噬细胞武装因子，使巨噬细胞也参与损害“靶细胞”的作用。

在排斥反应中，体液免疫与细胞免疫协同发挥作用。当抗原抗体在局部结合并激活补体，可引起局部血管充血、通透性增高及白细胞浸润等炎症反应，在一定程度上可引起并加重组织的破坏。

二、免疫排斥病理特点

一般认为，角膜移植免疫排斥反应以细胞免疫为主，体液免疫占次要地位。在组织病理学方面，可见扩散至移植片内的大淋巴细胞和小淋巴细胞。上皮排斥线是由多形核白细胞及淋巴细胞组成。排斥线处的上皮细胞结构常有变化和破坏。实质层的角膜细胞常有内质网膨胀、空泡形成等。内皮排斥线主要是淋巴细胞和纤维蛋白组成。这些致敏的淋巴细胞又通过释放的淋巴因子以及白细胞和巨噬细胞释放的溶解酶致使角膜组织溶解破坏。

在角膜移植免疫排斥反应中，其体液免疫较其他组织移植更具有重要意义。在术后第 3 天，抗体就出现并呈规律性地升高和消失。1975 年 Kapichnikov 的实验发现，术后第 3 天抗体滴度阳性并逐渐升高，到第 3 周达最高值，持续约 2 个月才逐渐下降，第 4~6 个月消失。同时发现移植片较透明的动物抗体滴度低，出现也较晚。移植片混浊者，则抗体呈强阳性。说明体液免疫在角膜移植中较早地参与免疫反应过程。

（林　红　曲志强　王　红　孔文君）

参考文献

1. 孙为荣.眼科病理学.北京：人民卫生出版社，1997：34-54.
2. 李凤鸣.眼科全书.北京：人民卫生出版社，1996：541-578.
3. 吴连玺.单疱性角膜炎患者的免疫学测定.中华眼科杂志，1984，20：324.
4. 杨培增.第五届国际眼免疫和免疫病理会议概况.国外医学眼科分册，1991，15：365.
5. 杨朝忠.眼科免疫学.天津：天津科学技术出版社，1989.
6. 王国民译.视网膜母细胞瘤的临床与病理特征.中华眼科杂志，1982，18：179.

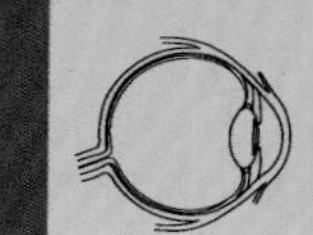

7. 董桂玲.葡萄膜炎的免疫学研究进展.眼科新进展,1991,11:52.
8. 杨德旺.眼科临床免疫学.北京:人民卫生出版社,1991,137-166.
9. 杨朝忠.角膜免疫学.香港:金陵书社出版公司,1993,52-53.
10. Howes,EL.Jt.in Spencer WA(eds).Ophthalmic Pathology.An atlas and textbooks 3 ed.Vol I.Philadelphia:WB Saunders Company,1986:1-101.
11. Uemura A.Leber's hereditary optic hearopathy:mitochondrial studies on muscle biopsies,Br.J.Ophthalmology,1987,71:531.
12. Roitt IM.Immunology.2nd ed.London:Churchill Livinstone Gower,1985.
13. Pepose JS.Acquired immuno-deficiency syndrome pathogenic mechanisms of ocual disease.Ophthalmology,1985,92:472.
14. Hu Dn.Prevalance and mode of inheritance of major genetic eye disease in China.J Med Genet,1987,24:584.

第五章　眼微生物学

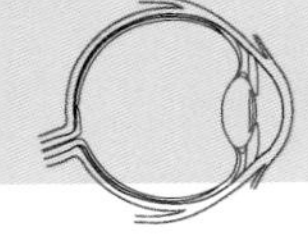
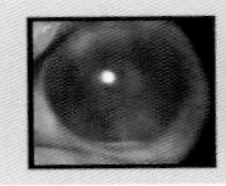
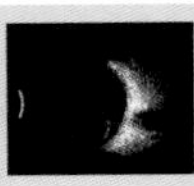
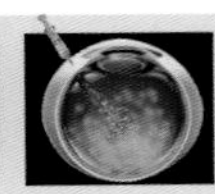
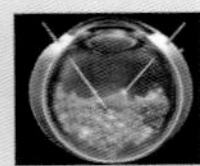

第一节　概　　论

感染性眼内炎的致病微生物包括细菌、真菌、病毒、衣原体和原虫等，故了解其生物学特性十分必要，本章就眼内炎相关微生物学做简要介绍。

微生物是自然界中的一类体形微小、结构简单、肉眼看不见、必须借助光学显微镜或电子显微镜放大后才能看到的微小生物。不同的微生物具有不同的形态结构，可分为单细胞、多细胞或无细胞结构。微生物种类很多，细菌、衣原体、螺旋体、放线菌等属原核细胞型微生物；真菌属真核细胞型微生物；病毒为非细胞型微生物，皆具有繁殖快、适应环境能力强等特性，在自然界分布极为广泛。人类体表皮肤及与外界相通的腔道，包括眼睑、睑缘、结膜囊、泪道可有多种微生物寄生。眼表面对有些微生物在一定条件下已能适应，机体免疫功能正常时，微生物处于相对稳定状态，不侵入眼内环境，不致病，微生物间相互制约存在。机体免疫功能低下时，菌群失调，皮肤、结膜、角膜、眼球壁受到外伤损害，正常防御屏障受到破坏时，微生物就可能侵入眼表或经血流播散到眼内，引起感染性眼病。另外，有一些微生物对眼有明显的侵袭性、致病性，可以造成急性感染或暴发流行。

一、细菌学

细菌(bacterium)为原核细胞型的一种单细胞生物，体积微小，结构简单，繁殖迅速；无成形细胞核，也无核仁和核膜；除核糖体外无其他细胞器。在适宜的条件下具有相对稳定的形态与结构。一般将细菌染色后在光学显微镜下观察。

(一) 细菌的大小和形态

细菌体积微小，常以 μm 为测量单位。观察细菌形态要用光学显微镜放大几百倍到上千倍才能看到。致眼病细菌主要为球菌、杆菌和螺旋菌(图 5-1-1)。

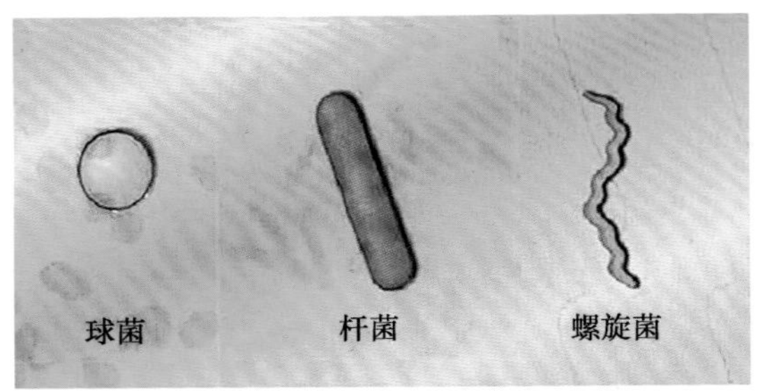

图 5-1-1　细菌的形态示意图

1. 球菌　球菌(coccus)呈圆形或近圆球形，也有矛头状或肾状。单个球菌的直径在 0.8~1.2μm。依其种类及分裂方式不同菌体之排列也有所不同。在同一个分裂面分裂所得之两个球菌并排成对称者称为

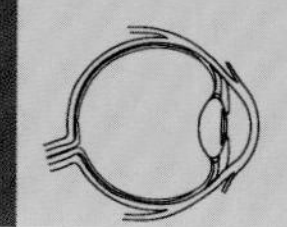

双球菌(diplococcus);相连成链状排列者称为链球菌(streptococcus);从两个分裂面分裂所得的四个菌体称为四链球菌(micrococcus);从三个分裂面所得的菌体,若八个或更多的菌体成立方排列者称为八链球菌(sarcina);排列成不规则的菌丛称为葡萄球菌(staphylococcus)。

2. 杆菌 杆菌(bacillus)的大小、长短、弯度、粗细差异较大。大多数中等大小杆菌长2~5μm,宽0.3~1μm。菌体的形态呈直杆状的多见,也有其末端呈球形、分支状或菌丝状。

(二) 细菌的结构

细菌的结构包括基本结构和特殊结构。对细菌的生存、致病性和免疫性等均有重要作用。按部位可分为:表层结构,包括细胞壁、细胞膜、荚膜;内部结构,包括细胞质、核糖体、核质、质粒(部分细菌可无)以及芽孢等;外部结构,包括菌毛和鞭毛。通常又把一个细菌生存不可缺少的,或一般细菌都具有的结构称为基本结构,而把某些细菌在特定条件下所形成的结构称为特殊结构(图5-1-2)。

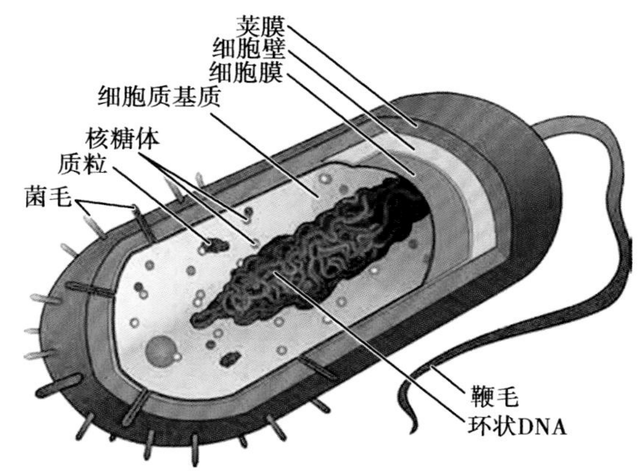

图5-1-2 细菌的结构模式图

1. 基本结构 细菌的基本结构包括细胞壁、细胞膜、细胞质及核质。

(1)细胞壁:细胞壁(cell wall)位于细胞膜与荚膜之间。革兰阳性细菌细胞壁之主要组成成分为大量的肽聚糖和磷壁酸,而革兰阴性细菌的细胞壁则含有少量的肽聚糖、脂蛋白、外膜与脂多糖类等物质。革兰阳性细菌与革兰阴性细菌的差异主要存在于细胞壁,前者细胞壁能防止酒精或丙酮将染剂去除,后者细胞壁则不具此种功能,因此造成两者在革兰染色上的差异。细胞壁除了能保护细胞免于渗透压之破坏,亦可作为本身生物合成的起始物(primer),对细胞分裂具有重要作用。细胞壁各层为细菌表面主要抗原决定位(antigenic determinant)之所在。一般来说,细胞壁不具选择性地让溶质通过,但革兰阴性细胞细胞壁的外膜则可阻止较大分子的通过。

(2)细胞膜:细菌的细胞膜(cytoplasmic membrane)与真核细胞相似,为一种典型的单元膜(unit membrane),由两层磷脂质和蛋白质所组成。细菌的细胞膜不含固醇类,唯一例外的是支原菌(mycoplasmas)。细胞膜的主要功能有:①对溶质的选择性通透与运输:细胞膜同时具有通透屏障及通透媒介两种作用。内含渗透酶、蛋白质携带分子及连接蛋白质,可选择性地主动吸收(运输)外界养分,并排出细胞代谢所产生的废物。②类似线粒体内膜的功能:负责电子传递及氧化磷酸化等代谢作用。③分泌水解性外酶。④生物合成功能:细胞膜内带有DNA、细胞壁聚合体及细胞膜脂质、在生物合成时所需的酶及携带性分子。⑤趋化及感觉传导作用:细胞膜具有趋化性及其他感觉传导系统之接收器及其他蛋白质。

(3)细胞质:细胞质(cytoplasm)是无色透明胶状物,基本成分是水、蛋白质、脂类、核酸及少量无机盐。细胞质还存在一些胞质颗粒。①质粒:质粒(plasmid)是染色体外的遗传物质,为双股环状DNA。相对分子质量比染色体小得多,可携带细胞的某些遗传信息,例如耐药因子、细菌素及性菌毛的基因均编码在质粒上。②核糖体:核糖体(ribosome)是细菌合成蛋白质的场所,存在于细胞质中,数目可达数万个。电镜下可见胞质中有大量沉降系数为70s的颗粒,即为核糖体。其化学成分70%为RNA,30%为蛋白质。③胞质颗粒:胞质颗粒(cytoplasmic granule)大多为营养贮藏物,包括淀粉、糖原等多糖、脂类和磷酸盐。不同细菌、不同生长期、养料和能量充足与短缺等情况下,胞质颗粒可多少不一。较为常见的是储藏高能磷酸盐

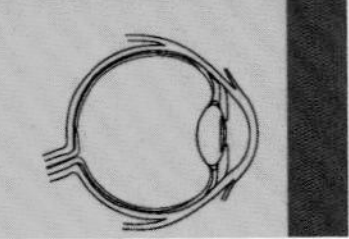

的异质颗粒(metachromatic granule),嗜碱性较强,用特殊染色可以看得清楚。观察异质颗粒的形态、位置及染色,可以鉴别细菌。

(4)核质:核质(nuclear material)又称拟核(nucleoid),集中在细胞质的某一区域,多见菌体中部,是细菌的遗传物质,决定细菌的遗传特征。它与真核细胞的细胞核不同点在于四周无核膜,无组蛋白包绕,不成形。由于其功能与真核细胞的染色体相似,故通常也称其为细菌染色体。一个菌体内一般含有1~2个核质。细菌的核质除DNA外还有少量的RNA和组蛋白样蛋白。细菌胞质中含有大量RNA,用碱性染料染色后着色很深,将核质掩盖,不易显露。若用酸或RNA酶处理,使RNA水解,再用Feulgen(富尔根)法染色,便可染出核质,在普通光镜下可以看到呈球状、棒状或哑铃状的核质形态。

2. 特殊结构　细菌的特殊结构包括荚膜、鞭毛、菌毛和芽孢。

(1)荚膜:荚膜(capsule)又称黏液层(slime layer),是细菌新陈代谢所产生的物质,附着于细胞壁外周,为一层较厚、胶冻样的物质,普通染色不易着色,与四周界限明显,普通光镜下可见。多数细菌(如肺炎链球菌、脑膜炎奈瑟菌等)的荚膜由多糖组成,链球菌荚膜为透明质酸,少数细菌的荚膜为多肽(如炭疽杆菌)。荚膜的化学成分于细菌之鉴别上颇有价值。荚膜与细菌的毒力有关,同种之细菌,具有荚膜者有较大的侵入性或致病性,不易被巨噬细胞吞噬。

(2)鞭毛:细菌的鞭毛(flagella)是一种鞭毛蛋白质(flagellin)组成的细长运动器官。鞭毛由细胞质长出,伸出于细胞壁外,长度可达菌体的数倍。鞭毛的摆动使细菌菌体运动。鞭毛排列有三种形式:单端鞭毛(如弧菌)、双端鞭毛、单端丛毛(如假单孢杆菌)及周鞭毛(如沙门杆菌)。

(3)菌毛:菌毛(pilus)是许多革兰阴性细菌体表遍布的比鞭毛更为细、短、直、硬、多的丝状蛋白附着物,也称为纤毛(fimbriae)。在光镜下看不见,使用电镜才能观察到。一般菌毛使共生细菌容易附着于宿主细胞,菌毛与运动无关。某些致病性细菌之毒力与群聚抗原有关,这些群聚抗原就是提供细菌具有附着能力的菌毛。

(4)芽孢:有些菌属的细菌可以形成内孢子,称为芽孢,最常见的两属为革兰阳性杆菌:专性需氧的杆菌属和专性厌氧的梭状芽孢杆菌属。这些细菌能应环境而进行分化周期,在养分不足时,每个细胞形成单一个内部孢子,在菌体自体溶解时释放(孢子形成于菌体之内)。这种孢子是一种休止性细胞,对干燥、加热及化学药剂的抗性极强。当环境改善、养分充足时便再度活化,孢子发芽产生一个生长性细胞。

(三)细菌的生长与繁殖

细菌能独立进行生理活动,代谢活跃,生长繁殖迅速。以含碳化合物为碳源、含氮化合物为氮源组成核酸、蛋白质、酶等组分,无机盐调整渗透压,在有水条件下进行新陈代谢。有的细菌还需要一些生长因子。细菌通过细胞壁、细胞膜从外界摄取营养物质,其呼吸链存在于细胞膜上。按细菌生物氧化方式不同,对氧的需求不同。专性需氧菌有完善的呼吸酶系统,只能在有氧环境中生长繁殖。兼性厌氧菌兼有需氧呼吸和无氧发酵两种酶系统,在有氧或无氧条件下均能生长繁殖。专性厌氧菌缺乏完整呼吸酶系统,只能在无氧条件下生长繁殖。

细菌是一类具有独立生命活动的原核细胞型微生物,营养物质、能量和适宜的环境(如温度、酸碱度、气体)是其生长繁殖的必备条件。与眼部有关细菌生长的最适宜温度为37℃,pH 7.2~7.6。细菌个体一般以简单的无性二分裂方式繁殖。球菌沿一个或几个平面分裂,呈单、双球形、链状或葡萄状排列。杆菌沿横轴或分枝状分裂。细菌群体的生长繁殖根据其生长曲线可分为迟缓期、对数期、稳定期和衰亡期4个期。其中对数生长期细菌的形态、染色性、生理活动等较典型,稳定期代谢产物(如外毒素、抗生素)较为丰富。细菌可进行人工培养,并在不同种类的培养基中出现不同的生长现象。液体培养基中有混浊、沉淀、表面生长;在平板固体培养基中单个细菌分裂繁殖成具有特征的菌落。

细菌的新陈代谢十分活跃而且多样化,可产生不同的分解和合成代谢产物,因此可被广泛应用于多个领域。在医学中的应用主要包括以下几个方面:①控制感染性疾病:通过对细菌组成成分如细胞壁、合成的毒素、酶等致病物质的研究,有利于发现不同致病菌的发病机制,进而控制和消灭感染性疾病。②预防和治疗疾病:利用微生物的合成代谢产物,挖掘新的抗生素或将毒性物质通过改造用于治疗疾病,如用极少量的神经毒素治疗斜视。链激酶用于溶栓以治疗血栓引起的疾病等。也可将毒性物质处理,使之失去

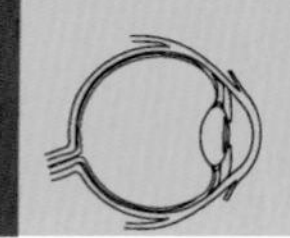

毒性但保持其抗原性成为类毒素，用于预防某些疾病。③诊断、鉴别微生物：利用不同细菌对糖类、蛋白质的分解代谢产物的差异可用于鉴别不同的致病菌，这一方法通过简化或自动化后能迅速地用作临床细菌标本的实验室诊断。④生物技术的应用：不同细菌所具有的各种酶，特别是限制性内切酶的发现、生产及通过克隆该基因进行重组表达，是现代生物技术的重要工具。研究并了解细菌的生长、繁殖与新陈代谢可大大促进重组蛋白产物的表达研究。探讨利用不同细菌，如大肠杆菌、枯草杆菌等表达目的产品是生物技术中发酵工程的一项重要内容。⑤其他：通过分析不同细菌的新陈代谢，可有目的地组成各种细菌培养所需要的营养成分，配制综合培养基优化培养条件，并且可更多地促进细菌大量繁殖。此外，通过细菌分解儿茶酚及氧化剂可以清除环境污染。通过分析微生物某些基因的核苷酸序列及调控基因的结构，将有可能获得一些对清除环境污染物质更有效的菌株。

（四）理化因素对细菌的影响

一般细菌在100℃煮沸5~10分钟即可被杀死，但芽孢抵抗力强，高压蒸汽灭菌是最有效的灭菌方法，可杀死所有微生物。紫外线波长200~300nm有杀菌作用。常用的化学消毒剂为酚类、70%乙醇、过氧乙酸、碘类、表面活性剂新洁尔灭、洗必泰、甲醛等。

（五）细菌的感染与免疫

细菌入侵宿主后，进行生长繁殖，释放毒性物质等，引起不同程度的病理过程，称为细菌感染（bacterial infection）。能使正常的健康宿主致病的称为致病菌或病原菌（pathogenic bacterium，pathogen），不能造成宿主致病的称为非致病菌或非病原菌（nonpathogenic bacterium，nonpathogen），它们可能是宿主正常菌群的不可缺少的组成部分。有些细菌在正常情况下并不致病，但在某些特殊条件下（如宿主防御机制受到损伤时）可以致病，这类菌称为条件致病菌（conditioned pathogen）或机会致病菌（opportunistic pathogen）。感染的发生与致病菌数量多少和毒力强弱有关，还取决于宿主免疫力的高低。

虽然人体一直暴露于微生物之中，但大多数微生物并不能侵入人体引起疾病，原因是人体内存在着较完善的抗细菌免疫防御系统，该系统包括天然免疫和获得性免疫，主要由免疫器官（骨髓、胸腺、脾、淋巴结、扁桃体、小肠集合淋巴结、阑尾和黏膜免疫系统等）、免疫细胞（淋巴细胞、单核吞噬细胞、中性粒细胞、嗜碱性粒细胞、肥大细胞、血小板等）和免疫分子（补体、免疫球蛋白、细胞因子等）组成。致病菌入侵人体后，首先遇到的是天然免疫功能的抵御，一般经7~10天后，才产生获得性免疫，然后两者配合，共同杀灭致病菌。眼黏膜表面完整的上皮屏障能阻止细菌侵入，具有重要防御作用。眼睑运动、泪液冲洗等机械因素阻碍细菌附着。泪液中有溶菌酶、乳铁蛋白、补体、黏蛋白等非特异抗菌物质等。中性粒细胞为第一线抗菌防御免疫，吞噬细胞在溶酶体酶的作用下将细菌杀死并消化降解。特异性免疫中细胞免疫、体液免疫均起重要作用。

（六）细菌性眼病的诊断

尽管有预防措施和宿主防御功能，但细菌感染性疾病经常发生，快速、准确的诊断有助于制订正确的治疗方案。采取合适的临床样本进行细菌学和血清学检验，在确诊病因上极为重要。

1. 样本采集　可用灭菌棉拭子或小铲，无菌操作下采取睑缘、结膜囊、角膜病灶、泪道反流液标本。注射器吸取房水、玻璃体标本。避免污染，取材后尽快送检。

2. 病灶区涂片、刮片检菌　甲醛固定，染色后光学显微镜下观察具有特征性形态和染色性的细菌。常用的染色方法是Gram染色、Giemse染色。必要时做夹膜染色、抗酸染色、荧光抗体染色等。

3. 细菌分离培养与鉴定　直接划线接种血平板、巧克力色血平板、麦康凯平板。必要时脑心浸液肉汤或肉汤增菌培养后再接种固体配基。36~37℃培养24~48小时，检查菌落的形态、涂片、染色、镜检细菌形态。不同细菌分解代谢产物不同，产生酶不同，可利用生化试验如糖类发酵、硝酸盐还原、尿素分解、氧化酶、过氧化氢酶试验等进行鉴定。培养厌氧菌用血平板、硫乙醇酸钠脑心浸液、疱肉配基。除去配基、培养环境中氧气，并与环境中的空气隔绝。用焦性没食子酸和氢氧化钠混合密封或厌氧罐、厌氧箱培养。

4. 药物敏感试验　检测标本中分离出来的病原体对抗生素的敏感性对临床选用治疗药物有指导意义。常用的检测方法为纸蝶法，即将含定量抗生素的纸片平置于已接种细菌的固体配基表面上培养。对抗生素敏感菌株在纸片周围生长受抑，形成抑菌圈。按抑菌圈的有无、大小判断菌株对该抗生素的敏感性，如敏感、中度敏感或耐药。

5. 血清学试验　如凝集试验、荚膜肿胀试验、抗链球菌溶血素O试验、免疫荧光试验等。

二、衣原体

衣原体（chlamydiae）是介于细菌和病毒之间的原核微生物，归于立克次纲，衣原体目。衣原体的共同特性是：①有细胞壁，革兰阴性，呈圆形或椭圆形；②有DNA和RNA两种类型的核酸；③具有独特的发育周期，类似细菌的二分裂方式繁殖；④含有核糖体；⑤具有独立的酶系统，但缺乏产生代谢作用的能量，必须依靠宿主细胞的代谢中间产物，因而表现严格的细胞内寄生；⑥对多种抗生素敏感，其中对四环素或红霉素最敏感，其次是磺胺嘧啶、利福平等。衣原体广泛寄生于人、哺乳动物及禽类，仅少数致病。能引起人类疾病的衣原体主要有沙眼包涵体性结膜炎衣原体、肺炎衣原体和鹦鹉热衣原体三个种属。沙眼包涵体性结膜炎衣原体种中有沙眼亚种（即沙眼衣原体、包涵体性结膜炎衣原体）、性病淋巴肉芽肿衣原体亚种和鼠肺炎衣原体亚种。用免疫荧光法将沙眼包涵体性结膜炎衣原体种分为15个血清型，A、B、B_a、C血清型为沙眼衣原体，主要引起沙眼；D～K血清型为包涵体性结膜炎衣原体，主要引起包涵体性结膜炎、新生儿衣原体性肺炎及衣原体性生殖系统感染；L_1～L_3血清型为性病淋巴肉芽肿衣原体。近年主要外膜蛋白特异性单克隆抗体有D_a、I_a和L_{2a}三个新的血清型。

三、螺旋体

螺旋体（spirochete）是一类细长、柔软、弯曲呈螺旋状，运动活泼的原核细胞型微生物。在分类学门上划归为广义的细菌范畴，因其基本特征与细菌相似，如有原始核质、细胞壁、以二分裂方式繁殖以及对抗生素敏感等。有轴丝（也称为内鞭毛或周浆鞭毛），轴丝的屈曲和收缩使其能自由活泼运动。螺旋体广泛分布于自然界和动物体内。能引起眼病的有梅毒螺旋体（密螺旋体）和伯氏包柔螺旋体（疏螺旋体）。

四、病毒学

病毒是最原始的生命形态，只有脱氧核糖核酸（DNA）或核糖核酸（RNA）一种类型的核酸作为遗传信息载体。主要有以下3个共同特点：①体积微小：大多在普通显微镜下看不见，需用电子显微镜观察。②结构简单：不具细胞形态，只有核酸基因和蛋白质外壳（图5-1-3）。③超级寄生：在无生命的普通培养基中不生长，需在合适的活细胞内繁殖。病毒在自然界中分布极广泛，人、动物和植物均可携带病毒或被感染。病毒可侵犯眼睑、结膜、角膜、眼球血管膜、视网膜、视神经，也可感染中枢神经系统、末梢神经、感觉神经后累及眼部。病毒可致眼睑、结膜发生良性或恶性肿瘤。全身性病毒感染，在病毒血症期可播散至眼部发病。此外，有些病毒对胚胎期的发育有致畸作用。病毒对抗生素不敏感，但对干扰素敏感。

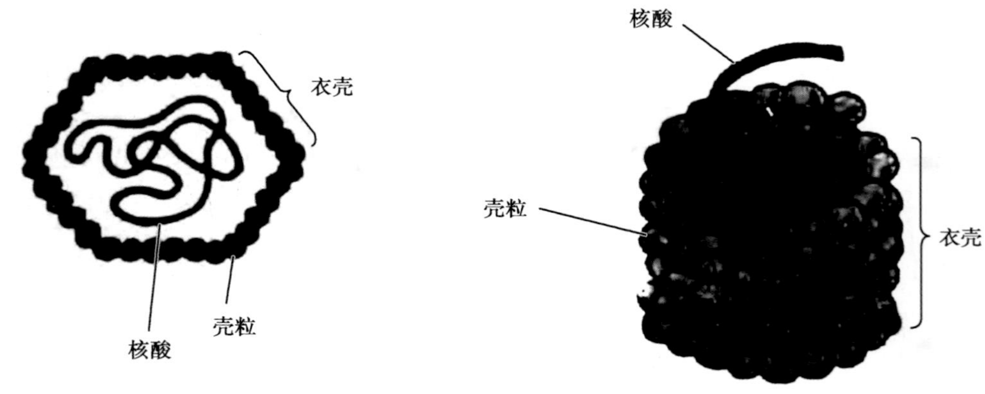

图5-1-3　病毒的基本结构模式图

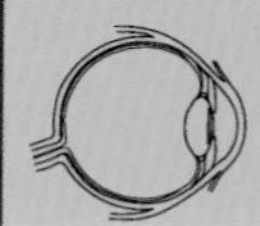

（一）病毒的形态与结构

测量病毒大小的标准是病毒体的直径，病毒体(virion)是指完整的、成熟的和具有感染的病毒颗粒。病毒体大小以 nm 计算。各种病毒体的大小相差很大，大型病毒如痘病毒(300nm、200nm、100nm)比支原体还大一些，在光学显微镜下勉强可见。微小型病毒如肠病毒及鼻病毒(直径约 20nm)，大小与某些蛋白质如血蓝蛋白分子相近似。中型与小型病毒的直径多介于 50~250nm，其中绝大多数病毒在 100nm 左右，为葡萄球菌大小的 1/10。

病毒体呈不同大小的球形、砖形、丝状等形态，无细胞器。病毒的结构分为基本结构和特殊结构。基本结构为蛋白质包裹核酸组成的复合大分子。与其他微生物或细胞不同之处在于病毒只有一种核酸，即 DNA 或 RNA 而不兼有两种核酸。据此，将病毒分为 DNA 病毒和 RNA 病毒两大类。核酸由四种核苷酸碱基组成核苷酸链，双链核酸通过碱基配对，由氢键将两条链结合在一起形成螺旋状构型。单链核酸随意卷曲或碱基配对自身折叠。核酸携带病毒基因组的遗传信息，与一定蛋白质结合在一起构成病毒的核心，位于病毒中心部位，又称为核样物，主导病毒的生命活动及少量功能蛋白质如病毒核酸多聚酶、转录酶、逆转录酶等。核心外有一层蛋白质衣壳，由多肽按待定顺序组合的许多小管状或球形亚单位(壳粒或子粒)构成(图 5-1-3)。衣壳保护核酸免受外界环境如核酸酶的损害，对宿主细胞亲和吸附，有特异性抗原决定簇引致宿主产生抗病毒免疫。病毒核心与衣壳合称核衣壳。有些病毒(如流感病毒)的核衣壳外面还有一层疏松的脂蛋白包膜(外膜)，即为病毒的特殊结构，由病毒介导生成的蛋白质(含病毒抗原)和来自宿主细胞的胞膜、核膜多糖和类脂组成。包膜与病毒对宿主细胞的嗜性、特定侵害部位、致病性、血凝特性有关。

（二）病毒的复制繁殖

病毒是超级寄生微生物，没有核糖体，需借助宿主细胞的核糖体合成蛋白质；缺乏完备酶系统，需依靠宿主细胞的酶系统进行代谢活动，需要在活的敏感细胞内才能生长增殖。病毒增殖是以自身核酸为模板进行自我复制，其过程是：①吸附敏感细胞膜上的特异受体；②细胞膜内陷吞饮或经酶将病毒外膜与细胞膜降解、融合，病毒进入细胞内；③细胞内溶酶体释放蛋白酶将病毒衣壳裂解，释放出病毒核酸；④核酸链解离，以单链为模板，通过聚合酶利用核苷酸合成病毒核酸复制品，病毒基因组转录信使核糖核酸(mRNA)，指导转译病毒的功能蛋白、结构蛋白、酶等；⑤在细胞内复制的子代病毒核酸和蛋白亚单位组装为病毒体；⑥将复制的病毒体释放到细胞外。有外膜的病毒通过细胞核膜或细胞膜时获得外膜。

（三）理化因素对病毒的影响

病毒耐冷怕热，加热 56℃/30min 或 100℃/数分钟即可灭活。-40℃或-70℃低温冷冻可较长期保存病毒。冷冻后真空干燥病毒，低温保存可长期存活。病毒核酸对紫外线、射线敏感。甲醛可灭活病毒而保持其抗原性，用于制备疫苗。病毒易被酒精、升汞、氧化剂、碘、戊二醛、十二烷基硫酸钠等灭活。有脂质外膜的病毒对脂溶剂敏感。

（四）病毒感染与病毒致病作用

病毒侵入细胞后，有的病毒早期即终止细胞的生物合成，引起细胞破坏死亡；有些病毒在细胞内增殖，但不引起明显细胞损害；某些病毒感染细胞后产生细胞病变，表现为细胞圆缩、增大、堆聚、融合或脱落；有的病毒在受染细胞的细胞质内、核内或细胞质及核内，即病毒合成的部位形成包涵体。病毒感染引起机体局部或全身炎症反应主要为单核细胞、巨噬细胞、淋巴细胞、浆细胞浸润。隐性感染为病毒侵入机体不出现或仅出现不明显临床症状而机体已产生特异免疫。隐性感染为病毒带毒者。显性感染为病毒在敏感细胞内活跃复制、释放，受染细胞死亡，出现病理生理性和组织破坏性损伤，临床急性发病。持续性潜伏感染为临床或亚临床原发感染后病毒基因整合到宿主细胞染色体中，长期潜伏在细胞内。在一定条件、诱因下潜伏病毒活化、增殖，表现一次或多次复发。依据各病毒特点及机体的免疫状态，眼部病毒感染常为局部感染、局部发病。另外，全身性病毒感染常累及眼部。病毒性眼病的发生、发展和转归取决于病毒和机体两方面的诸多因素，除各病毒生物学特性、感染量、抗原性、毒株毒力等因素外，眼解剖生理特点、防御屏障、机体全身或局部免疫状态、超敏反应类型等均有重要影响。眼组织结构复杂且精致，有时感染本身引起的损害不严重，但相继发生的特异性、非特异性免疫病理炎症却导致不可逆转的组织损伤，破坏视功能。

（五）机体抗病毒免疫

病毒蛋白质抗原主要存在于病毒的衣壳和外膜上，引致受染机体产生相应体液免疫和细胞免疫。IgM抗体首先出现，表明初次感染，可作为早期诊断。中和抗体（主要为IgG、IgA抗体）与病毒表面抗原决定簇结合后可使病毒失去吸附、穿入细胞能力，消除其感染性，在补体、巨噬细胞的参与下灭活病毒。病毒经眼结膜侵入，抗原刺激结膜层的淋巴样组织产生局部免疫应答。SIgA是控制局部感染的重要抗体。由于中和抗体不能通过细胞膜，体液免疫对细胞内病毒难以发挥作用。在病毒感染的防御和恢复方面，非特异性细胞免疫（巨噬细胞、NK细胞等）及特异性细胞免疫起重要作用。效应T细胞除直接破坏靶细胞、杀死细胞内病毒外，释放的白细胞介素、淋巴因子可以增强对病毒感染的抵御和排出能力。病毒激活细胞干扰素系统，诱导抗病毒蛋白使细胞处于抗病毒状态。有的病毒在复制过程中不同程度地改变了受染细胞细胞膜的抗原性，产生新抗原或表现病毒抗原，由此成为免疫攻击的靶细胞。

（六）病毒性眼病的病原学诊断

1. 病毒检测　应在发病初期、急性期采取标本。检测受染细胞、组织中病毒或病毒抗原。可选用下列方法：

（1）刮片镜检：刮取结膜、角膜病变区细胞，Giemsa染色、Papanicolaou染色后镜检细胞病变及包涵体。

（2）免疫荧光法：直接法为用异硫氰酸荧光素标记已知病毒IgG抗体或单克隆抗体，直接检查待检标本细胞内的特异性抗原。间接法为用异硫氰酸荧光素标记已知病毒IgG抗体，检测已知抗病毒抗体同相应病毒抗原的结合物。荧光显微镜下抗原部位呈黄绿色荧光。

（3）酶联免疫吸附试验（ELISA）：用双抗体夹心法将已知特异性抗体吸附固相载体上，加入含未知抗原抗体，再加辣根过氧化物酶连接的特异抗体，最后加酶的底物（邻苯二胺）。免疫复合物上的酶催化底物产生颜色物质，裸眼观察或分光度计测颜色改变。

（4）电子显微镜法：检查细胞、病变组织中病毒体或特异性抗血清进行免疫电镜检查。

（5）分子杂交法：用放射性核素标记已知病毒的单链DNA探针，使之与标本中和探针有共同核酸序列的单链DNA杂交。形成的双链结构通过放射自显影或闪烁计数显示。

（6）聚合酶链反应（PCR）杂交技术：设计合成能与待测病毒基因两端互补的一对引物。待检样品经高温变性处理形成单链DNA后与引物退火。在DNA聚合酶作用下延伸DNA链，多次扩增则提高核酸探针的敏感性和特异性。

2. 病毒分离培养　发病初期、急性期取材，病毒分离率高。拭子涂擦结膜、角膜病变区置冰壶中尽快送检。抗生素处理杂菌后接种敏感细胞、动物或鸡胚。病毒增殖后光镜检查细胞病变、包涵体，用中和试验、免疫荧光、酶标抗体技术、血凝抑制试验等鉴定病毒。

3. 血清学方法检测特异抗体　检测发病初期和恢复期双相血清中特异抗体及其滴度的动态变化。恢复期血清抗体滴度较急性期抗体滴度增加4倍或以上时有诊断意义。补体结合试验借助补体测血清抗体结合抗原的性能。补体结合抗体维持时间较短，阴性结果表明无近期感染。中和试验检测抗体对病毒感染力的中和性能。血清抑制试验检测抗体抑制病毒凝集红细胞的性能。原发感染后中和抗体、血凝抑制抗体滴度虽随时间下降但持续多年或终生可测出。间接免疫荧光剂技术、间接酶联免疫吸附试验常用于检测血清抗体。亲和素-生物素化酶联免疫吸附试验（ABC-ELISA）可放大提高灵敏度和特异性。放射免疫测定（RIA）常用于检测特异性IgM抗体。

（七）抗病毒药物治疗

一般抗生素、磺胺药对病毒无效。碘苷（IDU）治疗单纯疱疹性角膜炎获成功为治疗病毒病开辟了新领域。陆续出现三氟胸苷（F 3T）、阿糖胞苷（AraC，CA）、阿糖腺苷（Ara-A）、环胞苷（CC）等抗DNA病毒药物。无环鸟苷（Acv）为选择性抗DNA病毒药物已普遍应用。丙氧鸟苷（DHPG）、澳乙烯脱氧尿苷（BVDU）是新的选择性抗疱疹病毒药。三氮唑核苷（病毒唑、Virazole）广谱抗DNA、RNA病毒感染。干扰素有非特异广谱抗病毒活性。

五、真菌学

真菌多数为丝状菌，有分枝或不分枝的菌丝体，少数为单细胞。菌丝透明管状，直径2~6μm。细胞壁

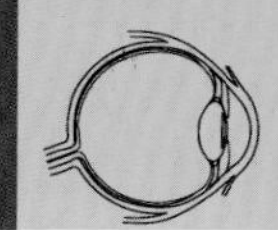

由几丁质构成,原生质膜内有典型核结构、内质网、线粒体等细胞器及肝糖等内含物。菌丝生长过程中在一定间距形成分隔的为有隔菌丝,不形成分隔的为无隔菌丝。菌丝延长或分枝交织成网团状称菌丝体。伸入寄生物、培养基内吸取水分、综合营养的菌丝为营养菌丝,向空气中伸展的菌丝为气生菌丝,由此产生孢子。真菌通过无性、有性或菌丝断裂繁殖。孢子是真菌繁殖的一种重要方式,脱落后在空气中播散,易被携带且抵抗力较强,在适宜环境下萌发芽管,延长为菌丝而继续繁衍。单细胞真菌为圆或卵圆形,直径3~6μm,发芽增殖。幼芽成熟后自母细胞脱落,如子细胞延长不脱落,继续发芽成细胞链称假菌丝。真菌对营养要求不高,生长较慢,需要较高湿度和氧气。常用的培养基为沙氏培养基、马铃薯葡萄糖培养基、察氏培养基、脑心浸液琼脂培养基。适宜温度为22~28℃。致眼病真菌多于培养数日~2周出现菌落。丝状型菌落呈疏松的絮状、绒状或毡状,由菌丝体组成。初为白色,依种类不同渐呈不同颜色,表面可见粉末状孢子,有的菌落背面也显不同颜色。酵母型菌落为乳白色柔软细菌样菌落,镜下见芽生细胞。类酵母型菌落形态同酵母型菌落,但除芽生细胞外尚有假菌丝伸入培养基中。另外,有些病原真菌因培养条件、生活环境不同呈现不同型菌落与形态者称双相型真菌,在病理组织中或适宜培养基上37℃培养时菌落为酵母型,菌体发芽繁殖,而沙氏培养基室温下培养时菌落为丝状型,镜检见菌丝体、孢子。真菌对干燥、紫外线耐受性较强,对石炭酸、碘酊、升汞、甲醛等较敏感。对一般抗生素抵抗,而多烯类药物如两性霉素、那他霉素、金褐霉素、制霉菌素,咪唑类药物如咪康唑、克霉唑、酮康唑、5-氟胞嘧啶及尼泊金、磺胺嘧啶银、硫柳汞等有较好抗真菌作用。正常情况下,眼表面黏膜上皮屏障对外源真菌有明显抵抗,真菌感染时细胞免疫起重要作用。真菌侵入眼组织在局部增殖,其抗原成分常导致超敏炎症反应而形成溃疡、脓疡。眼部真菌感染常用的微生物学诊断为:①病灶区刮片、前房、玻璃体吸刺液涂片,甲醇固定后Gram、Giemsa、Grocott Gomori六甲烯四胺硝酸银染色或直接用氢氧化钾、乳酚棉蓝、蓝墨水湿片光学显微镜检查真菌。吖啶橙染色荧光显微镜检查常可快速诊断。②病灶区取材分离培养真菌。常用试管斜面培养,依菌落生长速度、外观形态及显微镜下真菌形态鉴定其属种。载玻片上显微镜下观察其菌丝、分枝情况、顶囊、孢子头、孢子等特征更有利于鉴定。为除外取材时或实验室污染,病灶区刮片与培养结果相符或重复出现同一种真菌时更有病因学意义。③组织切片PAS或Grocott Gomori六甲烯四胺硝酸银染色镜检。

六、寄生虫学

在热带和温带发展中国家,眼寄生虫病是重要的医学问题,多与身体其他部位寄生虫感染同时存在。常见的眼部寄生虫为猪肉绦虫、鼠弓形体、旋盘尾丝虫、罗阿丝虫。近十余年广泛配戴软角膜接触镜,导致棘阿米巴角膜感染增加,宿主免疫力低下、AIDS患者卡氏肺囊虫病发病率上升。寄生虫对眼组织的机械性、化学性损伤,宿主对寄生虫的免疫变态反应等均可导致视功能损害,重症者致盲。

第二节　结膜囊正常菌群

自然界中广泛存在着大量的多种多样的微生物。人类与自然环境密切接触,因而正常人的体表和与外界相通的消化道、呼吸道、泌尿生殖道等腔道中寄居着不同种类和数量的微生物,统称为正常菌群或正常微生物群。在正常情况下,正常菌群对宿主不表现致病作用,可分为两大类。

一、常居菌群

常居菌群(resident flord)也称原籍菌群,是由相对固定的菌群组成,有规律地定居于特定部位,成为宿主不可缺少的重要组成部分。例如眼结膜正常菌群含有葡萄球菌、干燥棒状杆菌、奈瑟菌等。

二、过路菌群

过路菌群(transient flora)也称外籍菌群,是由非致病菌或潜在致病菌所组成,来自周围环境,可能在皮肤黏膜上存留数小时、数天或数周。如果常居菌群发生紊乱,过路菌群可能在人体内定植、繁殖和致病。

一般而言，正常菌群不但无害于宿主，甚至具有下列几种功能而有益于人体：①肠内的菌群可帮助消化；②某些肠内杆菌能够合成人体所需的维生素 K 和维生素 B；③正常菌群可通过细菌的干扰作用，来协助宿主抵抗外来致病菌之入侵；④正常菌群与宿主的免疫成熟有关。

三、条件致病菌

正常菌群在一定条件下能引起感染的称条件致病菌。正常人眼睑、睑缘处常有表皮葡萄球菌、类白喉杆菌、微球菌等寄生。正常结膜囊可无细菌（约 30%）或暂时存在少数表皮葡萄球菌、甲型链球菌、类白喉杆菌、丙酸杆菌，偶见卡他球菌、金黄色葡萄球菌和肠道细菌等。长期使用广谱抗生素、激素，正常菌群比例关系发生改变，或耐药菌株转为优势，表现菌群失调。菌群失调（dysbacteriosis）也称菌群比例失调，是指宿主体内菌群中各菌种间的比例发生大幅度变化而超出正常范围的状态，特别是原籍菌群的数量和密度下降，外籍菌和环境菌的数量和密度升高。严重的菌群失调可致二重感染，即在抗菌药物治疗过程中，造成体内菌群失调而产生的新感染。

第三节　眼部常见致病微生物

一、与眼病有关的细菌

（一）需氧菌、兼性厌氧菌

1. 葡萄球菌属　葡萄球菌为一群易被碱性染料染色的 Gram 阳性球菌，广泛存在于自然界，是人体皮肤、外腔道、鼻、咽、睑缘、结膜囊的常见菌。菌体圆球形，直径 0.8～1.2μm，大小一致。固体培养基上细菌多个平面分裂增殖，排列堆聚成葡萄状。眼标本涂片或液体培养基培养的细菌常为单个、2 个或数个簇集。衰老死亡或被中性粒细胞吞噬的菌体 Gram 染色常转为阴性。兼性厌氧，营养要求不高，普通培养基上可生长。菌落圆形，1～2mm，不透明，光滑凸起，湿润有光泽。肉浸液培养均匀混浊生长。高盐培养基上也能生长。细菌对干、热抵抗力较强，干燥情况下能存活 3～6 个月。2%苯酚、5%石炭酸、0.1%升汞中 10～15 分钟灭活，对龙胆紫很敏感。人对葡萄球菌有一定自然免疫力，但机体抵抗力低下时或一定条件下则被感染，是眼部化脓性炎症的最常见致病菌。发病后产生免疫但为时短暂，可反复感染。根据其生化反应和产生色素不同，本菌属分为金黄色葡萄球菌、表皮葡萄球菌和腐生葡萄球菌。

（1）金黄色葡萄球菌（staphylococcus aureus）：是眼表重要致病菌，常致睑缘炎、麦粒肿、麦氏腺炎、结膜炎、角膜溃疡、眶蜂窝织炎、泪囊炎、眼外伤或内眼手术后眼内炎、全眼球炎、眼睑烫伤样表皮松解症等多种眼病。对其细胞壁成分或毒素过敏可致卡他性角膜炎、泡性眼炎、上皮性点状角膜炎等。

金黄色葡萄球菌简称“金葡菌”，细胞壁含 90%的肽聚糖和 10%的磷壁酸，其肽聚糖的网状结构比革兰阴性菌致密，结晶紫附着后不被酒精脱色故而呈现紫色，相反，阴性菌的细胞壁肽聚糖层薄、交联度差，脂类含量高，所以紫色复合物被酒精冲掉然后附着了沙黄的红色。金黄色葡萄球菌与青霉素的发现有很大的渊源。当年弗莱明就是在他的金黄色葡萄球菌培养皿中发现有些球菌被杀死了，于是发现了青霉素。青霉素只对以金黄色葡萄球菌为代表的革兰阳性菌作用明显。这与由肽聚糖层的厚度和结构有关。

典型的金黄色葡萄球菌为球形，直径 0.8μm 左右，显微镜下排列成葡萄串状（图 5-3-1）。金黄色葡萄球菌无芽孢、鞭毛，大多数无荚膜，革兰染色阳性。金黄色葡萄球菌营养要求不高，在普通培养基上生长良好，需氧或兼性厌氧，最适生长温度 37℃，最适金黄色葡萄球菌在普通培养基培养生长的 pH 7.4，干燥环境下可存活数周。平板上菌落厚、有光泽、圆形凸起，直径 0.5～1.0mm。血平板菌落周围形成透明的溶血环。金黄色葡萄球菌有高度的耐盐性，可在 10%～15% NaCl 肉汤中生长。可分解葡萄糖、麦芽糖、乳糖和蔗糖，产酸不产气。甲基红反应阳性，VP 反应弱阳性。许多菌株可分解精氨酸，水解尿素，还原硝酸盐，液化明胶。金黄色葡萄球菌具有较强的抵抗力，对磺胺类药物、青霉素、红霉素、土霉素、新霉素等抗生素敏感，但易产生耐药性，原因是由于这些菌株产生青霉素酶等。对碱性染料敏感，十万分之一的龙胆紫液即可抑制生长。

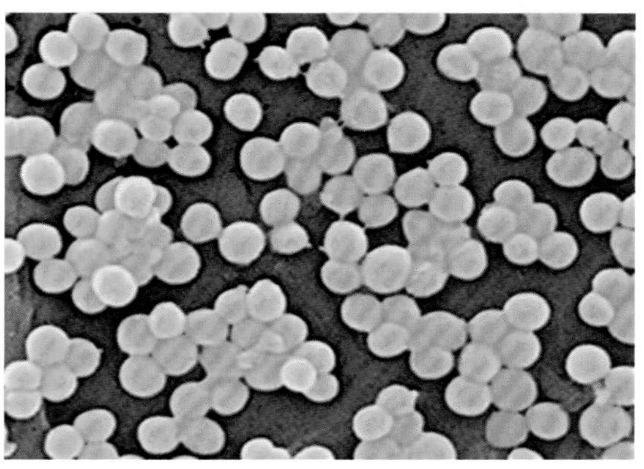
图 5-3-1　金黄色葡萄球菌

金黄色葡萄球菌在自然界中无处不在,空气、水、灰尘及人和动物的排泄物中都可找到。因此,食品受到污染的机会很多。金黄色葡萄球菌的流行病学一般有如下特点:季节分布,多见于春夏季;中毒食品种类多,如奶、肉、蛋、鱼及其制品。此外,由剩饭、油煎蛋、糯米糕及凉粉等引起的中毒事件也有报道。上呼吸道感染患者鼻腔带菌率 83%,所以人畜化脓性感染部位,常成为污染源。

金黄色葡萄球菌的致病力强弱主要取决于其产生的毒素和侵袭性酶:①溶血毒素:外毒素,分 α、β、γ、δ 四种,能损伤血小板,破坏溶酶体,引起局部缺血和坏死。②杀死白细胞素:可破坏人的白细胞和巨噬细胞。③血浆凝固酶:当金黄色葡萄球菌侵入人体时,该酶使血液或血浆中的纤维蛋白沉积于菌体表面或凝固,阻碍吞噬细胞的吞噬作用。葡萄球菌形成的感染易局部化与此酶有关。④脱氧核糖核酸酶:金黄色葡萄球菌产生的脱氧核糖核酸酶能耐受高温,可用来作为依据鉴定金黄色葡萄球菌。⑤肠毒素:金黄色葡萄球菌能产生数种引起急性胃肠炎的蛋白质性肠毒素,分为 A、B、C1、C2、C3、D、E 及 F 八种血清型。肠毒素可耐受 100℃煮沸 30 分钟而不被破坏。它引起的食物中毒症状是呕吐和腹泻。此外,金黄色葡萄球菌还产生溶表皮素、明胶酶、蛋白酶、脂肪酶、肽酶等。⑥表皮剥脱毒素:引起烫伤样皮肤综合征,又称剥脱样皮炎。⑦毒性休克综合征毒素(tsst-1)。

检验:①增菌培养:将 10-1 稀释液接入 7.5%NaCl 肉汤或胰蛋白胨肉汤中,37℃培养 24 小时。②分离培养:将上述稀释液或培养液分别划线血平板和 Baird-Parker 平板,置 37℃培养 24~48 小时。金黄色葡萄球菌在血平板上呈金黄或白色菌落,大而凸起,表面光滑,周围有溶血圈。在 Baird-Parker 平板上菌落为圆形,直径 2~3mm,颜色灰或黑色,周围有一混浊带。③染色观察:从平板上挑取可疑性菌落进行革兰染色,金黄色葡萄球菌为革兰阳性,显微镜下呈葡萄状排列,无芽孢、荚膜,直径 0.5~1μm。④血浆凝固酶试验:吸取 0.5ml 兔血浆与 0.5ml 金黄色葡萄球菌试液浸液肉汤 24 小时培养物充分混匀,置(36±1)℃培养,每隔半小时观察 1 次,连续观察 6 小时,出现凝固,即将小试管倾斜或倒置时,内容物不流动,判为阳性。同时做阴阳性对照。⑤耐热核酸酶试验:将 24 小时肉汤培养物沸水浴处理 15 分钟,用接种环划线刺种于甲苯胺兰-DNA 平板,(36±1)℃培养 24 小时,在刺种线周围出现淡粉色者为阳性。本试验金黄色葡萄球菌为阳性。

金黄色葡萄球菌肠毒素的检测主要有动物试验、血清学试验、免疫荧光试验及酶联免疫吸附等方法,在此不一一赘述。

(2)表皮葡萄球菌(staphylococcus epidermidis):表皮葡萄球菌是正常结膜囊的常在菌,曾被认为是非致病菌。近年伴随眼内人工晶体植入术的开展,其致病性日益受到重视,现已成为白内障囊外摘除、人工晶体植入后慢性眼内炎、眼外伤、眼内异物或内眼手术后眼内感染的常见致病菌。表皮葡萄球菌是滋生于生物体表皮上的一种细菌,在人体的皮肤、阴道等部位寄生,属正常菌群类型。表皮葡萄球菌(Staphylococcus)是一群革兰阳性球菌,因常堆聚成葡萄串状,故名(图 5-3-2)。多数为非致病菌,少数可导致疾病。葡萄球菌是最常见的化脓性球菌,是医院交叉感染的重要病原体。目前表皮葡萄球菌对青霉素的耐药率已高达 90%,但对新型青霉素、庆大霉素和头孢唑啉比较敏感,体外实验证明,黄连、黄芩、连翘、大青叶、板蓝根、蒲公英等对表皮葡萄球菌有抑菌或杀菌作用。

实验室检查主要有以下几种:①直接涂片:取样本涂片,革兰染色后镜检。②培养和鉴定:将标本接种于血琼脂平板、甘露醇和高盐培养基上,根据菌落特征、生物化学反应等进行鉴定。致病性金葡菌的主要特点为:产生金黄色色素、有溶血性、发酵甘露醇、凝固酶试验阳性、皮肤坏死和动物致死性试验阳性等。关于金葡菌的药物敏感试验,临床常用纸片抑菌环法,亦有用测定青霉素酶的方法,但较复杂,不作为常规应用。③血清学检查:可用对流免疫电泳和被动凝胶扩散法,检测患者血清中磷壁酸抗体。正常人滴度低,阳性率少,金葡菌感染患者血清中磷壁酸抗体滴度均≥1∶4。用对流免疫电泳法检查金葡菌抗原,有助于早期诊断，在脑脊液和胸水中能查到抗原，血中检到者报道不多。④毒素的检查：用幼猫或猴做动物实验，取含有毒素的剩余食物对动物灌胃、腹腔或静脉注射毒素来观察动物是否出现恶心、呕吐、腹泻、寒战等反应，或用免疫琼脂扩散法、间接血凝法和反向间接血凝法、免疫萤光法及放射免疫法等血清学检查均可检出食物中肠毒素的含量。

（3）腐生葡萄球菌（staphylococcus saprophyticus）：腐生葡萄球菌无致病性。

葡萄球菌对青霉素G、红霉素、林可霉素、利福平、万古霉素、庆大霉素、杆菌肽、磺胺剂等敏感。近年耐药菌株明显增加，对苯唑类青霉素、第一、二代头孢菌素如头孢唑啉等及氟喹诺酮类敏感。

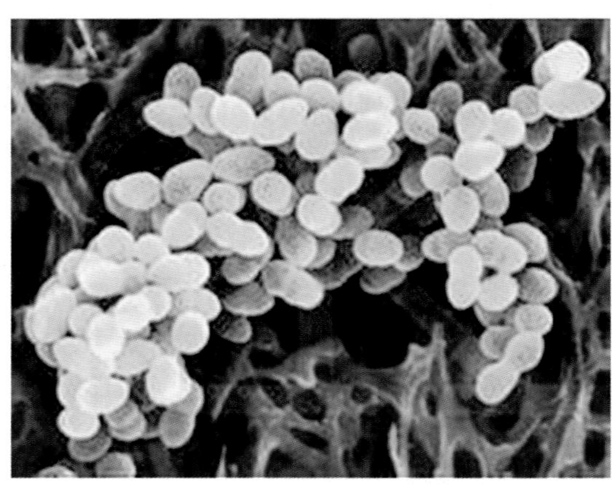
图 5-3-2　表皮葡萄球菌

2. 链球菌属　为一群圆或卵圆形链状排列的Gram阳性球菌，广布于自然界和人、畜的呼吸道、胃肠道、泌尿生殖道外。菌体0.5～1μm。眼标本直接涂片细菌常成对或短链状排列。液体培养基中长链状生长，兼性厌氧。普通培养基上生长不良，在含血液、血清或腹水培养基上生长良好。菌落较小，0.5～0.75mm，圆形灰白色半透明凸起菌落。菌龄衰老时Gram染色转为阴性。细菌分解葡萄糖。氧化酶阴性，过氧化氢酶阴性。对外界抵抗力不强，60℃/30min灭活。链球菌属包括溶血性链球菌及肺炎链球菌等。

（1）溶血性链球菌（hemolytic streptococcus）：按其对绵羊红细胞溶血能力又分为三种：①甲型溶血性链球菌：正常结膜囊的常在菌。一般共生，不致病。一定条件下致睑缘炎、新生儿、幼儿结膜炎、角膜溃疡、眼外伤或抗青光眼滤过手术后眼内炎、转移性眼内炎、泪囊炎等。有的菌株对庆大霉素敏感性差，角膜移植材料在含庆大霉素的保存液中不能达到灭菌保存目的。近年时见角膜移植术后本菌致眼内炎、感染性结晶性角膜病变报道。②乙型溶血性链球菌：致病性强，能引起多种眼表疾病。③丙型链球菌（γ-streptococcus）：又称非溶血性链球菌，为肠道正常寄生菌，一般无致病力，偶致眼内炎。

溶血性链球菌的致病性与其产生的毒素及其侵袭性酶有关，主要有以下几种：①链球菌溶血素：溶血素有O和S两种，O为含有-SH的蛋白质，具有抗原性，S为小分子多肽，分子量较小，故无抗原性。②致热外毒素：曾称红疹毒素或猩红热毒素，是人类猩红热的主要毒性物质，会引起局部或全身红疹、发热、疼痛、恶心、呕吐、周身不适。③透明质酸酶：又称扩散因子，能分解细胞间质的透明质酸，故能增加细菌的侵袭力，使病菌易在组织中扩散。④链激酶又称链球菌纤维蛋白溶酶，能使血液中纤维蛋白酶原变成纤维蛋白酶，具有增强细菌在组织中的扩散作用，该酶耐热，100℃ 50分钟仍可保持活性。⑤链道酶：又称链球菌DNA酶，能使脓液稀薄，促进病菌扩散。⑥杀白细胞素：能使白细胞失去动力，变成球形，最后膨胀破裂。

实验室检查：①链激酶试验：吸取草酸钾血浆0.2ml，加0.8ml灭菌生理盐水，混匀，再加入链球菌肉浸液肉汤培养物0.5ml及0.25%氯化钙0.25ml，混匀，置于36℃水浴10分钟，血浆混合物自行凝固，观察凝块重新完全溶解的时间，完全溶解为阳性，如24小时后不溶解即为阴性。同时用肉浸液肉汤做阴性对照，用已知的链激酶阳性的菌株做阳性对照。②杆菌肽敏感试验：取典型菌落的菌液涂布于血平板上，用灭菌镊子夹取每片含有0.04单位的杆菌肽纸片置于上述平板上，36℃培养18～24小时，如有抑菌圈出现即为阳性。用已知的阳性菌株做对照。

（2）肺炎链球菌（streptococcus pneumoniae）：又称肺炎球菌，属链球菌属。寄居正常人鼻咽部、口腔，亦可见于正常结膜囊、鼻泪管、泪囊。菌体0.5～1.5μm，矛头状或卵圆形Gram阳性双球菌，常圆端相对，尖端向外成对排列。眼标本中也见单个或偶为短链状。脱色过度时染色为Gram阴性。致眼表疾病的肺炎球菌多为3、7、10型，常致泪囊炎、匐行性角膜溃疡、急性结膜炎、边缘性角膜浸润等。病灶区刮片、涂片染色镜检有明显荚膜的双或单个球菌可快速诊断。本菌一般较少产生耐药性，对多种抗生素如青霉素G、庆大霉素、红霉素、先锋霉素、万古霉素、氟喹诺酮、磺胺等敏感。

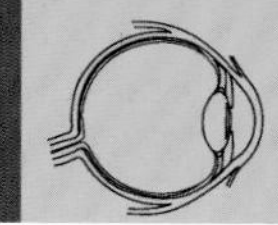

依据链球菌细胞壁中多糖抗原将链球菌分为 A、B、C 等 18 个族。人类链球菌感染多为 A 族乙型溶血性链球菌或化脓性链球菌所引起。A 族链球菌所致的眼表疾病有膜性结膜炎、急性泪囊炎、角膜溃疡、眼睑丹毒、坏死等急性感染及与 M 蛋白有关的变态反应性葡萄膜炎等。

链球菌敏感药物为青霉素 G、先锋霉素、红霉素、万古霉素、四环素、磺胺等。

3. 奈瑟菌属

(1)淋菌(neisseria gonorrhoeae):人类为其唯一自然宿主,寄生泌尿、生殖系统引起淋病。Gram 阴性双球菌,菌体呈肾形或卵圆形,直径 0.6~0.8μm,成对排列,相邻面扁平或稍凹陷。临床标本涂片见大量中性粒细胞胞质内吞噬多数形态典型的双球菌,上皮细胞内及其表面也见细菌附着。菌体表面有菌毛,无荚膜或鞭毛。专性需氧。淋病患者的含菌分泌物通过直接接触或间接接触污染眼部可致淋菌性结膜炎、角膜溃疡、眼内炎、眶蜂窝织炎等。淋病产妇分娩时新生儿通过产道被污染致新生儿淋菌性眼炎。眼分泌物涂片或结膜刮片染色镜检,中性粒细胞、上皮细胞胞质内及细胞外见 Gram 阴性双球菌有诊断意义。荧光抗体染色可快速诊断。病灶取材及时细菌培养确诊。淋菌对青霉素 G、红霉素、磺胺等敏感,但产生青霉素酶的耐药菌株明显增多。耐药菌株对氨苄青霉素、第三代头孢菌素、氟喹诺酮敏感。壮观霉素有强抑制淋菌蛋白合成作用。用 1%硝酸银一次性滴眼或红霉素、四环素眼膏可常规性预防新生儿淋菌性眼炎。

(2)脑膜炎球菌(neisseria meningitidis):在少数正常人的鼻咽部寄生,人对本菌抵抗力较大,带菌而不致病,仅极少数人感染后患流行性脑膜炎。为 Gram 阴性双球菌,形态与培养特性同淋菌。本菌通过飞沫或接触传播。流行性脑膜炎菌血症期,细菌经血行播散至眼时致转移性眼内炎。有时无脑膜炎症状仅出现眼内炎。结膜偶可为细菌侵入门户,先出现结膜炎继而表现脑膜炎或仅致化脓性结膜炎。本菌对青霉素 G、磺胺嘧啶等敏感。

4. 布兰汉菌属卡他球菌(Branhamella catarrhalis) 为上呼吸道正常菌群,也见于正常结膜囊。本菌一般不致眼病,一定条件下偶致结膜炎、角膜炎、眼内炎。对青霉素、庆大霉素、红霉素等敏感。

5. 假单胞菌属铜绿假单胞杆菌或铜绿色假单胞菌(pseudomonas aeruginosa) 铜绿假单胞杆菌为假单胞菌属中致眼感染最严重且常见的 Gram 阴性杆菌(图 5-3-3)。广泛分布于自然界,普遍存在于土壤、水源处。人、畜肠道是其主要繁殖场所,为人体皮肤、黏膜、上呼吸道常居菌之一,偶见于正常结膜囊。本菌不能侵入完整皮肤、黏膜屏障,通常对健康人不致病,如机体免疫低下、创伤、长期应用抗生素菌群失调时条件致病。主要为接触感染,偶为空气传染。铜绿假单胞杆菌是医源性感染、医院内交叉感染的重要病原菌。本菌是对眼部有严重危害性的条件致病菌,其重要性在细菌性角膜溃疡、眼内感染中居首位。铜绿假单胞杆菌能在一般抗生素、磺胺滴眼剂中存活,易污染眼科检查治疗用荧光素、生理盐水、蒸馏水、器械浸泡液、表面麻醉药、扩瞳剂、缩瞳剂等多种眼用药物。与配戴软角膜接触镜有关的细菌性角膜溃疡中 2/3 为铜绿假单胞杆菌感染。铜绿假单胞杆菌容易污染镜用系列物品,有黏液蛋白包被的镜片更利于细菌附着。超时过夜配戴接触镜,角膜低氧、擦伤等诱因下可引起角膜感染。铜绿假单胞杆菌所致眼表疾病有角膜脓疡、环形角膜溃疡、角膜巩膜溃疡、泪囊炎、新生儿结膜炎等。除铜绿假单胞杆菌外,近年也见假单胞菌属中其他菌,如类鼻疽假单胞菌、嗜麦芽假单胞菌等眼部感染报道。

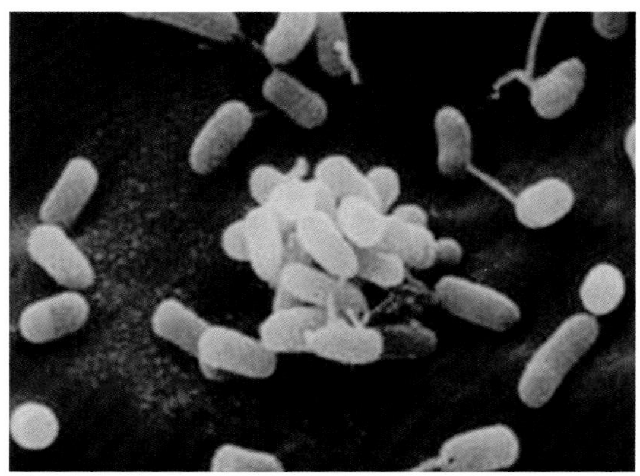

图 5-3-3 铜绿假单胞杆菌

微生物学诊断:①溃疡处刮片,甲醇固定后 Gram 染色或 Giemsa 染色,普通光学显微镜检查。在坏死融解脓液中见单个纤细的 Gram 阴性杆菌。荧光抗体染色,荧光显微镜下检菌。②细菌分离培养,抗铜绿假单胞杆菌多价血清玻片凝集试验,药物敏感试验。③鲎溶解物试验 Limulus test:多数 Gram 阴性杆菌死亡时,细胞壁的可溶性脂多糖(内毒素)释放出来。溃疡局部微量内毒素即可使鲎血液变形细胞溶解物形成凝胶。敏感性极高但非铜绿假单胞杆菌所特异。④疑有污染的眼用药品包括荧光素液、表面麻醉剂、滴眼剂等,接触镜配戴者使用的镜片系列物品等培养出本菌对临床诊断有一定意义。

铜绿假单胞杆菌对一般抗生素、磺胺类药物均天然耐药。对庆大霉素耐药率也增加。对多黏菌素、妥布霉素、丁胺卡那霉素、小诺霉素、羧苄青霉素、磺苄青霉素、氧哌嗪青霉素、氟哌酸、环丙氟哌酸、头孢噻甲羧肟、头孢哌酮、头孢三嗪噻肟等敏感。各种滴眼剂应小剂量分装，定期更换。检查用荧光素液每日煮沸消毒，最好使用荧光素试纸条。洗眼用生理盐水煮沸消毒。软角膜接触镜配戴者使用的镜用系列物品，特别是生理盐水应经常更换，严防污染本菌。铜绿假单胞杆菌感染者应严格隔离，以防交叉感染。

6. 嗜血杆菌属　嗜血杆菌属为寄生在黏膜表面的一类 Gram 阴性细小杆菌。需氧或兼性厌氧，营养要求严格，培养时需要 X（血红素）、V（辅酶 I）生长因子。属内与眼表疾病有关的细菌为埃及嗜血杆菌、流感嗜血杆菌。

（1）埃及嗜血杆菌（haemophilus aegyptius）：或名科卫杆菌（Koch-Weeks baoillus）。Koch、Weeks 相继在埃及结膜炎患眼查到、分离出本菌，为眼科致病菌。结膜炎刮片或眼分泌物涂片染色镜检，在中性粒细胞、上皮细胞胞质内、外均见 Gram 阴性小菌体，对干燥敏感，采标本后即刻接种培养可提高阳性率。细菌通过眼分泌物、污染物品接触传播，有高度传染性。易在儿童中引起流行性结膜炎，常与沙眼衣原体混合感染。偶致角膜溃疡、眼内炎，有时致慢性卡他性结膜炎。对氨苄青霉素、氯霉素、四环素、链霉素、磺胺等敏感。

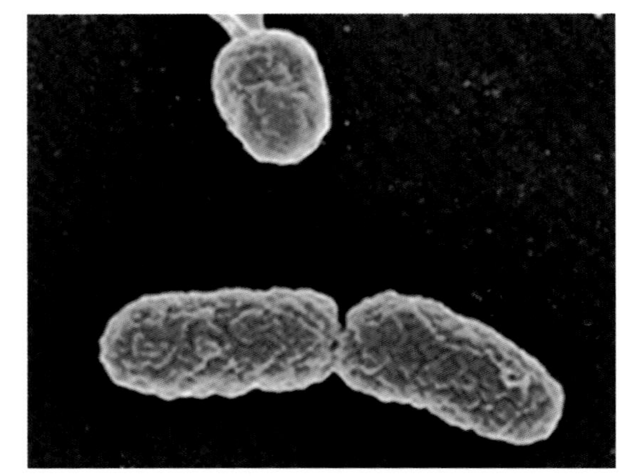
图 5-3-4　流感嗜血杆菌

（2）流感嗜血杆菌（haemophilus influenzae）：形态与培养特性与埃及嗜血杆菌相似（图 5-3-4）。寄生于上呼吸道，致急性呼吸道感染前可先出现急性结膜炎，偶致青光眼滤过术后眼内炎。敏感药物同埃及嗜血杆菌。

7. 莫阿菌属　莫阿双杆菌（Morax-Axenfeld diplobacillus）又名慢性结膜炎莫阿菌，为 Morax、Axenfeld 相继自结膜炎眼分泌物中分离出此菌故名。属内有陷窝莫阿菌、非液化莫阿菌、奥斯陆莫阿菌、苯丙酮莫阿菌等，致眼病者主为陷窝莫阿菌。本菌在正常呼吸道黏膜寄居，偶见于正常结膜囊、睑缘处，有时污染眼用化妆品。菌体较大，Gram 阴性双杆菌 2～3×1μm，端端相连，成对排列，偶呈球杆菌，短链状。眼分泌中菌体较短粗，末端方直，呈砖形，大小形状均一。Gram 染色脱色慢，常不同着染。一张玻片标本上可同时见 Gram 阴性长杆菌及 Gram 阳性短粗球杆菌。无鞭毛，偶见荚膜。专性需氧，需要在含血、血清或鸡蛋培养基上生长，高 CO_2，较湿环境下 32～35℃ 培养可提高分离率。生长较慢，血平板上菌落 0.3～0.5mm，细小灰色露滴状，不溶血。Löffler 血清斜面培养基上生长快，菌落周围略凹陷，有时表面见液化小窝。陈旧培养菌明显多形态，呈长或短的杆菌、球杆菌或丝状菌。生化反应不活泼，一般不分解糖类，不分解尿素，不产生靛基质。氧化酶阳性。产生溶蛋白酶，液化明胶。本菌引起的眼表感染为眦部睑缘炎、结膜炎、慢性滤泡性结膜炎，偶致角膜溃疡、角膜脓疡。细菌对锌离子敏感，常用硫酸锌治疗。对青霉素 G、氨苄青霉素、庆大霉素、红霉素、杆菌肽、磺胺等敏感。

8. 肠杆菌科

（1）艾氏菌属：大肠杆菌（escherichia coli）为人和动物肠道中常在菌，自然环境中普遍存在，偶见于结膜囊。Gram 阴性杆菌，一般不致眼表疾病，一定条件下偶致新生儿结膜炎、假膜性结膜炎、角膜溃疡、泪囊炎。对庆大霉素、卡那霉素、氨苄青霉素、氧哌嗪青霉素、氟喹诺酮类药物敏感。

（2）变形杆菌属：变形杆菌（Proteus）是寄居人、动物肠道的正常菌群，广泛存在于水、土壤、腐败有机物中，偶见于正常结膜囊。根据生化反应，变形杆菌分为普通、奇异、莫根、雷极、无恒变形杆菌 8 个种，其中奇异变形杆菌 P. mirabilis 可见于结膜囊，对角膜致病性强，且可污染眼药。偶见莫根变形杆菌 P. morganii 等眼表感染。眼外伤、眼手术时污染本菌或混合感染可致角膜溃疡、环形角膜炎等。细菌对庆大霉素、妥布霉素、丁胺卡那霉素、卡那霉素、羧苄青霉素、氟喹诺酮等敏感。

（3）克雷伯菌属：肺炎克雷伯菌（Klebsiella pneumoniae）又名肺炎杆菌，广泛存在于自然界，在人的上呼吸道、口腔、肠道中寄生，可见于正常结膜囊。Gram 阴性杆菌，本菌对健康人一般不致病，菌群失调、有其他病的衰弱者、老年人、免疫低下者可致肺炎、泌尿道感染，偶致环形角膜脓疡、急性泪囊炎、新生儿假膜性结膜炎等。本菌对庆大霉素、丁胺卡那霉素、多黏菌素、氧哌嗪青霉素、头孢菌素等多种抗生素敏感。

（4）沙雷菌属：黏质沙雷菌（serratia marcescens）又名灵杆菌，为土壤、空气、水中常居菌，广泛分布于自然界。Gram 阴性较短小杆菌本菌可污染医疗器械、物品造成医院内医源性感染，常污染软角膜接触镜用系列物品。可致匐行性角膜溃疡、环形角膜脓疡、早产儿化脓性结膜炎、泪道感染等。近年，本菌已成为与配戴接触镜有关的细菌性角膜感染中仅次于铜绿假单胞杆菌的重要病原菌。沙雷菌常对多种抗生素抵抗，有些菌株对庆大霉素、妥布霉素、丁胺卡那霉素、氧哌嗪青霉素、第三代头孢菌素、喹诺酮等敏感。

（5）产碱杆菌属：粪产碱杆菌（Alcaligenes faecalis）腐生或寄居脊椎动物肠道内，为 Gram 阴性球杆状或短杆状菌，条件致眼病。

9. 棒状杆菌属　棒状杆菌属为一类 Gram 阳性杆菌。无芽孢、需氧或兼性厌氧。与眼部有关的为白喉杆菌、类白喉杆菌、结膜干燥杆菌。

（1）白喉杆菌（corynebacterium diphtheriae）：为白喉病原菌。细菌产生毒性极强的外毒素，致局部黏膜上皮细胞坏死，血管充血扩张，白细胞、纤维素渗出形成灰白色膜状渗出。外毒素有免疫原性，可制成类毒素、抗毒素。白喉杆菌存在于患者或带菌者鼻咽或鼻分泌物中，经飞沫、污染物品传播。白喉流行期间偶致膜性、假膜性结膜炎、角膜炎，可不伴全身症状。白喉毒素可致眼外肌麻痹、调节麻痹。

（2）类白喉杆菌（corynebacterium diphtheroid）：为鼻咽黏膜、正常结膜囊的常见寄生菌，无致病性。形态与白喉杆菌类似但较粗短。

（3）干燥杆菌（corynebacterium xerosis）：寄生在正常结膜囊，更多见于干眼症、瘢痕性睑外翻、维生素 A 缺乏 Bitot 斑、角膜软化的上皮细胞表面。无毒力，无致病性或与其他细菌混合感染。

10. 分枝杆菌属　本属细菌为细长 Gram 阳性杆菌，有分枝状生长趋势。细胞壁含类脂，用苯胺染料不易着色，加温或延长染色时间着色后又不易被盐酸酒精脱色，故又称抗酸杆菌。无芽胞或荚膜。专性需氧菌。属中与眼病有关细菌为结核分枝杆菌、麻风杆菌、鸟型分枝杆菌等。

（1）结核分枝杆菌（mycobacterium tuberculosis）：本菌耐干燥，对紫外线、湿热敏感。能在巨噬细胞内繁殖并可被携带转移，可通过血流全身播散。结核分枝杆菌通过呼吸道、消化道、皮肤、黏膜损伤处侵入易感者，对人致病的主要为人型、牛型结核分枝杆菌。感染后机体产生有菌免疫，主要为细胞免疫。结核分枝杆菌偶致结膜结核，对结核菌蛋白过敏性眼表疾病有泡性角结膜炎，抗结核分枝杆菌药物为利福平、链霉素、乙胺丁醇、异烟肼、对氨基水杨酸等。近年，AIDS、重症免疫低下者、角膜异物伤后、软角膜接触镜配戴者、放射状角膜切开术后、角膜移植术后有鸟型结核分枝杆菌 M. avium、偶遇分枝杆菌 M. fortuitum、龟分枝杆菌 M. chelonei 等眼感染报道。此属条件致病的分枝杆菌可致泪囊炎、眼睑脓肿、角膜溃疡。

（2）麻风分枝杆菌（mycobacterium leprae）：细菌侵犯皮肤、黏膜、感觉神经组织引起瘤型、结核样型麻风，致严重畸形、狮面容貌。常致眼睑变形、秃睫、角膜基质炎（角膜麻风）、角膜血管翳、眼肌麻痹等。涂片、病灶组织活检，抗酸染色检菌为主要实验诊断方法。敏感药物为氨苯砜类、利福平。

11. 需氧芽孢杆菌属　需氧芽孢杆菌属为一群 Gram 阳性大杆菌，致眼病的细菌主要有枯草杆菌、蜡样杆菌。

（1）枯草杆菌（bacillus Sublitis）：一般无致病性，但一定条件下则可引起结膜炎、角膜脓肿。

（2）蜡样杆菌（bacillus Cereus）：广泛存在于土壤、污水、灰尘中的腐生菌，经常污染环境，可见于正常结膜囊，畜牧饲养工作者检出率高。一般不致病，偶致结膜炎、角膜炎、泪囊炎（图 5-3-5）。

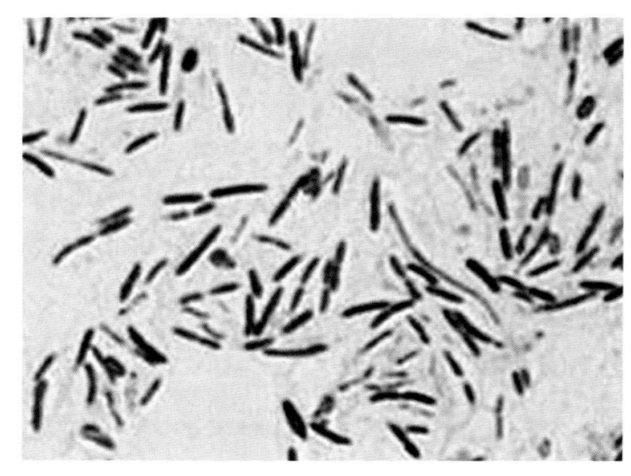
图 5-3-5　蜡样杆菌

枯草杆菌、蜡样杆菌对林可霉素、万古霉素、庆大霉素、红霉素等敏感。

12. 奴卡菌属 奴卡菌属广布于自然界土壤、腐败有机物中，多为腐物寄生的非病原菌。属内对人条件致病主要为星形奴卡菌和巴西奴卡菌。能引起眼病的为星形奴卡菌。星形奴卡菌（norcardia asteroides）为Gram阳性纤细丝状细菌，本菌所致的眼表疾病为慢性角膜结膜炎、角膜溃疡、持续性角膜上皮缺损、泪道感染、眼睑结膜肉芽肿等。奴卡菌对磺胺、青霉素类药物较敏感。

（二）厌氧菌

厌氧菌为地球上最古老生物，自然环境中广泛存在。人体皮肤黏膜寄生的正常菌群中很多是厌氧菌，肠道栖居的厌氧菌远比需氧菌多。眼结膜囊穹窿部皱襞多，空气少，处于低氧或厌氧状态，有利于厌氧菌生存。正常眼结膜囊厌氧菌检出率依报道不同为32.5%~51.6%。一般不致病，当创伤、手术等解剖屏障被破坏，血液供应障碍、氧张力低下时，厌氧菌生长繁殖致病，或与需氧菌、兼性厌氧菌混合感染致病。

1. 梭状芽孢杆菌属

（1）破伤风杆菌（clostridium tetani）：存在于人和动物肠道，广布于泥土上层。Gram阳性杆菌，芽胞抵抗力很强，破伤风杆菌繁殖时产生毒性极强的破伤风痉挛毒素，对中枢神经系统有高度亲和力，致超强反射反应和横纹肌痉挛，最后导致宿主窒息死亡。毒素脱毒处理为类毒素，抗原性强，可刺激机体产生抗毒素能中和毒素。眼睑、眼眶、眼球深部创伤、刺伤污染泥土或污染异物有破伤风杆菌或合并需氧菌混合感染时，厌氧环境下破伤风杆菌繁殖则致病。清创，开放伤口，注射抗毒素可紧急预防。人工自动免疫可获免疫。破伤风杆菌对万古霉素、青霉素敏感。

（2）产气荚膜杆菌（clostridium perfringens）：为存在于土壤、腐败物中粗大Gram阳性杆菌，眼球穿通伤、眼内异物伤、眶内异物伤感染本菌或混合感染时急剧发生气性坏疽性眼内炎、全眼球炎、眶蜂窝织炎。前房水、玻璃体、眶内吸刺液涂片培养可诊断。本菌对青霉素、红霉素、氧哌嗪青霉素、甲硝唑、头孢噻甲羧肟等敏感。

（3）肉毒杆菌（clostridium botulinum）：存在于土壤、动物粪便中的Gram阳性杆菌。本菌产生极强烈外毒素（肉毒杆菌毒素），作用于中枢神经系统的脑神经核和外周神经-肌肉连接处，阻碍突触前膜乙酰胆碱的产生和释放，引致胆碱能神经支配的肌肉和骨骼肌松弛性麻痹。食入带毒素食物后发生食物中毒，眼部表现复视、斜视、眼睑下垂、眼肌麻痹、瞳孔散大。注射多价抗血清特异性治疗。用肉毒杆菌毒素A治疗特发性眼睑痉挛、麻痹性斜视有良好疗效。

2. 放线菌属 放线菌属为一类Gram阳性，不产生孢子，无动力，以二分裂方式繁殖，分枝状排列的丝状杆菌。与眼部感染有关的为衣氏放线菌、链丝菌。

（1）衣氏放线菌（actinomyces israeli）：为口腔、咽部正常菌群之一，Gram着染不规则，呈树枝状分枝或不分枝，偶为丝状菌。偶见于结膜囊，共生或致病。所致眼病有单侧慢性泪小管炎、泪囊炎、慢性或亚急性泪道性结膜炎、眼睑小脓肿、角膜溃疡等。对青霉素、四环素、磺胺等敏感。

（2）链丝菌（streptothrix）：为纤细的分枝与不分枝的长菌丝，常断裂为杆菌与细小球菌，Gram着染不同，杆菌Gram阴性，球菌Gram阳性。常致下泪小管炎，并发慢性结膜炎、泪囊炎。对青霉素、四环素、万古霉素、磺胺等敏感。

3. 丙酸杆菌属 痤疮丙酸杆菌（propionibacterium acnes）又称厌氧类白喉杆菌，共生存在于皮肤、毛囊、汗腺等部位，为常见的厌氧菌，也常存在于正常结膜囊、睫毛附近。Gram阳性杆菌，棒状或微弯。一般不致眼病，有时致急性结膜炎、角膜溃疡、泪小管炎、泪囊炎、脂溢性睑缘炎、眶蜂窝织炎等。本菌对氧哌嗪青霉素、头孢菌素、甲硝唑等敏感，常对氨基糖苷类耐药。

4. 类杆菌属 脆弱类杆菌（bacteroides fragilis）、产黑色素类杆菌（bacteroides melaninogenicus）寄居肠道、口腔、上呼吸道等处，为正常菌群，可见于正常结膜囊。Gram阴性杆菌、球杆菌，偶致泪囊炎、泪小管炎、角膜炎。对氯林可霉素、利福平、红霉素、甲硝唑、第三代头孢菌素敏感。

5. 梭杆菌属 梭杆菌（fusobacterium）为口腔、上呼吸道、肠道正常菌群。Gram阴性细长杆菌，偶致结膜炎、泪囊炎、泪小管炎、角膜炎。对多黏菌素、卡那霉素、妥布霉素、甲硝唑、青霉素G等敏感。

6. 消化球菌属 消化球菌（peptococcus）为寄生于口腔、上呼吸道、肠道、皮肤的正常菌群，也可见于正常结膜囊。条件致病，常与其他细菌混合感染，偶致急性结膜炎、泪道感染、角膜炎。对青霉素、四环素、红霉素、林可霉素、利福平、甲硝唑、头孢噻甲羧肟等敏感。对庆大霉素、卡那霉素抵抗。

7. 消化链球菌属　消化链球菌(PePtostrePtococcus)同消化球菌,可见于正常结膜囊。Gram 阳性球菌或卵圆形菌,常混合感染,可致泪囊炎、泪小管炎、结膜炎、角膜炎、角膜移植或屈光手术后感染等。对青霉素、头孢菌素、红霉素、林可霉素、利福平等敏感。

8. 韦荣球菌属　韦荣球菌(veillonella)或称费氏球菌,正常寄生于口腔、上呼吸道、泌尿生殖道、肠道等。Gram 阴性微小球菌,常与其他细菌混合感染,可致泪小管炎、术后眼内炎。对青霉素、头孢菌素、四环素、红霉素、林可霉素等敏感。

二、与眼病有关的衣原体

(一)沙眼衣原体

沙眼衣原体(chlamydia trachomatis)是由我国微生物学家汤非凡、张晓楼等人于 1956 年在世界上首次用鸡胚卵黄囊接种分离培养出沙眼病原体并确定为人类沙眼的病原体。

1. 生物学性状　衣原体的形态及染色性在不同发育阶段表现不同。衣原体在宿主细胞内生长繁殖,有特殊的发育周期,在光学显微镜下可见到 2 种大小、形态结构不同的颗粒衣原体。较小的结构致密的颗粒称原体(elementary body,EB),圆形、卵圆形或梨形,直径为 0.2~0.4μm,Giemsa 染色呈紫红色细小沙粒状。原体为成熟的感染颗粒(感染相),能在细胞外存活。有细胞壁,无繁殖能力,具有感染性。当与易感细胞接触时,EB 吸附于敏感的上皮细胞上,然后以吞饮的方式进入细胞内,由宿主细胞膜包围原体而形成空泡,在空泡内的原体增大,发育成为始体。始体(initial body)为较大的电子致密度较低的颗粒,也称网状体(reticulate body,RB),呈圆形或椭圆形,直径为 0.5~1.0μm。Giemsa 染色呈蓝色斑点状。始体无细胞壁,代谢活泼,有繁殖能力,不具有感染性,是衣原体的繁殖形态,为细胞内形式。始体在空泡中以二分裂形式繁殖,在空泡内形成众多的子代原体,构成各种形态的包涵体(inclusion body)。包涵体的形态、在细胞内存在的位置及染色性等特征,有鉴别衣原体的意义。成熟的子代原体从宿主细胞释放出来,再感染其他的易感细胞,开始新的发育周期。每个发育周期需 48~72 小时。

2. 衣原体感染机制　衣原体通过微小创伤而侵入机体后,通过肝硫素作为“桥梁”,原体吸附于易感的柱状和杯状黏膜上皮细胞并在其中生长繁殖,也可进入单核吞噬细胞,细胞膜围绕原体内陷形成空泡,称吞噬体;原体在空泡中大量生长,之后转变为网状体,完成其繁殖过程;细胞内溶酶体若能与吞噬体融合,溶酶体内的水解酶就可将衣原体杀灭。由于衣原体能产生类似于革兰阴性菌的内毒素毒性物质,该物质存在于衣原体的细胞壁中,不易与衣原体分开,能够抑制宿主细胞代谢,直接破坏宿主细胞,这种毒素的作用能被特异性抗体所中和。衣原体的致病机制除与宿主细胞对毒素反应有关外,衣原体的主要外膜蛋白(MOMP)能阻止吞噬体与溶酶体的融合,从而有利于衣原体在吞噬体内繁殖并破坏宿主细胞。MOMP 的表位容易发生突变,在体内可以逃避特异性抗体的中和作用而继续感染细胞。在机体抗衣原体的免疫应答过程中,一方面疾病得以缓解,另一方面由 T 细胞与被感染细胞的相互作用发生Ⅳ型超敏反应,而导致免疫病理性损伤。沙眼衣原体或 MOMP 成分,可促进单核细胞产生 IL-1 等细胞因子,而 IL-1 是炎症和瘢痕形成的重要因子,可能与衣原体感染后易产生瘢痕有关。

不同的衣原体由于 MOMP 的不同,其嗜组织性不同,致病性也不同。有些只引起人类致病,例如沙眼衣原体中的沙眼亚种、性病淋巴肉芽肿亚种和肺炎衣原体;有些只引起动物疾病,例如沙眼衣原体中鼠亚种,鹦鹉热中的大多数菌株和兽类衣原体;有些是人兽共患病原体,例如鹦鹉热衣原体中的部分菌株。人类感染衣原体后主要引起沙眼、包涵体结膜炎、泌尿生殖道感染、性病淋巴肉芽肿及肺炎等疾病。衣原体毒素对眼结膜致病作用强,是导致急性炎症的主要致病物质。结膜的分泌物、泪液中的衣原体经眼-手、物、水-眼途径,在家庭、集体生活的密切接触中传播沙眼。

3. 免疫性　感染衣原体后,能诱导机体全身及局部黏膜产生特异性细胞免疫和体液免疫。由 MOMP 活化的 T 细胞可分泌细胞因子,抑制衣原体的生长。血清、泪液中出现的 IgM、IgG、IgA、SIgA 特异性抗体可抑制衣原体吸附到宿主细胞,参与抗衣原体感染的中和作用,愈合一定时期内对再感染有抵抗力,但通常免疫力不强。因而常造成反复感染、持续性感染和隐性感染。此外,也可能出现免疫病理性损伤导致并发症发生，如角膜血管翳、睑内翻倒睫、角膜溃疡、角膜混浊、眼干燥症等，重症沙眼可致盲。

4. 理化因素对衣原体的影响　衣原体对外界抵抗力不强，对热敏感，56℃/5min，70℃/1min 则失去感染性。故煮沸或开水烧烫洗脸用具是最简易可靠的消毒方法。衣原体干燥 1 小时可失活，低温冷冻可存活数年以上。75%酒精 0.5 分钟、2%甲酚皂溶液 5 分钟可灭活衣原体，对甲醛溶液、石炭酸、升汞等敏感。对磺胺、四环素、红霉素、金霉素、土霉素、利福平、强力霉素、喹诺酮等敏感，而对链霉素、庆大霉素、卡那霉素等抵抗。

（二）包涵体结膜炎衣原体

包涵体结膜炎衣原体（Chlamydia inclusion conjunctivitis）与沙眼衣原体大部分生物学性状相同而血清型不同。包涵体结膜炎衣原体是性传播疾病泌尿生殖道感染的重要病原菌之一，可引起成人包涵体性结膜炎或游泳池结膜炎，更常致衣原体性尿道炎、子宫颈炎、输卵管炎。患衣原体子宫颈炎产妇生产时，新生儿通过产道感染发生新生儿包涵体结膜炎或肺炎。

（三）性病淋巴肉芽肿衣原体

性病淋巴肉芽肿衣原体（chlamydia lymphogranuloma venereum）的形态性状与沙眼衣原体相同，但血清型不同。除致性病淋巴肉芽肿外偶致结膜炎。

三、与眼病有关的螺旋体

（一）梅毒螺旋体

1. 生物学性状

（1）形态结构及染色：梅毒螺旋体大小为（0.1~0.2）μm×（7~8）μm，螺旋致密规则，呈锯齿状，两端尖直。电镜下观察，最外膜为荚膜样物质，其内有细胞壁和细胞膜包围的柱状原生质体，细胞壁外缠绕 3~4 根轴丝，是螺旋体运动活跃。新鲜标本可不用染色，直接用暗视野显微镜观察活体。常用 Fontana 镀银染色法，菌体被染成棕黄色。

（2）抵抗力：该菌抵抗力极弱，对温度、干燥均特别敏感，50℃中 5 分钟死亡，4℃至 3 天即死亡，故存放 4℃血库中的血液无传染梅毒的危险性。该菌离体后干燥 1~2 小时死亡，对化学消毒剂敏感，对青霉素、四环素等敏感，但近年来有对青霉素耐药的报道。

2. 致病性

（1）致病物质：梅毒螺旋体不产生内毒素，致病可能与其荚膜样物质和黏多糖酶有关。荚膜样物质为酸性黏多糖，具有抗吞噬作用，能阻碍抗体等大分子物质穿透，保护菌体。黏多糖酶有助于梅毒螺旋体紧密吸附毛细血管内皮，并能分解基质黏多糖，使内皮细胞间连接解离，螺旋体接近血管周围富含黏多糖的组织。黏多糖被分解后组织破坏，引发血管塌陷、炎症、坏死和溃疡等特征性病理损害。

（2）所致疾病：自然情况下，人是梅毒的唯一传染源。根据感染方式不同可将梅毒分为先天性梅毒和后天性梅毒。①先天性梅毒：又称胎传梅毒。梅毒螺旋体经母体胎盘进入胎儿血液循环，扩散到肝、脾、肺及肾上腺等处大量繁殖，引起胎儿全身感染，造成流产、早产或死胎，或出生梅毒儿，出现间质性角膜炎、锯齿形牙、神经性耳聋等特征性体征。②后天性梅毒：主要经性接触传播，少数通过输血等途径感染，临床分为 3 期，表现反复、潜伏和再发等特点。

（二）伯氏包柔螺旋体

伯氏包柔螺旋体为疏螺旋体，细长，一般（5~20）μm×（0.2~0.5）μm。有 3~8 个浅而不规则形波状螺旋，有 4~8 根轴丝，运动活跃。染色质 DNA 呈线状，含 4~7 个质粒。Gram 染色阴性，Giemas 染为紫红色，镀银染色着色。暗视野显微镜下可见活的螺旋体。1975 年美国 Lyme 镇儿童流行不明病因的关节炎，称为 Lyme 病。硬蜱为伯氏包柔螺旋体的传播媒介，蜱叮咬吸血时经唾液将螺旋体注入宿主体内或经污染皮肤表面的硬蜱粪便侵入人体、血流。所致眼表疾病有滤泡性结膜炎、基质性角膜炎等。

伯氏包柔螺旋体对青霉素、红霉素、头孢三嗪、四环素等敏感。

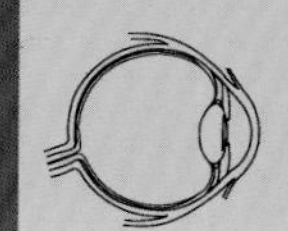

四、与眼科有关的病毒

（一）脱氧核糖核酸病毒

1. 疱疹病毒科病毒 疱疹病毒为一组中等大小，有外膜的 DNA 病毒，普遍存在于自然界。感染人类的单纯疱疹病毒、水痘-带状疱疹病毒、巨细胞病毒、EB 病毒皆可致眼表疾病。

（1）单纯疱疹病毒（herpes simplex virus，HSV）：单纯疱疹病毒是世界范围广泛感染人类的 DNA 病毒，长期与人建立了共生关系，人为其自然宿主。单纯疱疹病毒有Ⅰ、Ⅱ两型（HSV-1、HSV-2），Ⅰ型病毒易感部位为腰以上皮肤、黏膜如面、唇、眼部，在单纯疱疹病毒性眼病中占 87%～98%；对角膜致病发病早，病变较表浅；嗜神经性较弱；对碘苷较敏感；常潜伏在三叉神经节、上颈神经节；易复发。Ⅱ型病毒主要侵犯生殖器、腰以下皮肤、黏膜，致生殖器疱疹、新生儿播散性或限局性感染，在单纯疱疹病毒性眼病中占 2%～13%；对角膜致病发病较迟，早期侵犯基质，病变重，病程长；嗜神经性较强；对碘苷耐药；常潜伏在尾骶神经节；可复发。

眼、面部原发感染时，病毒沿三叉神经进入轴突，通过轴浆逆向流动到三叉神经节或经交感神经到上颈神经节，此时神经节匀浆可分离出病毒。机体体液抗体出现后神经节内病毒则进入潜伏状态，病毒 DNA 整合到神经元细胞的 DNA 内或环状，以亚病毒形式长期潜伏，普通培养不能分离出病毒。如将神经节与敏感细胞共同培养则可分离出病毒。原发感染部位决定病毒潜伏在哪个神经节。近年研究表明除神经节外，病毒也可潜伏在眼组织。实验研究表明，潜伏状态下有时出现间歇性自然排毒但不致病。潜伏是疱疹复发的主要根源。感冒、发热、日晒、外伤、过劳、精神紧张、使用激素等常为单纯疱疹复发的诱因。单纯疱疹病毒原发感染后机体出现体液免疫与细胞免疫。中和抗体能有效地灭活细胞外病毒，控制病毒血症，防止病毒全身播散，但不能作用细胞内病毒，也不能清除潜伏病毒或阻止其活化。黏膜感染局部出现 SIgA 抗体，能中和病毒但为时短暂。临床与实验研究均表明细胞免疫在抵御单纯疱疹病毒感染中起重要作用。细胞免疫与病毒活力间平衡破坏常导致复发。

单纯疱疹病毒能引起多种眼表疾病如眼睑、睑缘单纯疱疹，急性滤泡性结膜炎，星状、树枝状、地图状角膜炎，盘状角膜炎，基质角膜炎，角膜葡萄膜炎等。其中单纯疱疹性角膜炎多次复发恶化，严重危害视力。

抑制单纯疱疹病毒复制的药物有无环鸟苷、环胞苷、阿糖胞苷、碘苷、阿糖腺苷、三氟胸苷、磷酰甲酸、溴乙烯脱氧尿苷、丙氧鸟苷等。

（2）水痘-带状疱疹病毒（varicella-zoste virus，VZV）：水痘病毒和带状疱疹病毒为同一种病毒，抗原性相同，血清学不能区分。感染病毒后，因机体免疫状态不同，临床表现水痘或带状疱疹两种疾病。眼带状疱疹为潜伏在三叉神经半月神经节或眼支的水痘-带状疱疹病毒活化致眼支急性感染，主要沿额神经、泪神经、鼻睫状神经支达该神经支配的皮肤、眼及其附属器表现病变。所致的眼表疾病有单侧额、眼睑、睑缘带状疱疹，急性卡他性、滤泡性结膜炎，上巩膜炎，巩膜炎，上皮性、树枝状角膜炎，钱币状角膜炎，盘状角膜炎，角膜内皮炎、神经营养性角膜炎等。

抗病毒化疗药物中无环鸟苷、环胞苷、阿糖胞苷、阿糖腺苷、碘苷、溴乙烯脱氧尿苷等对水痘-带状疱疹病毒 DNA 复制有一定抑制作用。

（3）巨细胞病毒（cytomegalovirus，CMV）：巨细胞病毒形态、结构与单纯疱疹病毒相似，但两者基因组的核酸同源性仅有 5%。本病毒感染人群普遍，绝大多数为隐性感染、持续性感染，少数表现传染性单核细胞增多症、肺炎、肝炎、肠炎、脑炎等。眼部表现巨细胞病毒性视网膜炎、视网膜脱离、葡萄膜炎、角膜内皮炎。先天性巨细胞病毒感染眼部表现小眼球、无眼球、白内障、视盘发育不全或缺损、视神经萎缩、葡萄膜炎、虹膜周边前粘连、视网膜脉络膜炎、角膜混浊等。巨细胞病毒对丙氧鸟苷敏感，排毒减少或转阴，可缓解病情但不能根治，停药后会复发。无环鸟苷、阿糖胞苷有些疗效。

（4）EB 病毒（Epstein-Barr virus，EB）：EB 病毒是最先从 Burkitt 淋巴瘤中分出的 DNA 病毒。其形态、结构、复制等与其他疱疹病毒相似，但有嗜淋巴细胞特性。EB 病毒所致的眼表疾病有急性滤泡性结膜炎、钱币状角膜炎、上巩膜炎、泪腺炎、原发性眼干燥症等。

2. 腺病毒(adenovirus)　球形,直径 60~90nm。病毒传染性强,通过飞沫、眼分泌物、污染的水、物接触传播致急性显性感染或亚临床感染,常在易感人群中造成暴发流行或全年散发病例。腺病毒致咽炎、上呼吸道感染、婴幼儿肺炎、流行性胃肠炎、出血性膀胱炎等。引起的常见眼表疾病为流行性角膜结膜炎、咽结膜热、非特异性滤泡性结膜炎。致眼病的腺病毒主要为 D、B、E 亚组,引起流行性角膜结膜炎的腺病毒常为 8、3、7、4、10、11、15、19、37、42 型。引起咽结膜热的腺病毒常为 3、4、7 型。引起非特异性滤泡性结膜炎的腺病毒常为 1-11、14-17、19、20 等型。我国病毒性结膜炎流行时曾分离出 8、3、7、11 型腺病毒。需引起重视的是腺病毒常通过污染病毒的医务人员的手、医疗器械,特别是眼压计、前房角镜、诊疗物品如手电筒、滴眼液等在医务人员和眼病患者间交叉感染,甚至造成流行。

腺病毒对一般抗病毒药物无确切疗效,恢复期血清可预防或减轻发病。

3. 天花病毒(variola virus)、痘苗病毒(vaccinia virus)　天花病毒和痘苗病毒皆属痘病毒科,是一群形体较大,结构复杂的 DNA 病毒。呈砖形或卵圆形,直径(200~300)×(100~260)nm。人类历史上天花病毒曾引起传染性极强,凶险且死亡率高的天花病,致眼睑、睑缘、结膜、角膜痘疱、盘状角膜炎、虹膜睫状体炎。愈后遗瘢痕,重症致盲。痘苗病毒是实验室培养杂交获得的天花-牛痘病毒杂种,与天花病毒抗原性基本相同,相互交叉免疫。痘苗为活毒疫苗,预防天花普种牛痘时时常发生经手、衣物等将接种部位的痘苗病毒移植到眼部,或医务人员被痘苗直接溅眼而感染。移植痘表现眼睑、睑缘牛痘、角膜牛痘、盘状角膜炎等。两种病毒感染的上皮细胞胞质内均可查见嗜酸包涵体或瓜氏小体。由于天花已被消灭,现已停止普种牛痘,但仍需警惕天花再度暴发流行的可能性。

传染性软疣病毒(molluscum contagiosum virus):传染性软疣病毒属痘病毒科,形态结构和天花、痘苗病毒相似,但无血清学联系。病毒的自然宿主为人类,通过直接、间接接触传播,多发生于儿童期。眼睑、特别是睑缘部的传染性软疣常致慢性滤泡性结膜炎。

4. 人乳头瘤病毒(human papilloma virus)　人乳头瘤病毒或称疣病毒,属乳头状瘤多瘤空泡病毒科(简称乳多空病毒科),是小 DNA 病毒。球形,直径 45~55nm。通过直接接触引起慢性感染,皮肤、黏膜损伤是造成感染的重要因素。病毒可致眼睑疣、睑缘疣、结膜及角膜缘乳头瘤,常伴有慢性卡他性结膜炎、点状角膜上皮剥脱。除物理、化学方法破坏疣组织、二氧化碳激光、阿糖胞苷抗病毒药物、手术切除等治疗外,局部干扰素治疗有一定疗效。

(二)核糖核酸病毒

1. 肠道病毒 70 型(enterovirus type 70)和柯萨奇病毒 A24(Coxsackie virus A24)　肠道病毒 70 型和柯萨奇病毒 A24 同为 1969 年以来世界性暴发流行新型急性出血性结膜炎的病原。两者皆属微小核糖核酸病毒科,具有肠道病毒的生物学、理化特性,但不能被其他肠道病毒的免疫血清所中和。病毒球形,直径 22~36nm。两种病毒皆致急性出血性结膜炎,以潜伏期短、发病急、暴发流行为特点,少数人伴有上呼吸道感染症状,偶有结膜炎后出现脊髓脊神经根炎的报道。两种病毒的传染性极强,人群各年龄组普遍易感,以青壮年发病率最高,多于夏秋季流行。病毒通过泪液、眼分泌物传播,另可经飞沫、粪便传播。接触污染是主要传播方式。通过被病毒污染的物品、水、手或通过医务人员传播,在家庭、学校、工作单位、浴室、游泳池等公共场所扩大蔓延,很快引起社会大范围流行。流行后人群血清中和抗体增高,相当时间内有一定免疫力。肠道病毒 70 型、柯萨奇病毒 A24 皆无特效敏感药物,少数报道吗啉双胍(ABOB)、羟甲基骈咪唑有疗效。局部干扰素、基因工程干扰素有预防或缩短病程的效果。传染源应隔离,流行期医院需设专台隔离门诊。医务人员检查患者后必须用 75%酒精消毒双手以杜绝交叉感染。

2. 腮腺炎病毒(mumps virus)　腮腺炎病毒属副黏液病毒科,为 RNA 病毒。病毒体球形,直径 100~200nm。人是唯一自然宿主,病毒对腺体、神经组织有亲和性,多于 5~15 岁时感染。通过唾液、飞沫传播,局部繁殖后进入血流,播散到腮腺、睾丸、脑等处致腮腺炎、睾丸炎、脑炎等。病毒播散到眼及其附属器时表现泪腺炎、滤泡性结膜炎、盘状角膜炎等。

3. 麻疹病毒(measles virus)　麻疹病毒属副黏液病毒科,为单链 RNA 病毒。球形,直径 120~250nm。人为其唯一自然宿主,通过呼吸道飞沫传播或经泪液、结膜分泌物传播,经眼结膜进入局部上皮细胞,有高度传染性。麻疹前驱期、皮疹早期表现卡他性结膜炎、上皮性结膜角膜炎,上皮刮片用免疫荧光法、免疫酶

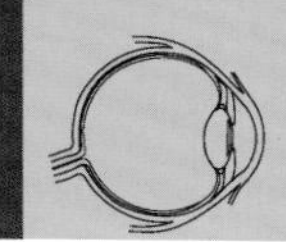

法可检出病毒抗原。患慢性消耗病或人工喂养营养不良儿童患麻疹后，由于重病消耗及不合理的喂养常加重营养不良，维生素 A 缺乏、蛋白质缺乏导致角膜软化症。减毒活疫苗用于预防。

4. 新城疫病毒（newcastle disease virus）　新城疫病毒又称新城鸡瘟病毒是禽类急性传染病新城疫的病原微生物。属副黏液病毒科，为球形，直径 100~200nm 的单股 RNA 病毒。自然宿主为鸡、鸭等禽类，一般对人无致病性。但鸡瘟流行时家禽饲养人员或从事新城疫病毒疫苗的实验室工作人员偶被感染致急性滤泡性结膜炎。

5. 风疹病毒（rubena virus）　为单链 RNA 病毒。球形或椭圆形，直径 50~70nm。人为风疹病毒的重要宿主，许多野生、实验动物也能感染。通过呼吸道传播，尿液、泪液、咽、结膜分泌物也可分离出病毒。临床表现风疹，有时无皮疹型风疹或亚临床型不显性感染。本病毒有很大的致畸作用，先天性风疹综合征表现眼部病变者达 50%以上，眼器官的各部分都可受累，可表现一种或多种眼病，特征性眼部病变为先天性白内障、视网膜病变。其他如小眼球、小角膜、先天性角膜混浊、角膜水肿、虹膜发育不良、慢性虹膜睫状体炎、葡萄膜炎、先天性青光眼、牛眼、重度屈光不正、弱视、眼球震颤、眼运动异常、斜视、皮质盲、视神经萎缩等。受累器官内风疹病毒较长时间存在，可持续感染排毒。怀孕 3~4 个月内避免与风疹患者接触、推行学龄儿童普及接种风疹疫苗是预防先天性风疹综合征的有效措施。

6. 人免疫缺陷病毒（human immunodeficiency virus，HIV）　人免疫缺陷病毒是 50 年代以来全球蔓延流行的获得性免疫缺陷综合征（acquired immunodeficiency syndrome，简称艾滋病 AIDS）的病因。归属逆转录病毒科的慢病毒属。病毒为单链 RNA 病毒，圆或椭圆形，直径 80~110nm。人免疫缺陷病毒有 HIV-1、HIV-2 两个血清型，两型核酸同源性为 40%。病毒通过同性恋或异性性接触、静注药瘾者污染注射器、输血、输血制品等传播或围产期母婴传播。感染初期部分患者表现传染性单核细胞增多症样症状，血清抗体阳转。此后无症状带毒，受染者的血液、精液、唾液、乳汁、骨髓、淋巴结、脑脊液等存在病毒。自 AIDS 患者的泪液、结膜上皮细胞、角膜上皮细胞曾分离出病毒。病毒传染源为 AIDS 患者及无症状带毒者。病毒感染眼部表现视网膜棉绒斑、视网膜、球结膜微血管异常、缺血性黄斑病变、注视麻痹、眼内、外肌麻痹、视神经乳头水肿、视神经炎、视神经萎缩等。眼部条件致病微生物感染有巨细胞病毒性视网膜炎、弓形体视网膜脉络膜炎、眼带状疱疹、重症单纯疱疹性角膜炎、念珠菌性、隐球菌性脉络膜视网膜炎、鸟型分枝杆菌性脉络膜视网膜炎等。AIDS 患者眼部恶性肿瘤为卡氏肉瘤、眼窝淋巴瘤。

抑制病毒逆转录酶的化疗药有三叠氮胸苷（azidothymidine）等。基因工程 CD_4 分子能和病毒外膜上糖蛋白 gP120 结合，阻止病毒感染细胞，开始试用于临床。

五、与眼病有关的真菌

（一）丝状真菌

1. 曲霉菌属（aspergillus）　为最常见的腐生真菌，孢子在空气中播散，可存留于呼吸道、皮肤、黏膜上，也是实验室常见的污染菌。一般不致病，但条件致病。致眼病的常见曲霉菌有以下几种：①烟曲霉菌（A. fumigatus）（图 5-3-6）、②黄曲霉菌（A. flavus）、③黑曲霉菌（A. niger）、④杂色曲霉菌（A. versicolor）、⑤构巢曲霉菌（A. nidulans）等。曲霉菌所致眼表疾病主要是角膜溃疡，偶致结膜炎、泪小管炎。

2. 镰刀菌属（fusarium）　土壤、水、有机物中常见的腐生菌，常致水稻、蔬菜、水果病害，可见于皮肤、呼吸道。菌落棉絮状，气生菌丝发达。镰刀菌产生蛋白酶、胶原酶，常致角膜脓疡，另可致眼内炎。致眼病的常见镰刀菌为：①茄病镰刀菌（F. solani）为重症真菌性角膜溃疡的常见菌（图 5-3-7 至图 5-3-13）。②串珠镰刀菌（F. moniliforme）、③禾谷镰刀菌（F. graminearum）。

3. 青霉菌属（penicillium）、拟青霉菌属（paecilomyces）　拟青霉菌广泛存在于自然界，正常结膜囊偶可检出，是实验室常见污染菌。一般不致病，一定条件下致角膜溃疡。

4. 头孢霉属（cephalosporium）　广泛分布于自然界植物残体、种粒、土壤及空气中。产黄头孢霉、顶孢头孢霉等可致角膜溃疡等。

5. 链格孢霉属（Alternaria）　土壤、空气中腐生菌，常暂时污染结膜囊。可致结膜炎、角膜溃疡。

6. 毛霉菌属（mucor）　土壤中常见的腐生菌，生长迅速。毛霉菌在特定条件下致病，糖尿病、酸中毒、

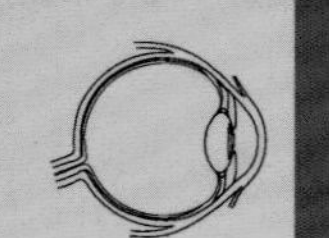

白血病、淋巴瘤等长期使用免疫抑制剂者患毛霉菌鼻窦炎延及眼眶可致急性眶蜂窝织炎。另可致角膜炎、眼内炎。脑膜脑炎时表现上睑下垂、眼内、外肌麻痹。

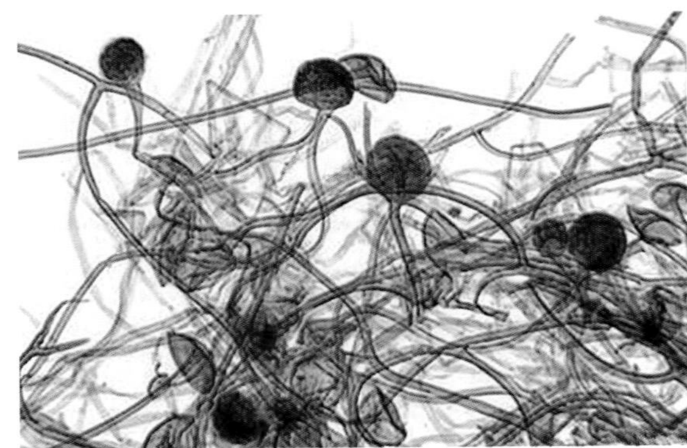

图 5-3-6　烟曲霉菌

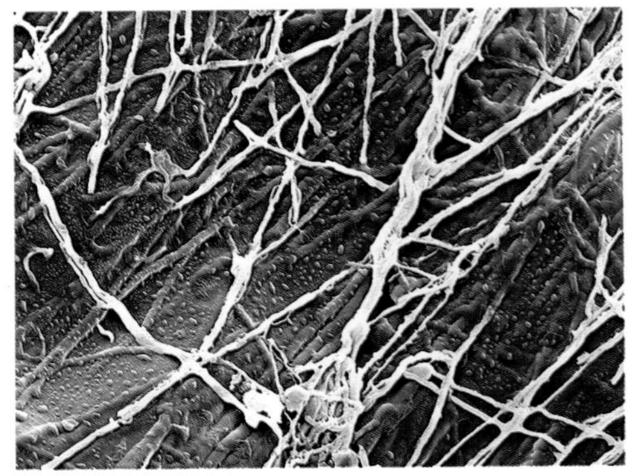

图 5-3-7　真菌菌丝

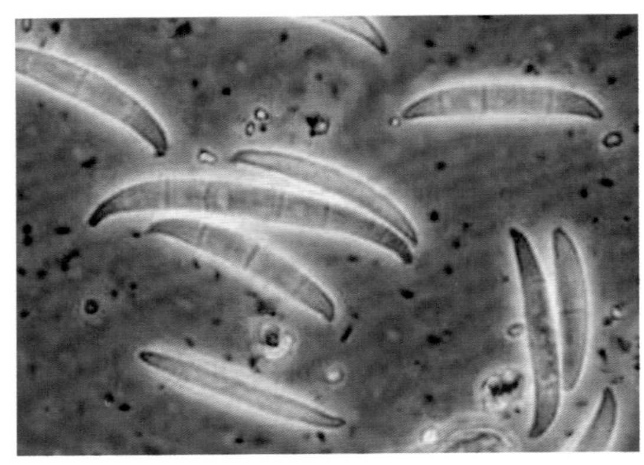

图 5-3-8　镰刀菌

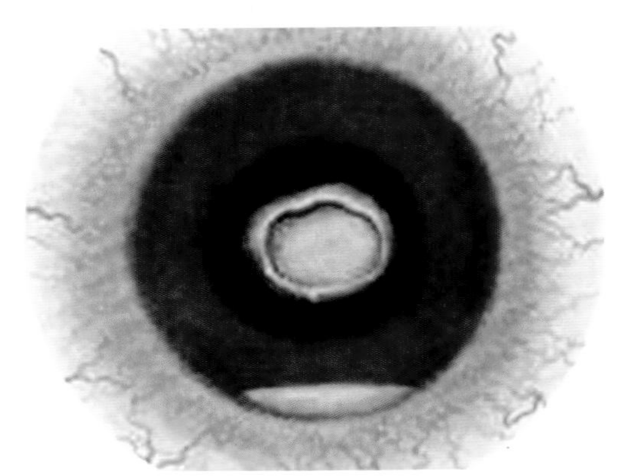

图 5-3-9　真菌角膜溃疡示意图

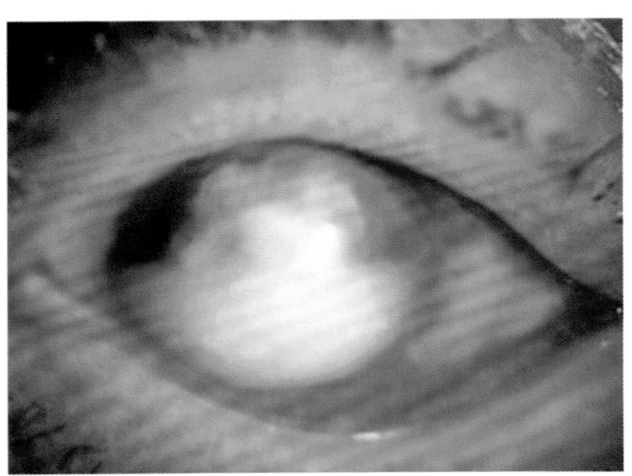

图 5-3-10　真菌角膜溃疡-前房积脓

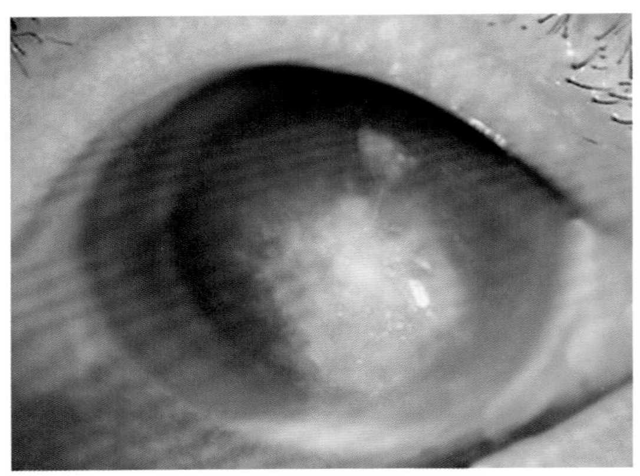

图 5-3-11　真菌角膜溃疡

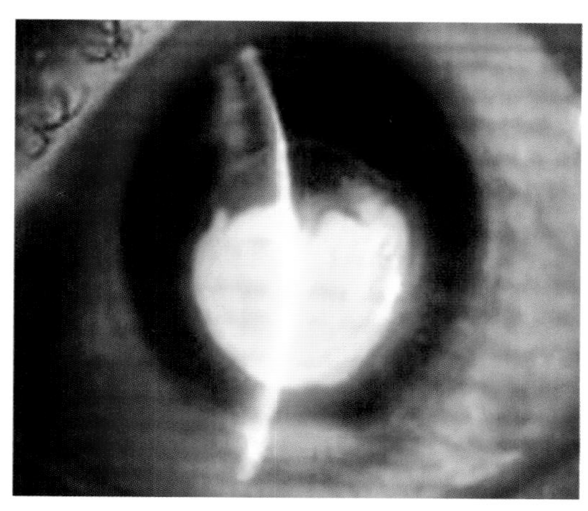

图 5-3-12　真菌角膜溃疡(裂隙相)

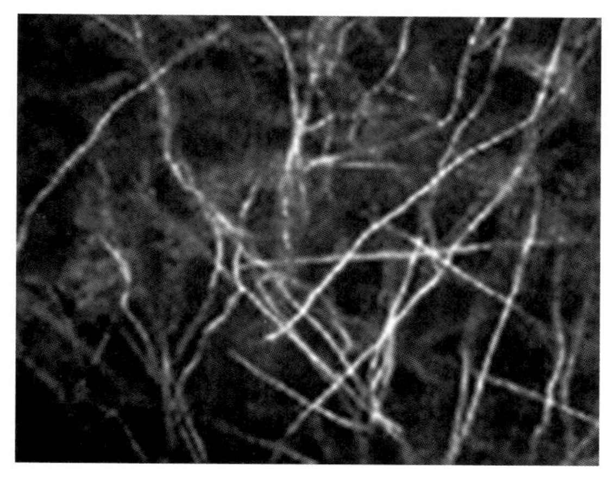

图 5-3-13　角膜共聚焦显微镜下见真菌菌丝

(二)类酵母型真菌、酵母型真菌

1. 白色念珠菌(candida albicans)　可寄生在正常人体口腔、上呼吸道、胃肠道黏膜。在皮肤、黏膜暂时存留不致病。菌细胞卵圆形,(2~3)×(4~6)μm。Gram 染色阳性,深紫色,簇集排列(图 5-3-14)。本菌为重要条件致病菌,机体免疫低下或菌群失调时菌细胞形成链状假菌丝伸入组织内引起念珠菌病,组织内芽生细胞及假菌丝常同时存在。眼及其附属器皆可感染,表现眼睑念珠菌病、湿疹性睑缘炎、假膜性结膜炎或球结膜鹅口疮、角膜溃疡等。另外,热带念珠菌偶致角膜炎。

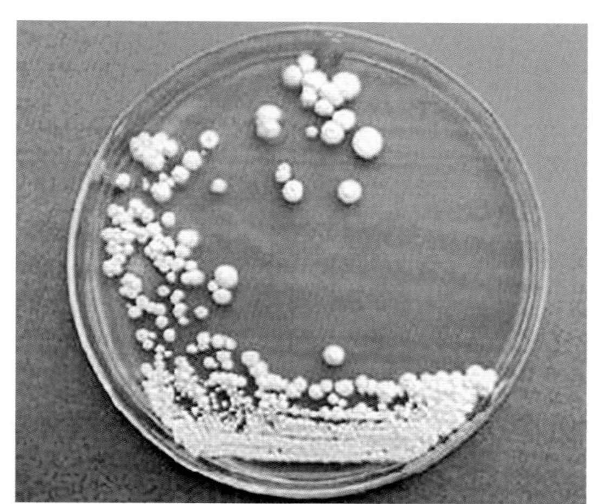

图 5-3-14　念珠菌

2. 新型隐球菌(cryptococcus neoformans)　土壤中存在,鸽子为其自然宿主。鸽粪中隐球菌空气播散,进入呼吸道,人的原发感染可为肺。菌对中枢神经系统有亲和性,播散到脑致脑膜炎。眼表较少受累。

3. 卵圆糠疹疣菌(pityrosporum ovale)　为皮肤正常菌丛,常见于睑缘,麦氏腺过度分泌时更适于生长。球形、卵圆形酵母样芽生菌,3~8μm,有宽的芽底。Gram 染色阳性,亚甲蓝着染良好,菌体中央淡染。常致慢性脂溢性睑缘炎、秃睫、上皮性角膜炎、慢性结膜炎、边缘性角膜溃疡。

(三)双相型真菌

1. 荚膜组织胞浆菌(histoplasma Capsulatum)　禽类病原性真菌,鸟粪污染土壤,孢子播散通过呼吸道或动物咬伤而感染人类。人的原发感染常为肺,血行播散到眼,致脉络膜视网膜炎,偶致眼睑、眼眶病灶、睑结膜肿物样溃疡。

2. 皮炎芽生菌(blastomyces dermatitidis)　北美、非洲的土壤、枯草、植物上真菌,可污染人的口腔、皮肤。呼吸道吸入孢子,肺部原发感染。真菌经血行播散到眼或慢性化脓性肉芽肿样皮肤病灶直接扩展累及眼部致葡萄膜炎、眼内炎、角膜炎、巩膜炎、眼睑、眼眶化脓性肉芽肿性病变。

3. 申克孢子丝菌(sporothrix schenckii) 存在于土壤、木材、干草及植物上的腐生双相真菌。本菌通过受伤皮肤侵入人体致局部慢性肉芽肿性炎症,反复化脓。菌经淋巴管扩散可致葡萄膜炎、眼内炎、肉芽肿性坏死性脉络膜视网膜炎、全眼球炎。

六、与眼科有关的寄生虫

1. 棘阿米巴属(acanthamoeba) 棘阿米巴为可致病的自由生活阿米巴,普遍存在生活用水、含细菌、有机物的污水、潮湿泥土、污物、腐败植物中,也见于人、家畜、禽类粪便内。正常人咽、上呼吸道曾分离出棘阿米巴,常与人共存。适宜环境下滋养体呈形状不定的长椭圆形,10~45μm,无鞭毛,以伪足缓慢移动,表面伸出多数棘状突起。环境不适宜时,脱水变小,分泌生成厚的囊壁,形成圆或卵圆形包囊。包囊10~25μm,囊壁双层,外层稍皱缩,内层光滑多边形或星形,内、外层接触处有小孔。包囊抵抗力强,20℃干燥情况下可活存1年,适宜环境下再恢复滋养体形态。

棘阿米巴对一般抗菌药物、氯化物、化学消毒剂、H_2O_2等均不敏感。包囊可被空气尘土或蝇类携带传播。棘阿米巴条件致病,患慢性病、免疫低下时侵入人体,摄取人体物质作为营养而致病。角膜轻微外伤后接触污染棘阿米巴的池水、泉水、海水、自来水或污物后,阿米巴即通过上皮缺损处侵入致病。软角膜接触镜用系列物品,特别是生理盐水启封后长期使用容易污染Gram阴性杆菌,常同时有棘阿米巴污染。接触镜推广应用后带镜者棘阿米巴角膜炎发病率明显增多。棘阿米巴致上皮性角膜炎、地图状角膜上皮缺损、慢性进行性角膜溃疡并发虹膜睫状体炎、前房积脓、环形角膜炎、盘状角膜溃疡、放射状角膜神经炎、基质性角膜炎、巩膜角膜炎等(图5-3-15)。血行播散致葡萄膜炎、视神经炎等。

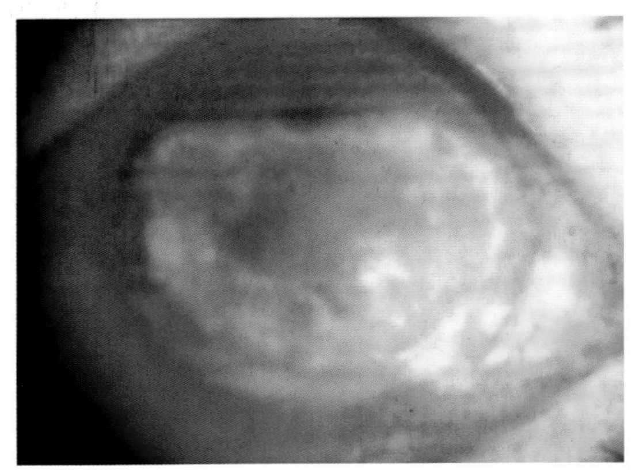
图5-3-15 棘阿米巴角膜炎

棘阿米巴敏感药物为羟乙磺酸丙氧苯脒(Propamidine isethionate,Brolene)、羟乙磺酸双溴丙脒(Dibromopropamidine)、甲硝咪唑(Metronidazole)(灭滴灵)、咪康唑、克霉唑、酮康唑等。重症者行治疗性角膜移植。配戴软接触镜者不宜戴镜游泳,镜片宜热消毒以防污染。

2. 猪肉绦虫(taenia solium) 猪肉绦虫在世界各地分布广泛,尤多见于中非、南非、拉丁美洲和南亚地区。我国东北、华东与中原普遍存在,全国各地时见散发病例。很少引起眼表疾病。有效的驱虫药物为槟榔、南瓜子、吡喹酮、甲苯咪唑等。

3. 鼠弓形体(toxoplasma gondii) 鼠弓形体属球虫目原虫,是人畜共患的寄生虫。眼弓形体病为弓形体进入视网膜血流,寄居毛细血管内皮,再侵入视网膜引起视网膜脉络膜炎、视网膜动脉周围炎或致葡萄膜炎、玻璃体炎、渗出性视网膜脱离、继发性青光眼、视神经萎缩等。孕妇妊娠期间感染弓形体,虫血症期虫体经胎盘可感染胎儿。先天弓形体病表现脑脊髓炎、精神运动障碍、脑钙化灶、脑积水、视网膜脉络膜炎以外可致小眼球、眼球震颤、虹膜睫状体炎、视神经炎、斜视、眼球萎缩等。有效治疗药物为乙胺嘧啶、磺胺嘧啶、螺旋霉素、氯林可霉素、四环素、左旋咪唑等。

4. 旋盘尾丝虫(Onchocerca caecutiens) 简称盘尾丝虫,为寄生人体皮肤内的丝虫,致盘尾丝虫病。疫源地有一定地理分布,主见于西非、热带非洲其他地区、拉丁美洲、西亚洲等雨林地区。世界上约8000万人受到感染,致200万人盲或视力损害,为高发区的首要致盲病,又名河盲症。人为盘尾丝虫的自然宿主,幼虫在人体皮下发育为成虫。盘尾丝虫病最严重的病损为眼部损害,微丝蚴直接侵犯眼睑、眼眶、结膜,常侵入角膜或经血流达眼内各组织。微丝蚴活存1~2年,活动时致机械性损害,其代谢毒性产物或死亡后抗原物质释放,致局部变态反应性炎症。儿童、青少年感染常表现点状上皮下角膜炎、雪片状角膜混浊,炎性浸润中心常为死亡的微丝蚴,另可致慢性结膜炎性增生、结膜下结节、巩膜炎、进行性硬化性角膜炎等。感染多年后,微丝蚴侵入前房内,裂隙灯下可见其在房水中泳动或一端附着于晶状体、角膜或虹膜

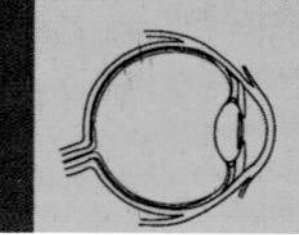

上，致前部葡萄膜炎、虹膜脱色素、瞳孔缘萎缩、瞳孔偏位。治疗药物为海群生（diethyl carba-mazine，DEC）、苏拉明（Suramin）。

5. 罗阿丝虫（filaria loa）　又名眼丝虫（filaria oculi），引起罗阿丝虫病，流行局限于中、西非洲热带雨林地区，我国援外回国人员中也见感染者。在眼部，成虫寄生在眼睑皮下、结膜下或眼眶内，也常侵入前房。局部稍加温时，虫体向表层蛇样爬动，出现蚁走感、痒感等刺激症状或局部过敏现象。滴表面麻醉剂后虫体静止不动，症状缓解。虫体死亡后释放物可致肉芽肿性炎症。微丝蚴血症期可侵入各脏器，有时致视网膜出血、渗出。皮下、结膜下肿块手术取出成虫。对驱虫药海群生敏感。

6. 犬弓蛔虫（toxocara canis）和猫弓蛔虫（toxocara cati）　犬、猫弓蛔虫是犬、猫常见的肠道寄生虫，不需中间宿主在其体内完成生活周期。幼虫通过脉络膜、睫状体、视网膜中央动脉进入眼内或直接侵入眼组织时称眼弓蛔虫症（cular toxocariasis）。幼虫的毒性或抗原性产物致眼内炎、眼底后极部、周边部肉芽肿性葡萄膜炎、虹膜睫状体炎、玻璃体脓肿，易误诊为视网膜母细胞瘤、Coats 病。另可致囊状黄斑水肿、视网膜血管炎、视神经炎、渗出性视网膜炎、继发性视网膜脱离等。常用的病原学诊断方法为血、房水、玻璃体细胞学检查嗜酸性粒细胞。用二期幼虫抗原做酶联免疫吸附试验，检测血清、房水、玻璃体内抗体具有高度特异性。感染犬、猫在传播中起重要作用，注意个人饮食卫生。

7. 结膜吸吮线虫（thelazia callipaeda）　结膜吸吮线虫又称东方眼虫，是寄生于犬、猫等动物眼结膜囊、泪道的线虫，偶可寄生于人结膜囊引起结膜吸吮线虫病（thelaziasis），本虫多见于亚洲地区如印度、朝鲜、日本等，我国也见散发人体寄生病例或局部地区流行。成虫半透明细长线状，体表有微细锯齿状横纹，头、尾端光滑。头端圆钝，有角质性口囊。雄虫 4.5～15mm×0.25～0.72mm，雌虫 6.2～20mm×0.3～0.85mm。卵椭圆形，54～60μm×34～37μm，排到泪液内。成虫以口囊叮附在穹窿部外眦侧结膜上，1～10余条线团状卷缩在结膜囊内吸吮眼分泌物而生存，另可寄生在泪腺、结膜下或皮脂腺内。虫体分泌排泄物的化学性刺激、虫体移动机械性损伤常致慢性结膜炎、泪点外翻、结膜下肉芽肿。角膜损伤时线虫侵入角膜致角膜混浊。治疗应保持眼部清洁，结膜囊滴表面麻醉剂后用镊子取出虫体，彻底冲洗结膜囊。

8. 羊狂蝇（oestrus ovis）、马狂蝇（rhinoestrus）、牛皮蝇（hypoderma bovis）　为羊、马、牛等牲畜寄生蝇，夏秋季成蝇繁殖，产卵于羊、马等鼻腔、眼结膜囊内。卵在结膜囊内孵化为幼虫，暂时寄生。幼虫发育成熟后爬出结膜囊，体外成蛹，然后羽化为成蝇。狂蝇飞行时偶撞及人眼，将卵产于人结膜囊或通过污染蝇卵物品间接感染人，主要见于热带、中美等地区，也见于我国内蒙古、新疆、青海等牧区的放牧人员、野外工作者。幼虫在结膜囊寄生引起局部刺激症状，眼睑水肿、结膜炎、角膜炎、结膜蝇蛆病或眼蝇蛆病（ocular myiasis）。结膜囊内蝇蛆在滴表面麻醉药后，幼虫口钩失去吸附能力，用镊子即可取出。

9. 蠕螨（demodex）　毛囊蠕螨（D. folliculorum）和皮脂蠕螨（D. brevis）为皮肤寄生虫，体细小，0.1～0.3mm，半透明乳白色。毛囊蠕螨体细长些，皮脂蠕螨较短粗。螨寄生于睫毛毛囊、睑板腺时致慢性睑缘炎、睑板腺炎、秃睫。蠕螨通过接触传播。治疗药物为硫磺软膏、灭滴灵、白降汞等。

第四节　药物对眼表微生物的影响

细菌和其他病原微生物（如立克次氏体、衣原体、真菌、病毒等）、寄生虫以及癌细胞等所致疾病的药物治疗，统称为化学治疗。在眼科，化疗药物主要包括：抗菌药物（磺胺类、抗生素类、氟喹诺酮类等）、抗真菌药物、抗病毒药物和抗恶性肿瘤药物。本节主要介绍抗菌药物、抗真菌药物、抗病毒药物。

一、磺胺类及磺胺增效剂

（一）磺胺类药物

磺胺类药物（Sulfonamides，SA）是人工合成的抗菌药物，具有抗菌谱较广、可口服、使用方便、体内分布广、性质稳定等优点。特别是一些新型磺胺药及磺胺增效剂（甲氧苄氨嘧啶）出现后，其缺点在不同程度上有所克服，不仅抗菌谱扩大，抗菌作用也大大增强。对大多数革兰阳性和阴性细菌多有抑制作用，对沙眼衣原体、放线菌和疟原虫等同样有效。各种磺胺药的抗菌谱基本一致,仅在作用强度上有所差异。细菌对磺胺类药物易产生耐药性,尤其当给药剂量不足,用药不规则时更易产生,其中以葡萄球菌尤甚。各种磺胺药间有交叉耐药性。

本类药物局部应用,治疗外眼感染性疾患如沙眼、细菌性睑缘炎、结膜炎、角膜炎和泪囊炎等。常用10%~30%SA 或 4%SD 溶液滴眼;口服(同时并用 TMP)治疗敏感菌引起的眼内感染,急、慢性泪囊炎和急性脓肿等。口服长效磺胺(如 SMP、SMPZ 和 SDM)间歇疗法治疗沙眼等。

(二)甲氧苄氨嘧啶

甲氧苄氨嘧啶(TrimethoPrim,TMP)又称磺胺增效剂,为一新型广谱口服抗菌药。抗菌谱类似磺胺类而效力增强。细菌对 TMP 能产生耐药性,不宜单用。临床上 TMP 常与磺胺药合用,抗菌效能可增强数倍至数十倍,甚至呈现杀菌作用,同时耐药菌株的出现也减少。

二、抗生素

(一)青霉素类

1. 青霉素 G(Penicillin G)　在临床上常用的剂型包括:青霉素 G 钾(或钠)、普鲁卡因青霉素 G 及苄星青霉素 G(长效西林)。青霉素 G 抗菌作用强。低浓度抑菌,高浓度杀菌。对溶血性链球菌、肺炎球菌、葡萄球菌、脑膜炎球菌等均极敏感,对革兰阳性杆菌(如破伤风杆菌、白喉杆菌、炭疽杆菌等)、螺旋体以及放线菌都有强大的抗菌作用,但对革兰阴性杆菌不敏感或敏感度很低。青霉素能选择性地抑制细菌细胞壁中黏肽的合成,造成细胞壁缺损,由于菌体内的高渗作用,水分不断内渗,致使菌体细胞肿胀、变形,最终破裂而死亡。除金黄色葡萄球菌外,一般细菌对青霉素不易产生耐药性。金黄色葡萄球菌的耐药菌株十分常见(目前已有 80%~90%)。耐青霉素金黄色葡萄球菌能产生青霉素酶,使青霉素分解、失效。

2. 半合成新青霉素　目前新青霉素的种类很多,根据它们各自的性质和特点,可以分为耐酸、耐酶和广谱三种类型。耐酸青霉素在胃酸中不易分解,口服有效,但无其他特点,且耐酶和广谱两类中大多也耐酸,所以单纯耐酸青霉素我国罕用。

(1)耐酶新青霉素:本类新青霉素具有耐酸和耐青霉素酶的特点。因此可以口服和用于治疗抗青霉素 G 的金葡菌感染。目前常用的有:苯唑青霉素(Oxacillin)、邻氯苯唑青霉素(Cloxacillin)、双氯苯唑青霉素(Dicloxacillin)和氟氯苯唑青霉素(Flucloxacillin)。与青霉素 G 一样,主要作用于革兰阳性菌,其中尤以甲型链球菌和肺炎球菌效果最好,但就抗菌效能讲仍不如青霉素 G。临床上主要用于治疗耐药性金黄色葡萄球菌感染。

(2)广谱青霉素:①氨苄青霉素类:本类新青霉素耐酸能口服,但不耐酶。属本类的有:氨苄青霉素(Ampicillin)、羟氨苄青霉素(Amoxycillin)、缩酮氨苄青霉素(HetaCillin)和匹氨青霉素(Pivampicillin)。对革兰阳性和阴性菌均有效。对革兰阳性菌和革兰阴性球菌的作用不亚于青霉素 G,但对耐药性金黄色葡萄球菌无效;对革兰阴性杆菌的作用与氯霉素相似,但不如卡那霉素、庆大霉素和多黏菌素;革兰阴性杆菌中以伤寒、痢疾、流感、百日咳及布氏等杆菌较敏感,对 b 型嗜血流感杆菌和铜绿假单胞杆菌无效。②主要作用于铜绿假单胞杆菌的新青霉素:本类新青霉素除具有广谱抗菌活性外,主要特点是对铜绿假单胞杆菌和吲哚阳性变形杆菌作用较强。本类有:羧苄青霉素(CarbeniCillin)、磺苄青霉素(Sulbenicillin)、呋苄青霉素(FurbeniCillin)、羧茚苄青霉素(CarindaCillin)、羧噻吩青霉素(Ticarcillin)、氧哌嗪青霉素(Piperacillin)、苯咪唑青霉素(Azlocillin)、硫苯咪唑青霉素(Mezlocillin)、萘啶青霉素(Apalcillin)和羧噻吩甲氧青霉素(Temocillin)等。

(二)头孢菌素类

头孢菌素(又称先锋霉素)是一类半合成抗生素。抗菌谱较广,对酸和 β-内酰胺酶较稳定,过敏反应发生率较青霉素低。扰菌作用机制与青霉素基本相同。按它们抗菌作用特性可分为三代。

1. 第一代头孢菌素　头孢娄新(先锋霉素Ⅰ,Cephalothin)、头孢娄利定(先锋霉素Ⅱ,Cephaloridin)、头孢力新(先锋霉素Ⅳ,Cephalexin)和头孢唑啉(先锋霉素Ⅴ,Cephazolin)等。本代头孢菌素主要对革兰阳性球菌,如溶血性链球菌、肺炎球菌、金黄色葡萄球菌等有很强的抗菌活性。对肠球菌无效。对大肠杆菌、

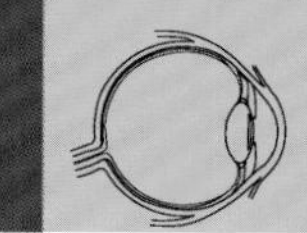

肺炎杆菌和奇异变形杆菌虽有效,但目前大多已具耐药性。

2. 第二代头孢菌素　头孢羟唑(Cefamandole)、头孢甲氧噻吩(Cefoxitin)、头孢噻乙胺唑(Cefotiam)和头孢甲氧氰唑(Cefmetazole)等。对革兰阴性杆菌有较强的抗菌活性。如头孢羟唑对流感杆菌和其他某些革兰阴性杆菌作用较强,头孢甲氧噻吩对厌氧脆弱拟杆菌、淋病双球菌和某些需氧革兰阴性菌的抗菌活性较高。但本代对革兰阳性球菌不如第一代头孢菌素有效。

3. 第三代头孢菌素　头孢氧哌唑(CefoPerazone)、头孢三嗪噻肟(Cefatriaxon)、头孢噻甲羧肟(Ceftazidine)、头孢氨噻肟(Cefotaxime)、头孢去甲噻肟(Ceftizoxime)、头孢氨噻肟唑(Cefmenoxine)、头孢磺吡苄(cefsulodin)、头孢羟氨苄(Cefadroxil)、头孢甲氧环烯胺(Cefroxadine)、头孢氯氨苄(Cefaclor)、头孢羟氨唑(Cefatrizine)和羟羧氧酰胺菌素(Latamoxef, Moxalactam)等。对革兰阳性球菌的抗菌活性不如前二代,但对肠道革兰阴性杆菌有较强的抗菌活力,即使是对多种抗生素产生耐药的菌株亦有效。对铜绿假单胞杆菌有较强抗菌效能则是本代的显著特点。

(三)大环内酯类

1. 红霉素(erythromycin)　抗菌谱与青霉素G相仿,对各种革兰阳性菌有强大抗菌作用,尤其对耐药性(耐青霉素和四环素)金黄色葡萄球菌有效。对沙眼衣原体亦有较强抑制作用。

2. 其他大环内酯类抗生素　抗菌谱、抗菌作用、临床应用与红霉素相似,局部刺激性较小。

(四)氨基糖苷类

本类抗生素的化学结构中都含有两个氨基糖分子,故名之。其他的共性尚有:①对革兰阴性杆菌的抗菌作用突出,低浓度抑菌高浓度杀菌。对革兰阳性菌亦有不同程度的抑菌作用;②口服难吸收,仅用于肠道消毒。治疗全身感染必须注射给药;③主要毒性是对第八对脑神经和肾脏的损害;④本类抗生素间有一定的交叉耐药性。

1. 链霉素　抗菌谱较青霉素广泛,主要特点是对结核分枝杆菌、多种革兰阴性杆菌有效。对革兰阳性菌如链球菌、肺炎球菌等的作用不如青霉素。细菌对链霉素易产生耐药性,用药时间愈长,发生率愈高,故常采取联合用药,以减少并延缓耐药性的发生。

2. 新霉素(Neomycin)　性质稳定,易溶于水。本品对多种革兰阳性和阴性菌、放线菌及螺旋体均有抑制作用。一般认为对致病性大肠杆菌、结核分枝杆菌、假单胞杆菌和变形杆菌作用较强。金葡菌和链球菌易对本品产生耐药性,与卡那霉素间有完全交叉耐药性。

3. 庆大霉素(Gentamycin)　性质稳定,易溶于水,抗菌谱较广,本品对革兰阴性菌中对大肠杆菌、肺炎杆菌、变形杆菌、铜绿假单胞杆菌、沙门氏菌属、痢疾杆菌等都有良好的抗菌作用;革兰阳性菌中,葡萄球菌较敏感,对肺炎球菌和链球菌无效。本品与青霉素类、头孢菌素类、四环素以及甲氧苄氨嘧啶联合应用有协同作用。主要用于治疗铜绿假单胞杆菌、耐药性金黄色葡萄球菌及其他敏感菌所致的眼部感染性疾患。

4. 丁胺卡那霉素(Amikacin)　具有广谱抗菌作用,主要对金黄色葡萄球菌、肠道杆菌类和铜绿假单胞杆菌有效。特别是对庆大霉素耐药的大肠杆菌、铜绿假单胞杆菌等菌株,使用本品仍敏感。

5. 妥布霉素(Tobramycin)　性质稳定,易溶于水,能高压灭菌,本品的最大特点是抗铜绿假单胞杆菌作用强,为庆大霉素的2~4倍,也比多黏菌素B有效,对庆大霉素耐药的铜绿假单胞杆菌本品仍敏感。对金黄色葡萄球菌的敏感性与庆大霉素相同。

(五)多黏菌素类

常用者为多黏菌素B(Polymycin B)和多黏菌素E(Polymycin E),对几乎全部革兰阴性杆菌都有高度的抗菌作用,是有效的抗铜绿假单胞杆菌抗生素之一,细菌对多黏菌素一般不易产生耐药性。

(六)四环素类

1. 天然四环素类　金霉素(Aureomycin)、四环素(Tetracycline)和土霉素(Terramycin)。抗菌谱广,对多数革兰阳性和阴性细菌、立克次氏体、支原体、衣原体、螺旋体及放线菌等均有效,其中以革兰阳性菌作用较强。近年来耐药菌株日益增多,疗效降低,临床应用已远不如前。

2. 半合成四环素类　甲烯土霉素(Methacycllne)、强力霉素(Doxycycline)和二甲胺四环素

(Minocycline)等,国内以强力霉素最常用。强力霉素的抗菌谱与四环素相似,但要强2~10倍。对土霉素、四环素耐药的金葡菌有效。

(七)氯霉素(Chloramphenicol)

抗菌谱与四环素类相似。对革兰阴性杆菌和球菌作用较强,对伤寒杆菌有特效。此外对立克次氏体和沙眼衣原体亦有效。眼科采用局部给药治疗敏感菌所致的外眼感染和眼内感染。

(八)林可霉素和氯林可霉素

抗菌谱与红霉素类同,对革兰阳性菌敏感,如对链球菌、肺炎球菌、耐药性金葡菌等作用较强。对革兰阴性菌几乎无效。氯林可霉素的作用强于林可霉素,抗菌谱亦稍广。治疗革兰阳性菌所致的眼部感染性疾病。

三、抗结核药

1. 链霉素　见本节二、抗生素中的“(四)氨基糖苷类”。

2. 异烟肼(雷米封)　对各种结核分枝杆菌都有高度选择性抗菌作用,对其他细菌无效。本品抗结核菌的效能比链霉素强4倍,稍高浓度即有杀菌作用。结核分枝杆菌对异烟肼容易产生耐药性,一旦产生耐药菌株致病力也下降。异烟肼与链霉素或对氨基水杨酸钠之间无交叉耐药性,联合应用能增强抗菌作用及延缓耐药性的产生。是治疗结核病的首选药物。在眼科用于治疗各种结核性眼病。

3. 利福平(甲哌力复霉素)　广谱抗生素,对多种革兰阳性和阴性细菌、沙眼衣原体和某些病毒均有较强的抑制作用。革兰阳性菌中以对金葡菌、链球菌、肺炎球菌等作用较强,革兰阴性杆菌中对结核分枝杆菌最敏感,抗菌效能与异烟肼相似。高浓度本品抑制腺病毒、牛痘病毒和天花病毒。对沙眼衣原体高度敏感,是目前抗沙眼药物中作用最强者。细菌对利福平也易产生耐药性。

4. 乙胺丁醇　乙胺丁醇(Ethambutol)只对结核分枝杆菌有效,作用强度近似链霉素。与其他抗结核药联合应用治疗各种结核性眼病。

5. 对氨基水杨酸　只对结核分枝杆菌有效,作用较弱,但耐药性产生缓慢。常与异烟肼、链霉素合用治疗各种结核性眼病。

四、氟喹诺酮类药物

1962年美国Lesher等发明了第一个喹诺酮类抗菌药-萘啶酸(Nalidixic acid),由于具有新颖的化学结构、抗菌谱广、与其他抗菌药之间无交叉耐药性等特点,引起了对这类药物的广泛兴趣。近年来研究开发的氟化取代物——氟喹诺酮类(Fluoro-quinolones)不仅对革兰阳性菌的作用优于萘啶酸等同类老品种,而且对绝大多数革兰阴性菌包括铜绿假单胞杆菌的作用更明显地超过目前临床应用的其他类型抗感染药物,包括半合成新青霉素和第一、二代头孢菌素,有的甚至达到或超过第三代头孢菌素的抗菌活性。目前已用于眼科的主要有以下几种药物。

1. 氟哌酸　具有广谱抗菌作用,对绝大多数革兰阳性和阴性菌作用都较强。特别是对包括铜绿假单胞杆菌在内的革兰阴性杆菌,抗菌活性比庆大霉素、妥布霉素等还强。同时,对沙眼衣原体亦有效。大部分对萘啶酸耐药菌株对本品敏感,多数多级耐药菌株对本品也敏感。0.3%溶液(或眼膏)点眼治疗各种细菌性外眼感染(特别是铜绿假单胞杆菌感染)、沙眼及新生儿急性滤泡性结膜炎。

2. 氟啶酸　体外抗菌活性与氟哌酸相似,由于本品口服吸收迅速,血、尿浓度较高所以体内作用明显高于氟哌酸。临床应用与氟哌酸相同。

3. 氟嗪酸　具有更广的抗菌谱和更强的抗菌作用,对革兰阳性菌的抗菌效能比氟哌酸强4~8倍。所有耐萘啶酸和部分耐氟哌酸的菌株对本品敏感。对铜绿假单胞杆菌的作用稍差于氟哌酸,与庆大霉素相似。对其他革兰阴性菌的作用则较氟哌酸强。对多种厌氧菌有较强的作用,同时对支原体、衣原体亦有效。

4. 环丙氟哌酸　更广的抗菌谱和更强的抗菌作用。对葡萄球菌的作用较氟哌酸强1倍,与氯林可霉素相同;对链球菌作用较氟哌酸强4~8倍;对粪球菌作用较氨苄青霉素强4倍;对铜绿假单胞杆菌的作用

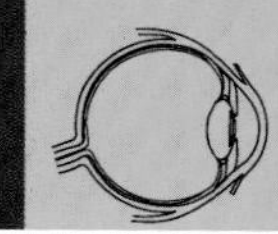

比头孢噻甲羧强 4~8 倍，比氧哌嗪青霉素强 16 倍，比妥布霉素强 4 倍。本品对肠杆菌科、铜绿假单胞杆菌、流感杆菌、那球菌、金葡菌及脆性厌氧杆菌的 MIC_{90} 为 0.08~2μg/ml。耐药性金黄色葡萄球菌对本品高度敏感。一些耐庆大霉素的铜绿假单胞杆菌对本品敏感。此外，本品对支原体和沙眼衣原体亦有较强的抑制作用。

五、抗真菌药

1. 多烯类

（1）两性霉素 B（Amphotericin B）　是一种多烯类抗真菌抗生素，不溶于水，临床用去氧胆酸钠盐配成水溶液。本品是一种广谱抗真菌药，对深部真菌如新型隐球菌、白色念珠菌、荚膜组织胞浆菌、粗球孢子菌等都有强大抑制作用。用于治疗真菌性眶蜂窝织炎、眼内炎、角膜溃疡及其他外眼真菌感染。

（2）其他多烯类　包括制霉菌素（Nystatin）、那他霉素（Pimaricin, Natamycin）和金褐霉素（Aureofuscin）。广谱抗真菌抗生素，对深部真菌都有抑制作用。其中那他霉素和金褐霉素作用较强，制霉菌素作用弱。本类抗生素眼内透性差。溶液（或混悬液）滴眼仅限于治疗外眼真菌感染。

2. 嘧啶类

氟胞嘧啶（Flucytosine）　是人工合成的抗真菌药物。抗真菌谱窄，仅对白色念珠菌、新隐球菌有效，且易产生耐药性。本品眼内通透性良好，口服和滴眼均能在房水中达到有效治疗浓度。结膜下注射能获更高的眼内药物浓度。治疗敏感真菌引起的眼内感染、角膜溃疡及其他外眼真菌感染。

3. 咪唑类　包括克霉唑（Clotrimazole）、咪康唑（Miconazole）、益康唑（Econazole）和酮康唑（Ketoconazole）等。咪唑类系一广谱抗真菌药物。对皮肤真菌的抗菌谱和抗菌活性与灰黄霉素相似，对深部真菌的作用与两性霉素相似。此外对阴道滴虫和某些革兰阳性细菌亦有效。本类药物的抗真菌作用机制可能系与真菌细胞膜磷脂相作用，通过影响细胞膜通透性发挥抑菌作用。眼内透性良好，静注、滴眼均能在房水中达到有效治疗浓度，结膜下注射的眼内透性更好。适用于治疗各种真菌性眼内感染、真菌性角膜溃疡和其他外眼感染。

六、抗病毒药

随着大量有效抗菌药物的发展，眼部细菌感染的治疗和预防已取得很大进展。眼的病毒感染就相应成为临床上突出而又棘手的问题。抗病毒药物的研究虽有近 40 年的历史，但研究较为深入能用于临床者为数不多，且多偏重于抗疱疹病毒药物方面，治疗其他病毒性疾患的药物寥寥无几。目前用于眼科并有一定希望的有下述几类药物。

（一）非选择性抗疱疹病毒药物

本类药物选择性差，在抑制病毒的同时亦抑制正常细胞（尤其是生长繁殖旺盛的细胞）的 DNA 合成，因而毒性较大。属于本类的药物有：碘苷、三氟胸苷（氟苷，trifluorothy-tnidine，F3TdR，F3T）、阿糖胞苷（cytabine，cytosine arabinoside，Ara-C）、环胞苷和阿糖腺苷等。临床常用者有以下几种：

1. 碘苷（疱疹净）（idoxuridine，IUdR，IDU）　仅抑制 DNA 病毒，对 RNA 病毒无作用。主要治疗浅层单疱角膜炎、眼带状疱疹及牛痘病毒感染性眼病。0.1%溶液或 0.5%眼膏点眼。

2. 环胞苷（cyclocytidine，CC）　系阿糖胞苷的环状衍生物，在体内能耐受胞嘧啶核苷脱氨酶和其他代谢酶，不致迅速代谢失效，因而作用强而持久。本品主要抑制 DNA 病毒，作用强于碘苷。在组织培养系统中对 HSV-1 的最低抑毒浓度为 10μg/ml，比阿糖胞苷小 10 倍，但细胞毒性较阿糖胞苷小 50 倍，因而治疗指数高于阿糖胞苷。本品的抗病毒机制一般认为环胞苷在体内转变成阿糖胞苷，然后三磷酸化抑制 DNA 聚合酶，阻碍 DNA 合成而发挥作用。HSV 对本品不易产生耐药性，与碘苷、阿糖腺苷、磷甲酸、无环鸟苷之间无交叉耐药性。用于治疗各型单疱角膜炎和带状疱疹性眼病。0.05%溶液（或 0.1%眼膏）点眼，结膜下注射 1~5mg/次。

3. 阿糖腺苷（腺苷）（vidarabine，adenine arabinoside，Ara-A）　能有效地拮抗 HSV、带状疱疹病毒（VZV）、巨细胞病毒（CMV）、牛痘病毒、兔黏液病毒和假狂犬病毒等 DNA 病毒，对腺病毒无效；对 RNA 病

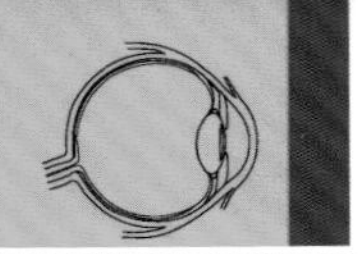

毒如 Rous 肉瘤病毒、水疱口腔炎病毒和小鼠白血病病毒亦有明显抑制作用。3% Ara-A 眼膏用于治疗浅层、深层单疱角膜炎，对碘苷耐药或不能应用碘苷的病例。3%眼膏点眼引起流泪、结膜充血、烧灼感、浅点状角膜炎和泪点闭塞等。口服无效。

（二）选择性抗疱疹病毒药物

本类药物能选择性作用于病毒诱导的酶系统，因而毒性低，安全范围大。属于本类的药物有：无环鸟苷、溴乙烯脱氧尿苷（bromovinyl deoxyuridine，BVDU）、氟碘阿糖胞苷（fluoride-cytosine arabinoside，FIAC）、丙氧鸟苷和磷甲酸等。

1. 无环鸟苷（acyclovir，ACV）　能选择性地抑制疱疹病毒群中的 HSV-I、HSV-Ⅱ和 VZV。对牛痘病毒、腺病毒和 RNA 病毒无效。本品的抗 HSV 作用较强，约为阿糖胞苷的 2 倍，碘苷的 10 倍。ACV 的抗 HSV 作用机制可概述如下：ACV 更易进入 HSV 感染细胞，随即被 HSV 诱导的特异性胸腺嘧啶核苷激酶（TKase）磷酸化为 ACVMP，再在相应酶的作用下进一步磷酸化为 ACVTP。ACVTP 竞争性抑制病毒 DNA 聚合酶，从而抑制病毒 DNA 的合成。正常细胞的 TKase 不能使 ACV 磷酸化，因而对正常细胞 DNA 聚合酶无作用，不影响正常细胞功能，具有高度的选择性。0.1%溶液或 3%眼膏点眼用于治疗各型单疱角膜炎和带状疱疹性眼病。

2. 丙氧鸟苷　在组织培养中对 HSV-Ⅰ、HSV-Ⅱ和 VZV 的抑制作用与 ACV 相当，对 CMV 和 EBV 的作用明显高于 ACV，并证明对腺病毒-2 型有效。DHPG 的抗 HSV 作用在体外与 ACV 相当，在体内则比 ACV 高 60 倍。0.1%~1%溶液点眼主要用于治疗各型单疱角膜炎和带状疱疹性眼病。

3. 磷甲酸（phosphonoformate acid，PFA）　是非抗代谢性化合物，能特异性抑制病毒诱导的 DNA 聚合酶，对正常细胞 DNA 聚合酶影响很小，可抑制 HSV、VZV 和 CMV 等疱疹病毒，1%溶液（或眼膏）点眼用于治疗各型单疱角膜炎和带状疱疹性眼病。

（三）其他抗病毒药物

1. 酞丁安（Tai-ding-An，TDA）　系缩氨基硫脲类化合物，实验证明具有抗沙眼衣原体和 HSV 作用。0.1%混悬液（或眼膏）点眼用于治疗沙眼、单疱角膜炎和眼部带状疱疹。

2. 羟苄唑（2-hydroxybenyl-benzimidazole，HBB）　能选择性抑制微小 RNA 病毒，在组织培养中本品能有效地抑制人类肠道病毒组中的脊髓灰质炎病毒、柯萨奇病毒等。0.1%溶液点眼治疗急性流行性出血性结膜炎病毒（俗称“红眼病毒”，属柯萨奇病毒组）。

3. 三氮唑核苷（病毒唑）（Ribavirin，virazole）　是强烈的单磷酸次黄嘌呤核苷（IMP）脱氢酶抑制剂，能完全抑制 IMP 活性，在转变为单磷酸黄嘌呤核苷（XMP）过程中，抑制单磷酸鸟苷（GMP）的生物合成，从而阻止病毒核酸的形成。

本品系广谱抗病毒药，在组织培养中对 DNA 病毒和 RNA 病毒均有抑制作用。眼科临床主要用 0.1%~0.5%溶液点眼治疗单疱角膜炎、腺病毒性角结膜炎以及其他病毒性眼病。

4. 吗啉双胍（moroxydine，ABOB）　系广谱抗病毒药，对流感、副流感病毒、鼻病毒、呼吸道合胞病毒等 RNA 病毒均有抑制作用，对某些腺病毒也有效。眼科用 4%~10%溶液点眼治疗流行性点状角膜炎、线状角膜炎和“红眼病”等。

（四）干扰素及干扰素诱生剂

1. 干扰素（interferon）　是由病毒进入机体后诱导宿主细胞产生的一类低分子细胞信息蛋白。它在细胞内能抑制病毒的繁殖，故称干扰素。干扰素是广谱抗病毒物质，对 RNA 和 DNA 病毒都有抑制作用，但对 DNA 病毒的敏感性稍差。对细胞内寄生的衣原体和原虫也有效。干扰素的种族特异性强，只有人体细胞诱生的干扰素才对人类疾病有治疗作用。眼科治疗各型单疱角膜炎、牛痘性角膜炎、带状疱疹性眼病、流行性角结膜炎、“红眼”和其他病毒性眼病，衣原体性眼病以及角膜移植术后排斥反应的预防和治疗。目前认为干扰素与无环鸟苷联合应用是治疗单疱角膜炎的最佳方案。

2. 干扰素诱生剂　是一些能诱导生物体细胞产生干扰素的物质。这类物质很多，除灭活的病毒外，衣原体、立克次体、细菌、真菌、原虫和一些合成的多聚核苷酸等都有此作用。目前临床常用的是聚肌胞（polyinosinic-polycytidic acid，Poly I：C）是一种合成的双链 RNA，具有较快、较高的诱生干扰素能力。0.1%

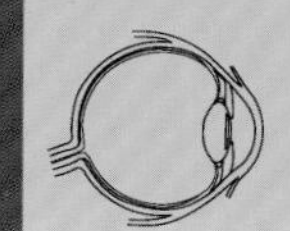

溶液滴眼，结膜下注射 0.5mg(每日 1 次)，肌注 1~2mg(隔日 1 次)，用于治疗单疱角膜炎有一定疗效。

（张文卿　周德湖　林 红　余 藤　焦万珍）

参考文献

1. 李凤鸣.眼科全书.北京：人民卫生出版社，1996：461-503.
2. 余搬.医学微生物学.北京：人民卫生出版社，1983.
3. 叶应妩.临床实验诊断学.上、下册.北京：人民卫生出版社，1989.
4. 孙秉基，张郑民，许萍等.细菌性眼部感染症的现状(391 例细菌培养和药物敏感试验的统计分析).眼科研究，1989，7：207-230.
5. 陈钦元，倪速，赵秀蓉.需氧产芽胞杆菌所致暴发性全眼球炎.眼科研究，1986，4：237-140.
6. 包寅嘉，程越夫，张林坤.正常人眼结膜囊的厌氧菌培养.眼科研究，1987，5：107-110.
7. 刘翔，周福镰，张啸峰等.感染性眼病厌氧菌培养及药敏试验，中华眼科杂志，1991，27：80-84.
8. Karcioglu ZA.Laboratory Diagnosis in Ophthalmology.New York：Macmillan Publishing Cornpany，1987.
9. Fedukowic：HB. External Infections of the Eye. Bacterial，Viral and Mycotic. Second Ed，USA New York：Applecton-Century-Crofts，1978.
10. Mondino BJ，Laheji AK，Adamu SA.Ocular immunity to staphylococcus aureus.Invest Ophthal-mol & Vis Sci，1987，28：560-566.
11. JonesS，Cohen EJ，Arentsen JJ，et al.Ocular streptococcal infections.Cornea，1988，7：295-299.
12. Baer JC，Nirankari VS，Glaros DS.Survival of streptococcus viridans in gentamicin supplentmented McCarey-Kaufman medium. Cornea，1989，88：131-137.
13. Meisler DM，Langston RHS，Naab TJ，et al.Infectious crystalline keratopathy.Am J Ophthalmol，1984，97：337-342.
14. Wan WL，Farkas GC，May WN，et al.The clinical characteristics and course of adult gonococcal coniunctivitis.Am J Ophthalmol，1986，102：575-580.
15. Al MutlaqF，Byrne Rhodes KA，Tabbara KF. Neisseria meningitidis conjunctivitis in children. Am J Ophthalmol，1987，104：280-286.
16. Hyndiuk RA.Experlmental pseudomonas keratitis.Trans Am ophthalmol Soc，1981，79：50l-507.
17. Stern GA，LubniewskiA，AllenC.The interaction between pseudomonas aeruginosa and the corneal epithelium.Arch ophthalmol，1985，103：1221-1226.
18. Donzis PB，Mondino BJ，Weissman BA，et al.Microbial contatnination of contact lens care systems.Am J Ophthalmol，1987，104：325-330.
19. Ley JH，Katz HR.Pscudomonas ccpacia keratitis.Cornea，1989，8：67 -72.
20. SchwartzB，Harrison LH，Motter JS，et al.Investigation of an outbreak of Moraxella conjunctivitis at a Navaio Boarding School.Am J Ophthalrnol，1989，107：341-347.
21. Green MT，Font Rl，Campbell JV，et al.Endogenous clostridium panophthalmitis.Ophthalmology，1987，94：435-440.
22. Perry HD，Nauheim JS，Donnenfeld ED.Nocardia asteroids keratitis presenting as a persistent epithet-lial defect.Cornea，1989，8：41-47.
23. Affeldt JC，Flynn HW，Forster RK，et al. Microbial endophthalmitis resulting from ocular trauma. Ophthalmology，1987，94：407-412.
24. MellingJ，HambletonP，Shone CC.Clostridium Botulinum toxins：nature and preparation for clinical use.Eye，1988，2：16-22.
25. SemelJ，NobeJ，BoweB，et al.Propionibacterium acnes isolated from explanted intraocular lens in pseudophakic bullous keratopathy.Cornea，1989，8：259-265.
26. Kelly LD，Gaynon M.Bacteroides fragilis endophthalmitis：a case report.Can J Ophthalmol，1990，25：208-214.

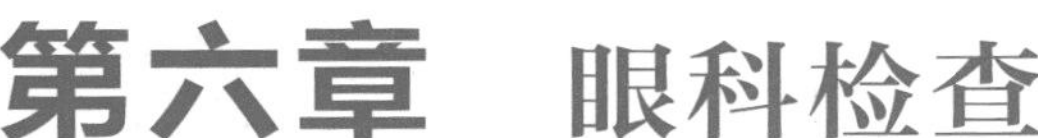

第六章　眼科检查

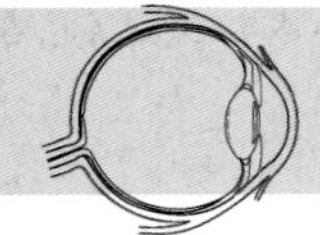
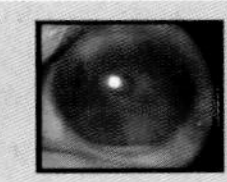
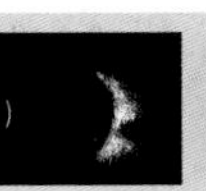
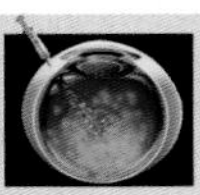
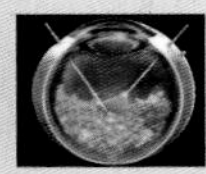

第一节　裂隙灯显微镜检查

裂隙灯的结构由三大部分组成的:照明系统、放大系统、平台(支架)(图 6-1-1)。

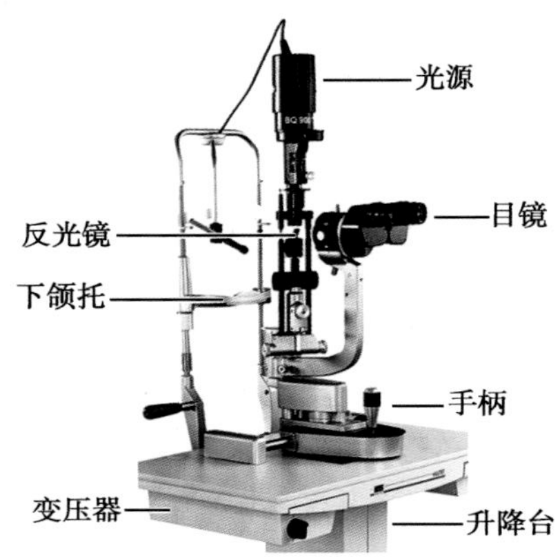

图 6-1-1　裂隙灯的结构

一、裂隙灯的结构

1. 照明系统的构成部分　光源:灯盖、灯炮(12V 50W 卤钨灯)、灯座。滤片杆:通光、隔热、减光(滤光)、无赤光绿色光(绿色光方便观察血管)、钴蓝光(荧光观察)。光栏盘:控制裂隙灯的高度(0.2~8)。裂隙旋转手柄:可变化裂隙灯的光带(横位、斜位、竖位)。投射镜:光源经过滤片杆到光栏盘后射出。反射镜:可改变光源投向的镜面。定向中心旋钮:拧松后可左右旋转 10~15 度。前倾扣:按下扣部可以使光线向上射。裂隙宽窄调节旋钮:可在(0~8)任意选宽度。导板:滑动前置镜用。刻度盘:调整角度,可显示显微镜壁与裂隙灯壁之间的夹角的大小。固定螺丝:固定灯臂和镜臂。

2. 放大系统的构成部分　目镜:有放大 10 倍和 16 倍两种。变倍手柄:可调节放大 10 倍和 16 倍两种。目镜视度调节盘:可调整检查者屈光不正。挡气板:防雾气和灰尘。

3. 平台的构成部分　底座固定螺丝:可固定裂隙灯,防止滑动。支架:额托、下巴托、额托调节旋钮。固视灯:随检查的需要固定眼球用的。外眦线:与眼外眦等高。仪器台:电源开关等。明亮度调节旋钮:调整灯光明亮度的旋钮。仪器台的升降开关。移动开关(固定轮):打下可固定裂隙灯。

二、裂隙灯的使用

先固定仪器:按下固定轮的踏板,固定裂隙灯。打开开关(电源),调整卤钨灯,插入对焦棒(没有的话对准患者眉心),对焦看清纹理,至纹理清晰。调节瞳距,双手分别扭动左右眼镜筒,形成双眼单视。调节

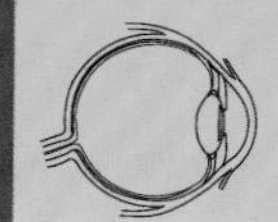

裂隙的宽度、高度。拔出对焦棒。

三、裂隙灯的照明方法

1. 弥散照明法(也叫巩膜散照法)　使用方法:光带放宽,一般照在角膜的周边反射到角膜上。光线和显微镜之间成大约45度角,裂隙宽度完全打开,用弥散滤色片减少光线刺眼,用宽照明和均匀光线,可变化放大率,裂隙灯开到最弱,缝最宽。光源选择:加滤光片。观察夹角:45~60度。裂隙宽度:宽大或完全打开。放大程度:低倍观察到全景。此法多观察组织的大致情况,大体观察及顺序:眼睑(有无结节、红肿、缺损等),睑缘(有无红肿、油脂分泌物、鳞屑、溃疡等),睫毛(卫生情况及生长方向有无倒睫),球结膜(令被检者眼水平转动,在视左、视右时充分暴露侧方的球结膜,巩膜和泪阜。有无充血,睑裂斑,翼状胬肉等),睑结膜(乳头、滤泡、充血、结石、水肿等),泪小点(挤压泪囊是否有脓性分泌物),角膜(有无损伤、新生血管、水肿、瘢痕、透明度等),角巩膜缘,前房(是否有炎性细胞和渗出沉积物、积血积脓等),虹膜(颜色及纹理),瞳孔(规则性),部分晶状体(透明度)。

2. 直接照明法　让光带直接打到对焦的部位(直接照目的部位)。观察和照明系统在同一点聚集,照明的角度可以变化,但是照明仍然和观察系统有共同的焦点。光源选择:通常观察夹角:45°,裂隙宽度:1.5~2.0mm,放大程度:低至高倍。投照亮度:中至高;观察内容:可以观察角膜的弯曲度及厚度,有无异物及角膜后沉积物(KP),以及浸润、溃疡等病变的层次和形态;焦点向后推时,可观察到晶体的混浊部分及玻璃体前面1/3的病变情况;如用圆锥光线,可检查房水内浮游的微粒。正常状态房水多为无色透明,当眼内炎发生时,房水可由透明变为混浊,透明度下降。轻度混浊时需用裂隙灯检查才能发现,会发现不同数量的房水细胞,当眼内炎较重时,前房可见白色絮状纤维素性渗出或胶冻样渗出物,以及脓液积液或积血。

3. 间接照明法　将光线照在被检查目标的一侧。主要用于检查角膜的病变。

4. 后部照明法　有时一些细微的变化和病变需要使用裂隙灯后部照明法观察。此时照明系统聚焦于角膜后的虹膜或晶体上,照亮虹膜或晶体,其反射光线从后面投射到角膜上形成光源,而裂隙灯的光学系统则聚焦于角膜上观察。照明光线是从角膜后来的,所以称为后部照明法。当用镜面反光照射法时,可以仔细观察角膜前后及晶体前后囊的细微变化,如泪膜上的脱落细胞、角膜内皮的花纹、晶体前后囊及成人核上的花纹。

5. 镜面反光照明法　利用光线照在角膜和晶体的前后表面产生的规则性反光,如在反射镜上有不光滑的部位,则该处呈不规则反光。

6. 角膜缘分光照明法　将光线照在角膜缘上,利用角膜透明性,光线在角膜缘内部做弥散性反射,在对侧角膜缘部形成明亮光环,从而容易发现不明显的异物、云翳等。

四、滤光片和附件

过滤照明:用于检查泪膜、眼睛染色、RGP镜片配适图案。钴蓝色光:最有价值的滤色照明方法是钴蓝色照明,结合黄色滤色片,增强观察角膜的荧光素图和模压隐形眼镜配适。因为滤片使得光线变暗,荧光素显示水平低,这是滤片技术的缺点。无赤光(绿色):中和光线强度,使用白光或白光不用滤色片,用高倍放大率可见上皮损伤和基质生长。各种疾病病变的大致情况:结膜慢性充血:如果血管纹理模糊难辨,结膜表面粗糙不平,乳头肥大、滤泡增生等;滤泡:淋巴细胞里面有浆液,像水泡一样的物体;乳头:为细小的隆起,上皮增生;瘢痕:是由于愈合后形成的痕迹;结膜的结石:睑板腺排泄不畅,日久钙化后形成。

五、数码照相裂隙灯

数码照相裂隙灯(图6-1-2,图6-1-3)已普遍应用,可以留存眼前节原始病变资料,做好眼前节照相,首先要设定好相关参数,如曝光时间、白平衡等,其次是正确使用背景光,还要避免暗室各个方向的杂光(图6-1-4至图6-1-7)。

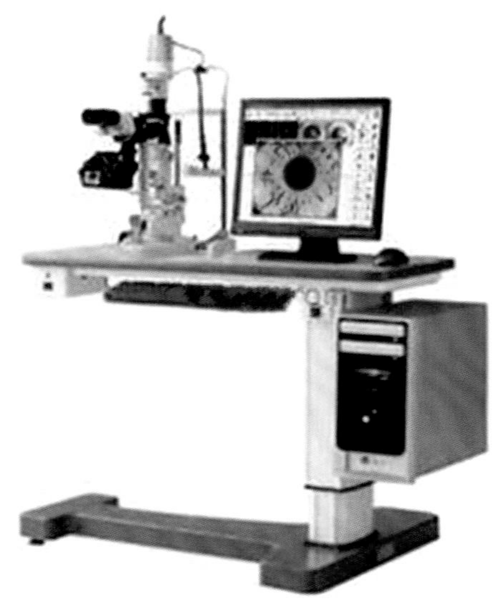

图 6-1-2　数码照相裂隙灯

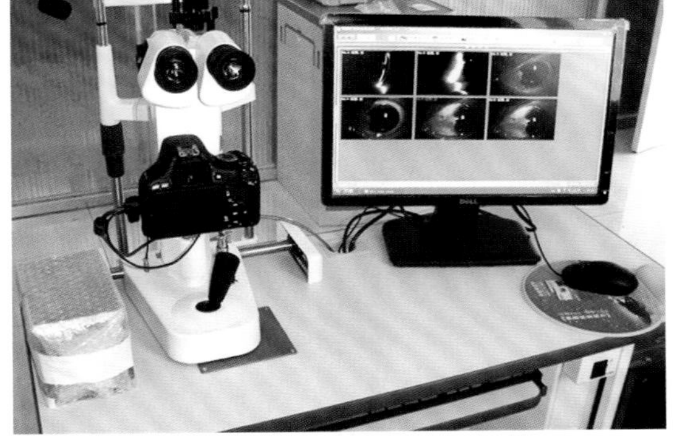

图 6-1-3　数码照相裂隙灯(局部)

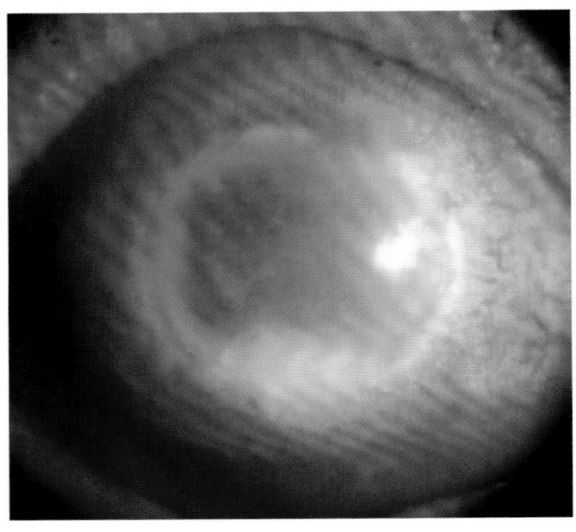

图 6-1-4　裂隙灯大体照相-角巩膜炎-前房积脓

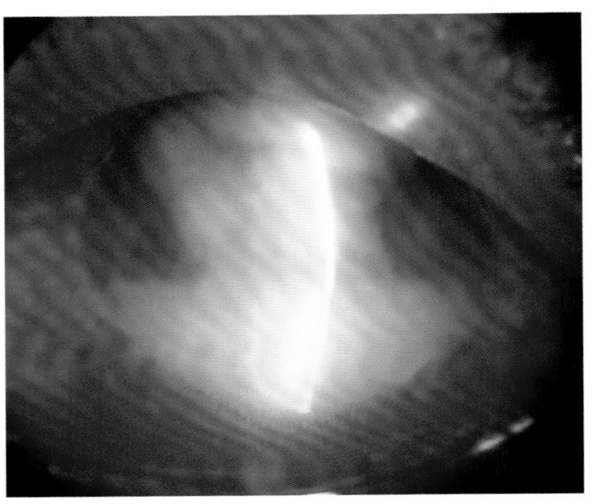

图 6-1-5　裂隙照相-角膜溃疡合并眼内炎-前房积脓

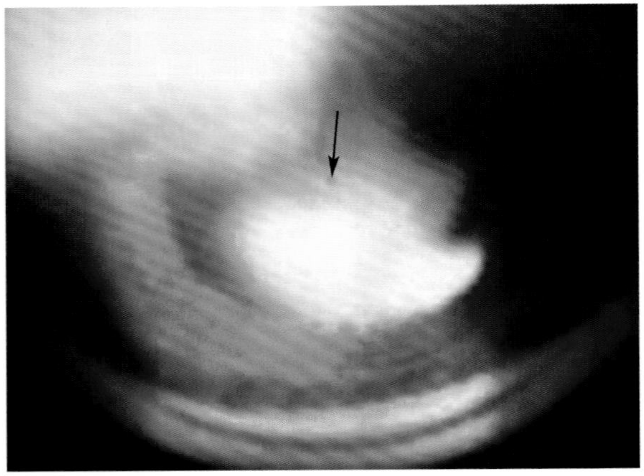

图 6-1-6　裂隙灯照相显示中间葡萄膜炎-雪堤样改变

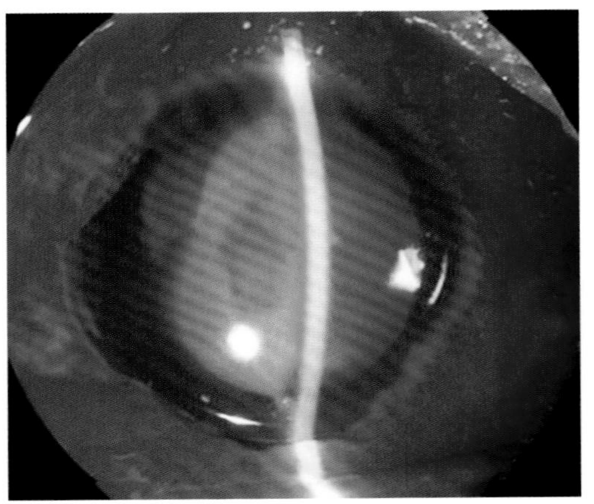

图 6-1-7　外伤性眼内炎-裂隙照相-玻璃体积脓

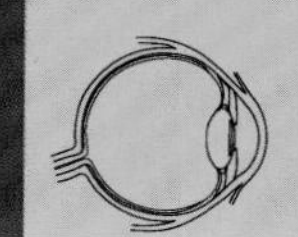

第二节　检眼镜的使用

检验镜通常应用于检查眼底，检眼镜可分为直接检眼镜和间接检眼镜两种。

一、直接检眼镜的使用

直接检眼镜通常可直接检查眼底，观察系统由一组不同屈光度小镜片组成的转盘，有一窥孔，经此孔观察被照明的眼底。所见为正像眼底，可在暗室小瞳下进行检查，必要时可散大瞳孔，检眼镜放大倍数为14~16倍。

检查者眼睛必须靠近患者的眼睛，用右眼检查患者的右眼，右手拿检眼镜，坐在或站在患者的右侧，左眼则反之，医者的另一手牵开患者的眼睑，先将检眼镜置于患者眼前大约15cm，用+8D~+10D左右镜片检查患者的屈光间质是否透明。屈光间质正常的检查者瞳孔区可见橘红色的反光，若有混浊则可有黑色点片状阴影出现在橘红色的反光中。

检查屈光间质后，可开始检查眼底各部分，转动透镜片的转盘可矫正医者和患者的屈光不正，若医者为正视眼或已配矫正眼镜，则看清眼底所用的屈光度表示被检眼的屈光情况。一般先令患眼向前直视，检查视盘，再沿视网膜血管检查颞上、颞下、鼻上、鼻下各象限，最后令患眼向颞侧注视，检查黄斑部。眼底病变的大小，以视盘直径表示，以透镜的屈光度测量病变的凹凸程度，3D相当于1mm。直接检眼镜的优点为观察物象呈正像，易掌握，由于放大作用，细小病变易发现；但缺点是观察范围小，轻度屈光间质混浊则影响观察。

二、间接检眼镜

间接检眼镜使用时须充分散大瞳孔，在暗室中检查，医者接通电源，调整目镜的瞳距。根据瞳孔大小选择不同直径照明光斑，调整好距离及反射镜的位置，开始先用较弱的光线观察，看清角膜、晶体及玻璃体的混浊情况，然后根据屈光间质混浊情况调整照明强度，将光线直接射入被检眼的瞳孔，并让被检眼注视光源。

根据眼底病变情况选择不同度数的非球面镜，一般用+20D物镜置于被检眼前5cm处，取患者坐位或卧位进行眼底检查。物镜的凸面向检查者，检查者以左手持物镜，并固定于患者的眶缘，被检眼、物镜及检查者头固定不动，当看到视盘及黄斑时再将物镜向检查者方向移动，在被检眼前5cm处可清晰见到视盘及黄斑部的立体倒像。

检查眼底其余部分时，应使被检者能转动眼球配合检查，检查者围绕被检者的头移动位置，手持的物镜及检查者的头也随之移动。所查的影像上下相反，左右也相反。为检查眼底周边部，如检查6点方位，检查者手持物镜位于被检者的头顶处，令患眼向下看6点方位。

检查眼底的远周边部，则必须结合巩膜压迫法，金属巩膜压迫器戴在检查者右手的中指或示指上，将压迫器的头置于被检眼相应的眼睑外面，必要时可表麻后，自结膜囊内进行检查，操作时应使检查者的视线与间接检眼镜的照明光线、物镜的焦点、被检的眼位、压迫器的头部保持在一条直线上，检查时应注意随时嘱患者闭合眼睑以湿润角膜，当怀疑有眼内占位性病变时，切忌压迫检查。为了便于保存资料，应绘制眼底图像，此图为三个同心圆及12条放射线组成。最外圆为睫状体与玻璃体基础部，最内圆为赤道部，中间圆为锯齿缘。12条放射线表示按时钟方位的子午线，12点方向对着患者的脚部。间接检眼镜的优点是视野范围大，立体感强，照明强度大，不受轻度屈光间质混浊的影响，缺点是放大倍数小，细微结构不清，成像为倒像。

第三节　眼压检查

眼压(intraocular pressure,IOP)是眼球内容物作用于眼球壁及内容物之间相互作用的压力,是诊断与治疗青光眼的一个必不可少的手段。正常值范围为10~21mmHg,眼压测量方法有眼压计法及指压法。

目前临床上常用的眼压计有Goldmann压平眼压计、非接触式眼压计等。

一、指测法

这是一种经验性判断的最简单的方法,医生在测量时要求患者放松眼睑、闭上双眼,测试者用双手食指并列置于患者上睑皮肤上,对眼球交替轻压,根据示指尖端感觉到巩膜弹性程度即是压眼球壁的压力,大致估计眼球硬度。一般分为极高、很高、偏高、正常、偏低、很低、极低,用T+3、T+2、T+1、T、T-1、T-2、T-3。

二、Goldmann压平眼压计

Goldmann压平眼压计是国际上用以测量眼压的"金标准"眼压计,它是利用测压头压平角膜来进行间接的眼内压测量。Goldmann压平眼压计的操作方法,用0.5%~1%丁卡因滴眼液1~2滴点眼作表面麻醉。用消毒荧光素纸条轻轻接触被测眼下睑的内表面2~3秒后取出纸条,或滴0.25%荧光素钠滴眼液,瞬目2~3次后,使角膜表面泪膜染色,能睁眼时即可开始检查。并嘱被检者放松情绪,自由呼吸,绝不可屏住呼吸。受检者头部固定于裂隙灯下颌托上,将钴蓝色滤光玻璃置于裂隙灯光前方,被照射的泪膜呈鲜绿色,并将裂隙开至最宽,使测压头照明亮度达最大,光源投射角约为60°。将测压头转至裂隙灯显微镜目镜正前方,采用低倍目镜并用单眼观察,让受检者向正前方直视,并尽量睁大眼睛。必要时检查者可用手指协助撑开睑裂,但绝不可加压于眼球。将测压螺旋先转至1g刻度位置,即10mmHg压力,再将裂隙灯向前移动,使测压头接近角膜,此时检查者先用肉眼从颞侧观察角巩膜缘刚出现蓝色分光时,即可从裂隙灯目镜里观察到角膜面两个鲜绿色的荧光素反光半环,调整裂隙灯的高度,使两个荧光素半环上下对称(通常用右眼观察),继续将裂隙灯向前推移,直至观察到清晰的两个半圆形的鲜绿色的荧光素半环,微调裂隙灯的高度,使两个荧光半环上下相等,左右对称。继续捻转测压螺旋,使上下对称的两个荧光素半环的内界刚好相接触。此时角膜压平面直径达3.06mm,记录所用重量(克)即为眼压值。如刻度为2g,眼压为20mmHg。在操作中被压平面周围的荧光素环以不宽于0.25mm为标准。如过宽则说明泪液过多,应用棉球吸去多余泪液,再行测压,否则会使测得的眼压值比实际眼压高。测量完毕后,用3%双氧水溶液或1∶5000洗必泰溶液擦净测压头前端,并以擦镜纸或消毒棉球拭干。

Goldmann压平眼压计使用注意事项,被测眼的睑缘及睫毛不可触及测压头,否则被检查者无法配合完成检查;测眼压时应力求避免由于被检眼注视方向不正,发生角膜中心偏移。但若偏移的角度小,对眼压测量值并无明显影响。泪液膜的厚度与压平面边缘的宽度成正比。一般泪液膜较薄时,半圆边缘则较窄,对测量值影响不大;反之,则测量值偏高。所以当半圆边缘大而宽时,表示测压头未擦干或者泪液太多,应将测压头擦干后再行测量。反之,表示角膜的泪液已干或荧光素浓度太淡,应嘱患者闭眼数秒钟,或再放入荧光素,然后测量。

凡连续数次测量结果数值相差在0.5mmHg,则说明操作无误,一般连续测量3次,差值在1mmHg内,取其平均值为眼压值。

三、非接触式眼压计

其原理是利用可控的空气脉冲,吹出一定压力的气流,气流压力具有线性增加的特性,在一定距离吹压角膜中央约3.6mm^{2}面积,通过检测系统接受角膜表面反射的光线,并且记录压平此面积所需要的时间,根据此两者测出眼压计数。此操作方法为坐位检测,不接触角膜,避免了通过与眼压计接触带来的交叉感染。但要求被检查者放松,自然睁开双眼并注视前方。

第四节　眼部 B 超检查

眼部 B 超检查是在屏幕上的垂直维和水平维所产生的二维图像，可以显示探头所探及不同组织的形态、位置、有无异物等（图 6-4-1）。眼部 B 超一般采用对数放大系统及一个聚焦的窄声束，探头频率一般在 10MHz 以内，回声是屏幕上的亮点，亮点之间融合，从而形成组织二维切面影像。B 超是具有无痛、非侵入性的检查，容易施行，多普勒超声可以发射脉冲或连续超声波，临床上多应用于探测组织有无血流信号。

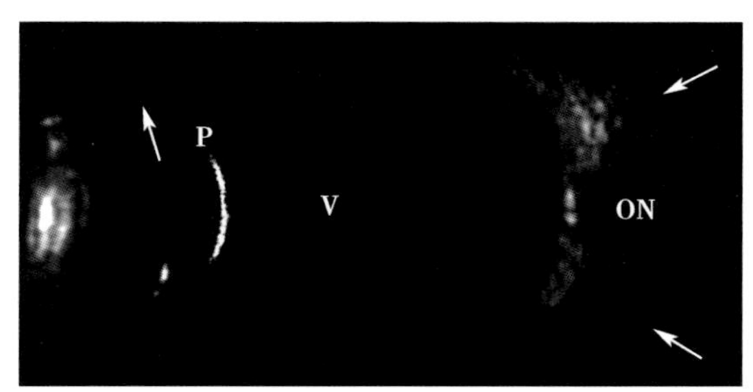

图 6-4-1　正常眼 B 超

P：晶体后囊；V：玻璃体腔；ON：视神经；白色箭头：眶内软组织

一、检查方法

超声检查有三种扫描法，即轴向扫描、横向扫描和纵向扫描，患者仰卧于检查床上，轻闭双眼，眼睑皮肤涂以耦合剂，探头轻置于眼睑上，作横断面、纵断面、斜断面扫查。发现病变后可从多个位置和角度扫查，以了解病变性质、部位、范围和治疗前后的变化。

1. 后运动试验　可了解病变与眼球壁的关系。当超声检查发现眼球内异常回声时，令患者转动患眼，观察异常回声的活动情况，然后令患者停止眼球转动，再观察病变的活动度。玻璃体内出血、混浊及大范围视网膜脱离等与眼球壁粘连不密切的病变，于眼球转动时，异常回声上下飘动，眼球停止转动后该异常回声仍然飘动不止，称为试验阳性。若无明显移动，为试验阴性。

2. 压迫试验　用于球后占位性病变，操作者手持探头，置于眼睑上轻轻向眼球加压，观察球后有无变形，如变形多为囊性占位病变或海绵状血管瘤。

3. 低头试验　检查时先取坐位，做头部正常位检查，然后令患者面部向下，观察眼球倒置位时，玻璃体无回声区内膜状回声与眼底的关系，特别是看是否与视神经乳头相连，以确定诊断。也用于观察有无眶内静脉曲张，后者在低头位时可见多个无回声区。

二、适应证

多应用于屈光间质混浊，裂隙灯、检眼镜及眼科其他设备看不清前节、后节时，结合患者病史、临床表现及体征进行眼科 B 超检查。

1. 眼内炎、视网膜脱离及脉络膜疾病　检查玻璃体混浊的程度、范围及与其他组织的关系，以评估眼内炎性质、程度和治疗前后的变化（图 6-4-2 至图 6-4-15）。

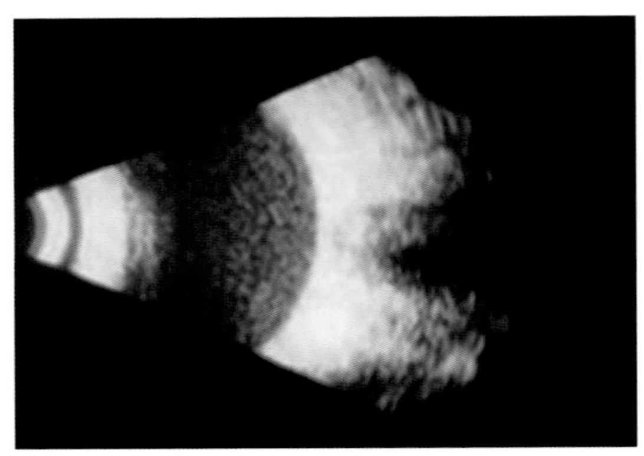

图 6-4-2　内源性眼内炎，后部玻璃体均匀弱回声

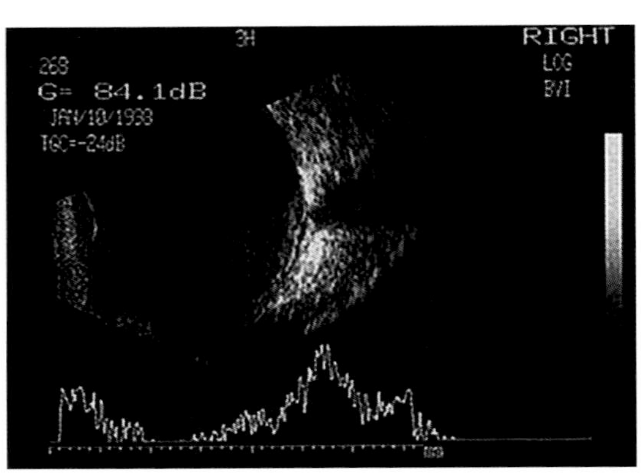

图 6-4-3　转移性眼内炎

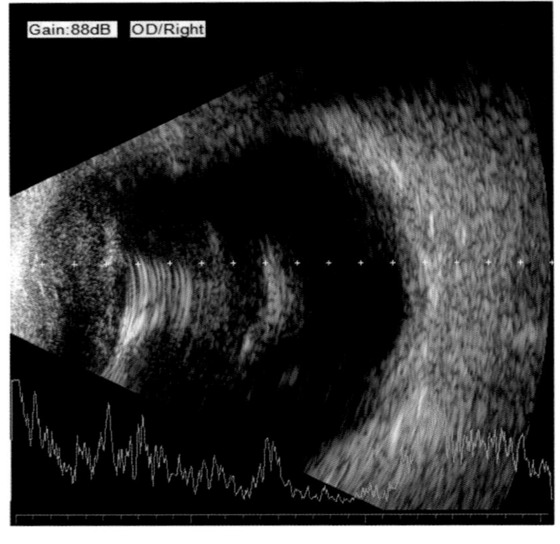

图 6-4-4　眼内炎治疗前

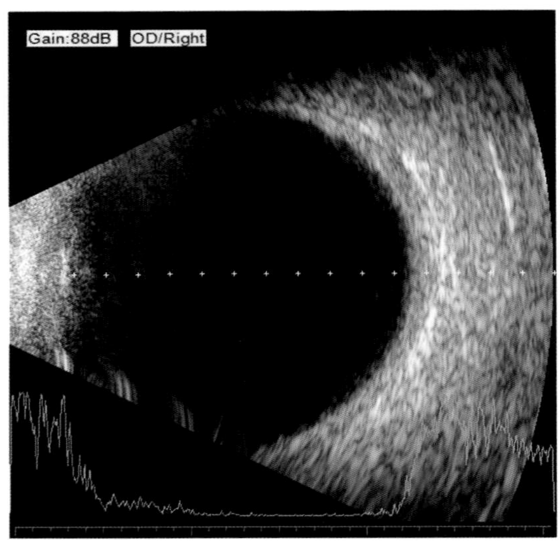

图 6-4-5　眼内炎治疗后

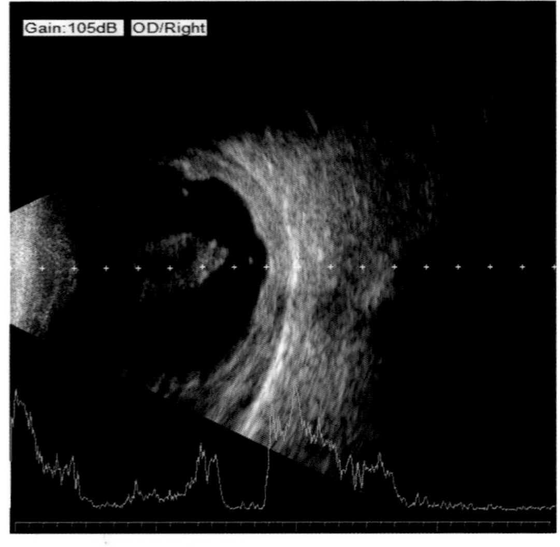

图 6-4-6　眼外伤眼内炎治疗前

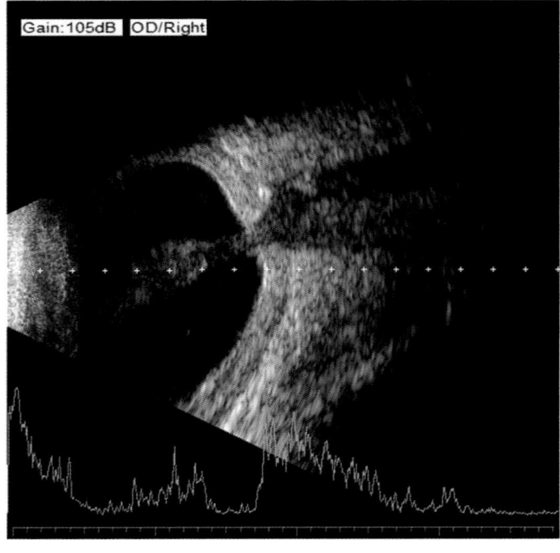

图 6-4-7　眼外伤眼内炎治疗后

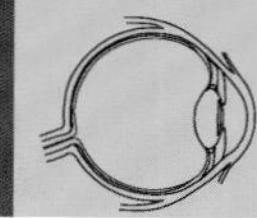

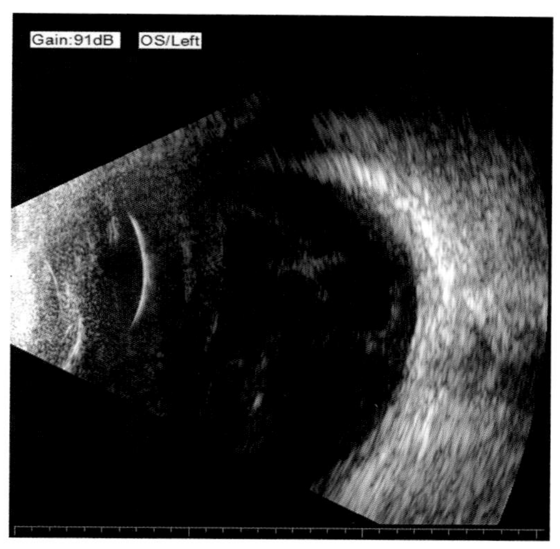

图 6-4-8 医源性眼内炎，治疗前，玻璃体弱回声

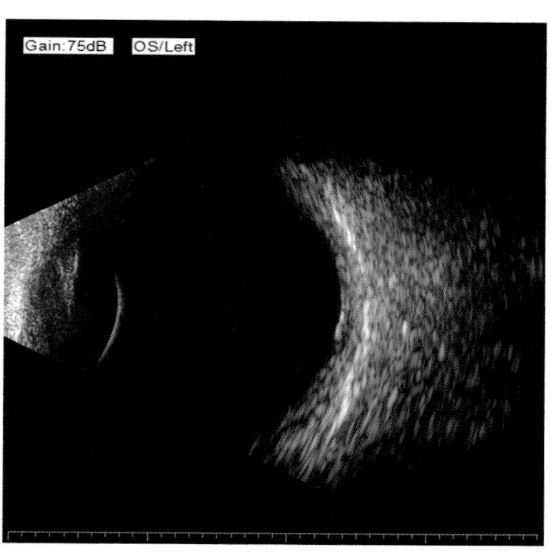

图 6-4-9 医源性眼内炎，治疗后，玻璃体回声不明显

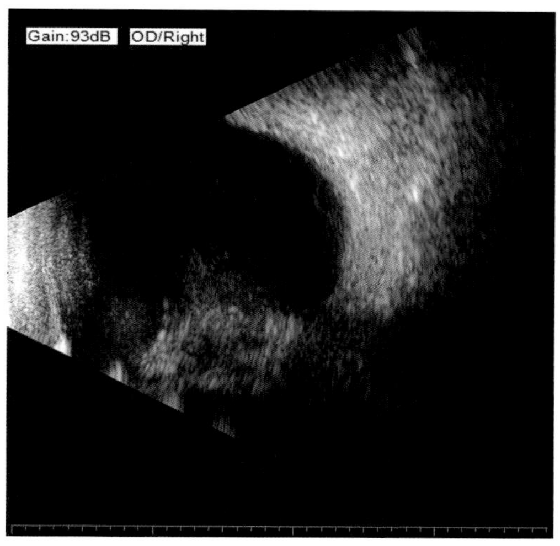

图 6-4-10 白内障术后眼内炎，玻璃体局限性不均匀回声

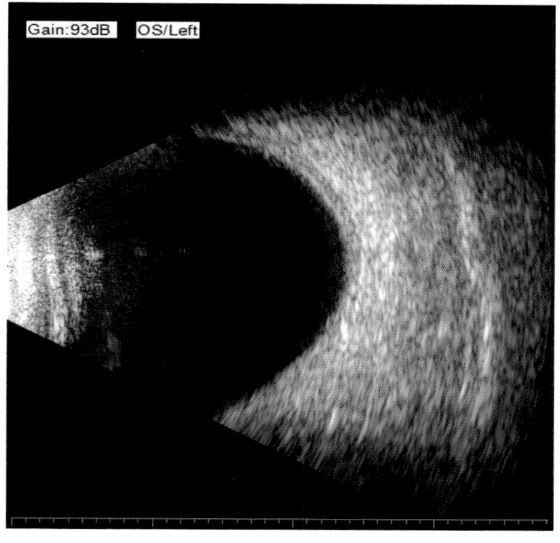

图 6-4-11 白内障术后眼内炎，治疗后玻璃体局限性回声消失

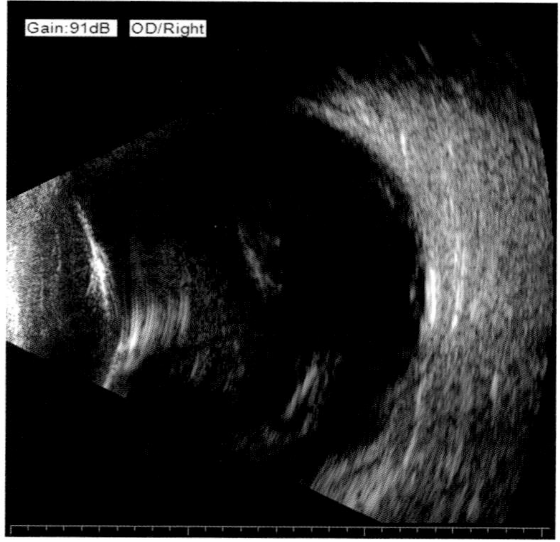

图 6-4-12 人工晶体术后眼内炎，玻璃体不均匀回声（治疗前）

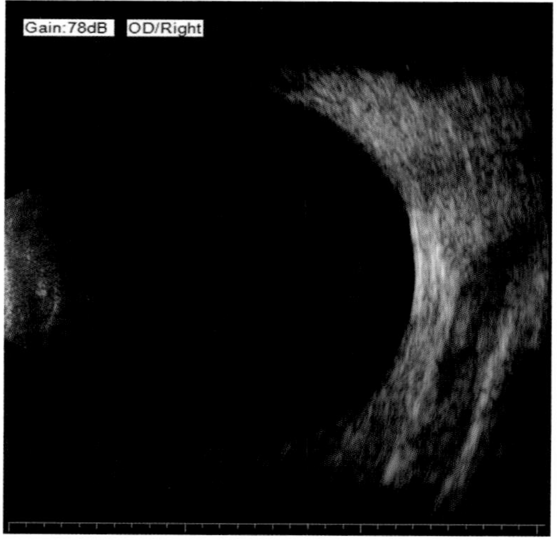

图 6-4-13 人工晶体术后眼内炎，治疗后好转-玻璃体回声明显减弱

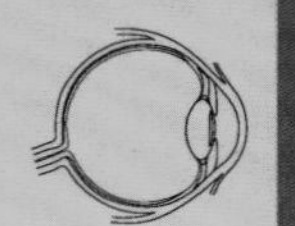

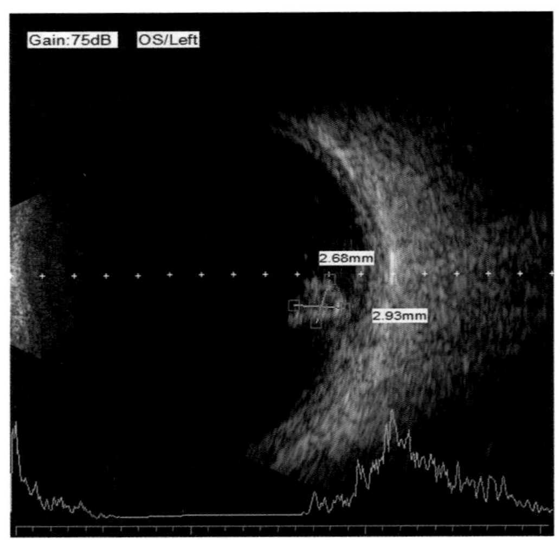

图 6-4-14　角膜溃疡合并眼内炎-局限性玻璃体强回声（治疗前）

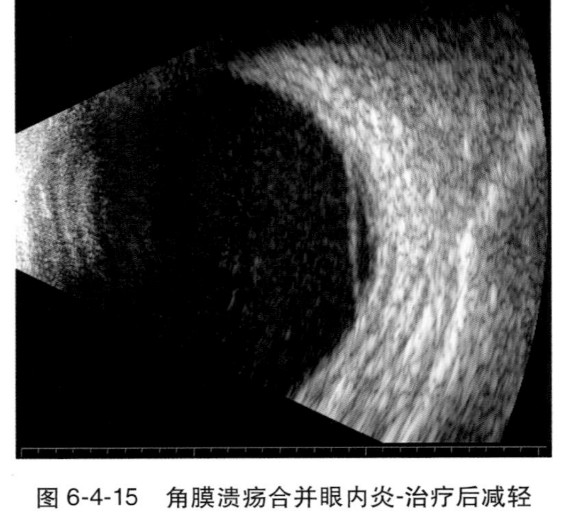

图 6-4-15　角膜溃疡合并眼内炎-治疗后减轻

诊断视网膜脱离的程度，性质和原因，鉴别原发性还是继发性（图 6-4-16）。视网膜母细胞瘤：能协助确定有无肿瘤，肿瘤的分型及有无转移。玻璃体切割术前检查以了解玻璃体机化情况、出血程度、玻璃体囊肿的诊断。脉络膜脱离：有无脱离及其程度。脉络膜肿瘤的鉴别诊断：脉络膜黑色素瘤、脉络膜血管瘤、脉络膜骨瘤、脉络膜结核瘤、虹膜囊肿等。

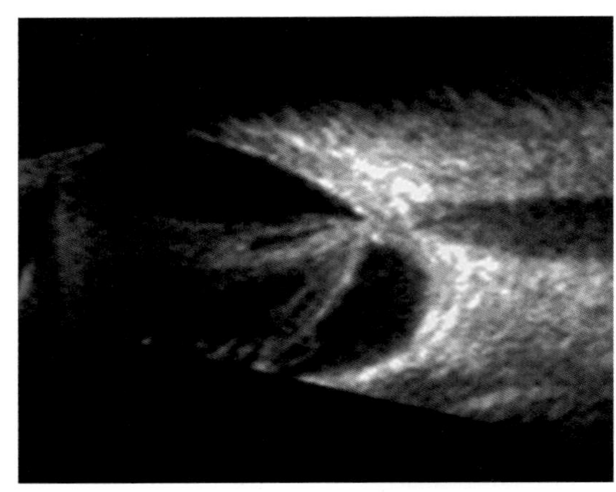
图 6-4-16　漏斗状视网膜脱离

2. 晶状体疾病及巩膜疾病　了解晶状体异位的部位及白内障的程度，检查巩膜葡萄肿的位置、外伤后巩膜有无断裂。

3. 眼外伤和眼内异物　金属和非金属异物的诊断，了解外伤眼内组织结构损伤程度以及球后软组织、视神经有无出血等。

4. 眼眶内肿瘤的诊断和定位、眼内白瞳孔的鉴别诊断、突眼的鉴别诊断　能协助 CT 了解肿瘤对周围组织浸润情况，如与视神经、眼肌的关系，鉴别囊肿、海绵状血管瘤、脑膜瘤、泪腺肿瘤等。如视网膜脱离、晶状体后纤维增生、先天第一玻璃体永存、视网膜母细胞瘤等。眼眶肿瘤、眼眶急性炎症、慢性炎症（炎性假瘤）、毒性弥漫性甲状腺肿、血管畸形、搏动性间歇性眼球突出等。

5. 其他　眼活体生物学测量如人工晶状体植换术前晶状体测量；介入性超声诊断和治疗，超声引导下眼眶肿瘤的细针穿刺细胞学和组织学活检或穿刺抽吸治疗。

第五节　眼底照相及血管造影

眼底照相和眼底荧光素血管造影（fundus fluorescein angiography，FFA）是一种极有价值的诊断技术，主要观察视网膜血管及血液循环状态，从而进一步明确视网膜状态。目前主要应用于视网膜病变、脉络膜病变及视神经病变的常规检查，作为眼科专业的医务人员必须熟练掌握（图 6-5-1 至图 6-5-5）。

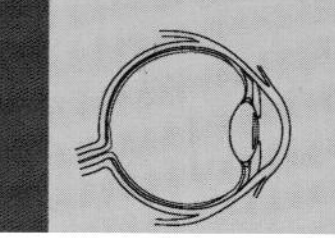

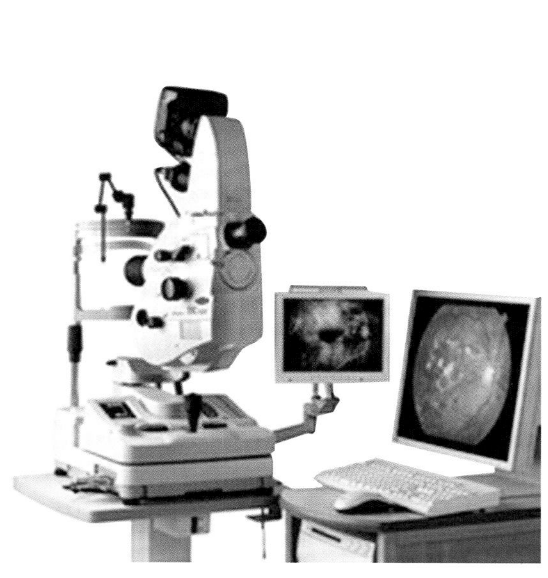

图 6-5-1　免散瞳眼底照相机

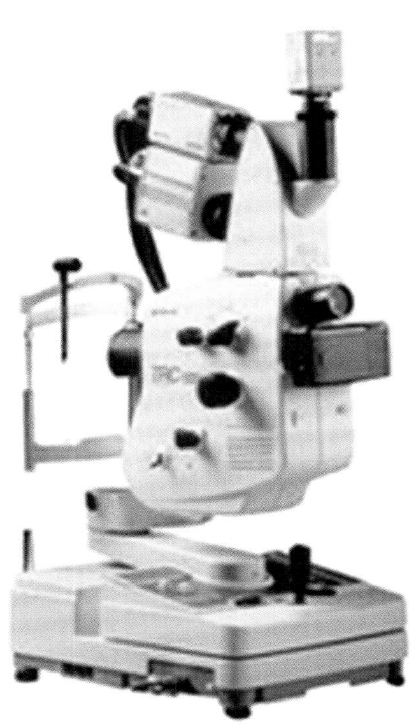

图 6-5-2　免散瞳眼底照相机

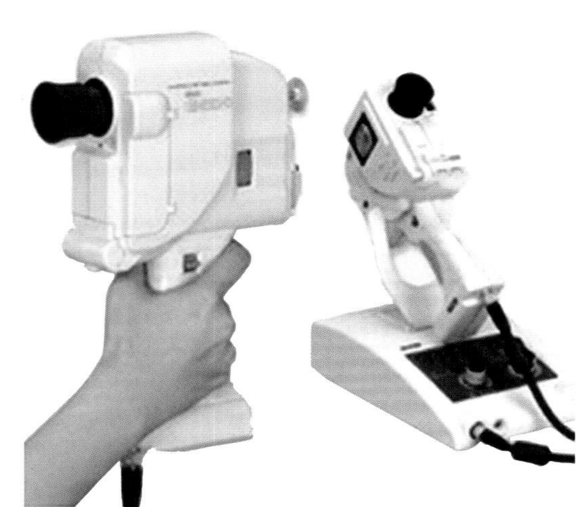

图 6-5-3　手持免散瞳眼底照相机

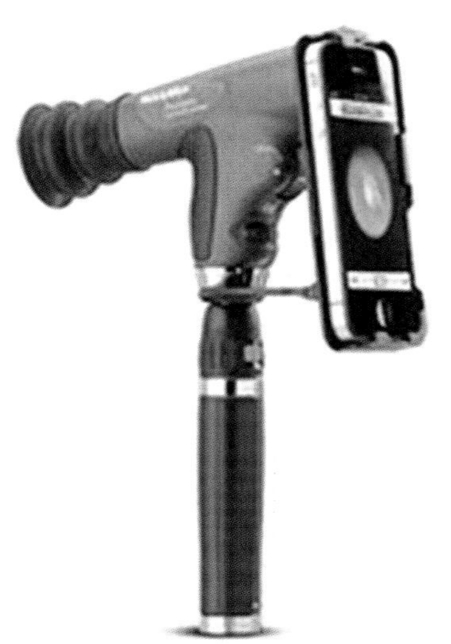

图 6-5-4　手持免散瞳眼底照相机

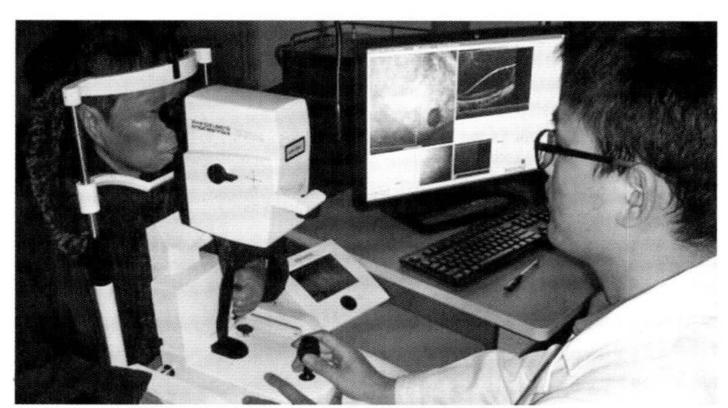

图 6-5-5　海德堡脉络膜-视网膜造影-OCT 一体机

一、原理及适应证

1. 原理 造影所用的荧光素钠是一种碳水化合物，进入人体血液循环后，大约60%与血液蛋白、红细胞结合，约40%游离在血液中。静脉注射常用量为10~20mg/kg，注射前需皮试，一般机体耐受性好，但有少数过敏体质的人可能出现轻微恶心、呕吐、皮肤瘙痒等反应，个别病例会发生严重过敏反应，甚至休克死亡。因此，造影前需检查患者血压、心率、脉搏、血糖、肝肾功能等情况，并取得患者同意签署知情同意书。

连续的激发光源激发荧光素钠出现的可见光称之为荧光，波长为520-530nm。在照相设备中放置紫蓝色激发滤过片，即能产生黄绿色荧光，并被快速连续记录下来。

2. 适应证 主要适用于视网膜病变、脉络膜病变及视神经病变的临床诊断。

二、正常眼底荧光血管造影表现

正常人臂肘静脉-视网膜动脉循环时间为7~15秒，分为5期，分别是动脉前期-动脉期-动静脉期-静脉期及静脉后期-静脉晚期。

视网膜动脉前期：即脉络膜期，由较弱的斑片状荧光很快融合成弥漫荧光，视盘出现朦胧荧光，视网膜动脉层流，时间为10~15秒。

动脉期：视网膜中央动脉较快充盈，层流转为充盈后很快显示所有小动脉，时间在12~17秒。

动静脉期：视网膜动脉及所有毛细血管全部充盈，静脉逐渐出现层流，时间在25~27秒(图6-5-6)。

静脉期及静脉后期：视网膜静脉层流消失，所有静脉转为充盈，此期为观察视网膜毛细血管的最佳时期，时间在29~30秒。

静脉晚期：注射荧光素钠5~10分钟后，染料逐渐消退，可见视盘及颞侧残余荧光。

以上各期很难分开，分析影像改变是主要看每期的大致时间及空间表现。

黄斑区荧光改变：因黄斑区色素含量较多，遮挡脉络膜荧光；含有的脂褐素能够吸收部分激发光，因此为无荧光的暗区。当黄斑区出现病变时可出现荧光渗漏及高荧光。

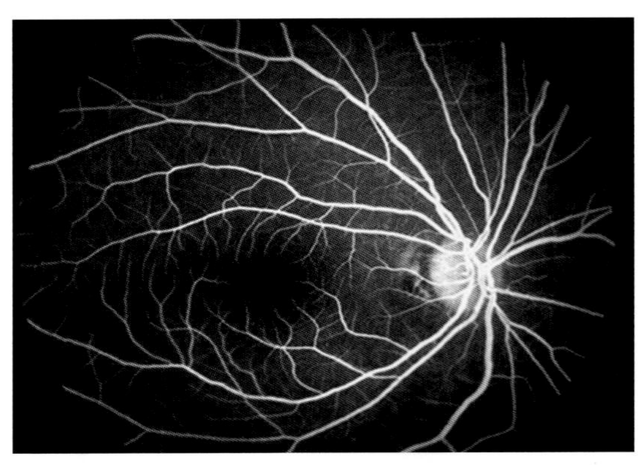

图6-5-6 视网膜动静脉期

三、异常眼底荧光的特点及意义

1. 基本概念

(1)血-视网膜屏障：是由视网膜毛细血管内皮细胞和视网膜色素上皮层共同组成，此两者均为紧密连接，具有屏障功能，能够防止血浆及一些大分子物质透过进入玻璃体及视网膜组织。若此屏障功能受到破坏，则眼底荧光造影出现异常。

(2)高荧光：是指底片上出现原来低荧光变强或者正常眼底组织不应出现的荧光染色。

(3)低荧光：是指表现为比正常荧光低或者无荧光者。

(4)眼底异常血管循环：包括因缺血导致的异常新生血管、动静脉异常吻合、血管狭窄、阻塞、囊样扩张等，此时的血管壁内皮细胞功能受损，脆性增加，通透性强，荧光染料可透过血管进入视网膜组织内。

(5)眼底自发荧光：是荧光素钠进入视网膜组织前眼底出现的自发光，能够反映视网膜色素上皮层状况。

2. 异常荧光的变化

(1)高荧光：透见荧光又称窗样缺损，常见于先天性色素组织减少、视网膜色素上皮萎缩等，表现为早期透见脉络膜背景荧光的高荧光，晚期随着荧光染料的排空逐渐消失，主要反映脉络膜荧光高低，其本身的大小及形态基本不变。

（2）渗漏：眼底异常血管循环形成时，因血管壁功能不良，导致通透性增高，荧光染料渗漏进入视网膜组织间隙。黄斑区血管环渗漏导致黄斑囊样水肿，脉络膜血管渗漏荧光染料聚集在视网膜神经上皮层下及色素上皮层下等。

（3）着色：因脉络膜组织渗漏使视网膜下一层组织结构染色，如筛板巩膜、玻璃膜疣、视网膜瘢痕等。

（4）低荧光：血管因灌注不良或闭塞导致的不充盈引起低荧光表现，常见于糖尿病性视网膜病变，前部缺血性视神经病变等。

（5）荧光遮蔽：正常情况下应显示荧光的部位，由于其前面的出血、色素异常堆积、渗漏等导致的不显影。

第六节　光学相干断层成像

光学相干断层成像（optical coherence tomography，OCT）是指对眼透光组织做断层成像，具有非接触性、非侵入性、高分辨率以及应用广泛等特点，目前作为一种成熟的技术得到广泛的应用（图 6-6-1），目前主要应用于眼底各种疾病的检查及记录。

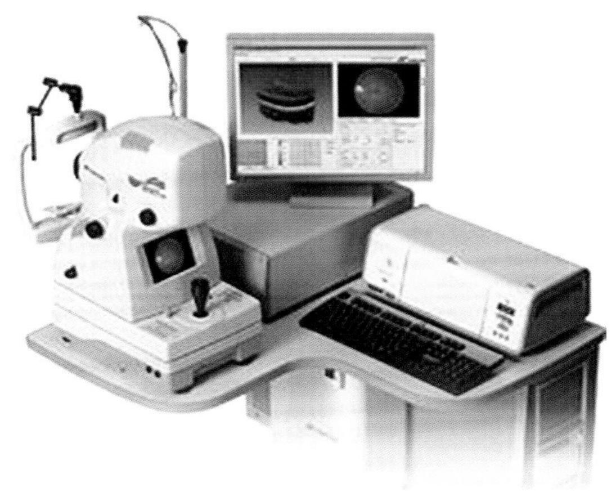

图 6-6-1　光学相干断层成像-（OCT）

一、原理

光波投射到组织后发生吸收、反射以及散射等现象，根据光在不同组织层次反射光的运行时间不同，分析不同组织的结构及距离，经计算机处理，获取并显示不同组织层间断面的结构。扫描方式有水平、垂直、环形、放射状以及不同角度的线性扫描，目前应用的 OCT 轴向分辨率可达 5μm。

眼科 OCT 检测仪可对视网膜进行实时地断层成像和定量分析，可以有效地对中心性浆液性视网膜脉络膜病变、糖尿病性视网膜病变、视网膜中央动（静）脉阻塞、视网膜前膜病变等病理进行检查、定位和定量分析，对视神经纤维层厚度分析及视神经乳头结构分析，有助于青光眼的早期诊断和治疗。

二、正常眼 OCT 表现

正常眼黄斑区有标志性成像界面：分别是玻璃体腔与视网膜内界膜之间的光学界面、视网膜神经上皮层与色素上皮层之间的光学界面。视网膜内界膜、神经纤维层、色素上皮层及部分脉络膜小血管为红色高反射层，光感受器层为暗色层，神经上皮层间呈不均匀的黄绿相间颜色，黄斑中心凹及视盘为绿色（图 6-6-2）。成像的颜色受组织水肿、屈光间质状态不同等原因影像发生变化，因此颜色非唯一的标准，要根据病情综合判断，如图 6-6-3 显示黄斑裂孔。

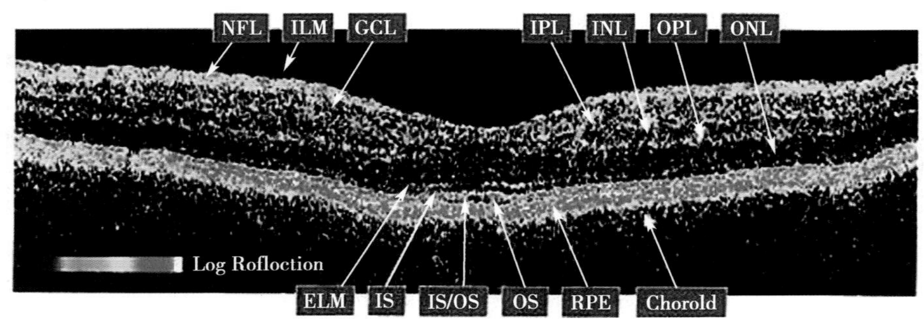

图 6-6-2 正常黄斑 OCT 结构

NFL:神经纤维层	OPL:外丛状层	IS/OS:内感光和外感光层联结
ILM:内界膜	ONL:外核层	OS:外感光层
GCL:神经节细胞层	ELM:外界膜	RPE:视网膜色素上皮层
IPL:内丛状层	IS:内感光层	Choroid:脉络膜
INL:内核层		

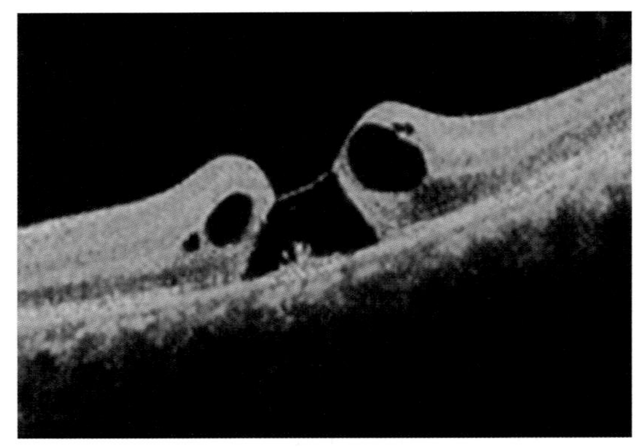

图 6-6-3 黄斑裂孔,中心凹处神经上皮层全层缺损,裂孔宽为 231μm,RPE 层薄变

玻璃体腔与视网膜内界膜之间的光学界面是光滑的,内界膜与神经节细胞不易分辨,由内向外,内丛状层及外丛状层为黄绿色的高光反射带,内核层及外核层表现为较弱的反射带。视细胞的内侧部分形成外核层,外侧部分构成杆细胞和锥细胞的外节(OS)和内节(IS),IS/OS层在图像上可见一黄色和红色的光反射带。黄斑中心凹为视网膜最薄处,仅有外界膜、锥细胞及其传导纤维、内界膜,内核层及内丛状层终止于中心旁。视细胞层在黄斑中心凹处增厚,IS/OS 层在中心处比较明显,一般认为黄斑中心凹的厚度为(154±8)μm。

第七节 角膜共聚焦显微镜检查

角膜共聚焦显微镜(confocal microscopy through focusing,CMTF)(图 6-7-1)又叫活体共聚焦显微镜。其原理从一个点光源发射的探测光通过透镜聚焦到被观测物体上,如果物体恰在焦平面的二倍焦点上,那么反射光通过原透镜应当汇聚回到光源,这就是所谓的共聚焦,简称共焦。其意义是:通过移动透镜系统可以对角膜进行三维扫描,共聚焦显微镜能提供无比精确的三维成像,以及对亚细胞结构和动力学过程的精准测试。利用计算机进行图像处理,把光学成像的分辨率提高了 30%~40%,使用紫外或可见光激发荧光探针,从而得到细胞或组织内部微细结构的荧光图像,在亚细胞水平上观察诸如 Ca^{2+}、pH、膜电位等生理信号及细胞形态的变化,成为形态学、分子生物学、神经科学、药理学、遗传学等领域中新一代强有力的研究工具。

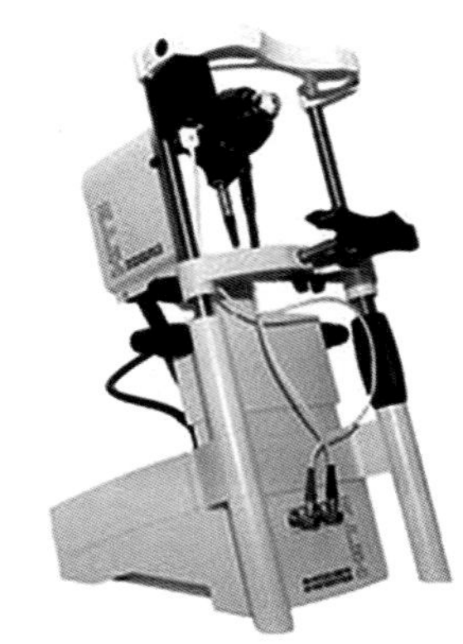

图 6-7-1 角膜共聚焦显微镜

激光共聚焦成像系统能够用于观察各种染色、非染色和荧光标记的组织和细胞等,观察研究组织切片,细胞活体的生长发育特征,研究测定细胞内物质运输和能量转换。能够进行活体细胞中离子和 pH 变化研究

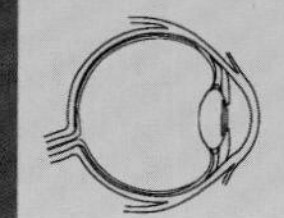

(RATIO),神经递质研究,微分干涉及荧光的断层扫描,多重荧光的断层扫描及重叠,荧光光谱分析荧光各项指标定量分析荧光样品的时间延迟扫描及动态构件组织与细胞的三维动态结构构件,荧光共振能量的转移的分析,荧光原位杂交研究(FISH),细胞骨架研究,基因定位研究,原位实时 PCR 产物分析,荧光漂白恢复研究(FRAP),胞间通讯研究,蛋白质间研究,膜电位与膜流动性等研究,完成图像分析和三维重建等分析。

激光扫描共聚焦显微镜利用激光束经照明针孔形成点光源对标本内焦平面的每一点扫描,标本上的被照射点,在探测针孔处成像,由探测针孔后的光电倍增管(PMT)或冷电耦器件(cCCD)逐点或逐线接收,迅速在计算机监视器屏幕上形成荧光图像。照明针孔与探测针孔相对于物镜焦平面是共轭的,焦平面上的点同时聚焦于照明针孔和发射针孔,焦平面以外的点不会在探测针孔处成像,这样得到的共聚焦图像是标本的光学横断面,克服了普通光学场光源、显微图像模糊的缺点。共聚焦显微镜已经在各种医学领域广泛应用。角膜共聚焦显微镜主要用于活体角膜病变的检查,如真菌菌丝的形态(图 6-7-2)。

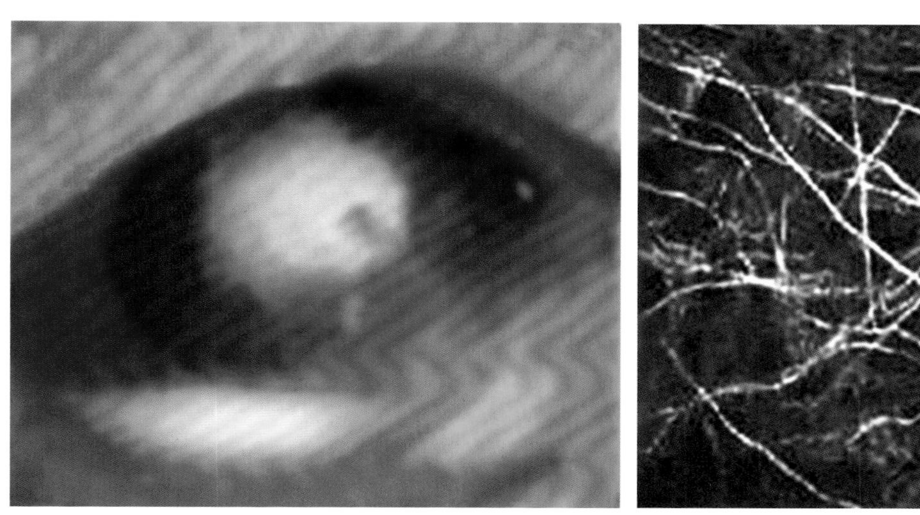

图 6-7-2　角膜共聚焦显微镜照片,显示真菌菌丝

第八节　视觉电生理

临床上常用的视觉电生理包括视网膜电图(electroretinogram, ERG)、视觉诱发电位(visual evoked potential, VEP)、眼电图(electro-oculogram, EOG),这些检查无创,能为临床上各种疾病的检查提供相对客观的可靠依据。电波形态变化与视网膜各组织的关系如表 6-8-1。

表 6-8-1　视网膜各组织结构与电波波形的关系

组织结构	电生理波形
视神经	VEP、图形 ERG
光感受器	ERG 的 a 波
双极细胞、Mull 细胞	ERG 的 b 波
无长突细胞	ERG Ops 波
神经节细胞	图形 ERG
视网膜色素上皮细胞	EOG

一、视网膜电图

视网膜电图(electroretinogram,ERG)是指视网膜受到全视野的闪光刺激时,从角膜电极上记录到的视网膜的神经元和非神经元细胞的电反应的总和,它代表了从光感受器到无长突细胞的视网膜各层细胞电活动的总和。与感受器细胞相邻的色素上皮层的改变也会影响到 ERG。包括全视野 ERG、局部 ERG、图形 ERG。

全视野 ERG(global or full-field electroretinogram)记录的是视网膜对光刺激的电反应,主要是测量杆细胞和锥细胞所产生的总反应。由向下的负向波和一个快速向上的正向波组成。适应证:①退行性视网膜传导病变 a、b 波振幅降低,感受器细胞-视锥、视杆细胞病变,色素上皮病变,脉络膜病变,黄斑营养不良-中心凹,黄斑变性-中心凹。②血管性病变,震荡电位相对敏感,相对特异的检查,糖尿病、CRVO、CRAO、缺血性病变、眼动脉等。③屈光间质混浊(高闪光刺激)3.0、10.0 刺激。④其他:外伤,ERG 可测定视网膜功能,病变定位,中毒,长期氯喹等视网膜毒性药物定期检测 ERG。

图形 ERG 是视网膜对总平均亮度恒定的相对翻转图形刺激的反应,主要由 P1(P-50)的正相波和其后的负相波 N1(N-95)组成,与视网膜神经节细胞的活动密切相关。目前临床上应用于检测黄斑和神经节细胞的功能。原发性视网膜色素变性是由于黄斑区视网膜受累较迟、较少,其中心视力正常或接近正常。ERG 可能是熄灭型,但 PERG 是正常。视神经疾病中,主要影响 N95 的振幅,视神经脱髓鞘疾病 N95 异常率 85%,P50 异常率仅 50%。P50 异常眼,往往有 N95 异常。PVEP 严重异常,P50 也异常。

局部 ERG 是相对全视野 ERG 而言,黄斑中央的锥细胞总数仅代表了全视网膜锥细胞群的 9%,黄斑中心凹的锥细胞数大约占全视网膜锥细胞群的 2%左右,因此局部黄斑病变在全视野 ERG 中极少有电波异常反应。

二、视觉诱发电位

视觉诱发电位(visual evoked potential,VEP)是大脑皮质枕叶区对视网膜刺激发生的电反应,是代表视网膜接受刺激,经视路传导至枕叶皮层而引起的电位变化,是了解从视网膜到视觉皮层,即整个视觉通路功能完整性检测。因此从视网膜神经节细胞到视皮层任一部位的神经纤维病变均可出现 VEP 的异常。

视觉诱发电位分为闪光 VEP 和图形 VEP。闪光 VEP 主要适用于视力严重受损的患者,其振幅及潜伏期变异较大;图形 VEP 波形较为稳定,可重复性好,视皮层对图形 VEP 较为敏感,可用于黄斑病变、视路病变、青光眼、视中枢病变诊断及客观视功能测定。

闪光性 VEP 波形由 N1、P2、P3 组成,图形 VEP 含有 N75、P100、N145 三个波,其中 P100 波的波峰最为明显稳定,为临床所常用。

1. 神经损害　通过特定的棋盘格翻转模式分别刺激左、右眼在视觉皮层记录诱发电位(P100),依据 P100 潜伏期和波幅分析通路损害在视网膜、视交叉前或视交叉后的水平,对损害程度、治疗效果及预后作出客观评估。视神经炎时表现为 VEP 潜伏期延长和波幅降低,通常波幅变异性较大,潜伏期变异性较小,视神经纤维受累侧眼 VEP 的 P100 延迟,平均峰潜伏期几乎延长 30%,波幅减低 50%,而未受累侧眼的 VEP 均正常。多种病因所致的视神经病理性受累,均可影响 VEP。

2. 前视觉通路的压迫性病变,VEP 可有潜伏期延长,且大多在早期阶段,延迟一般不超过正常上限 20ms。压迫性病变 VEP 显示波形异常的发生率远高于脱髓鞘疾病,尤其是在蝶鞍区的肿瘤,其特征是 VEP 的不对称性。

3. 在缺血性视神经病患者,可出现 VEP 的延迟,但波幅的降低通常更具特征性。

4. 中毒性弱视中 VEP 波幅明显减低,但潜伏期通常正常。

5. 青光眼患者的 VEP 常为潜伏期异常。

6. 鉴别伪盲,当患者主观视力下降而 VEP 正常时,提示非器质性病变。

7. 判断无语言能力者的视力及屈光介质混浊视力患者的术后视功能。

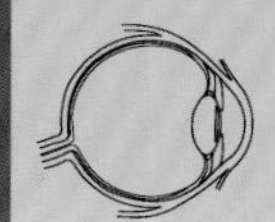

三、眼电图

眼电图(electro-oculogram,EOG)是一种检测眼静电位,随光适应改变而产生缓慢变化的一种客观定量的视网膜功能检查方法,它反映视网膜色素上皮——光感受器复合体的功能,它是持续存在的约为6mV的静息电位。眼电图异常见于视网膜色素上皮、光感受器细胞疾病、中毒性视网膜病变等。

第九节　眼科实验室及微生物学检查

眼科实验室及微生物学检查主要包括结膜炎、角膜炎的刮片检查、寄生虫感染等。

一、标本采集方法

在感染性炎症初期或者在未使用抗生素之前,采用刮取、涂抹、穿刺等方法获取标本。

1. 结膜组织刮片方法

(1)刮取前先滴表面麻醉药如丙美卡因滴眼液对结膜进行表面麻醉,若结膜分泌物较多时可先用生理盐水冲洗或者无菌棉签拭去部分分泌物;

(2)翻转眼睑暴露睑结膜,左手固定睑结膜,右手持无菌刀片或者板层刀;

(3)根据需要及炎症的特征选择要取标本的病变部位,取得标本后给予抗生素滴眼液点眼;

(4)将获得的标本置于无菌载玻片上,固定后送检。

2. 角膜组织刮片方法

(1)表面麻醉药如丙美卡因滴眼液对眼表组织进行表面麻醉,若溃疡灶或结膜组织分泌物较多,可先用生理盐水冲洗或者无菌棉签拭去部分分泌物;

(2)开睑器撑开术眼或用左手拇指、示指轻压固定眼球;

(3)先清除溃疡灶中心的污物,标本的取材多在溃疡灶边缘或者基底部,取得标本后给予抗生素滴眼液点眼;

(4)将获得的标本置于无菌载玻片上,固定后送检。

3. 留取房水及玻璃体液

中央前房深度为2.5~3.0mm,房水总容积0.15~0.3ml,玻璃体容积约为4.5ml,留取相应标本时多为0.1~0.2ml。

房水的采取:

(1)滴表面麻醉药如丙美卡因滴眼液对眼表组织进行表面麻醉,开睑器撑开术眼;

(2)穿刺点选在角膜缘内2mm刺入角膜,左手持眼科显微有齿镊在穿刺点对侧固定眼球,右手持15°穿刺刀或针头平行虹膜面刺入角膜组织;

(3)左手持镊向15°刀的方向缓慢牵拉眼球,使刀尖在角膜组织内逐渐进入2mm后才缓慢进入前房,避免房水渗出;

(4)用1ml注射器抽取部分房水,0.05ml标本至无菌肉汤,0.05ml标本至真菌或细菌培养管内,剩余房水置于洁净的载玻片上涂开室温下自然干燥,标记好患者姓名及标本类型等信息,送检标本。

玻璃体的采取:

(1)滴表面麻醉药如丙美卡因滴眼液对眼表组织进行表面麻醉,开睑器撑开术眼;

(2)穿刺点有晶体眼选在距角巩膜缘4mm刺入,无晶体眼选在距角巩膜缘3.5mm刺入;

(3)用一次性1ml注射器由睫状体平坦部进入玻璃体腔后抽吸部分玻璃体,留取标本方法同上。

二、检查方法

根据不同需要,结合炎症的临床表现及体征,选择不同的染色方法。最常用的有革兰染色、Giemsa染

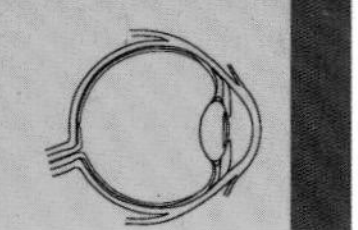

色、10%的氢氧化钾湿片法、棉酚兰染色、荧光染色、PAS染色、荚膜染色、墨汁染色等，染色后可显微镜下镜检发现是否细菌、真菌、棘阿米巴原虫等(图6-9-1至图6-9-3)。

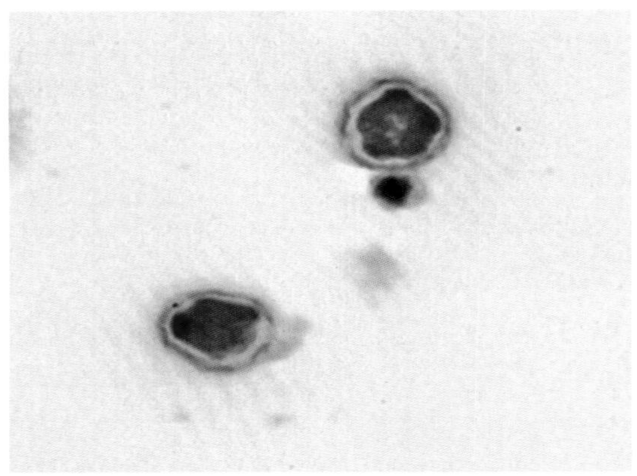
图6-9-1 分泌物涂片染色见棘阿米巴包囊

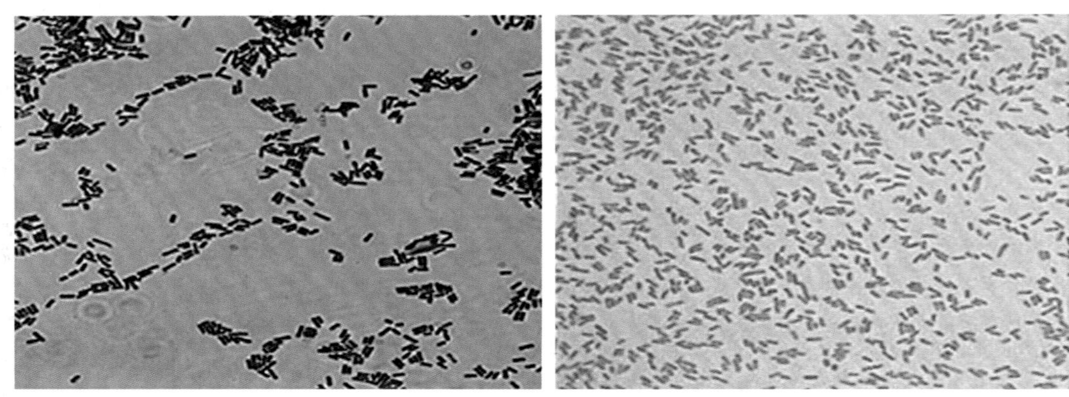
图6-9-2 革兰染色结果(细菌)

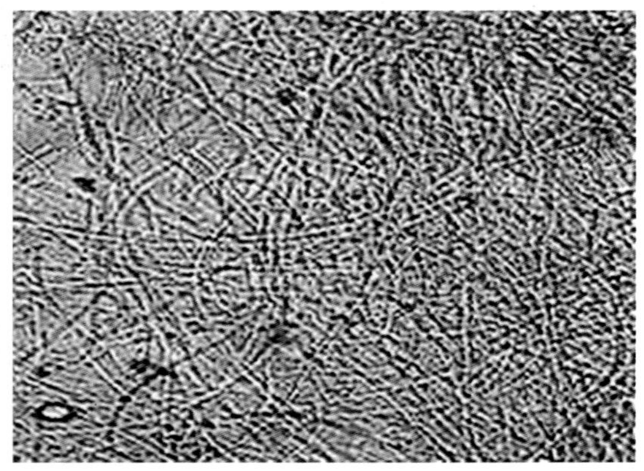
图6-9-3 显微镜下分泌物涂片见真菌菌丝

细菌、真菌培养，真菌培养可使用血琼脂培养基、巧克力培养基、马铃薯葡萄糖琼脂培养基等，30℃至37℃培养3~4天即可见真菌生长，应培养4~6周，培养阳性可镜检及联合药敏试验。

PCR技术即聚合酶链式反应，是一种用于放大扩增特定的DNA片段的分子生物学技术，它可看作是生物体外的特殊DNA复制，PCR能将微量的DNA大幅增加。近年来逐渐用于临床，其最大的优点是缩短了检测等待的时间，通过对标本中病毒、真菌、棘阿米巴原虫DNA进行扩增后筛选阳性结果，具有较高的敏感性，但只有88%的特异性。由于高敏感性所以特别容易改变交叉扩增，并易受实验室污染。所以对操

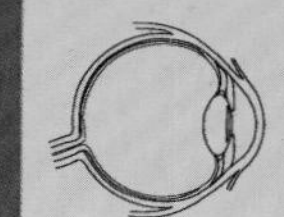

作者技术要求较高，需要反复积累经验，以保证结果的准确性。

第十节　眼眶 CT 及磁共振检查

目前眼球、眼附属器、眼眶及眶周组织的各种炎症、病变、外伤、异物存留等都需要借助影像学检查，其中眼眶 CT 方法简单，无痛无损伤，广泛应用于眼科。

一、眼眶 CT

眼科 CT 常用扫面方向①水平层面作为常规检查，根据临床需要选择其他方向层面像。水平层以眦-耳线 OM 线，即外眦角-外耳道中心连线为标准线，各层面像平行于此线。从 OM 线之下 1cm 开始向上连续扫描 8～14 个层面，层面厚 3～5mm。检查视神经及其病变采用 1.5mm 厚度，以鉴别神经纤维及其鞘。②冠状扫面：患者仰卧或俯卧检查台上，头过伸，使头矢状线与床面一致，两侧眶耳线与扫描基线垂直，向外耳道前 4cm 处向前连续扫描，层厚 4～5mm。如作眼内病变 CT 扫描则自眼球开始向后扫描。

CT 以密度来区分，以 CT 值来具体显示其差异，一般肌肉（中等密度）作为参考，分为高密度、中密度、低密度。一般平扫可清晰显示中等密度的眼睑、眼球、视神经、眼外肌等软组织结构及病变。冠状位可显示眼外肌和视神经断面，同时利于观察眶顶、眶底、眶尖部等。CT 图像包括软组织窗和骨窗，软组织窗利于观察软组织病变、骨窗主要侧重于观察骨质是否有破坏、吸收、压迫等（图 6-10-1）。眼内炎患者的眼部 CT 显示眼球内玻璃体腔中低密度影像（图 6-10-2）。

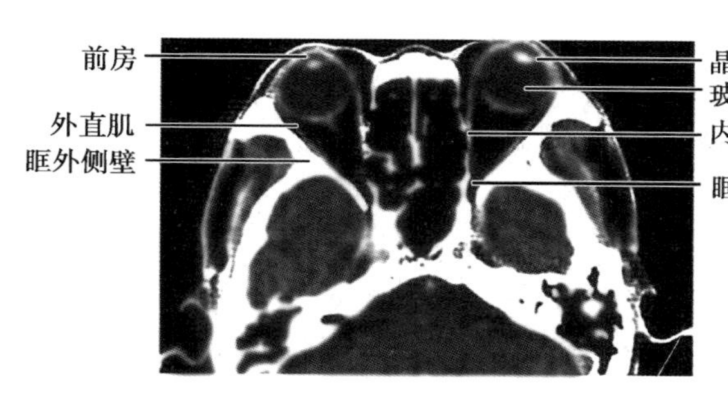

图 6-10-1　正常眼部 CT

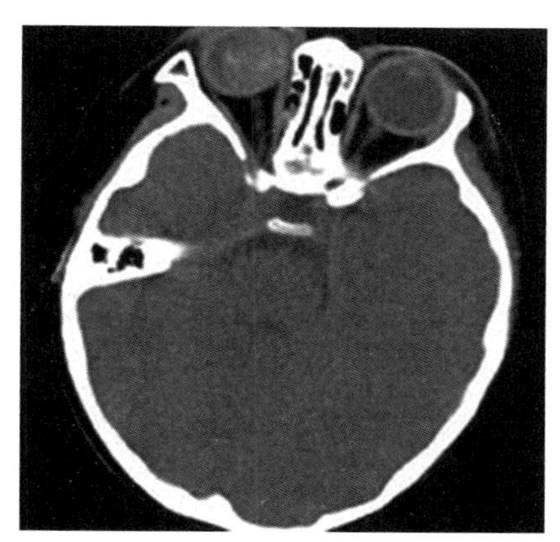

图 6-10-2　眼内炎 CT

增强 CT 为静脉注射含碘水溶液造影剂，可使病变密度增强。这是因为病变破坏血-组织屏障，造影剂渗出较正常组织为多，且血液内也保持一定量的造影剂的缘故。增强扫描使病变与正常组织对比更为清楚，对一些病变更有鉴别诊断作用。

二、MRI

磁共振成像-MRI 是将人体置于磁场中，通过特定频率的脉冲激发下、测定人体不同组织或病变吸收和释放能量的过程以及相位变化，经计算机处理成层面图像，可区分不同解剖结构或者病变的信号强度的差异，多以肌肉组织为参照，不受骨质干扰，对软组织分辨率优于 CT，且可多向观察，对眼内及眶内肿瘤、眶尖病变、视交叉及视神经等病变的检查显示最为清楚（图 6-10-3）。

MRI 成像一般常用自旋回波序列，采用适当的重复时间和回波时间组合检测，以获得 T1 加权像和 T2 加权像。眼球 MRI：角膜和巩膜为低信号，虹膜睫状体、视网膜呈中等信号，晶体的外层呈较高信号，晶体的中央呈低信号，房水和玻璃体的信号一致。在 T1 加权像上为低信号，在 T2 为高信号。眼眶 MRI，眶壁在 T1、T2 加权像上为中等信号，眼部血管在 T1、T2 加权像上为中等信号，眶内脂肪在 T1、T2 加权像上为高信号(图 6-10-4)。

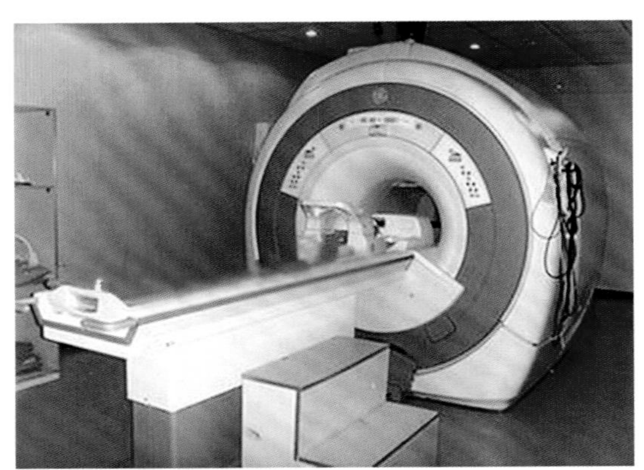

图 6-10-3 磁共振仪

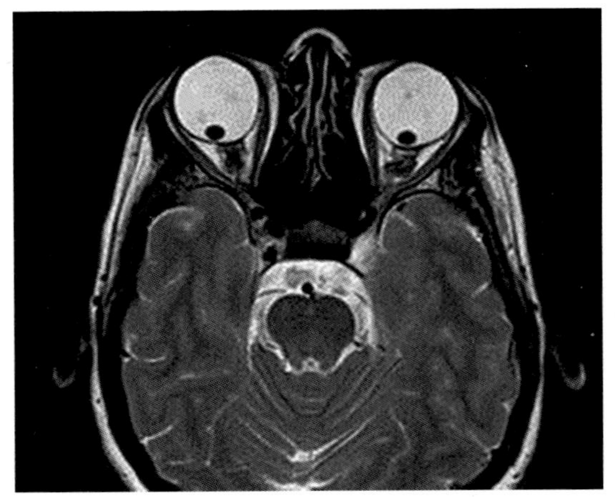

图 6-10-4 眼球及眼眶磁共振图像

(仝晓燕 武海军 杜艳慧 郑新宝)

参考文献

1. (美)Derek Y.Kunimoto Kunal D.Kanitkar Mary S.Makar,曲毅,周芳,译.WILLS 眼科手册(The Wills Eye Manual).第 4 版,济南,山东科学技术出版社,2005:201.
2. 赵堪兴,杨培增.眼科学.第 8 版 北京:人民卫生出版社,2013.
3. (美)伯恩,(美)格林著;赵家良,马建民译.眼和眼眶的超声检查.北京:华夏出版社,2008.
4. 王光璐,魏文斌.相干光断层成像眼底病诊断图谱.北京:北京科学技术出版社,2009,03.
5. 葛坚,刘奕志.眼科手术学.第 3 版 北京:人民卫生出版社,2015.
6. 黄厚斌.眼底荧光素血管造影学习精要.北京:人民军医出版社,2015.

第七章 眼内炎的诊断和鉴别诊断

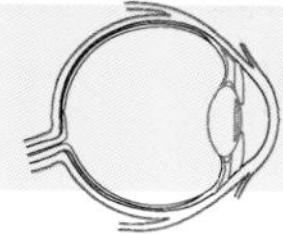
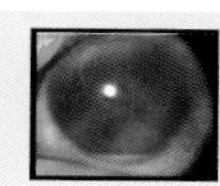
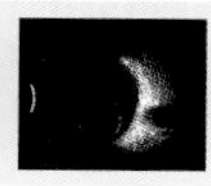
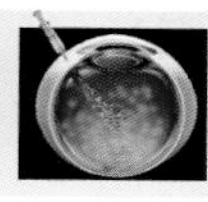
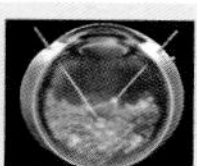

眼内炎(endophthalmitis)又称玻璃体炎,是一种严重威胁眼球和视力的眼科急症。对眼内炎性质及时作出正确的判定对眼内炎的治疗和预后至关重要。

第一节 外源性眼内炎

外源性眼内炎(exogenous endophthalmitis)是临床最常见的眼内炎,原因多见于创伤和手术,部分见于眼部相关性疾病。

一、诊断依据

(一)病因

有明确的病原体进入眼球的外部原因。

1. 眼球的各种创伤 特别是穿通伤,致伤物把病原体直接带入眼内,在眼内繁殖造成眼内组织不同程度的炎症反应。

2. 眼球的手术 特别是内眼手术,眼内炎可发生于任何内眼手术,也见于外眼手术意外穿透球壁情况下,如斜视、放射状角膜切开、球后注射等。但球壁的贯通也不是眼内炎发生的必要条件,也有无贯通伤引起眼内炎的报道,提示致病菌也可能经球壁组织的感染进入眼内引起眼内炎。

3. 眼部相关性疾病 眼球壁的炎症可引起眼内炎。如各种感染性角膜炎、角膜穿孔等引起的感染性眼内炎。

(二)临床表现

1. 症状 外伤后眼内炎根据受伤部位不同、程度不同、引起炎症的病原体不同等,眼部表现也不同。外伤后细菌性眼内炎往往在伤后24至48小时内出现症状,表现为原有眼疼、流泪等刺激症状加重,视力明显下降,若发展为全眼球炎则会出现视力严重障碍或丧失,此时剧烈的眼痛、头痛难以忍受。严重者可出现头痛、恶心、呕吐、全身不适、高热及昏迷等症状。外伤后真菌性眼内炎发病缓慢,一般在伤后2~3周出现症状,疼痛不明显,往往以视力减退为主要症状,逐渐发展,可有眼前漂浮物感。手术后眼内炎可分为急性眼内炎、慢性眼内炎和迟发性眼内炎,病原体多为细菌,症状出现时间有明显差异,最早表现为不同程度的视力下降和眼痛。角膜的炎症、溃疡、穿孔等引起的眼内炎,一般病程长,有严重的视力损害。

2. 体征 外伤后眼内炎随外伤程度、受伤位置及病原体不同,体征表现有较大差别。细菌性眼内炎时,可伴有眼睑和结膜肿胀,眼球明显压痛,伤口有脓性物排出。结膜囊黄色分泌物增多,角膜水肿浸润、甚至变白,前房混浊(充满细胞、纤维渗出物或积脓),虹膜充血,若虹膜睫状体结构完整可见瞳孔传入性阻滞,瞳孔缩小、严重时闭锁和膜闭,玻璃体纤维性渗出伴大量细胞碎片、局部有白色团块或成层的混浊。通过瞳孔查看眼底时,若玻璃体浸润较重,红光反射常消失;眼压可能偏高、偏低抑或是正常。若炎症不能控制,累及眶内组织,眼睑高度肿胀,结膜充血水肿,可突出睑裂外、眼球突出,运动受限,形成全眼球炎。

炎症向颅内蔓延，可出现海绵窦炎及海绵窦综合征。眼内可全部由脓性渗出物所填充，角膜、巩膜可坏死穿通，此时脓液排出，症状减轻，眼球萎缩。角膜外伤后的真菌性眼内炎往往合并有严重的真菌性角膜炎、角膜溃疡或穿孔，前房可见炎症反应或合并虹膜睫状体炎，虹膜及睫状体周围可出现脓性渗出物，也可伴有前房积脓（图 7-1-1～图 7-1-4）；若前部屈光介质无混浊时也可见玻璃体腔内有珍珠样或棉絮状混浊，脉络膜视网膜可见一个或多个白色、边界清楚的浸润病灶，大小一般为一个或数个视盘直径，病灶周围可伴有视网膜血管的血管鞘形成。另外，白色念珠菌感染时，视网膜常常呈现局部的黄色病灶。一般曲霉菌性眼内炎发病较迅速，病情严重，隐球菌性眼内炎起病缓慢，病情较轻。

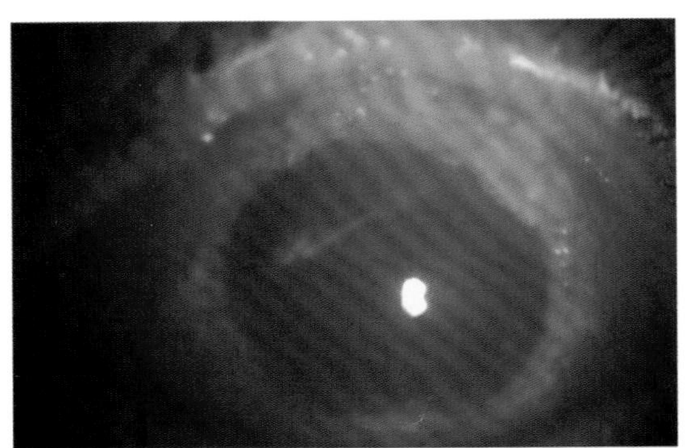

图 7-1-1　外伤后角膜炎并发眼内炎

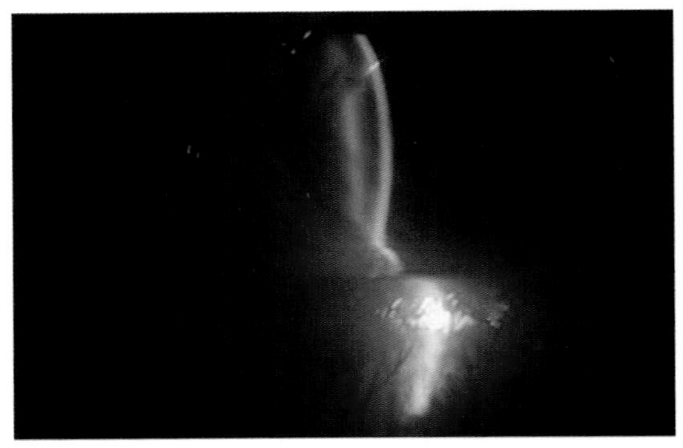

图 7-1-2　外伤后眼内炎

左眼球结膜混合性充血（+++），角膜水肿，鼻侧角膜可见一长约 4mm 不规则全层角膜裂伤口，前房中深，下方积脓约 1mm，虹膜纹理欠清晰，瞳孔尚圆，对光反射消失，瞳孔区可见絮状渗出物

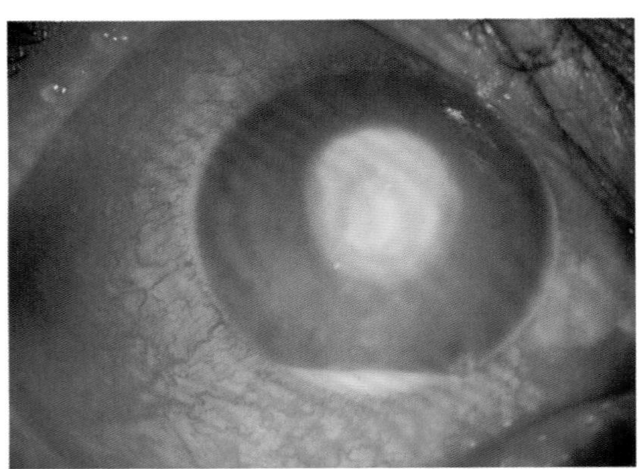

图 7-1-3　角膜外伤后真菌性角膜溃疡并前房积脓

球结膜混合充血，中央角膜灰白色混浊，表面苔垢样外观，面积约 4mm×4mm，前房内房水混浊，下方积脓约 1mm，虹膜纹理欠清；病灶刮片查见菌丝

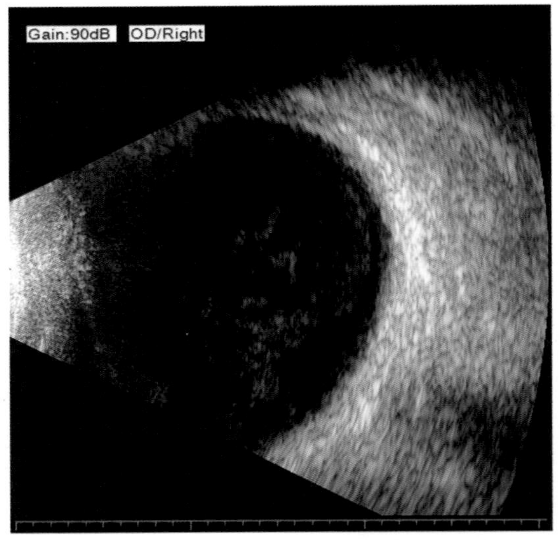

图 7-1-4　眼部 B 超

玻璃体腔内弥散的细亮点回声累及整个玻璃体腔

术后眼内炎亦因病种、手术方式、病原体等不同而不同。表现为眼睑红肿、眼球压痛、球结膜水肿、睫状充血、角膜水肿、浸润、前房积脓、瞳孔传入性阻滞、玻璃体纤维性渗出反应、视网膜炎、眼底红光反射消失等。若累及眶内组织，则眼球运动受限。临床上可因致病菌的毒力高低、病变严重程度、病程不同阶段而表现各异。致病菌为革兰阴性菌和非凝固酶阴性的革兰阳性菌眼内炎，发病急，病情重，多在术后 2 日内发病，视力急剧下降，瞳孔传导阻滞，切口常有玻璃体、虹膜嵌顿等异常发现，缝线处脓肿，结膜滤过泡感染征象，角膜浸润，前房积脓高度≥1. 5mm，眼底红光反射消失。致病菌为凝固酶阴性的革兰阳性菌（如表

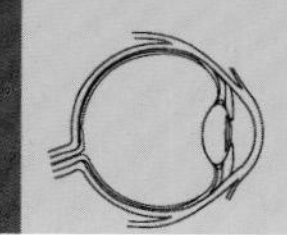

皮葡萄球菌)、真菌和毒力较弱的杆菌,常呈慢性眼内炎症状,表现为对激素治疗无效的持续性葡萄膜炎,玻璃体炎性反应,前房积脓<1.5mm 或仅在房角镜下看到。当前房、玻璃体出现串珠样渗出条块或位于角膜后、人工晶状体表面、后囊膜上的灰白色渗出斑则提示慢性眼内炎诊断。

与眼部疾病相关性眼内炎多因原发病而病程长,首先表现为原发病的体征,后因原发病如各种角膜溃疡穿孔后或合并其他感染而引起眼内炎表现为眼内炎的体征,例如病毒性角膜炎、棘阿米巴角膜炎及真菌性角膜炎溃疡合并细菌感染等。严重的细菌性角膜炎和真菌性角膜炎在未穿孔之前,可有后弹力层皱褶,房水混浊,无菌性前房积脓。穿孔后,细菌和(或)真菌可通过穿孔区进入眼内引起感染性眼内炎,亦可进一步发展为全眼球炎。

白内障摘除联合人工晶体植入术后可引起眼前节毒性综合征(图 7-1-5)。

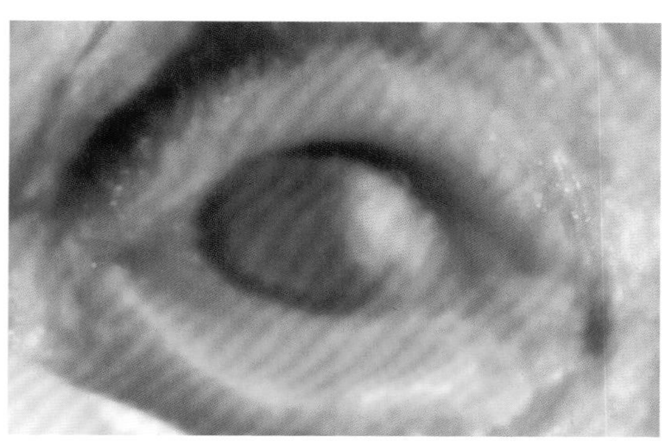

图 7-1-5　眼前节毒性综合征

翼状胬肉联合白内障手术后第 7 天:右眼视力 手动/眼前,眼压 12mmHg,球结膜混合充血,角膜雾状混浊,KP(-),鼻侧角膜灰白色混浊,角膜缘切口对合好,房水混浊(+++),前房无积脓,瞳孔轻微散大,对光反应略迟钝,余窥不清

(三)辅助检查

对可疑异物存留的病例辅助检查很重要。

1. 放射线检查　金属碎屑外伤患者,多数 X 光片可显示异物,对于非金属异物,X 光的检出率可能仅有 40%。

2. B 超检查　B 超检查可以了解前部和后部玻璃体混浊情况、眼内异物及视网膜是否脱离等情况,对于开放性眼外伤,检查时应避免用力按压。

3. CT 及 MRI 检查　尤其对 X 射线不显影的异物,应作 CT。CT 的分辨率比 X 线高,可显示出较小异物或非金属类异物。也可以利用 MRI 检查,但必须排除金属性异物的可能。

4. 实验室检查　分泌物和眼内液涂片检查及培养,可确定病原体。此外利用聚合酶链反应技术(PCR)进行细菌学诊断,可增加确诊率,培养检查阳性者 PCR 阳性率为 100%,培养检查阴性者 PCR 阳性率为 44.7%,从而使化脓性眼内炎病原学检查的阳性率提高 75.8%,而假阳性率仅为 5%。

(四)病原体

外源性眼内炎病原体多为细菌和真菌。随时间、地域不同而不同。

二、鉴别诊断

(一)内源性眼内炎

1. 病史　无外伤史、眼球手术史及眼部相关性眼病。常有易感因素,如:滥用抗生素与激素;全身或局部有原发性感染病灶,肝脓肿患者、细菌性心内膜炎和胃肠疾病等;感染病灶合并糖尿病;免疫抑制:因为全身疾病、大手术、器官移植或长期应用免疫抑制剂等造成免疫功能下降;血管内操作:外源性感染经某

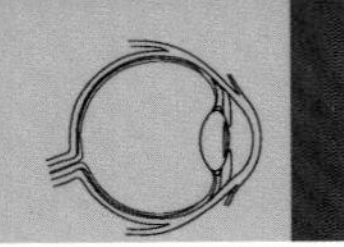

些器械、导管进入血液再转移至眼内；其他：静脉用毒品、妊娠及分娩患者等。

2. 临床表现　起病的急缓与感染病原种类有关，一般细菌性眼内炎起病急或较急，病情发展较快，而真菌性眼内炎起病较隐匿，病情进展相对较缓慢。约 1/5～1/4 双眼同时受累，细菌性眼内炎以单眼发病居多，而真菌性眼内炎常可累及双眼。症状及体征一般较外源性眼内炎轻。

3. 病原体检查　血液、尿液、脑脊液、伤口进行涂片培养以发现原发灶及证明全身性感染。

（二）非感染性眼内炎

1. 病因　非致病微生物所引起的眼内炎症。如晶状体源性眼内炎、迟发性葡萄膜炎、自身免疫性葡萄膜炎、肿瘤转移性眼内炎等。

2. 临床表现　与原发病有关，因原发病不同临床表现亦不同。

3. 病原体检查　眼内液检查无微生物。

第二节　内源性眼内炎

内源性眼内炎（endogenous endophthalmitis）又称转移性眼内炎（metastatic endophthalmitis）、内因性感染性葡萄膜炎（endogenous infectious uveitis）、血源性眼内炎（hematogenous endophthalmitis），是指由各种病原体或其产物通过血行播散进入眼内引起的葡萄膜、视网膜、玻璃体等眼内组织的炎症。虽然总体发病率较低，但却是严重致盲性眼病。

一、诊断依据

（一）病因

常有易感因素，如：滥用抗生素与激素；全身或局部有原发性感染病灶，肝脓肿患者、细菌性心内膜炎和胃肠疾病等；感染病灶合并糖尿病；免疫抑制：因为全身疾病、大手术、器官移植或长期应用免疫抑制剂等造成免疫功能下降；血管内操作：外源性感染经某些器械、导管进入血液再转移至眼内；其他：静脉用毒品、妊娠及分娩患者等。

（二）临床特点

1. 起病　内源性眼内炎起病的急缓与感染病原种类有关。一般细菌性内源性眼内炎起病急或较急，病情发展较快，而真菌性内源性眼内炎起病较隐匿，病情进展相对较缓慢。内源性眼内炎亦可能表现为潜伏、慢性，甚至很类似其他自身免疫性葡萄膜炎。

2. 眼别　内源性眼内炎 22%～25%的病例为双眼同时受累，一般认为右眼比左眼好发。而真菌性内源性眼内炎常可累及双眼。

3. 症状、体征　内源性眼内炎的临床表现因体质不同、病原体不同、类型不同，有很大差别，一些患者由于全身疾病而掩盖了眼部症状，也有一些有严重全身疾病的患者因体质状况差不能表述眼部症状。主要症状有眼红、眼痛、眼前黑影、畏光、流泪、视力下降等。体征在不同时期有不同表现，可出现睫状充血或混合充血，房水浑浊、前房积脓，玻璃体混浊，葡萄膜的局限性及弥漫性炎症改变等。局限性内源性眼内炎包括前部局限性眼内炎和后部局限性眼内炎，前者表现为虹膜结节或脓点，后者表现为脉络膜视网膜灶性渗出或脓肿等。（图 7-2-1）。弥漫性主要为全葡萄膜炎的表现及玻璃体重度混浊甚至玻璃体积脓，眼底窥不进。内源性真菌性眼内炎常表现为后极部黄斑区单个或多

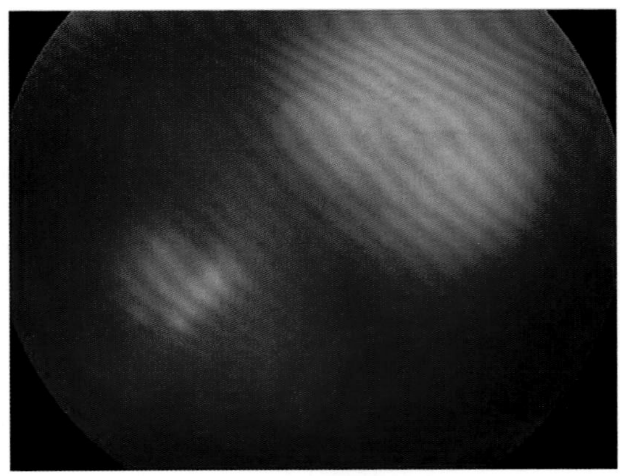

图 7-2-1　玻璃体炎症和视网膜两处局限的、表面不规则、边缘绒毛样的视网膜下脓肿

个黄白色脉络膜视网膜病灶，若不及时进行全身抗真菌治疗，病变范围扩大并向玻璃体发展，可引起后极部牵拉性视网膜脱离。而早期全身及玻璃体腔内抗真菌治疗后脉络膜视网膜病灶会缩小，形成较小的色素性的瘢痕。

（三）辅助检查

1. 内源性眼内炎需要对血液、尿液、脑脊液、伤口进行涂片培养以发现原发灶及证明全身性感染，不同的患者要进行相应的特殊检查，如超声心动图排除心内膜炎等。

2. 眼内液培养、玻璃体培养。玻璃体标本培养阳性率明显高于房水，但总的来说，常规玻璃体、房水培养阳性率均较低。现代分子技术的应用极大地提高了感染性葡萄膜炎的诊断率，如采用聚合酶链技术（PCR）可使检测阳性率提高，特别是对于培养困难的病原体，包括细菌性、真菌性、病毒性及弓形体性眼内炎等。

3. B 超可显示玻璃体腔混浊。

4. OCT 检查，部分患者可确定病灶部位、范围。

（四）病原体

内源性眼内炎的致病微生物以真菌多见，细菌以肺炎克雷伯杆菌多见，这可能是由于亚洲肺炎克雷伯杆菌性肝脓肿高发。另有病毒及原虫等。

二、鉴别诊断

主要与以下疾病鉴别：

1. 非感染性葡萄膜炎　内源性眼内炎早期易被误诊为葡萄膜炎，早期被误诊为虹膜睫状体炎或脉络膜炎者约为 73.3%。内源性细菌性眼内炎眼部除了有一般急性葡萄膜炎的体征外，典型者的虹膜面和（或）视网膜可有局灶性的灰白或黄白色的脓性团状病灶，应注意与肉芽肿性葡萄膜炎相鉴别。

2. 眼内占位性病变　真菌性眼内炎亦可出现白瞳症，结核性眼内炎与眼内占位性病变的临床表现、眼影像学检查包括 B 超、CT 表现也极为相似，必须注意鉴别，必要时经病理检查确诊。

第三节　非感染性眼内炎

非感染性眼内炎是眼内的无菌性炎症反应，可以由多种因素引起。

一、诊断依据

（一）病因

1. 眼内正常组织抗原的异常暴露，产生免疫性病变，如闭合性眼外伤合并晶状体囊膜破裂及晶状体手术后皮质残留引起的晶状体过敏性眼内炎（phacoanaphylactic endophthalmitis）、交感性眼炎。

2. 前部血管膜炎　如白塞病（Behcet's disease，BD），Reiter 综合征（Reiter syndrome）等。近年来，有学者将白塞病归为感染性眼内炎，认为本病与 HSV-1 型病毒感染有关。

3. 眼前节毒性综合征（toxic anterior segment syndrome，TASS）　是由于术中进入眼内的非感染毒性物质作用于眼内组织导致的一种急性术后无菌性炎性反应。

4. 眼内坏死组织产生的因子的刺激　如长期的视网膜脱离、眼内出血、外伤后等各种原因眼球萎缩后又发生的眼内炎症反应。

5. 肿瘤性眼内炎　眼本身或转移性肿瘤，如 RB、眼内淋巴瘤、眼内转移癌等。

6. 伪装综合征（masquerade syndrome）　如 RB、眼内淋巴瘤。

7. 药物　曲安奈德（TA）可致无菌性眼内炎。

（二）临床表现

非感染性眼内炎因原发病不同临床表现亦不同。

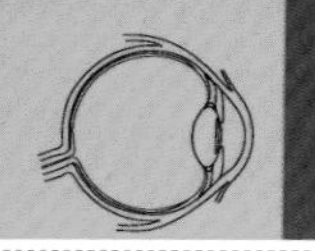

晶状体过敏性眼内炎患者往往有近期白内障手术史或穿通性眼外伤病史，个别患者的炎症可在术后数个月才发生，可能手术中有晶状体物质进入玻璃体的病史。具有严重炎症的患者可有眼痛、视力下降或严重下降、睫状充血或混合充血、前房中大量炎症细胞、显著的前房闪辉和纤维素样渗出，甚至出现前房积脓，有时可出现假性前房积脓（大量白细胞与晶状体物质混杂在一起），玻璃体可有炎症细胞和混浊，眼底不可视及。此类炎症虽然可累及眼后段，但通常主要位于眼前段。此种炎症不易与感染性眼内炎相区别，如无适当治疗，炎症将会迅速加重。

白塞病眼病变一般发生于其他器官炎症之后 1~2 年，也有首先出现者。因眼病就诊的患者，除畏光、流泪、疼痛、视力下降等症状外，尚有睫状充血、灰白色 KP；较稀薄的前房积脓，可随体位转变而缓慢改变其液平面，亦可在无睫状充血等情况下突然出现，并能自发消失；虹膜后粘连、晶状体瞳孔领被色素或渗出物遮盖等体征。少数病例还可见到虹膜角膜角圆形黑色沉着物。如果眼底能窥见，则有玻璃体混浊，尤其下方灰白色疏松的团块状混浊；脉络膜视网膜渗出、出血；视网膜血管充盈迂曲，甚至表现主干或分支静脉阻塞等；视盘充血水肿，边缘出血等也时有发现。FFA 可见广泛的脉络膜视网膜及视盘周围荧光渗漏，也可因毛细血管阻塞而出现无灌注区。

眼前节毒性综合征起病急，在白内障或眼前节手术后 24~48 小时内发生局限于眼前节的无菌性炎症反应，常伴视力下降，裂隙灯检查可见角膜弥漫性水肿、前房纤维素性渗出、前房积脓等，而玻璃体不受影响，眼压早期可正常或偏低，后期因小梁网等损害会导致继发性高眼压甚至青光眼，革兰染色或组织培养阴性。糖皮质激素治疗有效，轻症患者多可恢复，而严重病例可造成角膜持续性损伤，需进行角膜移植、青光眼手术等相应治疗。

长期的视网膜脱离、眼内出血、外伤等各种原因导致眼球萎缩后又发生眼内炎症反应，可能为眼内炎症因子刺激所致。

肿瘤性眼内炎及伪装综合征与细菌性眼内炎在临床症状上有相似之处，主诉多为视力下降，眼黑影或眼部红痛；主要体征不是白瞳症，而是结膜充血、羊脂状 KP，Tyndall（+），前房或虹膜面或玻璃体内散在灰白色球状物或团块状物等，少数形成“前房积脓”，类似于前葡萄膜炎或后葡萄膜炎。但影像学（超声波和 CT）都显示有眼内软组织肿物，有肿物内钙斑。

（三）辅助检查

1. 全身检查　X 线、CT、MRI、B 超发现原发病。

2. 眼部检查　B 超、UBM、眼底造影、OCT 等，可确定病灶部位、范围。

3. 实验室检查　房水和玻璃体检查及细菌培养阴性。

（四）病原体

眼内液检查无病原体。

二、鉴别诊断

（一）内源性眼内炎

1. 常有易感因素　如滥用抗生素与激素；全身或局部有原发性感染病灶，肝脓肿患者、细菌性心内膜炎和胃肠疾病等；感染病灶合并糖尿病；免疫抑制：因为全身疾病、大手术、器官移植或长期应用免疫抑制剂等造成免疫功能下降；血管内操作：外源性感染经某些器械、导管进入血液，再转移至眼内；其他：静脉用毒品、妊娠及分娩患者等。

2. 临床表现　起病的急缓与感染病原种类有关，一般细菌性眼内炎起病急或较急，病情发展较快，而真菌性眼内炎起病较隐匿，病情进展相对较缓慢。1/5~1/4 双眼同时受累，细菌性眼内炎以单眼发病居多，而真菌性眼内炎常可累及双眼。症状及体征一般较外源性眼内炎轻。

3. 病原体检查　血液、尿液、脑脊液、伤口进行涂片培养以发现原发灶及证明全身性感染。

（二）外源性眼内炎

1. 有明确的眼球创伤或手术史，部分见于眼部相关性疾病。

2. 有典型的眼内炎表现。

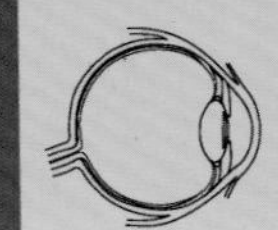

3. 眼内液可查到病原微生物。

根据上述特点，一般可以将它们区别开来。

（王　勇　鲁军霞　杨朝忠　林晓峰　林振德）

参考文献

1. 段灵，张美霞，刘谊.感染性眼内炎研究现状及进展.中华眼底病杂志，2008，24(6)：471-473.
2. 杨瑶，袁钊辉，汪振芳，等.447 例感染性眼内炎病原体及药物敏感性分析.中华实验眼科杂志，2013，31(5)：456-440.
3. 李科，赵敏.内源性眼内炎的诊治及研究进展.中国实用眼科杂志，2008，26(3)：193-196.
4. 戴慧，谭小波，张铁民，等.肝脓肿致眼内炎及眶蜂窝织炎一例.中国实用眼科杂志，2001，34(6)：647.
5. 张艳琼，王文吉.内源性眼内炎 10 年临床回顾性分析.眼科研究，2006，24(1)：91-92.
6. 沈玺，徐格致.内源性感染性眼内炎的临床分析.眼科，2004，13(3)：163-165.
7. 高秀娟，曾华，白钢，等.眼内炎病因分析及预防附 54 例.眼外伤职业眼病杂志，1999，(25)1：486-486.
8. 贺涛，艾明，邢怡桥，等.眼内炎病因学回顾性分析和玻璃体切割术的治疗作用.眼科新进展，2005，25(1)：60-61.
9. 何为民，韦存义，彭立蓉，等.169 例感染性眼内炎病因分析.中国实用眼科杂志，2004，22(2)：147-149.
10. 文丰，周宏建.内源性眼内炎的临床分析.临床眼科，2006，14(5)：411-413.
11. 卢奕.白内障术后感染性眼内炎和非感染性葡萄膜炎的鉴别诊断.中国眼耳鼻喉科杂志，2008，8(3)：140-143.
12. 黎晓新 张正.眼内炎的诊断与处理及预防.中华眼科杂志，2006，42(10)：946-948.
13. 陈蕊.谢立信，孙士营，等.感染性眼内炎 282 例临床分析.中华眼底病杂志，2008，24(6)：402-405.
14. 邵彦，李筱荣.玻璃体切除术后细菌性眼内炎临床特点及应对策略的研究进展.中华眼科杂志，2013，49(11)：1052-1055.
15. 孙为荣.眼科病理学.北京：人民卫生出版社，1997：222-245；498-500.
16. Romero CF，Rai MK，Lowder CY，et al.Endogenous endophmalmitis：case report and brief review.Am Fam physician，1999，60(2)：510-514.
17. PinnaA，Carta F，Zanettis，et al.Endogenous Rhodotorula minuta and Candida albicans endophthalmitis inan injecting drug user. Br J Ophthalmol，2001，85：759.
18. Greenwald MJ，Wohl LG，Sell CH.Metastatic bacterial endophthalmitis：a contemporary reappraisal.Surv-0phthalmol，1986，31(2)：81-101.
19. Garg SP，Talwar D，Verma LK.Metastatic endophthalmitis：areappraisal.Ann-ophmalthol，1991，23(2)：74-78.

第八章　治疗原则

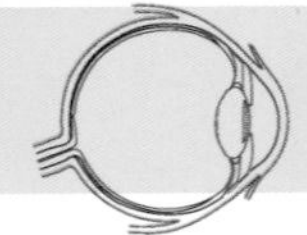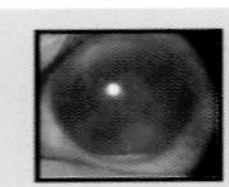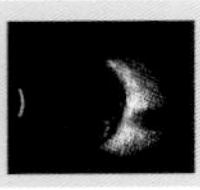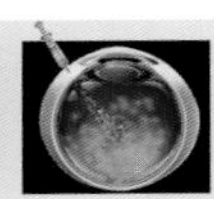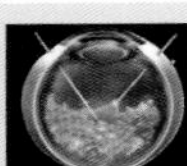

眼内炎(endophthalmitis)视病因不同,临床表现各异,治疗不当,预后较差。特别是感染性眼内炎,起病急,病情凶险,炎症可迅速破坏眼内组织,甚至波及巩膜、眼外筋膜和眼眶组织,发展为全眼球炎,严重损害视功能,甚至造成视力丧失或眼球萎缩,影响患者的生活质量。临床工作中,一旦诊断眼内炎,应该及时有效治疗。目前的治疗手段主要有药物治疗和手术治疗。

第一节　感染性眼内炎的治疗原则

感染性眼内炎是一种非常严重的眼科急症,起病急,病情凶险,炎症可迅速破坏眼组织,甚至波及巩膜、眼外筋膜和眼眶组织,发展为全眼球炎。治疗感染性眼内炎的关键是合理使用抗菌药物,迅速降低眼内微生物的浓度,加快抗生素的扩散分布,使眼组织的损伤降到最低,保存患者的视功能。首选治疗手段是玻璃体腔内注药,抽取玻璃体行病原学检查和药物敏感试验,病情无法控制时,应立即选择玻璃体切割术。

一、病因治疗

根据病因,进行相应的抗感染治疗。细菌性眼内炎宜选用敏感的抗菌药物进行治疗。在明确致病原之前,应结合病史及临床表现等给予广谱抗生素治疗,根据细菌培养和药敏试验的结果,及时调整使用敏感抗生素。对外源性细菌性眼内炎提倡联合使用糖皮质激素,可以减轻眼内组织的炎症反应。病毒感染所致炎症,早期给予抗病毒制剂,增加全身和局部抵抗力,必要时联合糖皮质激素治疗。若疑为真菌感染,则可选用两性霉素 B、伏立康唑、氟康唑和酮康唑等抗真菌药物。

二、药物治疗

药物治疗在感染性眼内炎的治疗中非常重要,敏感药物可杀灭或抑制病原体,迅速控制炎症反应,延缓病情发展,提高预后视力。

(一)药物选择

1. 散瞳剂的选择　对于眼前段炎症反应,应尽早散大瞳孔,防止并发症的发生,同时可有止痛、减少渗出生成和促进渗出吸收的作用。常用的散瞳剂为阿托品,为强效睫状肌麻痹剂,作用可持续 1~2 周,常用浓度为 0.5%~2.0%,每日 2~3 次。复方托品酰胺为 0.5%托品酰胺和 0.5%盐酸脱氧肾上腺素的混合液,散瞳强而快,作用时间短,是临床上常用的散瞳和睫状肌麻痹剂,每日 4~6 次。

2. 抗生素类药物的选择　美国眼内炎玻璃体切除研究组(EVS)研究资料显示,所有革兰阳性菌对多肽类抗菌素万古霉素(vatmomycin)敏感;对革兰阴性菌首推氨基糖苷类抗生素阿米卡星(amikacin)。头孢他啶(ceftazidine)对革兰阴性菌亦非常有效,而毒性更小。喹诺酮类药物抗菌谱广,抗菌活性强,对革兰阴性杆菌高度敏感,对金黄色葡萄球菌、军团菌有较强的抗菌效果;组织穿透性强,滴眼液点眼或口服后眼内

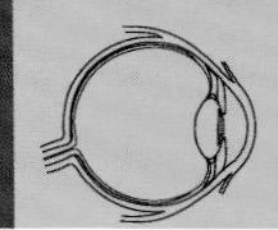

通透性良好，多数能达到有效治疗浓度。眼科常用药物有左氧氟沙星、加替沙星、洛美沙星及莫西沙星等。对于真菌感染，两性霉素 B 是首选药物之一，那他霉素、氟康唑、酮康唑等药物临床应用也显示了很好的抗真菌效果。

国内研究发现，不同地区和不同原因引起的眼内炎，其致病原不同，敏感药物也有所不同。细菌性眼内炎较敏感的药物多为万古霉素、头孢唑啉、头孢呋辛、头孢他啶等药物，喹诺酮类药物亦有很好的抗菌效果。临床可选择万古霉素和头孢他啶联合应用，对头孢类药物过敏则选用阿米卡星、亚安培南等药物。如为结核杆菌感染者，异烟肼、利福平等是常用而有效的抗结核药物，青霉素是治疗梅毒性脉络膜炎的主要药物。真菌性眼内炎的药物治疗首选两性霉素 B。病毒性炎症常用药物为更昔洛韦、阿昔洛韦和丙氧鸟苷等。如急性视网膜坏死综合征首选更昔洛韦或阿昔洛韦，无效者可改用丙氧鸟苷。丙氧鸟苷是治疗巨细胞病毒性葡萄膜炎的一线药物。

3. 糖皮质激素的应用　糖皮质激素的眼内通透性良好，无论全身用药、点眼、结膜下注射或球后注射等，均能不同程度地渗透入眼内。治疗感染性眼内炎时，应用高效抗菌药物治疗的同时，联合应用糖皮质激素，有利于控制炎症反应，保护有用视力，维持屈光间质透明。眼内注射糖皮质激素可以控制炎症反应，减轻对眼内组织的损害。抗生素与糖皮质激素联合眼内注射可以达到比单纯抗生素治疗更好的视力预后，眼内注入糖皮质激素的时机应该选择在感染后 36 小时以内，48 小时后视网膜的光感受器细胞将发生不可逆性的损害。急性视网膜坏死综合征的发生可能有免疫反应的参与，因此在有效抗病毒治疗的前提下，可酌情使用糖皮质激素。

4. 联合用药　感染性眼内炎治疗联合应用两种或两种以上药物，可达到更好的治疗效果。常用联合用药方案有：丁胺卡那霉素+万古霉素；万古霉素+头孢他啶。万古霉素不能与地塞米松混合使用，玻璃体腔内注射时两种药物须分开注射。

（二）给药途径

1. 全身治疗　由于血-眼屏障的作用，许多药物很难通过血液到达眼内，玻璃体腔内难以达到有效的治疗浓度，不能起到完全抑制细菌生长的作用，全身用药治疗眼内炎作用有限。而对于内源性眼内炎，全身药物治疗在控制感染方面有重要意义。内源性眼内炎一旦确诊，则应立即静脉使用有效、足量的抗生素，并且需要维持 2~4 周，直到确定全身感染症状被控制。

细菌性眼内炎患者可静滴万古霉素 1g，iv/12h；头孢他啶 1g，iv/12h；口服莫西沙星，400mg/d，玻璃体内可达到有效的治疗浓度，可作为玻璃体内注射抗生素的替代治疗。真菌性眼内炎口服氟康唑 100mg，每日 1 次；伊曲康唑 100~200mg，每日 1 次；全身用药的时间一般为 6~8 周，不应少于 3 周。抗真菌药物多可引起肾毒性、肝毒性或血液毒性作用，在用药过程中应定期对患者进行肝功能、肾功能和血常规检查。

2. 玻璃体腔内注射　是目前治疗眼内炎的常用及有效的给药方式，可于短时间内在玻璃体和房水中达到有效的药物浓度，抑制病原体生长，控制炎症反应。但是要掌握药物浓度，避免视网膜毒性反应的发生。建议 3 日 1 次，可酌情增加注药次数。感染性眼内炎常用玻璃体腔注射药物配制方法见表 8-1-1。

表 8-1-1　常用玻璃体腔注射药物配制方法

药名	剂量	配制方法
万古霉素 只用注射用水配制	1mg	500mg/瓶+注射用水 10ml（50mg/ml） 取 0. 2ml+注射用水 1ml（10mg/ml） 取 0. 1ml（1mg/0. 1ml）
头孢他啶 只用生理盐水配制	2mg	1g/瓶+NaCl 20ml（50mg/ml） 取 1ml+NaCl 5ml（10mg/ml） 取 0. 2ml（2mg/0. 2ml）
两性霉素 B	5μg	50mg/瓶+注射用水 10ml（5mg/ml） 取 0. 1ml+注射用水 10ml（50μg/ml） 取 0. 1ml（5μg/0. 1ml）

续表

药名	剂量	配制方法
丁胺卡那霉素	200μg	40mg(4万U)/1ml或80mg(8万U)/2ml 取0.25ml+NaCl 1ml(10mg/ml) 取0.1ml+NaCl 1ml(1mg/ml) 取0.2ml(200μg/0.2ml)
妥布霉素	200μg	40mg(4万U)/1ml或80mg(8万U)/2ml 取0.25ml+NaCl 1ml(10mg/ml) 取0.1ml+NaCl 1ml(1mg/ml) 取0.2ml(200μg/0.2ml)
地塞米松	400μg	5mg/ml 取0.8ml+NaCl 1ml(4mg/ml) 取0.1ml(400μg/0.1ml)

3. 结膜囊药液点眼　有些抗生素难以渗入玻璃体内，却有很好的角膜通透性，但前房内维持时间短。研究发现，眼内炎患者局部频繁点眼，前房药物浓度可达到对眼内炎常见致病菌的最小抑菌浓度。局部点眼以治疗眼前段感染为主，且需频繁点眼。常用药物为喹诺酮类药物，如0.3%～0.5%左氧氟沙星滴眼液、0.3%洛美沙星滴眼液，0.3%加替沙星滴眼液或眼膏；或头孢类药物，如0.5%头孢唑啉滴眼液。也可临时配制万古霉素10mg/ml，头孢他啶20mg/ml，常温保存24小时，3～5℃保存1周。怀疑真菌感染者，联合5%那他霉素滴眼液和0.2%～0.3%氟康唑滴眼液结膜囊点眼。

4. 球结膜下注射　球结膜下注射抗生素仅少数可进入前房达到治疗浓度，且维持时间短，需每天多次注射，因此主要用于治疗眼前段的炎症，特别适合滤过泡或角巩膜伤口有感染者，不宜作为眼内炎的首选给药途径。建议选用药物：万古霉素10mg/ml，0.5ml；头孢他啶20mg/ml，0.5ml；两性霉素B 0.1mg。每日或隔日1次。

5. 球周注射　球周注射即使注入较大剂量，绝大多数抗生素也难以渗入玻璃体内，仅少数可进入前房，且维持时间短。

6. 前房注射

(1)前房注药法：结膜囊内滴表面麻醉药物3次，每次间隔3～5分钟，冲洗结膜囊。开睑器撑开眼睑，在拟做角膜切口的附近(切口一般做在颞下侧或颞上侧)结膜下注射少量2%利多卡因溶液。自颞侧偏下或偏上角膜缘内约1mm处，用消毒刀片或线状刀，稍倾斜向内穿透角膜进入前房，切口约1.5mm。在注药前可先抽取0.1～0.2ml房水，送涂片，做细菌、真菌培养和药敏试验，若有脓液可先用平衡液或药液冲洗前房，将脓液冲出。将前端钝圆的冲洗针头伸入前房，进针不超过2mm，将药液缓缓注入0.1～0.2ml，注毕慢慢取出针头，用消毒湿棉棒轻压进针口，防止药液自前房流出。

(2)建议药物：万古霉素10mg/ml或头孢他啶20mg/ml，0.1～0.2ml；1ml药液加入500ml BSS，行前房灌洗、玻璃体灌流；0.02%两性霉素B 20μg。

三、手术治疗

角膜溃疡并发前房积脓者，可用有效药物行前房冲洗术。角膜溃疡表浅者可行角膜病灶刮除+碘酊烧灼术(图8-1-1、图8-1-2)或病灶清创+结膜瓣遮盖术(图8-1-3、图8-1-4)。角膜溃疡面积大者，尤其全角膜受累者，应行眼前节重建术(图8-1-5～图8-1-8)。

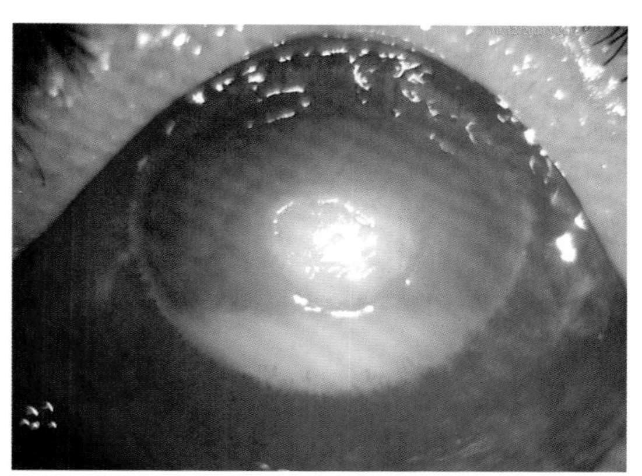
图 8-1-1 角膜溃疡-清创+碘酊烧灼前

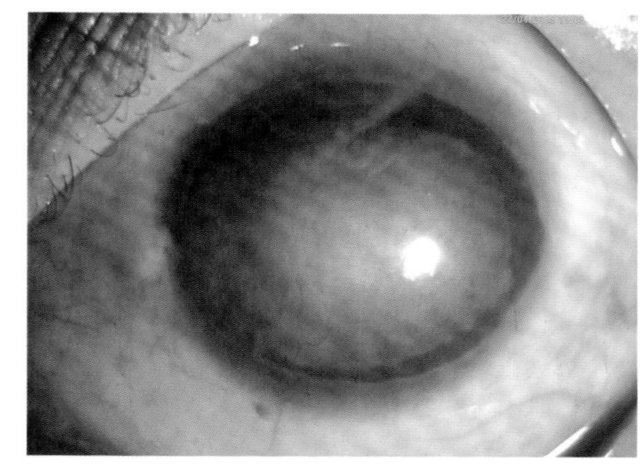
图 8-1-2 角膜溃疡-清创+碘酊烧灼后

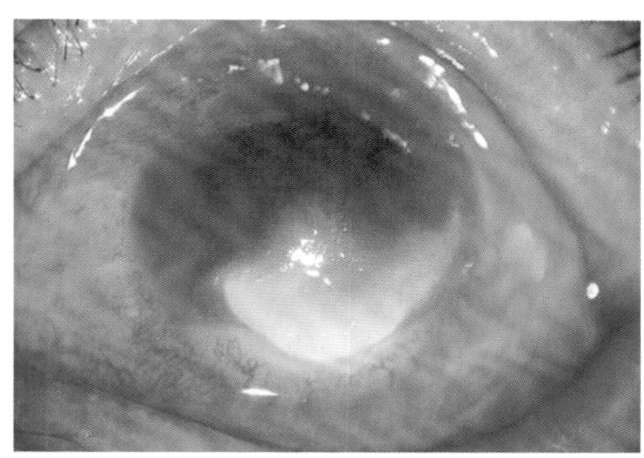
图 8-1-3 角膜溃疡-病灶清创+结膜瓣遮盖术前

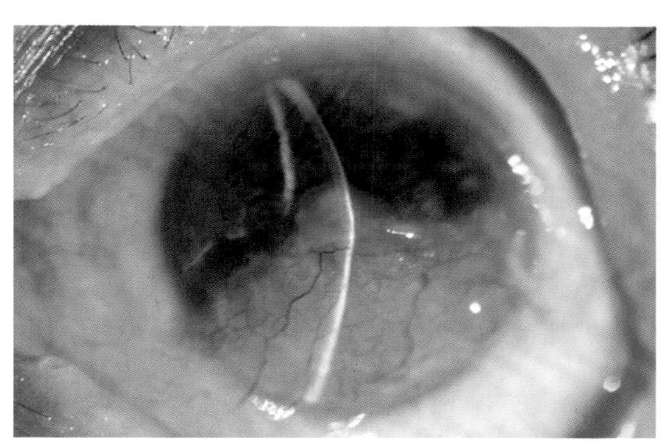
图 8-1-4 角膜溃疡-病灶清创+结膜瓣遮盖术后 2 个月

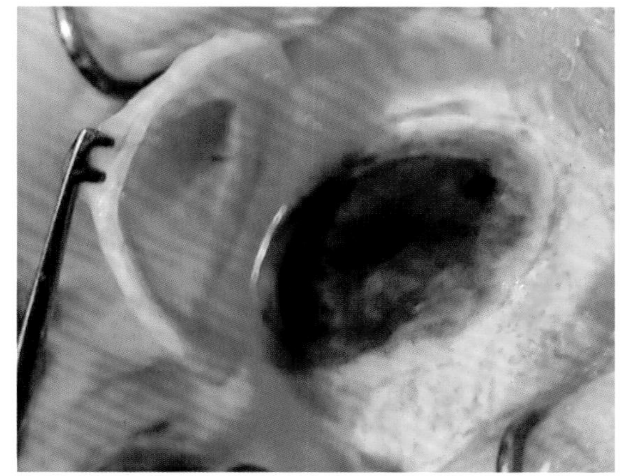
图 8-1-5 眼前节重建术

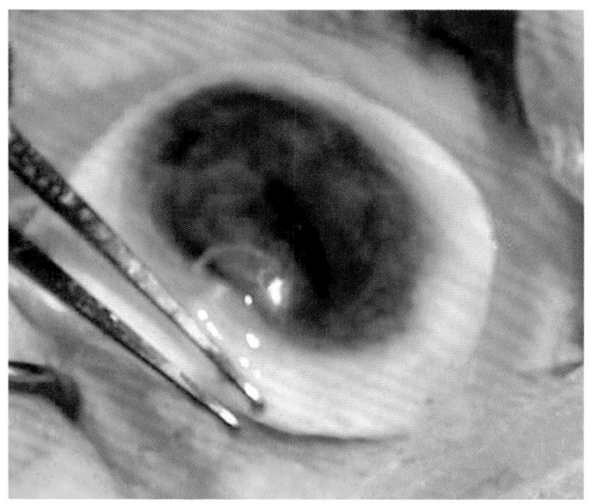
图 8-1-6 眼前节重建术，缝合带巩膜环全角膜片

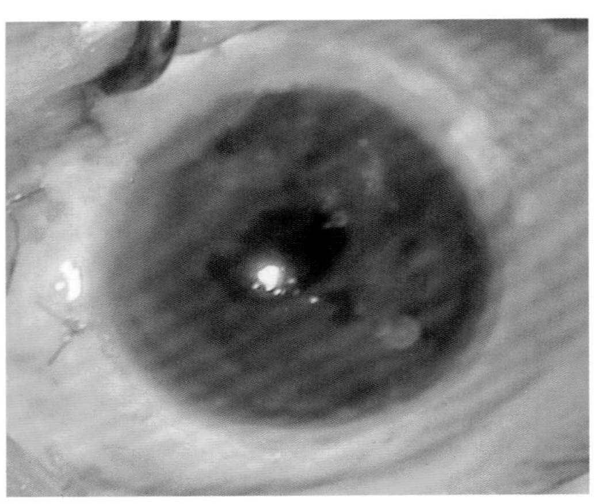
图 8-1-7 眼前节重建术毕

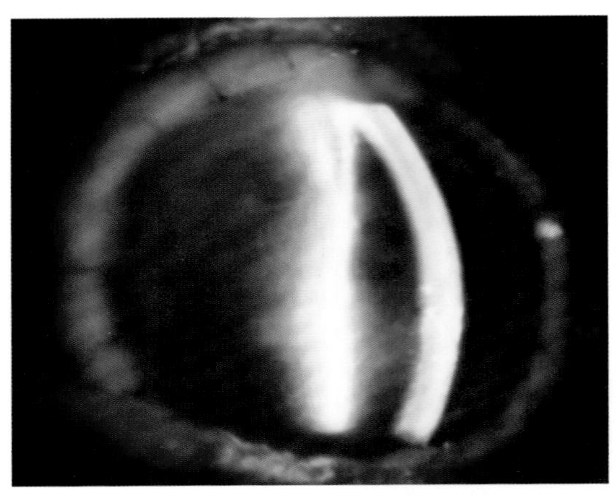
图 8-1-8 眼前节重建术后

（一）玻璃体腔内注射

玻璃体腔内注药和玻璃体切割术是感染性眼内炎主要的治疗措施。玻璃体腔内注射抗生素，短时间内在眼内达到有效的药物浓度，迅速控制炎症反应；玻璃体切割术可直接清除感染病菌和细菌毒素，去除混浊的玻璃体和积脓，有利于抗生素发挥作用。

1. 方法 局部麻醉，冲洗结膜囊，开睑器撑开眼睑。选择颞上或颞下做切口，结膜下注射2%利多卡因溶液或普鲁卡因溶液浸润麻醉。剪开球结膜，在距角巩膜缘3.5~4mm（儿童3mm）处做与角巩膜缘平行的巩膜切口，预置缝线，将针头自切口向眼球中心垂直穿入玻璃体，深约1cm。先抽出玻璃体约0.2~0.3ml，送涂片或培养以及药敏试验，再换装有药液的注射器，注入药液0.2~0.3ml，缓慢抽出针头，结扎预置缝线。

2. 注意事项

（1）刺入眼内时，针头应朝向眼球中心，抽吸及注药过程中针头要固定，避免移动而损伤晶状体或视网膜；

（2）注射时应及时采样，作涂片、微生物培养和药敏试验，以明确诊断、调整用药（图8-1-9）；

（3）抽吸玻璃体时如不顺畅，系针头被脓液或纤维物堵塞，不能强行抽吸，更忌针头在玻璃体腔内捣动，可改用较粗的针头抽吸，但注药时仍用细针头；

（4）注入眼内的药物和剂量应严格控制，以免造成眼内组织的严重损害；若需两种药物，须分别注射（图8-1-10）；

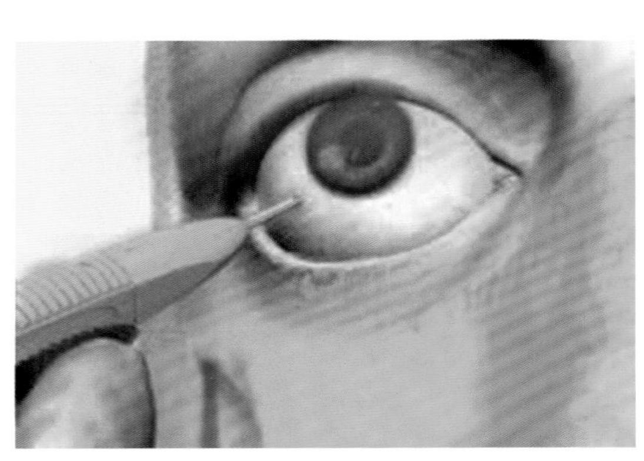
图 8-1-9 玻璃体腔内采样示意图

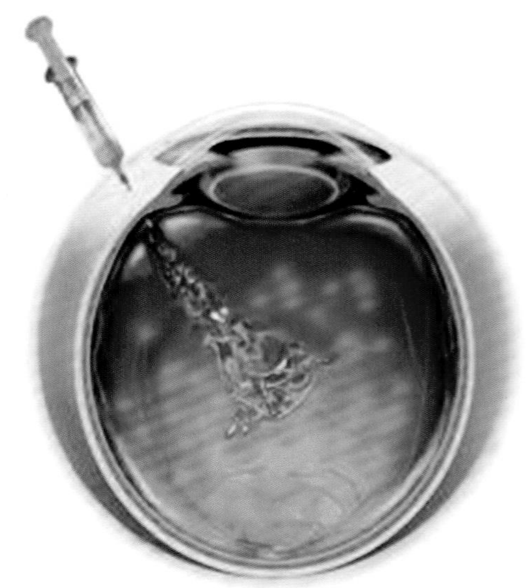
图 8-1-10 球内注药示意图

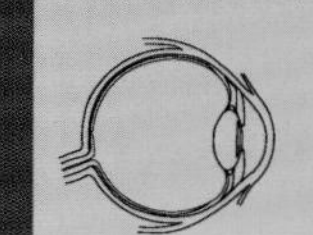

（5）玻璃体切除后注入的药物很快弥散至视网膜表面，为避免视网膜毒性，药物的剂量应酌减；

（6）在未能排除真菌性感染之前，慎用激素。

（二）玻璃体切割术

玻璃体切割术是20世纪70年代初发展起来的显微手术，此手术使许多过去被认为不治之症的眼疾获得治疗。随着手术器械的不断改进与经验的积累，手术适应证不断扩大，但也存在一些并发症。

玻璃体切割手术需要眼科专用的手术显微镜，应具备高清晰度和大景深，能进行精细的调焦、连续调焦、亮度控制、X-Y轴的移动、同轴照明、同光路助手镜等特点。玻璃体手术的主要器械为玻璃体切割机，它由一组金属双套管组成，外管顶部有一小孔，用以吸入玻璃体，玻璃体被吸入后立即被内管上的刀刃切断，并通过内管及与其连接的硅胶管吸出眼外，收集于集液瓶中。吸出玻璃体的吸力由术者通过脚踏开关控制，切割速率亦可调，每分钟1次直到上千次或更高。前部玻璃体切除可利用手术显微镜的同轴光源照明，但切除后部玻璃体或在视网膜前操作时，需要插入一导光纤维作眼内照明，同时在角膜上放置不同的接触镜，用来抵消角膜的反光，观察不同的手术野，这就是所谓的三切口闭合式玻璃体切割手术。

随着手术技术的发展，不断研制出更多的显微手术器械，如各种玻璃体手术用镊、剪、钩等，其直径与切割头、导光纤维的直径相同，均为0.89mm，因而经同一巩膜切口插入眼内，轮换使用。除玻璃体切割机及手术器械外，做较复杂的玻璃体视网膜手术还应备有水下电凝器，凝固出血的新生血管或视网膜切开口用；气液交换机用来进行眼内气液交换；激光机可于术中封闭视网膜裂孔或视网膜光凝。目前，新的玻璃体切割机型可集以上功能于一体。

1. 优点　玻璃体切割术是治疗眼内炎有效的方法，可以直接清除混浊的玻璃体，清除眼内的病原体、毒性产物及炎性物质，控制炎症反应，恢复玻璃体腔透明，避免或减轻玻璃体机化导致的牵拉性视网膜脱离；可同时直接抽取玻璃体采集标本，明确病原体及进行药物敏感试验；含抗生素的灌注液直接灌注玻璃体，大大提高治疗效果。另外，有眼内异物者可同时摘除异物，最大限度地减少异物取出过程中对眼组织的损伤。

2. 手术适应证

（1）眼内炎诊断明确，特别是真菌感染；

（2）玻璃体高度混浊（无法窥见视盘）；

（3）病情发展迅速，经积极抗菌治疗3天，临床症状特别是玻璃体混浊无改善甚至加重者；

（4）视力急剧下降，甚至低于手动视力；

（5）合并眼内异物。

3. 手术时机　眼内炎治疗首选玻璃体腔内注药，当玻璃体腔内注药无法控制病情时，应及时选择玻璃体切割术。但国内部分学者认为，眼内炎一旦发生，应及时行玻璃体切割术，炎症持续越久，对视网膜及视神经的损害越严重，甚至发生不可逆的后果。

黎晓新教授认为，轻度眼内炎可看到视盘或视网膜，重度眼内炎不仅无法看到视盘，甚至红光反射也消失。无论轻度眼内炎还是重度眼内炎，治疗首选玻璃体腔内注药。轻度眼内炎注药后若好转，则可观察或继续采用玻璃体腔注药的方法；重度眼内炎可先行注药也可直接做玻璃体切除。对于重度眼内炎和注药后效果不好的眼内炎，应尽早做玻璃体切割术。

4. 术前准备　术前应清洁术眼，剪短睫毛，冲洗泪道，滴用抗菌药物滴眼液2~3天；1%阿托品散瞳。给予镇静药；施行全麻手术者，术前10~12小时禁食，术前8小时禁饮。

5. 手术方法

（1）局部麻醉，球后浸润麻醉，亦可联合神经安定镇痛麻醉，必要时全身麻醉。

（2）常规眼部消毒，铺无菌巾。

（3）开睑器或眼睑缝线开睑。

（4）巩膜穿刺刀于角膜缘后3.5~4mm处穿刺巩膜3处，留置套管。

（5）三通道扁平部玻璃体切割术（图8-1-11~图8-1-14）：

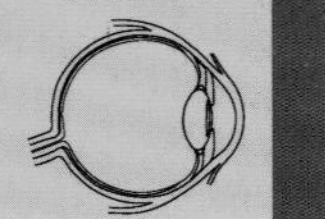

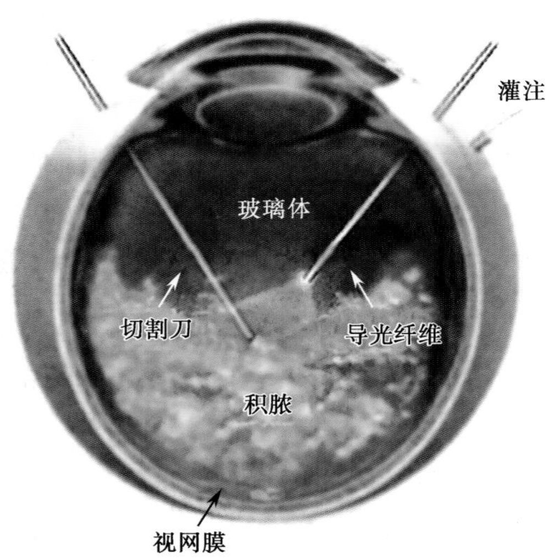

图 8-1-11　玻璃体切割示意图

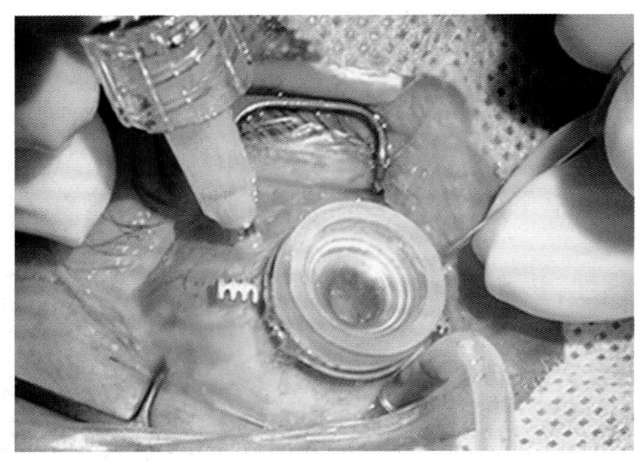

图 8-1-12　三通道 23G 玻璃体切割术+硅油填充

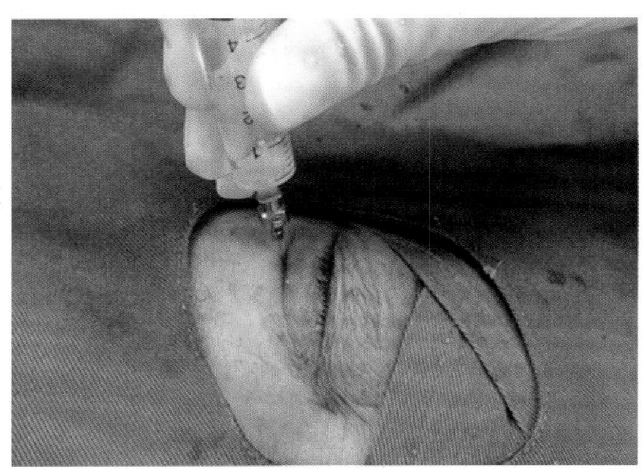

图 8-1-13　球后注射浸润麻醉

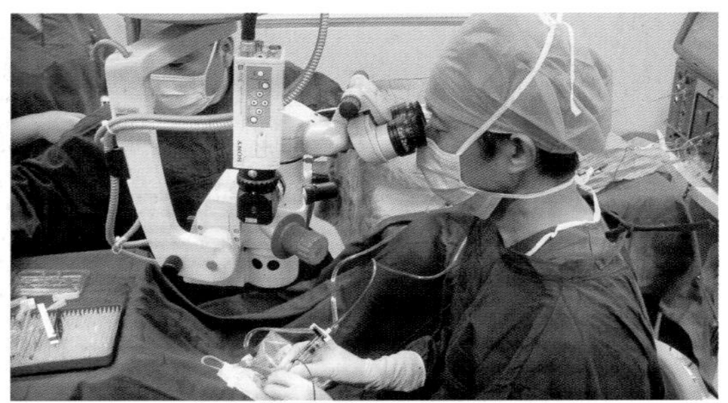

图 8-1-14　三通道 23G 玻璃体切割术+硅油填充

1）颞上和鼻上巩膜切口分别为光导纤维和玻璃体切割刀头入口；

2）将稍大于接触镜直径的金属环缝于角膜缘，放置角膜接触镜；

3）置入导光纤维和玻璃体切割头，切除玻璃体；一般切除频率 5000 次/min，吸力 150～500mmHg；先从轴心中央部开始，继而向前、向周边和向后推进；用棉棒或巩膜压迫器进行巩膜外加压可以增加周边部的可视度；

4）尽量清除玻璃体尤其脓性玻璃体；

5）仔细剥离玻璃体内的炎性渗出并切除；

6）后极部视网膜表面如有脓液滞留，可小心用笛针吸除；

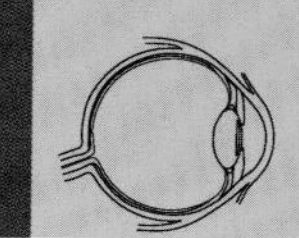

7）术中偶可发现视网膜下脓肿，可切开相应部位的视网膜吸除脓液；

8）廓清玻璃体腔后，如见视网膜脱离或裂孔，过氟化碳液体压平视网膜后，用光凝或冷凝封闭裂孔，最后以气体或硅油填塞；

9）前房有大量脓性分泌物，或周边玻璃体积聚大量黏脓液时，可能要切除透明晶状体且不植入人工晶体；

10）眼部存在感染性滤过泡或人工晶体，可切除滤过泡并作修补，人工晶体亦应摘除；

11）拔出灌注头，依次缝合巩膜和球结膜切口。

（6）球结膜下注射抗菌药物和糖皮质激素，涂抗菌药物、阿托品和糖皮质激素眼药膏后敷消毒纱布遮盖。

6. 手术并发症及处理

（1）术中并发症

1）麻醉并发症：球后或者球旁麻醉时可能出现的并发症，如球后出血，短暂性或永久性视力丧失，中央动、静脉阻塞，刺破眼球，注射侧或者对侧的眼球运动神经麻痹以及药物进入延髓脑池引起呼吸心跳障碍等均可发生。

2）角膜水肿：

常见原因如下：①过多滴用散瞳剂、表面麻醉剂，使内皮细胞损伤导致上皮水肿；②眼内压增高，角膜上皮易水肿，原因常见有球后麻醉注入药物物过多、球后出血、开睑器等外来压力压迫眼球、灌注液瓶过高等；③长时间角膜暴露或器械损伤角膜上皮；④糖尿病。

处理方法：①适当滴用散瞳剂；②控制眼压；③注意湿润角膜；④如已发生角膜上皮水肿，适当降低灌注液瓶的高度，用稍湿棉签挤压角膜；⑤如上述方法无效果，可刮除角膜上皮。

3）瞳孔缩小：

产生瞳孔缩小的原因：①术前未充分散瞳；②糖尿病或多次视网膜脱离手术者，瞳孔难以扩大；③低眼压；④虹膜后粘连；⑤器械碰触虹膜，刺激瞳孔括约肌。

预防和处理方法：①术前用1%阿托品及5%新福林连续三次滴眼散瞳；②500mlBSS中加上1∶1000肾上腺素0.3~0.5ml；③必要时，手术中结膜囊内滴1∶1000肾上腺素；④适当升高灌注液瓶以升高眼压；⑤避免器械碰触虹膜；⑥使用虹膜拉钩或缝线扩大瞳孔；⑦无晶状体眼可切除部分瞳孔缘虹膜。

4）晶状体混浊：产生原因：①器械碰触晶状体后囊。老年人易发生，可能与老年人晶状体较厚或晶状体悬韧带较松弛有关。混浊的产生是由于切除对侧周边玻璃体时，切割头或导光纤维杆触及晶状体后囊所致。术中在显微镜下见晶体后囊上有一条形混浊，从巩膜切口通向后极。大多数病例术后后囊混浊逐渐加重而影响视力。尽量不切对侧的玻璃体，如必须切也仅切除周边玻璃体。②切割头误切晶状体后囊。术中即见晶状体后囊出现一圆形缺损，可发生在晶状体的任一部位，周边或后极。大多于术后2周发展成晶状体全混浊。③糖尿病患者血糖较高时，如果灌注液的葡萄糖低，晶状体内高渗，晶状体周围呈低渗状态，液体从晶状体外进入晶状体，使晶状体逐渐混浊。

预防的方法是，不切除紧靠晶状体后囊的玻璃体；如要切除靠近晶状体的玻璃体，先用吸引将玻璃体吸离后囊后再切割。如果晶状体后囊原有轻微混浊时，可利用此混浊来指导切割深度。如晶状体完全透明，初学者也可向玻璃体内注入一小气泡，气泡上升达到后囊，根据气泡所在来判断后囊位置。术中误切晶状体后囊，需摘除晶状体。去除晶状体的方法取决于晶状体核的硬度。软核可用切割器直接切除。糖尿病病人灌注液可选用BSS plus，或选用林格氏液；或500ml BSS液内加50%葡萄糖3~4ml。

5）术中出血：如果玻璃体切割头距离视网膜太近，可能会切除视网膜，使玻璃体腔出现新鲜血液。多见于玻璃体高度混浊的病眼，或发生在高血压或凝血机制有问题的患者，特别要注意长期服用阿司匹林的患者。眼内炎时因炎症反应，视网膜充血、水肿，更容易引起出血。术中出血一般都可以控制，不必终止手术。术前详细询问病史，控制血压，停用阿司匹林等药物。术前的B超检查极为重要，详细了解玻璃体、视网膜情况。玻璃体切除必须循序渐进，由点到面，逐步深入，边看边切，并用低吸力、高切割频率来减少意外的发生。

发现玻璃体出血，应立即升高灌注液瓶，通过升高眼压来止血。如发现出血点，用水下电凝封闭，或立刻进行气液交换，用气体压迫止血。出血量较大时，也可注入过氟化碳液体压迫止血。血止后，笛针将浮于过氟化碳液体表面的血细胞吸除，看清眼底后继续操作。

6）脉络膜上腔出血：是一种少见的术中并发症，全身危险因素有高龄、高血压、动脉硬化及糖尿病等；眼部危险因素有高度近视、青光眼等。眼底可见脉络膜上腔从渗液、轻微出血到严重的暴发性脉络膜上腔出血。大量出血导致视力永久丧失。出血量少时，立即升高灌注液瓶，通过升高眼内压制止继续出血。出血量大时，同时引流脉络膜上腔液体。出血量大且极为迅速时，立刻关闭切口，积极控制眼内压。

7）视网膜损伤：玻璃体手术中避免损伤视网膜是至关重要的。视网膜裂孔是常见的并发症。切割玻璃体时有可能会误伤视网膜。玻璃体基底部与视网膜粘连紧密，如果切割玻璃体时靠近视网膜，容易发生视网膜裂孔。使用较高的负压切除与视网膜粘连较紧的玻璃体，也可导致该部位视网膜发生裂孔。眼内光凝杆、切割器杆，特别在使用三棱斜镜时，因不适应也可误伤或压伤视网膜，这类医源孔多成条形，好发于中周或周边视网膜。剥除或分离视网膜表面膜是产生医源孔的重要原因。在使用钩、剪、镊或切割器去除视网膜前膜，或用笛针吸去视网膜前血液的过程中，都易产生医源孔。

为避免发生医源性视网膜裂孔，手术操作要仔细小心，区分玻璃体与视网膜，切勿将视网膜与玻璃体一并切除。两者的区别在于：混浊的玻璃体色黄或灰白，质松软无结构，无血管；脱离的视网膜色灰白，为均匀一致的膜状结构，上有血管，血管由粗到细，从后极走向周边。当两者实在难分时，可改变先切除后部玻璃体的传统做法，先从周边开始。随着玻璃体的切除，玻璃体发生后脱离，就能安全地从周边向后极直至切除全部玻璃体。手术结束前详细检查视网膜，后部孔易发现，周边孔则必须通过巩膜压迫法。一旦发生视网膜裂孔，要彻底清除裂孔周围的一切牵引，用激光或冷凝封闭裂孔。存在视网膜下液时，应在气液交换后封闭裂孔，然后填充气体或硅油。术后取相应体位。

8）过氟化碳液进入视网膜下：重水是极为有用的玻璃体视网膜手术中的工具，但必须在去除了所有的增殖组织，视网膜完全游离后方能注入。如果视网膜仍存在牵引，不能与色素上皮相贴附，当注入的重水达到裂孔时，瞬即通过裂孔进入视网膜下，使原已部分平复的视网膜再度高高隆起。出现此情况，应再清除视网膜前、后的增殖组织，进一步切除基底部玻璃体，因富于胶原纤维的玻璃体也是牵拉视网膜的主要力量，必要时作视网膜切开。至于进入视网膜下的重水，可用原注重水的针头经视网膜裂孔将它吸出，等去除了所有增殖后再注入以复位视网膜；或者直接行气液交换，吸出重水的同时输入空气使视网膜复位。

9）硅油进入视网膜下：由于增殖组织未除尽或视网膜切开不够大所致。如果发现应立即取出硅油，重新剥膜或扩大切开口，务使视网膜完全复位后再注油。视网膜下的硅油使视网膜永远不能复位；且硅油长期留存视网膜下将导致视网膜增厚、增殖，只会加重以后手术的难度与视功能损害程度。

（2）术后并发症

1）眼压升高：玻璃体切割后眼压升高的原因较多，应根据不同原因进行相应处理。术后早期高眼压多数都是一过性的，通过药物治疗 1 周内多可恢复正常。眼压 20mmHg 以下无症状可不做处理。眼压>20mmHg，或比对侧眼高 5mmHg，或出现头痛、眼胀症状时，可口服乙酰唑胺，局部滴降眼压药物。眼压>30mmHg，可考虑前房穿刺。填充气体或硅油引起的眼压升高，可考虑放出少量气体或硅油。术后前房反应较重，前房见渗出物，可加用糖皮质激素药物，减轻炎症反应。

玻璃体切割术后远期继发性青光眼，先给予相应的降眼压药物，药物不能控制眼压的继发性青光眼，可考虑手术治疗。常规选用小梁切除术，手术切口最好选择在结膜瘢痕最少的位置；手术中根据情况可选择使用丝裂霉素减少瘢痕化。

2）硅油进入前房：术后近期有晶状体眼硅油进入前房，常发生在外伤眼合并晶状体悬韧带部分断裂或各种原因导致的晶状体悬韧带部分断裂，也可发生在周边残留较多的玻璃体时。发生后前房推注少量粘弹剂，可以将硅油推入后房。无晶状体眼虹膜周切口通畅时，嘱患者保持头低位，多数情况下硅油可以退回到后房；下方虹膜周切口关闭，保持头低位，3 周后行 YAG 虹膜激光造孔或手术造孔。

3）气体进入前房：玻璃体术后填充气体的患眼，在晶状体悬韧带部分断裂时，气体可进入前房。进入的气体少、眼压基本正常可以不作处理，进入的气体多，或眼压升高，可以行前房放出少量气体，以维持正

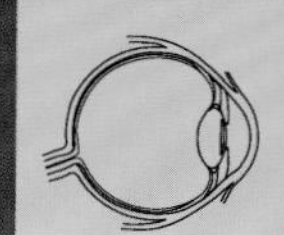

常眼压。

4）角膜病变：玻璃体切割术后可引起角膜内皮的损伤，导致角膜全层水肿、大泡状角膜变性和角膜新生血管形成，常见于严重角膜裂伤的患眼，或硅油进入前房和角膜长期接触者。为避免术后角膜病变的发生，术中应尽量保持眼压稳定，避免角膜过度变形和机械性损伤角膜，术后保持正确的体位防止填充物进入前房。无晶状体眼硅油术后的患者要定期随诊，硅油进入前房要尽早处理。应用降眼压药物等及时对症处理，角膜水肿均可在2周内消失。已发生角膜变性的患者，如果视网膜在位，视网膜病变稳定，可考虑硅油取出联合角膜移植。

5）并发性白内障：玻璃体切割术后晶状体逐渐混浊，大多数呈核性混浊，部分为后囊下混浊。多由于术中晶状体损伤所致，或灌注液中未添加葡萄糖，导致液体进入晶状体，或术后未行俯卧位，使填充气体接触晶状体，形成羽毛状混浊，后者几天后可消退。白内障还与填充物的成分有关，硅油填充术后白内障发生率约为33%~100%。根据白内障严重程度可选择白内障超声乳化吸除术联合人工晶体植入术或行白内障囊外摘除术。术中尽量避免晶状体损伤，晶状体皮质吸除干净，以减少后发障的形成。尽可能缩小巩膜切口，维持正常眼压。眼内注入的硅油在条件允许的情况下应尽早取出。

6）玻璃体出血：玻璃体切割术后再出血是影响患者视力的一个重要因素，积血处理不当可形成机化条索，引起牵拉性视网膜脱离而失明。更常见于糖尿病、高血压、虹膜新生血管、其他血管性疾病术后、术后剧烈呕吐或活动等。少量出血者可保守治疗，减少活动、高枕卧位及应用止血药物；大量出血但没有进行性出血者，可进行玻璃体腔灌洗；出血2周以上经药物治疗无明显吸收，严重影响视力者，可再次行玻璃体视网膜手术、硅油填充术、补充激光等手术治疗，以保存患者视力。

7）视网膜脱离：术后视网膜脱离常与术中形成的视网膜裂孔未被发现或发现后处理不当有关。由于惰性气体及过滤空气本身可被机体逐渐吸收，这种顶压作用逐渐减小，视网膜脱离的可能性随之增加；硅油本身不吸收，是对视网膜良好的支撑物，因此多数主张选择硅油作为玻璃体腔填充物。

8）医源性视网膜裂孔：由于炎症时视网膜充血、水肿，容易引起视网膜裂孔的发生，术中、术后裂孔的发生率为20.7%；一些患者并未发生玻璃体后脱离，有时为了造成玻璃体后脱离，需要用玻璃体切割头反复吸引，容易产生裂孔。操作者应努力提高手术技巧，熟练掌握剥膜方法，尽量避免医源性裂孔的产生，术中和手术结束前应仔细检查全视网膜情况，发现并处理全部视网膜裂孔。合并玻璃体出血或混浊的患者，要进行超声波监测和随诊，发现视网膜裂孔及时处理。

9）交感性眼炎：玻璃体切割术后存在发生交感性眼炎的可能性。预防措施：术中操作尽量减少对葡萄膜的刺激，减少大面积的冷凝，巩膜伤口不要嵌塞葡萄膜组织。术后积极控制葡萄膜反应。治疗首选糖皮质激素，一般采用大剂量冲击疗法。糖皮质激素治疗不敏感者，改用其他免疫抑制剂。

（三）联合手术

1. 角膜移植联合前房冲洗术　对药物治疗无效的浅基质层角膜炎可行板层角膜移植术；深层角膜炎伴角膜后、前房积脓者可行穿透性角膜移植（penetrating keratoplasty，PKP），对溃疡面积较大、合并穿孔或前房积脓的重症患者可实施穿透角膜移植同时联合前房冲洗。术中见虹膜表面及瞳孔区有纤维素性渗出物要清除干净，并使用抗真菌药物进行冲洗。药物可选用0.02%两性霉素B注射液反复冲洗前房的脓液及渗出物，也可伸入虹膜下进行冲洗，并在瞳孔区注入粘弹剂。也可选用那他霉素进行前房冲洗。

术中并发症如晶状体及玻璃体脱出等主要与术中无法有效控制眼压有关；虹膜炎症时血管充血扩张导致虹膜表面少量出血。术后并发症主要包括移植排斥反应、虹膜周边环形粘连、继发青光眼、晶状体混浊等，主要与眼球内组织处于炎症期有关。虹膜炎症的存在可导致虹膜前粘连、晶状体混浊等，同时也是移植排斥反应的重要危险因素之一。而术后感染性炎症复发则是最为严重的并发症。术后应用抗生素及糖皮质激素可减轻术后炎症反应。

2. 角膜移植联合白内障摘除术　穿透性角膜移植联合白内障摘除手术，是开窗式完成白内障摘除。术野清晰，便于操作，但由于眼前节敞开，眼压骤然降低，玻璃体压力使晶状体虹膜隔前移，很容易使前囊向赤道部撕裂或发生眼内容脱出和脉络膜出血等并发症。植床边缘部分切开行白内障手术，前房内依靠粘弹剂可以保持前房深度及眼内压稳定性，手术安全。白内障手术完成后，行角膜移植。

手术要点：

（1）做植孔：根据溃疡面积大小，确定植孔大小。

（2）摘除晶状体：连续环形撕囊或用刀片切开前囊，用剪刀剪除前囊约6mm，水分离晶状体核，用晶状体圈拖出，由虹膜恢复器协助取出晶状体核，由植孔冲洗皮质。植孔较小时，较大和较硬的晶状体核不易直接取出，可用超声乳化将晶状体核劈成两半，然后分别取出。植孔在5.5mm左右时，可直接进行超声乳化摘除晶状体。

（3）做植片：用角膜环钻在供体眼球上钻取所需大小的角膜移植片，或者先取下全角膜，再用角膜刻切器制取所需大小的角膜移植片。

（4）缝合：间断或连续缝合。

3. 角膜移植联合玻璃体切割术　角膜溃疡并发眼内炎时，应及时行穿透性角膜移植手术，同时联合玻璃体切割术（图8-1-15～图8-1-21）。

手术要点：

（1）做植孔：根据白斑面积大小选合适环钻，钻切植床完成植孔。

（2）移植暂时性人工角膜：根据植孔大小安装人工角膜，以便于玻璃体切割的直视操作。待后节手术结束，用异体角膜片取代人工角膜，完成手术。

（3）伴有白内障者，完成植孔后先摘除晶状体，安装人工角膜后再行玻璃体切割术。最后用异体角膜片取代人工角膜，间断或连续缝合，形成前房，结束手术。

4. 临时人工角膜下玻璃体切割术联合穿透性角膜移植术（图8-1-22～图8-1-27）

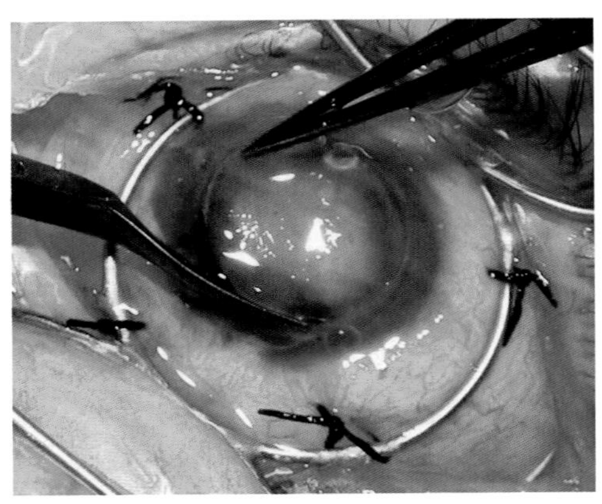

图8-1-15　角膜溃疡眼内炎-制作植床

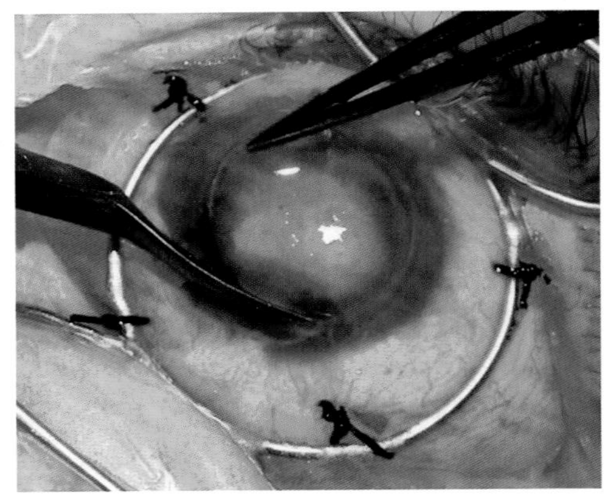

图8-1-16　角膜溃疡眼内炎-制作植床

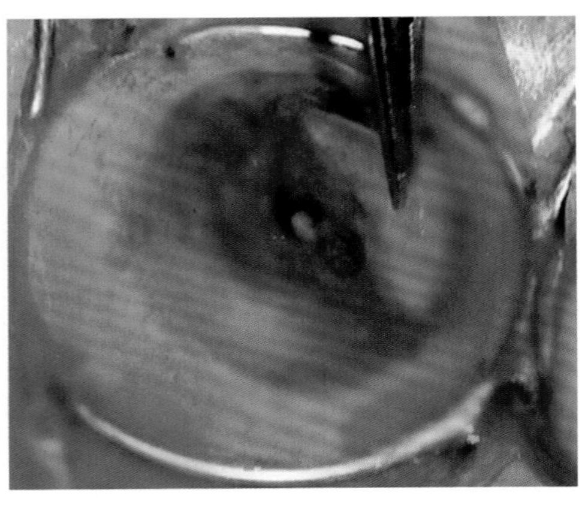

图8-1-17　角膜溃疡眼内炎-制作植床

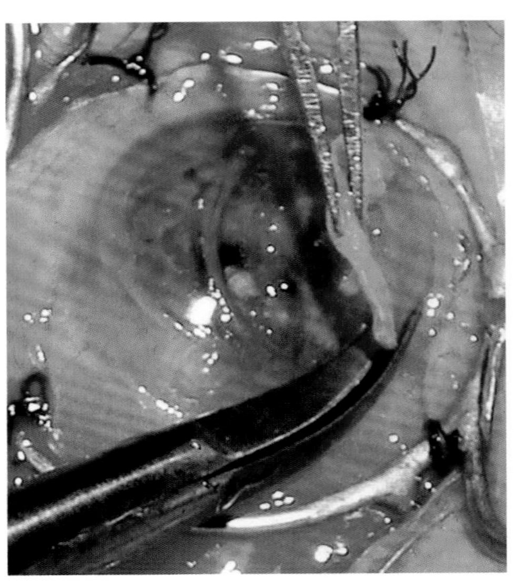

图8-1-18　角膜溃疡眼内炎-剪除病变组织

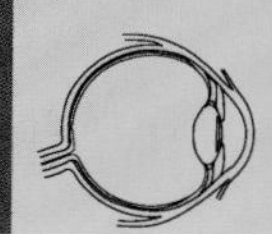

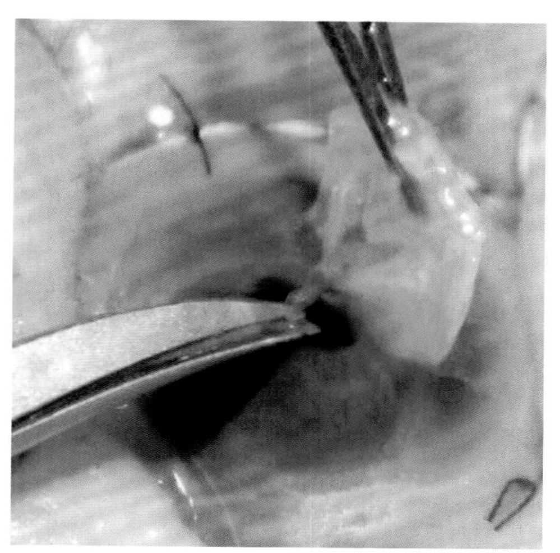

图 8-1-19 角膜溃疡眼内炎-仔细分离粘连

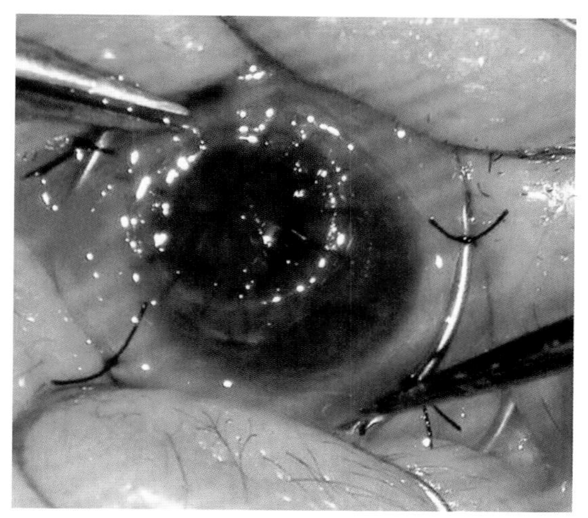

图 8-1-20 角膜溃疡眼内炎-缝移植片

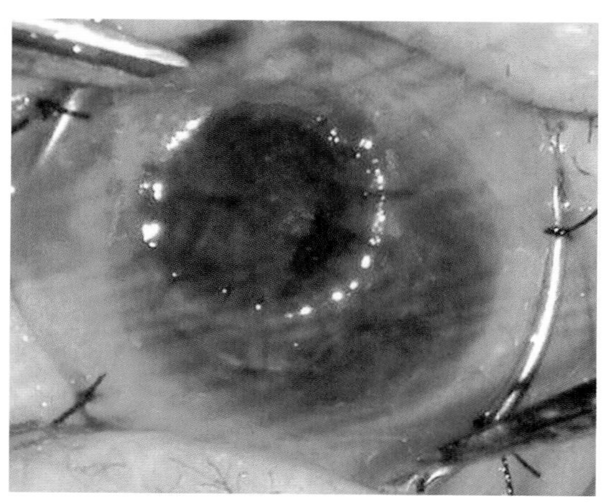

图 8-1-21 角膜溃疡眼内炎-间断缝合

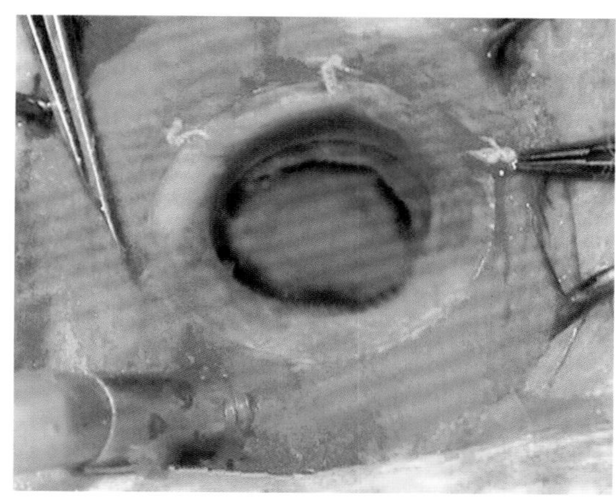

图 8-1-22 缝置临时人工角膜

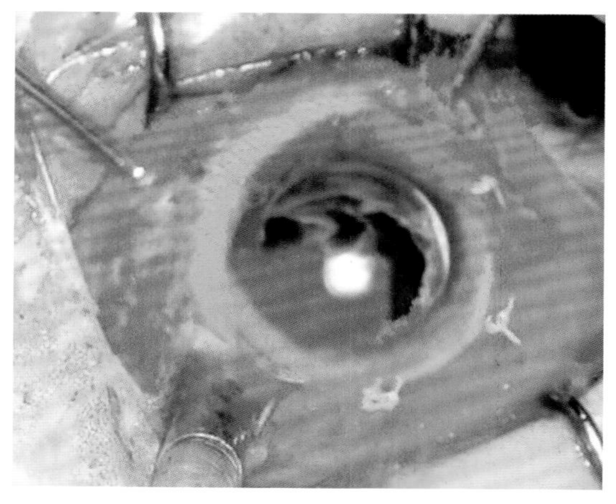

图 8-1-23 三通道切除玻璃体积脓

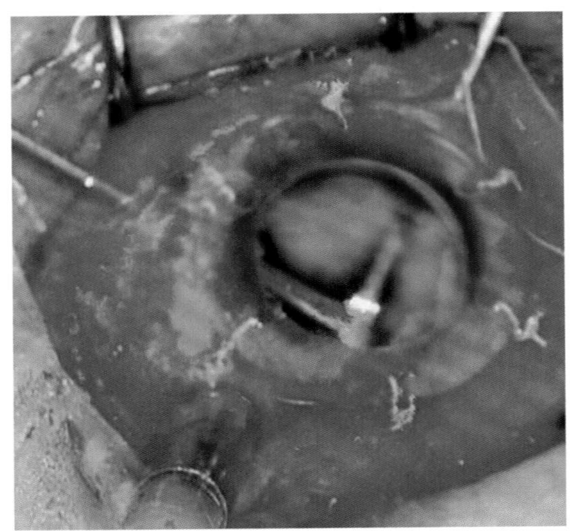

图 8-1-24 切除玻璃体积脓

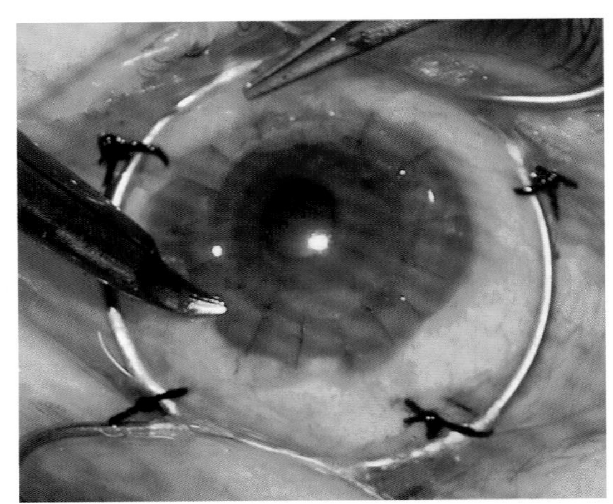

图 8-1-25 玻切结束,缝合角膜移植片

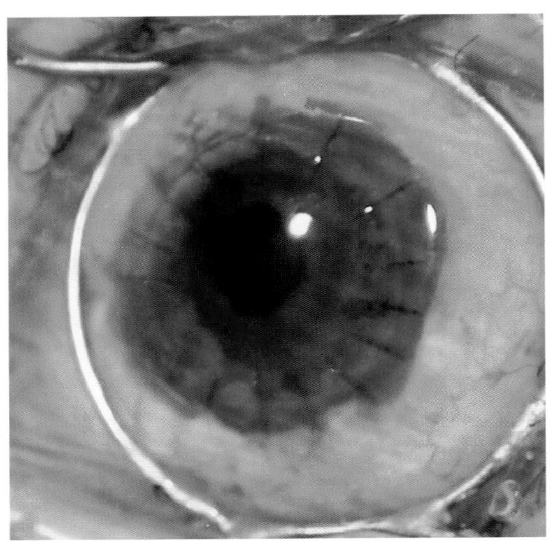

图 8-1-26 玻切结束,间断缝合角膜移植片

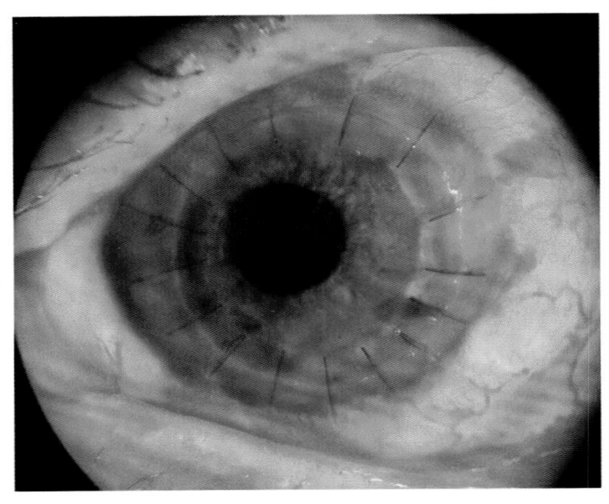

图 8-1-27 术后 10 天,植片透明

临时人工角膜是聚甲基丙烯酸甲酯制成的一种光学螺旋体,镜柱的后曲率半径为 7.8mm,与角膜的前曲率半径一致,为平凹镜。在人工角膜的前表面圆周的周围有四个孔,用于手术时缝合固定在角膜周边部。人工角膜的镜柱上刻有螺纹,能旋入角膜的环钻孔内,有助于固定人工角膜,使术眼角膜内达到水密状态。人工角膜缝合固定后,能抵抗 60mmHg 的眼内灌注压而不发生渗漏。人工角膜的植入,为眼后段手术提供了清晰的视野,提高了手术成功率。临时人工角膜玻璃体切除和角膜移植术为手术治疗同时累及眼前段及眼后段的病变开辟了新途径。此方法克服了开放式玻璃体切割术的缺点,也避免了分期手术的弊病。

手术适应证:眼球穿通伤引起角膜严重损伤、混浊伴玻璃体积血、眼内异物、眼内炎及视网膜脱离和角膜感染穿孔合并眼内炎的患者。

手术方法:根据角膜损伤及混浊程度选用适宜直径的人工角膜和角膜环钻。先在巩膜上缝 Flieringa 环,用环钻及角膜剪剪除病变角膜,将临时人工角膜螺旋体部分植入角膜植孔,缝合四个孔固定于角膜缘邻近的浅层巩膜。用三切口法通过睫状体平坦部进行玻璃体切除。完成眼后段操作后,取出临时角膜,将异体角膜植片缝于植床上,重建前房。

术后处理:按照穿透性角膜移植术及玻璃体切割术的术后常规处理及护理。注入硅油的患者,术后必须采取俯卧体位,使硅油退至虹膜平面之后,有利于形成水性前房。

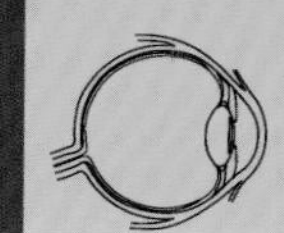

第二节　非感染性眼内炎的治疗原则

非感染性眼内炎指非致病微生物所引起的眼内炎症，如晶状体源性眼内炎、迟发性葡萄膜炎、自身免疫性葡萄膜炎、肿瘤转移性眼内炎等。有些疾病病因和发病机制不明，常有异常的免疫反应参与，易合并全身性自身免疫反应性疾病，可反复发作，引起一些严重的并发症。非感染性眼内炎是非特异性炎症，主要是应用糖皮质激素和免疫抑制剂等药物治疗，同时根据病因和临床表现、并发症等，选择手术、激光光凝等治疗。

一、病因治疗

病因明确的非感染性眼内炎，应积极治疗原发病。例如，晶状体源性眼内炎常见于白内障摘除联合人工晶体植入手术，已经证实是晶状体抗原诱导发生的非特异性葡萄膜炎。对于确诊的病例，应立即手术，清除残存的晶状体皮质，并给予糖皮质激素、非甾体消炎药、睫状肌麻痹剂等滴眼剂治疗。

二、药物治疗

1. 散瞳　给予睫状肌麻痹剂，防止虹膜后粘连的发生。见本章第一节。

2. 糖皮质激素

(1)局部用药：有明显眼前段炎症反应的患者，泼尼松龙和妥布霉素地塞米松滴眼液点眼，3~6次/日，严重炎症应频繁点眼，每小时1次，根据炎症消退情况逐渐减少点眼次数。球后注射或后Tenon囊下注射醋酸甲基泼尼松龙，每周1次。

(2)全身用药：双眼受累或单侧受累不宜行后Tenon囊下注射者，可口服强的松，起始剂量可以从1~1.2mg/(kg·d)，根据炎症控制情况逐渐减量，用药时间一般维持半年以上。长期应用要注意药物的副作用发生，有学者统计173例4~15年糖皮质类固醇治疗的患者中，白内障发生率为52%，16~20年高达73%，库欣综合征和其他系统的副作用则高达30%。

3. 非甾体消炎药　非甾体消炎药主要通过阻断前列腺素、白三烯等花生四烯酸代谢产物而发挥抗炎作用。已经证明，手术后或外伤后所致葡萄膜炎有花生四烯酸代谢产物的参与，非甾体消炎药可作为有效的辅助用药。临床常用的有双氯芬酸钠、吲哚美辛滴眼液等，每日3~8次。

4. 免疫抑制剂　对糖皮质激素无效和手术治疗效不佳的患者，可应用免疫抑制剂，如环磷酰胺、苯丁酸氮芥和环孢霉素A。环磷酰胺通常最初口服2mg/(kg·d)，也可与糖皮质激素联合应用，以减少后者的剂量。苯丁酸氮芥开始给予0.1~0.2mg/(kg·d)，连续5~6个月后减量。环抱霉素A(CsA)所用剂量为5mg/(kg·d)，治疗4~6周后调整剂量，亦可与糖皮质激素合用。

三、手术治疗

1. 激光光凝　中间葡萄膜炎早期血管炎症，有增生但无视网膜脱离患者，可在巩膜压陷情况下做周边病变区广泛光凝，能抑制病变发展。Behcet病出现视网膜新生血管、视网膜血管阻塞和视网膜毛细血管无灌注时应行光凝治疗，光凝可以关闭毛细血管无灌注区和消除视网膜新生血管，预防玻璃体出血、玻璃体新生血管形成、继发性青光眼和黄斑水肿的发生。合并视乳头新生血管的患者可行全视网膜光凝。RB靠眼球后部较小的孤立肿瘤，或对放疗失败的病例，在肿瘤的周围和肿瘤的表面反复进行光凝，断绝肿瘤的血液供应并破坏肿瘤细胞。

2. 玻璃体切割术　玻璃体切割术可以清除玻璃体内的抗原、炎症介质和毒性产物，因此已成为治疗葡萄膜炎的一种常用方法。以下情况可行玻璃体切割术：中间葡萄膜炎合并严重的玻璃体混浊、玻璃体出血、视网膜前膜、牵拉性视网膜脱离等并发症；Behcet病葡萄膜炎反复发作，且逐渐加重，伴玻璃体混浊特别是雪球状混浊。

3. 白内障摘除　对于晶状体源性眼内炎，应立即手术，摘除晶状体，清除残存的晶状体皮质，或取出人工晶体。

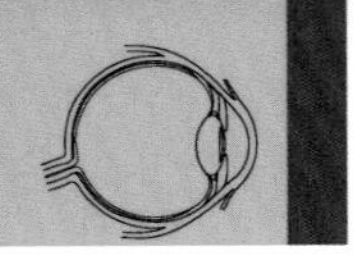

4. 眼球摘除术　单侧 RB 球内肿瘤，肿瘤占据大部分眼球，无有用视力，如无球外扩散，可行眼球摘除术，摘除眼球时应尽可能多的切除视神经，术后进行化学治疗。对眼内较小的恶性黑色素瘤，近年来推荐局部切除，先在肿瘤相应部位的巩膜作透热或冷冻，再切开巩膜切除肿瘤组织。也可作光凝或钴盘局部照射（钴盘缝在肿瘤相应的巩膜上）。对于大肿块（直径 15mm 以上，厚度 5mm 以上）应作眼球摘除，术后作冷冻或放射治疗以防复发，肿瘤有眼外扩散的病例应作眶内容摘除，术后再作放射治疗，该肿瘤对化学治疗不敏感。在交感性眼炎的处理中，是否摘除受伤眼球仍有争议。Kilmartin 等（2001）指出，眼球摘除与交感眼的视力预后没有关系。

5. 眼眶内容摘除术　适用于肿瘤穿通角膜，眼外或眶内已有扩散。

6. 放疗和化疗　放疗包括局部敷贴或外照射疗法。如治疗 RB 时，局部照射治疗应用于早期瘤体较小或孤立的患者，外照射治疗适于眼球内肿瘤较大或为多发灶的病例。化疗药物常用长春新碱、环磷酰胺、阿霉素、更生霉素、5-氟尿嘧啶、氨甲蝶呤等。化学治疗是作为眼球摘除术、眶内容摘除、放射治疗、冷冻、光凝和透热治疗的辅助疗法。

第三节　个体化治疗

眼内炎一旦发生后果严重，加强预防可降低其发生率，正确处理可减少因其导致的失明。一旦确诊眼内炎，应立即取房水及玻璃体液送检培养，及时行万古霉素玻璃体腔注药联合万古霉素灌注下的前房冲洗及玻璃体切割，同时联合全身抗生素的使用。对于伴有严重前部炎症的患者建议采用玻璃体切除联合晶状体切除术进行治疗。因硅油对微生物的增殖有一定的抑制作用，对于眼内炎症较严重的患者，无论是否伴有视网膜裂孔，建议行硅油填充术。儿童外伤性无视网膜脱离的眼内炎，往往也建议行硅油填充，因为儿童眼外伤后纤维增殖旺盛，前部增殖致视网膜脱离发生概率增加。

眼内炎分为外源性眼内炎和内源性眼内炎。临床工作中，应根据年龄、病因、急性或慢性病程、病情严重程度等，选择更为有效的治疗手段。

一、手术后眼内炎的治疗

（一）手术后眼内炎的预防： 术后眼内炎是眼科手术后少见但后果严重的并发症，有效的预防措施能减少并发症的发生。预防措施包括：①严格无菌操作，术前彻底清除睑缘炎、慢性泪囊炎等感染病灶；②术前及术中切开眼球前应用抗生素彻底冲洗结膜囊；③无菌透明塑料薄膜覆盖所有眼周围及额部皮肤；随时引流排除滞留于泪湖内的灌注液，以防止渗入眼内；④注入眼内的空气必须经确实消毒，或经 0. 20～0. 22μm 微孔滤器；⑤人工晶体自包装容器内取出至植入眼内尽量缩短时间并减少中间环节；⑥术后局部应用抗生素等。目前，围手术期预防性应用抗菌药物仍是降低感染的有效手段和治疗的关键。在 ESCRS 指南中，左氧氟沙星是被广泛认可和提及的药物。左氧氟沙星广谱抗菌、穿透力强，角膜毒性低，术前局部预防性使用可以有效降低结膜囊细菌，是预防白内障术后眼内炎发生的首选用药之一，大多数专家建议术前连续使用 1～3 天。

（二）手术后眼内炎的治疗

1. 抽吸玻璃体液行革兰染色、细菌培养和药物敏感试验。严重的玻璃体炎症的病例应给予玻璃体腔内注射敏感抗生素，酌情给予糖皮质激素。

2. 局部强化抗生素滴眼，如万古霉素和妥布霉素，每小时滴 1 次，连用 24～48 小时。局部强效激素滴眼，每小时滴 1 次，连用 24 小时。

3. 合并有滤过泡感染、伤口渗漏、或缝线暴露时，局部强化抗生素滴眼更为重要，同时加用球结膜下注射。

4. 白内障术后急性眼内炎患者，特别是初诊视力仅存光感或无光感、瞳孔对光反射消失、玻璃体腔注药 48～72 小时后病情继续恶化、超声检查显示玻璃体内大量脓液或脓腔者，要分秒必争，尽早给予玻璃体切割术。

5. 静脉应用抗生素不是常规治疗，但在某些特殊情况下，如滤过泡性眼内炎，可以考虑静脉应用氟喹诺酮类药物。

二、外伤性眼内炎的治疗

外伤性角膜溃疡并发眼内炎者，可行部分穿透性角膜移植联合前房冲洗术(图 8-3-1～图 8-3-9)。

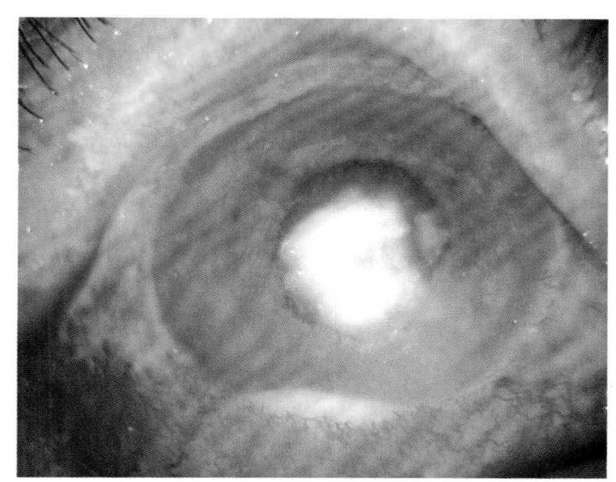

图 8-3-1 真菌性角膜溃疡-前房积脓

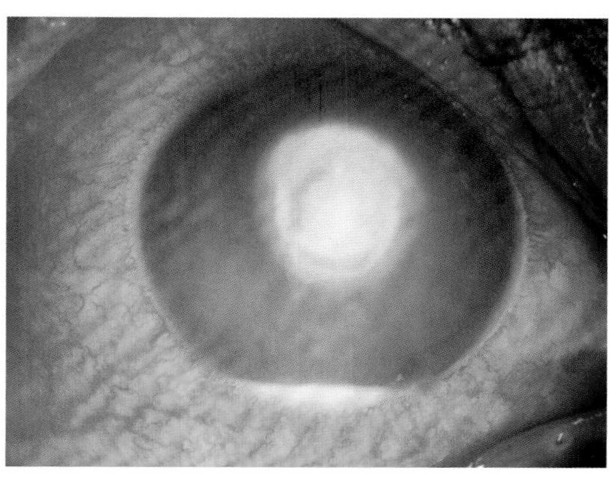

图 8-3-2 真菌性角膜溃疡-前房积脓-术前

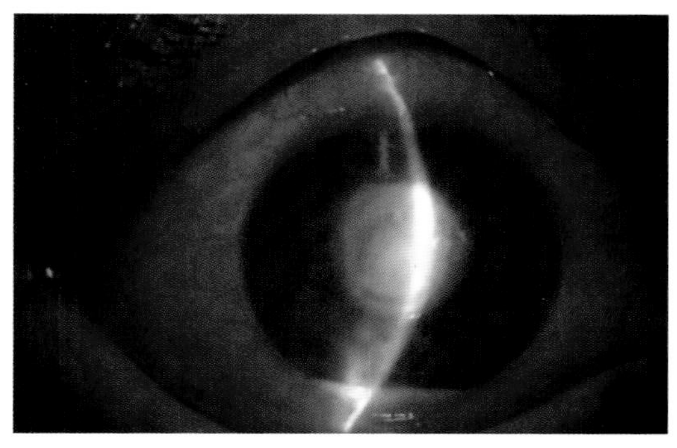

图 8-3-3 真菌性角膜溃疡-前房积脓-术前 1 个月

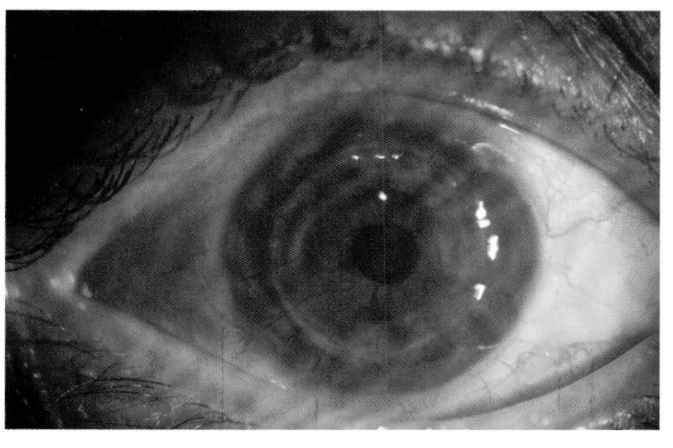

图 8-3-4 术后 1 个月

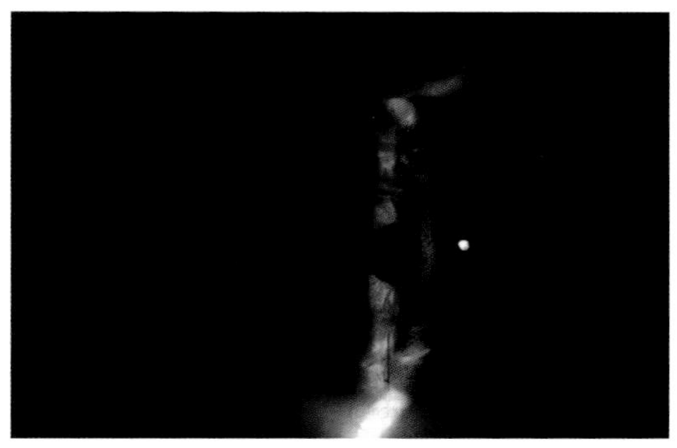

图 8-3-5 术后 1 个月

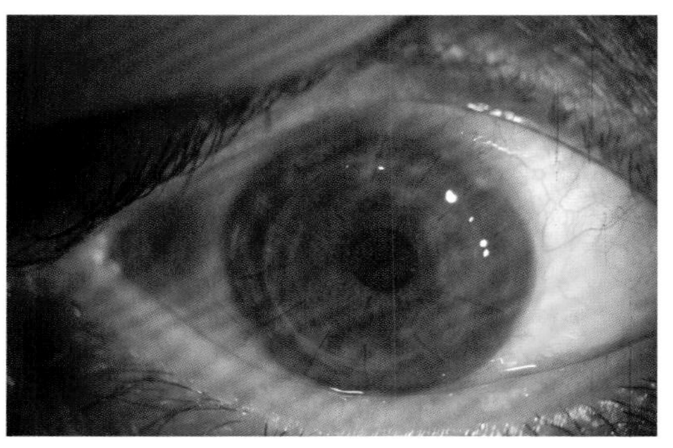

图 8-3-6 术后 1. 5 个月

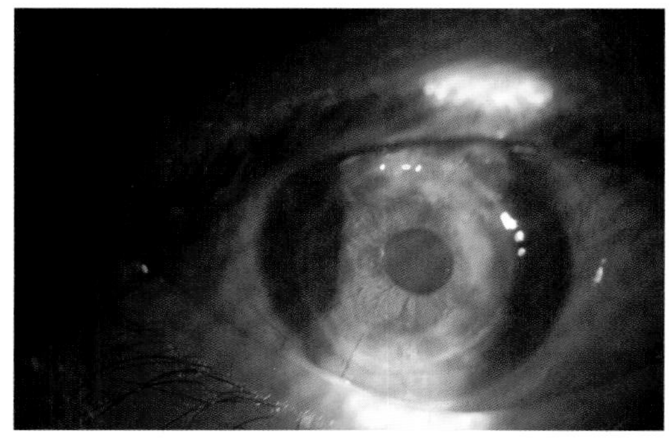

图 8-3-7 术后 1. 5 个月

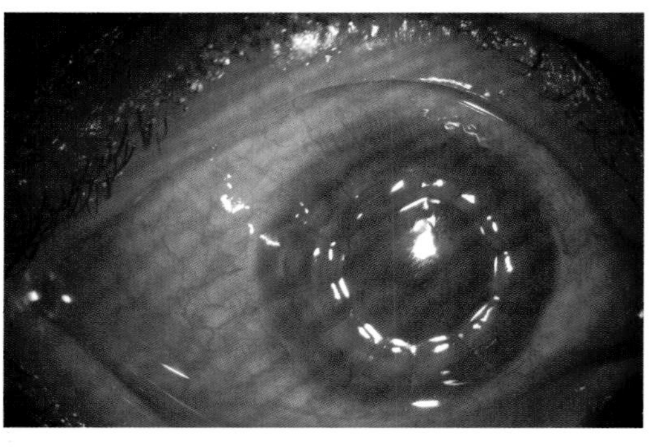

图 8-3-8 术后 25 天

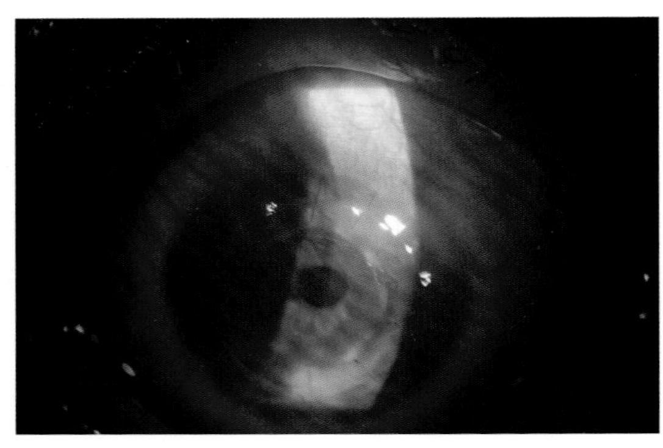

图 8-3-9 术后 25 天

外伤性眼内炎及时进行玻璃体腔注药、玻璃体切割术及硅油填充，有利于改善眼内炎的预后。炎症较轻的患者可采用局部加全身用药治疗，可静脉应用氟喹诺酮类药物；重度眼内炎，或怀疑真菌感染，或年龄<2 岁者，玻璃体切割手术联合眼内抗生素或抗真菌药物注射是治疗眼内炎的首选方案。

三、内源性眼内炎的治疗

（一）药物治疗

内源性眼内炎立即静脉使用有效的抗生素非常重要，根据患者的药敏试验结果及时调整用药，可在抗细菌用药的基础上给予糖皮质激素。给药方法可选择玻璃体腔内注射，对于伴有严重前节炎症反应的眼内炎患者，可选择行结膜下注射。两性霉素 B 一般为治疗内源性真菌性眼内炎的首选药物，氟康唑胶囊以及那他霉素等都有较好的抗真菌作用。全身用药的时间一般为 6~8 周，不应少于 3 周。

对于内源性细菌性眼内炎的患者，可选择玻璃体腔内注射万古霉素 1. 0mg；对于病情严重者可选择结膜下注射万古霉素 25mg；或选择结膜下注射妥布霉素，注射剂量为 20~40mg；在局部注射时可联合使用地塞米松 2~3mg。

对于内源性真菌性眼内炎的患者可选择两性霉素 B 进行玻璃体腔内注射，注射剂量为 5~10μg。对于伴有严重前节炎症反应的内源性真菌性眼内炎患者，可选择两性霉素 B 1mg 进行结膜下注射，隔日进行，最多进行 3 次；但注射时必须注意更换注射位置，避免巩膜坏死的发生。

（二）手术治疗

内源性眼内炎症严重者应施行玻璃体切割术进行治疗。作者曾遇 1 例孔源性视网膜脱离，外路手术后 8 个月，发生内源性眼内炎伴有视网膜脱离，给予玻璃体切割术+硅油填充，以促进视网膜复位（图 8-3-10~图 8-3-13）。

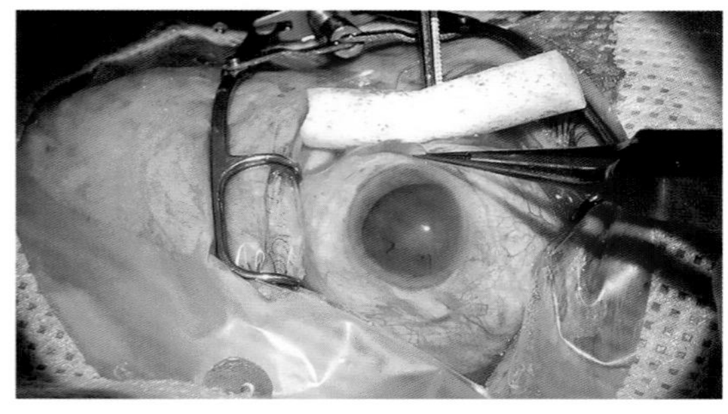

图 8-3-10 取出硅胶海绵

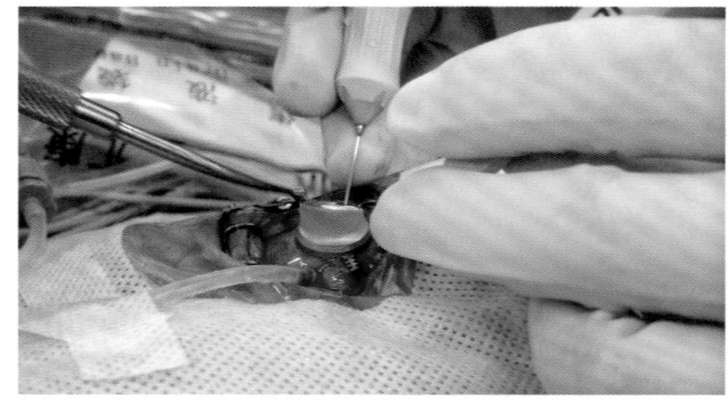

图 8-3-11 三通道 23G 玻璃体切割术

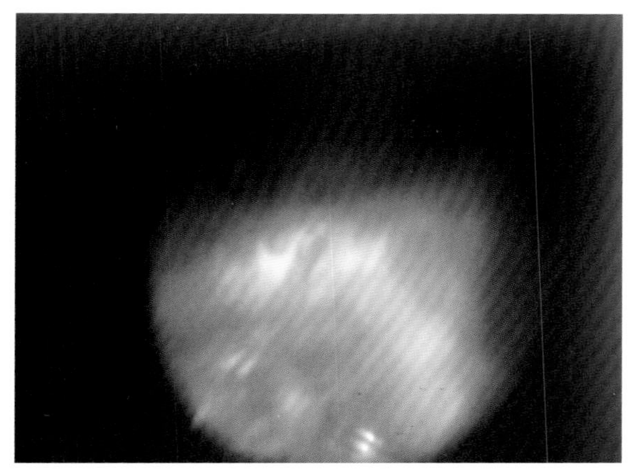
图 8-3-12　手术中见玻璃体积脓(屏拍)

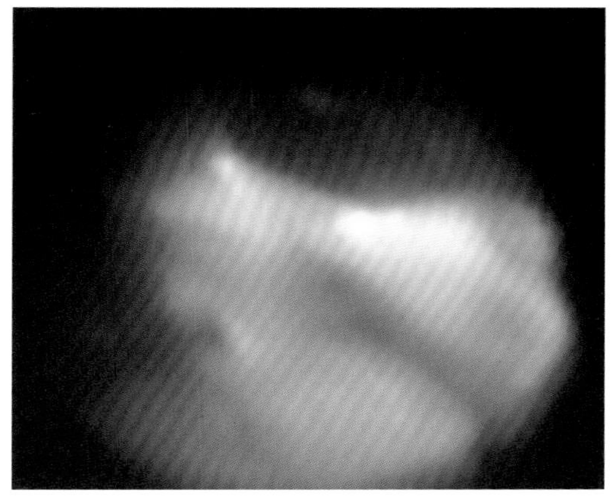
图 8-3-13　手术中见玻璃体积脓(屏拍)

(戴 馨　林晓峰　杨朝忠　林振德)

参考文献

1. 李凤鸣.中华眼科学 上.第 2 版.北京:人民卫生出版社,2005:511-539.
2. 李凤鸣,中华眼科学 中.第 2 版.北京:人民卫生出版社,2005:1946-1977,2257-2272.
3. 赵堪兴,杨培增.眼科学.北京:人民卫生出版社,2014:123-131,182-207.
4. 杨朝忠.角膜显微手术图解.北京:人民卫生出版社.2016:238-241.
5. 黎晓新,张正.眼内炎的诊断与处理及预防.中华眼科杂志,2006,42(10):946-950.
6. 姚克,章征.白内障术后眼内感染及其防治.眼科,2005,14(1):6-8.
7. 丁文婷.人眼滴用 0.3%加替沙星眼用凝胶 0.3%加替沙星滴眼液的前房穿透性研究.浙江:浙江大学,2012:1-37.
8. 王启常,唐罗生.玻璃体视网膜手术治疗严重眼内炎.中国实用眼科杂志,2003,21(6):422-424.
9. 罗益文,万尚韬,李娉,等.31 例儿童外伤感染性眼内炎病因及治疗效果分析.中山大学学报(医学科学版),2016,33(5):715-720.
10. 周婧,吴坚,朱蓉嵘,等.白内障术后细菌性眼内炎的早期诊断和治疗.眼科新进展,2016,36(5):474-477.
11. 曾锦,郭海科,崔颖,等.感染性眼内炎病因及治疗效果的分析.实用医学杂志,2010,26(22):4159-4161.
12. 张文亮,汪明璇,等.玻璃体切割术后感染性眼内炎 1 例.中国实验诊断学,2017,21(2):217-219.
13. 杨志强,杨丽超.角膜移植联合白内障人工晶状体种植临床观察.医学研究杂志,2006,(09):74-75.
14. 蔡莉.穿透性角膜移植手术联合前部玻璃体切割手术临床观察.中华医学会.第三届全球华人眼科学术大会暨中华医学会第十一届全国眼科学术大会论文汇编.中华医学会,2006:2.
15. 王文吉.玻璃体手术并发症(一).中国眼耳鼻喉科杂志,2001,(02):23-26.
16. 李玉军,王印其,余志强.穿透角膜移植联合二性霉素 B 前房冲洗治疗重症真菌性角膜溃疡.眼外伤职业眼病杂志.附眼科手术,2000,(06):632-633.
17. 董晓光,纪惠谦,谢立信,张元宏,于滨.复杂性眼球穿通伤行玻璃体切除联合穿透性角膜移植术.中华眼底病杂志,1997,(02):41-42.
18. 许洪陶,陈家祺,何丽文,陈龙山.临时人工角膜下行玻璃体切除术.中华眼科杂志,1994,(04):280-282.
19. Pariyakanok L,Satitpitakul V,Putaporntip C,et al.Femtosecond laser-assisted anterior lamellar keratoplasty in stromal keratitis caused by an Endoreticulatus-like microsporidia.Cornea,2015,34:588-591.
20. Fadlallah A,Mehanna C,Saragoussi JJ,et al.Safety and efficacy of femtosecond laser-assisted arcuate keratotomy to treat irregularastigmatism after penetrating keratoplasty.J Cataract Refract Surg,2015,41:1168-1175.
21. Sykakis E,Papadopoulos R,Lake D.Phototherapeutic keratectomy with mitomycin C for recurrent granular corneal dystrophy under femtosecond-assisted anterior lamellar eratoplasty.Cornea,2015,34:17-18.
22. Dunn SP,Gal RL,Kollman C,et al.Corneal graft rejection 10 years after penetrating keratoplasty in the cornea donor study.

Cornea 2014;33(10):1003-1009.

23. Wade M,Steinert RF,Garg S,et al.Results of toric intraocular lenses for post-penetrating keratoplasty astigmatism.Ophthalmology, 2014,121:771-777.
24. Almousa R,Samaras KE,Khan S,et al.Femtosecond laser-assisted lamellar keratoplasty(FSLK)for anterior corneal stromal diseases.Int Ophthalmol,2014,34:49-58.
25. Guilbert E,Bullet J,Sandali O,et al.Long-term rejection incidence and reversibility after penetrating and lamellar keratoplasty. Am J Ophthalmol 2013,155(3):560-569
26. Pijl BJ,Theelen T,Tilanus MA,et al.Acute endophthalmitis after cataract surgery:250 consecutive cases treated at a tertiary referral center in the Netherlands.Am J Ophthalmol,2010,149 (3):482-487.
27. Dotrelova D,Dvorak J,Kalvodova B,et al.Pars plana vitrectomy and primary implantation of silicone oil in the treatment of acute exogenous endophthalmitis in eyes without retinal detachment.Cesk Slov Oftalmol,2003,59(3):146-152.
28. Aras C, Ozdamar A, Karacorlu M, et al. Silicone oil in the surgical treatment of endophthalmitis associated with retinal detachment.Int Ophthamol,2001,24(3):147-150.
29. Sheu SJ,Chou LC,Hong MC,et al.Risk factors for endogenous endophthalmitis secondary to Klebsiella pneumoniae liver abscess. Zhonghua Yi Xue Za Zhi,2011,65(11):534-539.
30. Samiy N,D'Amico D J.Endogenous fungal endophthalmitis.Int Ophthalmol Clin,1996,36(3):147-162.
31. Endophthalmitis Vitrectomy Study Group.Results of the endophthalmitis vitrectomy study.A randomized trial of immediate vitrectomy and of intravenous antibiotics for the treatment of postoperative bacterial endophthalmitis.Arch Ophthalmol,1995,113(12): 1479-1496.
32. Endophthalmitis Vitrectomy Study Group.Results of the endophthalmitis vitrectomy study.A randomized trial of immediate vitrectomy and of intravenous antibiotics for the treatment of postoperative bacterial endophthalmitis,Arch Ophthalmol,1995,113(2): 479-1496.

第九章　眼内炎各论

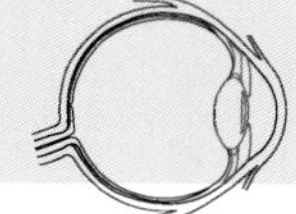 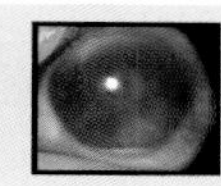 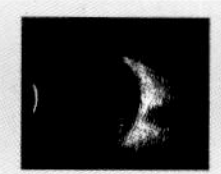 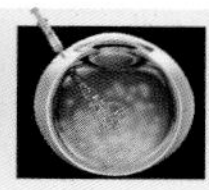 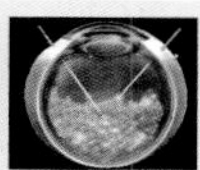

第一节　细菌性眼内炎

细菌性眼内炎(bacterial endophthalmitis)是由于致病菌进入眼内而引起的眼内感染性炎症,是重要的致盲性眼病之一。尽管进行适当的治疗干预,对于多数眼内炎患者,特别是病情较重者,视力预后往往较差,经常导致视力丧失甚至眼球摘除。

一、病因

细菌性眼内炎根据病原体的感染途径可分为外源性和内源性。在外源性细菌性眼内炎中,细菌通过破裂的眼球进入眼内,例如内眼手术,穿透性眼外伤,眼内注射,或由于角膜(角膜炎)或青光眼滤过泡感染引起的眼内炎。内源性细菌性眼内炎源自菌血症引起的眼内的细菌播散;菌血症的来源可能是短暂的(如静脉内药物滥用)或持续性的(如心内膜炎)。

大多数细菌性眼内炎是内眼手术的并发症,已经报道的术后眼内炎几乎见于每一种类型的眼部手术,其中,白内障手术是最常见眼部手术类型。术后眼内炎的发生率多年来一直很低,但最近的报道表明,这种类型的眼内炎发病率可能在上升,从 1990 年代的 0.1%增加到 2000~2003 年的 0.2%。在美国,白内障超声乳化人工晶状体植入术后的眼内炎发生率约 0.1%,其他类型的内眼手术的发病率为 0.05%~0.37%。所涉及的病原菌通常是眼睛表面和周围黏膜的正常菌群,许多报告已经证明,革兰阳性细菌导致绝大多数术后眼内炎病例,其中最常见的是凝血酶阴性的表皮葡萄球菌,占所有术后眼内炎病例的 47%~70%。涉及的其他病原菌包括金黄色葡萄球菌、链球菌、肠球菌和革兰阳性杆菌。少数的术后眼内炎病例中可分离出革兰阴性菌(约 6%)。近年来,随着玻璃体内注射用于治疗新生血管性眼病数量明显增加,注射相关并发症的数量也相应增加,玻璃体内注射后眼内炎的发生率在每次注射时为 0.006%~0.16%,每位患者治疗期期间的发生率为 0.07%~1.3%。

穿通性眼外伤是细菌性眼内炎的第二大原因,虽然外伤性眼内炎没有内眼术后眼内炎常见,但穿通性眼外伤后眼内炎的感染率更高。据报道,穿通性眼外伤后眼内炎的发生率为 3%~17%,其中葡萄球菌是外伤性眼内炎的最常见原因,其次是蜡状芽孢杆菌。创伤后眼内炎的三个最重要的危险因素是存在眼内异物,延迟恢复眼球壁的完整性,以及眼球破裂伤的位置和程度。其中,穿透性眼外伤伴眼内异物残留易患细菌性眼内炎的风险更高,占全部穿透性眼外伤并发眼内炎的 18%~40%,且异物通常位于眼后段,其发病率和严重程度取决于穿透性眼外伤伴眼内异物残留是否立即或延迟被清除。

内源性细菌性眼内炎是由于原发感染部位的病原菌通过血源性扩散进入眼后段引起的。内源性细菌性眼内炎相对罕见,仅占所有眼内炎病例的 2%~8%。免疫抑制是内源性眼内炎发展的重要因素。最近的研究表明,56%的内源性细菌性眼内炎患者存在免疫功能低下,糖尿病是最常见的基础疾病,特别是继发性克雷伯杆菌肝脓肿患者。其他的高风险人群包括长期接受免疫抑制剂治疗,长期留置导管,以及静脉注射吸毒者等。内源性细菌性眼内炎的常见原因包括金黄色葡萄球菌,蜡状芽孢杆菌和革兰阴性菌(大肠

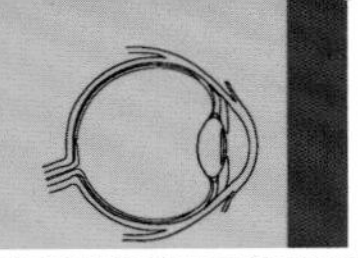

杆菌，脑膜炎奈瑟菌和克雷伯杆菌）。在北美，革兰阴性菌导致32%~37%的病例，在亚洲占70%。革兰阴性内源性眼内炎病例中，克雷伯菌属是最常见的病原体。芽孢杆菌属和凝固酶阴性葡萄球菌是革兰阳性内源性眼内炎的最常见原因。其中，芽孢杆菌属是静脉内药物滥用者发生内源性细菌性眼内炎的主要致病菌，感染途径可能是通过被污染的注射用具和药物溶液。

二、发病机制

近年来，细菌性眼内炎的发病机制的主要研究热点为病原微生物的毒力及其和宿主组织间分子和细胞的相互作用，特别是局部组织和致病微生物之间的炎性免疫反应机制，包括免疫赦免、炎性细胞浸润、细胞因子、趋化因子和细胞间黏附分子的作用等。

1. 细菌毒力　金黄色葡萄球菌是革兰阳性细菌，是术后和创伤后眼内炎的主要原因，它对眼内炎的致病性源于其所表达的毒力特征及宿主对反应的多样性。金黄色葡萄球菌的细胞壁成分包括肽聚糖，脂蛋白和磷壁酸（WTA），通过促进免疫刺激和免疫逃避的毒力发挥重要作用，WTA是金黄色葡萄球菌细胞壁的主要聚阴离子聚合物组分，在眼内炎的致病过程中发挥重要作用。通过细胞壁锚定蛋白A结合免疫球蛋白G的Fc区，黏附于细胞表面并防止中性粒细胞的结合和吞噬，从而来逃避抗原特异性B细胞应答。它还通过释放α毒素激活特定的T细胞克隆，引发IL-1的释放，通过巨噬细胞的活化增加TNF-α和一氧化氮在体内的产生。此外，金黄色葡萄球菌的趋化性抑制蛋白（CHIPS）作为中性粒细胞过敏毒素C5a的特异性和有效的抑制剂，促进中性粒细胞在感染部位的早期聚集。金黄色葡萄球菌表面蛋白A、凝血因子和von Willebrand因子结合蛋白（vWbp）对于脓肿的形成是必需的。

凝血酶阴性葡萄球菌（CoNS）是位于人类角化上皮的主要正常菌群之一，但当进入无菌部位时可引起感染，是医疗植入物和器械相关的眼内炎的主要原因。其中表皮葡萄球菌是术后眼内炎的最常见原因，占白内障摘除后并发眼内炎的70%。大多数病例治疗效果好。表皮葡萄球菌具有与金黄色葡萄球菌相似的基因调控机制，却缺乏金黄色葡萄球菌表达的许多毒素，其形成生物膜的能力在感染的发病机制中占有重要作用。生物膜基质的化学成分是复杂的，包括蛋白质，细胞外DNA和多糖。病原菌从浮游生物向生物膜生长和转变需要细胞附着，增殖，生物膜的成熟和最终与细胞脱离。这种生物膜提供了一个微环境，有助于物理性屏蔽一些抗微生物剂的渗透，并且使免疫系统产生活性氧物质（ROS）减少，在人工晶体（IOL）植入后，使细菌存活能力增强。使用的IOL类型影响细菌结合的程度，有报道指出亲水丙烯酸聚合物的结合力最强，其次是疏水丙烯酸聚合物（甲基丙烯酸甲酯），然后是硅氧烷。

粪肠球菌是肠道内粪便的主要共生生物，通过分泌细胞溶解素或细胞溶解毒素，使得菌体在被抗生素消灭后仍可发挥致炎性作用。它已经成为难治性的医院获得性和术后感染的主要原因，部分原因是由于滥用抗生素导致的人体内耐药性水平增高。肠球菌是细菌性眼内炎的罕见病因，见于复杂的白内障摘除术后眼内炎及青光眼滤过泡相关性眼内炎，通常视力预后不良。

链球菌属也是眼内炎的重要致病菌之一，占白内障眼内炎病例的近10%，它们通常存在于口腔和鼻咽的共生菌群中，包括化脓性链球菌、无乳链球菌、肺炎链球菌等。其中肺炎链球菌通常为青光眼滤泡相关眼内炎的主要原因，它可以表达多种毒力因子，与眼内炎相关的两个研究最多的是溶血素和细胞壁水解酶。溶血素是胆固醇依赖性硫醇活化的细胞溶解素家族的成员，与其他革兰阳性病原体分泌的其他家族成员具有结构相似性，这种细胞溶解素以胆固醇依赖的方式结合于宿主细胞胞质膜，形成大分子装配，然后形成孔，导致中性粒细胞、红细胞和血小板的溶解。低剂量可以抑制中性粒细胞的呼吸链爆发和吞噬能力。细胞壁水解酶是炎症相关的另一种酶，它位于细胞包膜中，参与细胞壁的肽聚糖骨架的代谢和降解，导致感染期间炎症诱导细胞壁片段的释放，最终引起细胞壁的裂解。

芽孢杆菌属是创伤后眼内炎常见致病菌，可引起强烈和快速的炎症反应，占外伤性眼内炎致盲的70%。其中蜡状芽孢杆菌是最常见的芽孢杆菌属物种。现有的研究表明，蜡状芽孢杆菌具有4种鉴定的膜损伤毒素：溶血素BL，磷脂酰肌醇特异性磷脂酶C，鞘磷脂酶和磷脂酰胆碱特异性磷脂酶C，鞘磷脂酶和磷脂酶C均是溶血素BL毒素的一部分，溶血素BL是一种膜溶解毒素，引起血管通透性增加，导致眼内炎的进展。蜡状芽孢杆菌还可表达其他脂肪酶、肠毒素和蛋白酶，引起白细胞和纤维蛋白的渗漏，使血眼屏障渗透性的增加，并且在视网膜色素上皮层水平上导致紧密连接处的破裂。

2. 宿主因素　人眼存在着免疫赦免（immune privilege）区域，在此区域有复杂的机制来保护眼睛免受炎性损伤，包括前房、玻璃体腔和视网膜下腔，在这些部位移植物和免疫源性的肿瘤细胞均可以获得免疫赦免。免疫赦免的作用是对眼内炎症的限制，大量的炎性因子包括 Fas 配体、补体调节蛋白、转化生长因子 B、OL 促黑素细胞激素、血管活性肠肽、降钙素基因相关肽等共同构成了眼内免疫抑制复杂的微环境，进入眼内的细菌会因为免疫抑制的存在，眼内存活时间更长并更难清除。

除了将免疫抑制分子主动释放到眼内，其他因素也有助于免疫赦免，其中包括眼内血管和淋巴引流通道的隔离（除了视神经巩膜通路以外）以及局部抗原呈递细胞的缺乏。虽然角巩膜缘是眼睛中最具免疫活性的部位之一，但是前房和后房，视网膜和视网膜下腔由血眼屏障与全身血液循环隔离。血液房水屏障是由无色素的睫状上皮和后部虹膜上皮以及虹膜血管的内皮形成的上皮屏障。内视网膜屏障由视网膜血管内皮之间的细胞间紧密连接形成，防止血浆成分渗入视网膜。外视网膜屏障由视网膜色素上皮细胞（RPE）之间的紧密连接形成，该视网膜色素上皮层负责从脉络膜到光感受器的血液供应。血液眼屏障限制了大分子侵入房水，玻璃体和视网膜下腔，而选择性的使营养物质进入神经视网膜。

三、临床表现

细菌性眼内炎的临床表现可以有很大差异，感染的结果取决于许多因素，包括患者的年龄和免疫状况，感染时的眼部表现，致病菌的毒力和抗生素敏感性特征，以及治疗的效果及是否及时。

（一）症状和体征

1. 术后细菌性眼内炎　可发生于任何手术操作后，其发生率与术式有关，但球壁的贯通不是眼内炎发生的必要条件，其中白内障术后感染最常见，其他包括青光眼手术、穿透性角膜移植术（PKP）、玻璃体切割术等。根据其发病缓急可分为急性术后眼内炎和迟发性术后眼内炎。急性术后眼内炎起病于手术后 6 周内，其眼部症状和体征包括：视力下降、疼痛、角膜水肿、角膜浸润、前房积脓、传入性瞳孔受损、瞳孔区红光反射消失、眼底呈黄白色反光。眼底表现为玻璃体高度混浊或积脓，早期视网膜水肿，呈灰白色，视网膜血管反射性扩张，视网膜出血，并可出现渗出性视网膜脱离。随着病情进展玻璃体高度混浊，致眼底不能窥入。眼球外炎症表现可有：睫状充血、球结膜水肿、眼睑水肿，当炎症累及眼眶时可出现眼球运动障碍和上睑下垂（图 9-1-1、图 9-1-2）。迟发性手术后眼内炎起病于手术后 6 周后，患者除了可表现为急性术后眼内炎的症状和体征外，另有其典型的症状：早期对激素治疗有效，持续性、轻型的、以肉芽肿样为主的葡萄膜炎常并发玻璃体炎症反应，前房积脓<1. 5mm，前房、玻璃体出现串珠样渗出条块或灰白色渗出斑，位于角膜后、人工晶状体表面及后囊上。

2. 外伤后细菌性眼内炎　发病在眼外伤后数小时到 1 周不等，伴眼内异物者病情较重，眼内异物自身携带的致病菌增加外伤性眼内炎的发生概率，其中以金属外伤最常见。眼外伤后出现眼痛、视力急剧下降症状。查体：眼睑水肿，结膜充血、水肿，角膜水肿，球壁可有不同程度的破裂，明显的前房炎症，前房有或无积脓，明显的玻璃体混浊及炎症反应，眼底可能难以窥入。其细菌谱分布除少数情况由污染的异物带入眼内不常见的细菌，如：芽孢杆菌属，肠杆菌科等，大多为结膜囊或体表寄生的常见细菌，如：表皮葡萄球菌。蜡样芽孢杆菌是外伤后眼内炎常见的毒性强的细菌之一，然而在感染早期只出现轻微炎症反应，它常常出现在有眼内异物及土壤、植物所致的外伤后眼内炎中，出现全眼炎、角膜环状浸染、视网膜坏死等表现（图 9-1-3）。

3. 内源性细菌性眼内炎　常双眼同时受累，且程度相当。年老体弱、免疫功能低下、吸毒者是内源性眼内炎的高危人群，伴有发热、白细胞增高等败血症引起的全身感染表现，原发感染灶常见的有心内膜炎及肾盂肾炎。典型的眼部表现为首先在脉络膜和视网膜形成白色圆形边界清晰的感染灶，然后蔓延至玻璃体，形成视网膜出血，中央有一白色乳头状突起，患者可表现为葡萄膜炎、前房积脓，若不及时治疗则将形成脓肿、视网膜坏死、视网膜脱离（图 9-1-4、图 9-1-5）。根据严重程度不同可分为轻、中、重度，轻度：结膜充血，轻型葡萄膜炎或伴前房积脓，眼前段或后段脓肿而无明显炎症表现。中度：玻璃体炎伴雪球样混浊。重度：前房积脓、严重玻璃体炎、全眼炎。若全眼炎不能及时控制，可致海绵窦栓塞致死。

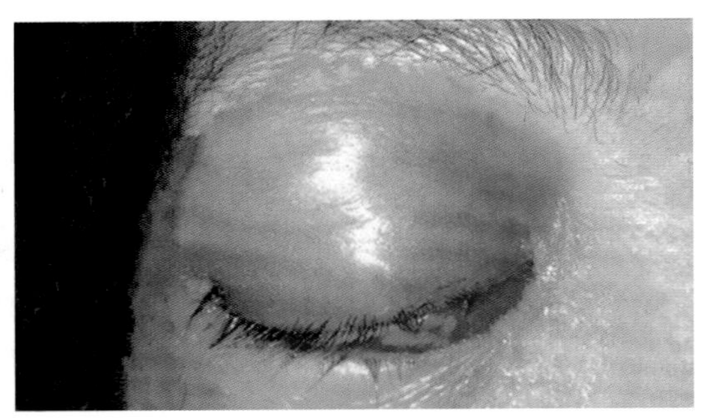
图 9-1-1 白内障术后铜绿假单胞菌感染 眼球突出、眼睑水肿

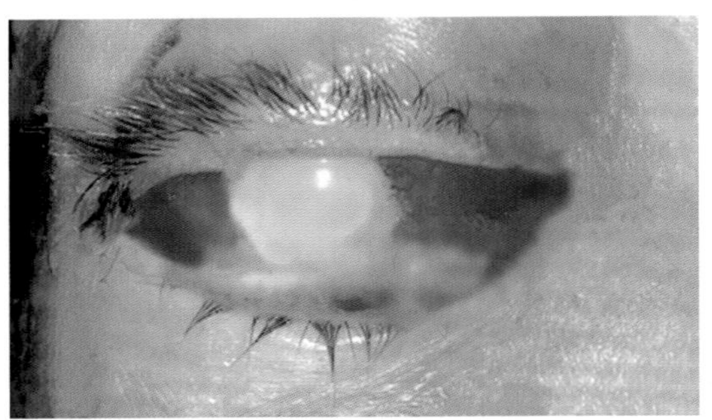
图 9-1-2 白内障术后铜绿假单胞菌感染 眼球结膜充血水肿、脓性分泌物以及前房绿色积脓

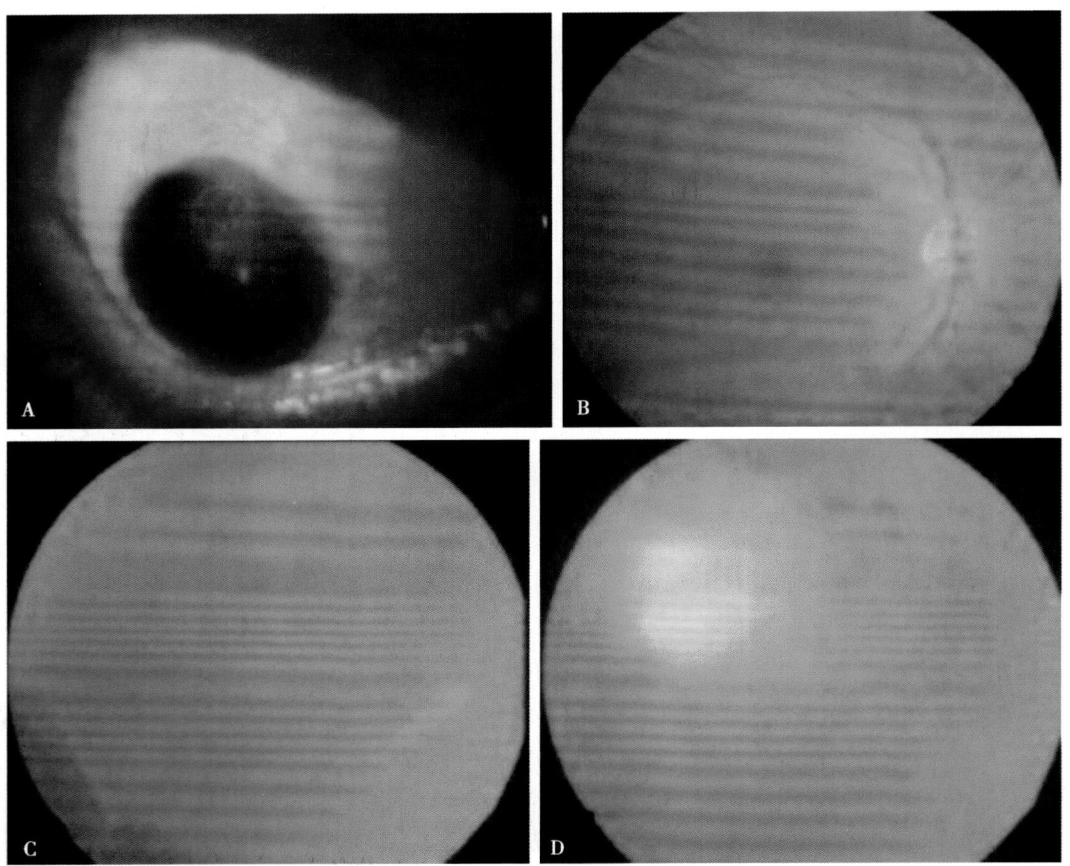

图 9-1-3 穿通性眼外伤后细菌性眼内炎

A. 患者男，29 岁，4d 前右眼被铁钉崩伤，上方角巩膜缘处可见结膜下出血和隐匿性巩膜裂伤；B. 眼底照片显示黄斑内界膜皱褶；C. 白点状视网膜出血；D. 中周部视网膜血管炎

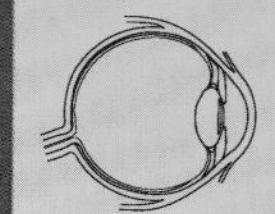

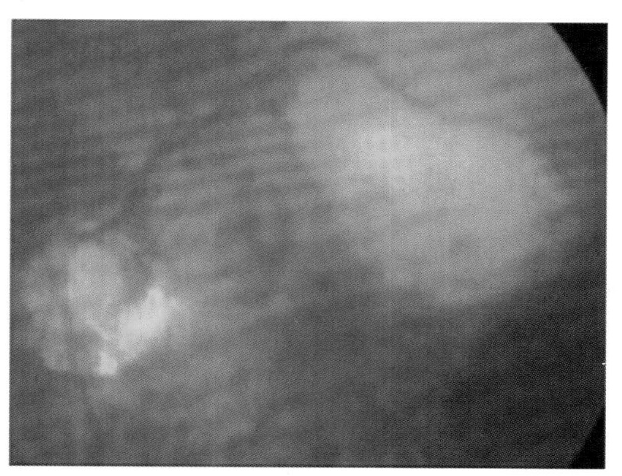

图 9-1-4　恶性肿瘤伴肝脓肿患者并发细菌性眼内炎 玻璃体炎症和两处局限的、表面不规则、边缘绒毛样的视网膜下脓肿

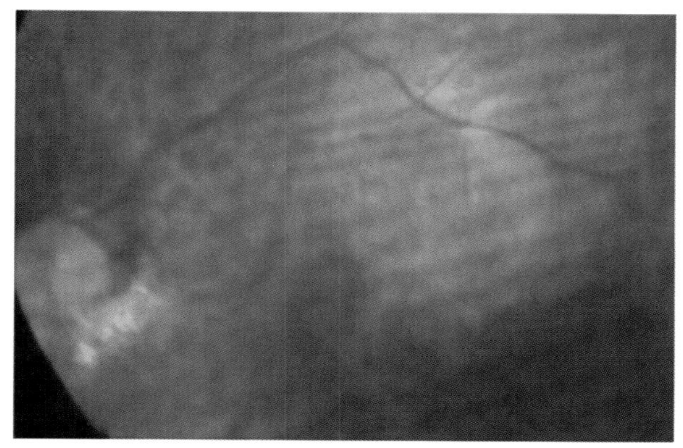

图 9-1-5　恶性肿瘤伴肝脓肿患者并发细菌性眼内炎 玻璃体切割术后脓肿边缘逐渐稳固，中央部也有好转，脓肿逐渐变为视网膜色素上皮斑块，中央凹未受影响

（二）辅助检查

1. 超声　细菌性眼内炎发生后往往因角膜瘢痕、前房积血、炎症、积脓、白内障等屈光间质混浊，不能直接观察眼后节情况，超声能及时发现玻璃体的轻微混浊，具有简便易行、不受屈光间质混浊影响、可重复检查对比等优点，几乎是眼内炎时观察玻璃体、色素膜、视网膜变化的唯一手段，已经成为诊断眼内炎的有效手段。表现为病变玻璃体内回声增多、增强，呈团状、条索状等不同形态，玻璃体化脓声像图表现为无回声区，玻璃体纤维增生表现为条索状回声，回声分布与玻璃体内有形成分及玻璃体浓缩分布相对应（图 9-1-6、图 9-1-7）。

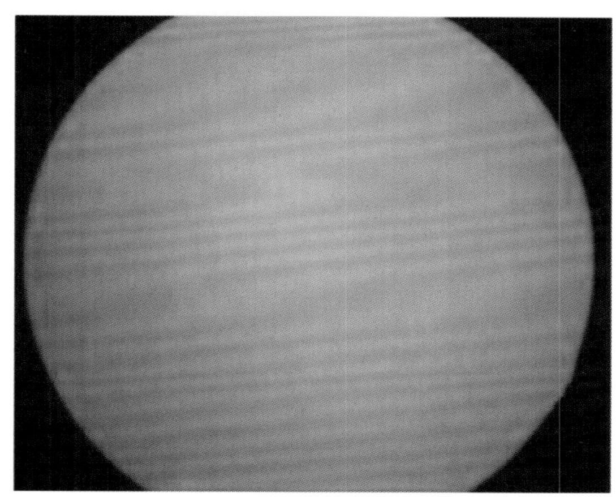

图 9-1-6　术后细菌性眼内炎 患者男性，65 岁，左眼白内障术后 2 周视力下降，逐渐加重，眼底窥不入

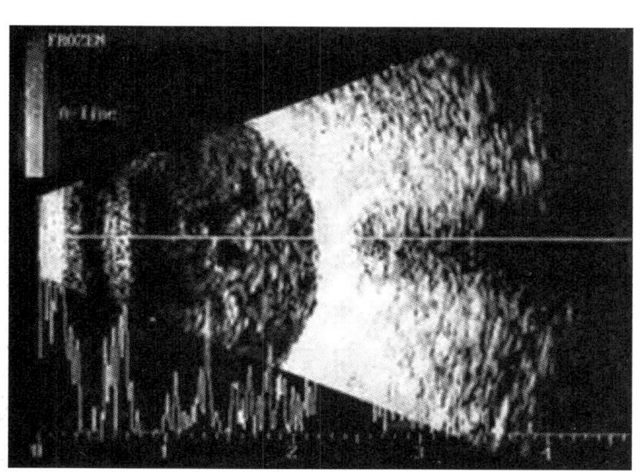

图 9-1-7　左眼 B 超示弥漫性玻璃体混浊区，呈不均匀点状、絮状、团状中低回声

2. 病原学检查　病原学检查在眼内炎诊断中的作用重大，由于感染性眼内炎多发病凶险，病程短促紧急，因此早期诊断和治疗非常重要，病原学检查对于明确感染的性质和准确选择治疗药物具有重要的指导意义。标本采集方法为无菌抽取房水 0.1~0.2ml 或玻璃体液 3~5ml 送检，检查方法包括标本直接涂片显微镜检，细菌培养及近年来研究较多的基因诊断 PCR 检测。对需进行玻璃体注药术或玻璃体切割术的患者，手术开始即取玻璃体脓液进行涂片和革兰染色。革兰染色是快速获取病原学诊断的方法之一，可为术中即刻选用抗生素提供依据。同时可进行玻璃体脓液的细菌培养和药物敏感试验，但由于眼内炎患者玻璃体及前房液样本量少，送检标本中微生物数量低及其他技术原因的限制，造成眼内炎标本的病原学检

查阳性率较低，报道显示细菌培养的阳性率为 22.0%～44.4%。PCR 检测和细菌培养相比优势明显，最具有实用价值的就是阳性率高和快速。通过对 10 倍系列质量浓度稀释的 DNA 进行检测，得出最小检出量为 100fgDNA，相当于十几个细菌。PCR 技术只要有微量的被检病原体存在，就能得到阳性结果。在检测所需要的时间方面，培养至少需要 12～24 小时，多数需要 2～3 天，PCR 5 小时就可得出结果。但 PCR 也存在不能确诊细菌种类，无法进行药物敏感试验的缺陷。另外，PCR 具有高度的敏感性，在操作过程中需严格无菌操作，实验过程中必须设置阳性和阴性对照，以确保定性结果正确无误。总之，诊断细菌感染性疾病，细菌培养和分子诊断技术都非常必要，两者同时进行，可相互补充，分离培养的菌株可进行药敏试验，基因序列分析可快速提供较明确的种属信息。当细菌生长缓慢、对营养条件要求苛刻时，能够及时诊断。

四、诊断和鉴别诊断

（一）诊断

确诊眼内炎最有价值和最可靠的办法是眼内液的病原学检查，可取房水及未稀释的玻璃体液作革兰染色及培养，但房水比玻璃体培养的阳性率要低。致病菌培养的时机：在眼球壁完整性受到改变后出现严重炎症反应；缺乏诱因的前房积脓；对激素无效的前房或玻璃体内出现串珠样混浊条块。但由于多数菌种侵入眼内后 24～48 小时细菌数量最多，以后数量逐渐减少，72 小时后培养常阴性。所以对眼内液细菌培养皆阴性者仍不能排除细菌性眼内炎的可能。

发病后眼部疼痛、视力减退、畏光、角膜水肿、房水混浊和（或）伴有前房积脓、瞳孔缩小、虹膜纹理消失、玻璃体呈灰白色颗粒状混浊或瞳孔区呈灰白或黄白色反光、形成玻璃体脓肿、眼底模糊不清甚至不能窥见眼底红光反射。结合内眼手术、眼外伤、免疫功能低下等病史及 B 超等检查，可给予临床诊断。

（二）鉴别诊断

1. 玻璃体积血及普通玻璃体混浊　玻璃体积血时玻璃体内回声表现为均匀一致的弱点状回声，较眼内炎的玻璃体混浊更均匀、稀薄且边界清晰；陈旧性积血时团状回声较眼内炎回声强且不均匀，临床不具备眼红、痛、畏光、流泪等表现可资鉴别；普通玻璃体混浊时一般玻璃体内回声分布无规律，多双眼对称分布，可有葡萄膜炎、陈旧性外伤、近视病史等可资鉴别。

2. 真菌性眼内炎　与细菌性眼内炎比较，两者早期表现有相当的重叠性，理论上讲确定的诊断有赖于病原学检查。真菌性眼内炎眼痛不甚明显，并且多为局限性炎性反应，如局限于前房或玻璃体、虹膜表面或瞳孔缘。由于真菌性病变往往局限于玻璃体腔的某个部位，对于怀疑真菌性眼内炎者，往往需选择诊断性玻璃体切除获得标本以提高阳性率。

3. 晶状体皮质过敏性眼内炎　多发生于白内障手术中有皮质残留或有后囊膜破裂、玻璃体脱出的病例，由于部分皮质及核坠入玻璃体腔，致机体对晶状体抗原耐受的破坏，引起自身免疫应答，时间多见于术后 1～2 周，表现为持续或间歇性眼痛，混合充血，结膜水肿，羊脂状角膜后沉着物（keratic precipitate，KP），房水混浊，见浮游的晶状体碎片和细胞，甚或积脓，瞳孔缩小，眼底常窥不清，B 超示玻璃体尘埃样混浊或可见蓬松的晶状体皮质残留。糖皮质激素可减轻晶状体皮质过敏性眼内炎的症状和体征。

4. 眼前节毒性综合征　是由于术中进入眼内的非感染毒性物质作用于眼内组织导致的一种急性术后无菌性炎性反应。通常于术后 24 小时内出现，手术过程一般顺利，多数患者可急性发病，少数为迟发性。表现为视力下降、轻度眼痛、结膜充血等，角膜内皮对毒性眼前节反应最敏感，角膜水肿呈非局灶性增厚，后弹力层皱褶，前房可出现成形渗出甚至积脓，虹膜损害时可出现瞳孔散大或不规则。但这种炎性反应仅局限于眼前节，玻璃体常无混浊，这是与细菌性眼内炎相鉴别的重要特征。房水和玻璃体细菌涂片染色、培养阴性。

五、治疗

1. 结膜下注射抗生素及抗生素点眼　抗生素结膜下注射及点眼通常与玻璃体内注射一起治疗细菌性眼内炎，抗生素点眼很难进入玻璃体内，球结膜下注射可以使抗生素在眼内达到治疗浓度，尤其是在房水中。在慢性术后细菌性眼内炎的早期阶段，如局限的滤泡感染（滤过泡炎）及结膜炎、泪囊炎、轻型前段

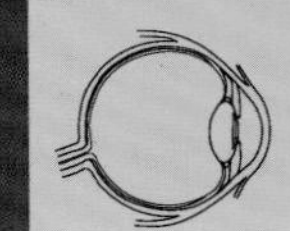

葡萄膜炎等表现时可有一定的效果。

2. 抗生素全身给药　在内源性细菌性眼内炎中,全身应用抗生素有利于原发感染灶的治疗,并且因为血眼屏障受损使血中抗生素能在眼内达到一定浓度,而有利于眼内感染灶的治疗。但静脉给药能否在玻璃体内达到有效浓度尚不清楚,万古霉素、第三代头孢菌素、环丙沙星、氨基糖苷类抗生素可作为一线药物。如果有明显的原发感染灶,应针对其选择适当的抗生素,然后根据药敏结果更改抗生素。

3. 玻璃体腔内注射抗生素　玻璃体内注药是细菌性眼内炎主要的治疗措施,玻璃体注药术将抗生素直接注入玻璃体内,避免了血-视网膜屏障对于药物的阻碍作用,使药物更迅速、更直接、更广泛地在眼内发挥作用。同时也是治疗性诊断方法之一,可以在注药前抽取玻璃体液,进行涂片、革兰染色,为有针对性地选用抗生素提供依据。早期治疗是关键,通常在未有细菌培养结果前根据革兰染色结果应用抗生素。EVSG 发现万古霉素对所有引起眼内炎的革兰阳性细菌敏感,且耐药性少、毒副作用轻、玻璃体内半衰期长。治疗革兰阴性细菌引起的眼内炎,氨基糖苷类抗生素曾被较多地选用,但其对视网膜产生毒性的剂量与治疗量接近。现因头孢他啶治疗窗大,视网膜毒性弱,并且实验证实与氨基糖苷类抗生素疗效相当或稍好而被推荐代替后者。头孢他啶与万古霉素在体外混合可形成沉淀,因此两者要分别用不同的注射器注射。耐万古霉素的肠球菌的出现越来越受到重视,如怀疑有耐万古霉素的肠球菌感染,氨苄西林、氨基糖苷类抗生素及静脉应用环丙沙星可作为经验用药。

4. 玻璃体切割术　玻璃体切割术可清除眼内病原体、致病物、毒素、蛋白水解酶及炎性混浊等,可减少其对视网膜等眼内结构的进一步破坏。通过切除玻璃体混浊及增生膜,可解除其对视网膜的牵拉,避免牵拉性视网膜脱离的发生。同时玻璃体切割术打破了血-眼屏障,药物更容易在眼内组织中扩散、分布、吸收,从而有效地控制眼内炎。是否每个患者都需要玻璃体切割术目前尚无定论,EVSG 发现如视力为手动或以上,早期行玻璃体切割术与玻璃体活检+注药相比,患者并没有获得更好的视力,而对于那些最初视力仅有光感的患者,终末视力优于玻璃体活检+注药组,所以玻璃体切割术掌握好适应证非常重要。

其适应证为:①眼内注射药物治疗 24~48 小时无效或恶化,眼底模糊。②视力严重下降至手动以下,病情急剧恶化。③伴有眼内异物、玻璃体严重受累。④超声检查显示玻璃体重度混浊或玻璃体脓肿形成。对于急性外伤性眼内炎及急性术后眼内炎患者,特别是初诊视力仅存光感或无光感,即要分秒必争,尽早给予玻璃体切割术。对于致病菌毒性较强的外伤性细菌性眼内炎,或已出现视网膜裂孔、脱离的患眼,玻璃体切割术联合硅油填充可明显改善患者视力预后。由于致病菌不能穿透硅油,硅油充填将玻璃体分为前段(接近前房)及后段(视网膜与硅油泡之间),抗生素、糖皮质激素滴眼能在眼前段达到有效浓度,因此可控制眼前段炎症反应。在与感染的视网膜邻近的玻璃体腔,全身用药能达到有效浓度,从而控制后段的炎症。另外,体外研究发现,硅油具有抑制病原微生物生长的作用,这是由于硅油不含微生物生长所需的营养,使其生长受到抑制。

5. 糖皮质激素的使用　细菌性眼内炎患者是否可用类固醇激素是有争议的,而且也没有明确的证据说明这种治疗对于眼内炎有确实的效果,实验模型和临床研究证明,抗生素联合激素治疗的效果是多样的。一个前瞻性、随机对照临床研究表明,玻璃体内注射地塞米松能有效减轻外源性眼内炎的炎症反应,但对终末视力没有改善作用。尽管存在争议,许多临床医生仍常规使用激素作为细菌性眼内炎的辅助治疗,理论上说,眼内激素注射可以减少眼内炎症反应,故在临床中可酌情使用。

六、治疗效果和典型病例

(一)治疗效果

细菌性眼内炎作为一种较难治疗的眼部疾病,其疗效与眼内炎的严重程度相关,即与病原微生物的毒力及持续时间相关。在目前的治疗方法中,相关文献表明治疗疗效与玻璃体手术时机有明显相关。在外伤性细菌性眼内炎中,对于特殊的感染如芽孢杆菌属,金葡球菌,铜绿假单胞菌等毒力强的细菌,在伤后数小时至 1 天内就可使受伤眼失去二期治疗的机会而导致失明,所以我们在急诊处理时就采用玻璃体腔注射抗生素预防,为二期手术创造条件。事实证明通过急诊玻璃体腔抗生素注射大大降低了异物伤后继发眼内感染的概率,并且患者最终平均视力得以提高。对于那些眼内异物留存引起外伤性细菌性眼内炎的患者,立即行玻璃体切割术加玻璃体内抗生素注入是临床上推荐的治疗方法。此外,EVSG 报道称可疑发生术后细菌性眼内炎的患者行玻璃体切割术联合抗生素治疗是非常有效的,但仅限于那些视力丧失或者只有光感的患者。而在内源性细菌性眼内炎中,玻璃体切割术对于视力的提高也是显著的,但是如果错过了手术的最佳时机,视力的损害也将是非常明显的。

（二）典型病例

病例一:内源性细菌性眼内炎误诊为葡萄膜炎

1. 病例　患者女,29 岁,因右眼红痛、视力下降于 2013 年 8 月 1 日就诊,1 天前患者突然发现右眼黑影飘动,红痛伴视力下降、流泪,未予以重视,至当晚觉症状加重,视力下降明显,无头昏、恶心、呕吐,无视物缺损。7 天前曾患肠炎住院治疗,痊愈出院。检查:视力:右眼指数/10cm,不能矫正,左眼 0.1,-3DS 矫正至 1.0。右眼睫状充血,角膜后弥漫性细沙状沉着物,前房深浅正常,房闪(+),虹膜纹理模糊,瞳孔圆,直径约 3mm,直接对光反应迟钝,晶状体透明,玻璃体混浊,眼底窥不清。指触眼压测量眼压正常,眼球各方向运动不受限。左眼内外眼检查无异常。实验室检查:血常规、电解质、肝肾功能检查均正常。眼部彩色超声多普勒检查显示玻璃体条状强回声。

2. 初步诊断　右眼急性葡萄膜炎。

3. 出院诊断　右眼细菌性眼内炎。

4. 治疗及效果　入院后予以青霉素及地塞米松静脉滴注,治疗 4 天病情无明显改善,患者自行到多家其他市级医院就诊,继续相同方案治疗 3 天后病情持续加重,患者右眼视力手动/20cm,无红光反射,前房下方少许积脓,角膜后细沙状沉着物增多,房水闪光仍为强阳性,玻璃体可见纱幕状,絮状渗出物。由于上述治疗效果不佳,结合患者入院前曾患肠炎入院治疗,不排除内源性感染的可能,于 2013 年 8 月 9 日行右眼玻璃体穿刺,玻璃体穿刺物培养未见真菌及细菌生长。改用头孢唑啉及地塞米松静脉滴注治疗,8 月 27 日检查,患者右眼视力光感,光定位不准确,角膜透明,角膜后沉着物及房水闪辉稍有减轻,但玻璃体混浊更明显,呈大量絮状黄白色混浊。遂转入省级医院进一步治疗,2013 年 9 月 15 日行玻璃体切割手术,玻璃体切除物细菌培养结果为大肠杆菌生长,至此确诊为大肠杆菌所致右眼眼内炎。但终因病情严重,患病时间较长,患眼视力光感,眼球萎缩。

病例二:白内障术后急性细菌性眼内炎

1. 病例　男,53 岁。于 2014 年 8 月 26 日入院,入院诊断为右眼年龄相关性白内障、双眼高度近视。入院查体:视力:右眼:0.02,不能矫正,眼压:右眼:11mmHg。双眼泪道冲洗通畅无分泌物,右眼晶状体皮质灰白色不均匀浑浊。入院后氧氟沙星滴眼液 6 次/d 滴右眼,于 2014 年 8 月 28 日行“右眼晶状体超声乳化术”,手术顺利,无后囊破裂或切口渗漏等并发症,因高度近视未植入人工晶状体。术后第 1 天视力 0.4,患者术后第 1 天即出院。术后第 3 天患者发现右眼视力下降,并逐渐出现眼红、疼痛,视力迅速下降至视物不见。术后第 4 天患者再次入院,入院查体:视力:右眼:手动/眼前,眼压:9mmHg。右眼球触痛明显,拒绝触摸,球结膜中度混合充血,白内障切口闭合好,角膜上皮淡雾状浑浊,角膜后沉着物(+),房水闪辉(+++),下方房角灰白色积脓约 3mm,瞳孔直径 2.5mm,瞳孔区厚的灰白色渗出膜,虹膜纹理模糊,瞳孔区反光呈白色,眼内窥不清。眼科 B 超检查报告:右眼玻璃体腔内见片絮状、密集点状及连续膜样弱回声,有后运动。

2. 诊断　急性感染性眼内炎。

3. 治疗及效果　入院后当天即 2014 年 9 月 1 日行右眼玻璃体切割术,术中取玻璃体样本进行细菌和真菌培养及药物敏感试验。术中见玻璃体为致密灰白色絮状浑浊,后极部视网膜表面脓苔形成,与视网膜粘连紧密,部分积脓,清除后见视网膜呈灰白色,散在出血斑,血管白线及白鞘样改变,锯齿缘附近视网膜呈灰白色脓疡状,术终眼内填充硅油。术后局部(滴眼及局部注射)及全身应用广谱抗生素,术后第 1 天眼痛消失,瞳孔区硅油界面前纤维素性渗出膜形成,经局部热敷及全身局部应用糖皮质激素,术后 3 天吸收。患者出院后定期复查,眼部炎症反应逐渐消失,视力逐渐提高至指数/20cm,眼压:9mmHg,后患者失访,未再复查。术中所取玻璃体样本,经实验室培养、生化鉴别、染色分析后,鉴定感染菌为铜绿假单胞杆菌。敏感药物为环丙沙星、左氧氟沙星等喹诺酮类,头孢他啶、头孢哌酮、头孢曲松等头孢类药物,而对庆大霉素、

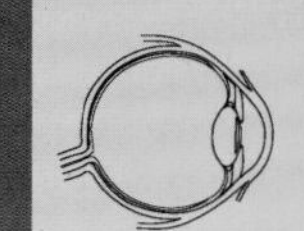

氯霉素等药物耐药。

4. 专家点评　铜绿假单胞杆菌感染性眼内炎是白内障手术最严重的并发症，常于术后 2~3 天发病。会对视力造成严重的损害，甚至会导致眼球丧失。此例发病在术后第 3 天，发病后第 2 天行玻璃体切除硅油填充手术治疗，最终保留眼球。晶状体超声乳化术后眼内炎的发生是一个多环节的问题，与术前准备、术中处理、术后护理、患者自身情况密切相关。术前应用抗生素滴眼液，使结膜囊内达到相对的无菌状态。术前 5%聚维酮碘消毒结膜囊，贴膜隔离睫毛睑缘保护术野，严格无菌操作，随时引流排出滞留于泪湖的灌注液，防止渗入眼内。术毕确保切口密闭。尽量避免出现晶状体后囊破裂、玻璃体嵌顿切口、切口密闭不良等手术并发症。术后规范地使用抗生素滴眼液，勿使用污染的滴眼液。对于一些合并糖尿病、长期使用糖皮质激素、免疫功能低下、营养不良、血液病、肿瘤等患者，更要谨慎对待。

（孙　婷　武海军）

参考文献

1. Brian G, Taylor H.Cataract blindness--challenges for the 21st century.Bull World Health Organ.2001, 79(3): 249-256.
2. Javitt JC, DA Street, JM Tielsch, Q Wang, MM. Kolb, O. Schien, A. Sommer, M. Bergner, and E. P. Steinberg. National outcomes of cataract extraction.Retinal detachment and endophthalmitis after outpatient cataract surgery.Ophthalmology.1991, 98(6): 895~902.
3. 尤冉，王军.白内障围手术期药物预防术后眼内炎的研究进展.中华眼科杂志，2014，50(2)：153.157.
4. Kattan HM, HW Flynn, SD Pflugfelder, et al. Nosocomial endophthalmitis survey: current incidence of infection after intraocular surgery. Ophthalmology, 1991, 98: 227-238.
5. West ES, Behrens A, McDonnell PJ, et al.The incidence of endophthalmitis after cataract surgery among the U.S.Medicare population increased between 1994 and 2001.Ophthalmology, 2005, 112: 1388-1394.
6. Williams DF, Mieler WF, Abrams GW, et al.Results and prognostic factors in penetrating ocular injuries with retained intraocular foreign bodies.Ophthalmology, 1988, 95: 911-916.
7. DAmico DJ, Masonson HN, Patel M, et al.VEGF Inhibition Study in Ocular Neovascularization(V.I.S.I.O.N.) Clinical Trial Group. Ophthalmology, 2006, 113(6): 992-1001.e6.
8. Cowan CL., WM Madden, GF Hatem, et al.Endogenous Bacillus cereus panophthalmitis. Ann. Ophthalmol, 1987, 19: 65-68.
9. Bekeredjian-Ding I, Inamura S, Giese T, et al.Staphylococcus aureus protein A triggers T cell-independent B cell proliferation by sensitizing B cells for TLR2 ligands.J Immunol, 2007, 178: 2803-2812.
10. Hashimoto M, Tawaratsumida K, Kariya H, et al.Not lipoteichoic acid but lipoproteins appear to be the dominant immunobiologically active compounds in Staphylococcus aureus.J Immunol, 2006, 177: 3162-3169.
11. Postma B, Poppelier MJ, van Galen JC, et al.Chemotaxis inhibitory protein of Staphylococcus aureus binds specifically to the C5a and formylated peptide receptor.J.Immunol, 2004, 172: 6994-7001.
12. Haas W, Pillar CM, Torres M, et al. Monitoring Antibiotic Resistance in Ocular Microorganisms: Results from the Antibiotic Resistance Monitoring in Ocular MicRorganisms(ARMOR) 2009 Surveillance Study. Am.J. Ophthalmol.2011.
13. Guo B, Zhao X, Shi Y, et al.Pathogenic implication of a fibrinogen-binding protein of Staphylococcus epidermidis in a rat model of intravascular-catheter-associated infection. Infect. Immun, 2007, 75: 2991-2995.
14. Tweten RK.Cholesterol-dependent cytolysins, a family of versatile pore-forming toxins. Infect. Immun, 2005, 73: 6199-6209.
15. Ng EW, Costa JR, Samiy N, Ruoff KL, Connolly E, Cousins FV, D'Amico DJ. Contribution of pneumolysin and autolysin to the pathogenesis of experimental pneumococcal endophthalmitis. Retina, 2002, 22: 622-632.
16. Ramadan RT, Ramirez R, Novosad BD, et al. Acute inflammation and loss of retinal architecture and function during experimental Bacillus endophthalmitis. Curr. Eye Res, 2006, 31: 955-965.
17. 肖启国，梁丹，刘祖国，等.127 例外源性化脓性眼内炎病原体及药敏试验结果分析.中国实用眼科杂志，2003，4：299-302.
18. 张荷珍，于洁，庞秀琴，等.眼内炎的临床及病原学分析.眼外伤职业病杂志，2003，4：226-228.
19. Endophthalmitis Vitrectomy Study Group. Results of the endophthalmitis vitrectomy study. Arch 0 phthalmol, 1995, 113: 1479-1496.
20. Campochiaro PA JI Lim.Aminoglycoside toxicity in the treatment of endophthalmitis. Arch 0 phthalmol, 1994, 112: 48-53.

21. Maxwell DP BD Bent JG Diamond L.Wu.Eff ect of intravitreal dexamethasone on ocular histopathology in a rabbit model.
22. Das TS Jalali VK Gothwal S et al.Naduvilath.1999.Intravitreal dexamethasone in exogenous bacterial endophthalmitis: results of a prospective randomised study.Br J Ophthalmol,1999,83:1050-1055.
23. Gaurav KS Joshua DS Sanjay S.Visual outcomes followin the use of intravitreal steroids in the treatment of postoperative endophthalmitis.Ophthalmology 2000,107:486-489.
24. Taraprassad D Subhodra J Vif aya KG.Intravitreal dexamethasone in exogenous bacterial endophthalmitis: results of a prospective randomized study.Br J Ophthalmol,1999,83:1050-1055.

第二节　真菌性眼内炎

真菌性眼内炎(fungal endophthalmitis)是一种破坏性极强的感染性眼内炎,其表现与细菌性眼内炎相似,且发病隐匿,易被误诊及延误治疗,常致视力丧失甚至眼球萎缩。近年来随着抗生素和激素的广泛应用以及眼外伤和眼部手术的增多,真菌性眼内炎的发病率有逐渐上升的趋势。

一、病因和发病机制

真菌性眼内炎依据病因可以分为内源性和外源性眼内炎,内源性真菌性眼内炎是由真菌通过血行播散到达眼部引起眼内感染所致,患者多与由全身疾病或医源性免疫治疗引起的免疫抑制有关,如恶性肿瘤,糖尿病,器官移植等,另外,全身应用抗生素,药物成瘾以及免疫缺陷病(如艾滋病)也是内源性真菌性眼内炎的常见原因,白色念珠菌和曲霉菌是主要致病菌。外源性真菌性眼内炎的主要病因有穿通性外伤、眼部手术及真菌性角膜炎。常见的致病真菌多为镰刀菌和曲霉。在国外研究中,内源性真菌性眼内炎较多,外源性真菌性眼内炎则相对较少。

引起眼内炎的真菌主要有 3 大类:丝真菌、二相性真菌、酵母菌。丝状真菌是多细胞真菌,能发出菌丝分支,并重新结合缠绕形成菌丝体,常见的眼部丝状真菌有曲霉菌、镰刀菌、青霉菌等。二相性真菌有两种不同的形态学类型:①酵母菌相(寄生性,见于组织中)。②菌丝体相(自然生长相),如芽生菌、球孢子菌、组织胞浆菌等。酵母菌是一类通常以单细胞占优势生长的真菌,某些酵母菌在某种条件下,通过延伸或无性发芽可形成假菌丝或真菌丝。常引起眼病的酵母菌有白色念珠菌、隐球菌等。

内源性真菌性眼内炎的发病率约占总内源性眼内炎 50%,多是由于免疫抑制或者血行感染所致,患者发病前多具有长期使用广谱抗生素、糖皮质激素治疗眼部疾病史或者免疫抑制剂应用史,主要病原菌包括烟曲霉菌、白色念珠菌、毛菌以及新月菌属等,最常见的为白色念珠菌感染,占总体感染的 75%~80%,而烟曲霉菌的致病力最强。报道中其他较少见的腐物寄生菌包括球拟酵母菌、孢子丝菌、隐球菌、球孢子菌和毛霉菌、二相性真菌(如皮炎芽生菌、荚膜组织胞浆菌)等。曲霉菌以及念珠菌等均属于条件性致病真菌,当患者的机体免疫能力下降或者局部菌群失调时,这些条件致病菌能够通过血液或者局部扩散到患者的血液循环之中,诱发菌血症,此时患者会出现发热、疲乏等不适症状,数日后真菌随着血液循环达到眼部而引起眼内感染。多数患者存在易感因素,包括糖尿病、器官移植、长期留置静脉导管、长期应用全身抗生素和免疫抑制剂(尤其是糖皮质激素)、AIDS、中性粒细胞减少症、胃肠道手术、妊娠、分娩、恶性肿瘤以及静脉用药等。在健康人中也有发病的个案报道:全身情况良好,无远处感染灶及全身败血症,仅有近期静脉用药史而无其他诱发因素。

在国外的研究中,眼部手术是外源性眼内炎最多见的病因,病原真菌包括曲霉菌、酵母菌和镰刀菌等。白内障摘除术、视网膜剥离复位术、眼内异物摘除术、青光眼滤过术以及角膜移植术后均可能发生眼内感染。其中白内障手术引起的真菌性眼内炎相对较多,而角膜移植术引起的真菌性眼内炎则相对少见,真菌多通过手术切口进入眼内,潜伏期从几天到数月不等。近年来,随着人工晶体植入术的不断发展与应用,真菌性眼内炎的发病率也在逐渐上升。另一个引起真菌性眼内炎的主要因素是穿通伤性眼外伤,以金属、动植物穿通伤为主,其中尤以金属穿通伤多见。由于曲霉菌是自然环境中最常见的分离菌且无处不在,因

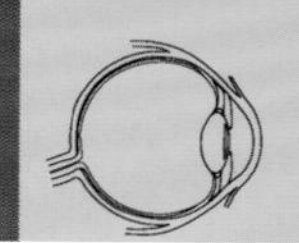

而曲霉菌是角膜穿通伤后最多见的致病真菌，最多见的菌种是黄曲霉。真菌性角膜炎导致眼内炎的原因主要是由于炎症控制不佳发展成为角膜溃疡或穿孔，从而进入眼内引发感染。眼内炎是真菌性角膜溃疡最严重的眼部并发症，若医治不及时常会导致视力的永久丧失。镰刀菌和曲霉菌为我国真菌性角膜炎主要致病菌种，真菌性角膜炎所致真菌性眼内炎的致病菌与其相似。

二、临床表现

（一）症状和体征

真菌性眼内炎的临床表现不一，比细菌性眼内炎潜伏期长，可为 1 周至数月。

外源性真菌性眼内炎潜伏期相对较短，角膜炎、外伤和内眼术后导致的真菌性眼内炎其平均潜伏期分别为 1.7 个月、1.8 个月和 5.6 个月，但也有术后几天就发病的情况。多数病因明确，患者可伴有眼部外伤史或手术史，继发于真菌性角膜炎的眼内炎可伴有相应的角膜炎的临床表现，早期眼红痛、流泪轻微，表现常局限于前房、虹膜、瞳孔区及前部玻璃体，呈灰白色雪球状，可出现前房积脓，随病变进一步进展，玻璃体内可出现大量细胞碎片，局部有黄白色的团状混浊，视力明显下降，甚至无光感（图 9-2-1～图 9-2-3）。

内源性真菌性眼内炎在临床上无特异性，早期症状不明显，潜伏期长，起病缓慢，病因多不明确。患病早期可有发热史、糖尿病、自身免疫病、多系统多脏器者感染史等，且患眼眼部刺激症状不明显。常见症状为视力下降，轻度眼痛，眼前有漂浮物（floaters），常为双眼性，初期常表现为脉络膜视网膜炎。眼底可见一个或多个白色、边界清晰的脉络膜视网膜浸润病灶（黄白色渗出）（图 9-2-4），直径多小于 1mm，伴有病灶周围视网膜血管的血管鞘形成，发展缓慢，偶伴视网膜出血，严重者可出现视网膜脱离。玻璃体受累时可出现串珠状、绒球样或团块状的混浊（图 9-2-5）。可伴发虹膜睫状体炎的表现，出现前房水轻度混浊，严重时并发短期或持久的前房积脓。此期间眼球结膜充血、疼痛和视力损害逐渐显著。病情不断发展，可出现瞳孔膜闭，并发生眼球内容炎，玻璃体充满脓液，甚至扩展为全眼球炎。

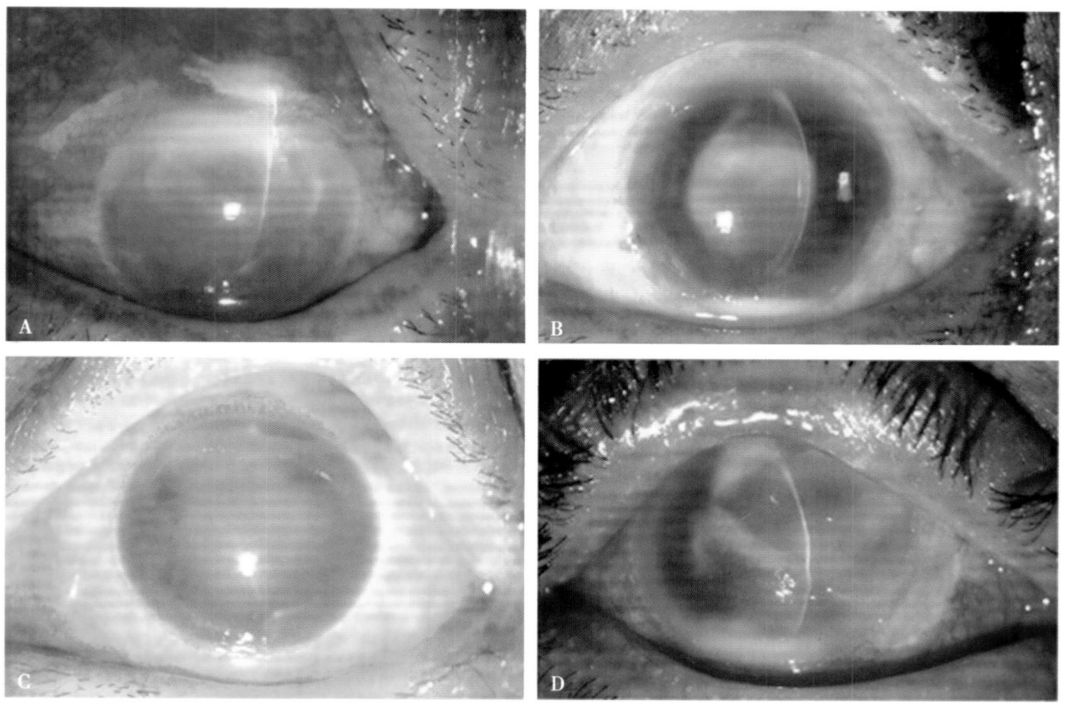

图 9-2-1　外源性真菌性眼内炎

A. 白内障手术后由于手术切口（角巩膜隧道）真菌浸润引起的真菌性眼内炎；B. 在瞳孔区人工晶体前的纤维渗出物及前房积脓；C. 外伤后前房积血及絮状渗出；D. 翼状胬肉切除术后引起的真菌性角膜炎及真菌性眼内炎

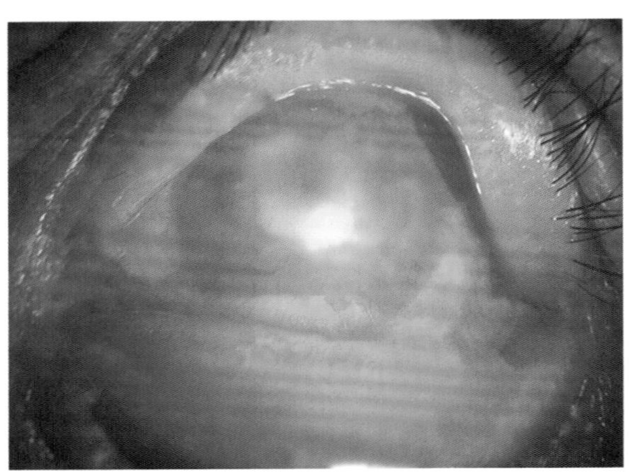

图 9-2-2　真菌性角膜溃疡并发眼内炎-前房积脓

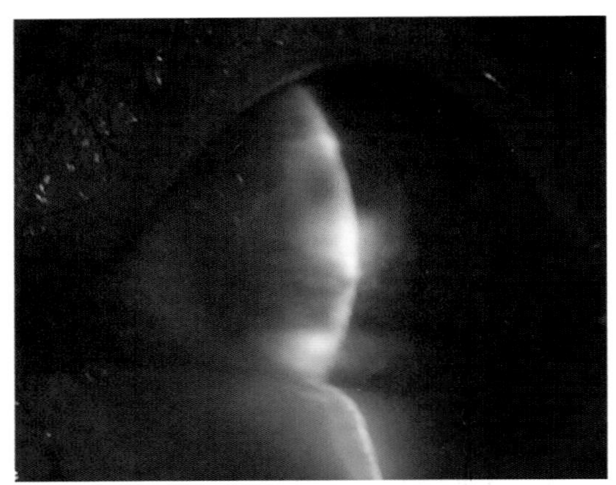

图 9-2-3　真菌性角膜溃疡并发眼内炎-前房积脓(裂隙照相)

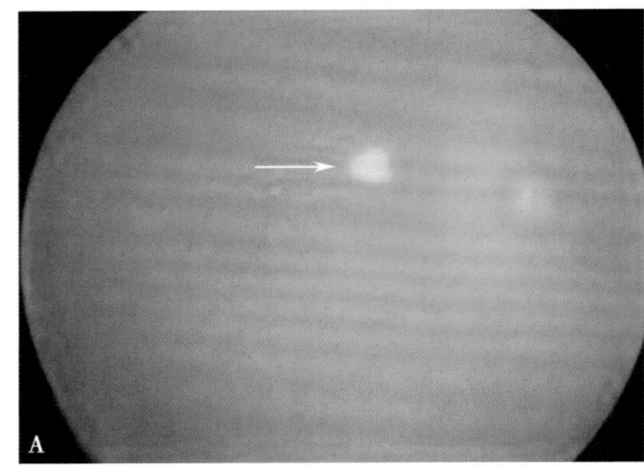

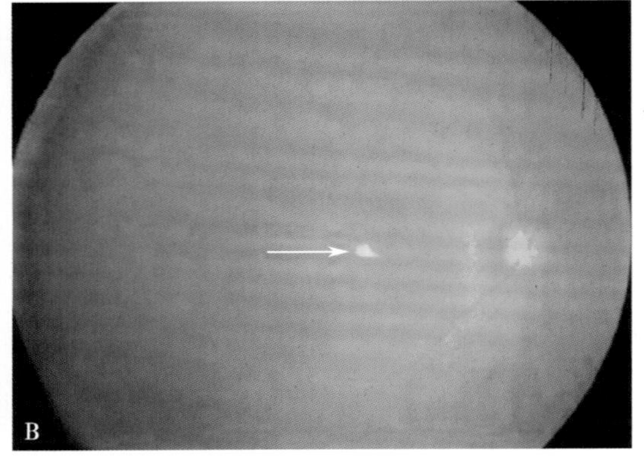

图 9-2-4　内源性真菌性眼内炎

A. 右眼眼底显示(白色箭头)位于黄斑部的黄白色脉络膜视网膜病灶,并部分凸向玻璃体腔;B. 在抗真菌治疗一周后,同一只眼的眼底图像显示病变大小(白色箭头)大幅度减少

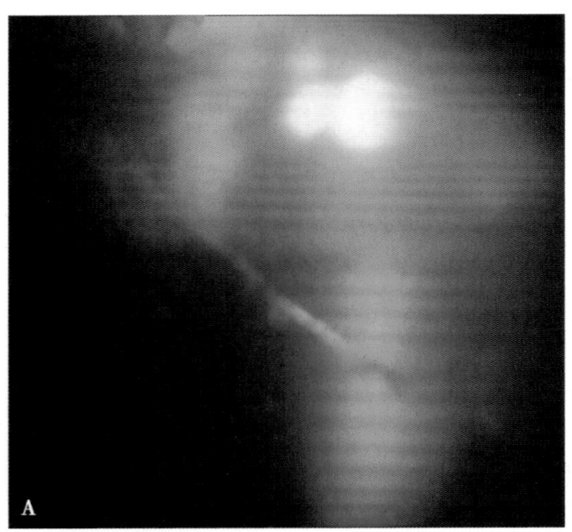

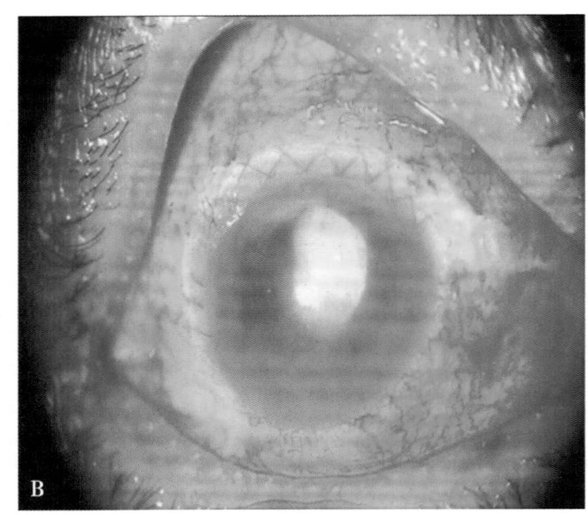

图 9-2-5　真菌性眼内炎玻璃体混浊

A. 串珠样玻璃体混浊;B. 晶状体后团块状玻璃体混浊

(二)辅助检查

1. 血液学检查　具有全身败血症表现的患者可行血液真菌培养,阳性支持诊断,但大部分病例结果为阴性。此外,还可通过酶免疫分析法来检测真菌特异性的抗原、抗体、代谢产物和核酸,以明确真菌感染,其中最常使用的为(1,3)-D 葡聚糖试验:葡聚糖广泛存在于真菌细胞壁中。(1,3)-D 葡聚糖占真菌细

胞壁成分50%以上，是真菌细胞壁上的特有成分。当真菌进入人体后，(1,3)-D葡聚糖在血浆中含量增高，用特定的方法检测出来可以实现对真菌感染的快速、准确诊断，并可以依据葡聚糖浓度值的变化来评价治疗方案是否有效。这种检测方法目前在国内外应用较广泛，其他免疫学检测方法还包括免疫荧光试验、乳胶凝集试验等。

2. 眼内液检查　怀疑真菌性眼内炎的患者，应尽早抽取眼内液进行微生物学检查，包括实验室涂片检查、真菌培养及分子生物学方面的检查。方法可采用前房穿刺或玻璃体腔抽液涂片或培养，其中房水培养真菌阳性率要低于玻璃体液培养的阳性率，但穿刺检出率低，玻璃体切除取材培养可以提高检出率。早期真菌涂片检查阳性率可达80%以上，相较于真菌培养，可以更快速的区分细菌性和真菌性两大类感染。此外，近几年随着生物技术的发展及应用，可采用聚合酶链反应(PCR)技术及多重PCR技术，检测眼内液样本中的真菌DNA片段，尤其对内源性眼内炎比传统涂片和培养的敏感性和特异性更高、速度更快，便于早期诊断。但因PCR技术具有假阳性及无法行药物敏感试验等缺点，仍需与玻璃体标本培养相结合。

3. 影像学检查　具有开放性外伤史的患者均需行X线、眼眶CT和B超检查，以排除眼内异物。其中B超显示中高度回声，呈绒球样或串珠样改变，为真菌性眼内炎的特征性影像。

三、诊断和鉴别诊断

(一)诊断

真菌性眼内炎尤其是内源性真菌性眼内炎的早期诊断比较困难，其诊断包括临床诊断和实验室诊断，确诊需要依靠实验室诊断。临床诊断包括：患者视力下降，并逐渐发展成为眼前漂浮物，随着病情的发展，出现前房炎症反应或者虹膜睫状体炎，甚至出现前房积脓症；玻璃体呈绒球状或者串珠状改变；脉络膜视网膜可出现一个或者多个边界清晰的黄白色浸润灶，B超检查提示眼内炎症。实验室诊断包括：①前房水或玻璃体等眼内组织涂片检查发现真菌；②前房穿刺液或玻璃体切割术标本以及眼内容剜除术后病变眼球组织进行真菌培养发现真菌生长；③眼内容剜除术后组织病理检查发现真菌成分。以上任意一项检查结果阳性即可诊断为真菌性眼内炎。若涂片同时进行微生物培养，可以提高微生物的检出率，明确诊断。

(二)鉴别诊断

1. 细菌性眼内炎　临床表现相似，但细菌性眼内炎一般眼部刺激症状较重，病变进展快，眼前后节反应大，前房积脓和玻璃体腔炎症反应明显。根据患者眼部体征和病原学检查可以鉴别。

2. 葡萄膜炎　由于真菌性眼内炎的早期症状主要表现为脉络膜视网膜炎或者虹膜睫状体炎，容易误诊为葡萄膜炎，导致治疗延误，眼内真菌扩散而加重病情。因此，如葡萄膜炎患者经常规激素治疗后病情加重，且出现前房积脓或者玻璃体混浊时，应考虑为真菌感染，尽早作真菌涂片及培养。

3. 急性视网膜坏死(ARN)　起病急，主要见于免疫功能正常的患者，多有局部红痛等症状，常伴有眼压增高，主要的炎症反应在前房和玻璃体，视网膜上的坏死病灶扁平，起始于中周部，可向后极部推进，罕见累及黄斑，视网膜血管炎特别是动脉炎较明显。

四、治疗

由于真菌的培养时间长、检出率低，往往需要反复多次培养，临床医生不应过分依赖培养结果。对全身应用糖皮质激素后进行性加重的葡萄膜炎等高度怀疑内源性真菌性眼内炎的可疑病例，可给予诊断性抗真菌治疗。真菌性眼内炎的治疗包括药物治疗和手术治疗。目前真菌性眼内炎尚无规范化治疗标准，但国内外学者普遍认为，玻璃体切除联合眼内注入抗真菌药物是治疗真菌性眼内炎最有效的方法。其次对病情轻者可以根据真菌培养与药物敏感试验，选用合适的抗真菌药物行玻璃体腔内注射及局部抗真菌治疗。

(一)药物治疗

药物治疗又可以分为全身用药以及局部用药两类。因患者存在血眼屏障，因此全身用药通常在眼内难以达到有效药物浓度，多采用局部玻璃体腔内注药。但对于内源性真菌性眼内炎患者，无论是否需要玻璃体腔注射抗真菌药物或眼部手术治疗，首先应进行全身抗真菌药物治疗。目前常采用的药物主要有多烯类（那他霉素以及两性霉素 B）、唑类（伏立康唑及氟康唑等）以及棘球白素类（阿尼芬净、米卡芬净以及卡泊芬净等）。两性霉素 B 和伏立康唑仍是目前 95%以上真菌性眼内炎的一线用药。两性霉素 B 全身给药在眼部达不到治疗浓度，且毒副作用较大，可发生寒战、高热、头痛、恶心、呕吐、血液系统等毒性反应和肝肾功能损害等不良反应。相比之下，玻璃体腔注射可使两性霉素 B 达到治疗浓度，且可减少其对身体的毒性作用，但在靠近视网膜的部位直接注射会增加视网膜毒性，造成神经节细胞损伤甚至视网膜坏死。目前已有多种真菌对两性霉素 B 耐药，仅对酵母菌和部分真菌有效。氟康唑是老一代的三唑类抗真菌药物，被作为两性霉素 B 的补充或替代药物全身使用，比两性霉素 B 更安全，较易穿透血眼屏障进入眼内，全身使用时玻璃体腔的药物浓度能达到治疗浓度。但由于其抗菌谱较窄，不能覆盖眼部真菌感染的常见致病真菌，临床上主要用于念珠菌属导致的眼内炎。伏立康唑是新一代唑类药物，比两性霉素 B 有更广谱的抗真菌作用，不但对酵母菌有效，而且对曲霉属、镰刀菌属等丝状真菌也具有杀菌作用。伏立康唑穿透血眼屏障的能力极强，静脉或口服使用均可在玻璃体腔达到有效治疗浓度，且其在玻璃体内是安全的，不良反应少，最常见的不良反应是畏光、视物模糊、皮疹、轻度肝酶升高等，但这些症状是可逆的，停药后多可消失。因此，确诊或高度怀疑真菌性眼内炎的病例可将伏立康唑作为一线药物或作为其他抗真菌制剂的辅助用药（图 9-2-6）。

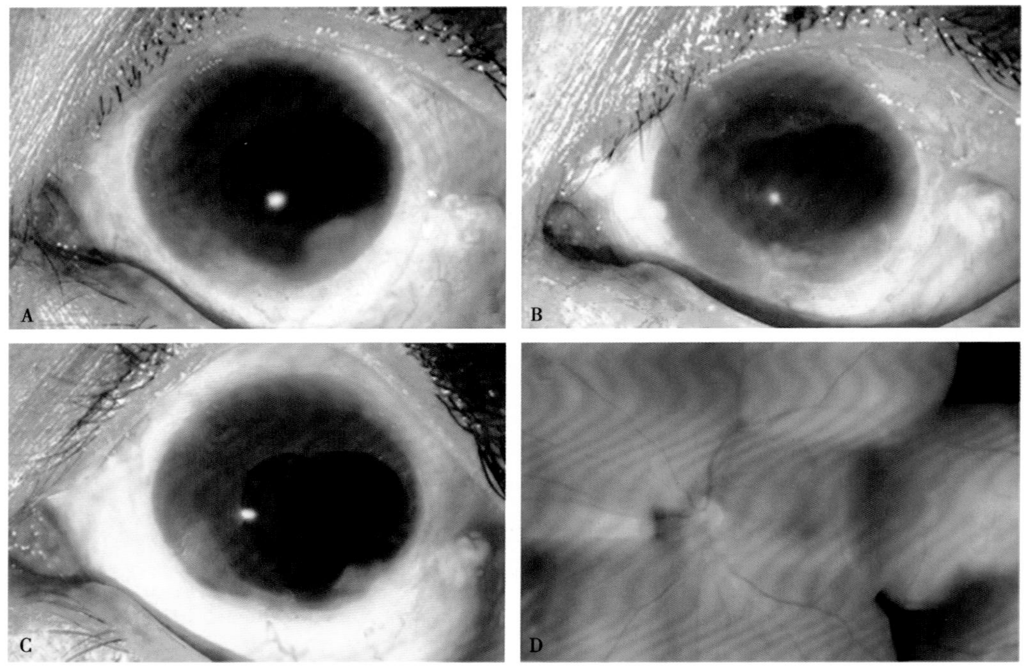

图 9-2-6　玻璃体切除联合玻璃体腔内注药

A. 开放性眼球破裂伤修复和玻璃体切割术后 2 个月，通过瞳孔可见玻璃体腔内团块状混浊（真菌病灶）；B～C. 玻璃体腔内注射伏立康唑治疗后团块状玻璃体混浊逐渐减轻；D. 继续抗真菌治疗后三个月后的眼底照片

（二）手术治疗

1. 玻璃体腔注药术

2. 玻璃体切割术　因为目前抗真菌药物抗菌谱窄，药物通过血眼屏障差，易产生耐药菌，大多数药物溶解度不好，全身副作用重，且玻璃体多次注药易对视网膜产生毒性蓄积作用，因而对于玻璃体腔注药效果不佳或重度眼内炎患者，应及早进行玻璃体切割术。手术可以去除大量的病原真菌、坏死纤维组织、大量的毒素以及作为真菌培养基的玻璃体，可以防止真菌再生长，利于控制感染，同时可以在玻璃体腔内直接注入抗真菌药物以便药物充分发挥作用以清除剩余的微生物，还可以获取标本进行病原学检查明确诊断，所以玻璃体切割手术联合玻璃体腔注抗真菌药物被广泛应用于治疗真菌性眼内炎。对于真菌性角膜溃疡患者，基本的治疗方法为抗真菌药物滴眼及前房注药，但若由于药物治疗无效且感染已累及角膜全

层，出现角膜穿孔等并发症时，应尽早行PKP治疗，以避免感染进一步扩散。对于进展为眼内炎且病情较重的患者，可选择临时人工角膜下闭合式玻璃体切割术，不仅能够为眼后段手术提供清晰的视野，良好地维持眼压，且通过一次手术最大限度地清除角膜及眼内感染灶，为严重的真菌性角膜炎继发的真菌性眼内炎患者提供了最佳手术方案。

五、治疗效果和典型病例

（一）治疗效果

真菌性眼内炎预后一般较差，与抗真菌药物疗效不足且不良反应较大，真菌对眼部组织破坏性强等多种因素有关。近年来，随着人们对不同种类抗真菌药物敏感性的认识不断深入，以及不断有新的抗真菌药物应用于临床，真菌性眼内炎的预后较前有所改善，但仍然不容乐观。其视功能的最终恢复程度取决于诊治时间、病原菌的种类以及开始治疗时眼部损伤的严重程度等因素。其中曲霉菌侵袭力和毒力强，可导致广泛视网膜坏死和脉络膜损害，较其他致病真菌引起的眼内炎预后差。而念珠菌导致的真菌性眼内炎预后则相对较好。此外，诊治时间越早，损伤程度越轻的患者愈后也越好。同一致病菌引起的内源性真菌性眼内炎预后相较于外源性眼内炎通常较差，而在外源性真菌性眼内炎中，外伤引起的真菌性眼内炎中开放性眼外伤导致的预后最差，过半数患者需行眼球摘除；继发于真菌性角膜炎及白内障术后的真菌性眼内炎患者预后较好，经积极合理的药物和手术治疗后，分别有61%和54%的患者最终视力达到20/80或更好。

（二）典型病例

病例一：外伤后真菌性眼内炎

1. 病例　患者男，54岁。左眼被铁钉崩伤后7天，视力下降伴眼红流泪6天于2013年7月10日入院。患者否认全身系统疾病（糖尿病、高血压及长期服药病史）。眼部检查：右眼视力0.6，矫正1.0，左眼指数/50cm。眼压：右眼15mmHg，左眼14mmHg。右眼未见明显异常。左眼结膜混合充血，前房下方可见少许积脓，房水闪辉（++），瞳孔圆，药物性散大，晶状体前囊膜表面可见白色点状渗出物附着，玻璃体下方可见星状及少量絮状白色混浊，眼底隐约见视网膜平伏，呈橘红色反光。B超见左眼玻璃体点状中弱回声，球壁略厚。前房穿刺脓性物涂片真菌阳性，培养阴性。

2. 诊断　左眼真菌性眼内炎。

3. 治疗　立即行左眼玻璃体腔内注入两性霉素B 5μg，0.1ml。术后第1日晶状体表面渗出物减少，散瞳查眼底怀疑眼内异物，行眼眶CT检查发现眼内金属异物。当日行左眼玻璃体切割+眼内异物取出+硅油填充术。术后使用两性霉素B脂质体滴眼液（500μg/ml）点眼，全疗程口服伏立康唑。患眼病情好转于2013年8月2日出院。

病例二：内源性真菌性眼内炎

1. 病例　患者，男性，25岁，因“左眼进行性视物模糊4天”，于2012年5月13日入院。患者5天前劳累后出现左眼视物模糊，伴眼红、眼痛，迅速加重。既往患者患白塞氏病2年，已口服激素及免疫抑制剂近2年，现日常口服醋酸泼尼松龙片30mg，1次/d，硫唑嘌呤片50mg，2次/d，环孢素软胶囊50mg，2次/d。入院后查体：矫正视力：右眼1.0，左眼0.02；眼压：右14mmHg，左17mmHg；左眼球结膜混合性充血，角膜后可见灰白色尘状KP（+++），前房中深，前房细胞（+++），人工晶状体位正，玻璃体混浊（+++），并可见网状纤维素性条索，隐见周边视网膜散在圆片状灰白色绒状渗出物，视网膜血管狭窄，部分血管呈白线状改变，伴点状出血；右眼球结膜无充血，角膜清，KP（-），前房中深，前房细胞（-），玻璃体细胞（++），眼底视盘色正、界清，黄斑区中心凹反光可及，视网膜血管未见异常。

2. 诊断　真菌性眼内炎（左眼），白塞病（双眼）。

3. 治疗　入院给予左眼半球后注射地塞米松注射液5mg，次日患者自觉左眼视物模糊、眼红、眼痛等症状加重，左眼视力：指数/眼前，前房积脓1mm，玻璃体混浊（++++），眼底无法窥入。急诊行“房水及玻璃体取材送检+前房冲洗+注药术（左眼）”，术中玻璃体腔注射氟康唑注射液200μg，房水及玻璃体液涂片检查偶见白细胞及上皮细胞，未见真菌孢子、菌丝、革兰阳性球菌及革兰阴性球菌，房水及玻璃体培养未见细菌及真菌。术后第1天患者左眼矫正视力：0.1，前房积脓消失，玻璃体混浊减轻，纤维素性条索减少，周

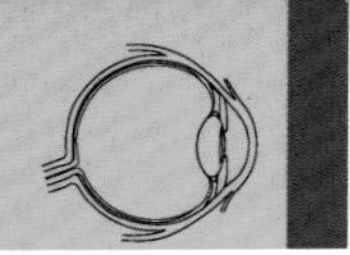

边视网膜表面绒状渗出物减少。术后予以患者静脉滴注氟康唑 0.2g，1 次/d，连续 1 个月，球旁注射氟康唑注射液 2mg，1 次/2d，连续 1 周，氟康唑眼液点左眼 1 次/2h 等积极抗真菌治疗。1 周后查体：左眼矫正视力 0.3，左眼球结膜充血较入院时明显减轻，玻璃体混浊(+)，纤维素性条索消失，周边视网膜表面绒状渗出物消失。患者于 2012 年 6 月 15 日治愈出院，出院诊断为左眼内源性真菌性眼内炎。

4. 专家点评 内源性真菌性眼内炎具有发病隐匿，病程长，易复发，致盲率高的特点，治疗不及时可导致失明等严重后果。本病例房水及玻璃体涂片均未见真菌菌丝，但根据患者使用皮质类固醇激素及免疫抑制剂的病史，症状和眼部体征，疑似内源性真菌性眼内炎，选择诊断性治疗，使用抗真菌药物，在有效控制了眼部病情的前提下，明确了真菌性眼内炎的诊断。因而，掌握内源性眼内炎的易患因素，通过患者的病史和体征，不完全依据涂片结果或等待培养报告，早期进行抗真菌治疗，这种诊断性治疗方法是临床工作中防止漏诊误诊的重要方法。

(孙 婷 武海军 张 蕊)

参考文献

1. Zhang H，Liu Z.Endogenous endophthalmitis：a 10-year review of culture-positive cases in northern China.Ocul Immunol Inflamm，2010，18：133-138.
2. Shah CP，McKey J，Spim MJ，et al.Ocular candidiasis：a review.Br J Ophthalmol，2008，92：466-468.
3. Fan JC，Niederer RL，von Lany H，et al.Infectious endophthalmitis：clinical features.managemerit and visual outcomes.Clin Experiment Ophthalmol.2008，36：631-636.
4. Lingappan A，Wykoff CC，Albini TA，et al.Endogenous fungal endophthalmitis：causative organisms，management strategies，and visual acuity outcomes.Am J Ophthalmol.2012，153：162-166.
5. Wykoff CC，FIynn HW Jr，Miller D，et al.Exogenous fungal endophthalmltis：microbiology and clinical outcomes.Ophthalmology，2008，115：1501-1507.
6. Chander J，Singla N，Gulati N，et al.Fusarium sacchari：a case of exogenous fungal endophthalmitis：first case report and review of literature.Mycopathologia，2011，171：431-434.
7. Wong JS，Chan TK，Lee HM，et al.Endogenous bacterial endophthalmitis：all east Asian experience and a reappraisal of a severe ocular afflication.Ophtalmology，2000，107(8)：1483.
8. Klotz SA，Penn CC，Negvasky GJ，et al.Fungal and parasitic infections of the eye.Clin Microbiol Rev，2000，13(4)：662.
9. Sridhar J，Flynn HW Jr，Kuriyan AE.Endogenous fungal endophthalmitis：risk factors，clinical features，and treatment outcomes in mold and yeast infections.J Ophthalmic Inflamm Infect，2013，3(1)：60.
10. Chavan R，Mustafa MZ，Narendran N.A Case of Candida albicans Endophthalmitis with No Predisposing Risk Factors and a Distant Source of Infection.Case Rep Ophthalmol，2012，3(3)：277-282.
11. Chakrabarti A，Shivaprakash MR，Singh R，et al.Fungal endophthalmitis：fourteen years' experience from a center in India J I.Retina，2008，28：1400-1407.
12. Cakir M，Imamoglu S，Cekio O，et al.An outbreak of early—onset endophthalmitis caused by Fusarium species following cataract surgery.Curr Eye Res，2009，34：988-995.
13. 李绍珍.眼科手术学.第 2 版.北京：人民卫生出版社，1997：900-907.
14. Gallis HA，Drew RH，Pickard WW.Amphotericin B：30 years of clinical experience.Rev Infect Dis，1990，12：308-329.
15. Narendran N，Balasubmmaniam B，Johnson E，et al.Five.vear retrospective review 0f guideline_based management of fungal endophthalmitis.Acta 0phthalmol，2008，86：525-532.
16. Laniado-Laborin R，Cabrales-Vargas MN.Amphotericin B：side effects and toxicity Rev Iberoam Micol，2009，26：223-227.

第三节 病毒性眼内炎

病毒性眼内炎(viral endophthalmitis)是由病毒感染引起的眼内组织炎症。眼部病毒感染性疾病主要有病毒性眼睑炎、结膜炎、角膜炎、巩膜炎、视网膜炎、视神经炎和急性视网膜坏死等，其中病毒性角膜炎

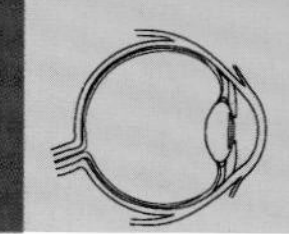

(viral keratitis)是临床上常见的主要致盲性疾病。病毒性角膜炎除了侵犯角膜组织外,还可侵犯邻近的巩膜、葡萄膜或小梁网组织,引起角膜葡萄膜炎、角膜巩膜炎或角膜葡萄膜小梁网炎,并可因眼压升高或继发青光眼而导致视功能进一步损害。由于该病在临床上易于误诊或漏诊,正确诊断和及时治疗此病非常重要。

引起眼部角膜和葡萄膜感染的常见病毒有单纯疱疹病毒(herpes simplex virus,HSV)、水痘带状疱疹病毒(varicella-herpes zoster virus,VZV)、巨细胞病毒(cytomegalovirus,CMV)及腺病毒、风疹、麻疹、腮腺炎、EB病毒,其他少见病毒还有细小病毒、人类免疫缺陷病毒和嗜人类T细胞病毒。以前3种感染最常见。前两种病毒常常寄生在角膜神经纤维中,在患者角膜炎发作时可引起虹膜睫状体炎,或者直接作用于虹膜上,出现虹膜疱疹,角膜后沉积物和前房积血。这两种病毒可能直接侵犯视网膜导致视网膜坏死,也可能通过诱发免疫反应引起及加重视网膜坏死,即所谓的“急性视网膜坏死综合征(acute retinal necrosis syndrome,ARN)”。当免疫力低下时,第5型疱疹病毒即巨细胞病毒可引起视网膜疾病。因此本章节对病毒性眼内炎重点讲述这两种。

一、急性视网膜坏死综合征

急性视网膜坏死综合征(acute retinal necrosis syndrome,ARN)大多数由VZV导致,其次为HSV,少数由CMV引起。此病经常被称为“桐泽型葡萄膜炎”“周边视网膜坏死伴血管原因致的视网膜脱离”“坏死性血管闭塞性视网膜炎”。此病世界各地均有发生,未见种族差异,男性稍多于女性,发病年龄4~90岁,多发生于15~75岁。单眼或双眼均可发病,双眼发病间隔时间为1~6周,时间也可延长。

(一)病因及发病机制

确切病因不太明确,一般认为与水痘-带状疱疹病毒感染有关,单纯疱疹病毒也可导致此病,可以直接侵犯视网膜,也可以通过诱发免疫反应导致视网膜坏死。

(二)眼部表现

1. 症状　隐匿发病,常出现单眼红、痛、眶周疼痛,刺激感或异物感。视物模糊,眼前黑影,早期一般无明显视力下降,后期黄斑区受累或视网膜脱离可出现显著视力下降。

2. 体征

(1)眼前段病变:ARN的原始受累部位在中周部视网膜,眼前段是继发性受累,因此眼前段反应一般较轻。可出现轻度睫状充血,尘状或羊脂状KP,轻度或中度前房闪辉,少量或中等前房炎症细胞,散在虹膜后粘连,偶见前房积脓。此种炎症与其他多种原因引起的前葡萄膜炎不同,通常引起早期眼压增高。

(2)眼后段病变:眼后段改变主要是视网膜坏死病灶、视网膜动脉炎为主的视网膜血管炎和玻璃体炎症反应。

视网膜坏死病灶最早出现于中周部视网膜,呈斑块状“拇指印”或大片状黄白色坏死病灶,坏死病灶显得致密、肥厚,并从中周部向后极部视网膜推进。后期发生视网膜萎缩并有椒盐样色素沉着。

视网膜血管炎通常累及视网膜动脉,静脉也可受累,表现为血管炎、血管闭塞(血管变为白线)。此种血管炎不但可发生于视网膜坏死区域内,也见于外观正常的视网膜,可伴有点状或片状视网膜出血。

玻璃体炎症反应是此病的一个重要特征,几乎所有的患者均可出现。通常表现为中度炎症反应,玻璃体混浊、炎症细胞浸润,后期引起玻璃体液化、增殖性改变和牵引性视网膜脱离等。

3. 并发症　ARN最常见的并发症是视网膜脱离,发生率可高达75%,多发生于疾病发生后1个月,可表现为孔源性视网膜脱离,也可表现为牵拉性视网膜脱离。还可引起增殖性玻璃体视网膜病变、视网膜新生血管、并发性白内障、视神经萎缩、眼球萎缩等。

4. 全身改变　患者一般没有全身改变,个别患者在眼部病变之前可有眼带状疱疹,单纯性疱疹病毒皮肤病变,发热,头痛,神经麻痹等。

(三)检查

ARN的诊断主要根据典型的临床表现、实验室及辅助检查。一般而言,对患者进行认真的眼部检查,特别是用间接检眼镜或三面镜检查,诊断并不困难,但对于临床上可疑的患者,应进行一些必要的实验室检查:

1. 房水和玻璃体抗体检测　利用免疫荧光技术可进行特异性抗体检测，如发现眼内有特异性抗疱疹病毒抗体产生，则对诊断有帮助。血清特异性抗体检测对诊断也有一定的帮助。

2. 活组织病理学检查　属于侵入性检查。此病临床变异较大，对一些可疑患者可行诊断性玻璃体切除和(或)视网膜活组织检查，所得标本可用于病毒培养、组织学和免疫组织化学检查、PCR 检测、原位杂交等。标本培养结果阳性、组织学检查发现病毒包涵体以及电镜观察到病毒颗粒，对诊断有重要帮助。

(1)荧光素眼底血管造影检查：视网膜动静脉阶段性扩张、染料渗漏和血管壁染色；视网膜渗出、染料渗漏、呈斑片状强荧光；出血遮蔽荧光；动脉期可见局灶性脉络膜灌注缺损，视网膜中央动脉或分支阻塞；在静脉期，活动性视网膜炎区无或仅有少量视网膜灌注，动脉和静脉内均出现荧光突然“截止”的外观；于再循环期可以看见视盘染色，尤其在合并视神经炎者更明显，囊样黄斑水肿；疾病恢复阶段由于视网膜上皮层的改变，可以出现窗样缺损。

(2)吲哚青绿血管造影检查：急性视网膜坏死综合征也可引起脉络膜的改变，吲哚菁绿血管造影检查可发现以下病变：①脉络膜血管扩张；②脉络膜血管通透性增强所致的片状强荧光；③弱荧光黑斑。

(3)实验室检查以排除结核性葡萄膜炎、梅毒性葡萄膜炎、弓形体性视网膜炎。

(四)诊断

美国葡萄膜炎学会研究和教育委员会制定了以下诊断标准：①周边视网膜出现 1 个或多个坏死病灶，病灶边界清楚。黄斑区的损害尽管少见，但如果与周边视网膜同时存在，则不能排除 ARN 的诊断。②如果不使用抗病毒药物治疗，病变进展迅速。③疾病呈环状进展。④闭塞性视网膜血管病变伴有动脉受累。⑤玻璃体和前房有明显的炎症反应。视神经受累、巩膜炎及眼痛有助于诊断。

日本葡萄膜炎专家则认为，除有临床及病程特征以外，再加上眼内液 PCR 测得疱疹病毒可确诊。玻璃体内大量细胞及脱落的视网膜碎屑，后期形成机化条索，牵拉已坏死萎缩的视网膜产生裂孔而形成孔源性视网膜脱离，是本病失明的重要原因。其他原因还有视神经病变，血管炎尤其是黄斑受累时。

(五)鉴别诊断

由于 ARN 可引起前葡萄膜炎、显著的玻璃体炎症和视网膜炎症，所以应与多种类型的葡萄膜炎或其他疾病相鉴别。这些疾病包括进展性外层视网膜坏死综合征、梅毒性视网膜炎、大细胞淋巴瘤、Behcet 病、急性多灶性出血性视网膜血管炎、细菌性眼内炎、真菌性眼内炎、类肉瘤病性葡萄膜炎等。

(六)治疗

1. 药物治疗

(1)更昔洛韦：对于 50 岁以上高龄患者，其病原主要为 VZV，首选更昔洛韦，持续 3 周。如全身用药效果不佳，可同时联合玻璃体腔注射更昔洛韦 3mg，每周注射 1 次。

(2)阿昔洛韦：对于青年 ARN 患者，其病原主要为 HSV1，宜首选阿昔洛韦。阿昔洛韦口服吸收率较低，因此一般在治疗初期应静脉途径给药。连用 10 天~3 周后改为口服，连续用药 4~6 周。

(3)丙氧鸟苷：此药主要用于治疗巨细胞病毒性视网膜炎。在用阿昔洛韦治疗 ARN 无效时可以考虑应用丙氧鸟苷。静脉滴注，连续治疗 14~21 天，以后改为维持剂量每周 5 次。

(4)糖皮质激素：本病的发生可能有免疫反应的参与，因此可使用糖皮质激素进行全身治疗。但由于药物可使病毒扩散，所以应在有效抗病毒治疗的前提下酌情使用糖皮质激素。一般选用泼尼松口服，使用 1 周后减量，治疗时间为 2~6 周。对于有前房炎症反应者应同时给予糖皮质激素、非甾体消炎药和睫状肌麻痹剂点眼。

(5)抗凝剂：可使用少量抗凝剂治疗。口服小剂量的抗凝剂，如阿司匹林可能有助于减轻视网膜血管炎。

2. 手术治疗　在坏死病灶与健康视网膜间做激光光凝治疗可预防视网膜脱离的发生。玻璃体切割术可用于孔源性和牵拉性视网膜脱离。可根据患眼具体情况，联合眼内光凝、玻璃体内长效气体或硅油填充、巩膜扣带术等。

3. 中医治疗　应根据中医辨证施治的原则施以相应的中药治疗，中药治疗可促进炎症恢复，并可减少药物的副作用。

二、巨细胞病毒性葡萄膜炎

巨细胞病毒(cytomegalovirus，CMV)是一种有包膜的双股DNA病毒，被国际病毒分类学委员会命名为第5型人类疱疹病毒，它具有种的特异性，除人类CMV外，尚发现有大鼠、小鼠、豚鼠CMV。在病毒穿入细胞后，早期蛋白即表达于宿主细胞核，此种蛋白的存在是病毒感染细胞但无复制的唯一证据。几乎所有的早期蛋白都不是结构蛋白，而大多数后期蛋白为结构蛋白。对免疫正常的个体，一般不引起疾病，对免疫功能低下的患者可引起胃肠道、中枢神经系统、肺部疾病、视网膜炎等，其中视网膜炎是较为常见的疾病之一。

(一)感染途径

CMV感染可分为先天性感染和获得性感染两大类，感染途径有：密切接触感染；性接触感染；输入含病毒的血液、血制品或通过器官或组织移植而感染；宫内感染或分娩过程中感染。

(二)临床表现

1. 先天性或儿童期感染　先天性CMV感染可引起胎儿死亡和流产，存活者常有低体重、肝脾大、黄疸、瘀斑、呼吸窘迫、小头畸形、智力发育迟缓、耳聋、癫痫、运动障碍和行为异常。眼部可表现为无眼球、小眼球视网膜炎或视网膜脉络膜炎。极少数情况下可引起虹膜睫状体炎。

2. 获得性感染　见于获得性免疫缺陷综合征及各种原因所致的免疫功能抑制者。全身表现有发热、头痛、肌肉疼痛、咽痛、肝脾大、淋巴结病、食管炎、结肠炎或回肠炎、间质性肺炎、肝炎、大脑炎、心肌炎、关节炎、周围神经病、血小板减少等。

3. 眼部改变　主要表现为视网膜炎。患者通常诉说视物模糊、暗点、眼前黑影、闪光感或视力下降等症状。眼底检查可发现散在的黄白色坏死性视网膜病灶，通常伴有轻度玻璃体炎症反应和视网膜出血。

4. CMV性视网膜炎　可分为两种类型，一种为爆发型或水肿型，病变多沿视网膜大血管分布，外观为致密、呈融合的白色混浊，常伴有视网膜出血和视网膜血管鞘，难以看到相应部位的脉络膜；另一种为懒惰型或颗粒型，表现为轻至中度的颗粒状视网膜混浊斑，病灶密集分布，但与视网膜血管无关，出血少见，视网膜血管鞘也较为少见。

两种视网膜炎均有干燥的外观和颗粒状边缘，病损的推进边缘通常锐利。在无有效治疗的情况下，通常持续进展，在数周内发生全层视网膜坏死。CMV性视网膜炎有时可伴有虹膜睫状体炎和霜样树枝样视网膜血管炎(图9-3-1)。

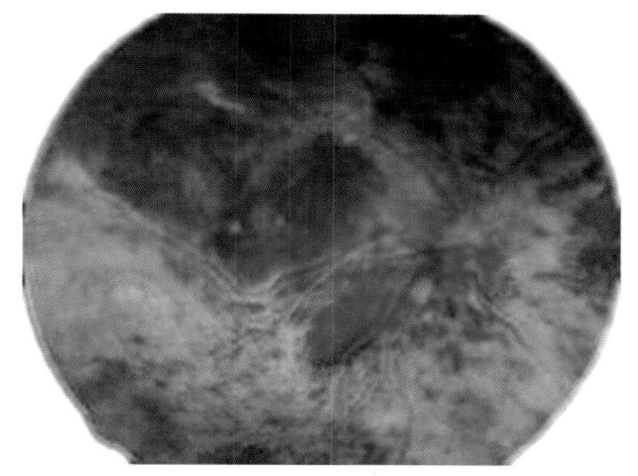

图9-3-1　CMV性视网膜炎-视网膜出血和视网膜坏死

(三)眼部并发症

主要是孔源性视网膜脱离，视神经炎，浆液性视网膜脱离。

(四)检查

1. 荧光素眼底血管造影检查　CMV性视网膜炎通常显示受累的小动脉充盈延迟，在萎缩的视网膜色素上皮部位透光增强，但在色素堆积的部位可见荧光遮蔽，在某些部位发生显著的血管渗漏，而其他一些部位可以显示相对弱荧光(即白色坏死区)，小动脉狭窄和散在的微血管瘤也可见到。

2. 血清学检查　测定血清抗CMV抗体可以确定患者近期有无活动性感染。动态测定CMV抗体，特别是IgG抗体，抗体效价增加4倍以上，对诊断有重要帮助。

3. 病毒分离培养　患者的血、尿、唾液、玻璃体标本或视网膜脉络膜活组织检查标本均可以用于病毒分离和培养，发现病毒对诊断有重要帮助。

4. DNA测定　PCR可用于测定房水、玻璃体、视网膜下液及视网膜组织中CMV的核酸。阳性结果可以诊断CMV感染。

（五）诊断

根据特征性的眼底表现和多种原因所造成的患者免疫功能障碍，加上全身性病变，CMV 性视网膜炎可以明确诊断。但是对可疑、非典型眼底改变者，需进行实验室检查和其他辅助检查以明确诊断及鉴别诊断。

（六）鉴别诊断

其他病毒诸如单纯疱疹病毒、水痘-带状疱疹病毒等都可引起相似的视网膜病变、其他病原体感染（如弓形虫、真菌感染）、一些其他类型的葡萄膜炎和非炎症性疾病也可表现出视网膜炎，在鉴别诊断时都应考虑在内。根据不同疾病的临床表现、适当的培养和血清学检查可以将这些疾病与 CMV 性视网膜炎区别开来。

1. 水痘-带状疱疹病毒所致的急性视网膜坏死综合征在初期通常伴有明显的葡萄膜炎和玻璃体混浊；坏死病灶通常起始于周边视网膜，并波及整个周边部视网膜，随后向后极部推进，从后极部开始发病者非常罕见；患者通常有明显的视网膜血管炎，以动脉炎为主；后期易发生视网膜脱离。

2. 弓形虫病所致的视网膜炎病变通常呈黄白色，活动性病灶边界不清，常出现于陈旧性视网膜脉络膜瘢痕的周围，形成所谓的“卫星”病灶。玻璃体通常有明显的炎症体征，很少伴有视网膜出血，偶然在眼前段出现明显的炎症体征，可出现沿着视网膜血管的炎症细胞沉积。弓形虫视网膜炎通常不伴有全身疾病，并且常发生于免疫功能正常的个体。

3. 真菌性视网膜炎典型的表现为单一或多发性的绒毛状的、分散的视网膜损害，并伸向玻璃体腔，视网膜和玻璃体的病变呈黄白色，中心致密有绒毛状外观，位于视网膜或接近视网膜的玻璃体内可以形成脓肿，沿着血管可看到炎症性沉积物。内源性的念珠菌眼部感染常见于体质虚弱者，中心静脉留置营养导管者、使用糖皮质激素或免疫抑制药者以及滥用静脉内注射药物等患者均易于发生此病。

（七）治疗

1. 丙氧鸟苷　可抑制疱疹病毒复制，是治疗 CMV 性视网膜炎的一线药物。可口服或静脉用药，每周用药 5 天，应终身用药维持。丙氧鸟苷全身应用可引起肾功能障碍、中性粒细胞减少、血小板减少、贫血、肝肾功能障碍、发热皮疹等多种副作用。

2. 膦甲酸钠（Foscarnet）　可静脉注射，也可玻璃体内注射。此药可引起肾功能障碍、嗜睡、烦躁、头痛、癫痫等副作用。

3. 西多福韦（Cidofovir）　开环核苷酸类似物，抗巨细胞病毒新药，与膦甲酸钠有协同作用。静脉注射，每周 1 次，后改为每两周 1 次。此药可引起肾功能障碍，并可引起葡萄膜炎。

三、典型病例

1. 病例　患者，男，41 岁，“因左眼渐进性视力下降 3 个月余”为主诉入院，既往体健，有外地居住史。否认全身疾病及家族疾病史。眼部检查：VOD：1.0，VOS：0.4，矫正未提高。右眼结膜（-），角膜透明，前房清，晶状体透明，玻璃体透明，视盘界清，色红，鼻侧周边视网膜见血管闭塞，散在出血点，黄斑区反光存在。左眼角膜透明，下方羊脂状 KP（+），Tyndall（-），晶状体透明，玻璃体絮状浑浊，视盘界清，周边及后极部视网膜见大片黄白色坏死病灶，血管闭塞、白鞘状改变，其间散在点片状出血，黄斑区水肿。眼底 FFA 示：双眼周边视网膜出血荧光，血管闭塞，缺血无灌注，伴受损视网膜血管荧光染色，渗漏。OCT 示：左眼黄斑区视网膜色素上皮层脱离，右眼黄斑区无特殊。遮蔽血管闭塞。HIV 抗体（+）、CMV 抗体效价增加 5 倍。

2. 诊断　左眼巨细胞病毒性视网膜炎，HIV 感染。

3. 治疗　给予丙氧鸟苷 300mg 静滴，2 次/d，14 天后改口服，300mg/d，维持治疗。检测血常规及肝肾功能。

4. 治疗效果　治疗后两周视力：0.4，1 个月后复查视力：0.6。右眼结膜（-），角膜透明，前房清，晶状体透明，玻璃体透明，视盘界清，色红，鼻侧周边视网膜见血管闭塞，出血点吸收，黄斑区反光存在。左眼角膜透明，KP（-），Tyndall（-），晶状体透明，玻璃体絮状浑浊减轻，视盘界清，色白，周边及后极部视网膜见增殖前膜，血管瘢痕样改变，其间散在点片状出血，黄斑区反光（-）。肝肾功能检查及血常规检查未见明显异常。

（刘晓燕　武海军）

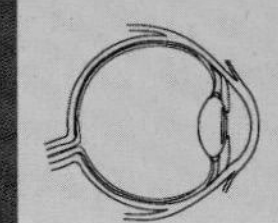

参考文献

1. 李凤鸣,胡铮,杨钧,等.中华眼科学.第2版.北京:人民卫生出版社,2004:1970-1972.
2. 周曼,高巧云,徐格致,等.急性视网膜坏死综合征的临床分析.中华眼底病杂志,2009,25(6):454-457.
3. Coehrane IT, SilvestriG, McDowellC, et al. Acuteinalne crosis in The United Kingdom: results of a prospective surveillance study. Eye(Lond),2012,26(3):370-378.
4. Sims 儿, YeohJ, Stawell RJ. Acute retinal necrosis: a case series With clinical features and treatment outcomes. Clin Experiment Ophthalmol,2009,37(5):473-477.
5. Holland GN. Standard diagnostic criteria for the acute retinal necrosis syndrome. Executive Committee of the American Unveitis Society. Am J ophthalmol,1994,117(5):663-667.
6. Takase H, Okada AA, Goto H, et al. Development and validation of new diagnostic criteria for acute retinal necrosis. Jpn J Ophthalmol,2015,59(1):14-20.
7. Steinberg P Jr, Han DP, Yeo JH, et al. Photocoagulation to prevent Retinal detachment in acute retinal necrosis. Ophthalmology, 1988,95(10):1389-1393.
8. Berker N, Ozdal P, Batman C, et al. Prophylactic vitrectomy in acute Retinal necrosis syndrome. Eye (Lend), 2007, 21 (1): 104.106.
9. Hillenkamp J, Nolle B, Bruns C, et al. Acute retina necrosis: clinical features, early vitrectomy, and outcome. Ophthalmology, 2009, 116(10):1971-1975.
10. Lanqner-Weqscheider BJ, ten Dam-van Loon N, Mura M, et al. Intravitreal Ganciclovir in the management of non-AIDS · related humancytomegalovirus retinitis. CanJ Ophthalmol,2010,45(2):157-160.

第四节 原虫及寄生虫性眼内炎

金大雄(1957)曾总结我国人眼部的寄生虫,当时发现7种。绦虫3种:裂头蚴、猪囊虫和棘球蚴;线虫2种:结膜吸吮线虫和刚棘腭口线虫;昆虫2种:蝇蛆、阴虱。随着流行病学开展,又有新报道的寄生虫及原虫:弓形虫、棘阿米巴、并殖吸虫、丝虫、旋毛虫、蛔虫和松毛虫等。还有几种国外传播的眼寄生虫病,如弓首线虫、盘尾丝虫和罗阿丝虫等引起的眼病,国内近年也有相关报道。总结下来,有25种原虫及寄生虫可以引起眼部相关病变。寄生虫对眼组织的机械性、化学性损伤,宿主对寄生虫的免疫变态反应等均可导致视功能损害,甚至致盲。

一、弓形虫性眼内炎

弓形虫病(toxoplasmosis)是一种人畜共患的寄生虫病。我国自1964年起开始有关弓形虫病例的报道。眼弓形虫病为弓形虫进入视网膜血流,寄居毛细血管内皮细胞,再侵入视网膜,引起视网膜脉络膜炎、视网膜动脉周围炎、葡萄膜炎、玻璃体炎、渗出性视网膜脱离、继发性青光眼、视神经萎缩等。反复发作的眼弓形虫病可能是细胞免疫反应缺陷所致。

(一)临床表现

弓形虫病因感染方式、感染原虫的数量和年龄不同临床表现差别很大。

1. 先天性感染　孕妇感染大多引起新生儿先天性感染。早期妊娠感染可导致流产,妊娠后期感染可导致死产及先天性弓形虫病婴儿。先天感染的眼弓形虫病主要表现为视网膜脉络膜炎,此外可伴有眼球震颤、小眼球、瞳孔膜残存、玻璃体动脉残存、视神经萎缩及斜视等。

急性弓形虫病往往发生于胎儿期或出生后不久,至今未见急性期眼底改变的报道。

陈旧病灶:临床上眼科检查时往往发现已有瘢痕形成,为陈旧性病灶的表现,常为双侧。典型的陈旧病灶多位于黄斑部,有时见于视盘周边和赤道部。2~3个视盘直径大小,中央部呈灰色或白色增殖改变,边缘部有黑褐色色素沉着,病灶边缘不整齐,常呈锯齿状,并有脱色素现象。这是坏死性渗出性炎症的修复瘢痕。与正常视网膜境界清晰。

复发病灶：大多数的弓形虫眼病都是先天感染的再发病例，再发年龄 11~40 岁，再发的原因很复杂：可能为变态反应，也可能为原虫包囊破裂。常发生在陈旧性病灶周围，有时在赤道部或在另眼发现，也有陈旧病灶内部再发者。急性期往往有白色渗出，病变部位视网膜水肿混浊，轻度隆起，境界不清（图 9-4-1~图 9-4-3），同时可见局部血管炎，动脉节段样改变，静脉白鞘。玻璃体混浊，有时前房水亦混浊。虹膜后粘连。一般经过 2~3 个月后炎症逐渐消退，病灶平复。1~2 年后转变为陈旧病灶。重症患者可导致视网膜剥离、青光眼以及眼内炎而失明。

2. 后天性弓形虫病　以慢性表现居多，多伴有全身病改变。其眼部表现为局限性渗出性视网膜脉络膜炎，与先天感染再发病例所见相同。有视力下降，血清学反应阳性等。

（二）检查

实验室检查是诊断眼弓形虫感染的重要依据。病原分离检查一般较困难。对于仅有眼部感染而无全身感染的患者，血清抗体滴度往往不高，可检测房水的抗体滴度。在房水、玻璃体切割液、视网膜下液涂片荧光单克隆抗体染色，检测眼内液 Goldmann-Witmer 系数值可以提示眼内感染。在急性感染期，虫体在体内大量增殖时，取外周血或视网膜下渗液涂片，固定后用姬氏或瑞氏染色，用光镜检查滋养体、假包裹或包囊。或将待检材料接种于小鼠或鸡胚绒尿膜，待弓形虫繁殖后再作检查。目前血清学检测主要开始采用胶体染料 D-1 标记羊抗人 IgG，用弓形虫病阳性及阴性标准血清初步建立了弓形虫病 IgG 抗体快速检测胶体染料试纸条法（图 9-4-4），具有较好的敏感性和特异性。该法可以推广到别的病原体特异性抗体的检测。

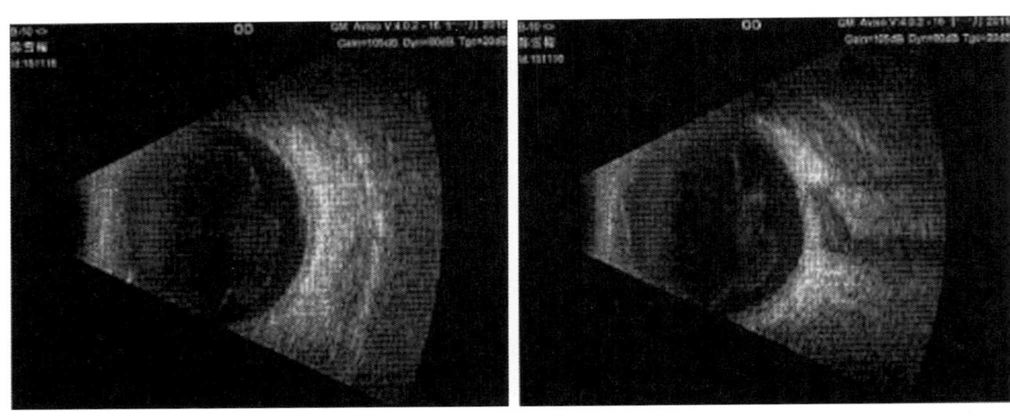

图 9-4-1　右眼弓形体感染 B 超（郭健提供）

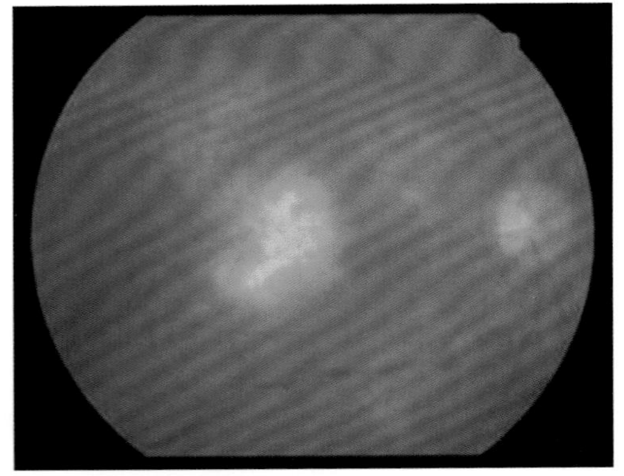

图 9-4-2　眼底照相-弓形体感染陈旧病灶多位于黄斑部，约 2~3 个视乳头直径大小，中央部呈灰色或白色，视力：0.05（郭健提供）

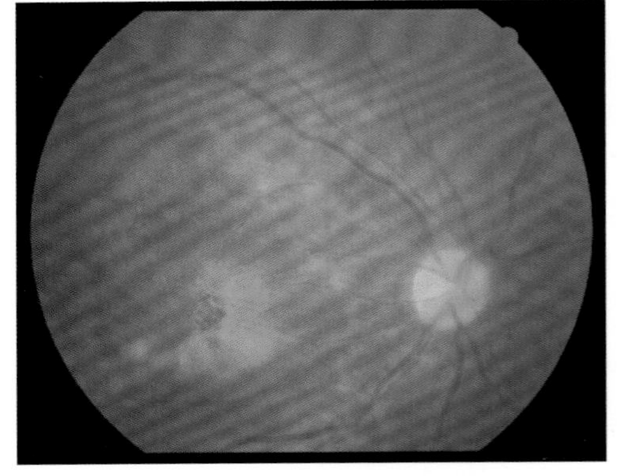

图 9-4-3　玻切视网膜激光光凝治疗后，病灶明显局限，患者视力提高至 0.2（郭健提供）

（三）诊断

具备以下条件可诊断眼弓形虫病：眼底病变的典型改变；眼球彩超可观察到活动虫体。血清学检查弓形虫抗体阳性；除外眼底病变的其他病变。

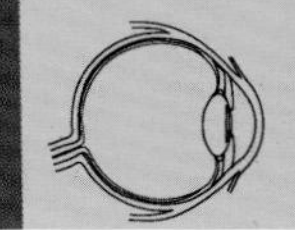

（四）治疗

眼弓形虫病的治疗与全身发病者不同，不能仅仅给予抗弓形虫药物，应根据发病程度及分型给予不同治疗。

陈旧病灶不必治疗，应严密观察。

再发病灶除了给予抗弓形虫药物外，还需给予皮质类固醇制剂。再发病灶消失后1~2年，可行预防性光凝固术。

局限性渗出性病灶可用抗弓形虫药物治疗，目前最常用的抗弓形虫药物是磺胺药（如磺胺嘧啶）合并乙胺嘧啶。两药协同可抑制滋养体的繁殖，但对包囊无作用，故易复发。且乙胺嘧啶对造血器官有毒性，并且有致畸作用。氯林可霉素或螺旋霉素、林可霉素，胎盘毒性小，可用于孕妇感染治疗。此外，磺胺甲基异恶唑与甲氧苄胺嘧啶合并使用，效果相当于或优于磺胺嘧啶和乙胺嘧啶，且毒性较低。

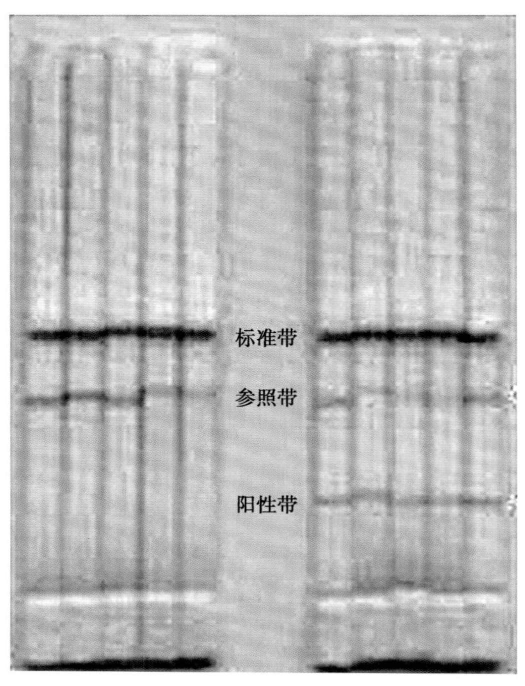

图 9-4-4　检测图-弓形虫病 IgG 抗体快速检测胶体染料试纸条法

弓形虫感染很普遍，据报道全世界约有5亿~10亿人有弓形虫感染。我国杨树森（1981）在天津进行弓形虫血清流行病学调查中发现阳性率高达28.5%。弓形虫性视网膜脉络膜炎在欧美各国约占全部葡萄膜炎的1/3，是现在明确病因的葡萄膜炎中发病最高的。日本近年来本病的报道日益增多，约占葡萄膜炎的10%~20%。我国目前已有多例报告。鉴于弓形虫病的全球性分布及高发病率，值得引起我国医务界的高度重视。

二、猪囊尾蚴性眼内炎

猪囊尾蚴（cysticercoids cellulosae）是猪带绦虫的幼虫。人体感染猪带绦虫成虫是因为吃了含囊尾蚴的生猪肉引起。而患猪囊尾蚴病是因为吃了被虫卵污染的食物，或因成虫寄生后引起自身感染所致。虫卵中的幼虫逸出后穿过十二指肠壁，随血流到达身体各部。幼虫经后短睫状动脉可到达眼内，绝大多数寄生在玻璃体（51.6%）及视网膜下（37.1%）。在眼内约需72天发育为囊尾蚴。囊尾蚴在眼内可活1~2年以上，死亡后存留很长时间，文献记载有的留在眼内长达20年。

（一）发病机制

猪囊尾蚴在眼内可引起眼组织机械性损伤，也可由异体抗原引起葡萄膜视网膜的免疫炎症反应，另外由于虫体代谢产物的毒性作用，也可以引起眼组织的中毒性损害，尤其以死亡虫体分解释放出的毒性产物危害最为严重。

（二）临床表现

1. 症状　早期幼虫时期，或者虫体位于眼底周边时，患者多无自觉症状；虫体增大时患者视力呈无痛性渐进性视力下降；寄生于眼底后极部，早期即可出现视物变形，暗影，视力减退；造成视网膜脱离时，可有视野缺损；玻璃体囊尾蚴虫体活跃，患者可感觉眼前类圆球状阴影游动，飞蚊症感觉；包囊破裂、虫体死亡，可出现葡萄膜的炎症反应，睫状压痛，甚至失明。

2. 体征　前房内囊尾蚴：裂隙灯检查可见前房内虫体蠕动，伴有较重的前葡萄膜反应，以虹膜炎为主。玻璃体囊尾蚴：在玻璃体不太浑浊的情况下，用检眼镜可以发现玻璃体内有游动的球形及椭圆形灰白色半透明囊体，囊壁光滑，边缘有金黄色或彩虹样光泽，中央常可见白色斑点。如果是活囊尾蚴，可见其自发的间歇性蠕动（图9-4-5）。视网膜下囊尾蚴：在视网膜下可见球形或椭圆形黄白色隆起，呈囊泡样，边界清楚，并有金黄色反光边，视网膜血管迂曲爬行隆起表面，隆起周边可见水肿，渗出及出血，有时可观察到网膜下蠕动感，局限性视网膜脱离。当囊体攻破视网膜时可见视网膜裂孔。视网膜内囊尾蚴：囊体位于视网膜内界膜与视网膜神经纤维层之间，也称视网膜前囊尾蚴，在视网膜表面可见边界清楚的灰黄色囊泡样隆起，有金黄色反光边，囊体相对固定，仍然有蠕动感。

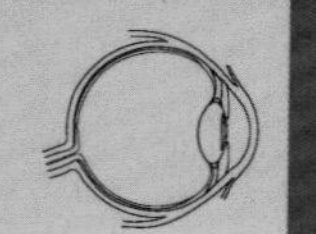

（三）辅助检查

B 超检查：B 超为实时成像，对眼部囊尾蚴的形态大小、位置关系及生存状况均有很好的显示，尤其是具有特征性诊断意义的虫体蠕动波（图 9-4-6），在临床不能看到或者不明显者，B 超的发现率可达到 68%。典型的囊尾蚴可探及在纤细的光环中有强回声球形光斑，玻璃体生存状态下的囊尾蚴可见有特有的蠕动现象。死亡的虫体可表现为强回声光斑伴声影，也无蠕动。

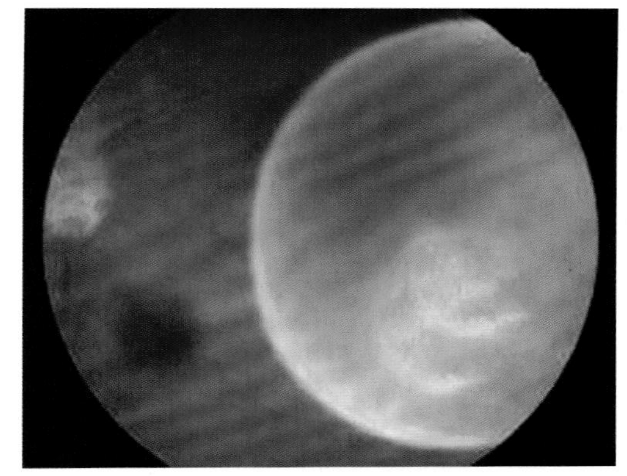

图 9-4-5 眼囊尾蚴病，光刺激下可见虫囊蠕动

影像学检查：CT 和 MRI 能很好地显示眼内囊尾蚴，眼内存活期囊尾蚴，CT 表现环形低密度区，其内点状高密度影。死亡的虫体会表现出高密度区。MRI T2 加权像显示双侧脑实质、眼外肌内多发性囊尾蚴性囊肿（图 9-4-7）。

实验室检查：实验室检查有助于全身囊虫病诊断，对眼部并无特异性，常用方法有 IHA 和 ELISA，其特异性和灵敏度较高，阳性率可达 85%。对眼内囊尾蚴病，阳性可诊断此病，阴性也不能完全排除本病，因此也要结合临床。

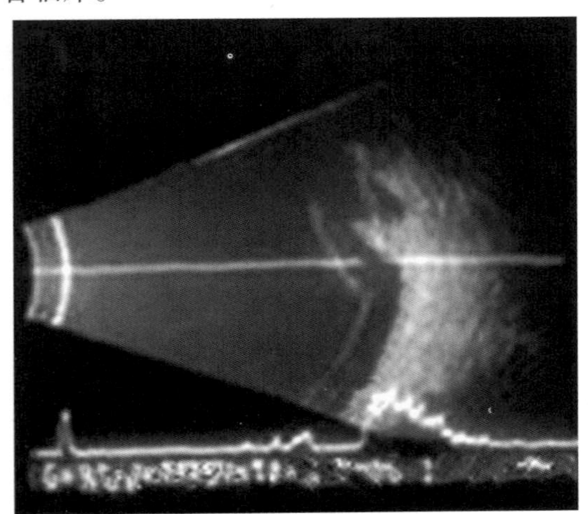

图 9-4-6 囊尾蚴 B 超

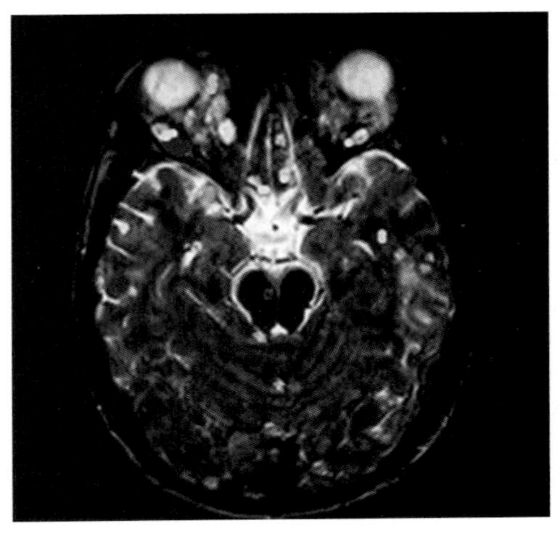

图 9-4-7 T2 加权像显示双侧脑实质、头皮、眼外肌内多发性囊尾蚴性囊肿

（四）诊断

根据患者的病史、临床表现及相关辅助检查不难诊断，病理组织学检查即能确定。

（五）治疗

眼囊尾蚴病的治疗一般采用手术治疗，避免其葡萄膜炎症反应影响治疗效果。取虫的方法根据囊尾蚴所在的部位而有所不同。玻璃体内囊尾蚴可用玻璃体切割术合并吸引取虫，手术切口部位尽量接近囊尾蚴。同时要预防视网膜剥离。视网膜下囊尾蚴手术治疗更易并发视网膜剥离。眶内病变可用驱虫药物治疗，常用药物：吡喹酮。

三、眼弓首线虫病

弓首线虫（toxocara）是一种常见的犬科，猫科动物肠道线虫，亦称弓蛔虫，高达 50% 的健康家犬体内可携带此寄生虫。其虫卵可存活于犬类排泄物污染的土壤中，被误食入人体后可在肠道内孵化成幼虫，虽然幼虫在人体内不能进一步发育成成虫（所以在感染者的粪便中找不到犬弓首线虫卵），但幼虫可侵入肠壁并进入血管，随血流到达肝脏或肺；到达肝、肺后可进一步播散至全身各处，包括眼部，通过诱导人体的免疫炎症反应从而导致组织损伤。

（一）流行病学

眼弓首线虫病（ocular toxocariasis）（又称弓蛔虫病）是犬弓蛔虫或猫弓蛔虫的幼虫侵犯眼内组织引起的感染性疾病。患者多有养狗史，常见于儿童及青少年，有异食癖者发病概率更高，男女发病概率相当。血清抗弓蛔虫抗体多为阳性。眼弓首线虫病被认为是儿童后葡萄膜炎的三大原因（眼弓形虫病、巨细胞病毒感染和眼弓首线虫病）之一。据报道眼弓首线虫病在儿童葡萄膜炎中占10%。

（二）临床表现

患者通常为单眼受累，且外眼无明显炎症表现，视力下降，表达能力受限，因此就诊原因常为白瞳症和斜视。

根据眼底表现可将眼弓首线虫病分为慢性眼内炎、后极部肉芽肿和周边部肉芽肿。

眼内炎型发病年龄较小，多见于10岁以下的儿童，表现为慢性、弥漫性的玻璃体炎症。前房可有肉芽肿性的炎症反应或前房积脓，由于玻璃体的炎症反应，眼底观察困难，有时可隐约看到眼底的团块样病灶。炎症静止后可继发广泛的玻璃体增殖，睫状膜形成以及牵拉性或孔源性的视网膜脱离。

后极部肉芽肿常位于黄斑或视盘旁区域，为1~2 PD大小的黄白色、类圆形的视网膜下或视网膜内微隆起病灶。可伴有局限性的玻璃体的炎症以及脉络膜视网膜的炎症。

周边部肉芽肿是眼内弓首线虫最常见的表现，发生于赤道部或赤道前。在发病初期，可见急性弥漫性玻璃体炎症，在玻璃逐渐恢复透明后，前段或后段偶见少量炎症细胞，周边部可见单一炎性肿块，这种肿块呈白色位于睫状体附近，伴有视网膜表面的增殖膜和放射状的视网膜皱褶。在视盘和周边部肉芽肿之间所形成的致密的纤维性增殖条带和镰刀状视网膜皱褶是本病的典型表现，它所形成的玻璃体-视网膜或玻璃体-视盘的牵引，可导致视网膜脱离、黄斑皱褶或视神经功能障碍等并发症。

（三）病因及病理

原因可为弓首线虫的幼虫直接损伤或与炎症和瘢痕化有关的继发性损害。主要病理改变是弓首线虫幼虫所引起的嗜酸性肉芽肿反应。

（四）诊断

可根据典型的临床表现、犬猫接触病史、ELISA的敏感性和特异性对眼弓首线虫病诊断。

此病应该注意与视网膜母细胞瘤（RB）、Coats病、细菌或真菌性的眼内炎、早产儿视网膜病变（ROP）、永存原始玻璃体增生、家族性渗出性玻璃体视网膜病（FEVR）变等疾病相鉴别。

（五）治疗

本病治疗较为复杂，以对症治疗为主。应用抗蠕虫药（噻苯咪唑、丙硫咪唑）杀死幼虫的效果不能肯定。局部和全身用激素治疗可使幼虫活动停止，但死亡幼虫往往引起强烈的眼内反应，视力预后较差。有人也建议先用激素后再用手术取出幼虫。临床采用激光凝固虫体、玻璃体切除等方法治疗效果显著（图9-4-8~图9-4-10），可减轻症状，挽救部分视力。

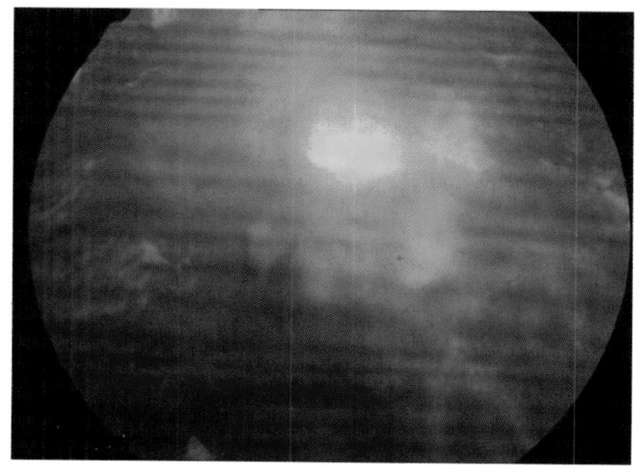

图9-4-8 治疗后1个月随诊

左眼视力0.4，玻璃体、脉络膜视网膜炎症有所消退，病灶边界较前清晰

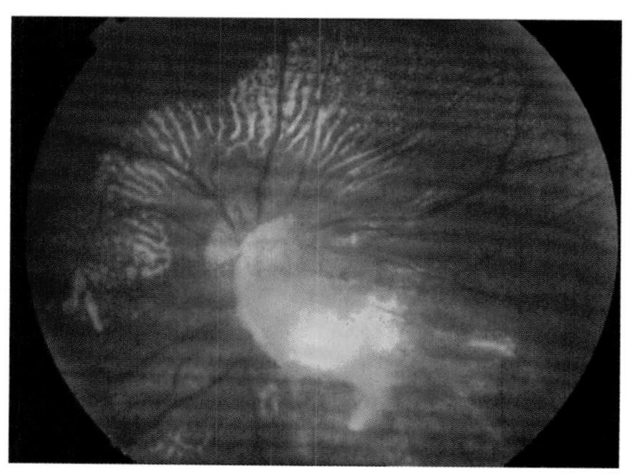

图9-4-9 治疗后2个月随诊

炎症及水肿显著消退，与病灶相连的玻璃体增殖条带形成，视力维持0.4

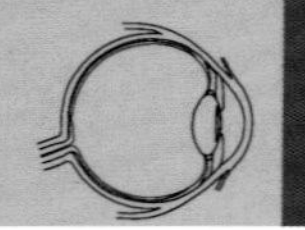

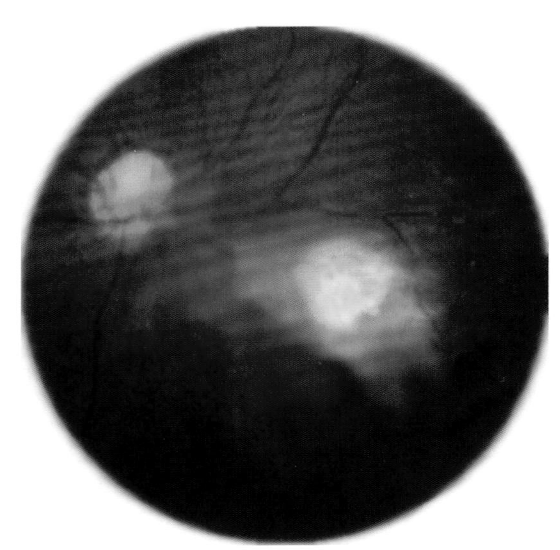

图 9-4-10 经 4 个月治疗，炎症基本消退，可见视网膜前膜形成，视力达 0.5

四、眼裂头蚴病

裂头蚴是曼氏迭宫绦虫的第三期幼虫，成虫寄生于猫狗的肠内。虫卵入水发育为钩球蚴，被中间宿主剑水蚤吞食，发育成原尾蚴。青蛙等第二中间宿主吞食水蚤后，原尾蚴穿过消化道到达皮下及肌筋膜内发育为裂头蚴。

在我国东南沿海（曼氏迭宫绦虫病在我国的上海、福建、广东、四川、台湾等省市报道了近 20 余例。我国有 22 个省、市、自治区已报道 800 多例，以南方多见。感染率以 10~30 岁为最高。）以及东南亚、日本部分地区居民深信蛙肉有清凉解毒作用，常用完整活蛙沾水拭眼，或将蛙肉捣碎敷眼，致使裂头蚴侵入眼部，引起眼裂头蚴病。

可累及患者的眼睑和眼球。患者表现为眼睑红肿、眼睑下垂、结膜充血、畏光流泪、微痛奇痒、有异物感和虫爬感，可伴有恶心、呕吐、发热等症状。多为单眼感染，可反复发作，多年不愈。在红肿的眼睑和充血的结膜下，可触及游走性的、硬度不等的肿块或条索状物。患者的眼部红肿胀痛，若肿物破溃，裂头蚴自行逸出可渐自愈。若裂头蚴侵入眼球内，可出现眼球突出，眼球运动障碍，角膜溃疡穿孔，虹膜睫状体炎，葡萄体炎，玻璃体浑浊，虹膜粘连，白内障，继发性青光眼，最终导致视力严重减退甚至失明。

本病的诊断主要根据病史、临床症状及病理切片确定。

治疗主要是手术摘除虫体，手术时务必注意将整个虫体，特别是头节取出，方能根治。近年报道可用吡喹酮、丙硫咪唑、酒精奴佛卡因等药物治疗，但是侵入眼球内虫体被杀死后可引起葡萄膜炎症，药物治疗要谨慎。

五、眼蛆病

蝇蛆病多发生于牧区和半牧区，尤其在地中海和中东地区流行。目前国内发现可致蝇蛆病的有狂蝇科马鼻蝇、阔额鼻蝇、羊狂蝇，皮蝇科的纹皮蝇和牛皮蝇，都为Ⅰ期幼虫。狂蝇科所致蝇蛆病发病与蝇的活动季节有关，多发生于 6~8 月。人眼感染系由飞蝇撞眼产蛆于结膜囊所致。皮蝇科幼虫到达眼部的途径可能有：蝇产卵于牛的皮毛上，人手接触新孵出的幼虫，用手擦眼，将幼虫带入眼内；也可能蝇产卵于人的眉毛或睫毛上，幼虫孵出后经过短距易移行到达眼内。幼虫体多棘，口有钩，故能钻入眼睑，穿过巩膜进入眼球，引起眼内蝇蛆病，蝇蛆在人的结膜中可引起强烈的刺激反应，流泪、疼痛、发炎、继发细菌感染导致急性黏液性脓性结膜炎。内眼虫体导致严重的全葡萄膜炎和视力低下。

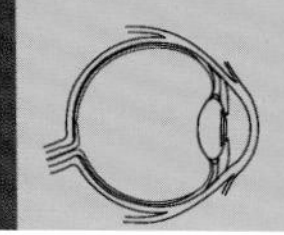

六、其他致眼内炎寄生虫

班氏丝虫、马来丝虫、匐行恶丝虫、罗阿丝虫侵犯眼部所致感染统称丝虫病(filariasis)。班氏丝虫的成虫和幼虫都可到达眼前房,入眼途径很可能是从眼睑浅层淋巴管进入深层淋巴管,再进入眼内生长发育的。也可能是穿过睫状体血管后随房水进入眼后房,然后再进入眼前房发育为成虫。

眼前房内丝虫病表现为眼痛、流泪、怕光、视力障碍甚至失明。裂隙灯检查时,可见成虫呈丝线样,白色半透明。微丝蚴如白色纤维样小体。两者均活动敏捷,在房水中盘曲翻转,游动似蛇。1987年余炜曾报道1例丝虫引起视网膜黄斑裂孔。

结膜吸吮线虫病由昆虫或苍蝇机械性地携带虫卵引起传播。本虫主要寄生于结膜囊内,也可寄生于泪腺、结膜下及皮脂腺管内。成虫如线状,半透明,体表有许多皱襞,形成锐利的锯齿形横纹,头端尖细并有尖硬角质,因此容易损伤角膜和结膜,引起疼痛、发痒、流泪及分泌物增多等。另外,该虫又善于钻入微细的缝隙,因而也可能侵入泪小管或前房。如有虫体寄生于前房,患者可觉眼前有丝状物飘动,并有眼睑水肿,结膜充血,并可形成小溃疡面。同时还可发生睫状充血、房水混浊、瞳孔散大、视力下降、眼压增高,继而引起继发性青光眼等。

棘球蚴感染身体各部,引起包虫病(echinococcosis)。到达眼部的细粒棘球绦虫的幼虫与其他部位的一样,形成囊肿。囊内还会产生许多子囊,外面为白色纤维组织所包围。囊内充满液体,其中含有头节,每个头节都能进一步发育为子囊,此即所谓单房性棘球蚴囊。细粒棘球蚴可寄生于眼睑、结膜、玻璃体、视网膜与眼眶。眼眶包虫病可发生于眼眶任何部位,其症状与一般眼眶肿瘤相似,即眼球突出、偏位而引起复视。眼球突出严重时可发生暴露性角膜炎、角膜溃疡、角膜穿孔,甚至发生全眼球炎或眼球萎缩。有的包虫囊可生长很大,充满整个眼眶,并可腐蚀眶壁,侵犯到颅腔。也可压迫视神经而产生视盘水肿,视网膜出血或视神经萎缩。包虫偶可寄生于眼内,在玻璃体内逐渐长大,导致失明。

包虫囊破裂后往往产生毒性反应或过敏反应,严重者发生过敏性休克乃至死亡。局部可产生炎症性肿胀。囊液中含有的头节外渗引起囊外扩散感染,在其附近形成许多新的包虫囊。因而囊肿穿刺绝对禁忌,手术中要防止剥破囊壁。

此外,还有盘尾丝虫、血管圆线虫也可寄生于玻璃体内引起眼内炎。

七、典型病例

1. 病例　患者,女性,8岁,查体发现左眼视力低于右眼就诊。查体:一般情况好,体温36.5℃,心肺均未见异常。眼科检查:视力右眼1.2,左眼0.25;左眼睑无水肿,结膜无充血,角膜透明,前房(-),瞳孔双侧等大圆,对光反射敏感;晶体透明,玻璃体未见明显浑浊,眼底:视盘边界清楚,色红,黄斑区可见1/2PD大小的灰白色椭圆形隆起病灶,表面有棕黑色色素沉着,沿其上方及周边血管走向均可见点状及棉絮状白色渗出,渗出部位视网膜水肿隆起+2D。右眼未见异常。其母在孕前及孕期有动物接触病史。弓形体-DNA检测阳性,血常规未见异常。

2. 诊断　右眼弓形体性视网膜脉络膜炎。

3. 治疗　给予乙胺嘧啶、叶酸口服。

4. 治疗结果　1个月后视力:0.8;眼底:视盘边界清楚,色红,黄斑区的灰平伏,表面少量棕黑色色素沉着,其上方及其周边点状及棉絮状白色渗出消失,视网膜水肿平伏,偶见硬性渗出。

(刘晓燕　武海军)

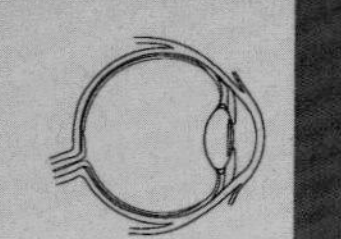

参考文献

1. 李凤鸣,胡铮,杨钧,等.中华眼科学.第2版.北京:人民卫生出版社,2004:1970-1972.
2. 谢天华.眼弓形体病.江西医药,1964,10:2-4.
3. 张晓蓉,葛国光,张振宇,等.弓形体致脉络膜视网膜炎1例.河北医科大学学报,2000.(1):34.
4. 任燕如,唐由之.弓形虫眼病1例报道.中国中医眼科杂志,2010,20(2):118-119.
5. 刘道华,汪天平,李启阳.弓形虫眼病一例并文献复习.热带病与寄生虫学,2012,10(1):37-38.
6. 陈兴保,吴观陵.现代寄生虫病学.北京:人民军医出版社,2005.12,458,485,490,494,659.
7. Holland GN Ocular toxoplasmosis a global reassessment Part Ⅰ:epidemiology and course of disease.Am J Ophthalmol,2003,136(6):937-988.
8. 李亚明,岳东雷,朱淮成.70例猪囊尾蚴病眼部损害的临床分析.中国病原生物学杂志,2006,1(2):附页1.
9. Mason PR,Bozdech V,Girgis KM.Ocular cysticercosis:a case report and literature review.Cent Afr J Med,1991,37(9):303-306.
10. Berche M,Hayot B,Mokrone M,et al .Ocular cysticercosis,typical forms and treatment.Ophthalmologie,1990,4(4):377-379.
11. 王增贤,陈群,沈继龙,等.中国结膜吸吮线虫及结膜吸吮线虫病流行病学.疾病控制杂志,2002,6(4):335-337.
12. 李明伟,林瑞庆,朱兴全,弓首蛔虫病研究进展.中国人兽共患病杂志,2005,21(11):1007-1010.
13. Alm SJ,Ryoo NK,Woo SJ.Ocular toxocariasis:clinic features,diagnosis,treatment,and prevention.Asia Pac Alergy,2014,4(3):134-141.
14. Schneier AJ,Durand ML.Ocular toxocariasis:advances in diagnosis and treatment.Int Ophthalmol Clin,2011,51(4):135-144.
15. Wiwanitkit V.A review of human sparganosis in Thailand.Int J Infect Dis,2005,9(6):312-316.
16. Stewart JM. Prevalence. clinical feature, and causes of vision loss among patients with ocular toxocariasis. Retina, 2005, 25:1005-1013.
17. The lancet infectious D .Toxoplasma gondi:an unknown quantity.Lancet Infect Dis,2012,12(10):737.
18. Silveira C,Muccioli C,Holland GN.Following an Epidemic of Toxoplasmagondi Infection in Santai sabeldoivai,Brazil.Am J Ophthalmol,2015,159(6):1013-1021.

第五节　术后感染性眼内炎

术后感染性眼内炎(infectious endophthalmitis after operation)是由于眼部手术导致病原微生物进入眼内引起的感染性炎症,是眼部手术最严重并发症之一。随着对眼内炎认识的增加,手术方法和设备的改进,有效抗生素的应用,以及术前、术中、术后预防感染措施的采用,眼内炎已成为少见的并发症。以白内障手术为例,在18世纪术后眼内炎的发生率为10%,19世纪为0.51%,目前约为0.082%。尽管现在眼内炎的发病率很低,但所造成的危害极为严重,应引起高度重视。

一、发病率

据目前资料表明,眼部手术眼内炎发病率为0.07%~0.40%。白内障超声乳化吸除术或白内障囊外摘除联合人工晶状体植入术后眼内炎发病率为0.07%~0.12%;人工晶状体二期植入术后为0.32%~0.40%;全层角膜移植后为0.11%~0.18%;青光眼滤过术后为0.06%~1.80%;视网膜脱离患者行玻璃体切割术后为0.046%~0.051%。Aaberg(1998)等对十年的病例进行总结发现,术后眼内炎总的发生率为0.093%,白内障术后为0.082%,二期人工晶状体植入为0.366%,玻璃体视网膜手术后为0.046%,角膜移植术后为0.178%,青光眼滤过术后为0.124%,青光眼白内障联合术后为0.114%,角膜移植联合白内障术后为0.194%。眼内炎可发生于任何内眼手术以及外眼手术意外穿透球壁情况下,如斜视、放射状角膜切开、球后注射等。需警惕的是,球壁的贯通不是眼内炎发生的必要条件。McLeod等报道1例发生在无贯通伤的放射状角膜切开术后,以角膜炎为并发症状的严重眼内炎并有眶蜂窝织炎的病例。有报道斜视术

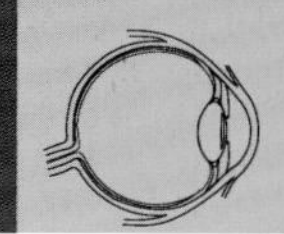

后有典型的眼内炎表现，而术中、术后未发现球壁穿通伤证据的病例，提示致病菌也可能经球壁组织的感染进入眼内引起炎症。

二、致病菌

多种致病菌可引起术后眼内炎，包括需氧菌、厌氧菌、真菌等。其中90%为革兰阳性菌，7%为革兰阴性菌，3%为真菌。美国眼内炎玻璃体切除研究组（EVS）曾对420例眼内炎致病菌进行分析，在培养阳性病例中革兰阳性菌占92%，其中70%为凝固酶阴性菌（主要为表皮葡萄球菌），10%为金黄色葡萄球菌，9%为链球菌，其他革兰阳性菌为3%；革兰阴性菌占6%。有48%患者为2种或2种以上病菌混合感染。毒力较强的致病菌如：金黄色葡萄球菌、链球菌、革兰阴性菌所引起的感染，在病变严重程度、视网膜脱离的发生率、视力预后等方面与毒力较弱的凝固酶阴性的革兰阳性菌如表皮葡萄球菌引起的感染有明显差异。王伟宝（2008）曾从1例白内障摘除人工晶体植入术后眼内炎病例的玻璃体液中检出1株毗邻颗粒链菌（c. adiace）。颗粒链菌属（Granulicatella）为兼性厌氧的革兰阳性球菌，是人口咽部、泌尿生殖道和肠道的正常菌群，机体免疫力低下时可引起感染性心内膜炎、中耳炎和菌血症等。毗邻颗粒链球菌是颗粒链球菌属的重要菌种，为革兰阳性，触酶阴性，氧化酶阴性，兼性厌氧菌，是口腔、胃肠道与泌尿生殖道的定植菌，可引起感染性心内膜炎（5%~6%）、菌血症、败血症和呼吸系统感染，发病率和病死率均较高。

三、发生术后眼内炎的危险因素

Speaker等用DNA基因分析技术发现82%眼内炎致病菌来源于结膜囊、眼睑、眼附属器，说明局部手术区域是病原体的主要来源。另外手术器械、灌注液、角膜移植片、人工晶状体、黏弹剂、输液管等均有致病菌阳性培养报告，是病原体进入眼内的重要途径。

（一）术前因素

1. 局部因素　术眼睑缘炎、结膜炎、泪小管泪囊炎、泪道阻塞、配戴角膜接触镜等。有报道对侧义眼结膜囊的致病菌引起眼内炎，说明颜面部的致病菌可能成为感染源。

2. 全身因素　糖尿病、上呼吸道感染、皮肤脓疱疮、免疫功能低下等是眼内炎发生的危险因素。

（二）术中因素

1. 手术切口大小、部位　眼内炎多发生于眼前节手术后，与前节切口易被致病菌污染相关。Egger等报告常规的白内障囊外摘出术者前房灌洗液中病菌培养阳性率为28.2%，而小切口白内障超声乳化吸除术者为7.6%。Beigi的结果分别为29%和20%，说明手术切口大小与病菌进入眼内概率呈正相关。因闭合式玻璃体切割术中切口小，眼内外开放机会少，玻璃体虽为病菌良好培养基，但玻璃体手术后眼内炎的发生率却明显较眼前节手术低。

2. 手术时间　手术操作时间愈长，感染概率愈大。手术时间超过60分钟被认为是眼内病菌污染的危险因素。

3. 联合手术或复杂性手术　白内障、青光眼、角膜移植、玻璃体视网膜等联合手术以及其他复杂性手术所需手术时间长，眼内外环境开放机会多，眼组织损伤程度重，均增加致病菌感染的机会。

4. 手术器械、灌注液、灌注管、角膜移植片等所用器械和材料如污染可引起眼内炎的发生。

5. 人工晶状体材料　人工晶状体由于表面的静电作用和疏水特性，在植入时接触眼表面、切口缘，致病菌易贴附其表面进入眼内。聚丙烯袢的人工晶状体眼内炎发生风险增加4~5倍；水凝胶、经肝素表面处理的人工晶状体可减少致病菌贴附，减少污染机会。

6. 抗代谢药物应用　在青光眼滤过性手术中应用丝裂霉素C、5-FU等抗代谢药物可引起滤过泡渗漏，增加与滤过泡相关的眼内炎的机会。

7. 手术并发症　资料显示白内障术中后囊膜破损进行玻璃体切除或已有后囊膜缺损者，术后眼内炎发生概率增加5~10倍。白内障术中进入前房的毒力较低和（或）数量较少的病菌在正常前房环境中易被清除，一旦后囊膜破损则有机会进入玻璃体并在其内繁殖引起感染。发生于YAG激光后囊膜切开术后的致病菌为表皮葡萄球菌，被认为是由于毒力较低的表皮葡萄球菌在白内障术中隐匿于晶状体囊袋内，在前

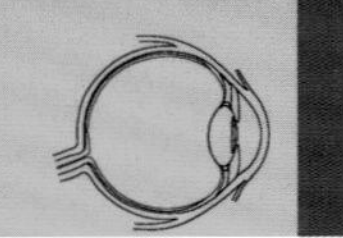

房环境中未能发生繁殖，而进入玻璃体后则引起炎症表现。

（三）术后因素

1. 切口愈合不良　当切口裂开或渗漏，特别是切口中有玻璃体嵌顿时易增加感染机会。有资料显示，白内障术后眼内炎患者中22%切口愈合不良。虽有白内障超声乳化无缝线切口术后发生眼内炎的报道，但大部分临床资料显示，与有缝线切口相比，无缝线切口并不增加眼内炎的发生，若切口技术掌握不当，切口愈合不好时，无缝线切口可增加感染机会。

2. 切口缝线拆除　在拆除球壁切口或伤口缝线时，暴露于外表的线结亦可将致病菌带入眼内引起眼内炎。

四、临床表现

临床上可因致病菌的毒力高低、病变严重程度和病程不同阶段而表现各异。常见的临床表现为：视力下降、眼部疼痛、畏光流泪等刺激症状，眼睑红肿、眼球压痛、球结膜充血、水肿、睫状充血、角膜水肿、浸润、前房积脓、瞳孔传入性阻滞、玻璃体纤维性渗出混浊、视网膜炎、眼底红光反射消失，若累及眶内组织，则眼球运动受限。据美国眼内炎玻璃体切除研究组（EVS）资料显示致病菌为革兰阴性菌和非凝固酶阴性的革兰阳性菌眼内炎临床表现为：发病急，病情重，多在术后 2 日内发病，视力急剧下降，瞳孔传导阻滞，切口常有玻璃体、虹膜嵌顿等异常发现，缝线处脓肿，结膜滤过泡感染征象，角膜浸润，前房积脓高度≥1.5mm，眼底红光反射消失。致病菌为凝固酶阴性的革兰阳性菌（如表皮葡萄球菌）、霉菌和毒力较弱的杆菌，常呈慢性眼内炎症状，表现为对激素治疗无效的持续性葡萄膜炎，玻璃体炎性反应，前房积脓<1.5mm，或仅在房角镜下看到，当前房、玻璃体出现串珠样渗出条块或灰白色渗出斑位于角膜后、人工晶状体表面、后囊膜上，则提示慢性眼内炎诊断。

五、辅助检查

1. B 超检查　B 超示玻璃体腔不同程度混浊。

2. 实验室检查　结膜囊分泌物、前房水及玻璃体病原学检查。查到病原体可确诊，查不到也不能完全排除。

六、诊断

1. 临床特征　Kresloff 等指出当临床上出现下列情况之一时应怀疑眼内炎的发生，并尽快进行病原菌检查：

（1）在眼球壁完整性受到改变后，如拆除球壁缝线所发生的严重眼内炎性发应。

（2）缺乏其他原因的前房积脓。

（3）晶体后囊、人工晶体表面白色渗出斑伴有对激素治疗无效的慢性炎性反应。

（4）前房、玻璃体出现串珠样混浊条块伴有对激素治疗无效的眼内炎性反应。

（5）结膜滤过泡混浊变白伴有明显眼内炎性反应。

（6）持续的眼内炎性反应对激素治疗无效。

2. 细菌培养　在眼内炎患者中，房水病原菌培养阳性率不高。在玻璃体病原培养阳性患者中，房水培养结果阴性达 57%。因此，单纯房水培养是不够的，应同时进行未稀释的玻璃体液培养，通常进行需氧菌、厌氧菌、真菌等培养和药敏试验。部分标本可进行革兰染色或是按要求涂片检查。

标本取出方法为：眼表培养可用无菌棉拭子擦取；房水抽吸用 TB 针头从角膜缘抽吸房水 0.1~0.2ml；25~27 号针头睫状体扁平部进针或用玻璃体切割头抽 0.1~0.2ml 未经稀释的玻璃体液。Donahue 等发现在临床上怀疑眼内炎患者中，玻璃体切割术集液盒中液体病原菌培养阳性率为 76%，而切割术前所抽吸的玻璃体标本培养阳性率为 43%，提示在抽吸的玻璃体标本培养结果阴性时仍不能除外眼内炎诊断。

七、鉴别诊断

1. 晶状体过敏性眼内炎　有近期白内障手术史或穿通性眼外伤晶状体破裂，白内障术后多有晶状体皮质或核块残留，无明显疼痛或疼痛较轻，房水或玻璃体细菌培养为阴性。

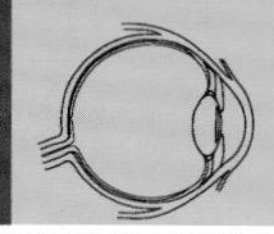

2. 眼前节毒性综合征　多见于过程顺利的眼前节手术后。视物模糊，可伴有轻度睫状充血，角膜弥漫性水肿，前房有纤维性渗出或积脓，玻璃体多不受累。房水或玻璃体细菌培养为阴性。本病糖皮质激素治疗效果好。

八、治疗

（一）药物选择

临床上一旦怀疑眼内炎时，应立即按眼内炎积极治疗。

1. 抗生素　EVS研究资料显示，在眼内炎患者中所分离出的所有革兰阳性菌均对万古霉素敏感。其他研究结果也表明对万古霉素耐受的革兰阳性菌极少见，因此万古霉素是目前治疗革兰阳性菌感染的首选药物。对革兰阴性菌感染，EVS推荐首选药物为阿米卡星，但有报告表明阿米卡星眼内注射对视网膜组织、RPE细胞有毒性作用。Jewelewicz等对眼内炎中分离出的革兰阴性菌研究表明，97%对阿米卡星敏感，100%对头孢他啶敏感，玻璃体腔内注射超过常规治疗剂量浓度5倍的头孢他啶，未发现对视网膜组织、RPE细胞有毒性作用。现多数学者推荐头孢他啶作为革兰阴性菌治疗首选药物。

2. 抗真菌药物　对真菌性眼内炎，两性霉素B作为局部、全身治疗的首选药物。

3. 激素的应用　在细菌性眼内炎治疗中，联合局部激素应用可作为常规方法。Merdith在细菌性眼内炎动物模型中发现联合激素眼内注射能得到更好的预后，临床也已证实。

（二）给药方法

1. 局部滴用、结膜下注射　是常规联合用药方法。结膜下注射和局部频繁滴用抗生素对眼表和眼前节炎症能有效控制，但玻璃体腔内达不到有效治疗浓度。我国白内障术后急性细菌性眼内炎治疗专家共识（2010年）推荐局部给药的药物配备方法：

（1）选用万古霉素（每瓶0.5g）、头孢他啶（每瓶1g）。

（2）溶解：从50ml的生理盐水瓶中吸取5ml用于溶解物，得到溶解原液。

（3）稀释：用余下的45ml生理盐水稀释5ml溶解原液（稀释10倍），得到溶解稀释液，浓度为万古霉素（10g/L）、头孢他啶（20g/L）。

（4）应用方式：得到的溶解稀释液将用于不同的治疗方案：

1）分别吸入1ml注射器中，各0.1ml玻璃体内注射；

2）分别吸入1ml注射器中，各1ml加入500ml眼用平衡液或其他眼用灌注液中，行前房灌洗、玻璃体内灌流。高浓度的万古霉素和头孢他啶混合，溶解液会出现混浊，但在上述各种溶解稀释浓度下，该两种药物混合不会出混浊。

2. 前房冲洗　对于术后急性细菌性眼内炎前房反应重者可采用前房冲洗，用万古霉素和头孢他啶灌洗液充分冲洗前房。冲洗液浓度建议万古霉素为0.02g/L，头孢他啶0.04g/L。采用上述配制方法的溶解稀释液，分别吸入1ml注射器中。各1ml加入500ml眼用平衡盐液或其他眼用冲洗液中，行前房冲洗。

3. 全身给药　EVS资料表明，在急性眼内炎治疗中，静脉给药对治疗结果、预后无帮助作用，并可能增加药物毒性作用。但也有学者在临床和动物眼内炎模型中发现，静脉给予万古霉素联合头孢他啶，眼内可达到治疗药物浓度。眼内炎时，眼部的屏障作用受到破坏，静脉用药，药物可进入玻璃体腔，达到治疗浓度，因此，静脉抗生素的应用仍是很多临床医师的选择。

4. 玻璃体腔注射　是治疗眼内炎主要给药途径，是使药物在眼内达到有效治疗浓度最佳方法。早期敏感药物在眼内达到有效治疗浓度，对治疗效果最为重要。48~72小时后若病情不缓解或继续加重，可再次玻璃体腔内注射。我国白内障术后急性细菌性眼内炎治疗专家共识（2010年）推荐针对疑似病例、早期病例的治疗或在实施玻璃体手术前的初期治疗，建议3天注射1次。目前治疗眼内炎最适合的玻璃体注射用药方案：

（1）10g/L万古霉素0.1ml+20g/L头孢他啶0.1ml；

（2）10g/L万古霉素0.1ml+4g/L阿米卡星0.1ml；

（3）10g/L万古霉素0.1ml+22.5g/L头孢他啶0.1ml将上述配制方法的溶解稀释液吸入1ml注射器中，0.1ml玻璃体内注射。

（三）给药剂量

Kresloof 推荐眼内炎的抗生素治疗方案如表 9-5-1。我国白内障术后急性细菌性眼内炎治疗专家共识（2010 年）对白内障术后细菌性眼内炎，结膜下注射，建议每天 1 或 2 次，使用溶解稀释液，剂量为 10g/L 万古霉素 0. 5ml（在由美国国家眼科研究所进行的眼内炎玻璃体切割术研究中则为 50g/L 万古霉素 0. 5ml）和 20g/L 头孢他啶 0. 5ml（由美国国家眼科研究所进行的眼内炎玻璃体切割术研究中则为 200g/L 头孢他啶 0. 5ml），可考虑选择性使用。静脉滴注的抗生素首选万古霉素（每天 2 次，每次 1. 0g）+头孢他啶（每天 3 次，每次 1. 0 g）。口服的抗生素可选用左氧氟沙星（每天 3 次，每次 100~200mg）。根据细菌培养和药物敏感性试验结果，再进一步调整治疗方案。局部和全身应用糖皮质激素类药物：玻璃体内注射地塞米松（无防腐剂）0. 4mg，严重者可注射泼尼松（每天每公斤体重 1mg）。成年患者口服泼尼松（每天 1 次，每次 50mg）或静脉滴注甲泼尼龙（每天 1 次，每次 40mg）。

（四）玻璃体切除

为研究玻璃体切割术在治疗眼内炎中的作用，EVS 组对 420 例眼内炎在 6 周内用玻璃体切除和用药物治疗的方法分组对照研究。结果发现：术前视力在手动或更好时，两组病例治疗结果、视力预后无明显差异。但在术前视力为光感的患者中，玻璃体切除组的治疗效果明显好于药物组（$P<0.01$），术后视力≥0. 5 的眼是药物治疗组的 3 倍，视力丧失的危险降低了 50%，临床上一旦眼内炎患者视力仅为光感或眼底红光反射消失，即应选择玻璃体切除手术。而视力手动以上的眼，可选择药物治疗，若治疗无效或病情加重则需采用玻璃体切除手术。通过手术能最有效地清除感染源、炎症反应物、蛋白水解酶、玻璃体内抗原物质，中止抗原-抗体反应，改善玻璃体腔的液体交换，有利于药物在玻璃体腔内的渗透，从而使药物最有效地发挥抗微生物作用，抑制炎症反应，有利于恢复眼球本身抵抗力。同时通过玻璃体切割手术清除混浊的屈光间质，可提高视力或解除玻璃体腔纤维素条对视网膜的牵引而预防视网膜脱离、眼球萎缩。

表 9-5-1　kresloof 推荐眼内炎的抗生素治疗方案

给药途径	万古霉素	头孢他啶	地塞米松	泼尼松
玻璃体腔注射	1mg	2. 25mg	400μg	
结膜下注射	25mg	100mg	6mg	
局部滴用	50mg/ml q1h	100mg/ml q1h		
静脉注射	1. 0g/q12h	1. 0g/q8h		
口服				1mg/kg 共 5~10 天

九、预防措施

做好术前、术中、术后预防措施能减少术后眼内炎的发生。

（一）术前准备

治疗眼睑、结膜、眼附属器和其他部位感染病灶和全身性疾病，全面评估术后感染危险因素。术前 3 天眼部滴用广谱抗生素。

（二）术中预防

1. 眼表及手术区范围彻底消毒。目前认为聚维酮碘（碘伏）是最佳的术前消毒剂，对细菌、病毒、原虫、芽孢等均有杀灭作用。10%浓度眼睑皮肤消毒，5%浓度用于眼表、结膜囊，待干燥后用无菌生理盐水冲洗。

2. 无菌手术贴膜将眼睑、睫毛隔离于手术区外，避免因灌注液浸湿铺巾将面部病菌带入手术区。

3. 在存有感染因素的患者中，如糖尿病、二次手术等情况下手术时，灌注液中加用抗生素。Beigi 等发现在白内障手术 BSS 液中加用万古霉素（20mg/L）或庆大霉素（8mg/L），前房收集液培养致病菌阳性率从 20%下降为 2. 7%。应注意药物的毒性作用。

4. 尽量减少人工晶状体暴露在外部环境中的时间，植入前 BSS 液冲洗。

5. 注意球壁切口封闭情况。

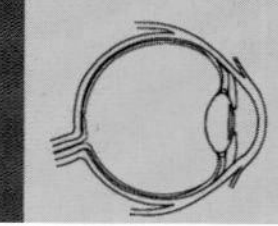

6. 提高手术技巧,减少并发症,避免切口长时间开放,减少器械反复进入眼内的机会,缩短手术时间。

7. 术毕结膜下注射抗生素。

(三)预防

1. 常规局部滴抗生素眼药水。

2. 对术中发生并发症、手术时间长、合并糖尿病等高危感染患者,术后预防性结膜下注射或全身应用抗生素。

3. 拆除缝线时避免暴露在外界的线结过眼壁组织。

4. 定期随诊检查,早期发现。早期的发现,正确诊断,及时的治疗能减少病变损害程度,挽救部分视功能。有效的预防措施和方法能减少并发症的发生。

(四)典型病例

病例一:白内障超声乳化抽吸联合人工晶体植入术后化脓性眼内炎

患者杨某,男,65 岁,因"左眼白内障术后 14 天,视物不见伴眼痛 12 天",于 2016 年 7 月 27 日在济南某眼科医院就诊。患者 14 天前于当地医院行左眼白内障超声乳化抽吸+人工晶体植入术,术后视力恢复可,3 天后出现左眼视物不见伴眼痛,起病后于当地医院就诊,给予抗炎药物治疗(具体药物不详),症状渐加重,为求进一步诊治来院,门诊检查后,以"左眼化脓性眼内炎"收住院。既往身体健康。

眼部检查:右眼:远视力 1.0,近视力 J7/20cm,左眼:远视力指数/30cm,近视力指数/30cm。眼压:右眼 10.5mmHg,左眼 26.0mmHg。右眼角膜透明,前房深可,房闪(-),虹膜纹理清,瞳孔圆,对光反应(+),晶状体轻度混浊,玻璃体轻度混浊,眼底视盘边界清,色淡红,视网膜平伏,色红润,黄斑中心凹反光(+);左眼角膜雾状水肿,前房积脓约 4mm,房闪(+),虹膜周边见新生血管,瞳孔欠圆,对光反应(-),瞳孔区可见渗出膜(图 9-5-1),余窥不清。泪器冲洗:双眼冲洗通畅,无分泌物。

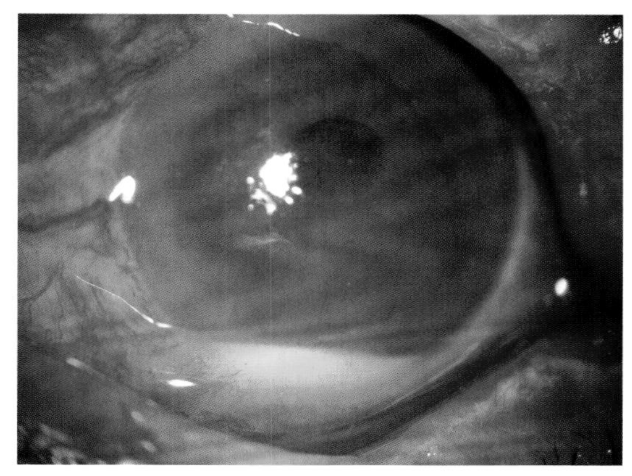

图 9-5-1　入院眼前段照相

左眼角膜雾状水肿,前房积脓约 4mm,房闪(+),虹膜周边见新生血管,瞳孔欠圆,对光反应(-),瞳孔区可见渗出膜

辅助检查:B 超:左眼人工晶体眼,左眼玻璃体暗区团絮状回声,左眼玻璃体暗区细条带状回声似与球壁相连。心电图:窦性心律,侧壁心肌梗死时期不明,下壁 T 波异常,左室高电压,PR 间期缩短。

初步诊断　①化脓性眼内炎(左);②人工晶体眼(左)

治疗经过　患者入院后完善各项检查后于 2016 年 7 月 27 日在局部麻醉下行左眼玻璃体切除+视网膜激光光凝+气液交换+视网膜脱离复位+硅油注入术,于 2016 年 8 月 8 日在局部麻醉下行左眼前房冲洗+人工晶体取出术,术后予以全身及局部抗生素,患者病情平稳。

第 1 次术后第 1 天:眼部检查:左眼视力:指数/30cm,眼压 17.0mmHg。左眼眼睑水肿(+++),球结膜充血(+++),角膜水肿(++),上皮下可见小泡,前房深度可,房闪(-),瞳孔圆,人工晶体位正,玻璃体腔硅油填充,眼底窥不清。

第 1 次术后第 7 天:眼部检查:左眼视力:指数/30cm,眼压 16.2mmHg。左眼眼睑水肿(+),球结膜充血(++),角膜水肿(+),前房深度可,房闪(-),瞳孔欠圆,人工晶体位正,玻璃体腔硅油填充,眼底隐约可见视盘边界清,色淡红,视网膜平伏(图 9-5-2)。

同日下午,患者自诉左眼前膜状物遮挡感。眼部检查:左眼视力:指数/10cm,眼压 14.0mmHg。左眼眼睑水肿(++),球结膜充血(+++),角膜雾状水肿,前房深度可,房闪(+),虹膜周边见新生血管,瞳孔区可见渗出膜,余窥不清。停用妥布霉素地塞米松滴眼液、妥布霉素地塞米松眼膏,改为盐酸左氧氟沙星滴眼液,点左眼 q1h,妥布霉素滴眼液,点左眼 q1h,氧氟沙星眼膏,涂左眼每晚睡前 1 次,密切观察病情变化。术后第 11 天,病情未见明显好转,诊断为"复发性眼内炎(左)",即行左眼前房冲洗+人工晶体取出术;术后给予抗真菌药物。

第2次术后第6天，眼部检查：左眼视力：0.06，眼压15.3mmHg。左眼眼睑水肿(+)，球结膜充血(++)，角膜透明，后可见色素KP，前房深度可，房闪(-)，瞳孔欠圆，晶状体缺如(图9-5-3)，玻璃体腔硅油填充，眼底边界清，色淡红，视网膜平伏，下方见激光斑，裂孔闭合可。感染已控制，病情稳定，出院观察。

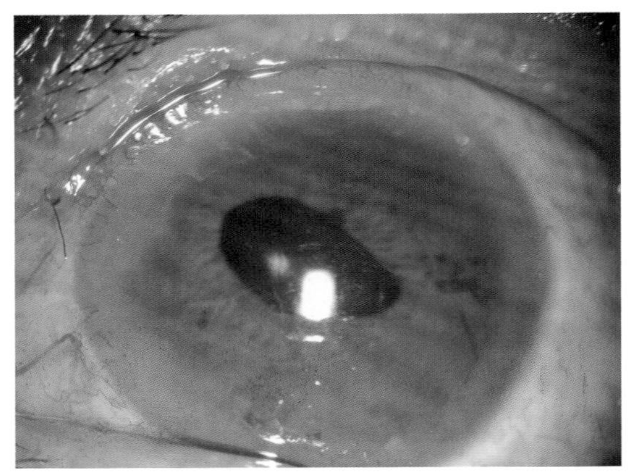

图9-5-2　术后第7天，左眼球结膜充血(++)，角膜水肿(+)，前房深度可，房闪(-)，瞳孔欠圆，人工晶体位正

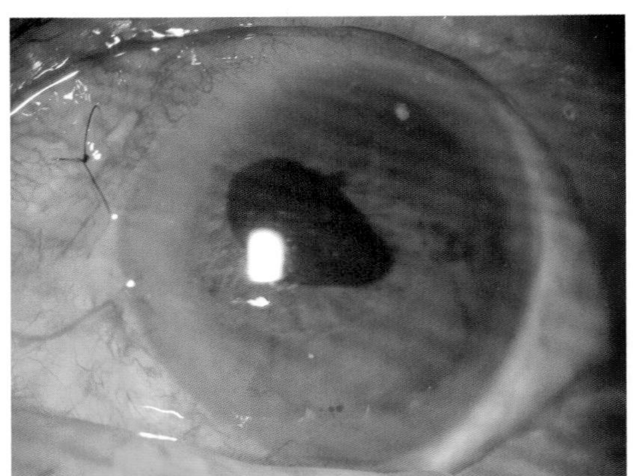

图9-5-3　术后15天(第2次术后第6天)：左眼眼睑水肿(+)，球结膜充血(++)，角膜透明，后可见色素KP，前房深度可，房闪(-)，瞳孔欠圆，晶状体缺如

病例二：白内障手术拆线后眼内炎

患者男，77岁，因"右眼红、眼痛伴视物不见半天"来我院就诊。患者2016年8月11日于当地医院行白内障手术，术后5天于当地医院复诊，术后恢复可，行门诊拆线，次日晨起发现右眼红、眼痛伴视物不见，起病后立即于当地医院就诊，怀疑"眼内炎(右眼)"，经上级医院门诊检查后，诊断为"眼内炎(右眼)"。

眼部检查：右眼视力：光感(-)，光定位(-)，红绿色觉(-)，矫正视力无提高，眼压26.0mmHg，眼睑红、肿，结膜充血(++)，巩膜睫状压痛(+)，角膜雾状混浊，前房可见积脓约2.0mm，虹膜纹理不清，有渗出膜形成，瞳孔圆，直径约4mm，见黄白色渗出物(图9-5-4)，对光反应消失，余视不清。左眼视力：0.6，矫正：0.8，角膜透明，晶状体C2N2P1。眼底未及明显异常。

辅助检查：眼部B超：右眼玻璃体内可见大量中低回声光点(炎性渗出)(图9-5-5)。

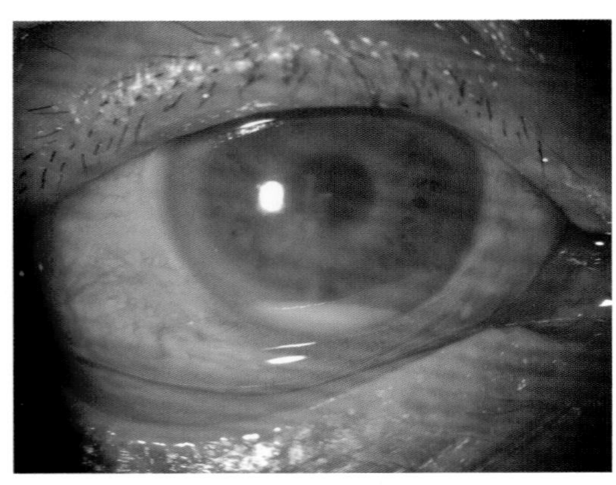

图9-5-4　眼前段照相

右眼球结膜充血(++)，角膜雾状混浊，房水混浊，可见黄白色渗出，前房可见积脓约2.0mm，虹膜纹理不清，有渗出膜形成，瞳孔圆，直径约4mm，见黄白色渗出物

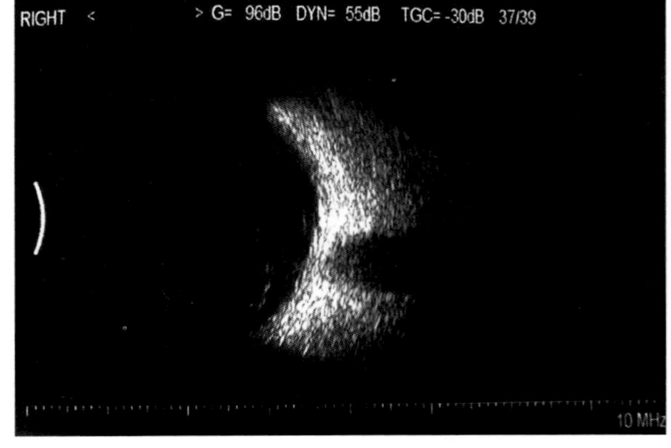

图9-5-5　眼部B超

右眼玻璃体内可见大量中低回声光点

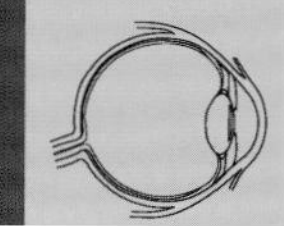

入院诊断:感染性眼内炎(右)人工晶体眼(右)

治疗经过:入院后立即行右眼前房冲洗+人工晶体取出+玻璃体切除+气液交换+硅油注入术,术中11:00至2:00行巩膜隧道,建立巩膜三通道,冲洗前房积脓,撕除瞳孔区渗出膜,切除炎性玻璃体,见视网膜前大量点状出血及灰白色变性区,气液交换,注入硅油。玻璃体及前房积脓送检培养。

术后第1天:右眼视力光感(+),眼睑水肿(+++),球结膜充血(+++),角膜水肿(++),内表面附着白色分泌物,前房积脓约2.0mm,房闪(+),瞳孔圆,直径约3mm,人工晶体视不清,玻璃体腔视不清,眼底视不清(图9-5-6)。

术后第1天,根据表现,怀疑"真菌性眼内炎(右眼)",准备再次行右眼前房冲洗术。角膜缘11:00位行透明角膜切口,抽取前房内分泌物,冲洗前房,结膜下注射氟康唑注射液0.3ml,术毕,水密切口。

术后给予结膜下注射盐酸肾上腺素注射液0.1ml+盐酸利多卡因注射液0.1ml+硫酸阿托品注射液0.1ml,防止虹膜粘连,静脉推注葡萄糖注射液40ml+维生素C注射液2g,减轻角膜水肿。术后第11天,眼部检查:右眼视力:指数/30cm,眼压7.9mmHg。右眼眼睑水肿(+),球结膜充血(++),角膜透明,前房深可,房闪(-),瞳孔圆,晶状体缺如,玻璃体腔硅油填充,眼底视盘边界清,色稍淡,视网膜呈灰白色,见大量点片状出血(图9-5-7)。眼部B超示:右眼玻璃体腔内硅油填充,视网膜平复(图9-5-8)。

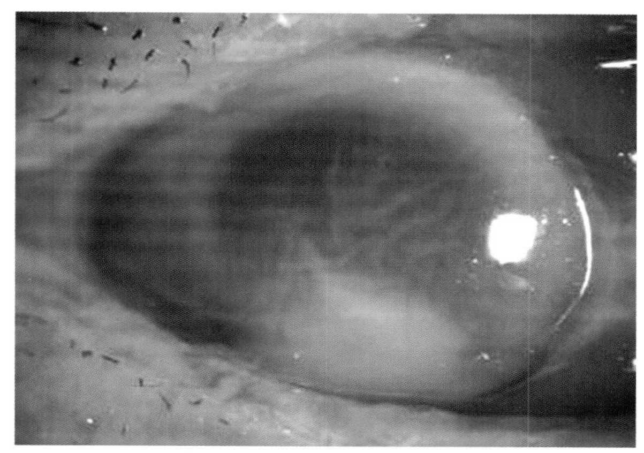

图9-5-6　术后第1天,右眼球结膜充血(+++),角膜水肿(++),内表面附着白色分泌物,前房积脓约2.0mm,房闪(+)

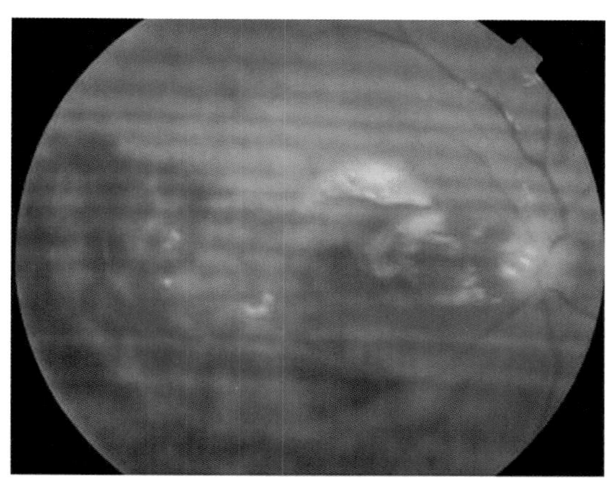

图9-5-7　术后第11天,右眼玻璃体腔硅油填充,眼底视盘边界清,色稍淡,视网膜呈灰白色,见大量点片状出血

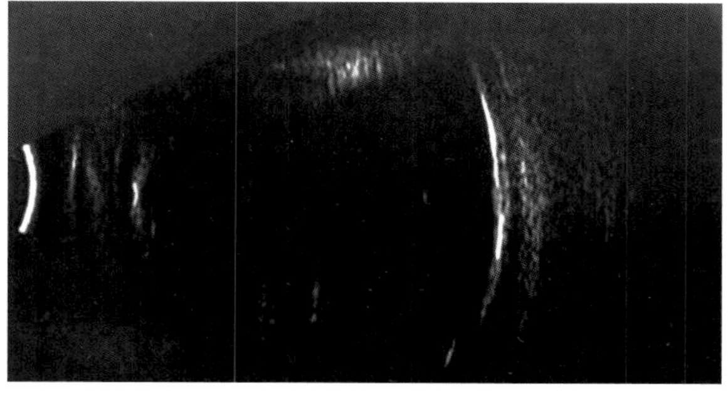

图9-5-8　术后第11天,眼部B超:玻璃体腔内硅油填充,视网膜平复

术后3个月随访,右眼视力:0.15,眼压12.0mmHg,角膜透明,晶状体缺如,玻璃体腔硅油填充,眼底视网膜平伏,色红润,颞侧静脉白线样改变,见多处点片状出血(图9-5-9)。

术后半年随访,右眼视力:0.15,眼压13.7mmHg,角膜透明,晶状体缺如,玻璃体腔硅油填充,眼底视网膜平伏,色红润,颞侧静脉白线样改变,见多处点片状出血。入院行右眼玻璃体腔硅油取出术。术后第7天:右眼视力:0.4,眼压17.7mmHg。右眼眼睑水肿(+),球结膜充血(+),角膜透明,前房深可,房闪(-),瞳孔药物性散大,晶状体缺如,玻璃体腔轻度混浊,眼底视网膜平伏(图9-5-10)。

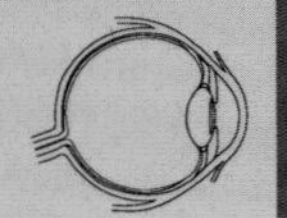

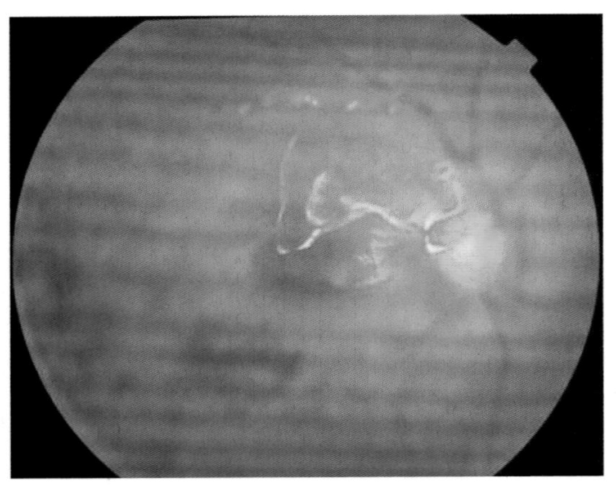

图 9-5-9 术后 3 个月随访，右眼视力：0.15，眼压 12.0mmHg，角膜透明，晶状体缺如，玻璃体腔硅油填充，眼底视网膜平伏，色红润，颞侧静脉白线样改变，见多处点片状出血

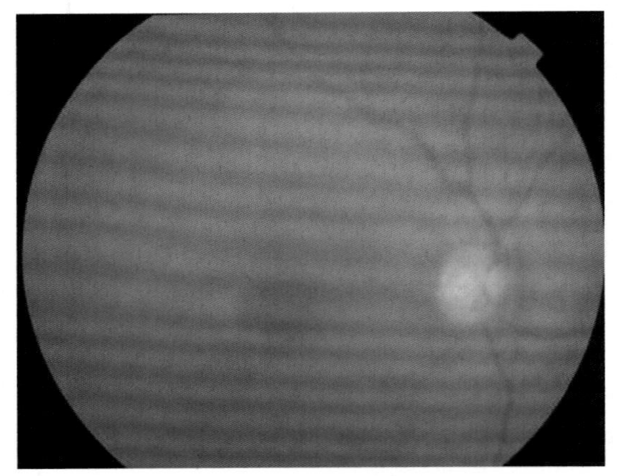

图 9-5-10 右眼视力：0.4，眼压 17.7mmHg。右眼眼睑水肿(+)，球结膜充血(+)，角膜透明，前房深可，房闪(-)，瞳孔药物性散大，晶状体缺如，玻璃体腔轻度混浊，眼底视网膜平伏

病例三：左眼白内障手术后感染性眼内炎

患者董某，女，72 岁，因“左眼白内障术后 20 余天，视力下降 2 天”来我院就诊。患者 20 天前于外院行左眼白内障手术，2 天前发现视力下降 2 小时，伴眼胀痛于当地医院就诊，门诊检查后以“左眼感染性眼内炎”收入院，于当日行“左眼急症玻璃体切除+玻璃体腔注射万古霉素”。现患者为求进一步诊疗，遂来上级医院，门诊检查后以“左眼眼内炎”收住院。既往“类风湿”病史 24 年余，长期口服激素类药物，具体不详。“高血压”病史，具体不详。

眼部检查：右眼：视力 0.4，左眼：视力手动/30cm。右眼角膜透明，前房深可，房闪(-)，虹膜纹理清，瞳孔圆、对光反应存在，人工晶体位正，后囊不混，玻璃体轻混，眼底视盘界清、呈淡橘红色，C/D≈0.3，黄斑区中心凹反光(-)；左眼结膜混合充血(+++)，角膜水肿(++)，前房深可，房闪(++)，虹膜纹理清，瞳孔药物性散大，欠圆，约 4×5mm，人工晶体位正，后囊不混，玻璃体混浊(++++)，眼底窥不清。眼压：右眼 12.0mmHg，左眼 18.0mmHg。泪器冲洗：双眼冲洗通畅，无分泌物。

辅助检查 B 超：左眼玻璃体腔致密弱回声，光点条纹样强回声，球壁回声增宽提示视网膜水肿(图 9-5-11、图 9-5-12)。

初步诊断：①左眼白内障手术后感染性眼内炎；②玻璃体切割术后(左)；③人工晶体眼(双)；④类风湿；⑤高血压

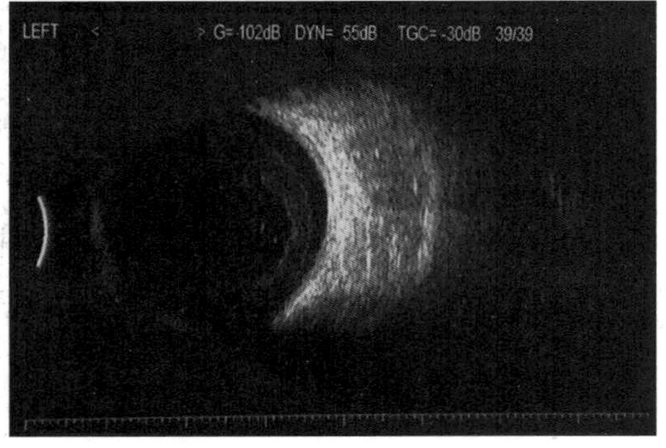

图 9-5-11 入院眼部 B 超

左眼玻璃体腔致密弱回声，提示靠近视网膜的后部玻璃体混浊重

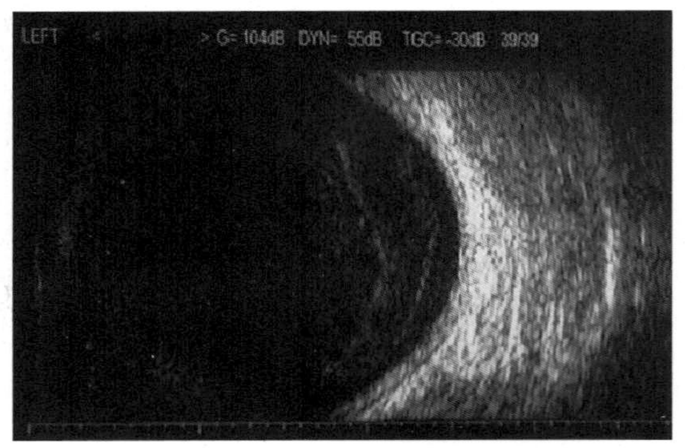

图 9-5-12 入院眼部 B 超

左眼玻璃体腔光点条纹样强回声，球壁回声增宽

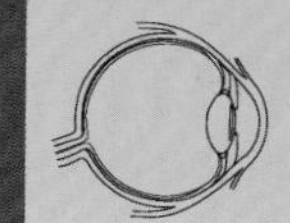

治疗经过：患者入院后完善相关辅助检查，房水细菌培养及药敏结果示：嗜麦芽窄食单胞菌感染。根据药敏试验结果给予头孢呋辛钠及左氧氟沙星抗炎抗感染全身及局部治疗。

入院第 7 天，左眼：视力 0.25，矫正 OS：-0.75/-1.50×150=0.5。左眼结膜混合充血（+），角膜透明，前房深可，房闪（-），虹膜纹理清，瞳孔药物性散大，欠圆，约 4mm×5mm，人工晶体前囊膜可见色素附着，位正，后囊不混，玻璃体混浊（++），眼底隐约可见视盘界清、色淡橘红色，视网膜平伏。B 超示：左眼玻璃体腔可见弥漫致密弱回声，可探及人工晶体回声，后极部球壁回声欠均匀（图 9-5-13）。OCT 示左眼中心凹结构存在，视网膜内表面反射信号欠均匀（图 9-5-14）。全身停用头孢呋辛钠及左氧氟沙星。

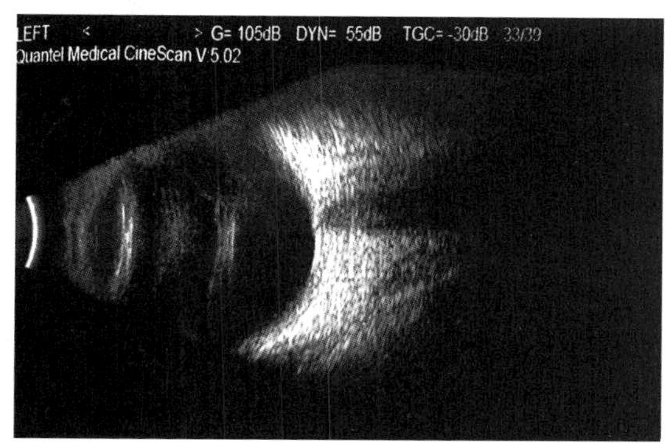

图 9-5-13　入院第 7 天眼部 B 超

左眼玻璃体腔可见弥漫致密弱回声，可探及人工晶体回声，后极部球壁回声欠均匀

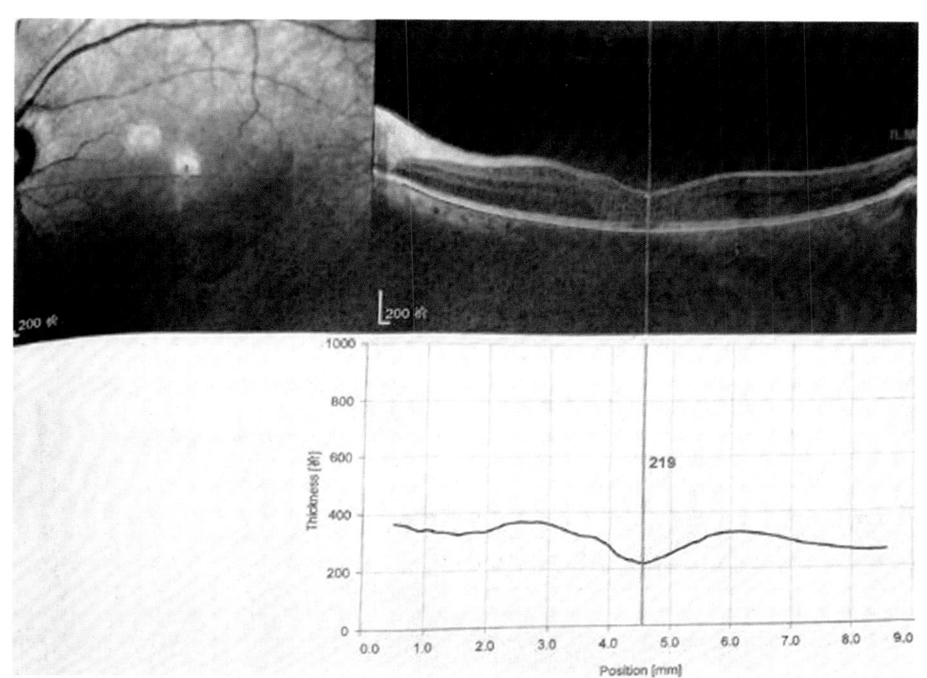

图 9-5-14　入院第 7 天 OCT

左眼中心凹结构存在，视网膜内表面反射信号欠均匀

入院第 11 天（2017 年 6 月 23 日），左眼：远视力 0.4。左眼角膜透明，前房深可，房闪（-），虹膜纹理清，瞳孔药物性散大，欠圆，约 4mm×5mm，人工晶体前囊膜可见少量色素附着，位正，后囊不混，玻璃体轻混，可见灰白色条带，眼底视盘界清、色淡橘红色，视网膜平伏。复查 B 超：左眼人工晶体眼，玻璃体混浊（图 9-5-15）。病情稳定，出院观察。

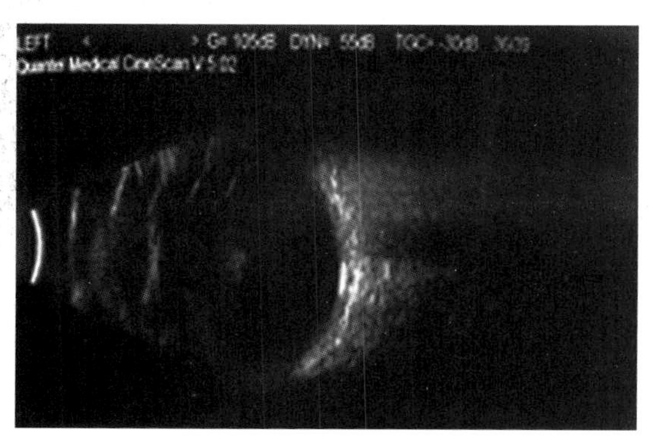

图 9-5-15　入院第 11 天眼部 B 超

左眼玻璃体混浊

病例四:右眼白内障超声乳化吸除联合人工晶体植入手术后感染性眼内炎

患者李某,因“右眼白内障术后5天,视物不清1天”来济南某医院就诊。患者2016年5月28日于当地医院行“右眼白内障超声乳化吸除术+人工晶体植入术”,术后视力不详,2016年6月1日出现右眼红、眼痛、视物不清,急于当地医院就诊,诊断为“右眼眼内炎”,给予抗炎药物治疗后急来院就诊,经门诊检查后,诊断为“眼内炎(右),人工晶体植入术后(右)”。

眼部检查:右眼视力光感(+),矫正视力无提高,眼压T-1,球结膜混合充血,角膜水肿混浊,前房积脓(+++),虹膜纹理欠清,瞳孔区大量渗出,瞳孔直径3mm,对光反射迟钝,余窥不清。左眼视力1.0,角膜透明,晶状体混浊,余无异常。

辅助检查:B超提示:右眼玻璃体混浊。

诊断:右白内障超声乳化吸除联合人工晶体植入手术后感染性眼内炎。

治疗经过:入院后当日立即行右眼人工晶体取出+玻璃体切除+气液交换+硅油注入术,术中探查玻璃体腔,见玻璃体灰黄色混浊,鼻侧、颞侧周边脉络膜脱离,下方、鼻侧视网膜脱离,巩膜穿刺放出脉络膜上腔液体,上方角巩膜缘穿刺口取出人工晶体,气液交换,注入重水,视网膜部分平复,鼻侧周边部视网膜皱褶,下方灰白色坏死灶,角膜水肿,玻璃体腔内注入硅油。

2016年6月30日行右眼视网膜复位+硅油置换术,术中见玻璃体完全后脱离,视盘界清色淡,黄斑区网膜前增殖膜牵引网膜皱褶,鼻侧及颞下视网膜脱离,网膜前增殖、粘连,网膜下增殖,并见视网膜裂孔(图9-5-16);重水压平网膜,激光封闭裂孔,气液交换后注入硅油5ml。术后10天感染控制,病情稳定,出院观察。

术后1个月复诊:右眼视力HM/50CM,眼压Tn,眼睑无肿胀,结膜轻度充血,上方角膜轻度水肿,KP(+),色素性和灰白色点状,前房中深,可见膜状渗出物,部分与上方角膜内皮相连,房水闪辉(+),房水细胞(+),虹膜纹理欠清,周切口膜闭,瞳孔欠圆,D=5mm,对光反射迟钝,晶状体缺如,玻璃体腔硅油填充,眼底视网膜平复,散在激光斑(图9-5-17)。

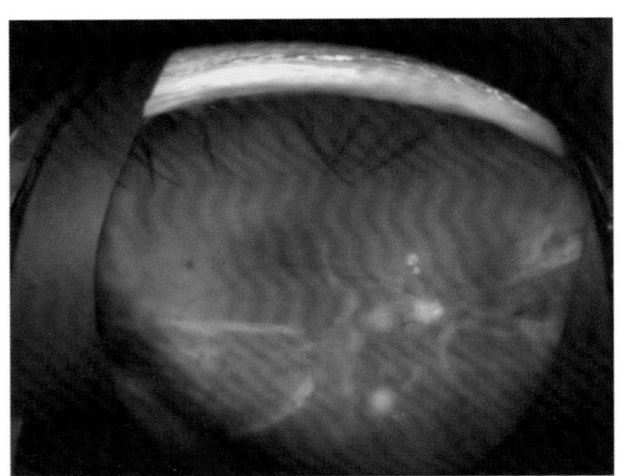

图9-5-16 手术中见玻璃体完全后脱离,视盘界清色淡,黄斑区网膜前增殖膜牵引网膜皱褶,鼻侧及颞下视网膜脱离,网膜前增殖、粘连,网膜下增殖,并见视网膜裂孔

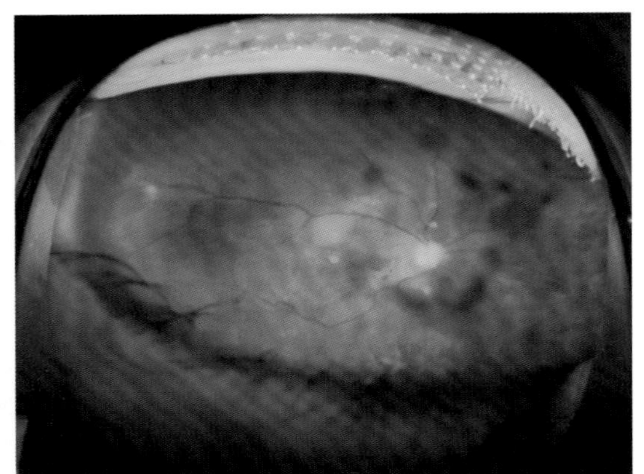

图9-5-17 术后1个月,右眼视力HM/50CM,眼压Tn,眼睑无肿胀,结膜轻度充血,上方角膜轻度水肿,KP(+),色素性和灰白色点状,前房中深,可见膜状渗出物,部分与上方角膜内皮相连,房水闪辉(+),房水细胞(+),虹膜纹理欠清,周切口膜闭,瞳孔欠圆,D=5mm,对光反射迟钝,晶状体缺如,玻璃体腔硅油填充,眼底视网膜平复,散在激光斑

病例五:右眼小梁切除术后感染性眼内炎

患者杨某,男,40岁,因“右眼抗青光眼术后9天,视力下降2天”来我院就诊。患者9天前因“右眼外伤性青光眼”于某县医院行“右眼小梁切除术”,术后视力恢复可。2天前出现右眼视物模糊、眼红,无明显

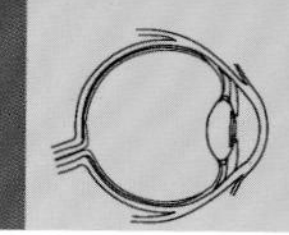

眼痛、眼胀，为求进一步诊治来我院，门诊检查后以“右眼眼内炎”收住院。既往史：3 个月前右眼被木块击伤，曾于当地医院就诊，诊断为“右眼青光眼”，给予药物治疗，具体不详。否认高血压、冠心病、糖尿病病史。

眼部检查：右眼：远视力指数/30cm，近视力指数/30cm，矫正无提高；左眼：远视力 1.0，近视力 J4/40cm，矫正无提高。右眼结膜充血、水肿，上方结膜滤过泡低平，缝线在位，巩膜压痛（+），角膜雾状水肿，房水混浊，可见黄白色渗出，积脓约 1.5mm，虹膜纹理不清，有絮状渗出，瞳孔药物性散大，瞳孔区黄白色渗出，晶状体轻混（图 9-5-18、图 9-5-19），玻璃体灰白色混浊，眼底窥不清；左眼角膜透明，前房深可，房闪（-），虹膜纹理清，瞳孔圆，对光反应（+），晶状体透明，玻璃体轻度混浊，眼底视盘界清，色可，视网膜呈豹纹状改变，黄斑区未见明显异常。眼压：右眼 19.8mmHg，左眼 15.7mmHg。泪器冲洗：双眼冲洗通畅，无分泌物。

辅助检查：眼部 B 超示：右眼颞下方视网膜浅脱离，球壁水肿、增厚与眶脂肪间可见裂隙样回声，玻璃体混浊（炎性渗出？）（图 9-5-20）心电图示：窦性心律。

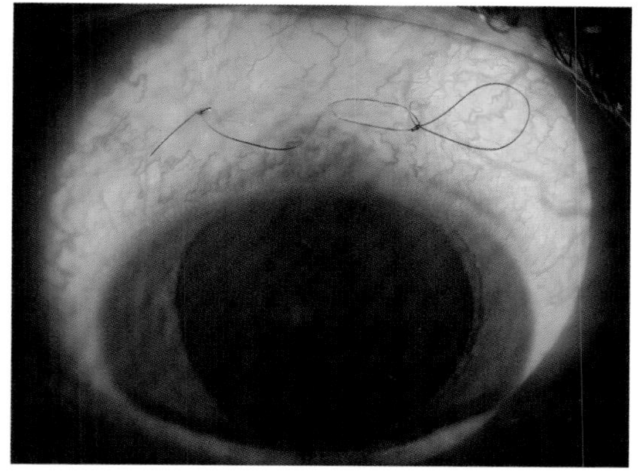

图 9-5-18　入院眼前段照相

右眼结膜充血、水肿，上方结膜滤过泡低平，缝线在位，巩膜压痛（+），角膜雾状水肿

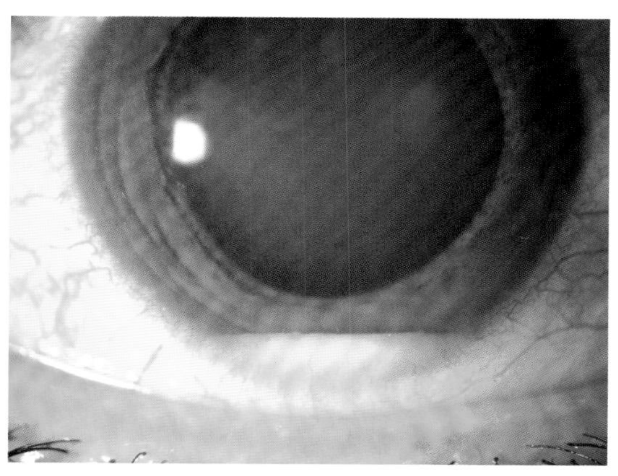

图 9-5-19　入院眼前段照相

右眼房水混浊，可见黄白色渗出，积脓约 1.5mm，虹膜纹理不清，有絮状渗出，瞳孔药物性散大，瞳孔区黄白色渗出，晶状体轻混

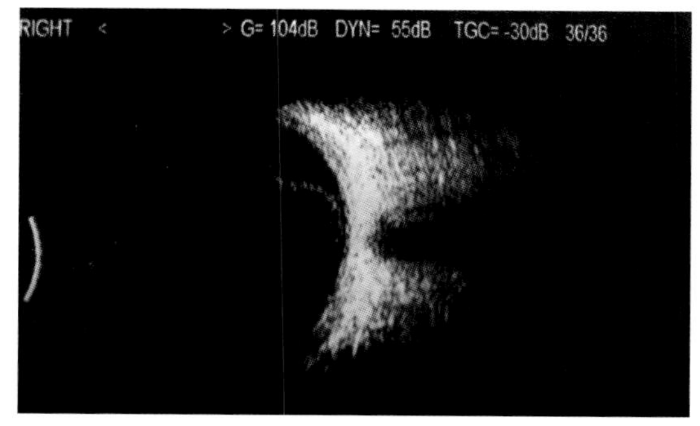

图 9-5-20　入院 B 超

右眼颞下方视网膜浅脱离，球壁水肿、增厚与眶脂肪间可见裂隙样回声，玻璃体混浊

初步诊断：①右眼青光眼术后感染性眼内炎；②小梁切除术后（右眼）；③眼球钝挫伤（右眼）。

治疗经过：患者入院后完善各项检查后于 2017 年 3 月 22 日在表面麻醉+神经阻滞麻醉下行右眼前房冲洗+玻璃体切割术；于 2017 年 3 月 31 日在局部浸润麻醉下行右眼玻璃体注药术，术后予以抗炎治疗。

第 1 次术后第 1 天：眼部检查：右眼视力：远视力 0.06，眼压：右眼 11.1mmHg。右眼眼睑水肿（+++），球结膜充血（+++），角膜水肿（++），10 点位角膜灰白色混浊，前房深度正常，房闪（++++），瞳孔圆，药物性散大，晶状体轻度混浊，眼底视盘边界清，色可，后极部视网膜轻度水肿，视网膜平伏。

术后第5天，玻璃体液：细菌培养及药敏试验：培养无细菌生长；真菌培养+鉴定+药敏试验：培养未检到真菌。

术后第9天，右眼视力：远视力0.2，眼压：右眼24.0mmHg。右眼球结膜充血，角膜轻肿，10点位角膜灰白色混浊，前房深度正常，房闪(+++)，瞳孔圆，药物性散大，晶状体轻度混浊，眼底视盘边界清，色可，后极部视网膜轻度水肿，视网膜平伏，下方周边部视网膜前可见细小灰白色点状物环形增大。考虑右眼视网膜前灰白色点状物为真菌感染所致，于2017年3月31日下午于局部浸润麻醉下行右眼玻璃体腔注药术，经睫状体平坦部角膜缘后3.5mm，12:00位作为穿刺点注入头孢呋辛钠2.5mg+万古霉素1.0mg+氟康唑2.0mg，手术顺利。

注药术后第1天，眼部检查：右眼视力：远视力0.2+，眼压：右眼15.0mmHg。右眼球结膜充血(++)，角膜轻肿，前房深度正常，房闪(+++)，瞳孔圆，药物性散大，晶状体轻度混浊，眼底视盘边界清，色可，后极部视网膜轻度水肿，视网膜平伏，下方周边部视网膜前细小灰白色点状物缩小。

注药术后第7天，右眼：远视力0.25，眼压：右眼24.5mmHg。右眼球结膜充血(+)，角膜轻肿，前房深度正常，房闪(++)，瞳孔圆，药物性散大，晶状体轻度混浊，眼底视盘边界清，色可，后极部视网膜轻度水肿，视网膜平伏。病情平稳出院观察。

病例六：左眼重睑术后眼内炎

患者牛某，中年男性，因"左眼红、痛、视物不清3天"于2016年1月16日入院。患者于5天前左眼行重睑术，3天前突然出现红、痛伴视物不清，曾在外院诊治，给予药物治疗(具体药名不详)，效果不佳，症状逐渐加重。患者为求进一步治疗，今来我院就诊，门诊以"左眼内炎"收入院。既往身体健康。

专科情况：视力：右FC/10cm，左1.0；眼压：右15mmHg，左13mmHg，右眼(-)，左眼：球结膜混合性充血(+++)，上方球结膜见片状出血，睫状压痛(+)，巩膜充血，角膜雾状混浊，前房深，浮游细胞(++++)，房水混浊(++++)，下方见1/8白色积脓，晶状体前囊色素沉着，皮质无明显混浊，玻璃体混浊，眼底窥不进(图9-5-21～图9-5-24)。辅助检查：眼部B超：左眼玻璃体腔内可探及絮状、团状高密度光斑，后运动(+)(图9-5-25～图9-5-26)。

入院诊断：①左眼术后眼内炎；②重睑术后(双)

入院第2天，患者前房积脓消失，第3天复查眼部B超，左眼玻璃体团块状混浊加重(图9-5-27)。

治疗经过：患者入院后给予抗生素频繁点眼，完善必要辅助检查，于2016年1月22日在手术室局麻下行左眼玻切+眼内注药术，术中见玻璃体灰白色絮状混浊，下方较重，视网膜点状出血，玻切后玻璃体腔内注入万古霉素0.1ml/1mg，手术顺利，术后炎症控制良好。

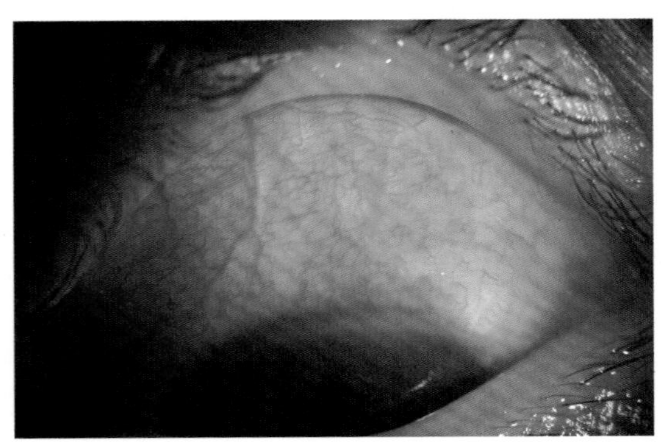

图9-5-21 入院第1天，眼前段照相

左眼球结膜混合出血(+++)，水肿(+++)，睫状压痛(+)，巩膜充血

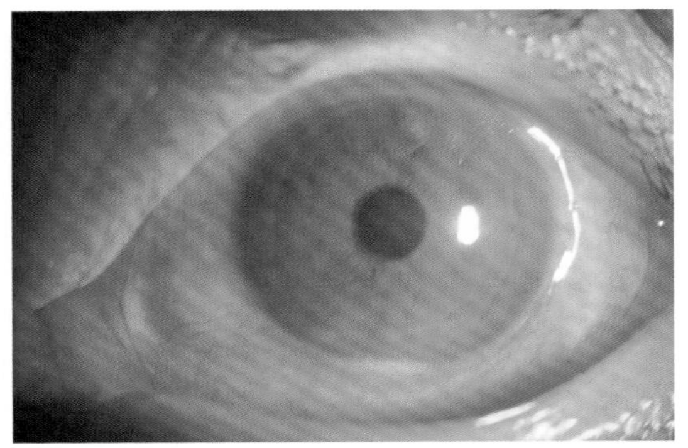

图9-5-22 入院第1天，弥散光照相

左眼球结膜充血水肿，角膜雾状混浊，前房深，房水细胞(++++)，房水混浊(++++)，下方见1/8白色积脓

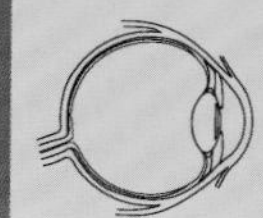

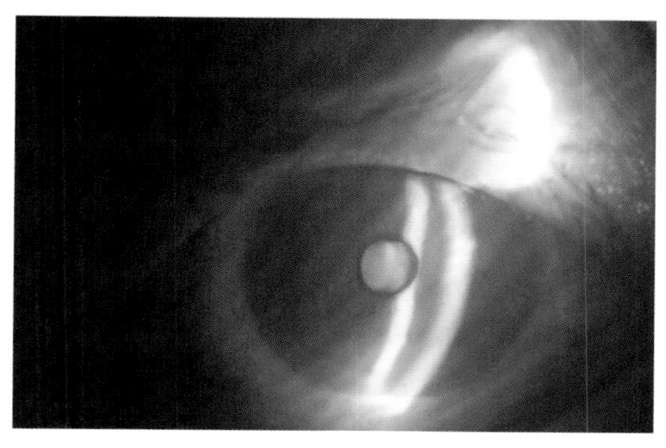

图 9-5-23　入院第 1 天，裂隙光照相
左眼角膜水肿，房水混浊明显

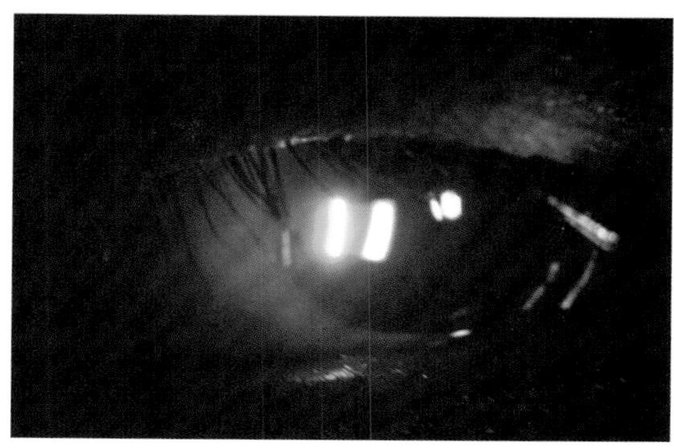

图 9-5-24　入院第 1 天，裂隙灯照相
左眼前房内房水细胞(++++)

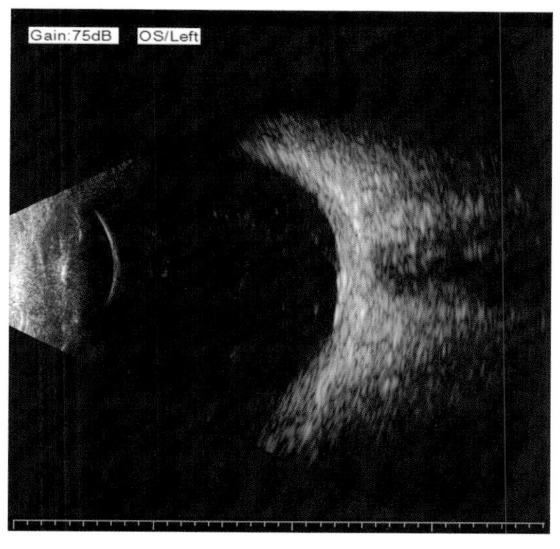

图 9-5-25　入院眼 B 超
左眼玻璃体腔内可探及絮状、团状高密度光斑，后运动(+)

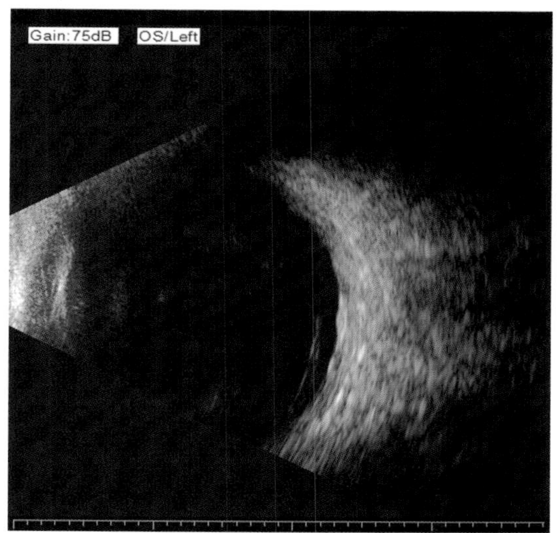

图 9-5-26　入院眼 B 超
左眼玻璃体腔内可探及絮状、团状高密度光斑，后运动(+)

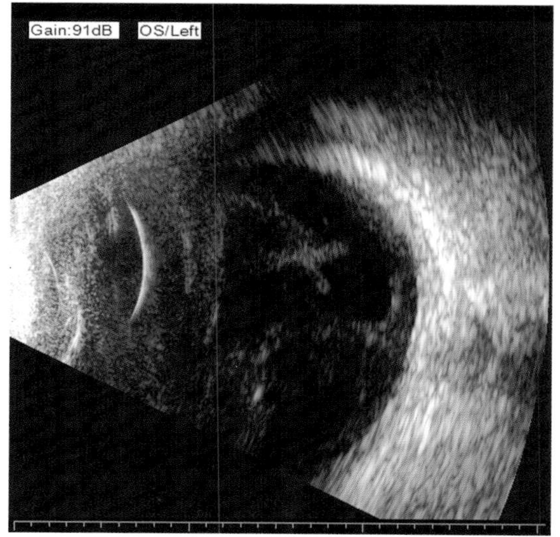

图 9-5-27　入院第 3 天，复查眼 B 超
左眼玻璃体团状混浊较前加重

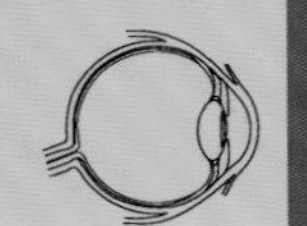

术后第 1 天，患者自觉左眼症状减轻，疼痛感减轻，视物不清。眼部情况：左眼视力 0.02，眼压 5mmHg，角膜透明，房水混(++)，玻璃体轻度混浊。眼底检查示：视盘界清色可，颞上视网膜点状出血，黄斑区色素紊乱。

术后第 3 天，一般情况良好，无不适。眼部情况：左眼视力 0.2，眼压 12mmHg，角膜明，房水混(++)，玻璃体轻度混浊。

术后半个月，眼部情况：左眼视力：0.8，眼压：15.4mmHg，角膜透明，房水混不明显，玻璃体轻度混浊。眼底检查示：视盘界清色可，颞上视网膜点状出血，黄斑区色素紊乱，未见中央凹反射。目前患者眼部情况稳定，恢复良好。

病例七：球结膜下注射庆大霉素致眼内炎

患者，女，45 岁，因患右角膜炎行球结膜下注射庆大霉素 4 万单位，3 天后出现右眼红痛加重，视物不见，前房闪辉+，玻璃体混浊++，眼底朦胧见视网膜混浊、色淡，黄斑中央凹反射消失。B 超：玻璃体腔中高强度回声不均匀，周边著(图 9-5-28)。

入院诊断：右眼内炎，右眼药物性急性视网膜坏死

治疗经过：大量静脉滴注广谱抗生素+激素+能量合剂，效不佳，出现视网膜大面积坏死，最终眼球萎缩，视力丧失(图 9-5-29)。

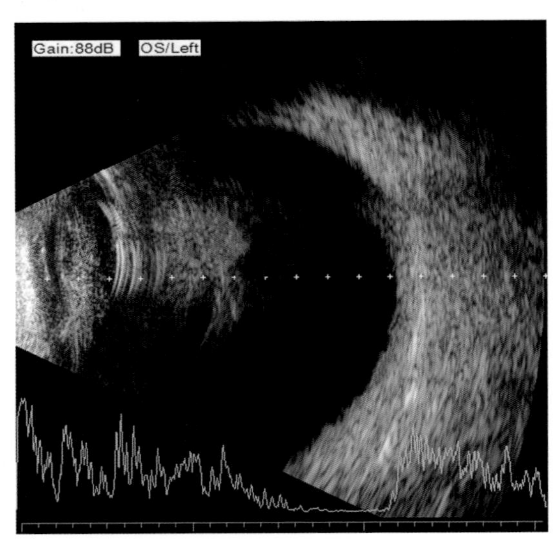

图 9-5-28　球结膜下注射庆大霉素致眼内炎-B 超
玻璃体腔中高强度回声不均匀，周边著

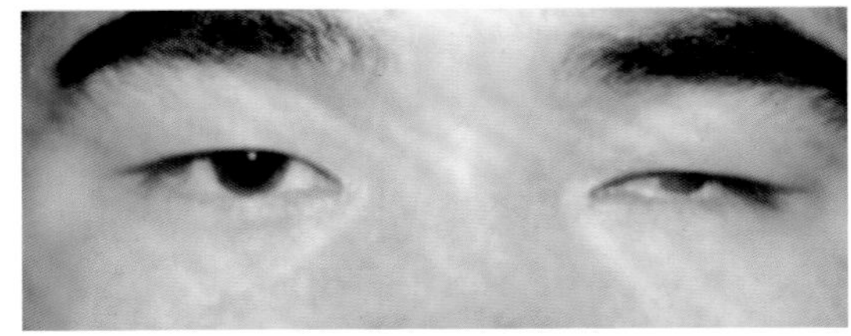

图 9-5-29　球结膜下注射庆大霉素致眼内炎，眼球萎缩，视力丧失

(王 勇　柳 林　鲁军霞　杜艳慧　路 博)

参考文献

1. 宋振德，申家泉.术后眼内炎的诊断与治疗.井冈山医专学报，2004，11(1)：12-13.
2. 程钧，孙伟，谢立信.青光眼滤过泡相关性眼内炎的临床分析.中华眼科杂志，2011，47(2)：114-121.
3. 黎晓新，张正.眼内炎的诊断与处理及预防.中华眼科杂志，2006，42(10)：946-950.
4. 熊宇，汪昌运，彭爱民.青光眼滤过术后迟发性眼内炎临床分析.山东医药 2011，51(42)：36-37.
5. 陈博，杨红，张宪，等.青光眼术后滤过泡感染性眼内炎临床分析.临床眼科杂志，2012，20(2)：105-106.
6. 扬瑾．综述青光眼滤过性手术后滤过泡相关性眼内炎.国外医学眼科学分册，2002，26(5)：271-275.
7. 尤飞.经睫状体扁平部玻璃切除术治疗迟发型滤泡相关眼内炎 11 例分析.安徽医学，2016，37(12)：1557-1560.
8. 刘建荣，马千丽.可调节缝线小梁切除术后迟发性眼内炎 1 例.眼科新进展，2005，25(2)：126-127.

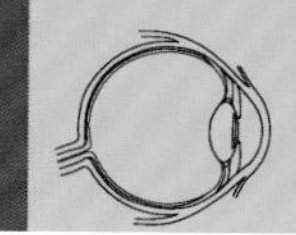

9. 毛真,刘杏,钟毅敏.青光眼滤过泡感染及滤过泡相关性眼内炎临床分析.中国实用眼科杂志,2006,24(1):55-58.
10. 林甦,张劲松.白内障术后眼内感染的分析及其防治.国际眼科杂志,2008,8(11):2288-2292.
11. 王勇,王文吉.细菌性眼内炎的药物治疗.中华眼底病杂志,1997,13(3):188-190.
12. 王伟宝.玻璃体液中检出1株毗邻颗粒链菌.临床检验杂志,2008,26(2):155.
13. 中华医学会眼科学分会白内障与人工晶状体学组.我国白内障术后急性细菌性眼内炎治疗专家共识(2010年).中华眼科杂志,2010,46(8):764-766.
14. Aaberg TM jr,Flynn HW jr,Schiffman J,et al.Nosocomlal acute—onset postoperative endophthalmitis survey:a 10-year review of incidence and outcomes.Ophthalmology:1998,105(6):1004-1010.
15. Endophthalmitis Vitrecomy Study Group.Results of theendophthalmitis vitectomy study.A randomized trial of immediate vitrectomyand of intravenous antibioties for the treatment of postoperative bacterialendophthalmitis.Arch Ophthalmol,1995,113(12):1479-1496.
16. Speaker MG,Milch FA,Shah MK,et al.Role of external bacterial flora in thepathogenesis of acute postoperative endophtbalmitis. Ophthalmology.1991,98(5):639-649.
17. Kresloff MS.Endophthalmitis Surv ophthalmol 1998,43(3):193-223.

第六节 白内障及晶状体源性眼内炎

一、晶状体过敏性眼内炎

晶状体过敏性眼内炎(endophthalmitis phaco-allergica)又称晶状体溶解性葡萄膜炎(phacolytic uveitis)、晶状体毒性葡萄膜炎(phacotoxic uveitis)、晶状体过敏性葡萄膜炎(phacoallergic uveitis)或晶状体相关葡萄膜炎(phacoallergic endophthalmitis)、晶状体抗原性葡萄膜炎(phacoantigenic uveitis)、晶状体源性葡萄膜炎(phacogenic uveitis)、晶状体诱导的葡萄膜炎(lens-induced uveitis)等。晶状体过敏性眼内炎是一种由晶状体蛋白引起的眼内组织炎症反应性疾病,临床上可表现为三种类型:全葡萄膜炎或眼内炎、慢性眼前段炎症和双侧的慢性炎症。

(一)病因

已经证实是晶状体抗原诱导葡萄膜炎发生的主要原因。动物实验表明,将晶状体抗原和佛氏完全佐剂免疫动物后,刺破晶状体囊膜可诱发葡萄膜炎。人类晶状体相关的葡萄膜炎多发生于眼球穿通伤或白内障手术之后,推测晶状体蛋白抗原大量暴露造成的免疫反应可能导致了葡萄膜炎。晶状体中蛋白含量为35%,分可溶性蛋白和非溶性蛋白,前者包括α、β和γ三种,均具有抗原性,抗原性的强弱依次为α>β>γ。另外,晶状体蛋白也可能作为单核细胞的趋化物质,通过募集单核细胞而引起炎症反应。

(二)发病机制

关于晶状体抗原诱导炎症反应的机制目前尚不完全清楚。过去认为晶状体蛋白与免疫系统相隔绝,晶状体囊膜一旦破损,晶状体皮质溢出,接触机体免疫系统,即可发生免疫反应,引起葡萄膜炎。最近的研究发现,在体内存在着对晶状体蛋白的主动免疫,但此种免疫是耐受性的,并不引起炎症反应,对晶状体抗原耐受的破坏是导致晶状体过敏性眼内炎发生的关键。目前研究发现,晶状体过敏性眼内炎患者血清中抗晶状体抗原抗体效价增高,患者的皮肤试验阳性,淋巴细胞对晶状体抗原有活跃的增殖反应,一些患者发生了双侧的晶状体相关葡萄膜炎,这说明对晶状体抗原的自身免疫反应是晶状体过敏性眼内炎发生的重要机制。

本世纪初的研究发现,发生晶状体过敏性眼内炎的患者往往伴有明显化脓性感染。5%的晶状体相关葡萄膜炎伴有明显的细菌感染,一些可疑晶状体过敏性眼内炎还可伴有厌氧菌杆菌感染(如痤疮丙酸杆菌感染)。有学者认为这种厌氧菌可能起着佐剂的作用,从而导致免疫耐受性的破坏和抗晶状体蛋白自身免疫反应的形成。用厌氧菌与外源性晶状体蛋白免疫大鼠可以获得与弗氏完全佐剂相似的效果。感染所致的T细胞免疫反应也可能间接地影响了残余的晶状体成分,从而导致炎症反应。另有实验表明,将金黄色葡萄球菌注射至大鼠前房内，同时造成晶状体损伤，可以引起类似晶状体相关葡萄膜炎的表现，但此时房水中的细菌已被清除。这表明感染在晶状体过敏性眼内炎的发生中起一定作用。

晶状体蛋白的毒性在晶状体过敏性眼内炎的发生中也起着一定作用。一些学者提出了晶状体毒性引起晶状体过敏性眼内炎的观点，所谓的毒性是指在无预先存在免疫或外伤情况下可以直接引发炎症的能力。根据这一定义，晶状体蛋白可以通过以下几种机制诱发炎症：①晶状体蛋白或其分解产物可以作为单核细胞的趋化物质，使炎症细胞到达局部；②细胞外基质是细胞、细胞因子、生长因子及其他生物反应调节物质的贮存器，残存的晶状体蛋白可能起到此种作用，以"吸纳"细胞因子，从而引起炎症反应；③细菌的毒素可能有助于晶状体过敏性眼内炎的发生。已有证据表明：细菌脂多糖在大鼠或兔可以加剧或诱发晶状体过敏性眼内炎，在术中进入眼内的细菌可能隐藏于残存的晶状体皮质中，从而引起晶状体过敏性眼内炎。

（三）临床表现

晶状体过敏性眼内炎可表现为 3 种类型：全葡萄膜炎或眼内炎、慢性眼前段炎症和双侧的慢性炎症。

1. 全葡萄膜炎或眼内炎　全葡萄膜炎或眼内炎患者往往有近期白内障手术史或穿通性眼外伤病史，个别患者的炎症可在术后数个月才发生，手术中可能有晶状体物质进入玻璃体的病史。患者可有眼痛、视力下降或严重下降、睫状充血或混合充血、前房中大量炎症细胞、显著的前房闪辉和纤维素样渗出，甚至出现前房积脓，有时可出现假性前房积脓（大量白细胞与晶状体物质混杂在一起），玻璃体腔内可有炎症细胞和混浊。此种炎症不易与感染性眼内炎相区别，如治疗不当，炎症会迅速发展或加重。

2. 慢性眼前段炎症　慢性眼前段炎症多表现为肉芽肿性炎症，角膜后出现羊脂状 KP、虹膜后粘连、前房闪辉和前房炎症细胞。局部使用糖皮质激素可以使炎症减轻，但只要残余晶状体物质存在，这种炎症即难以完全消失。

3. 双侧的慢性炎症　双侧的慢性炎症较为少见，表现为双侧的长期轻度的前葡萄膜炎，如出现 KP、轻度前房闪辉、少量前房炎性细胞等。

（四）实验室检查

1. 前房穿刺检查房水细胞　房水内嗜酸性细胞增多，可占所有炎症细胞的 30% 以上。晶状体溶解性青光眼的房水内含有吞噬晶状体皮质的巨噬细胞。

2. 免疫学检查　皮肤试验阳性和晶状体抗体检出有助于诊断，但是缺乏特异性；因为也可见于晶状体损伤后葡萄膜炎患者以及白内障患者。

3. 病理学检查　晶状体过敏性葡萄膜炎的病理形态，主要有 3 种类型：Ⅰ型：晶状体相关葡萄膜炎（phacoanaphylactic endophthalmitis，PhE）。此型是 Verhoeff 和 Lemoine 首先所描述的类型。临床炎症反应症状重，其发病机制表现为抗原-抗体免疫复合物的 Arthus 型反应。在晶状体纤维中有中性粒细胞浸润和吞噬晶状体皮质的巨噬细胞，也有嗜酸性粒细胞和浆细胞，有时需与感染性病变鉴别。晚期在晶状体附近形成特殊形态的肉芽肿，表现有 4 个炎症反应环围绕晶状体皮质，即在靠近晶状体皮质处有一肉芽肿性反应带，其中含有大单核细胞、类上皮细胞、多核巨细胞、巨噬细胞；在此环的外边是纤维血管；然后是浆细胞带；最外层是淋巴细胞围绕。附近的虹膜睫状体有淋巴细胞、浆细胞、嗜酸性粒细胞以及成纤维细胞等，常为非肉芽肿性前葡萄膜炎，前房有多核细胞和单核细胞。晚期少数病例有机化膜形成、视网膜脱离等改变。Ⅱ型：巨噬细胞反应（macrophage reaction）。此型最为多见，可发生于所有晶状体损伤的病例，其特点是巨噬细胞集聚在晶状体囊破损部位，常见有异物型巨噬细胞。早期巨噬细胞大而有丰富的胞质，其中有 PAS 反应阳性颗粒，随着病情发展可见少量巨噬细胞围绕晶状体囊。虹膜和睫状体的前部有淋巴细胞、浆细胞和巨噬细胞的弥漫性轻度浸润，是一种非肉芽肿性炎症表现。炎症消退后，则在晶状体囊缺损处有纤维瘢痕组织形成。Ⅲ型：肉芽肿性晶状体诱发性葡萄膜炎（granulomatous lens-induced uveitis，GLU）。有些病例呈肉芽肿性前葡萄膜炎，在损伤的晶状体附近出现不同于 PhE 的典型组织病理改变。本型在葡萄膜组织内有肉芽肿性炎症。有时虹膜和睫状体有肿瘤样变厚，肉芽肿性炎症主要靠近晶状体皮质，并侵犯虹膜后叶和睫状体，甚至达平坦部，为类上皮细胞群，混有淋巴细胞、巨噬细胞和类上皮细胞，有的胞质内含有 PAS 阳性颗粒。

（五）诊断和鉴别诊断

典型的眼内炎不难诊断，眼球穿通伤、白内障手术史对诊断有一定帮助，但确定诊断往往需要进行组织学检查。超声波检查发现玻璃体内有残存的晶状体碎片，房水或玻璃体细胞学检查及培养有助于排除感染性眼内炎。

晶状体过敏性眼内炎应与眼球穿通伤后交感性眼炎、特发性葡萄膜炎、强直性脊柱炎伴发的葡萄膜炎、Reiter 综合征伴发的葡萄膜炎、牛皮癣性关节性关节炎伴发的葡萄膜炎、炎症性肠道疾病伴发的葡萄膜炎、幼年型慢性关节炎伴发的葡萄膜炎、结核性葡萄膜炎、梅毒性葡萄膜性葡萄膜炎等相鉴别。

1. 眼球穿通伤后或白内障术后眼内炎　眼球穿通伤后或白内障术后眼内炎有 2 种类型，一种为急性术（伤）后眼内炎，常发生于术（伤）后 2~7 天，表现为眼红、眼痛、畏光、流泪、视力下降、眼睑肿胀、结膜水肿、角膜水肿及浸润、前房内有大量炎症细胞、前房积脓或纤维素性渗出、玻璃体混浊、视网膜静脉周围炎、视网膜坏死等。另一种类型为迟发型术（伤）后眼内炎，发生于白内障术后或眼球穿通伤后数周或数月，症状较轻，可有眼红、眼痛、畏光、流泪、视力下降等，可出现羊脂状 KP、前房闪辉和前房炎症细胞。根据上述表现，外伤后或术后急性眼内炎一般不难与晶状体相关的葡萄膜炎相鉴别，与迟发型术（伤）后眼内炎鉴别的要点为：迟发型术（伤）后眼内炎可出现人工晶状体表面肉芽肿性沉积物、晶状体囊袋内奶油色斑，甚至囊袋内积脓，组织学检查和眼内标本培养可确定诊断。

2. 晶状体相关的双侧葡萄膜炎　晶状体相关的双侧葡萄膜炎主要发生于白内障摘除术后及损伤晶状体的眼球穿通伤后，双眼先后发病，主要表现为轻度至中度的前葡萄膜炎，偶尔引起中间葡萄膜炎和眼后段受累，玻璃体和前房炎症细胞主要为中性粒细胞，清除晶状体物质后炎症不再复发。

3. 交感性眼炎　交感性眼炎发生于各种眼球穿通伤和内眼术后，双眼常同时发病或间隔时间短，主要表现为全葡萄膜炎，也可表现为后葡萄膜炎或前葡萄膜炎，可引起脉络膜增厚、浆液性视网膜脱离，病程长者可出现 Dalen-Fuchs 结节、晚霞状眼底改变，玻璃体和房水中的细胞主要为淋巴细胞。

（六）治疗

对于确定为晶状体过敏性眼内炎患者，应立即进行手术，清除残存的晶状体物质，并给予糖皮质激素、非甾体消炎药、睫状肌麻痹剂等滴眼剂治疗。炎症严重时，可给予泼尼松 30~40mg/d，早晨顿服，治疗时间一般不超过 2 周。治疗不及时出现玻璃体严重浑浊时，可静脉滴注糖皮质激素冲击治疗。对合并细菌感染者，应给予敏感的抗生素治疗。

（七）预后

晶状体过敏性眼内炎通常在清除晶状体物质后不再复发，患者的视力预后好；人工晶状体引起的葡萄膜炎的预后最终取决于患者对人工晶状体是否能耐受以及在人工晶状体被取出前炎症对眼组织的损害程度。此种术后炎症无疑会最终影响患者的视力预后，治疗及时前部葡萄膜炎患者的预后较好；治疗不及时、病程长者预后较差或很差；少数患者在白内障摘除和人工晶状体植入术后可引起葡萄膜炎反复发作，最终可导致眼球萎缩和视力完全丧失。

（八）预防

晶状体核及皮质进入玻璃体腔是引起晶状体过敏性眼内炎的重要原因。因此，术中避免晶状体核及皮质进入玻璃体以及及时清除进入玻璃体的这些物质是预防晶状体过敏性眼内炎的重要措施。进入玻璃体内小的晶状体残片或核块（不超过核的 25%），可以观察和用药物治疗，但应进行完全的前玻璃体切除，以保证手术切口处无玻璃体嵌顿和玻璃体没有黏附于人工晶状体，术后用糖皮质激素和非甾体消炎药滴眼剂点眼治疗，并密切观察数月；对于进入玻璃体内大的晶状体残片（超过核的 25%），如晶状体残片较软，可以行前玻璃体切除、皮质清除术，并清除玻璃体的晶状体残片，可将人工晶状体植入到睫状沟内，也可考虑植入前房型人工晶状体。如果进入玻璃体内的皮质或核块较硬，则应行完全的后玻璃体切割术，不宜行人工晶状体植入术。

通过改进人工晶状体材料减少对眼组织的刺激可预防或减轻人工晶状体植入术后的炎症反应。实际上随着白内障超声乳化和囊袋内人工晶状体植入术，术后葡萄膜炎的发生已显著减少。术前对葡萄膜炎患者进行详细的全身和眼部检查以确定所患葡萄膜炎类型，并进行有效的治疗，选择适当的手术时机，术后葡萄膜炎加重或复发大多数是可以避免的。

二、白内障术后眼内炎

白内障术后眼内炎(endophthalmitis after cataract surgery)是指白内障手术后发生的严重的眼内细菌感染,病情凶险,破坏性强,预后差(见第九章第五节)。

三、白内障术后迟发性葡萄膜炎

白内障摘出术联合人工晶状体植入术后,早期的炎症反应消退一段时间后又突然出现,甚至表现为较严重的全葡萄膜炎即为迟发性葡萄膜炎(delayed uveitis after cataract surgery)(图 9-6-1)。迟发性葡萄膜炎是白内障摘除联合人工晶状体植入术后的一种严重并发症,常发生于术后 2~8 周,发病率为 0.65%~7.5%,我院仅为 0.02%。

(一)病因

血-房水屏障破坏,后囊膜细胞渗透,自身免疫功能紊乱,抗原持续存在,厌氧疮疱丙酸杆菌可经手术进入,在眼内繁殖缓慢,不化脓,有人推测,此菌可作为佐剂导致针对晶状体免疫耐受消除和抗晶状体自身免疫的出现。抗原释放或暴露(残留的晶状体皮质、蛋白),抗原刺激机体产生相应抗体,可溶性抗原-抗体复合物形成,局部及循环免疫复合物浓度升高,免疫复合物可直接或随血液循环在葡萄膜组织中沉积,激活补体系统,吸引中性粒细胞和血小板聚集,释放多种水解酶和大量自由基而引起组织损伤,纤维蛋白原形成纤维素,通过破损的血-房水屏障进入前房,形成纤维素样渗出及人工晶体表面膜状物(图 9-6-2)。笔者认为后囊破裂可使眼内屏障进一步破坏,晶状体抗原直接与葡萄膜接触发生免疫反应。

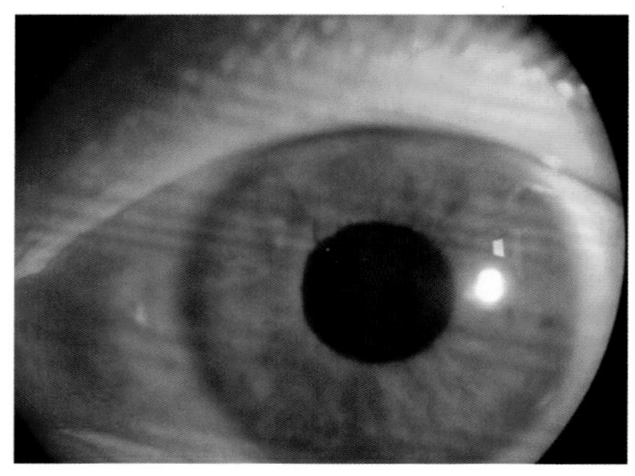

图 9-6-1　白内障术后早期前房炎症反应

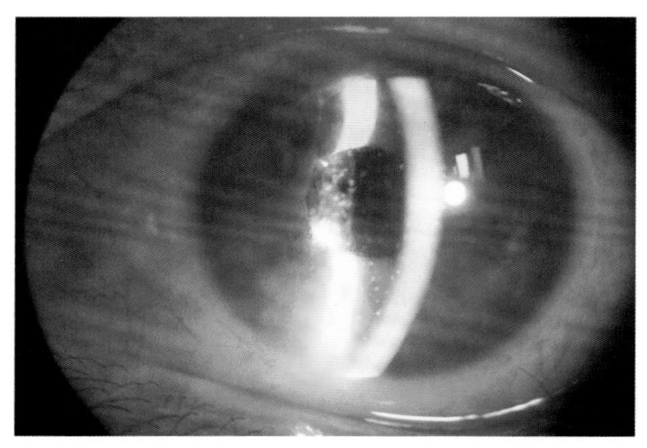

图 9-6-2　人工晶体表面机化膜形成(裂隙相)

(二)发病机制

迟发性葡萄膜炎是一种多因素参与的复杂病理过程,经大量临床观察和动物实验模型研究,多数学者认为迟发性葡萄膜炎反应不同于术后早期眼内炎症,其发病机制可能与自身免疫反应有关,是机体对识别自身晶状体蛋白的功能紊乱所致,而并非是晶状体皮质直接引起的免疫反应。术后少量残留的晶状体皮质及消毒人工晶体残留的乙烷气体可作为抗原刺激机体产生相应抗体,通过受损的血-房水屏障进入眼内,形成不能被清除的可溶性抗原-抗体复合物,引起局部及循环免疫复合物浓度升高,免疫复合物亦可直接或随血液循环在葡萄膜组织中沉积,通过激活补体系统、吸引中性粒细胞和血小板聚集释放多种水解酶和大量自由基而引起组织损伤。同时补体系统和凝血系统激活可使纤维蛋白原形成纤维素,通过破损的血-房水屏障进入前房,形成纤维素样渗出及晶状体表面膜状物附着。

发病机制与免疫复合物介导的葡萄膜炎症有关,可能是术后眼内残留的少量晶状体皮质缓慢释放到房水中,刺激机体产生相应抗体,形成抗原-抗体复合物,引起血-房水屏障破坏,释放炎症介质,造成血管通

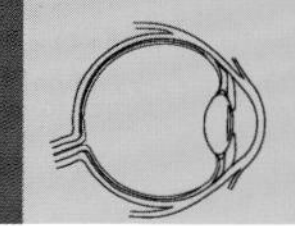

透性增加。

金敏等(2006)的研究发现,白内障手术后晶状体皮质检出率为:PHCAO 12.5%,ECCE 68.63%。晶状体蛋白的抗原性可引起Ⅲ和Ⅳ型变态反应(图9-6-3)。

(三)免疫学检查

1. T淋巴细胞及亚群检测　自20世纪80年代以来人们就将单克隆抗体技术引用于葡萄膜炎患者T淋巴细胞亚群的研究,结果发现活动期葡萄膜炎CD4辅助/诱导T细胞)及CD8(抑制/细胞毒T细胞)均升高,但CD8增高幅度更大,导致CD4/CD8下降;发病不同时期淋巴细胞亚群数量的不一样提示机体免疫功能状态的不同;CD3(全T细胞)也有所下降,提示本病存在着细胞免疫功能缺陷。

2. 免疫因子水平　白细胞介素2(IL-2)是重要的免疫调节因子之一,有研究表明,葡萄膜炎患者在OKT4/OKT8异常的同时IL-2也显示相应降低;另有研究显示,白内障术后一周IL-2水平下降,IL-2/SIL-2R(可溶性白细胞介素2受体)比值降低,以上两种情况均提示IL-2水平下降与机体免疫功能下降的一致性。因此检测IL-2产生水平也是判断免疫功能状态的重要参考指标。

(四)临床表现

主要临床特点为发病急、眼痛、畏光、流泪、视物不清,结膜混合充血,前房积脓,瞳孔区有纤维素性渗出物,人工晶状体表面有灰白色膜状物和虹膜后粘连等(图9-6-4~图9-6-6)。

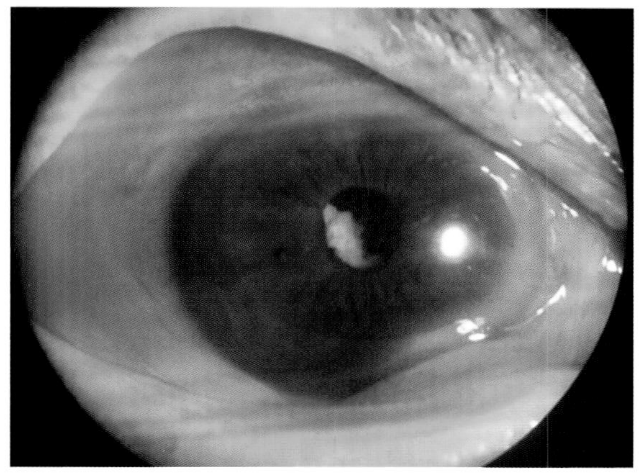

图9-6-3　白内障术后皮质残留

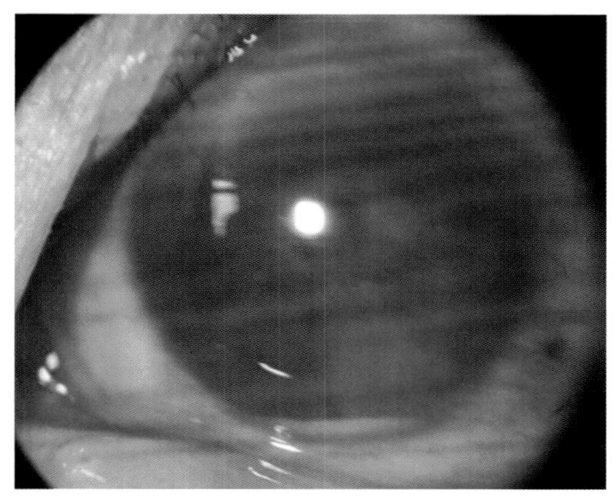

图9-6-4　白内障术后迟发型葡萄膜炎-前房积脓

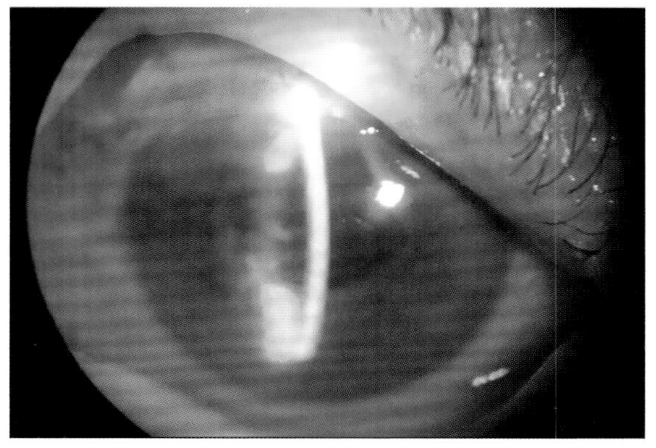

图9-6-5　青-白联合手术后葡萄膜炎

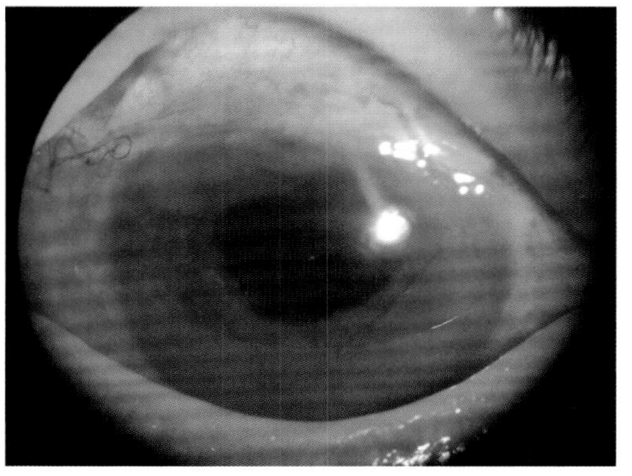

图9-6-6　青-白联合手术后7天,葡萄膜炎减轻

(五)诊断及鉴别诊断

1. 白内障手术史;

2. 手术反应消失后又出现的葡萄膜炎表现;

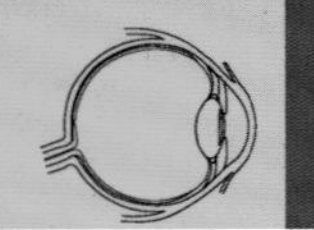

3. 可检出晶状体皮质残留；

4. 除外其他原因所致的葡萄膜炎。

典型病例不难诊断，不典型病例应与下列疾病鉴别：

1. 白内障手术后感染性眼内炎　特点：潜伏期短，病情凶猛，破坏性强，预后差，抗生素有效。

2. 晶状体皮质过敏性眼内炎　特点：晶状体皮质眼内残留，血清中抗晶状体抗原抗体效价增高，患者的皮肤试验阳性，淋巴细胞对晶状体抗原有活跃的增殖反应，临床症状可慢性可迁延。

（六）治疗效果及预后

迟发性葡萄膜炎对糖皮质激素治疗敏感，预后良好。

1. 首选局部应用皮质类固醇药物。采用地塞米松 2.5～3.0mg 球结膜下注射或曲安奈德 1ml 球周注射；吲哚美辛片口服，3 次/d，1 片/次；复方托品酰胺散瞳，眼压高者应用降眼压药物对症处理。对于反应严重的配合全身皮质激素冲击治疗。

2. 国外学者 Flach 等术前、术后用 0.5%酮咯酸氨丁三醇（Ketorolactromethamine）眼液滴眼已获得明显抗炎效果，但目前尚未见到临床应用报道。

3. 对于已形成的晶体前膜，有眼内注射 t-PA（组织型纤溶酶原激活剂）或结膜下注射有丝分裂抑制剂 5-Fu（5-氟尿嘧啶）和尿激酶以促进吸收及 Nd：YGA 激光治疗的报道，但前者因眼内注射易造成眼内感染、出血、意外损伤等并发症，而 5-Fu 和尿激酶的局部应用可使约 50%的患者发生角膜上皮损伤，Nd：YGA 激光治疗人工晶体前膜术中易出血，损伤人工晶体。因此上述三种治疗在临床上都受到一定限制。

4. 取出人工晶体　对于频繁复发者，并认为与人工晶体有关时，可取出人工晶体。

（七）预防

迟发性葡萄膜炎，重在预防。术中预防：彻底清除皮质，前房灌注以充分冲洗人工晶体，以减少抗原量的残留，避免后囊破裂及玻璃体溢出，避免虹膜损伤，前房植入缓释剂，0.02%地塞米松前房注射，术毕涂典必殊眼膏。

术后预防：早期炎症消失后，局部不能突然停药，继续低剂量局部用药 1～2 周。术后循环免疫复合物的动态观察，有助于及时调整用药剂量。

（八）典型病例

病例一：谭××，女，81 岁，因左眼老年性白内障接受超声乳化+人工晶体植入术。术中后囊膜破裂行前玻切，人工晶体植入睫状沟。术后视力 0.25（OS）。手术后 26 天出现术眼红、痛，视力下降。检查发现：0.03，眼压 16mmHg，眼睑红肿，混合性充血，角膜后 KP++，前房纤维素性渗出，未见积脓，虹膜纹理不清，瞳孔区渗出膜形成，人工晶体在位，眼内窥不清。B 超示前部玻璃体浑浊。诊为迟发性葡萄膜炎。给予地塞米松 10mg 加液体静滴，百力特、双氯芬酸钠滴眼液点眼，散瞳等治疗。5 天后病情得已控制，视力 0.12。其后 2 个月间反复发作，出现高眼压，最高峰时>60mmHg 加用甘露醇注射液脱水，马来酸噻吗洛尔滴眼液症状好转，同样抗炎治疗后病情减轻。3 天前突然症状再次复发，视力：FC/眼前，混合性充血+++，角膜后弹力层皱褶+，内皮轻度雾状混浊，前房积脓++，虹膜纹理不清，瞳孔区渗出膜形成，光反应消失，人工晶体在位，眼底窥不进。眼压：右：18.3mmHg，左：10.3mmHg。初步诊断：迟发性葡萄膜炎（OS），人工晶体眼（OS）。B 超示前部玻璃体明显浑浊。入院后讨论病情，认为可能与人工晶体有关（患者自身体质对人工晶体或对人工晶体材料某化学分子毒性或对自身晶状体皮质残存细胞产生的变态反应），故手术取出人工晶体，术后有出血，术后第 9 天出现网脱，曾行玻璃体腔内注气，葡萄膜炎反复，药物基本控制，目前仅存光感，眼压 T-1。右眼于 4 个月后出现眼压升高，26～30mmHg，角膜后 KP+，房水+，房角宽，药物一度控制。停药后有反复，后去外院行右眼小梁切除术，术后眼压控制，病情稳定，右眼视力 FC/30CM，眼压仍需药物控制（22mmHg）。角膜后羊脂状 KP+，房水+。

病例二：李××，男，61 岁，因左眼老年性白内障接受超声乳化+人工晶体植入术。术中后囊膜破裂行前玻切，人工晶体植入睫状沟。术后视力 0.5（OS）。手术后 15 天出现术眼红、痛，视力下降。检查发现：

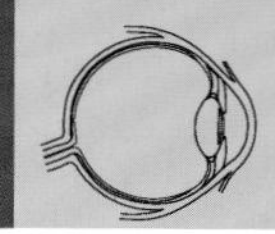

0.02,眼压 14mmHg,术眼睑红肿,混合性充血,角膜后 KP++,前房纤维素性渗出,积脓+,虹膜纹理不清,瞳孔区渗出膜形成,人工晶体在位,眼内窥不清。B 超示前部玻璃体浑浊。诊为迟发性葡萄膜炎。给予地塞米松 10mg 加液体静滴,百力特、双氯芬酸钠滴眼液点眼,复方托品酰胺散瞳等治疗。15 天后病情得以控制,视力 0.5。充血消失,角膜后 KP(-),前房纤维素性渗出吸收,房水(-),人工晶体在位,玻璃体轻度混浊。随访 18 个月无复发。

四、晶状体溶解性青光眼

白内障成熟期或过熟期时,因经晶状体囊膜漏出的晶状体蛋白质及炎性沉着物堵塞房角,引起炎性青光眼,称晶状体溶解性青光眼(phacolytic glaucoma)或晶状体蛋白性青光眼(lens protein glaucoma),系一种继发性开角型青光眼。因老年人晶状体的蛋白质成分改变,高分子量的晶状体蛋白质增加,成熟期或过熟期白内障经晶状体囊的微细开口释放晶状体蛋白质,由于蛋白质沉积物的炎性反应,前房中充满着吞噬了晶状体物质的吞噬细胞及炎性碎屑物阻塞了小梁网,引起眼压升高导致继发性青光眼。近代实验室研究结果对其发病机制及临床分类均有更好地了解。1955 年 Flocks 首先提出晶状体溶解性青光眼的命名。笔者认为,晶状体溶解性青光眼实际上是一种由于晶状体蛋白质沉积物以及沉积物所致的眼内炎性反应,眼压升高是继发性改变,是晶状体溶解性眼内炎的临床表现特征。

(一)病因

晶状体溶解性青光眼多继发于白内障过熟期,在这一时期,晶状体囊膜渗透性增加,可溶性晶状体蛋白从晶状体囊膜渗透入房水,或自发破裂,液化的晶状体皮质溢入前房。吞噬了晶状体皮质的肿胀的巨噬细胞和大分子量可溶性晶状体蛋白机械性阻塞房水流出道,如小梁网表面和小梁网内,导致眼压升高,引起青光眼。

(二)发病机制

在正常情况下,晶状体囊膜可以保护晶状体蛋白不渗漏进入房水内。过熟期白内障的晶状体囊膜渗透性增加或自发破裂,晶状体皮质液化渗入房水中,被巨噬细胞所吞噬,巨噬细胞吞噬了晶状体皮质后肿胀变圆,聚集在虹膜隐窝小梁网内,阻塞了房水排出通道,使眼压升高。另一种学说认为,高分子可溶性晶状体蛋白质对房水排出通道的直接阻塞也可引起眼压升高。已发现婴儿期晶状体缺乏这种蛋白,5~20 岁青少年其含量只占晶状体可溶性蛋白的 1%以下,以后随年龄增长其含量逐渐上升,70 岁以上的老年人其含量可达 5%~15%,白内障患者的含量随病程而明显增加,为同年龄组的 2~3 倍。晶状体溶解性青光眼房水中的含量更高。

因此,可溶性晶状体蛋白质从过熟期白内障的晶状体囊膜漏出,严重阻塞房水引流为其主要的发病机制。而巨噬细胞在晶状体溶解性青光眼中的作用,主要为清除前房内的晶状体物质及清除房水引流道中的蛋白质,在眼压升高中不起主要作用。

(三)临床表现

晶状体溶解性青光眼多见于 60~70 岁老年人,均有视力减退的长期白内障病史突然发病,眼痛、结膜充血、视力锐减伴同侧头痛,同时伴有全身症状,如恶心、呕吐眼压急剧升高,常为 30~50mmHg,有些患者可达 80mmHg 以上,角膜通常为弥漫性水肿,有时为微型囊样水肿,房水的细胞及闪辉反应非常显著,无角膜后壁沉着物(KP),房角始终保持开放,且无任何可观察到的异常。前房中的细胞碎屑呈层状位于房角处,极少数病例有时见到前房脓样白色颗粒状物(集聚的晶状体蛋白质)可见于前房。伴有因晶状体物质释放后晶状体容积减少而引起前囊膜皱缩的成熟期、过熟期或囊性白内障(Morgagnian cataract)。晶状体溶解性青光眼罕见于未成熟期白内障,如为未成熟期白内障青光眼急性发作多不明显眼压不很高。罕见的晶状体溶解性青光眼病例亦可伴有自发性或外伤性晶状体后脱位至玻璃体内。

炎症反应较重时,亦无前房积脓及 KP 出现。

晶状体完全呈灰白色混浊,于前囊表面可见到典型的白色小钙化点或黄褐色斑点,这可能是巨噬细胞在晶状体囊膜上的微细破孔处沉着所致。常见晶状体皮质液化呈乳状,核下沉呈棕黄色,房角镜检查房角

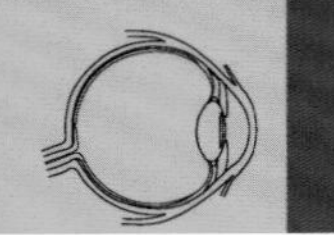

为开角，在虹膜根部、巩膜突以及小梁表面，可见散在的灰白色或褐黄色点状和片状沉着物。这些改变是与原发性急性闭角型青光眼相鉴别的重要体征。

（四）诊断

对典型病例，根据病史及临床特征如视力逐渐减退，白内障进展病史，突然的急性发作性眼压升高，出现与急性闭角型青光眼相似的一系列症状，但前房较深或正常，房角开放，房水中和虹膜角膜角有灰白色或褐黄色小点状物漂游或附着，晶状体前囊膜上有灰白色或褐黄色斑点等特征，即可诊断。

（五）诊断及鉴别诊断

晶状体溶解性青光眼应与膨胀期白内障所致青光眼、晶状体蛋白过敏性青光眼以及原发性急性闭角型青光眼相鉴别。

1. 膨胀期白内障所致青光眼　系由于晶状体膨胀，体积增大，前后径加大所致。前房极浅，瞳孔开大呈固定状态，光反应消失，晶状体前囊与瞳孔缘紧贴，房角大部分或全部关闭。房水中可见少量色素而晶状体溶解性青光眼前房深，房角开放，瞳孔轻度或中度散大。房水和虹膜角膜角有灰白色或褐黄色点状物漂浮或沉着。

2. 晶状体蛋白过敏性青光眼　有白内障囊外摘除术，针拨白内障手术或晶状体外伤病史。虹膜充血肿胀，有广泛的后粘连，瞳孔小，对光反应消失，前房可变浅，房水闪辉明显，含较多多形性白细胞甚至可见前房积脓，常有虹膜周边前粘连，在前房、玻璃体或小梁表面有残存的晶状体皮质。

3. 晶状体颗粒性青光眼　有白内障手术史或晶状体外伤史，前房较深，发作时房角仍开放，房水闪光明显，前房中含大量肿胀的晶状体皮质颗粒，并含有少量较大的巨噬细胞和小的白细胞，可见虹膜周边前粘连。

4. 原发性急性闭角型青光眼　视力突然下降甚至无光感，眼压急剧升高，前房浅，房角关闭，可见晶状体青光眼斑及虹膜节段性萎缩，瞳孔呈椭圆形强直散大，光反应消失。

（六）检查

对非典型病例，应进行下列实验室检查，以协助诊断。

1. 房水细胞学检查　前房穿刺抽出房水，滴 1 滴于载玻片上，用纯甲醇固定 10 分钟空气干燥，再用 Giemsa 液染色 1 小时后用 95%乙醇褪色，干燥后光镜检查，如发现有典型的透明膨胀的巨噬细胞，则有助于晶状体溶解性青光眼诊断。

2. 高分子量可溶性晶状体蛋白测定　采用差速分级分离沉淀法，分离提纯高分子量可溶性晶状体蛋白进行含量测定。

3. 晶状体蛋白皮内试验　用制备的标准晶状体蛋白液作皮内注射，观察结果。晶状体溶解性青光眼为阴性，晶状体蛋白过敏性青光眼为阳性。

其他辅助检查：虹膜角膜角镜检查提示为开角并可在虹膜根部巩膜突及小梁表面发现散在的灰白色或褐黄色点状和片状沉着物。

（七）治疗

晶状体溶解性青光眼发病急剧应积极抢救治疗，首先应使用药物降低眼压，如伴有炎症时，应同时控制炎症。全身应用高渗剂和碳酸酐酶抑制药，眼部点用 1%左旋肾上腺素或 β 受体阻滞药使眼压尽快下降。如药物治疗无效，可考虑行前房穿刺术以缓解症状。如有炎症表现，可同时应用皮质类固醇类非特异性抗炎药物局部点眼。于眼压下降、炎症控制后即可进行白内障摘除术。在白内障摘除术中，对前房内残存的晶状体皮质，必须冲洗干净，否则晶状体蛋白存留于眼内，可能引起严重的并发症——晶状体过敏性眼内炎。术后如未发生严重并发症将会获得较好视力有些病例术前视力很低，但因眼球后段未受累，有时术后也可获得一定视力。

（杨朝忠　路　博　崔京卫）

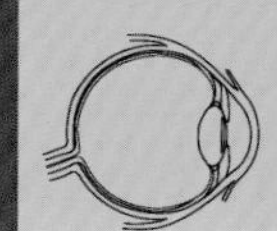

参考文献

1. 杨朝忠，马升阳，杨尊之.眼科免疫学.天津：天津科学技术出版社，1989.
2. 杨朝忠.临床眼科免疫学.北京：人民卫生出版社，2012，4，5，1075-1080.
3. 杨培增，李绍珍.葡萄膜炎.北京，人民卫生出版社，1998.
4. 杨培增.葡萄膜炎诊断和治疗.北京，人民卫生出版社，2009，846-852.
5. 杨朝忠.人工晶体免疫学研究的探讨.国外医学 眼科学分册，1989，11(5)：213.
6. 杨朝忠.老年性白内障与ABO血型抗原关系的初步研究.眼科新进展，1988，7(4)：27.
7. 周朝晖.IOL植入后兔房水细胞研究.中华眼科杂志，1996，32：342.
8. 金敏.人工晶体植入术后迟发型急性前葡萄膜炎临床分析.实用医学杂志，2006，22(2)160-162.
9. Takahashi M，Ishimaru N，Yanagi K，et al.Requirement for splenic CD4+ T cells in the immune privilege of the anterior chamber of the eye.Clin Exp Immunol，1999，116：231-237.
10. Rosenbaum JT，Angell E.Paradoxical effects of IL-10 in endotoxin-induced uveitis.J Immunol，1995，155：4090-4094.
11. Kosiewicz MM，Alard P，Streilein JW.Alterations in cytokine production following intraoccular injection of soluble protein antigen. Impairment in IFN-γ and induction of TGF-β and IL-4 production.J Immunol，1998，161：5382-5390.

第七节　眼前节毒性综合征

眼前节毒性综合征(toxic anterior segment syndrome，TASS)，是一种眼部手术的术后并发症，是眼前节急性非感染性的炎症反应。临床相对少见，起病急，常见于眼前节手术的早期，最常见于白内障手术。随着眼前节手术的发展，特别是白内障摘出联合人工晶状体植入手术的普及，尤其白内障超声乳化术后，虽然手术创伤小，术后只引起轻微的一过性炎症反应，但从1980年以后，出现一些严重的白内障术后前房积脓以及不同程度的前房炎症反应病例，最初将之称为无菌性术后眼内炎(sterile post-operative endophthalmitis)。因为此类炎症只局限于前房，不影响眼后节，完全不符合眼内炎的诊断，现在认识到这是一个错误的叫法。1992年Monanson等首次将之称为眼前节毒性综合征。TASS还有一种特殊类型，即局部角膜内皮损伤被称之为毒性内皮细胞损伤综合征，国外有多篇提到玻璃体切割术后亦可引起。近年来随着批量白内障超声乳化术的增多，TASS有逐渐增加的趋势，尤其是TASS可在某一个眼科中心以流行病学暴发的方式出现，所以不容忽视。

一、病因

1. 药物因素

(1)角膜内皮细胞对防腐剂较为敏感，各种含有防腐剂的局部眼科用药如肾上腺素、灌注液、黏弹剂等，均会造成对角膜内皮的急性损伤。

(2)临床上为了能有效预防术后眼内炎，有时选择在灌注液内加入抗生素，或者在手术结束前在眼前段注射抗生素，但这些药物均可产生不同程度的毒性反应。同时，灌注液中的添加物，如抗生素或肾上腺素，会改变灌注液的pH、渗透压等，进而对眼内组织造成一定的影响。

(3)前房内麻醉在某些方面优于球后、球周麻醉。有研究发现，前房内使用5g/L布比卡因及20g/L利多卡因会造成术后严重的角膜水肿和混浊，尽管这些药物不含防腐剂，但仍对角膜产生毒性，且损伤的程度与作用时间有关。也有相关报道称白内障手术中注射10g/L利多卡因是相对安全的。而有研究发现，盐酸奥布卡因只有在低于62.5mg/L才相对安全。

(4)吲哚菁绿是一种无毒性粉末状染色剂，它必须溶解于蒸馏水之后再用平衡盐溶液稀释后使用，吲哚青绿在白内障手术期间的浓度、暴露时间和溶解度可能与TASS发生相关。

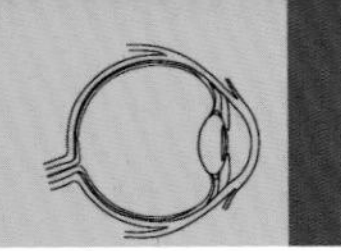

(5)术中使用的透明质酸钠因来源不同,反应发生率也不同。由鸡冠中提取的透明质酸钠分子量大、质量好,严格的工艺保证了其很少含有致炎因子。而采用细胞发酵工艺生产的透明质酸钠,分子量低,内毒素等有害成分难以完全清除。

(6)白内障术后结膜囊内眼膏的使用是引发迟发性 TASS 的潜在性因素。透明角膜切口的采用、术后加压包扎使眼膏进入前房导致毒性反应的可能。

(7)变质眼药水或其他制剂导致 TASS,笔者曾遇到一例考虑因点用变质眼药水所致 TASS,白内障囊外摘除+PMMA 人工晶状体植入术后一周出现临床表现,追问病史,患者自己用不正确的方法点眼,考虑眼药水污染变质,不排除眼内炎可能,重新点用典必殊眼药水及溴芬酸钠眼药水,全身用广谱抗生素及激素,3 天后好转。

(8)自由基可导致细胞损伤。活性氧自由基是导致角膜内皮细胞损伤的一个重要原因,角膜中超氧化物的存在及含量对对抗活性氧化自由基有一定影响。前房注射制剂中的自由基可以引起 TASS。去甲肾上腺素所含自由基最高,大大高于 5g/L 过氧化氢稀释液。其他值得注意的包括头孢呋辛、20g/L 利多卡因和贝伐单抗。

2. 器械上附着的残留物

(1)各种消毒剂或去污剂在清洗眼科器械尤其是一些管道器械时,如未完全彻底地冲洗干净,会沉积在机械的表面或内部,清洁剂内的酶或其他活性成分只有暴露在>140℃的高温环境时才会被灭活,而多数的高压灭菌器温度只能达到 120~130℃,因此术中可能将含有活性成分的清洁剂带入眼内,从而导致角膜内皮的损伤、通透性增加、角膜水肿、前房炎症等。

(2)氧化的金属或残留物附着在重复使用的器械上,在气液交换过程中污染术眼。

(3)超声乳化 I/A 头及手柄因其重复使用,特别是衔接部可残留晶状体皮质及黏弹剂等。其中残留的物质在消毒灭菌过程中性质改变,成为引起眼内炎性反应的毒性物质。

(4)TASS 的暴发可能与消毒过程中内毒素污染手术器械有关。水浴、超声浴甚至高压锅都可能存在革兰阴性菌,尤其是水槽或贮水池,尽管革兰阴性菌在高压消毒过程中被破坏,来自革兰阴性菌细胞壁的耐热脂多糖(lipopolysaecharides,LPS)内毒素仍然具有酶活性,待消毒的器械干燥以后,残留内毒素附着器械,这些内毒素只有用酒精或丙酮才可以冲洗掉。手术时,眼内进入含有 LPS 的内毒素可以引起明显的眼前节炎症反应。

3. 其他入眼的物质

(1)灌注液,理想的眼内灌注液应与房水及玻璃体液有相似的组成成分、pH 及渗透压,过高或过低都会使内皮失去活力,失去屏障功能而引起角膜水肿。2005 年,多个国家的眼科中心发生了 TASS,通过调查及交流发现是由同一品牌的平衡盐溶液中的内毒素超标引起。

(2)流入水和高压蒸气凝集物有研究者对该类凝集物采取标本,进行分析后发现,在凝集物内含有携带毒性的物质——硫酸盐、二氧化硅、铜、锌和镍。水中有机物在手术过程中被带入前房将导致 TASS。

(3)绝大多数 TASS 是急性的,然而也有白内障术后迟发性 TASS 的报道,TASS 曾被称为毒性晶状体综合征。由于人工晶状体自身材质以及其在制作过程中抛光、清洗、消毒过程中应用的化学物质进入眼内后,造成的免疫反应(异物反应)破坏了血-房水屏障,引起炎性反应。

(4)有学者认为硅油是引起 TASS 的原因之一,Moisseiev 等报道 4 例硅油注入术后发生 TASS,所有病例均经局部类固醇治疗有效,硅油取出术后炎症停止。这也说明了 TASS 不只发生于前节手术。

(5)医用无菌手套中的滑石粉及其他医用手套中所含滑石粉(主要成分为硅酸镁),这些物质可引起前房炎症的发生。

(6)医用敷料的细微丝絮等异物也是 TASS 的潜在病因。

4. 患者个体因素 在同一批手术中出现单发的 TASS,考虑个体因素。比如患者是否患有全身性疾病,是否影响了眼部的免疫功能,为 TASS 的发生提供了微环境。

二、临床表现

（一）症状

通常患者有视力下降、视物模糊、眼疼、眼红等。

（二）体征

发病急，通常在白内障或眼前节手术 24~48 小时内发生。

1. 炎症反应　无菌性炎症反应局限于眼前节，裂隙灯检查可见角膜弥漫性水肿，角膜内皮对毒性因子非常敏感，有研究显示，角膜水肿的发生机制与内皮连接的急性破坏和屏障功能的急性丧失有关，如果残存的有活力的内皮细胞不能及时有效的移行、变薄、代偿以覆盖受损伤区域，就会产生持续性的角膜水肿。此外，可见明显的前房纤维素性渗出，前房积脓等，而玻璃体不受影响（图 9-7-1）。

2. 眼压变化　早期可正常或偏低，随着睫状体功能的恢复，即 TASS 发作后期，睫状突分泌的房水产生一个陡峭的峰值。由于毒性成分损伤小梁网，引起小梁急性炎症，以及其后的慢性长期小梁网损伤，导致眼压升高、青光眼形成。

3. 可能的并发改变　慢性前部损害可以引起一过性或永久性黄斑囊样水肿或明显的虹膜损伤，导致虹膜粘连，瞳孔永久性固定散大（图 9-7-2）。

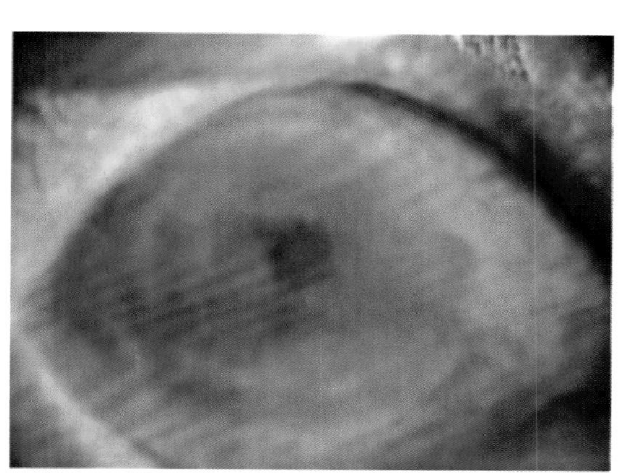

图 9-7-1　眼前节毒性综合征-角膜弥漫性水肿

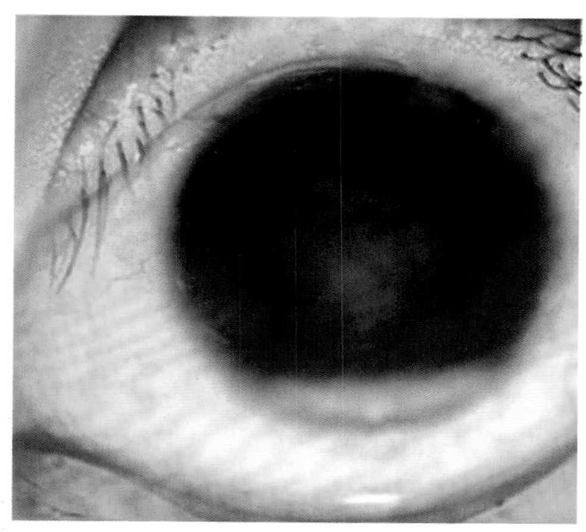

图 9-7-2　眼前节毒性综合征-虹膜粘连，瞳孔永久性固定散大

（三）辅助检查

1. 实验室检查　房水及玻璃体革兰染色或组织培养结果为阴性。

2. 房角镜检查　一旦角膜水肿吸收并恢复透明，就要开始全面前房角检查，包括前房角镜检查，了解虹膜周边前粘连情况，提示有无慢性长期小梁网损害的发生。

3. 病理学检查　①TASS 的组织病理学特征性改变是眼前节组织的急性炎性反应—细胞坏死和（或）凋亡以及细胞外组织破坏。TASS 患者角膜内皮细胞形态学改变主要为内皮细胞密度下降，平均内皮细胞面积增加，六角形细胞百分比降低。②角膜电镜下观察：内皮细胞形态不规则，细胞间连接松弛，可见细胞脱落变性，微绒毛脱失，内皮表面高低不平，脱落的细胞与基质层间的胶原样物质（后弹力层肥厚），可见异形内皮细胞（成纤维细胞）。③虹膜电镜下所见：色素上皮脱失，可见残存灶状色素上皮，表面可见细胞碎屑，纤维疏松外露。当侵及支配瞳孔的神经，引起瞳孔开大、强直，也可侵犯睫状上皮，引起低眼压，或侵犯小梁网，引起眼压升高。

三、诊断与鉴别诊断

（一）诊断

主要依据患者的病史、临床症状、眼部体征和实验室检查。包括：①多见于过程顺利的眼前节手术后

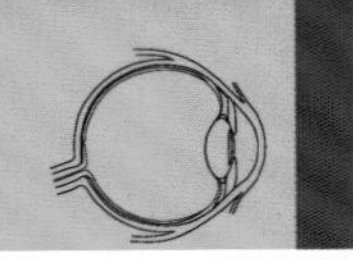

12~24 小时。②视物模糊，无明显疼痛或疼痛较轻。③弥漫性角膜水肿；可伴有轻度睫状充血；前房有纤维性渗出或积脓；虹膜萎缩和(或)瞳孔不规则散大；严重者会继发青光眼。④眼后节组织无明显受累。⑤房水或玻璃体细菌培养为阴性。⑥糖皮质激素治疗有效。

（二）鉴别诊断

1. 感染性眼内炎 感染性眼内炎发生于术后 3~7 天；不仅累及眼前节，而且玻璃体受累明显，75%的眼内炎患者眼部疼痛，且伴有其他感染体征，如眼睑肿胀、结膜水肿、分泌物增多、弥漫性结膜充血等。严重眼前节炎症伴有前房积脓或纤维素样渗出的 TASS 与眼内炎难以鉴别，早期只能依靠标本活检(前房或玻璃体)，如果革兰染色或细菌培养阴性为 TASS。对于细菌培养阴性的患者，B 超检查玻璃体的炎症表现可为早期诊断提供重要的客观资料。

2. 术后角膜内皮炎 该病与自身免疫和病毒感染有关，一般发生在术后 3~14 天，有逐渐加重趋势，刺激症状明显，抗病毒与激素治疗有效。

3. 角膜内皮失代偿 为术后中、晚期并发症，患者术前存在角膜内皮病变，或术中由于操作等造成角膜损伤，或术后并发其他病如继发青光眼等引起。后期发生大疱性角膜病变，疼痛剧烈，最终需角膜移植。

四、预防

1. 应该高度警惕应用于眼前节手术中的任何物质。灌注液的浓度、pH、渗透压等必须正确，避免使用含有酸根的药物，灌注液中避免加用抗生素；不建议采用前房麻醉；吲哚青绿只在晶状体严重混浊时使用，且注意在黏弹剂的保护下，采用低浓度(0.25%)；关注黏弹剂制作工艺，建议使用鸡冠中提取的透明质酸钠，使用后一定注吸干净，防止残留；人工晶状体及推注器、硅油等应选用正规厂家生产的，并记录种类、批次等，以便查对；建议使用无粉手套，对于仍使用有粉手套者术前应冲洗彻底；对于医用敷料产生的细微丝絮等异物应及时发现与处理，防止进入眼内；注重眼膏、眼罩的使用风险，要求构建切口完整性(水密封)，术后尽量不用眼膏或使用时间推后。

2. 眼科器械清洗及消毒带来的一些问题，应制定相关制度及流程。为防止革兰阴性菌以及细菌内毒素的污染，超声水池应该每天更换 1 次；应用高压蒸气灭菌所用的水必须至少 1wk 更换 1 次；对于重复使用的手术器械要保证绝对无菌、干净，且在最大使用次数之内，建议术前平衡盐溶液擦洗手术器械，防止残留的金属离子、消毒剂等进入眼内；对于高污染危险的器械及耗材，如有损伤的手术器械应及时更换，不重复使用超声乳化管道；超声乳化 I/A 手柄使用后最好用高压水枪和气枪冲洗，或将其浸润蒸馏水中，使用至少 120ml 分别从灌注口和抽吸口进行冲洗，用针管吹干后再高压蒸汽灭菌，特别注意衔接部应拆开消毒及清洗；确保结膜囊消毒液冲洗干净后再手术，而用超声乳化手柄反复无死角冲洗更为可靠；术后有用酒精擦洗眼周皮肤者，切勿使酒精进入患者结膜囊内。

五、治疗

治疗以抑制炎症反应为主，此综合征糖皮质激素治疗常有效。轻症患者多可恢复，如果症状持续超过 6wk 就意味着很难恢复，所以早期的诊疗至关重要，应高度重视。

1. 局部使用糖皮质激素及非甾体抗炎药滴眼液滴眼，建议采用分组频滴(例如每日 3 组，每组滴 4 滴，每滴间隔 5 分钟，共 12 滴，可根据病情调整)，临床效果较好，且较以往每小时滴 1 滴更严谨，不受患者作息时间影响。球周注射糖皮质激素，如果玻璃体腔内注射糖皮质激素，则推荐应用 0.4mg 地塞米松。炎症反应严重时考虑全身应用糖皮质激素。

2. 营养角膜药，如重组牛碱性成纤维细胞生长因子眼用凝胶、小牛血去蛋白提取物眼用凝胶等。

3. 配戴角膜绷带镜不仅能保护角膜上皮，还有利于角膜内皮功能的恢复，促进水肿消退。

4. 眼压偏高者，应降眼压治疗，必要时可行前房穿刺，不仅能降眼压，且能通过放出一部分房水加快毒素排出。严重的 TASS 可发展成青光眼，单纯药物难以控制，往往需要手术治疗，如小梁切除术或青光眼阀植入术等。

5. 不主张前房灌洗，以免加重前房损伤。但国外有研究显示对前房反应重且难治的 TASS 房内注射

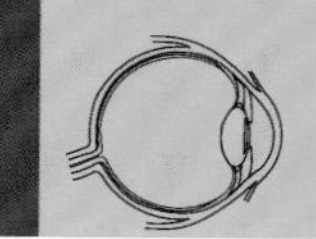

25mg 重组组织型纤溶酶原激活剂(r-tPA)是安全和有效的。

6. 确保每日裂隙灯检查,一旦角膜水肿吸收并恢复透明,就应检查房角是否有损伤迹象,角膜内皮共焦显微镜检查了解角膜内皮损伤情况。

7. 角膜移植术 对于造成角膜持续性损伤的严重病例,需进行角膜移植。

8. 中医药辅助治疗。

六、预后

尽管大多数患者经及时、有效治疗后预后良好,但少数可遗留永久性眼内组织损伤,以至于视力下降或丧失。TASS 的临床结果取决于许多因素,如诱导物的种类、含量、暴露持续时间以及何时开始治疗等。相对轻微的病例表现为炎症反应的快速消除、角膜水肿恢复(几天到几周);中度 TASS 相对病程长,角膜透明需要较长时间(几周到几个月),有的残留角膜混浊和(或)眼压升高;严重的 TASS 患者表现为永久性眼部损害,角膜永久性混浊,明显的小梁网损害导致难以控制的眼压升高。

随着白内障超声乳化手术的广泛普及,TASS 的发生有逐渐增多的趋势,临床医生应提高对 TASS 的认识,一旦发生 TASS,早诊断、早治疗。加强整个手术团队对每个环节乃至细节的防范,制定可行的制度及流程,让 TASS 的发病率降到最低。

七、典型病例

病例一:右眼前节毒性反应综合征

患者女性,64 岁。因"右眼白内障术后 12 小时,视力下降、眼胀痛 1 天"于 2011 年 4 月 1 日以"右眼眼内炎,白内障术后"收入院。入院前 1 天,患者因"右眼老年性白内障"曾行"右眼白内障超声乳化+人工晶状体植入"术,手术顺利。术后 12 小时患者感右眼胀痛,打开敷料后,患者觉右眼视物不清,故收入院治疗。入院专科情况:VOD 手动/眼前 15cm,光定位准,矫正无助。右眼结膜充血(+++),角膜雾状水肿(++),后弹力层皱褶(+),前房下方可见纤维渗出膜,Tyn(+),虹膜后粘连,人工晶状体表面被渗出膜包裹,眼底模糊(图 9-7-3),眼压 11.4mmHg。入院后右眼 B 超检查未见明显的玻璃体混浊,

诊断:右眼前节毒性反应综合征。

治疗:给予散瞳、典必殊眼液频点局部抗炎治疗,地塞米松注射液 2.5mg 球周注射,隔日 1 次。

效果:治疗 6 天后,右眼胀痛明显好转,VOD 0.4,右眼结膜充血(+),角膜透明,前房 Tyn(-),人工晶状体表面渗出膜吸收,眼底可见视网膜平伏,未见渗出及出血。眼压 14.8mmHg。出院。

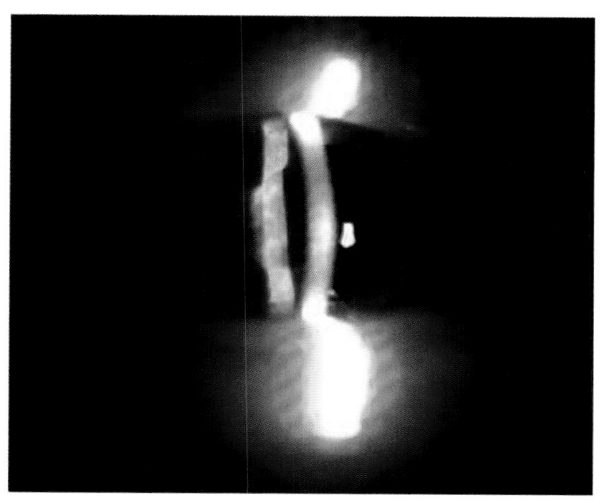

图 9-7-3 右眼结膜充血(+++),角膜雾状水肿(++),后弹力层皱褶(+),下方前房可见纤维渗出膜,Tyn(+),虹膜后粘连,人工晶状体表面被渗出膜包裹,眼底模糊

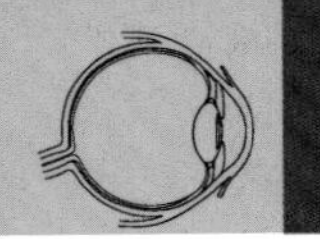

病例二：右眼翼状胬肉切除+小切口 ECCE+IOL 植入术手术后前节毒性综合征

患者李某，女，85 岁，因“右眼视物不见 5 年”，于 2017 年 7 月 20 日在外院行右眼翼状胬肉切除+小切口 ECCE+IOL 植入术，术后一般情况好；术后右眼视力 0.4，眼压 13mmHg。患者术后第 7 天突感右眼视物模糊，无明显眼痛，术后第 8 天来菏泽医专附属医院眼科就诊，当时检查右眼视力 手动/眼前，眼压 12mmHg，球结膜混合充血，角膜雾状混浊，KP（-），鼻侧角膜灰白色混浊，角膜缘切口对合好，房水混浊（+++），前房无积脓，瞳孔轻微散大，对光反应略迟钝，余窥不清（图 9-7-4）。

入院诊断：右眼眼前节毒性综合征 右眼白内障术后 右眼眼内炎？

出院诊断：右眼眼前节毒性综合征 右眼白内障术后

治疗：给予 NS250ml+青霉素 800 万 U+地塞米松 5mg 静脉滴注，左氧氟沙星 0.3g，局部给予典必殊眼药水，溴芬酸钠眼药水及典必殊眼膏点右眼，用药第 3 天后病情明显好转（图 9-7-5）。

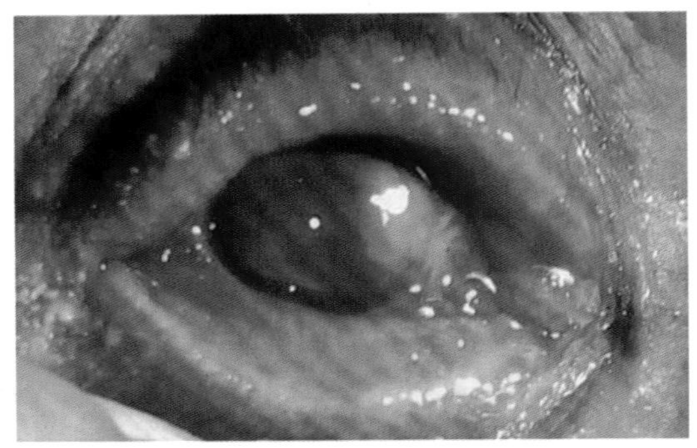

图 9-7-4　右眼眼前节毒性综合征- 用药前

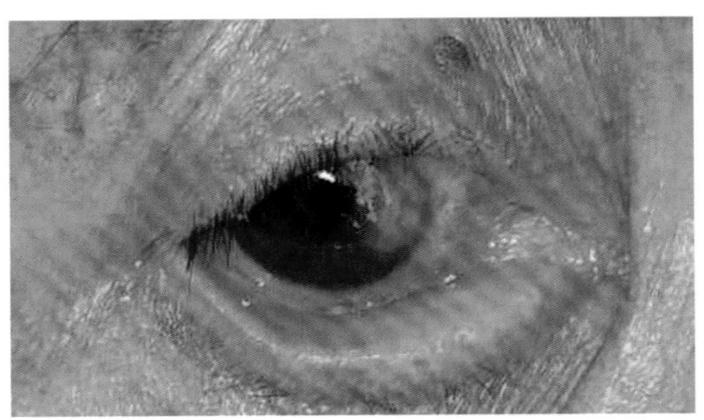

图 9-7-5　用药第 3 天后病情明显好转

（王　勇　鲁军霞　崔京卫　路　博）

参考文献

1. 马钰，贺经.眼前节毒性反应综合征的研究进展.国际眼科杂志，2017，17(4)：669-672.
2. 刘锐，陈潇，李灿.白内障手术相关综合征的诊断与治疗.临床眼科杂志，2011，19(5)：468-470.
3. 杨丽萍.眼前节毒性综合征.眼科新进展，2008，28(6)：464-467.
4. 聂海燕，周艳峰.眼前节毒性综合征.国际眼科杂志，2010，10(11)：2145-2149.
5. 刘锐，陈潇，李灿.白内障手术相关综合征的诊断与治疗.临床眼科杂志，2011，19(5)：468-471.
6. 刘炳莉.眼前节毒性反应综合征的临床研究进展.医学综述，2011，17(5)：760-763
7. 谢立信，黄钰森.眼前节毒性反应综合征的临床诊治.中华眼科杂志，2008，44(12)：1149-1151.
8. 杨砚亭，卢国华.白内障术后眼内炎的防治.医学综述，2015，21(4)：663-666.
9. 宋宏鲁，王超英，刘迎庆，等.眼内炎 16 例临床分析.国际眼科杂志，2013，13(9)：1896-1897.
10. 刘锐，胡晓蕾.右眼前节毒性反应综合征误诊眼内炎一例.中国实用眼科杂志，2011，29(11)：1210.
11. Moisseiev E, Barak A.Toxic anterior segment syndrome outbreak after vitrectomy and silicone oil injection.Eur Ophthalmol, 2012, 22(5): 803-807.
12. SatoT, EmiK, IkedaT, et al.Severe intraocular inflammation after intravitreal injection of bevacizumab.Ophthalmology, 2010, 117(3): 512-516.
13. MamalisN, EdelhauserHF, DawsonDG, et al.Toxic anterior segment syndrome .Cataract Refract Surg, 2006, 32(2): 324-333.
14. CetinkayaS, DachaciZ, AksoyH, et al.Toxic anterior segment syndrome(TASS).Clin Ophthalmol, 2014, 8(3): 2065-2069.
15. AlthomaliTA.Viscoelastic substance in prefilled syringe as an etiology of Toxic Anterior Segment Syndrome.Cutan Ocul Toxicol., 2016, 35(3): 237-241.
16. Werner L, SherJ H, Taylor JR.Toxic anterior segment syndrome and possible associations with ointment in the anterior chamber following cataract surgery.JCataract Refract Surg, 2006, 32(2): 227-235.

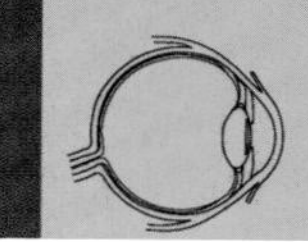

17. Lockington D, Macdonald EC, Young D, et al. Presence of free radicals in intracameral agents commonly used during cataract surgery. Br J Ophthalmol, 2010, 94(12): 1674-1677.
18. Sorenson AL, Sorenson RL, Evans DJ, et al. Toxic anterior segment syndrome caused by autoclave reservoir wall biofilms and their residual toxins. J Cataract Refract Surg, 2016, 42(11): 1602-1614.
19. Althomali TA. Viscoelastic substance in prefilled syringe as an etiology of Toxic Anterior Segment Syndrome. J Cutan Ocul Toxicol, 2016, 35(3): 237-241.

第八节　青光眼滤过泡相关性眼内炎

青光眼滤过泡相关性眼内炎(bleb-related endophthalmitis, BRE)是指抗青光眼滤过性手术后发生的一种严重的致盲性眼病。由于青光眼滤过手术后滤过泡的存在而引发的眼部感染称为滤过泡相关性眼部感染。临床分为滤过泡炎和滤过泡相关性眼内炎,常以后者为主。滤过泡炎又称滤过泡感染,是指滤过泡及其周围组织的炎症,可累及前房,前房可有细胞,但无玻璃体炎症;滤过泡相关性眼内炎是以玻璃体炎为特征的整个眼部感染。眼内炎可进一步分为急性眼内炎和迟发性眼内炎,前者发生于术后 1 个月内;后者发生于术后数月至数年不等。滤过手术后眼内炎的发生是青光眼滤过性术后晚期最严重的并发症之一,最常累及滤过手术成功且眼压控制良好的患者,一旦感染发生将对患者视功能造成严重损害。

一、发生率

青光眼滤过性术后滤过泡感染性眼内炎(BRE)并不多见。目前,传统滤过性手术仍是治疗绝大多数青光眼的最佳手段,同时为了提高手术成功率,局部抗增生药物的使用也大大增加。但所有事物都是利弊相随的,由于抗增生药物的使用,其相应并发症也开始出现,最严重的就是抗增生药物应用后薄壁滤过泡导致的眼内炎,对患者来说将是灾难性的损害。它不仅可在滤过性手术数月或数年后发生,发展速度快,较其他内眼手术感染的危险性高,而且病原体也较白内障术后的眼内炎严重。在行全层巩膜滤过性手术时代,有报道 BRE 的发生率是 9%,但是自从行巩膜板层下滤过性手术后,BRE 的发生率降低至 0.3%~1.5%,由 Chen(1983)首先报道青光眼滤过性手术中使用 MMC(丝裂霉素 c),Palmer(1991)有报道,以后青光眼滤过性手术中使用抗代谢药物如 5-Fu(5-氟尿嘧啶)及逐渐广泛用于临床。虽然它能提高滤过性手术的成功率,但也会增加滤过泡相关性眼内炎的发生率,有报道其发生率为 0.2%~9.6%。

二、危险因素

(一)抗代谢药物的应用及滤过泡渗漏

在近几十年来,抗代谢药物如 5-Fu 及 MMC 已广泛用于滤过性手术,以提高滤过性手术的成功率。有报道滤过性手术中使用 MMC 较用 5-Fu 降眼压效果更好。MMC 是由头状链霉菌培养中分离提取的一种抗生素,具有烷化作用,能抑制增殖期细胞的 DNA 复制,有效地抑制成纤维细胞和血管内皮细胞的增殖。组织病理学显示使用 MMC 产生的滤过泡上皮菲薄、基质萎缩和血管减少,故产生的滤过泡壁薄、囊状和无血管。手术后这种形态特征的滤过泡较不用抗代谢药物产生的厚壁、海绵状的滤过泡容易发生渗漏,而且随着 MMC 浓度的增高和时间的延长,这种特征越来越明显。术后晚期眼内炎感染的途径是细菌经渗漏的结膜进入滤过泡。感染早期可能只局限于滤过泡,随着感染的扩散,细菌从滤过泡进入眼前节及玻璃体。Waheed 等报道在他观察的 49 例眼内炎中 32 例(65%)是由于使用 MMC 后滤过泡渗漏引起。Lehmann 等报道术中使用抗代谢药物引起的术后眼内炎是不用抗代谢药物的 3 倍。

(二)糖尿病

糖尿病是目前发病率很高的疾病,它不仅影响人的免疫系统,使抗感染的能力下降,而且发生白内障、青光眼、视网膜脱离、玻璃体积血的危险性增加。因此需要手术的机会也相应地增加。糖尿病患者的细胞免疫、体液免疫及 吞噬细胞的吞噬能力均降低。许多研究表明糖尿病患者血液循环中 CD4 细胞减少及功

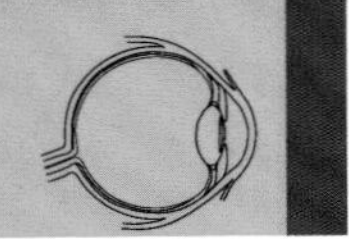

能降低。虽然这些辅助性T细胞在防止细菌的感染中并不起主要的作用，但它产生的白介素(IL)会调整其他细胞参与宿主的免疫反应，白介素还能辅助刺激B细胞转化成血细胞，产生抗生素和加强细胞的吞噬作用。此外糖尿病患者IgG、FcR片段受体功能异常导致吞噬细胞的吞噬能力降低。Lehmann等的研究表明，糖尿病与非糖尿病患者小梁切除术后发生眼内炎的概率分别是22%和6%，有显著性差异。糖尿病患者术后发生眼内炎的感染源多是革兰阴性菌。

(三)下方滤过泡

下方滤过泡能显著增加眼内炎的发生。因为眨眼、眼球运动等使下眼睑对已薄弱的囊样滤过泡产生慢性机械性刺激，而上方滤过泡因为有眼睑的遮盖，不易受睑缘的机械摩擦，另外下睑结膜较上睑结膜暴露时间长易干燥使滤过泡表面上皮剥脱和结膜失去自然的保护作用，眼睑边缘和泪湖中的潜在病源易于接触眼球并进入眼内。而失败的滤过泡及结膜的瘢痕可使病原菌的进入减少，故眼内炎的发生率下降。wolner等回顾性的研究表明，滤过性手术中使用5-Fu发生BRE(滤过泡相关性眼内炎)者，下方滤过泡的发生率为9.4%，上方为3.0%。Higginbotham等研究滤过性 手术中使用MMC者，BRE的发生率为2.6%，下方滤过泡者其发生率为8%，上方为1.1%。Greedfield等报道，用Kaplan Meier(生存分析)法分析与滤过泡相关性眼内炎：下方滤过泡为7.8%/年，上方为1.3%/年。

(四)年轻男性

Wolner等的研究发现与滤过泡相关性眼内炎在年轻男性中发病率明显增加，其观察的发生眼内炎的病例中，有82%是男性，而且发生眼内炎的患者比未发生眼内炎的患者年龄低10岁以上。他认为年轻男性从事体力及剧烈运动的机会多，易暴露于感染的环境中及接触病源菌，因此眼内炎的发生率增加。

(五)可松解缝线

在青光眼滤过性手术中做可松解缝线是在缝合巩膜瓣时使缝线的末端暴露于角膜缘，以 便在术后需要增加房水的流量时可松解，以调节滤过泡的功能。因为可松解缝线的末端暴露于角膜外，因此结膜囊内的细菌可以通过潜在的通道进入眼内造成感染。Burchfield等建议在做可松解缝线时要延长使用抗生素的时间，直至拆除缝线。另外延长可松解缝线的末端埋藏路径，减少末端的暴露，降低感染的机会，以消除“挡风玻璃揩擦作用”，减少角膜上皮的剥脱及角膜的潜在感染。

(六)滤过泡的处理

术后对滤过泡的处理包括，激光断线术、接触镜的使用和针刺术。青光眼滤过性手术中使用抗代谢药物如5-Fu和MMC以提高滤过性手术的成功率，同时手术中紧密缝合巩膜瓣，术后必要时激光拆除巩膜瓣缝线。如术后早期滤过泡的滤过过强，用接触镜以减少过量的滤过，这样可以减少术后浅前房、低眼压并促进滤过泡的形成。术后的针刺术可以降低术后瘢痕引起的高眼压，这些操作都会使滤过泡形成伤口，使细菌进入滤过泡，形成滤过泡炎，进一步发展成眼内炎。Waheed等观察发生滤过泡相关性眼内炎的病例中有22.5%有术后对滤过泡进行处理的报道。

(七)滤过泡炎

系指感染局限在滤过泡没有波及玻璃体。滤过性手术中使用抗代谢药物产生的薄壁、囊状、无血管滤过泡如发生渗漏或细小破孔。会引起周期性滤过泡炎症，如果滤过泡周围经常充血、苍白的泡壁变混浊，并且表面有分泌物，结膜渗漏，前房突然变浅和房水出现细胞反应，提示早期感染并应紧急处理。因为滤过泡炎可以发展为眼内炎，因此早期发现、积极治疗，把感染控制在滤过泡炎阶段是至关重要的。Chen等观察单纯的滤过泡炎的治疗效果很好。

(八)青光眼滤过性手术前或同时行白内障手术

在关于滤过性手术中使用MMC的研究资料表明，在青光眼滤过性手术前或同时行白内障手术，发生晚期眼内炎的危险性比单纯青光眼滤过性手术引起的眼内炎危险性高。但确切原因尚不明了。

三、致病菌

目前认为滤过手术后急性眼内炎是由于术中感染病原菌引起，其致病菌与其他内眼手术术后发生的急性眼内炎的致病菌类似，均以结膜囊内存在的革兰阳性球菌为主，最常见是表皮葡萄球菌。而迟发性眼

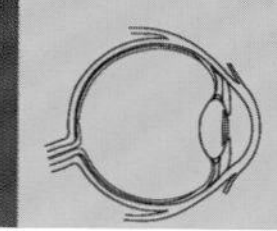

内炎则不同，主要致病菌是革兰阴性的链球菌，Greedfield 等报道链球菌和流感嗜血杆菌占 50%，而 Waheed 等的报道中主要是葡萄球菌（金黄色葡萄球菌和凝固酶阴性葡萄球菌）和链球菌（绿色链球菌和肺炎链球菌），少部分有流感嗜血杆菌、液化性摩拉克氏菌、奈瑟氏菌、干酪乳杆菌和黏沙雷氏菌。萄球菌 2 例，链球菌 4 例，假单胞菌 1 例。Song 等报道滤过泡相关性眼内炎的常见病原菌为链球菌（31%）和葡萄球菌（22%）。国内程钧等（2011 年）报道病原菌培养阳性率为 36.4%，全部为细菌感染，以表皮葡萄球菌为主。19 例患者共行 22 次病原学检查，其中阳性者 5 例（8 次，阳性率 36.4%）。所有患者的真菌培养均为阴性；共培养出细菌 16 株，其中革兰阳性球菌 11 株，革兰阴性菌 5 株。革兰阳性球菌中以葡萄球菌为主（9 株），其中表皮葡萄球菌 5 株，耳葡萄球菌 2 株，金黄色葡萄球菌 1 株，华纳葡萄球菌 1 株。其他分别为肺炎链球菌 1 株和溶血非 A 或 B 群链球菌 1 株。革兰阴性菌为假单孢菌属 3 株和洛菲不动杆菌 2 株。

四、临床表现

滤过泡相关性眼内炎通常在滤过性手术后数月或数年发生。患者多为年轻人，常有糖尿病史，术中多有使用抗代谢药物史，发生眼内炎前多有滤过泡渗漏、滤过泡炎、激光断线或针刺分离等病史。患者表现为突然眼痛、眼红和视力下降，部分患者有流泪、畏光和脓性分泌物。检查可见眼部球结膜充血，薄壁滤过泡，可有滤过泡漏，荧光素染色溪流征为阳性，结膜滤过泡混浊变白，前房有炎症反应，并有葡萄膜炎甚至前房积脓（图 9-8-1，图 9-8-2）。严重者玻璃体腔混浊。如果不能及时控制，亦可发展成为全眼球炎。

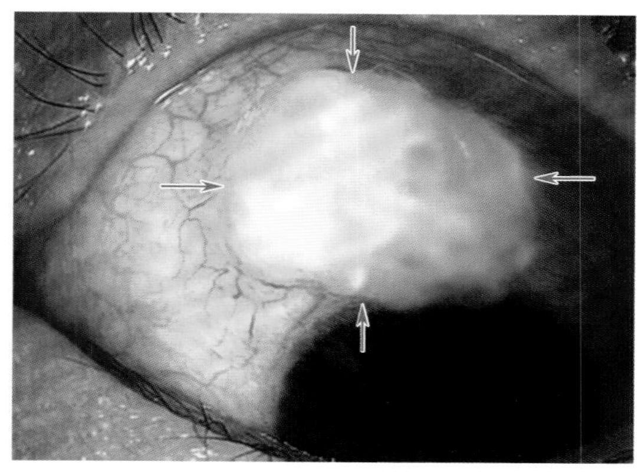

图 9-8-1 滤过泡相关性眼内炎-眼前段照相

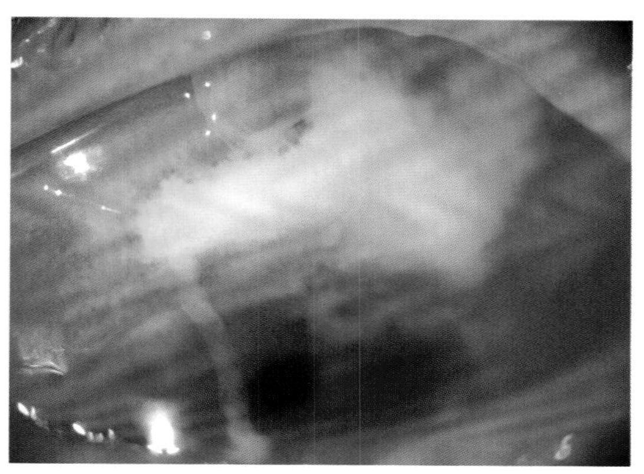

图 9-8-2 滤过泡相关性眼内炎-眼前段照相：球结膜充血，滤过泡混浊苍白

五、辅助检查

B 超检查：B 超提示玻璃体混浊（图 9-8-3）。

实验室检查：滤过泡表面分泌物和（或）房水、玻璃体抽取物病原体检查和培养可查到病原体，查不到也不能完全排除。

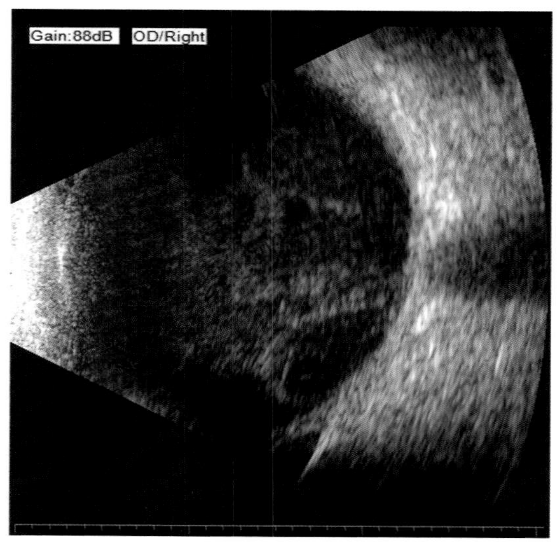

图 9-8-3 滤过泡相关性眼内炎-B 超

玻璃体腔可见大量点絮状弱回声

六、诊断

临床诊断标准：

1. 患者有小梁切除术病史。
2. 有眼内炎的临床表现及房水或玻璃体的细菌、真菌培养检查（阳性者可确诊为眼内炎，阴性者不能完全排除）并排除其他引起眼内炎的病因（如眼外伤、内眼手术、角膜炎等）。
3. 严重者 B 超示玻璃体混浊。

七、治疗

1. 教育患者及家属认识滤过泡相关性眼内炎（BRE）的症状及体征以期早发现早治疗。

2. 如果发现 BRE 应立即行滤过泡表面、结膜下及玻璃体的细菌培养。

3. 在培养尚未得出结果前，在眼表面、结膜下及非肠道途径全身应用高剂量、广谱抗生素，应包括抗革兰阴性和革兰阳性菌。

4. 根据细菌培养结果及细菌对抗生素的敏感性选择最有效的药物。

5. 排除真菌感染后，眼部或全身应用糖皮质激素药物。应强调的是在 BRE 的治疗中激素的应用极为重要，因为许多研究表明它能影响视力的预后及滤过泡的功能。过去的研究显示治疗眼内炎的同时玻璃体内注射激素并无不良反应，而且 Kangas 等的研究表明玻璃体内应用激素的预后视力好于或等于 20/400 的患者为 54%，而不用的仅为 25%。有前房反应和玻璃体感染的患者在抗生素使用 24 小时后局部使用激素点眼，1%泼尼松每小时 1 次。国内有较多抗生素和激素复合制剂可以选用。在感染已控制后，一般是在使用抗生素 3~4 天后，开始口服激素，用泼尼松 200mg，每日 2 次，7~14 天后逐渐减量。

6. 保守治疗　早期无渗漏的薄壁大囊状滤过泡可行热烙、化学烧灼（硝酸银和三氯醋酸）、冷冻、氩激光光凝或部分切除悬垂于角膜表面的滤过泡组织。早期小的渗漏滤过泡可用绷带加压包扎联合应用抑制房水生成药物，试戴软性角膜接触镜或 simmon 胶原盾，涂抹组织黏合剂（氰丙烯酸胶），自家血滤过泡内注射等。

7. 滤过泡修补手术　转移结膜瓣加固术治疗薄壁囊状泡性低眼压、减轻黄斑水肿、修复结膜渗漏或破裂、防止眼内感染。

8. 玻璃体腔注药　详细用药参见第八章。

9. 玻璃体切割术　玻璃体切割术能清除病变的玻璃体及恢复屈光介质的透明性，除去眼内炎症和细菌的毒性产物，改变致病菌赖以生存繁殖的环境和减少眼内的细菌数量，联合玻璃体腔注药可增加抗生素浓度，是重要而有效的方法。

八、预后

BRE 的预后很差，Wolner 等报道晚期 BRE 视力好于 20/400 的占 84%，Kangas 等发现 BRE 的预后视力较白内障术后立即发生的眼内炎结果差。Akova 等发现葡萄球菌感染的预后 视力好于链球菌的感染。诊断 BRE 的早晚及感染细菌的毒力是影响视力预后重要的因素。其他影响视力预后的因素包括青光眼损害视神经的程度，细菌的抗药性和玻璃体的炎症反应等。

（王　勇　鲁军霞　毕双双　张劲松）

参考文献

1. 程钧，孙伟，谢立信.青光眼滤过泡相关性眼内炎的临床分析.中华眼科杂志，2011，47（2）：114-121.
2. 黎晓新，张正.眼内炎的诊断与处理及预防.中华眼科杂志，2006，42（10）：946-950.
3. 熊宇，汪昌运，彭爱民.青光眼滤过术后迟发性眼内炎临床分析.山东医药 2011，51（42）：36-37.
4. 陈博，杨红，张宪，等.青光眼术后滤过泡感染性眼内炎临床分析.临床眼科杂志，2012，20（2）：105-106.
5. 扬瑾.综述青光眼滤过性手术后滤过泡相关性眼内炎.国外医学眼科学分册，2002，5（26）：271—275.
6. 尤飞.经睫状体扁平部玻璃切除术治疗迟发型滤泡相关眼内炎 11 例分析.安徽医学，2016，37（12）：1557-1560.
7. 刘建荣，马千丽.可调节缝线小梁切除术后迟发性眼内炎 1 例.眼科新进展，2005，25（2）：126-127.
8. 毛真，刘杏，钟毅敏.青光眼滤过泡感染及滤过泡相关性眼内炎临床分析.中国实用眼科杂志，2006，24（1）：55-58.
9. 叶天才，李芙蓉.李行，等.薄壁囊状滤过泡的结膜瓣加固术.中华眼科杂志，2001，37（1）：37-39.
10. 王岚，刘杏，熊义兵，等.丝裂霉素 C 与青光眼滤过泡并发症的相关关系.中国实用眼科杂志，2004，22（11）：881-884.
11. 王勇，王文吉.细菌性眼内炎的药物治疗.中华眼底病杂志，1997，13（3）：188-190.

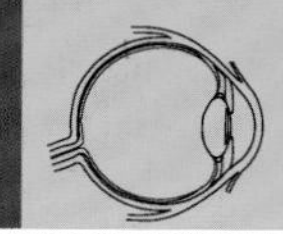

12. Aaberg TM jr, Flynn HW jr, Schiffman J, et al. Nosocomlal acute—onset postoperative endophthalmitis survey: a 10-year review of incidence and outcomes. Ophthalmology: 1998, 105(6): 1004-1010.
13. Greenfield DS, Suner IJ, Mille MP, et al. Endophthalmitis after filtering surgery with mitomycin. Arch Ophthalmol, 1996, 114: 943-949.
14. Shields MB, Scroggs MW, Sloop CM, et al. Clinical and histopathologic observations conceming hypotony after trabeculectomy with adjunctive mitomicin C. Am J Ophthalmol, 1993, 116: 673-683.
15. Song A, scott IU, Flynn HW Jr, et al. Delayed-onset bleb-associated endophthalmitis: clinical features and visual acuity outcomes. Ophthalmology, 2002, 109: 985-991.
16. Lehmann OJ et al. Risk factors for development of post trabeculectomy endophthalmitis. Br J Ophthalmol, 2000, 84(12): 1349-1353.
17. Chen CW. Enhanced intraocular pressure controlling effectiveness of trabeculectomy by local application of mitomycin-C. Trans Asia-Pacific Acad Ophthalmol, 1983, 9: 172-177.
18. Palmer SS. Mitomycinas adjunct chemotherapy with trabeculectomy. Ophthalmology, 1991, 98: 317.
19. Higginbotham FJ. Adjunctive use of mitomycin in filtration surgery. Is it worth the risk? Arch Ophthalmol, 1997, 115: 1068.

第九节　外伤性眼内炎

外伤性眼内炎(posttraumatic endophthalmitis)是一种继发于眼外伤后严重的眼科急症,能在较短时间内损害视功能和眼球结构,如不及时诊治,预后往往较差,只有22%~42%获得≥0.05的视力,部分患者可完全丧失视力,甚至眼球摘除。外伤性眼内炎约占眼内炎的25%。根据发病机制的不同,可以分为感染性眼内炎和非感染性眼内炎两大类。

一、外伤感染性眼内炎

患者多发生于眼球穿通伤后的感染,据统计眼球穿通伤后感染发生率为3%~30%。

(一)病因及危险因素

1. 地域和文化程度　发生在农村地区的眼外伤由于环境卫生受限、卫生意识相对淡薄等因素,外伤后感染性眼内炎的发生率也较高。

2. 晶状体的损伤　有研究表明该因素是发生感染性眼内炎最大的危险因素,其机制是由于晶状体损伤后扩散的晶状体皮质使房水对细菌的被动清除减少,细胞被隔离在皮质内,抗生素、免疫球蛋白和免疫效应细胞很难接近该部位起作用,而同时晶状体皮质又为细菌生长提供了必需的营养物质。

3. 眼内异物存留　伴有眼内异物的眼球损伤后感染性眼内炎的发生率是不伴眼内异物者的2倍,其中,非金属性质的异物更容易导致眼内炎的发生,非金属性异物在眼内存留所导致的眼内炎发生率为6.9%~16.5%不等。外伤后早期进行干预处理,可以降低发生率,Thompson等的调查表明,超过24小时关闭伤口时,眼内炎发生率会增高4倍。

4. 微生物的毒力　感染的病原体主要为细菌,在所有致病菌中,以革兰阳性菌最为常见,约占80%,革兰阴性菌所占比例约为10%,真菌所占比例约为7%。Thompson报道葡萄球菌所占比例为45.0%,蜡样芽孢菌为36.0%,链球菌为4.5%。在革兰阳性球菌中,以链球菌属(26.5%)和表皮葡萄球菌(21.2%)最为多见。在革兰阳性杆菌中,以芽孢杆菌(17.7%)和枯草杆菌多见。革兰阴性菌则以铜绿假单胞菌(8.8%)和大肠杆菌(3.5%)为多见,其他还有棒状杆菌(4.4%),变形杆菌和奈瑟菌等。芽孢杆菌的感染发病急而重,常见于非金属异物或混合了泥土的外伤患者,往往24小时内即可发病,若不及时控制,容易发展为全眼球炎。外伤后真菌性眼内炎临床上较少见,一般见于植物性外伤,比如树枝、荆棘等直接穿通眼球或划伤角膜引起角膜溃疡、穿孔,导致眼内感染。感染菌株以曲霉菌(8.0%)多见,其次为白色念珠菌,镰刀菌,毛霉菌等。免疫抑制者为高危人群。近年来略有增高趋势,这与真菌不易被吞噬杀死及临床滥用抗生素和皮质类固醇有关,前者可造成菌群失调,后者可引起机体抵抗力下降。外伤后感染性眼内炎

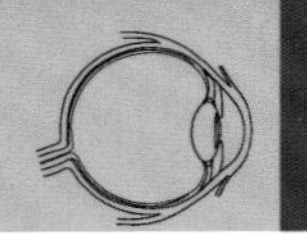

可多见混合感染，真菌、厌氧菌及多种病原微生物的混合感染也较常见，Thompson 报道混合感染比例为 13. 6%。Boldt 等报道在农村发生的外伤性感染性眼内炎的混合感染率高达 42%。

（二）临床表现

1. 症状　外伤后细菌性眼内炎往往出现 24 至 48 小时内眼疼、流泪等刺激症状加重，若外伤未明显影响视力者，细菌性眼内炎发生后视力明显下降，未及时有效控制，进一步发展为全眼球炎则会出现视力严重障碍或丧失，伴有剧烈的眼痛、头痛难以忍受。严重者可出现恶心、呕吐、全身不适、高热及昏迷等症状。外伤后真菌性眼内炎发病缓慢，一般在伤后 2～3 周出现症状，疼痛不明显，往往以视力减退为主要症状，逐渐发展可有眼前漂浮物感。

2. 体征　外伤程度及受伤位置不同，体征表现有较大差别，但一般合并有细菌性眼内炎时，可伴有眼睑和结膜肿胀，结膜囊黄色分泌物增多。若虹膜睫状体结构完整可见瞳孔传入性阻滞、眼球出现明显压痛、角膜水肿浸润甚至角膜变白、前房混浊（充满细胞、积脓或纤维渗出物），虹膜充血呈黄色，瞳孔缩小，闭锁和膜闭，玻璃体纤维性渗出伴大量细胞碎片、局部有白色团块或成层的混浊，伤口有脓性物排出，通过瞳孔查看眼底时，若玻璃体浸润较重，红光反射常消失，表明玻璃体前部混浊明显，预后不好；如红光反射存在但不清晰，改用巩膜透照法检查红光反射变为较清晰则提示病情预后较好。眼压可能偏高、偏低抑或是正常，由于目前玻璃体切割术已普遍开展，早期行玻璃体切除可获治愈。不能治愈者一般转归为眼内组织破坏，眼球萎缩。若炎症不能控制，累及眶内组织，眼睑高度肿胀，结膜充血水肿，可突出睑裂外、眼球突出，运动受限，形成全眼球炎。炎症向颅内蔓延，可出现海绵窦炎及海绵窦综合征。眼内可全部由脓性渗出物所填充，角膜、巩膜可坏死穿通，此时脓液排出，症状减轻，眼球萎缩。

角膜外伤后的真菌性眼内炎往往合并有严重的真菌性角膜炎、角膜溃疡或穿孔，前房可见炎症反应（图 9-9-1）或合并虹膜睫状体炎，虹膜及睫状体周围可出现脓性渗出物（图 9-9-2），也可伴有前房积脓；若屈光介质无混浊也可见玻璃体腔内有珍珠样或棉絮状混浊，脉络膜视网膜可见一个或多个白色，边界清楚得浸润病灶，大小一般为一个或数个视盘直径，病灶周围可伴有视网膜血管的血管鞘形成。另外，白色念珠菌感染时，视网膜常常呈现局部的黄色病灶。一般曲霉菌性眼内炎发病较迅速，病情严重，隐球菌性眼内炎起病缓慢，病情较轻。

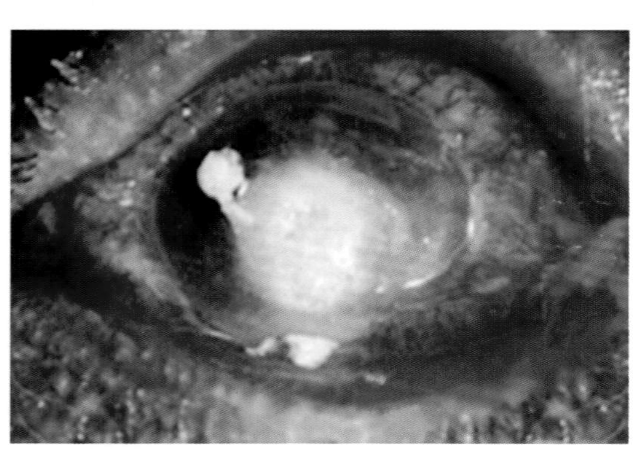

图 9-9-1　真菌性角膜溃疡合并前房积脓

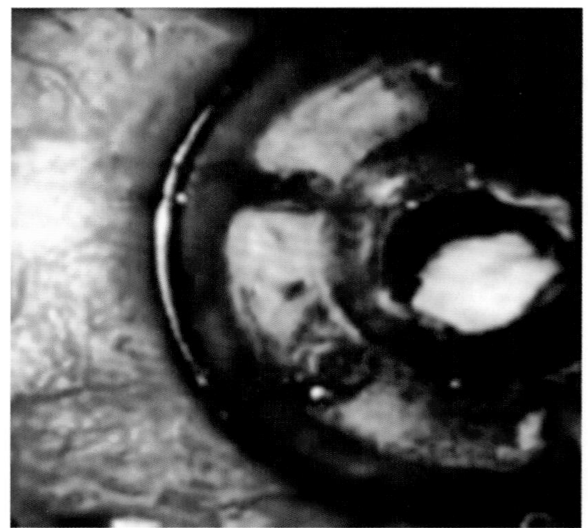

图 9-9-2　角膜穿孔后真菌性眼内炎术中，角膜全层切除后可见睫状体周围脓性渗出物

（三）诊断和鉴别诊断

1. 诊断　外伤性感染性眼内炎诊断标准：患者有明确的眼部外伤史。发病后眼部疼痛、视力减退、房水浑浊和（或）伴有前房积脓、结合病史、影像学检查、实验室检查等，给予临床诊断。

（1）病史：患者绝大多数有明确的外伤史，如眼球穿通伤、破裂伤、锐器刺伤眼内异物伤。致伤物体污

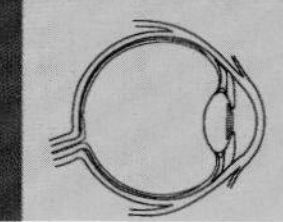

染严重者易于发生外伤性感染性眼内炎。

（2）临床表现：外伤后刺激症状突然加重，眼球疼痛、结膜充血、水肿明显、分泌物增多，畏光，前房渗出或积脓。玻璃体呈灰白色颗粒状浑浊或瞳孔区呈灰白或黄白色反光、形成玻璃体脓肿、眼底模糊不清甚至不能窥见眼底红光反射。视力减退与受伤程度不一致。

（3）微生物检查：诊断的最终确立和微生物种类的确定依赖于微生物检查的结果。通常采取结膜囊分泌物、房水、玻璃体样本进行适当的微生物培养和染色。

除了细菌培养外，真菌染色简便、迅速，作为常规性检查，对确定治疗方案非常重要，必要时还应作真菌培养和厌氧菌培养。眼内取出的异物也应作细菌培养。

对于外伤性感染性眼内炎患者，由于大多数本身具有与外界相通的穿通口，前房水取材时很可能获得通过穿通口进入眼内的眼表菌群，有些细菌并非引起感染性眼内炎的关键致病菌。

（4）辅助检查：对可疑眼内炎或异物存留的病例应行放射线和B超检查，多数X光片可显示异物，对于非金属异物，X光的检出率可能仅有40%，不显影者应作CT（图9-9-3）。CT的分辨率比X线高，可显示出较小异物或非金属类异物，也可以利用MRI检查，但必须排除金属性异物的可能。B超检查可以了解前部和后部玻璃体混浊情况（图9-9-4、图9-9-5）、眼内异物及视网膜是否脱离。对X射线不显影的异物，B超检查尤为重要，需要注意的是对于开放性眼外伤，检查时应避免用力按压。此外利用聚合酶链反应技术（PCR）进行细菌学诊断，培养检查阳性者PCR阳性率为100%，培养检查阴性者PCR阳性率为44.7%，从而使感染性眼内炎病原学检查的阳性率提高75.8%，而假阳性率仅为5%。

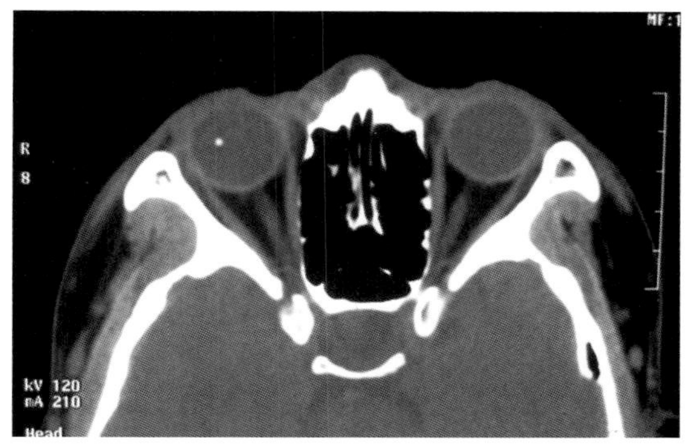

图9-9-3　CT显示右眼玻璃体内微小的金属异物

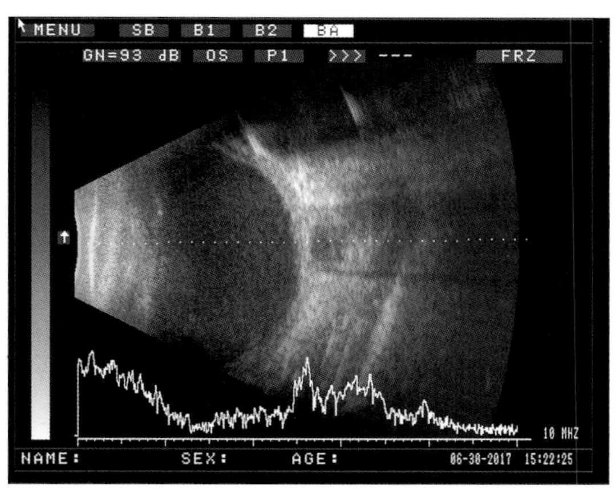

图9-9-4　细菌性眼内炎左眼玻璃体腔内弥漫点状均匀弱回声

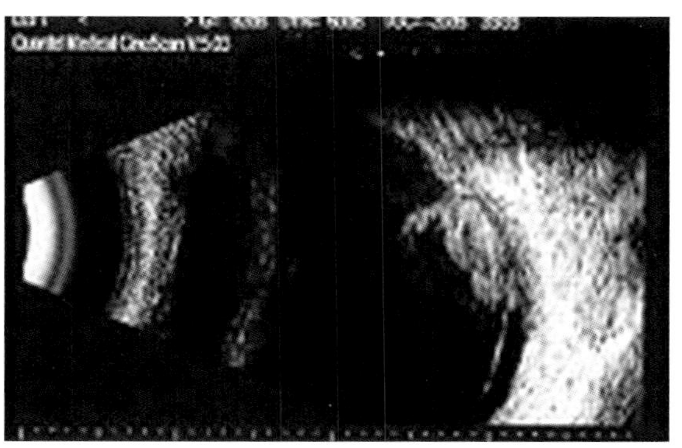

图9-9-5　真菌性眼内炎后部玻璃体絮状混浊

2. 鉴别诊断

（1）眼球穿通伤：可累及角巩膜、虹膜、睫状体、晶状体甚至眼后段组织，根据受伤程度不同，临床表现也不相同，但仅表现为组织结构的破坏，没有感染的临床表现，实验室检查及培养结果呈阴性，预后一般优于外伤性感染性眼内炎。

（2）外伤性葡萄膜炎：眼球受伤后引起葡萄膜血管收缩，局部缺氧，反射性毛细血管扩张、通透性增加，或自身和外界抗原刺激葡萄膜组织发生无菌性炎症反应。炎症较重，可致虹膜与晶状体粘连，如在1～2天内发生前房积脓时，可能成为眼内炎。

（四）治疗

对于眼球穿通伤或眼球破裂的患者，Ⅰ期手术缝合伤口，待炎症及感染控制后再考虑行人工晶状体植入手术，一般在1~3个月之后，若早期对外伤性白内障进行手术可能会导致细菌感染的扩散。治疗应首选眼内通透性强的广谱抗生素，合理选择用药途径，适当应用皮质类固醇，必要时及时行玻璃体切割术。

1. 抗生素的应用　眼外伤后，尤其是眼球穿通伤后应常规应用抗生素预防感染。一旦发生炎症反应应积极治疗，由于药物的眼内通透性受血-眼屏障的影响，所以玻璃体内直接注射药物常被认为是一种有效的方法，一般需联合玻璃体内注射抗生素和全身使用抗生素治疗，不能行玻璃体内注射抗生素的患者可用结膜下注射替代，抗生素静脉滴注的时间一般认为3~5天到10~14天，密切观察临床症状，根据眼部炎症反应情况具体掌握。有些药物对视网膜的毒性作用，如庆大霉素，一次过量注射即可损害视网膜，造成不可逆损伤。因此，要严格掌握用量，参照标准用药。如果患者已行全玻璃体切割术，则玻璃体内注射抗生素的剂量应减少50%（表9-9-1）。

表9-9-1　常用药物剂量表

用药途径	药物及剂量
玻璃体内注射	万古霉素（vancomycin）1mg/次
	头孢他啶（Ceftazidime）2.25mg 或阿米卡星（Amikacin）0.4mg 或丁胺卡那霉素（amikacin）400μg/次
	两性霉素 B（Amphotericin B）5μg 或伏立康唑（Voriconozole）100μg
	地塞米松（Dexamethasone）0.4mg（真菌性眼内炎时禁忌）
结膜下注射	万古霉素（vancomycin）25mg/次
	头孢他啶（ceftazidime）100mg/次
	地塞米松（Dexamethasone）12mg/次
滴眼	头孢他啶（ceftazidime）50mg/ml/h
	万古霉素（vancomycin）50mg/ml/h
	常规局部滴用睫状肌麻痹剂和皮质类固醇药物
全身应用	口服左氧氟沙星（Levofloxacin）500mg/d；
	万古霉素（vancomycin）1g IV/12h+头孢他啶（ceftazidime）1g IV/12h；
	伏立康唑（Voriconazole）或氟康唑（Fluconazole）200mg 口服/12h

抗生素要选用对革兰阳性菌和革兰阴性都有效的广谱抗生素，如针对革兰阳性菌药物，万古霉素或先锋霉素和针对革兰阴性菌的氨基糖苷类，并要根据细菌培养和药敏结果选用敏感抗生素。如症状未见好转，应在48~72小时后再次取房水和玻璃体进行培养。

眼内异物存留者，应常规应用抗生素。芽孢杆菌的感染发病进展迅速，48小时内视力常完全丧失，此时，玻璃体内注射药物就显得非常必要，2种药物联合应用可增强疗效。

2. 抗真菌药物的应用　一些抗生素应用不敏感，可疑为真菌感染的病例，或房水、玻璃体涂片发现真菌，以及培养出真菌病例，应及时应用有效的抗真菌药物。目前有效的抗真菌药物主要有两性霉素B（amphotericin B）、氟胞嘧啶和咪唑类。两性霉素B抗真菌谱广，是抗真菌治疗的一线用药，但目前已有多种真菌对两性霉素B耐药，仅对酵母菌和部分真菌有效，而且两性霉素B毒性较大，已有多个关于玻璃体腔注射两性霉素B导致的不良反应报道，较低浓度的两性霉素B即可导致神经节细胞损伤甚至视网膜坏死，故用量需慎重。通常用两性霉素B 5~10μg玻璃体内注射，也可加用咪康唑（miconazole）25μg玻璃体内注射或单独应用，两性霉素B的半衰期在未行玻璃体切割术的眼内为7~14天，在已行玻璃体切割术的眼内为1.8天；结膜下注射咪康唑5~10mg或两性霉素B 0.075mg；用5%那他霉素、0.15%两性霉素B或1%咪康唑滴眼液滴眼，每小时1次。全身应用可口服酮康唑（ketaconazole）每日400~600mg。酮康唑口服人体耐受良好，毒性反应少，效果较好。两性霉素B毒性反应强，全身应用治疗真菌性眼内炎尚有争议，如选用两

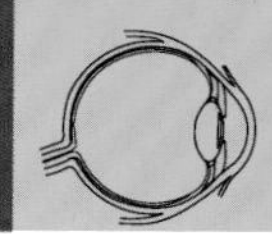

性霉素 B 静脉滴注，一定要注意全身的毒性反应。对于白色念珠菌感染，可给予酮康唑，严重者可口服氟康唑和静脉注射两性霉素 B。氟胞嘧啶仅对念珠菌有效，口服吸收后可达到较高的血药浓度和组织浓度，联合全身或玻璃体内两性霉素 B 治疗，可有效地防止抗菌株的产生。

3. 皮质类固醇的应用　抗感染治疗 24 小时后，如果患者有较明显的临床效果，可考虑全身使用糖皮质激素，以减少玻璃体的炎性反应和进一步机化（如每日口服泼尼松龙 60mg）。近年来，皮质类固醇类药物在眼内炎的治疗中应用越来越广泛。全身应用、局部滴眼和结膜下注射皮质类固醇，均可减轻眼部的炎症反应程度。但对轻中度眼外伤，初期最好不要预防性应用皮质类固醇，以免掩盖症状，延误诊断。如果眼前段穿通伤后炎症反应明显，可小量应用皮质类固醇，如 1%强的松龙滴眼，每日 4 次。严重眼外伤，还可向玻璃体内注射地塞米松。一般情况下，真菌性眼内炎初期不宜应用皮质类固醇，后期可酌情考虑应用。

4. 玻璃体切割术　对于外伤性感染性眼内炎者，玻璃体切除联合玻璃体腔内注药被认为是十分有效的方法。实验研究表明，玻璃体切除联合眼内注药比单纯眼内注药更能有效地清除玻璃体腔内的病原微生物，清除混浊的屈光间质，减少眼内病原微生物存留，清除炎症坏死组织及膜形成的支架结构，清除引起视网膜脱离的潜在因素。而且同时取材做病原体培养，也可以增加抗生素在眼内的浓度，对于外伤的病例，玻璃体切除不仅可以切除感染的玻璃体，还可以对晶状体囊膜破裂的情况进行处理，能有利于眼内异物取出。临床经验显示，早期玻璃体切除可以减轻由毒素引起的毒性和炎症反应，常可保留部分视力。因此，在药物治疗 24 小时后症状未明显好转者，应及时行玻璃体切割术。

玻璃体切割术也存在着一些不利因素和并发症，如玻璃体切割术后可以加速眼内药物的清除，降低有效浓度在眼内的存留时间，还会出现视网膜脱离等并发症。但总体而言，玻璃体切除在治疗眼外伤性眼内炎中起着重要作用。

（五）穿透性角膜移植术（penetrating keratoplasty，PKP）联合玻璃体切除手术

此法用于治疗真菌性角膜溃疡导致的眼内炎，术中可利用临时人工角膜完成玻璃体切除，并在玻璃体腔注入伏立康唑，不能排除细菌感染时同时联合万古霉素、头孢他啶玻璃体腔注药。

（六）外伤性眼内炎处理程序

1. 及时采取玻璃体和房水标本进行培养、染色、涂片检查。

2. X 射线，CT，B 超检查有无异物存留。

3. 眼球破裂伤、穿通伤患者应及时手术取出异物，闭合伤口，并全身和局部应用抗生素。

4. 外伤感染性眼内炎、眼内异物或与土质有关的眼外伤除全身和局部应用抗生素外，还应考虑玻璃体内注射抗生素。

5. 严重的炎症反应可酌情使用皮质类固醇类药物。

6. 初次细菌培养后应用抗生素病情持续恶化者，应在 48~72 小时再次进行房水和玻璃体培养。除非再次细菌培养结果或细菌染色呈阳性反应，应尽量避免重复玻璃体内注射。

7. 眼外伤后出现外伤感染性眼内炎，眼底红光反射消失、炎症反应强烈或眼内积脓患者，应行玻璃体切割术。

（七）治疗效果

一般外伤感染性眼内炎的预后均比较差，约 60%患者无光感或眼球摘除，大多数外伤合并眼内炎患者愈后出现眼球萎缩。及时正确的治疗对改善预后有重要作用。

决定外伤感染性眼内炎预后的 4 个因素为：①诊断治疗的及时程度；②所感染微生物的毒力；一般情况下，芽孢杆菌、真菌、革兰阴性菌感染的预后差，葡萄球菌及革兰阴阳性菌感染的预后稍好，培养结果阴性者预后最好；③眼外伤的程度；④有无晶状体的损伤。

尽早发现眼内炎的症状，及时正确的治疗对眼内炎的预后至关重要，尤其是所感染微生物毒力强时，延迟几个小时就意味着视力丧失或眼球萎缩。细菌毒力弱，培养结果阴性者预后较好。受伤的程度和性质也与预后有直接关系。眼前段外伤一般较眼后段外伤预后好，有异物或视网膜脱离者预后差。

(八) 典型病例

病例一：外伤后芽孢杆菌眼内炎

病例：男性，28 岁，因右眼被“砂轮片”击伤后视力下降伴眼痛 8 小时，于 2010 年 6 月 28 日住院治疗。无既往病史，全身体格检查未见明显异常。眼科检查：右眼光感，左眼 0.8；右眼眼压指测 T-1；右眼结膜轻度充血，角膜颞下方瞳孔缘区可见长约 8mm 舌形全层裂伤，伤口处见数颗泥沙样异物附着，前房消失，散在积血，部分晶状体皮质溢入前房，瞳孔欠圆，大小约 4mm，对光反射迟钝，晶状体混浊，其余结构窥不清(图 9-9-6)，左眼未见明显异常；CT 检查：右眼眼内异物(图 9-9-7)。初步诊断：右眼角膜穿通伤，右眼外伤性白内障，右眼眼内异物。于当晚急诊行右眼角膜穿通伤清创缝合术，术后全身静脉滴注克林霉素 0.6g 加地塞米松 5mg，每天 2 次；局部给予左氧氟沙星滴眼液每 2 小时 1 次，妥布霉素地塞米松滴眼液每小时 1 次，双氯芬酸钠滴眼液每 2 小时 1 次。次日下午患者眼球疼痛加重，畏光流泪，检查见双眼红肿，结膜充血，角膜水肿，前房闪辉、积脓，瞳孔有脓性渗出物，晶状体混浊，眼底窥不见。急复查 B 超，发现右眼眼内异物，玻璃体有中等量混浊并加重(图 9-9-8、图 9-9-9)。

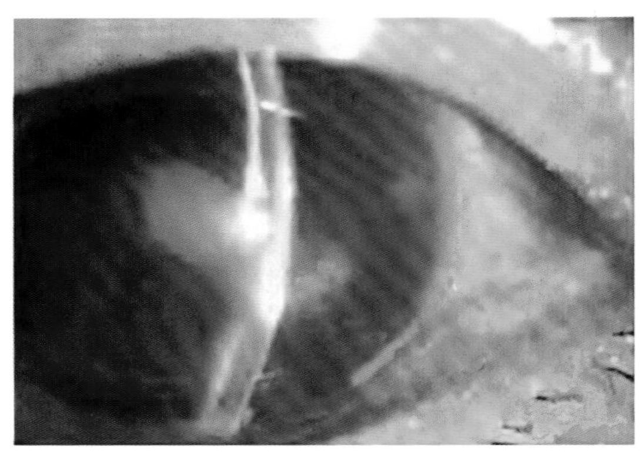

图 9-9-6　患者右眼裂隙灯显微镜下观察表现

角膜颞下方瞳孔缘区约 8mm 舌形伤口，前房浅，晶状体混浊，下方前房未见明显脓性液平面

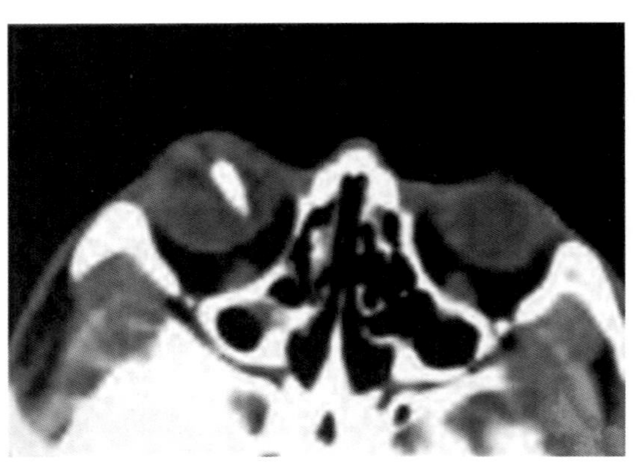

图 9-9-7　示患者头部轴位 CT 图像

右眼球内巨大异物

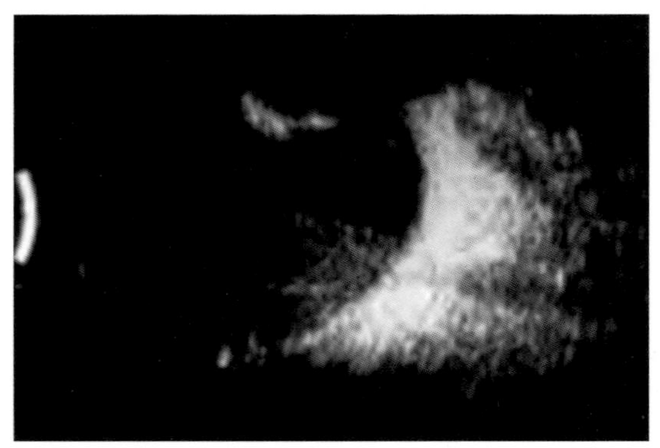

图 9-9-8　患者行右眼角膜穿通伤清创缝合术后

第 2 天上午可见右眼眼内异物及玻璃体混浊

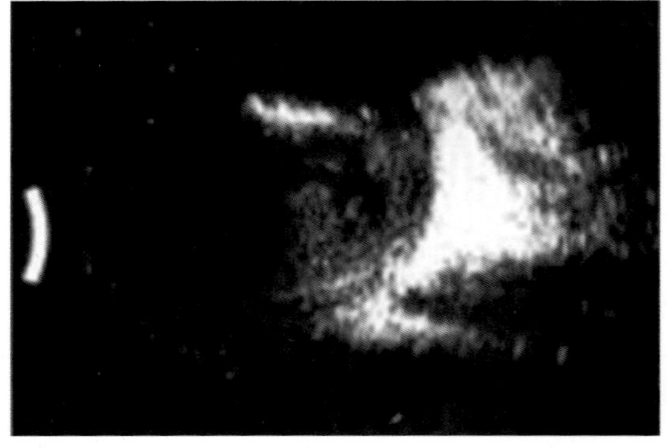

图 9-9-9　患者行右眼角膜穿通伤清创缝合术后

第 2 天下午 B 超结果，可见玻璃体混浊加重

诊断：右眼内炎；右眼角膜裂伤缝合术后；右眼外伤性白内障；右眼眼内异物。

治疗：在球后阻滞麻醉下行“右眼内镜下晶状体摘除加玻璃体切除加球内非磁性异物取出加复杂性视网膜脱离修复、注入重水、光凝、硅油填充及玻璃体腔注药”，术中见瞳孔区及虹膜表面脓性渗出膜，晶状体混浊，抽取前房及玻璃体液行涂片及培养。用 1ml 注射器针头分离吸取瞳孔区渗出膜后摘除整个混浊的晶状体，经虹膜拉钩扩开瞳孔发现玻璃体腔大量黄白色脓性混浊(图 9-9-10)，鼻下方可见一个巨大异物，其上附着散在的细菌斑(图 9-9-11)；经睫状体扁平部进入内镜，在其辅助下切除混浊的玻璃体，取出大小

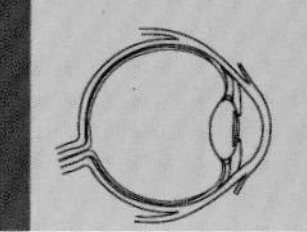

约 10mm×6mm×2mm 非磁性异物。注入重水平伏视网膜，裂孔部位激光光凝，行气液交换后注入硅油，玻璃体腔内注入头孢他啶 0.1ml（20g/L）及万古霉素 0.1ml（10g/L）。术后给予地塞米松 10mg 每天 1 次，加头孢他啶 20g 每 12 小时 1 次，万古霉素 1.0g 每 12 小时 1 次静脉滴注；妥布霉素地塞米松滴眼液、左氧氟沙星滴眼液及配制的万古霉素、头孢他啶滴眼液点眼。

实验室检查：涂片检查与培养药敏结果为发现革兰阳性杆菌，经鉴定为地衣芽孢杆菌（图 9-9-12、图 9-9-13），对庆大霉素、头孢唑啉、万古霉素、左氧氟沙星与利福平等药物敏感，而对红霉素、头孢他啶及克林霉素有抗药作用。

后续处理及治疗效果：根据药敏结果而停用头孢他啶，继续静脉滴注万古霉素，经治疗 12 天后患者眼部炎症控制，右眼视力手动/30cm，眼底视网膜平伏，出院。术后随诊眼部病情平稳，4 个月后最佳矫正视力为 0.05。

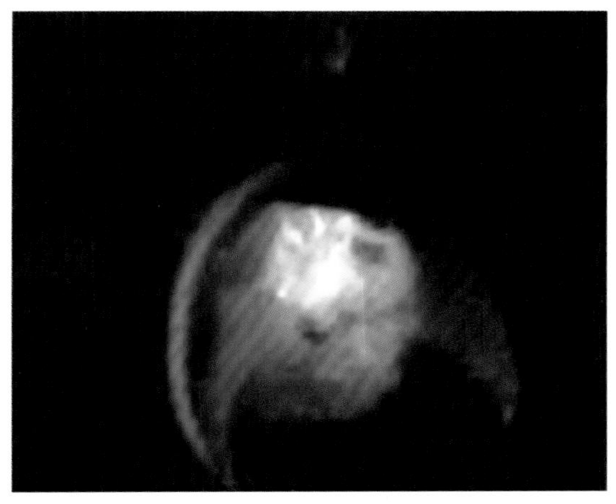

图 9-9-10　术中显微镜下发现眼底大量黄白色脓性物附于血管走行区

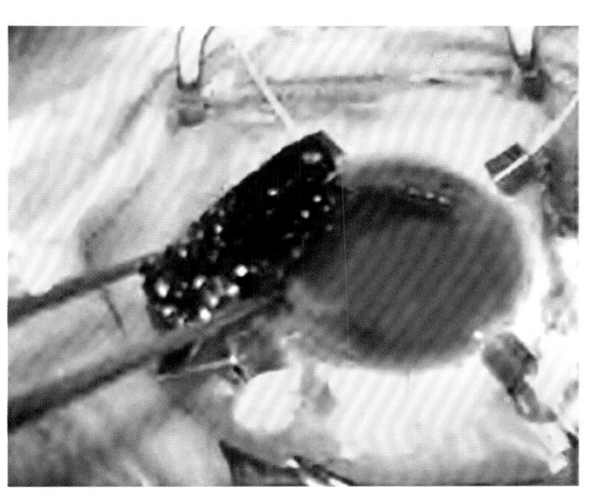

图 9-9-11　从角膜缘切口取出约 10mm×6mm×2mm 巨大非磁性非金属异物，异物表面可见白色大小不一菌落斑

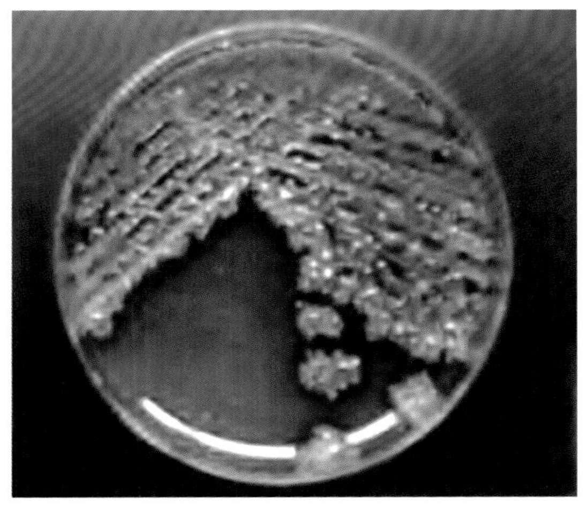

图 9-9-12　患者前房及玻璃体液细菌学检查结果

培养皿中细菌菌落小，呈白色圆形、扁平，表面略粗糙，边缘不整齐

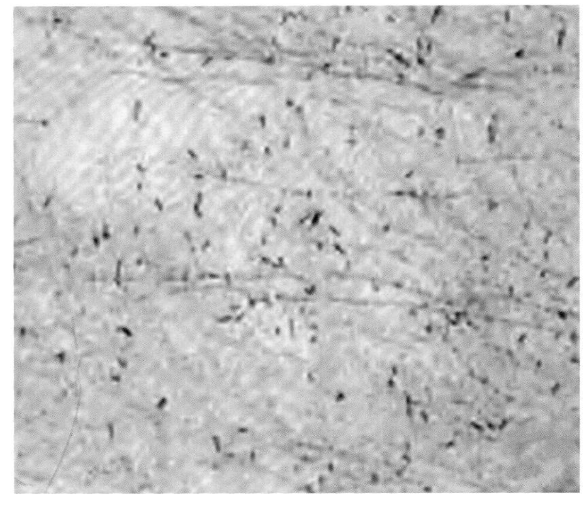

图 9-9-13　油镜下观察结果

地衣芽孢杆菌为革兰染色阳性，长杆状，0.8μm×（1.5~3.5）μm，产芽孢，芽孢内生，有鞭毛（×1000）

病例二：外伤后真菌性眼内炎

病例：患者女，19 岁，2003 年 10 月 23 日首诊。50 天前不慎用缝麻袋针扎伤右眼，于当地医院行眼球

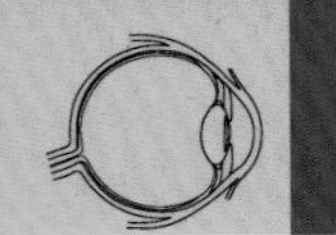

穿孔伤修复、外伤性白内障摘出联合人工晶状体植入术。术后视力 0.6。20 天后伤眼充血、流泪、视力下降，疑为晶状体皮质过敏性眼内炎，局部及全身抗炎治疗，因疗效不佳转我院。首诊当日收入住院。入院检查：右眼视力 0.2，眼压 13.8mmHg。混合充血(+)。角膜有横行线状全层斑翳。有弥漫灰白色角膜后 KP；前房深度不一致，有网状渗出。虹膜上散在白色团状斑块；瞳孔欠圆，局部后粘连。玻璃体轻度浑浊；仅能模糊窥见眼底血管(图 9-9-14)。B 超示玻璃体絮状低回声，伴后脱离。左眼视力 0.4(-2.00Ds—1.0)，眼压 18.2mmHg。其他未见异常。

入院诊断：右眼眼内炎，性质?；陈旧眼球穿孔伤(修复术后)；外伤性白内障术后；人工晶状体眼；左眼屈光不正。

治疗处理：根据右眼前房反应、虹膜前白色斑块、对抗生素和皮质类固醇疗效不佳，考虑为真菌感染。于是逐渐减少口服强的松，用复方托品酰胺及抗生素、非甾体药物滴眼，氟康唑滴眼、口服，疗效不明显。入院第 11 天行前房冲洗，房水涂片，房水涂片查见真菌菌丝，虹膜表面团状物培养，培养基有丝状真菌发育，确诊为真菌性眼内炎。每日使用两性霉素 B 5mg 静脉滴注，并逐渐增加用量至 25mg；及两性霉素 B 0.5mg 球周注射。经 1 个月治疗，前房及虹膜面白色菌斑消失，房水透明，晶状体后囊轻度增厚。出院时右眼视力 0.3，继续 2%两性霉素 B 滴眼。出院 2 个月停用抗真菌药物，眼部情况稳定。出院后 3 个月复诊，右眼视力 0.01，后囊增厚(图 9-9-15)，常规 YAG 激光治疗困难，虹膜明显后粘连。2004 年 3 月 8 日再次入院。入院后决定更换人工晶状体联合后囊切除，切除囊膜培养未见真菌。术后 1 周出院，裸眼视力 0.3，小孔 0.5(图 9-9-16)。

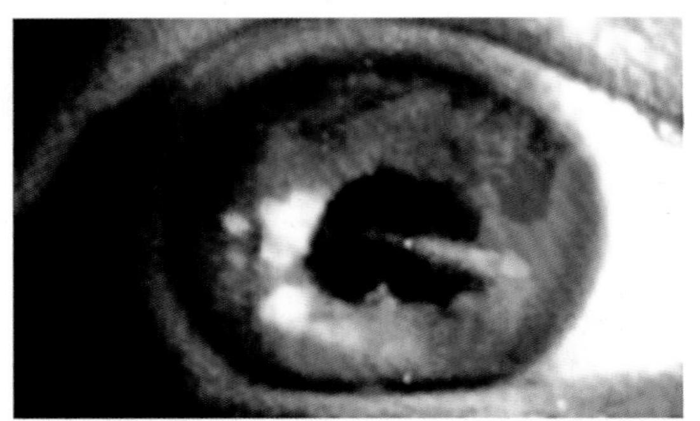

图 9-9-14　入院时虹膜上散在白色团状斑块，前房内网状渗出

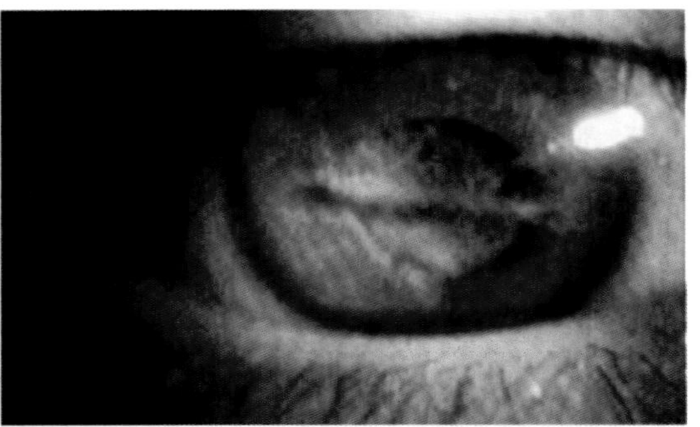

图 9-9-15　出院 3 个月后复诊，眼部情况稳定，晶状体后囊增厚

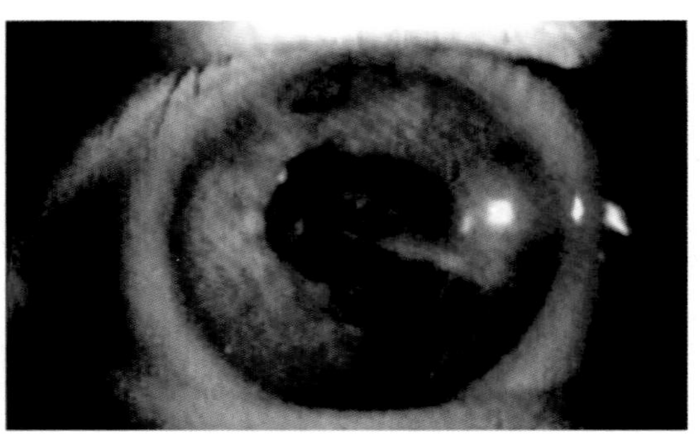

图 9-9-16　人工晶状体置换术后，后囊中央环形切除

病例三：外伤感染性眼内炎

患者赵某，中年男性，“左眼被钢丝崩伤 3 天”于 2016 年 4 月 29 日入院。患者于 3 天前从事装修时左眼被钢丝崩伤，眼痛、流泪、视物模糊，无恶心、呕吐，未诊治，症状逐渐加重。第 2 天到当地医院就诊，给予药物治疗(具体不详)，症状无好转，明显加重。今为求诊治来我院就诊，门诊检查后以“左眼角膜穿通伤、左眼内炎、左眼外伤性白内障”收入院。平素体健。专科情况：vod：指数 5cm，Tod：14.7mmHg Tos：Tn；左眼

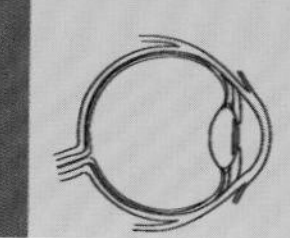

眼睑稍肿胀；球结膜混合充血（+++），角膜水肿，鼻侧角膜可见一长约 4mm 不规则全层角膜裂伤口，前房中深，下方积脓约 1mm，虹膜纹理欠清晰，瞳孔尚圆，对光反射消失，瞳孔区可见絮状渗出物（图 9-9-17，图 9-9-18），对光反射消失，晶状体不均匀皮质混浊，玻璃体、眼底窥不进。右眼未见异常。辅助检查：B 超示左眼眼内炎，左眼眼球异物？（图 9-9-19、图 9-9-20）。

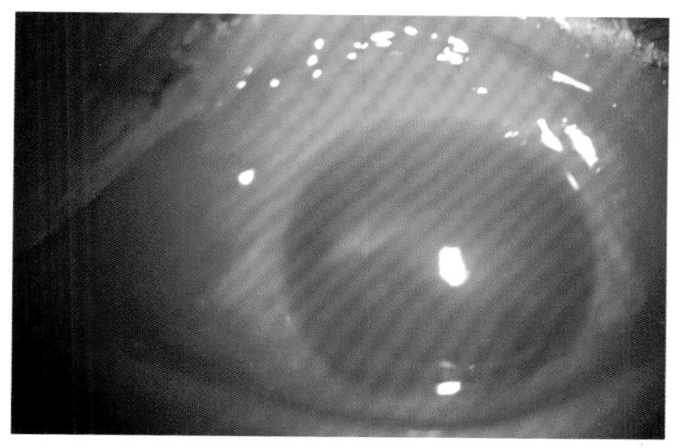

图 9-9-17 入院第 1 天，左眼球结膜混合性充血（+++），角膜水肿，鼻侧角膜可见一长约 4mm 不规则全层角膜裂伤口，前房中深，下方积脓约 1mm，虹膜纹理欠清晰，瞳孔尚圆，对光反射消失，瞳孔区可见絮状渗出物

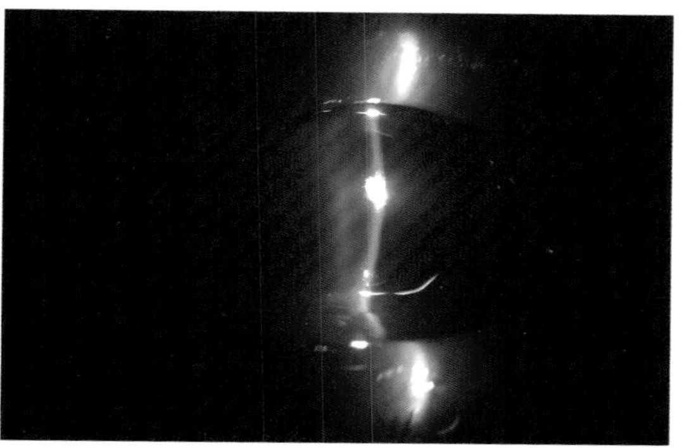

图 9-9-18 入院第 1 天，左眼球结膜混合性充血（+++），角膜水肿，鼻侧角膜可见一长约 4mm 不规则全层角膜裂伤口，前房中深，下方积脓约 1mm，虹膜纹理欠清晰，瞳孔尚圆，对光反射消失，瞳孔区可见絮状渗出物

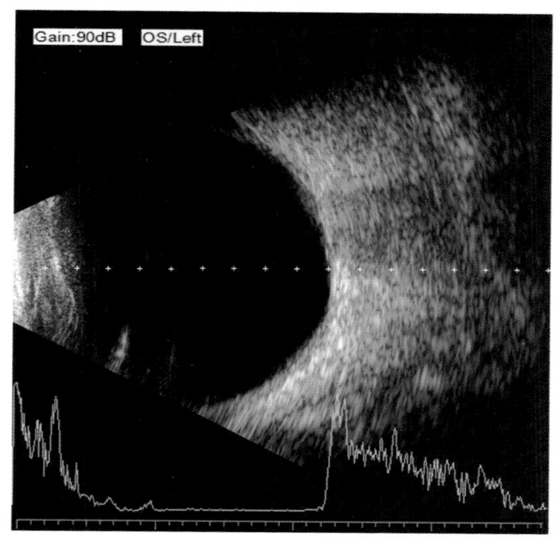

图 9-9-19 入院 B 超提示玻璃体混浊，眼内异物？（轴向扫描图像）

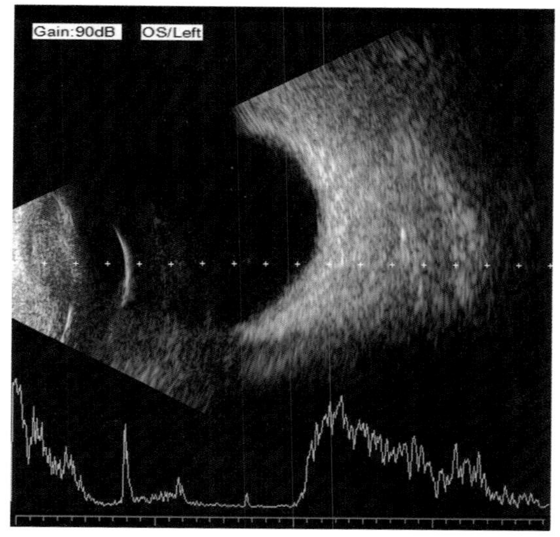

图 9-9-20 入院 B 超提示玻璃体混浊，眼内异物？（纵向扫描图像）

入院诊断：左眼外伤，左眼角膜穿通伤，左感染性眼内炎、左眼外伤性白内障、左眼眼内异物？

入院后给予抗炎抗感染治疗，第 2 天检查：左眼眼睑稍肿胀；球结膜混合充血（+++），角膜水肿，鼻侧角膜可见一长约 4mm 不规则全层角膜裂伤口，前房中深，可见黑色条状异物，疑似睫毛，虹膜纹理欠清晰尚圆，瞳孔区可见絮状渗出物，对光反射消失。当日急症行左眼眼内异物取出+前房冲洗+角膜裂伤清创缝合术+眼内注药术，术中于角膜伤口及前房取出 4 根睫毛，1%万古霉素稀释液冲洗前房，前房内推注透明质酸钠，撕除瞳孔区灰白色渗出膜，10-0 尼龙线间断缝合角膜裂伤 2 针，球结膜下注射万古霉素 1mg。

术后第 1 天，眼部情况：左眼视力：指数/眼前，眼压：9.0mmHg，角膜水肿，缝线在位，前房深，瞳孔直径

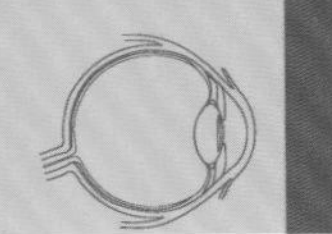

约 3mm，对光反射消失，晶状体不均匀皮质混浊，给予妥布霉素地塞米松眼药水点左眼，1 天 4 次，左氧氟沙星点左眼，1 天 4 次，氧氟沙星眼膏涂左眼，1 天 1 次，阿托品眼膏涂左眼。

术后第 2 天，视力较前提高，角膜水肿减轻。患者出院。随诊。

病例四：外伤感染性眼内炎

患者吴某，中年男性，既往体健。因“坠落摔伤右眼及面部 40 天”于 2016 年 3 月 14 日入院。患者在 40 天前在建筑工地工作时从 4. 5m 高支架坠落摔伤右眼及面部，即感右眼视物不见，睁眼困难，眼部及面部疼痛、大量血性液体流出，有恶心、无呕吐。急去当地人民医院诊治，行颅脑 CT 检查，诊断为：右眼球穿通伤，右眼眶壁骨折，建议行右眼摘除手术，患者未同意，给予简单包扎，转至我院，以：右眼球破裂伤、右面部裂伤收入院。住院后给予“右眼球破裂伤缝合+右面部裂伤清创缝合”。考虑患者有颅内出血的可能，术后 1 天转至神经外科继续治疗。患者受伤后右眼视物不见，有时头痛、头晕。

入院检查：右眼：视力：光感(−)，眼压：T-2，球结膜颞侧水肿、充血，伴有瘢痕，前房周边略浅，房水混(+)，下方见灰白色纤维状渗出，虹膜紊乱欠清，颞下根部断离，瞳孔圆，直径 6mm，对光反射消失，晶状体缺损，玻璃体混浊，眼底：颞上视网膜、脉络膜球状脱离，突向玻璃体腔，余未窥见眼底。辅助检查：CT(外院)：右眼眶壁骨折。入院前 3 天眼部 B 超：右眼眼球萎缩，右眼玻璃体机化，右眼玻璃体混浊(图 9-9-21、图 9-9-22)。

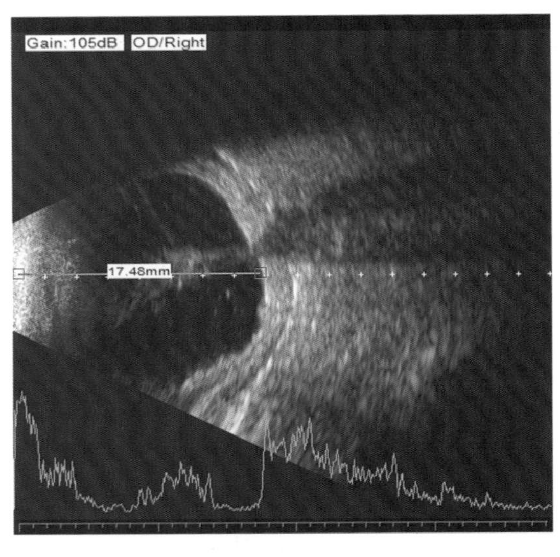

图 9-9-21　入院前眼部 B 超

右眼玻璃体腔内可探及弱回声光点，汇集成团，与球壁相连，动度后运动(+)，眼球壁呈楔形缺损，眼轴长度较对侧眼偏小(轴向扫描图 1)

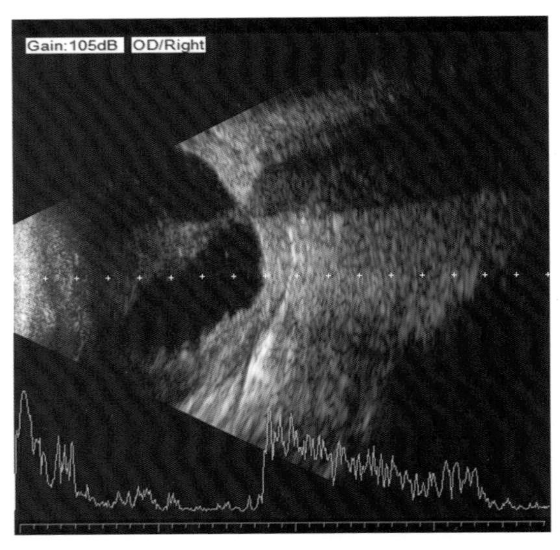

图 9-9-22　入院前眼部 B 超

右眼玻璃体腔内可探及弱回声光点，汇集成团，与球壁相连，动度后运动(+)，眼球壁呈楔形缺损，眼轴长度较对侧眼偏小(轴向扫描图 2)

入院诊断：①右眼球破裂术后；②右面部裂伤术后；③右眼眶壁骨折；④右眼感染性眼内炎；⑤眼球萎缩(右)。

治疗经过：患者入院后给予抗生素预防控制感染、抗炎等治疗；于 2016 年 3 月 18 日(入院第 4 天)行右眼内容剜除术+义眼胎植入术，术后病情恢复良好，配戴义眼片。

术后第 1 天，右眼：上睑轻度水肿，球结膜充血、水肿，结膜缝线无松动，切口对合良好，义眼胎无暴露。

术后两周，病情稳定，右眼配戴义眼片略大，眼睑闭合不全约 1mm。眼部检查：右眼：上睑水肿消失，球结膜充血、水肿不明显，结膜缝线无松动，切口对合良好，义眼胎无暴露。

病例五：外伤后感染性眼内炎

患者李某，2017 年 5 月 24 日不慎被植物切割刀戳伤左眼，随即左眼疼、胀。在当地医学院附属医院诊断为“眼球破裂伤(左)”，并行左眼球破裂伤缝合术，术后全身及局部抗感染治疗，具体不详，患者术后视力恢复可，在院治疗20天后出院；2周前自觉左眼前黑影飘动、视物模糊，遂去当地医学院附属医院复诊，诊断为“中浆（双）”，并治疗，左眼视力下降加重，于2017年7月5日以“眼外伤（左）”收住院，并行左眼玻璃体切除+晶状体切除治疗，眼内注射万古霉素+头孢他啶，具体不详，术后视力无明显提高，患者左眼痛、眼胀程度加重，玻璃体液培养示左眼镰刀菌属感染。患者玻切术后4天（2017年7月11日）就诊于山东中医药大学附属施尔明眼科医院，经门诊检查后，诊断为“感染性眼内炎（左）、玻璃体切割术后（左）、术后无晶体眼（左）、眼外伤术后（左）、中心性浆液性脉络膜视网膜病变（双）?”。

眼部检查：视力 右眼1.0，左眼HM/10cm，矫正无助，眼压 右11mmHg，左T-2，右眼晶状体轻混，眼底视盘边界清，色可，黄斑中心凹反光未见；左眼睑肿胀，结膜充血（++），角膜水肿，11点位见角膜缘跨透明角膜缝线1针，前房中深，房水闪辉（+++），房水细胞（+++），虹膜纹理不清，瞳孔圆，D=5.5mm，对光反射迟钝，晶状体缺如，玻璃体混浊，眼底窥不入，未见红光反射（图9-9-23、图9-9-24）。眼部B超显示左眼玻璃体腔内大量细密点状中低度回声（图9-9-25）。

诊断：左眼外伤后感染性眼内炎

入院第1天，左眼视力HM/10cm，矫正无助，眼压T-2，左眼睑肿胀，结膜充血（++），角膜水肿，11点位见角膜缘跨透明角膜缝线1针，前房中深，房水闪辉（+++），房水细胞（+++），虹膜纹理不清，瞳孔圆，D=5.5mm，对光反射迟钝，晶状体缺如，玻璃体混浊，眼底窥不入，未见红光反射。

治疗经过：入院后第2天行左眼眼球探查+眼内探查+玻璃体切除+玻璃体腔注药术，术中3点至8点沿角膜缘切开球结膜，探查见7点位角膜缘向后斜形巩膜裂伤口，约9mm，闭合可，表面见铁屑附着，清理伤口；行25G巩膜穿刺，术中吸除虹膜表面渗出膜。抽取前房液留取细菌、真菌培养；见360度睫状突、睫状体平坦部表面白色干酪样脓苔，周边部玻璃体残余，呈灰白色改变，网膜前薄层脓苔，术中切除残余玻璃体，360度切除睫状体表面脓苔，笛针吹散网膜表面脓苔灶，行6点位虹膜根切。气液交换，硅油填充，玻璃体腔内注入100μg/0.1ml伏立康唑。

术后第5天：左眼视力光感（+），眼睑水肿（+++），球结膜充血（+++），角膜水肿（++），前房内大量黄色干酪样脓苔，余窥不清（图9-9-26）。

根据表现，患者病情加重，准备再次行左眼内注药术。术中将瞳孔区渗出物吸除，见分泌物中棕黑色坏死色素膜组织，虹膜表面、虹膜后见黄色干酪样脓苔，膜镊夹取、性质韧，膜镊去除大部分脓苔后，100μg/0.1ml伏立康唑注入玻璃体腔及球结膜下注射。

培养结果回示：近平滑假丝酵母菌（图9-9-27）。

第2次术后2天，患者病情加重，行左眼内容物剜除术。术中见1/3脉络膜呈灰白色改变，仔细清理巩膜内壁色素膜组织，浓碘酊烧灼巩膜内壁3遍，75%酒精脱碘3遍，无活动性出血。

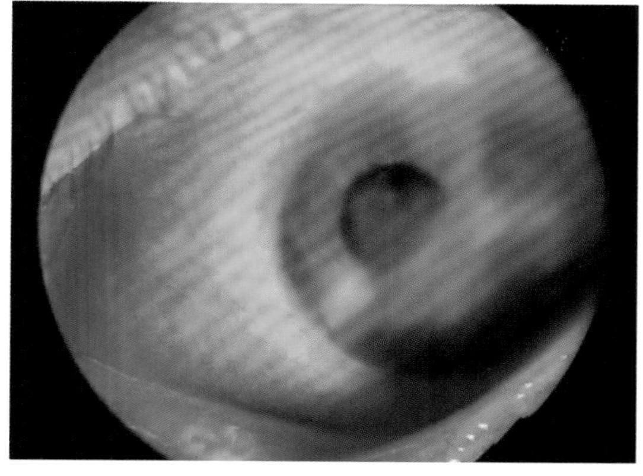

图9-9-23　外伤后感染性眼内炎-房水闪辉（+++），房水细胞（+++），虹膜纹理不清，晶状体缺如，玻璃体混浊

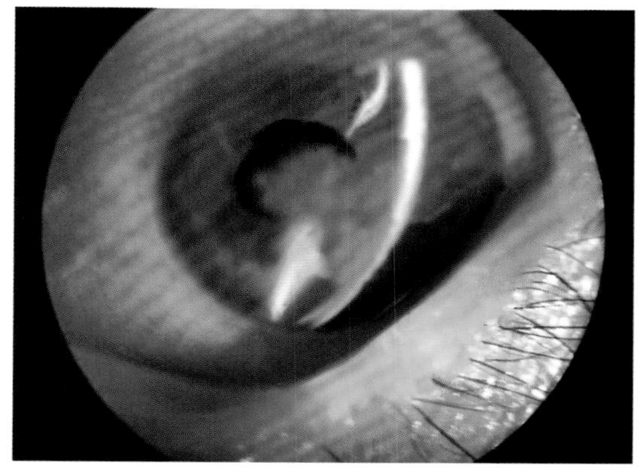

图9-9-24　房水闪辉（+++），房水细胞（+++），虹膜纹理不清，瞳孔圆，D=5.5mm，对光反射迟钝，晶状体缺如，玻璃体混浊（裂隙相）

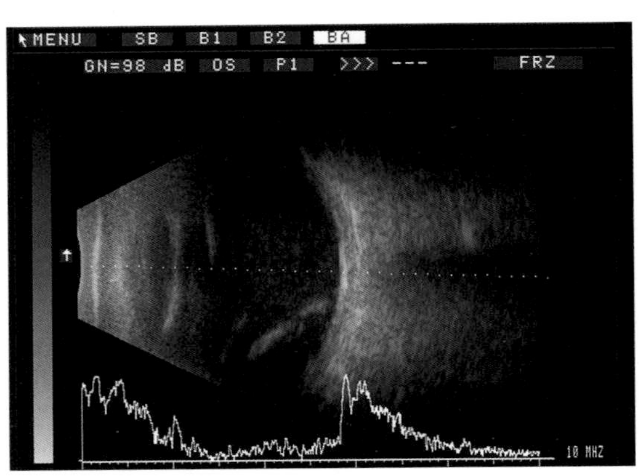

图 9-9-25 外伤后感染性眼内炎-B 超显示左眼玻璃体腔内大量细密点状中低度回声

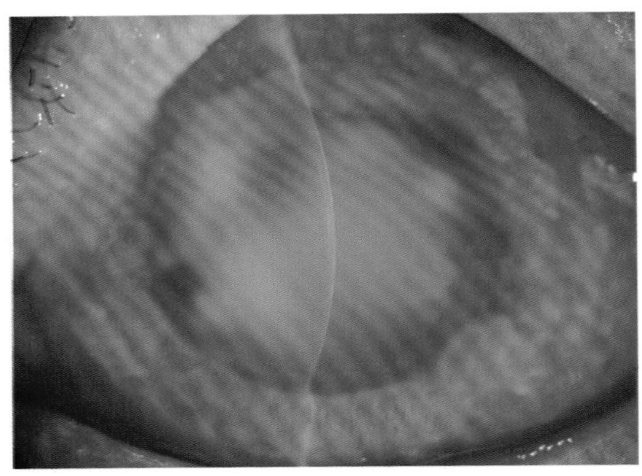

图 9-9-26 左眼视力光感(+),眼睑水肿(+++),球结膜充血(+++),角膜水肿(++),前房内大量黄色干酪样脓苔,余窥不清

细菌检验结果:

检出细菌:近平滑假丝酵母
药敏结果:近平滑假丝酵母　　阳性　　菌落计数:

抗生素	MIC	敏感度	抗生素	MIC
氟胞嘧啶		敏感		
氟康唑		敏感		
酮康唑		敏感		
两性霉素B		敏感		
伊曲康唑		敏感		
制霉菌素		敏感		

图 9-9-27 培养结果:近平滑假丝酵母菌

病例六:外伤感染性眼内炎

患者冯某,因“左眼被铁丝崩伤 5 天,外伤术后 1 天”,于 2017 年 6 月 29 日在当地中医药大学附属眼科医院就诊。患者 2017 年 6 月 28 日当地中心医院行左眼角膜裂伤缝合+晶状体切除+玻璃体切除+气液交换术,术后未见明显好转,为进一步诊治,遂来诊。经门诊检查后,诊断为“眼内炎(左)”。

眼部检查:右眼视力 1.0,眼压 Tn,未见明显异常;左眼视力 HM/20cm,眼压 T-1,球结膜充血水肿,缝线在位,角膜水肿,后弹力层皱褶,角膜中央不规则裂伤约 3mm,缝线在位,对合欠佳,前房略浅,房水闪辉(+++),虹膜纹理欠清晰,瞳孔不圆,D=5mm,对光反射:直接(-),间接(-);晶状体缺如,玻璃体腔灰黄色混浊,可见部分玻璃体残留,余窥不清(图 9-9-28、图 9-9-29)。眼部 B 超:左眼玻璃体腔内弥漫点状均匀弱回声(图 9-9-30)。

诊断:外伤性感染性眼内炎

治疗经过:入院后立即行左眼内探查+玻璃体切割术;术中见角膜中央不规则伤口闭合不良,拆除原缝线,间断缝合角膜裂伤口 4 针,25G 巩膜穿刺,见玻璃体腔灰黄色混浊,下方及颞侧前部玻璃体残留、灰黄色、与网膜粘连紧密,后极部网膜前大量脓苔,与玻璃体后皮质紧密粘连,颞下方脉络膜隆起,内圆形规则裂孔,5 点位见 1 约 1.5PD 大小马蹄形撕裂孔,术中切除残余玻璃体,分离吸除网膜前玻璃体后皮质及脓苔,气液交换后激光封闭裂孔,硅油填充,玻璃体腔注入万古霉素 1mg/0.1mg,头孢他啶 2.25mg/0.1mg 结膜下注射。

术后第 11 天:左眼视力 FC/20cm,矫正+12.00DS=0.02,眼压 17.5mmHg,结膜反应性充血,角膜中央伤口闭合可、缝线在位,前房中深,房水闪辉(+),虹膜纹理可,瞳孔欠圆,晶状体缺如,玻璃体腔内硅油填充,眼底朦胧,隐约见网膜平伏在位(图 9-9-31)。

术后 18 天复查,左眼视力 FC/50cm,矫正 0.02,眼压 17.5mmHg,结膜充血减轻,角膜中央伤口闭合可、缝线在位,前房中深,虹膜纹理可,瞳孔欠圆,晶状体缺如,玻璃体腔内硅油填充,眼底朦胧,可见硅油气体平面,隐约见视网膜复位(图 9-9-32)。

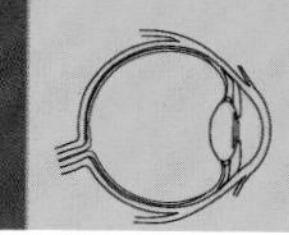

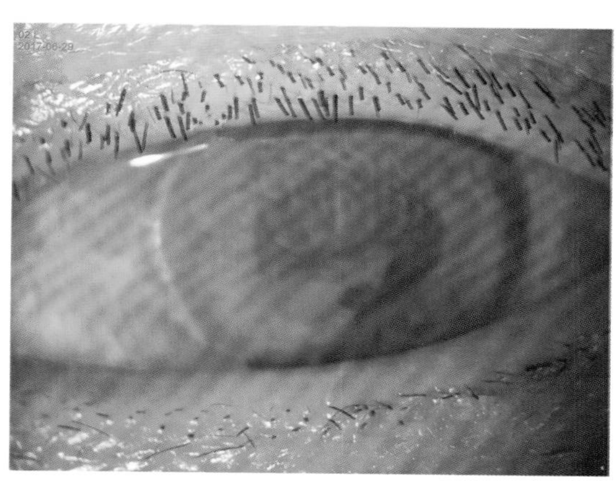

图 9-9-28 入院第 1 天，左眼视力 HM/20cm，眼压 T-1，球结膜充血水肿，缝线在位，角膜水肿，后弹力层皱褶，角膜中央不规则裂伤约 3mm，缝线在位，对合欠佳，前房略浅，房水闪辉（+++），虹膜纹理欠清晰，瞳孔不圆

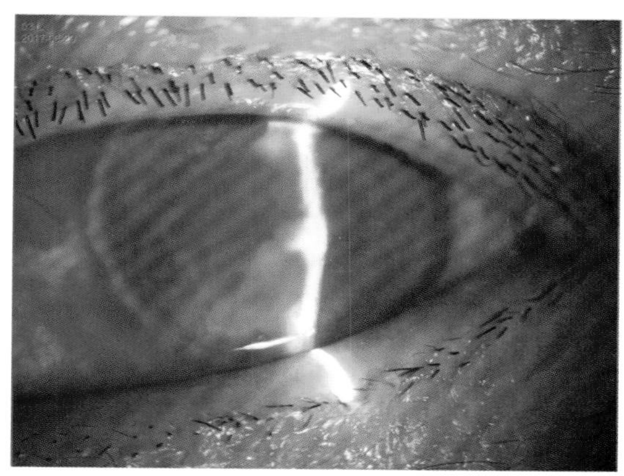

图 9-9-29 入院第 1 天，左眼 视力 HM/20cm，眼压 T-1，球结膜充血水肿（裂隙相）

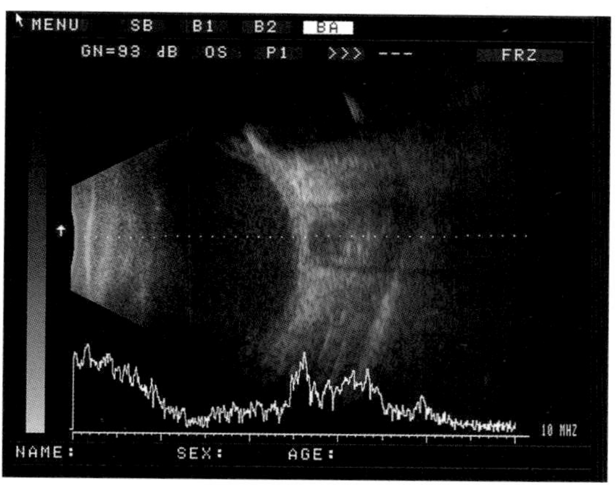

图 9-9-30 眼部 B 超：左眼玻璃体腔内弥漫点状均匀弱回声

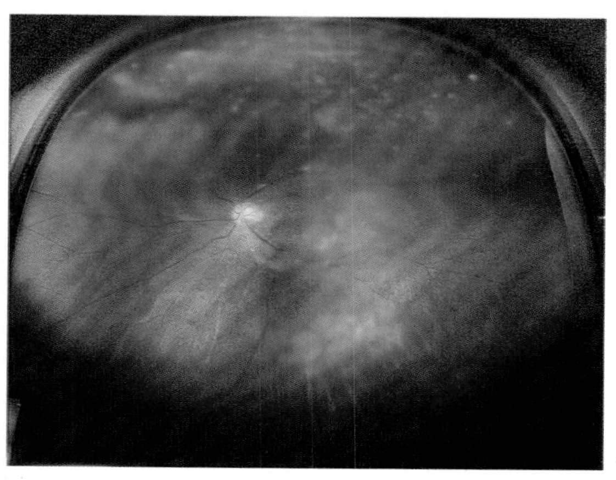

图 9-9-31 术后 11 天，晶状体缺如，玻璃体腔内硅油填充，视网膜复位

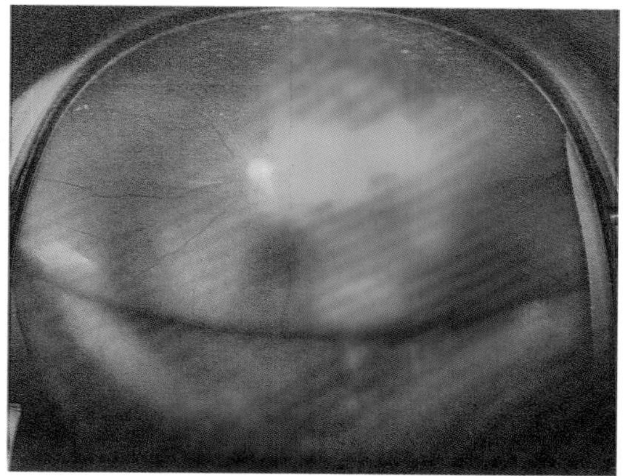

图 9-9-32 术后 18 天，左眼视力 FC/50cm，矫正 0. 02，眼压 17. 5mmHg，结膜充血减轻，角膜中央伤口闭合可、缝线在位，前房中深，，晶状体缺如，玻璃体腔内硅油填充，眼底朦胧，可见硅油气体平面，视网膜复位

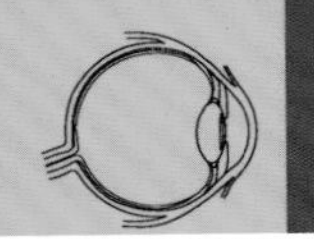

病例七：外伤后眼内炎

患者黄某，因“左眼扎伤缝合后眼疼 10 天余”入院。患者 10 天前被铁丝扎伤左眼，于当地医院行左眼角膜穿通伤清创缝合术；术后左眼疼痛明显，于山东省省立医院就诊，经门诊检查后，诊断为“外伤性眼内炎（左）”。

眼部检查：右眼视力 1.0，眼压 15mmHg，眼内无异常；左眼视力 LP（+），眼压 Tn，眼睑水肿（+），结膜混合充血（+），9 点可见角膜裂伤口对合可，缝线在位，前房深度可，可见少许漂浮的晶体皮质，下方少许积脓。7 点-10 点虹膜根部离断，瞳孔不圆，对光反应消失，晶体破裂，完全混浊，余窥不清。

诊断：左眼外伤性感染性眼内炎，左眼角膜穿通伤

治疗经过：入院后先后两次行左眼玻璃体腔内注药术（万古霉素），第 2 次注药术后第 3 天，炎症控制不佳，行左眼白内障摘除+玻璃体切割+硅油填充术。

第 1 次注药术后第 1 天：眼科检查：左眼 视力 LP（+），眼压 Tn，眼睑水肿（+），结膜混合充血（++），角膜裂伤口对合可，无漏液，前房深度可，房水混浊（+），无明显积脓，瞳孔不圆，对光反应消失，晶状体完全混浊，余窥不清。眼部 B 超显示：玻璃体腔有大量弱絮状及密集点状混浊，后极部眼球后壁前有局限膜状光带，光带与球壁间为点状回声，眼球后壁粗糙改变（图 9-9-33）。

隔日再次行玻璃体腔内注药，术后第 3 天：眼科检查：左眼视力 LP（+），眼压 Tn，眼睑水肿（+），结膜混合充血（++），角膜裂伤口对合愈合可，无漏液，前房深度可，房水混浊（++），瞳孔不圆，对光反应消失，晶状体完全混浊，余窥不清。眼部 B 超：璃体腔有大量弱絮状及密集点状混浊，后极部眼球后壁前有局限膜状光带，光带与球壁间为点状回声，眼球后壁粗糙改变（图 9-9-34）。考虑患者眼内炎症控制不良，加做玻璃体切割术。

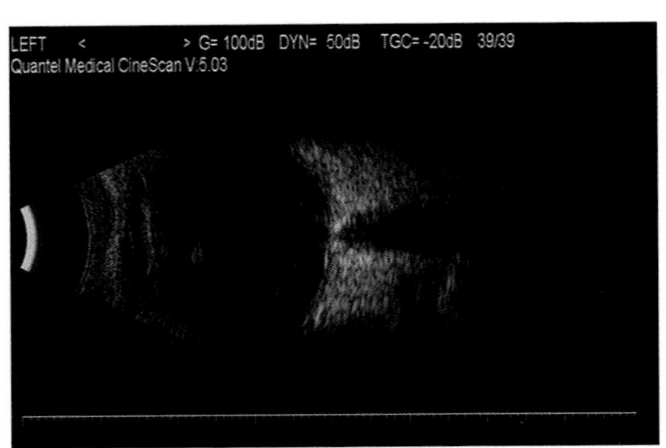

图 9-9-33　第 1 次注药术后第 1 天眼部 B 超：玻璃体腔有大量弱絮状及密集点状混浊，后极部眼球后壁前有局限膜状光带，光带与球壁间为点状回声，眼球后壁粗糙改变

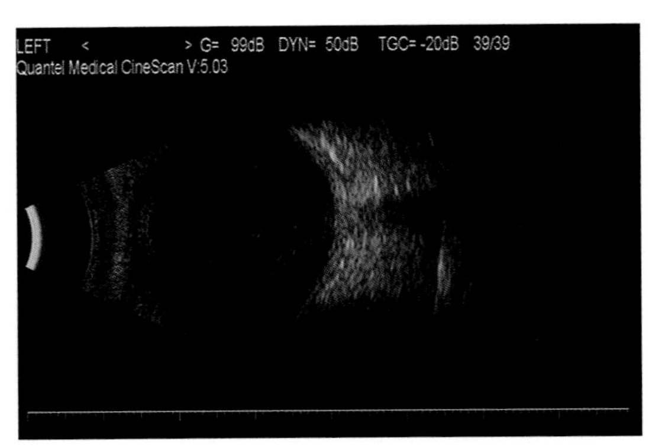

图 9-9-34　玻璃体腔有大量弱絮状及密集点状混浊，后极部眼球后壁前有局限膜状光带，光带与球壁间为点状回声，眼球后壁粗糙改变

术后第 3 天：眼睑水肿（+），结膜混合充血（++），角膜裂伤口对合愈合可，无漏液，前房深度可，房水混浊（++），瞳孔不圆，对光反应消失，晶状体完全混浊（图 9-9-35）。

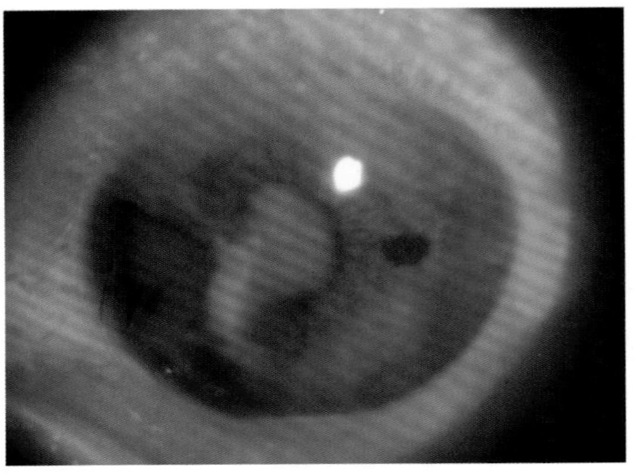

图 9-9-35　术后第 3 天，眼睑水肿（+），结膜混合充血（++），角膜裂伤口对合愈合可，前房深度可，房水混浊（++）

注药术后第 4 天行左眼玻璃体切割术。

玻璃体切割术后第 1 天：左眼视力 HM/15cm，眼压 15mmHg，左眼睑水肿，球结膜混合充血，角膜裂伤口对合愈合可，无漏液，前房深度可，房水混（+），无明显积脓，瞳孔不圆，对光反应消失，晶状体缺如，玻璃体腔内硅油填充，余窥不清。

玻切术后半月，左眼视力 矫正 0.2，眼压 15mmHg，左眼睑水肿，结膜混合充血，角膜裂口对合愈合可，无漏液，前房深度可，房水闪辉，下方虹膜周切口通畅，瞳孔不圆，

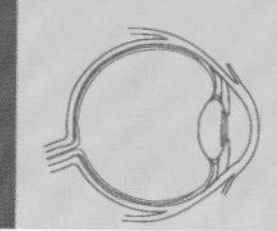

对光反应消失，晶状体缺如，玻璃体腔内硅油填充，视网膜在位。

病例八：外伤性眼内炎

患者董某，老年男性，因"左眼被异物扎伤2个月，红、痛、视力下降加重2天"于2015年5月25日入院。患者于2015年3月23日干活时枣树枝扎伤左眼，后左眼红、痛、视力下降，伴异物感畏光、流泪，无恶心、呕吐，无昏迷。在当地眼科医院诊治，诊断为"眼内炎（左），眼球穿通伤（左），眼内异物（左）"，行"左眼玻璃体腔注药术+眼球探查+异物取出"，给予抗生素、激素等药物治疗，症状稍好转。为求进一步治疗，转当地市立医院，给予抗生素等药物治疗，症状好转后出院。1个月后再次出现红、痛、视力下降，未诊治，症状加重，门诊以"眼内炎（左）眼内异物（左）？"收入院。

入院情况：vod：0.5，vos：0.4，Tod：13mmHg，Tos：16mmHg；左眼睑结膜混合充血（+++），水肿（+），颞下方结膜可见显微缝线；前房中深，房水混浊（+++）；瞳孔领虹膜后粘连；瞳孔尚圆，直径3mm，对光反射迟钝；晶状体轻度混浊；玻璃体轻度混浊；眼底朦胧，视盘边界清、色可，血管比例A/V=2/3，黄斑区结构清，可见中央凹反射。右眼晶状体轻度混浊，余未见异常。入院后眼部B超：左眼玻璃体腔内可探及细小点状的弱回声，聚集成片，其内可见团状条状强回声，不与球壁光带相连，动度后运动（+）（图9-9-36）。

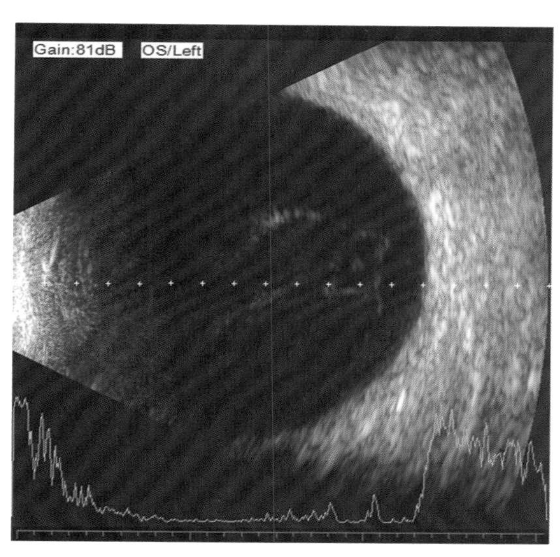

图9-9-36 入院后眼部B超

左眼玻璃体腔内可探及细小点状的弱回声，聚集成片，其内可见团状条状强回声，不与球壁光带相连，动度后运动（+）

初步诊断：①左感染性眼内炎；②巩膜穿通伤术后（左）；③年龄相关性白内障（双）；④眼内异物（左）？⑤高血压

治疗经过：患者入院后给予抗生素眼药水滴眼，完善相关检查，于2015年6月1日在手术室局麻下行左眼球结膜下+巩膜异物探查术，取出约0.5mm×1mm褐黑色异物，剪除肉芽组织并送病理，手术顺利，术后给予抗炎等治疗。

术后第1天，眼部情况：左眼视力0.6，眼压15mmHg，结膜充血（+），颞下探查口对合良好，缝线在位，角膜透明，前方可，房水混（++）。

术后11天，左眼：视力0.8，眼压13.3mmHg，结膜刀口轻度水肿、充血，对合良好缝线无松动，角膜透明，前房可，房水混（+），瞳孔鼻侧后粘，玻璃体半环状混浊，眼底未见渗出及出血。

二、外伤非感染性眼内炎

（一）病因及发病机制

外伤非感染性眼内炎又可称为外伤性葡萄膜炎，是一种非特异的反应性葡萄膜炎，指眼球受伤后或异物引起葡萄膜血管收缩，首先是小动脉急剧收缩，使局部缺氧，随之发生反射性毛细血管扩张、通透性增加，血浆渗出、出血，晶状体脱位或半脱位，刺激葡萄膜组织发生无菌性外伤性炎症反应。轻者血管渗漏性增强，血浆渗出，房水蛋白增加；重者虹膜、睫状体组织撕裂、破碎，前房积血、玻璃体积血，脉络膜出血、破裂、渗漏、脱离。并因之出现眼压的降低或升高，有的挫伤严重者，发生局部或全部虹膜急性坏死，睫状体亦可局部坏死，随后出现组织萎缩。在伤后几小时或几天，即可发生虹膜睫状体或脉络膜的炎症。外伤导致的葡萄膜炎的临床表现与一般葡萄膜炎的症状大致相同，不同之处在于除有明显的外伤原因外，无反复发作史。这类葡萄膜炎的发病机制有几种假说。一是认为原已存在潜伏性炎症，外伤只是引起了患者的注意。但是，在一些病例，外伤可能是眼内炎症原因。外伤可启动和激活生物活性介质及炎性因子，引起正反馈，不经过治疗难以自动停止。在已存在炎症的眼，如HLA-B27阳性、结节病、病毒性视网膜炎，可由外伤激发起炎症。

（二）临床表现

1. 症状　患者自觉眼痛、视物模糊、畏光、流泪，严重者可伴有头痛、恶心等。

2. 体征　患者血-房水屏障受到破坏，在受伤初期，炎症发展较慢，血浆蛋白通过屏障进入房水，房水内蛋白增加，表现为房水闪辉阳性。而后逐渐为成形性大量纤维性渗出物。如治疗不当，炎症长期持续，则可有渗出物在睫状体表面形成睫状体膜，日后收缩可使睫状体萎缩，或继发视网膜脱离，或眼球萎缩；睫状体充血、压痛；瞳孔缩小，呈痉挛性。随即出现瞳孔括约肌麻痹，瞳孔中度散大，或呈不规则形，有时是暂时性的，有的可永久存在，瞳孔直接及间接对光反射迟钝或消失；挫伤后有时发生局部虹膜急性坏死，日后局部或全部虹膜萎缩。炎症较重并持续未得到有效控制者在伤后1周左右可致虹膜与晶状体粘连；如在伤后短期内，一般为1~2天内发生前房内积脓时，可能发展成为眼内炎；血浆蛋白也可通过受损的血-视网膜屏障和玻璃体视网膜界面进入视网膜内和玻璃体腔，引起视网膜水肿和玻璃体蛋白阳性；若合并有伤口组织嵌顿、眼内出血、晶状体破裂的情况下，炎症过程可能加重或持续更长时间，造成严重的组织损伤和视力损害。可出现囊样黄斑水肿使中心视力丧失；还有些病例在整个过程中，呈长期轻微的刺激症状，时好时坏，经常反复发作，治疗后症状仍不可控制，此时应注意是否存在眼内异物，若没有异物需警惕交感性眼炎的发生。

3. 并发症

（1）继发性青光眼：可因虹膜后粘连形成瞳孔闭锁，或由于成形性虹膜睫状体炎，形成虹膜瞳孔膜闭、虹膜膨隆向前。使前房角变窄发生前粘连，前房角的炎性渗出物机化使虹膜根部逐渐被牵向前房角或因虹膜根部水肿，小梁间隙水肿，结构紊乱，睫状体挫裂伤后大量脱落的细胞碎屑、血凝块、红细胞、吞噬细胞、色素颗粒等阻塞房角，致眼压升高。除非睫状体分泌功能被破坏，否则上述情况一般都会引起继发性青光眼。

（2）并发性白内障：炎症的毒素作用可引起白内障，晶状体混浊常先出现在后囊皮下附近皮质，因后囊薄弱，无上皮所致。若毒素损伤晶状体上皮侵犯皮质或由于虹膜后粘连而引起晶状体上皮变性增生，则混浊出现在晶状体前部。严重病例很快形成完全性白内障。

（3）玻璃体混浊：前段虹膜睫状体炎常伴有玻璃体混浊，一般多为细小点状；后部葡萄膜炎，可表现为色素性及炎性颗粒状混浊，在慢性炎症晚期还可能由于玻璃体的胶样结构破坏而形成细条状混浊。严重的外伤可致玻璃体积血，一般是来自视网膜或睫状体的出血，经玻璃体后界膜侵入玻璃体内。

（4）眼底改变：前葡萄膜炎影响视网膜者较少见，但严重者或引起后部葡萄膜炎者，可有黄斑水肿、囊样黄斑变性，有时伴有血管炎。较重的外伤，可致视网膜震荡，又名 Berlin 视网膜水肿，可伴有黄斑裂孔，视网膜出血，脉络膜出血及破裂、渗漏等并发症。

（5）交感性眼炎（sympathetic ophthalmia）：交感性眼炎可伴晶状体过敏性眼内炎发生，但它们之间亦有区别，此病一般症状重，有眼底病变，潜伏期长，双眼发病。

（三）诊断与鉴别诊断

根据明确的外伤史，结合临床表现：前房房水混浊，严重者有纤维素样渗出。瞳孔形状改变，散大或缩小，可有虹膜后粘呈不规则形，以及可能发生的玻璃体及视网膜改变容易作出诊断，但应注意与下列疾病相鉴别：①虹膜睫状体炎：眼前段的炎性改变临床表现无明显区别，以虹膜和睫状体的炎症为主，主要表现为眼红痛，睫状充血，睫状压痛，角膜后 KP，房水闪辉。但根据外伤病史可作出判断。②小柳原田综合征：非典型表现时临床表现相似，但无眼部外伤的病史。往往伴有头痛、脱发、听力障碍等其他眼外症状。

（四）治疗

对本病的治疗以早期应用皮质类固醇和前列腺素拮抗剂为主。因为引起外伤后炎症反应的原因主要是前列腺素增加和组织胺、5-羟色胺、缓激肽的释放。前列腺素拮抗剂及皮质类固醇可抑制前列腺素的合成和炎性介质的释放，减轻炎症早期的渗出水肿、毛细血管扩张、白细胞浸润及吞噬反应。因此，两者联合应用是治疗眼球挫伤及其所致葡萄膜炎必不可少的药物。同时，根据受伤情况，评估散瞳的时机，合理适时应用散瞳剂。如果有眼内异物引起的葡萄膜炎应及时取出异物。

1. 散瞳剂　散瞳剂可减轻炎症反应，使受伤的虹膜睫状体处于休息状态，解除痉挛，使虹膜睫状体休息，减少疼痛，减少虹膜睫状体的充血，并由于睫状肌麻痹减少对睫状血管的压迫，相应地增加了血液循环,降低血管渗透性和渗出膜的形成并减少继发性出血机会,防止虹膜后粘连及瞳孔区机化膜的形成及继发性青光眼的发生。但散瞳使前房角变窄影响积血吸收。因此,外伤导致的虹膜睫状体炎合并急性前房积血时不予散瞳治疗。临床上,外伤性虹膜睫状体炎如同时伴有前房积血,其炎症往往被忽略,易造成虹膜前及后粘连,形成继发性青光眼。

2. 皮质类固醇　是治疗葡萄膜炎必不可少的药物,可局部滴眼或局部注射,轻度的外伤性葡萄膜炎,经局部应用或结合口服皮质类固醇多可控制。若病情严重或难以控制,可肌内注射或静脉滴注,首选促肾上腺皮质激素(ACTH),待炎症控制后,逐渐减量,如 ACTH 疗效差,迅速改用地塞米松或氢化可的松静脉滴注。病情仍较严重,可改用免疫抑制剂如环磷酰胺,硫唑嘌呤等与皮质类固醇联合应用。

3. 前列腺素拮抗剂　可服用者有吲哚美辛、阿司匹林、水杨酸钠、保泰松等,此类药物能稳定溶酶体膜,组织酸性水解酶及蛋白水解酶等释放,从而抑制组织炎症的发展,又能兴奋脑垂体前叶,释放促皮质激素,具有皮质类固醇类药物的作用。

4. 并发症的治疗　继发性青光眼时降眼压药物治疗,若炎症控制后眼压仍不能控制可考虑抗青光眼手术治疗;炎症导致的晶状体混浊可于炎症控制后行白内障摘出及人工晶体植入术;眼底炎症反应严重时,可行玻璃体腔注药术注入皮质类固醇类药物或抗-VEGF 药;交感性眼炎的治疗主要是应用大量的皮质类固醇,开始量宜大,控制后逐渐减量,不宜减量过快。应用时间要长,效果不好时应加用免疫抑制剂治疗。

(五)典型病例

患者,男,18 岁,学生。因右眼外伤后视物不清 7 年,反复发红半年,加重 1 周于 2000 年 1 月 31 日入院。患者 7 年前,不慎被爆炸的灯泡碎片击中右眼,当时感疼痛,流泪,视物不清,次日来我院就诊,以“角膜穿通伤,外伤性白内障”收入院。经查眼眶 X 线拍片,未见眼内异物存留,于局麻下行右眼角膜修复术联合白内障针吸术,术后 7 天出院。于半年前始,右眼发红,眼疼,诊为虹膜炎,经治疗后好转。但屡有发作。于入院前 1 周,再次出现该眼红,有异物感再次就诊。检查:右眼视力 0. 01,结膜混合充血,角膜水肿,以下方为重,角膜上皮大泡性改变,中央“H”形全层性灰白色浑浊,角膜后色素颗粒沉着。房水浑浊,前房内可见条索样机化物,自瞳孔颞侧缘附着于角膜后。瞳孔形状不规则,对光反应消失。晶状体缺如,玻璃体及眼底未窥清。眼压正常。左眼视力 1. 0,余检查均正常。经查 CT 示玻璃体腔内可见 CT 值为 1600 Hz 的异物,B 超显示异物随体位改变而改变位置。

诊断:右眼外伤性葡萄膜炎;右人工晶体眼

治疗:入院后予静滴地塞米松,1%阿托品及速高捷眼膏滴眼,结膜下注射氟美松治疗。葡萄膜炎症反应及角膜水肿减轻。入院后 6 天,经裂隙灯检查,发现异物进入前房,于局麻下行异物摘出,为玻璃异物,约 3mm×2mm×1mm。术后 7 天出院,右眼视力 0. 05,角膜水肿基本消退,葡萄膜炎症消失。随访 10 个月未复发。

三、交感性眼炎

多发生于外伤后或手术后,双眼反复发作的非化脓性葡萄膜炎,称受伤眼为“诱发眼”,未受伤眼为“交感眼”。病因不明,目前多支持自身免疫性疾病的观点,是一种由 T 细胞介导的迟发性过敏性反应。临床表现:诱发眼伤 2 周的潜伏期后,交感眼出现葡萄膜炎,视力下降,眼球触痛,睫状体充血,房水混浊,虹膜纹理不清,瞳孔缘结节增生及后粘连,角膜后羊脂状沉着物,玻璃体混浊,有细胞飘动,视盘水肿,视网膜水肿,有黄白色浸润小点即色素上皮之 Dalen-Fuchs 结节。详见第九章第十一节。

(王　清　张劲松　杨　静　张中敏)

参考文献

1. 凌沛学,眼科药物的临床应用与研究.北京:中国医药科技出版社,2002:126-134.

2. 张效房,杨进献,眼外伤学,郑州:河南医科大学出版社,1997:419-425.

3. 李凤鸣,眼科全书.北京:人民卫生出版社,1996:3264-3272.
4. Thompson JT, Parver LM, Enger CL, et al. Infectious endophthalmitis after penetrating injuries with retained intraocular foreign bodies. Ophthalmology 1993;100(10):1468-1474.
5. Kresloff MS, Castellarin AA Zarbin MA. Endophthalmitis. Surv Ophthalmol, 1998, 43:193-224.
6. Kunimoto DY, Das T, Sharma S, et al. Microbiologic spectrum and susceptibility of isolates: Part II. Am J Ophthalmol, 1999, 128: 242-244.
7. Thompson JT, Parver LM, Enger CL, et al. Infectious endophthalmitis after penetrating injur with retained intraocular foreign bodies. Ophthalmology, 1993, 100:1468-1474.
8. 黎晓新,张正.眼内炎的诊断与处理及预防.中华眼科杂志,2006,42(1 0):946-950
9. Bryden FM, Pyott AA, Bailey M, et al. Real time ultrasound in the assessment of intraocular foreign bodies. Eye 1990; 4:727-731.
10. 高艳,董晓光,孙士营,等,真菌性角膜溃疡继发真菌性眼内炎的治疗.中华眼外伤职业眼病杂志,2013,35(5):345-348.
11. Essex RW, Yi Q, Charles PG, et al. Post-traumatic endophthalmitis. Ophthalmology 2004; 111(11):2015-2022.
12. Jeng BH, Kaiser RK, Lower CY. Retinal vasculitis and posterior pole hypopyon as early signs of acute bacterial endophthalmitis. Am J Ophthalmol, 2001, 13 1(6):800-802.
13. Pinna A, Carta F, Zanetti S, et al. Endogenous Rhodotorula minuta and Candida albicans endophthalmitis in an injecting drug user. Br J Ophthalmol, 2011, 85(6):759.
14. Ahmed Y, Schimel AM, Pathengay, et al. Endophthalmitis following open-globe injuries. Eye 2012, 26:212-217.
15. Boldt HC, Pulido JS, Blodi CF, Folk JC, Weingeist TA. Rural endophthalmitis. Ophthalmology 1989; 96(12):1722-1726.
16. 王明玲,郑美琴,刘晓强,等.外伤性地衣芽孢杆菌性眼内炎一例.中华眼科杂志,2012,48(3):271-272.
17. 南莉,汤欣,袁佳琴.眼球穿孔伤术后真菌性眼内炎一例.眼外伤职业眼病杂志,2005,27(7):556-557.
18. 齐世欣.眼内玻璃异物存留 7 年致反复性葡萄膜炎一例.眼外伤职业眼病杂志,2001,23(5):563.

第十节　感染性角膜病合并眼内炎

一、概论

感染性角膜炎和(或)角膜溃疡是一种严重致盲性眼病。严重的角膜炎和(或)角膜溃疡可合并前房积脓、葡萄膜炎、玻璃体炎等,未及时治疗时,可引起眼内感染,即眼内炎。

(一)病因

1. 外伤与感染　是引起角膜炎最常见的原因,当角膜上皮层受到机械性、物理性或化学性等因素的损伤时,细菌、真菌、阿米巴和病毒等就趁机而入,发生感染,侵入的致病微生物既可来源于外界的致伤物,也可来自隐藏在眼睑或结膜囊内的各种致病菌,尤其慢性泪囊炎,是造成角膜感染的危险因素(图 9-10-1～图 9-10-11)。河南省眼科研究所的研究结果:6 年分离细菌 39 个种属,2044 株,感染频率依次为:表皮葡萄球菌、铜绿假单胞菌、金黄色葡萄球菌及蜡样芽孢菌。

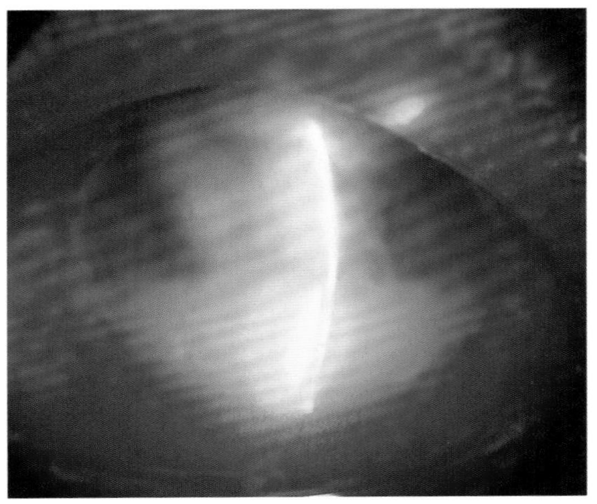

图 9-10-1　细菌性角膜溃疡

2. 全身性疾病　是一种内在性的因素,例如结核,风湿,梅毒等引起的变态反应性角膜炎,全身营养不良,特别是婴幼儿维生素 A 缺乏引起的角膜软化症,以及三叉神经麻痹所致的神经麻痹性角膜炎等。

3. 角膜邻近组织疾病的影响　例如急性结膜炎可引起浅层点状角膜炎,巩膜炎可导致硬化性角膜炎,葡萄膜炎也可引起角膜炎,眼睑缺损合并睑裂闭合不全时,可发生暴露性角膜炎等。

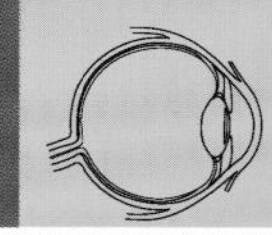

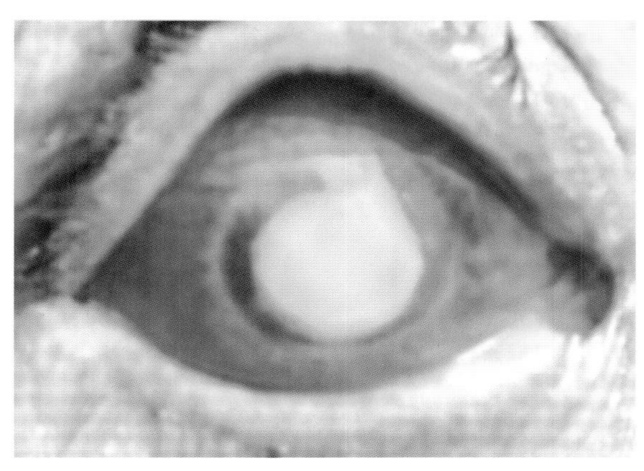
图 9-10-2 铜绿假单胞菌感染性角膜溃疡合并眼内炎

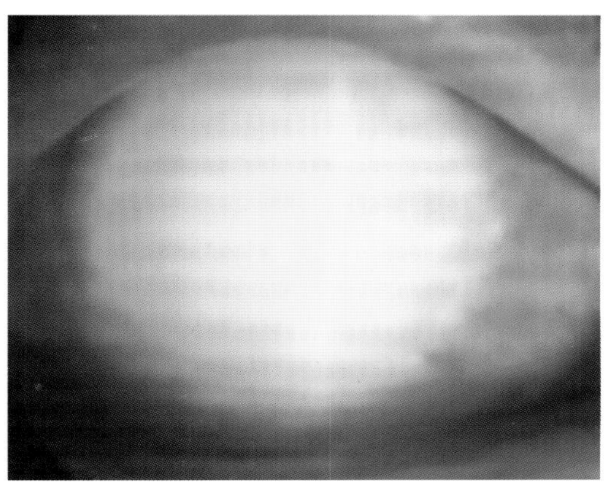
图 9-10-3 铜绿假单胞菌(绿脓杆菌)性角膜溃疡-眼内炎

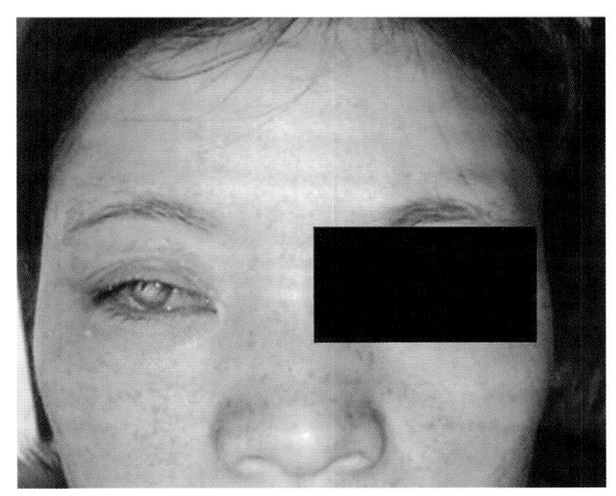
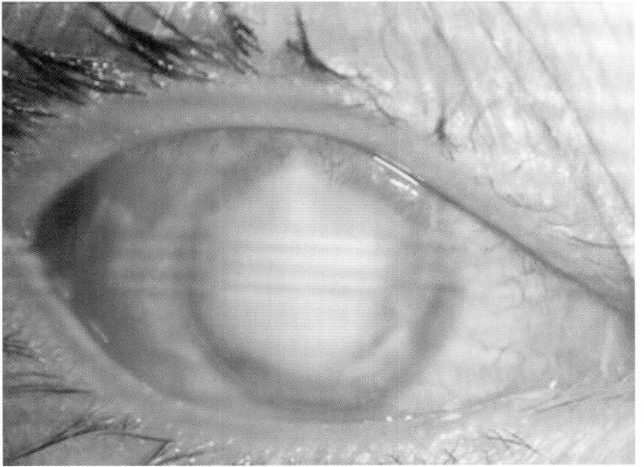
图 9-10-4 铜绿假单胞菌(绿脓杆菌)性角膜溃疡-眼内炎

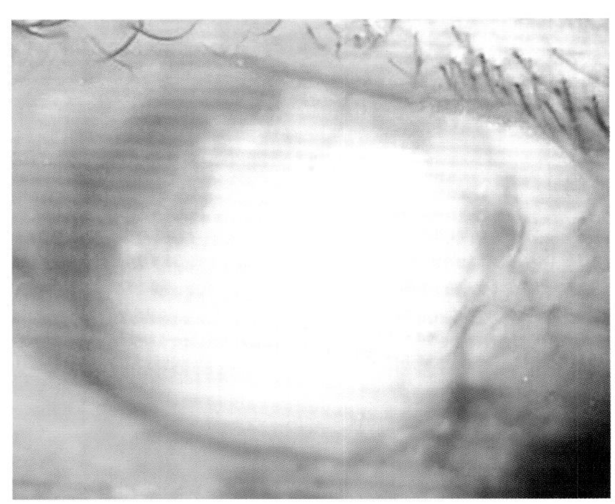
图 9-10-5 真菌性角膜溃疡

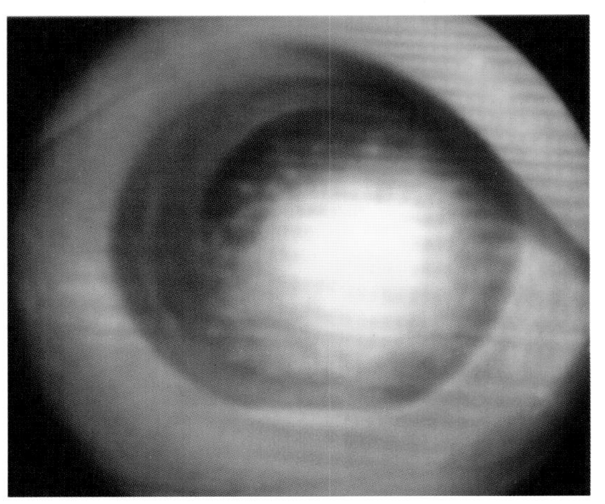
图 9-10-6 真菌性角膜溃疡,前房积脓

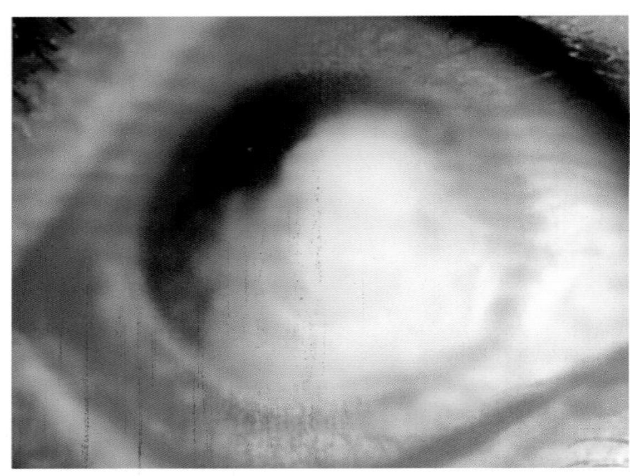
图 9-10-7　真菌性角膜溃疡，前房积脓

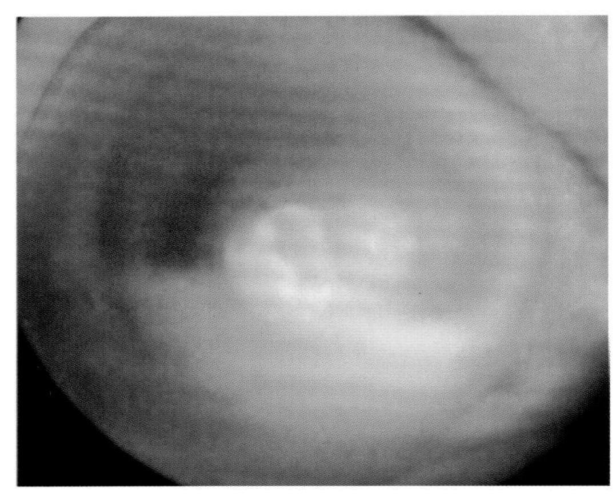
图 9-10-8　真菌性角膜溃疡，前房积脓

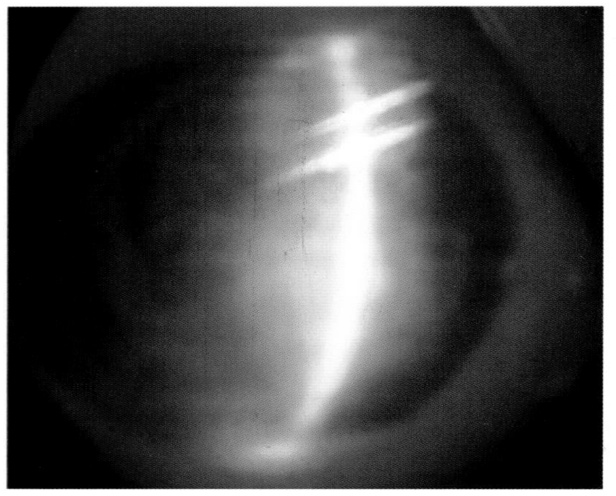
图 9-10-9　真菌性角膜溃疡，前房积脓（裂隙相）

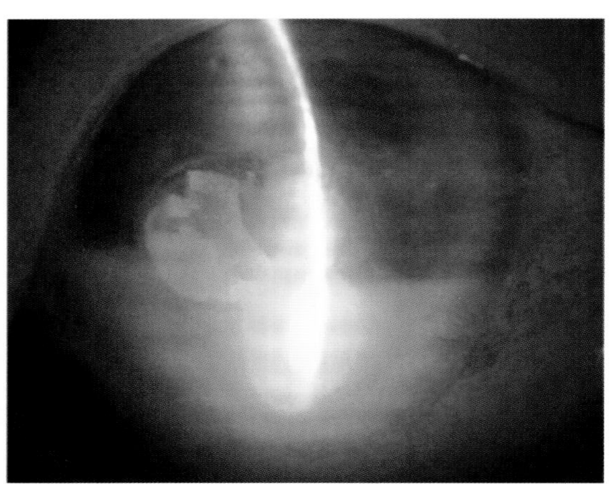
图 9-10-10　真菌性角膜溃疡，前房积脓（裂隙相）

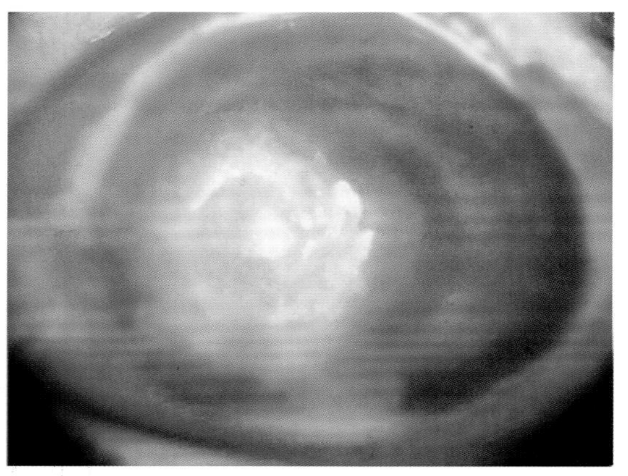
图 9-10-11　棘阿米巴角膜溃疡，前房积脓（孙旭光）

（二）临床表现

1. 自觉症状　异物感、怕光、流泪、疼痛、视物模糊，重者有眼睑痉挛等刺激症状，当角膜上皮剥脱时可导致剧烈眼疼，根据角膜病变的程度和部位，可伴有不同程度的视力障碍。细菌性角膜炎为急性化脓性角膜感染，常有角膜擦伤或异物剔除史，术后 24～48 小时发病，眼痛、畏光、流泪、视力骤降、头痛等，一般脓性分泌物较多。

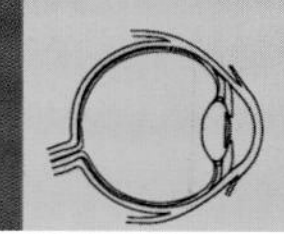

2. 体征 球结膜水肿、睫状充血、混合充血、角膜混浊、浸润、水肿或溃疡形成。真菌感染有菌丝苔被、伪足、卫星灶、免疫环、内皮斑、前房积脓等，一般真菌感染较细菌感染前房积脓黏稠(图 9-10-12～图 9-10-18)。细菌性角膜炎多表现为黄白色浸润灶，边界模糊，很快形成溃疡(图 9-10-19)。表皮葡萄球菌感染多表现为角膜中央圆形或椭圆形病灶，角膜基质呈灰白色浸润(图 9-10-20)。肺炎链球菌感染时，易伴前房积脓和角膜后纤维素沉着(图 9-10-21)。金黄色葡萄球菌感染时，角膜表面常有坏死组织覆盖，易发生角膜穿孔(图 9-5-22)。铜绿假单胞菌感染，角膜组织迅速被破坏，24 小时可波及全角膜，常出现大量前房积脓，极易发生角膜穿孔和眼内炎(图 9-10-23)。阿米巴原虫感染性角膜炎表现为疼痛性角膜溃疡，多有佩戴角膜接触镜史，严重者伴有前房积脓(图 9-10-24)。

(三)病程与病理

角膜炎发生以后，其病程与病理变化一般可分为三个阶段：即炎症浸润期，进行期和恢复期。炎症病变的转归，一方面取决于致病因素的强弱，机体抵抗力的大小；另一方面也取决于医疗措施是否及时、恰当。

1. 浸润期 当致病因子侵袭角膜时，首先是角膜缘处血管扩张，充血(睫状充血，如兼有结膜血管充血，则称为混合充血)，由于炎性因子的作用，血管壁的通透性增加，血浆及白细胞，特别是中性粒细胞迁入病变部位，在角膜损伤区形成边界不清的灰白色混浊病灶，周围的角膜水肿，称角膜浸润(corneal infiltration)(图 9-10-25)。浸润角膜因水肿而失去光泽，角膜浸润的大小、深浅、形状因病情轻重而不同，经过治疗后，浸润可吸收，也可自行吸收，角膜透明性得以恢复而痊愈；病情严重或治疗不及时，炎症将继续发展。

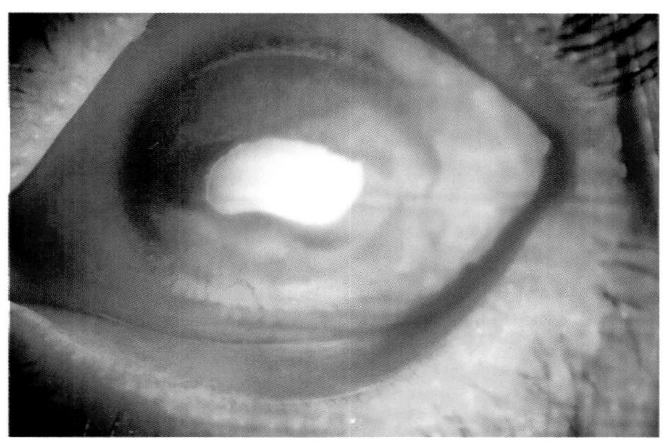

图 9-10-12 真菌感染性角膜溃疡-菌丝苔被

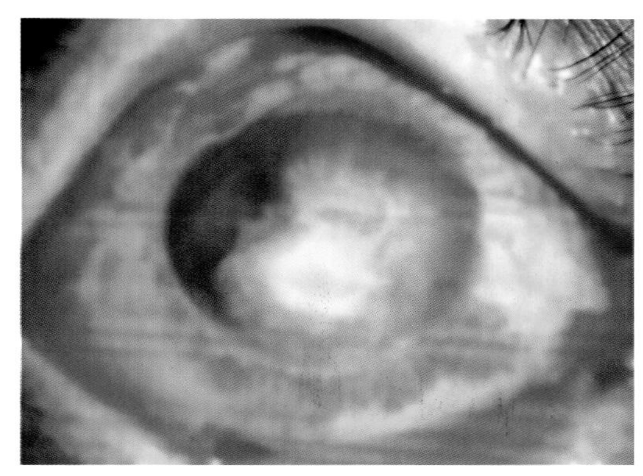

图 9-10-13 真菌感染性角膜溃疡-伪足

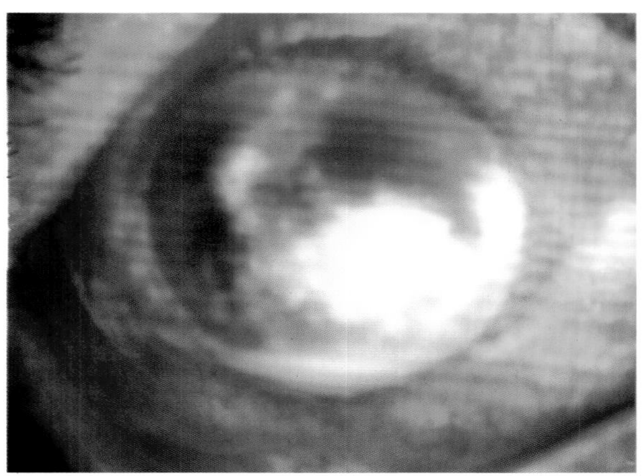

图 9-10-14 真菌感染性角膜溃疡-卫星灶

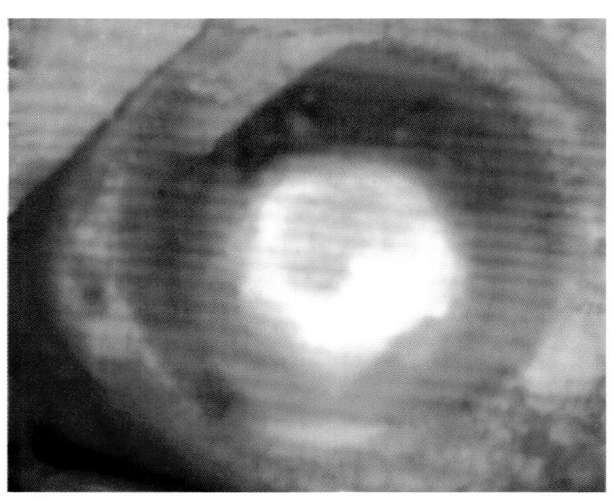

图 9-10-15 真菌感染性角膜溃疡-免疫环

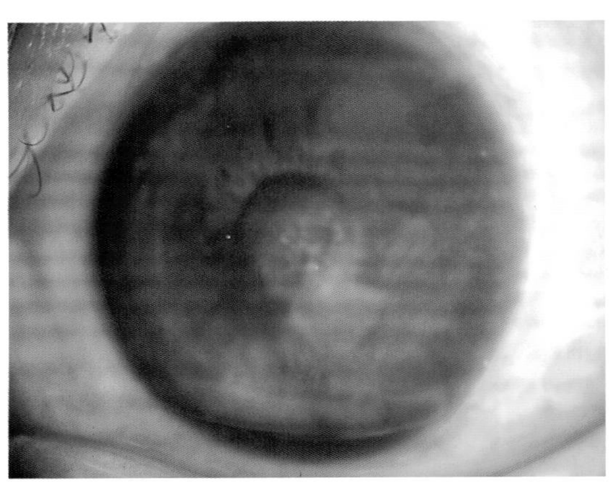

图 9-10-16　真菌感染性角膜溃疡-内皮斑

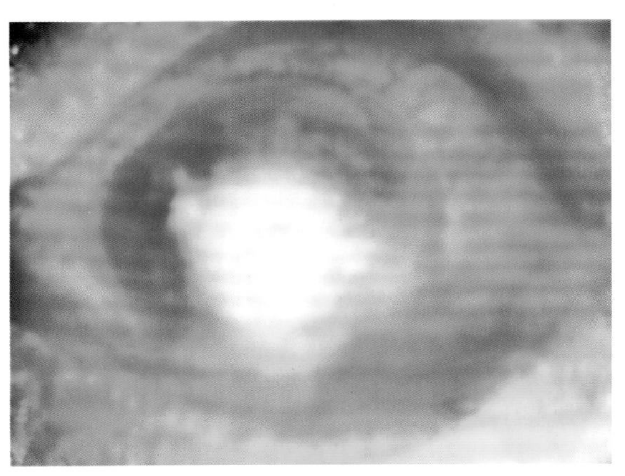

图 9-10-17　真菌感染性角膜溃疡-前房积脓

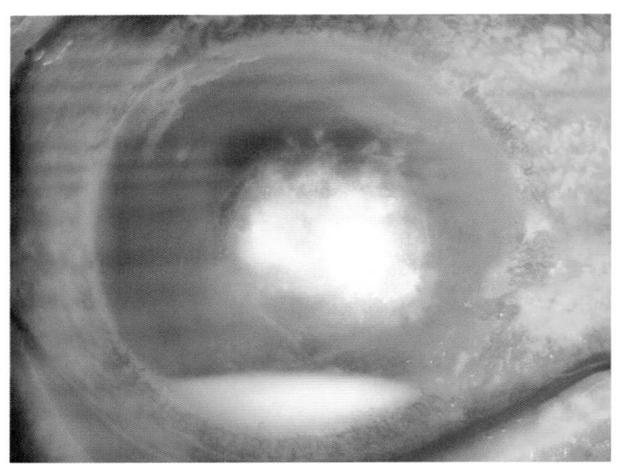

图 9-10-18　真菌感染性角膜溃疡-前房积脓，脓较黏稠

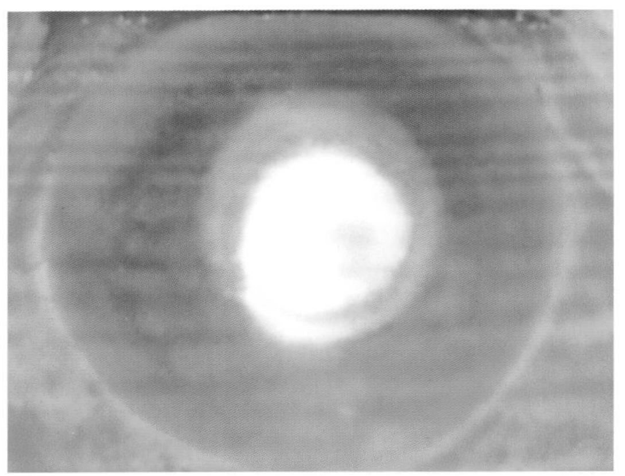

图 9-10-19　细菌性角膜溃疡-表皮葡萄球菌感染

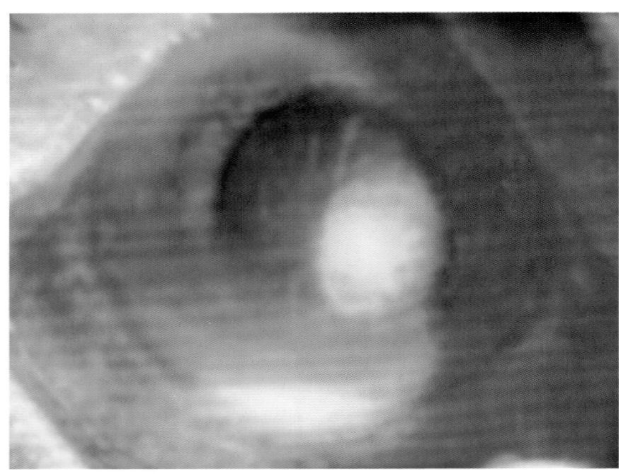

图 9-10-20　细菌性角膜溃疡-表皮葡萄球菌感染，前房积脓

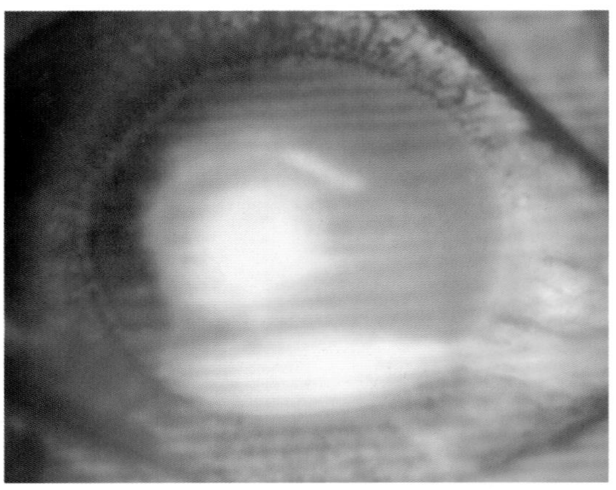

图 9-10-21　细菌性角膜溃疡-肺炎链球菌感染，伴前房积脓和角膜后纤维素沉着

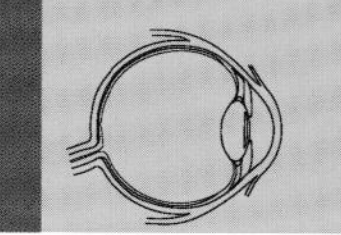

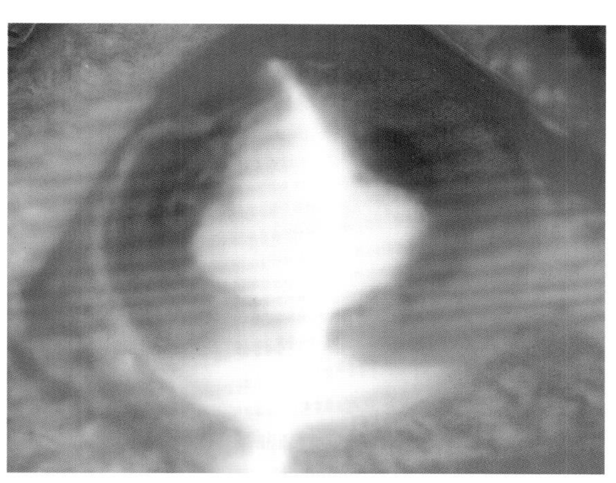

图 9-10-22　细菌性角膜溃疡-金黄色葡萄球菌感染，角膜表面有坏死组织覆盖，易发生角膜穿孔

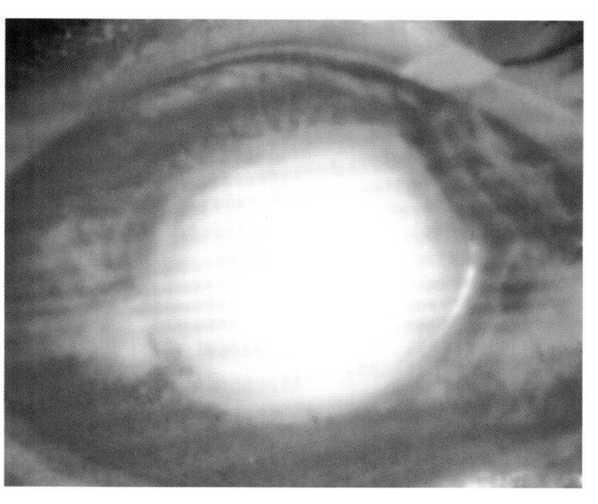

图 9-10-23　细菌性角膜溃疡-铜绿假单胞菌感染，角膜组织迅速被破坏，24 小时可波及全角膜，常出现大量前房积脓

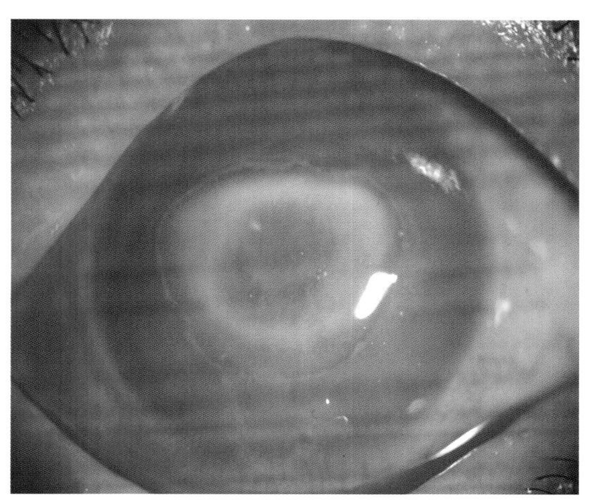

图 9-10-24　阿米巴原虫感染性角膜炎-疼痛性角膜溃疡，前房积脓

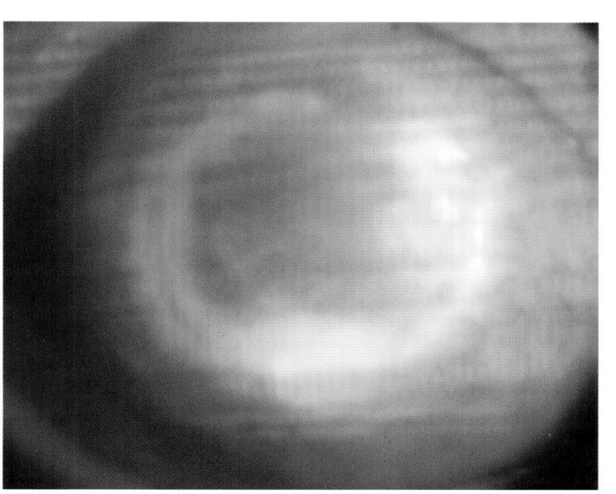

图 9-10-25　感染性角膜炎-角膜浸润

2. 进行期　如浸润阶段的炎症没有得到有效控制，浸润将蔓延扩大，随后新生血管将伸入浸润区，特别是周边部的炎症更是如此，在浸润区中性粒细胞溶解，释放出含有水解酶的溶酶体颗粒，水解酶与角膜蛋白发生反应，导致浸润区的角膜上皮层，前弹力层和基质层坏死脱落，角膜组织出现缺损，形成角膜溃疡（corneal ulcer）（图 9-5-26）；溃疡边缘呈灰暗色或灰黄色混浊，如溃疡向纵深发展，即形成深层溃疡，溃疡底部不平，由于毒素的刺激可并发虹膜睫状体炎；严重时，大量纤维蛋白性渗出物集聚于前房下部形成前房积脓（hypopyon），亦可向后蔓延发生眼内炎（图 9-10-27，图 9-10-28）。当角膜基质完全被破坏，溃疡波及后弹力层时，由于局部抵抗力降低，眼内压力可使后弹力层及内皮层向前膨出，称后弹力层膨出（descemetocele），临床检查时在溃疡底部可见“黑色”透明小泡状突起，这是角膜即将穿孔的征兆（图 9-10-29）。此时，若眼球受压，例如揉眼，碰撞，打喷嚏，用力咳嗽，便秘等，均可造成角膜骤然穿孔，穿孔时患者可自觉眼部突然剧疼，并有热泪（即房水）流出，穿孔后可引起一系列的并发症和后遗症（图 9-10-30）。

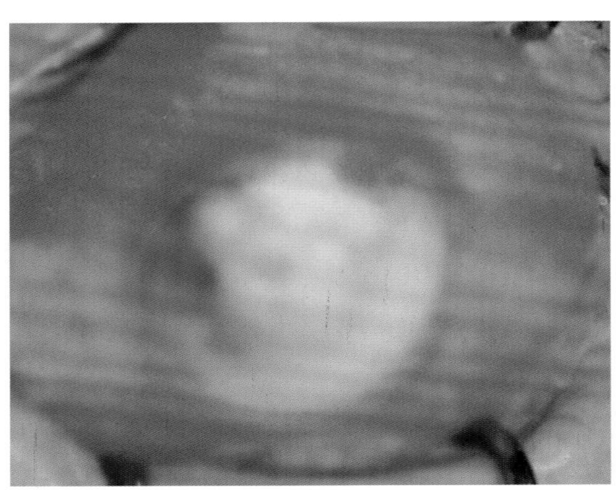

图 9-10-26　角膜溃疡

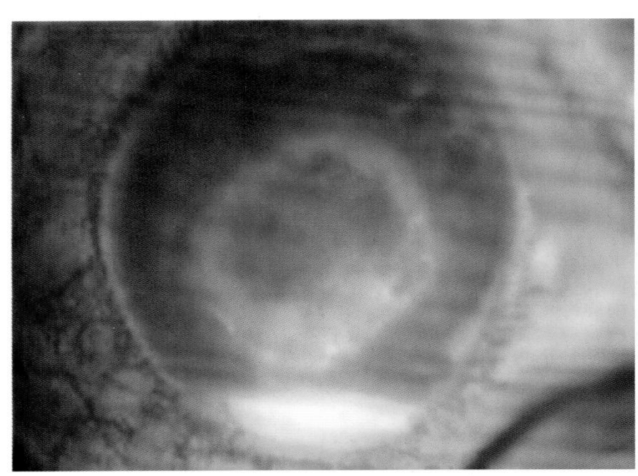

图 9-10-27　感染性角膜炎-角膜溃疡，前房积脓

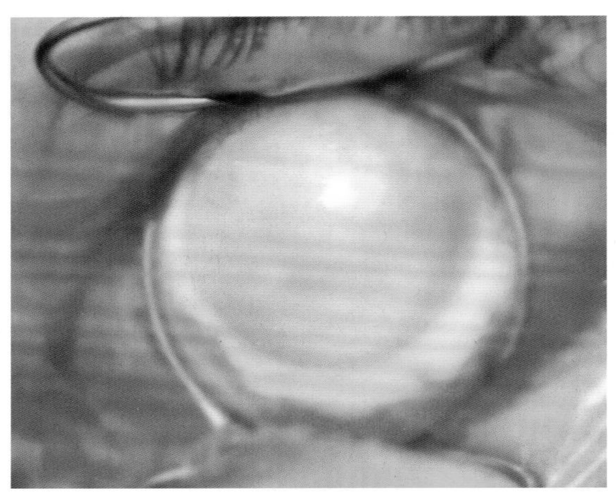

图 9-10-28　感染性角膜炎-角膜溃疡合并眼内炎

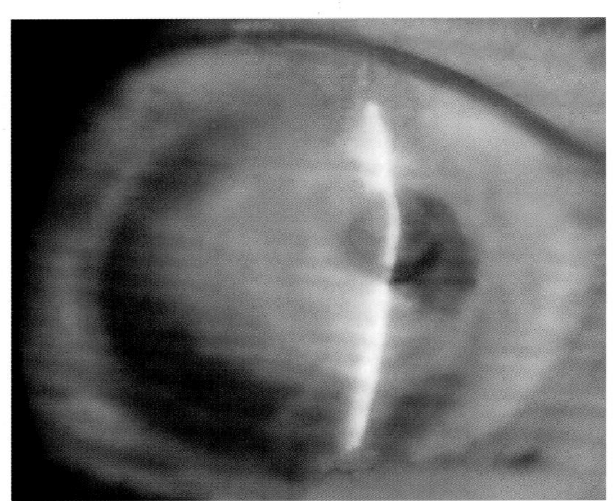

图 9-10-29　感染性角膜炎-后弹力层膨出

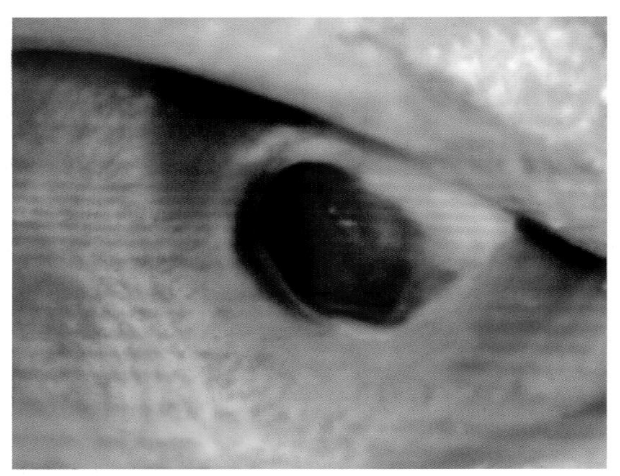

图 9-10-30　感染性角膜炎-角膜穿孔

3. 恢复期　即炎症的转归阶段，经过治疗，溃疡可逐渐转向清洁，周围健康角膜上皮细胞迅速生长，将溃疡面完全覆盖，在角膜上皮细胞的掩盖下，角膜基质的成纤维细胞增生和合成的新胶原，修补基质的缺损处，角膜溃疡逐渐愈合。角膜中央区溃疡愈合方式多为无新生血管性愈合；周边部溃疡多为有血管愈合，新形成的角膜基质胶原纤维排列紊乱，构成了不透明的瘢痕组织，位于中央区的致密瘢痕可使患眼视力严重丧失，浅层溃疡，仅有角膜上皮层覆盖创面，无结缔组织增生者，则在损伤处形成透明的小凹面，荧光素不染色，称为角膜小面。

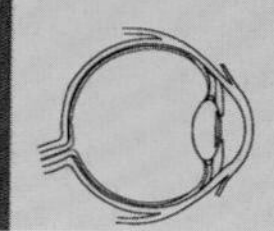

（四）诊断

1. 症状　异物感、畏光、流泪、疼痛、视物模糊。

2. 体征　角膜浸润，溃疡，前房积脓，玻璃体混浊。

3. 实验室检查　角膜病灶刮片检查法：表面麻醉，在手术显微镜下，刮去表面坏死组织，用刀片刮取病变明显处角膜组织，放于清洁载玻片上，滴10%氢氧化钾1滴，覆盖玻片，显微镜下观察，可查见真菌菌丝，阳性率达90%以上（图9-10-31）。

微生物的培养及药物敏感实验，有助于诊断和治疗，必须指出，在取得实验结果之前，应根据临床诊断，首先给予必要的治疗，不可等待而延误治疗时机。

4. 临床共聚焦显微镜检查，可查出真菌菌丝（图9-10-31）。

5. 组织病理学检查，可确诊或排除真菌感染（图9-10-32）。

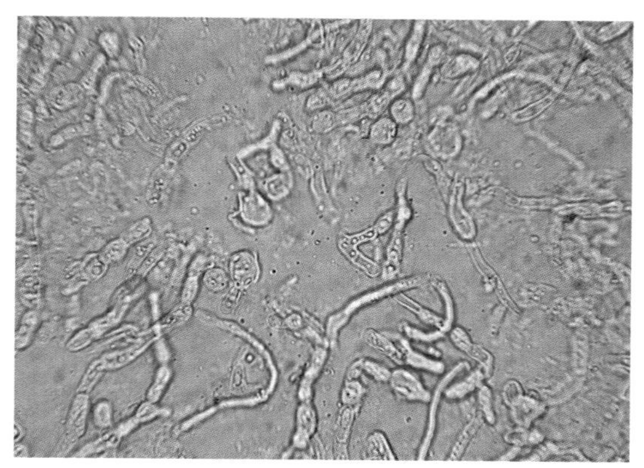

图 9-10-31　感染性角膜炎-角膜病灶刮片检查，见真菌菌丝

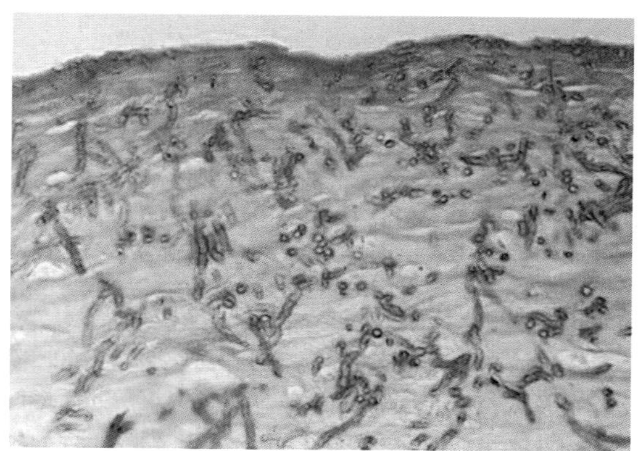

图 9-10-32　感染性角膜炎-组织病理学检查，查出真菌菌丝

（五）并发症

1. 虹膜睫状体炎和角膜瘢痕　浅、深层角膜溃疡或角膜基质炎　在炎症阶段，可并发虹膜炎或虹膜睫状体炎，此时若形成前房积脓，为无菌性前房积脓，当角膜溃疡或基质炎愈合，修复后，在角膜上形成的不透明部分叫角膜瘢痕，其对视力的影响，视瘢痕的厚薄，大小及位置而异。

（1）角膜云翳（corneal nebual）：薄云雾状的角膜瘢痕，用斜照法或裂隙灯检查方法可发现（图9-10-33）。

（2）角膜斑翳（corneal macula）：较厚，呈灰白色混浊，半透明，肉眼即可看见（图9-10-34）。

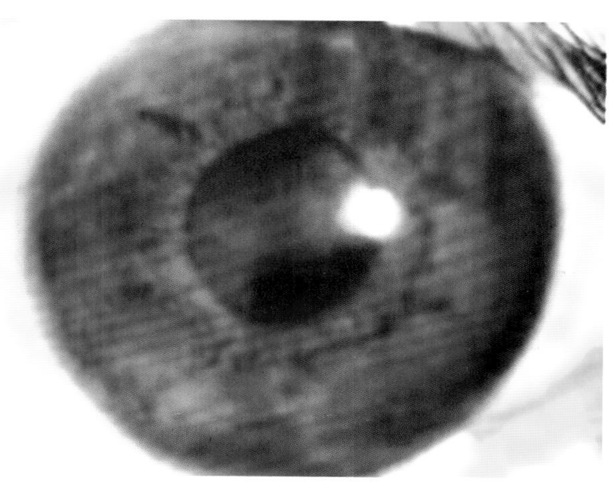

图 9-10-33　角膜云翳-薄云雾状角膜瘢痕

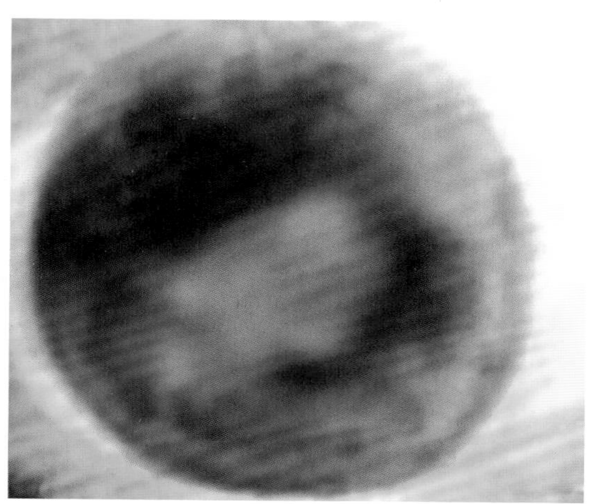

图 9-10-34　角膜斑翳-灰白色混浊

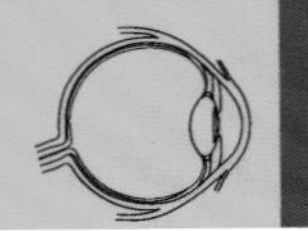

(3)角膜白斑(corneal leucoma)为最厚的角膜瘢痕,呈乳白色或瓷白色混浊,不透明(图9-10-35)。

2. 角膜溃疡穿孔引起的并发症及后遗症

(1)角膜瘘(corneal fistula):小的角膜穿孔后,如果角膜上皮细胞沿创缘长入创口内,防碍穿破口愈合,则形成角膜瘘,使眼球内外相通,很容易引起球内感染,检查时,在角膜混浊处中央可看到一个黑色小点,前房变浅,眼压降低,用荧光素滴在角膜上,从瘘孔流出的房水会将荧光素冲淡,形成一条淡绿色细流,如瘘管暂时被上皮细胞封闭,在该处可见一小泡,眼压恢复或升高时又破溃,如此反复,易引发眼内炎(图9-10-36)。

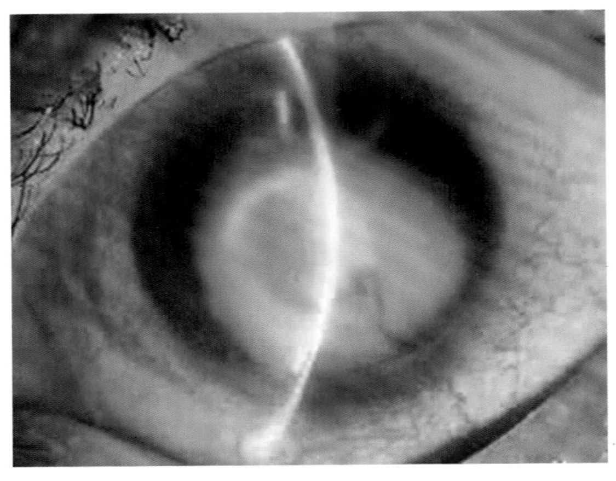

图9-10-35　角膜白斑-乳白色或瓷白色混浊

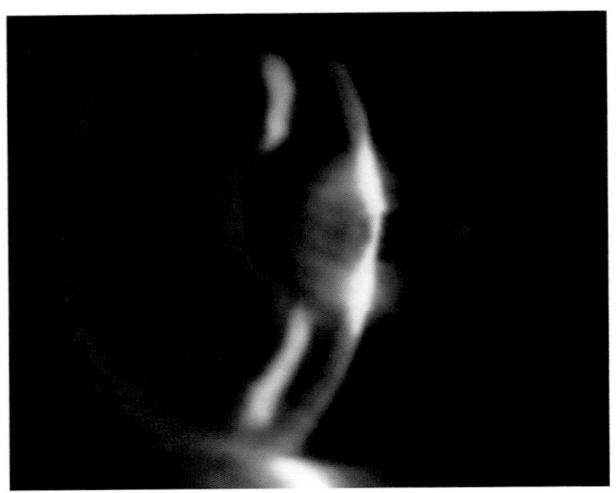

图9-10-36　角膜瘘

(2)前极性白内障(anterior polar cataract):在角膜穿孔后,前房突然消失,角膜破口直接与晶状体接触及毒素的刺激,可引起晶状体局部代谢障碍,发生晶状体前极局限性混浊,形成前极性白内障(图9-10-37)。

(3)虹膜脱出(iris prolapse):角膜溃疡穿孔时,由于房水流出,虹膜可脱出于穿孔处,瞳孔失去圆形,呈瓜子状,其尖端朝向虹膜脱出处,此时眼压降低,眼球变软,在愈合过程中,可出现以下几种情况。

1)粘连性角膜白斑(adherent leucoma):虹膜脱出后,在虹膜表面上很快产生纤维蛋白性渗出物,凝聚在穿孔处及脱出的虹膜上,并将溃疡边缘与虹膜脱出部分固定在一起,不使前房与外界相通,前房逐渐恢复,溃疡愈合后,在角膜瘢痕组织中,夹杂有脱出的虹膜组织,即形成粘连性角膜白斑(图9-10-38)。

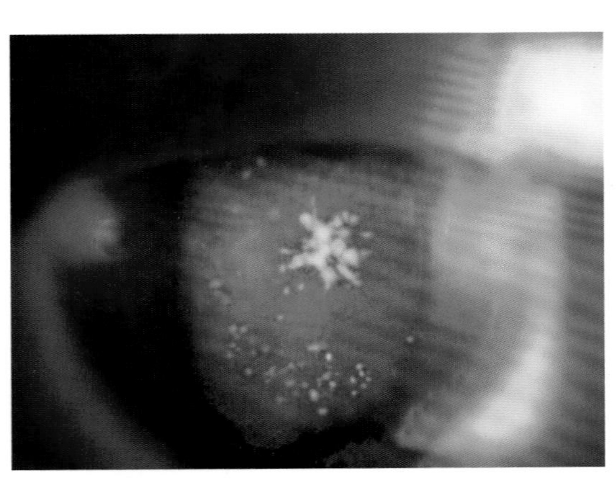

图9-10-37　前极性白内障

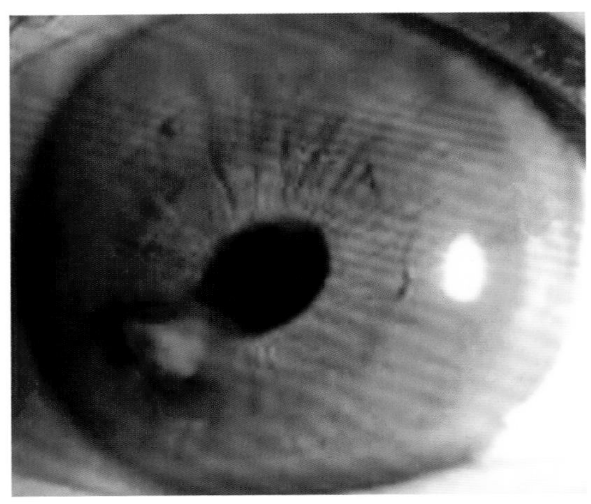

图9-10-38　粘连性角膜白斑

2)角膜葡萄肿(corneal staphyloma):如果角膜穿孔范围较大,嵌入的虹膜和角膜发生粘连,形成疏松的瘢痕封闭穿孔,前粘连的虹膜阻碍房水排出,导致眼压升高,如果瘢痕组织不能对抗眼内压力而逐渐向前膨出于正常角膜表面时,这种膨出的角膜瘢痕叫角膜葡萄肿,其中膨出仅限于角膜的一部分时,叫部分角膜葡萄肿,全部角膜向前膨出时,叫全角膜葡萄肿(图 9-10-39,图 9-10-40)。

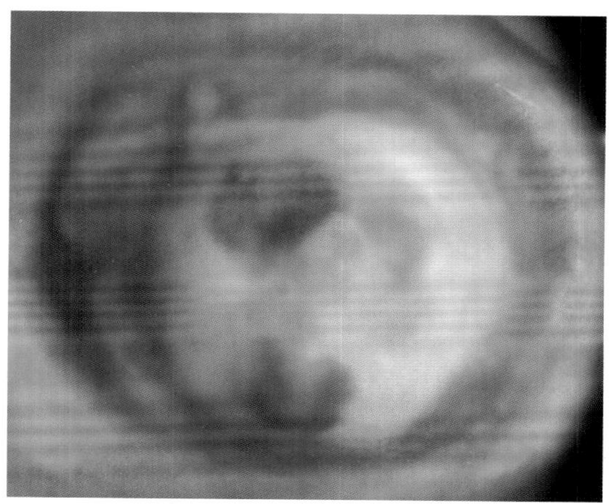

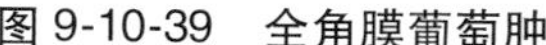

图 9-10-39　全角膜葡萄肿

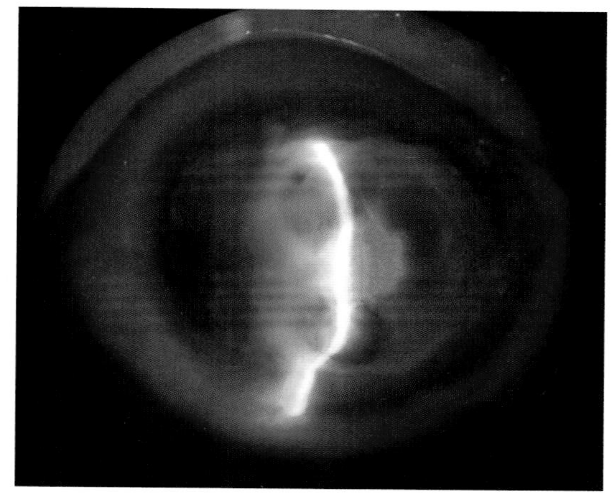

图 9-10-40　全角膜葡萄肿(裂隙相)

3)继发性青光眼(secondary glaucoma):当虹膜广泛前粘连时,房角亦可发生粘连,使前房角变窄或被堵塞,房水排出发生障碍,导致眼压升高,形成继发性青光眼。

(4)化脓性眼内炎(suppurative endophthalmitis)及全眼球炎(panophthalmitis):角膜溃疡穿孔后,可使化脓性细菌进入球内,如治疗不当或细菌毒力较强,可引起化脓性眼内炎或全眼球炎,最终可分别导致眼球萎缩(atrophy bulbi)或眼球痨(phthisis bulbi)而失明(图 9-10-41)。

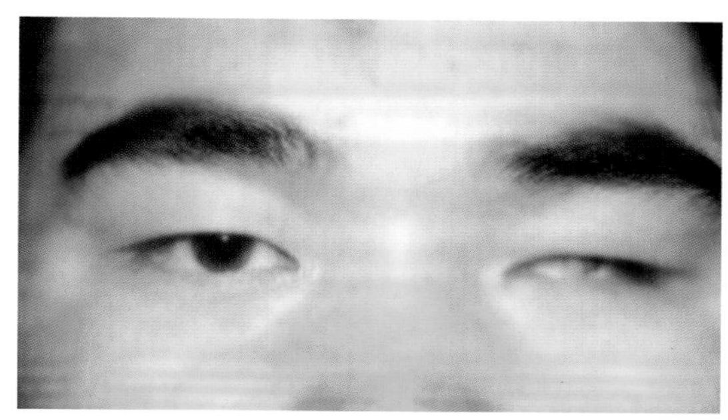

图 9-10-41　化脓性眼内炎后眼球萎缩

(六)治疗

角膜炎症的治疗,应重视去除致病因素和促进机体修复能力两个环节。

1. 常用治疗方法

(1)消除诱因,如对睑内翻、倒睫、慢性泪囊炎、结膜炎等及时处理和治疗。

(2)控制感染,针对致病微生物,选用适当的抗生素眼药水或眼膏点眼,对严重感染的病例可首先选用广谱抗生素,如 0.3%妥布霉素,0.3%左氧氟沙星等眼药水滴眼,必要时可作结膜下注射及全身用药,可一药单用,或联合用药。

(3)散瞳:凡有虹膜刺激症状,如瞳孔缩小,对光反应迟钝及并发虹膜睫状体炎,均应散瞳,常用散瞳药为 0.5%~3%阿托品及眼膏;必要时可结膜下注射散瞳合剂。

(4)热敷:用湿热敷法,可使眼部血管扩张,促进和改善局部血液循环,减轻刺激症状,促进炎症吸收,增强组织的修复能力,每日可热敷 2~3 次,每次 15~20 分钟。

(5)皮质类固醇的应用:只限于变态反应性角膜炎或角膜溃疡愈合后,角膜基质仍有浸润及水肿时应用,对各种原因引起的角膜上皮损伤或角膜溃疡,原则上禁用皮质类固醇,以免溃疡恶化,或延缓上皮愈合。

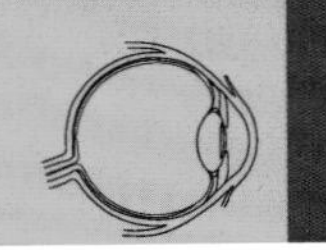

(6)包盖:用无菌纱布将患眼遮盖,可避免光线刺激,减少眼睑对角膜表面的摩擦,保护溃疡创面,并可减轻疼痛,促进溃疡愈合和预防继发感染,还可戴用治疗性软性角膜接触镜,但对伴有结膜炎和脓性分泌物多者禁用,必要时可戴有色眼镜。

(7)支持疗法:可补充多种维生素,如维生素 C、E 和 AD。

2. 顽固性角膜溃疡的治疗

(1)角膜烧灼法:在 0.5%盐酸丙美卡因表面麻醉下,用 1%的荧光素染色确定溃疡的范围(即需要烧灼的范围),可选用 10%~30%三氯醋酸,5%~7%碘酊,20%硫酸锌或纯石炭酸等,烧灼溃疡处,使溃面上的病原微生物与坏死组织凝固脱落,在烧灼过程中注意保护健康角膜,每 2~3 天可烧灼 1 次,4~5 次为 1 疗程。

(2)冷冻法:表面麻醉后,用荧光染色确定冷冻范围,用-60~-80℃冷冻头进行冷冻,冷冻时间一般为 5~10 秒;冷冻点数视溃疡面积大小而定,每次一般不超过 10 个冷冻点。

(3)胶原酶抑制剂的应用:近年研究证明,在碱烧伤的兔角膜和单疱病毒性角膜炎中,胶原酶的水平升高,胶原酶可破坏胶原纤维,影响溃疡的愈合,因此,对久治不愈的角膜溃疡,可试滴胶原抑制剂,如2%~3%半胱氨酸,0.5%~2.5%依地酸钙钠(EDTA-Na,Ca),0.5%硫酸锌等,也可用自家血,青霉胺,麸氨基硫液(gluta thione)等点眼。

(4)手术

1)结膜瓣遮盖术:当角膜溃疡有穿孔危险时,应将患眼轻轻加压包扎或戴角膜接触镜;口服降眼压药,以降低眼压,防止穿孔,必要时作结膜瓣遮盖术,如已穿孔,并有虹膜脱出时,可行结膜瓣遮盖术,遮盖术式视角膜溃疡的部位,面积大小而定。

2)治疗性角膜移植术:对于长期不愈的顽固性角膜溃疡,视力在 0.1 以下,角膜后层正常,可行治疗性板层角膜移植术;对有穿孔危险或已穿孔者,有新鲜角膜材料时,可行穿透角膜移植术(图 9-10-42~图 9-10-45)。

3)医用黏合剂的应用:对 2mm 以内的穿孔病例,可试用黏合剂促进愈合。

(5)顽固性角膜溃疡合并眼内炎时,视病情实施玻璃体腔内注药术(常用万古霉素)和玻璃体切割术。全眼球炎控制不佳时,可行眼内容剜除术。

3. 角膜瘢痕的治疗

(1)促进瘢痕吸收:目前尚无理想的促进瘢痕吸收药物,一般可使用 1%~5%狄奥宁液点眼(先从低浓度开始,后再逐渐增加浓度),每日 3 次。中医明目退翳。

(2)手术:根据角膜瘢痕的位置,范围,厚薄及对视力影响程度,可进行激光虹膜切除术,光学虹膜切除术和角膜移植术(图 9-10-46,图 9-10-47),对粘连性角膜白斑引起的继发性青光眼,可施行抗青光眼手术。

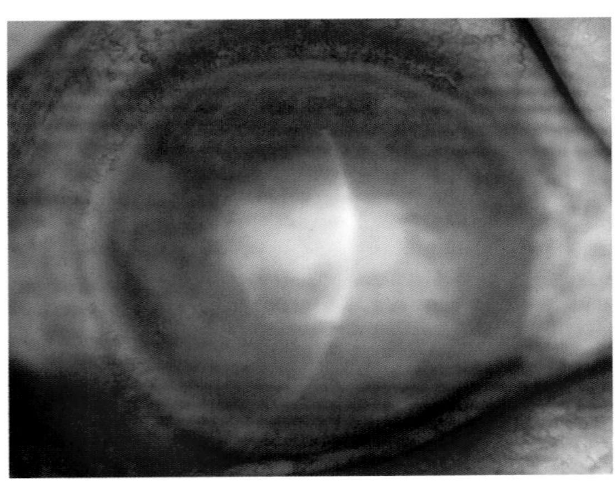

图 9-10-42　板层角膜移植术前

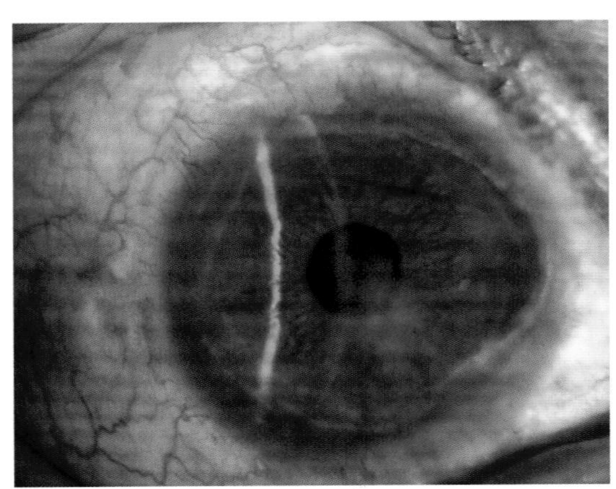

图 9-10-43　板层角膜移植术后

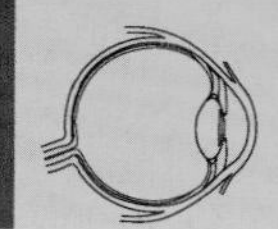

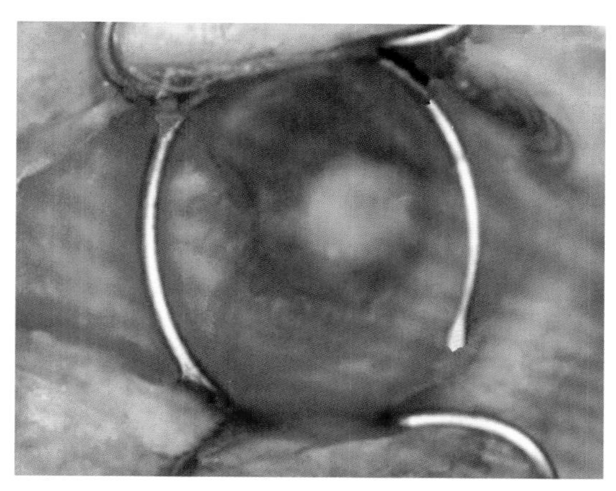

图 9-10-44　穿透性角膜移植术前

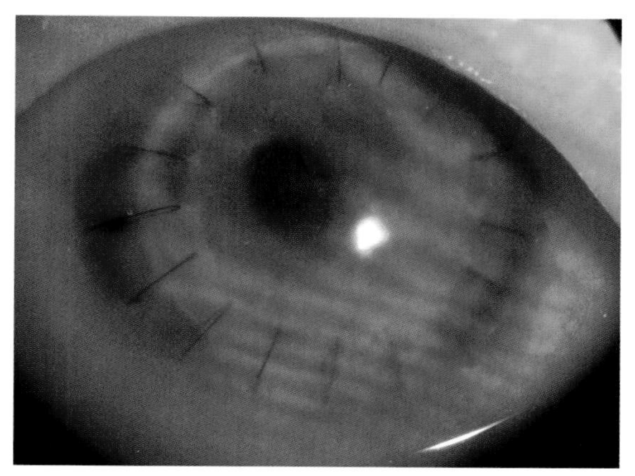

图 9-10-45　穿透性角膜移植术后

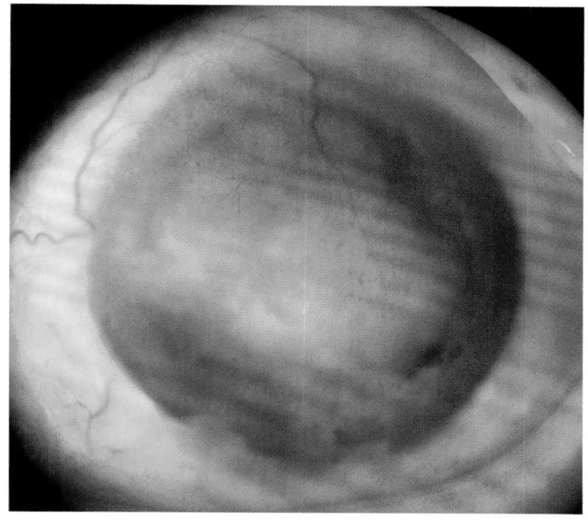

图 9-10-46　角膜白斑-穿透性角膜移植术前

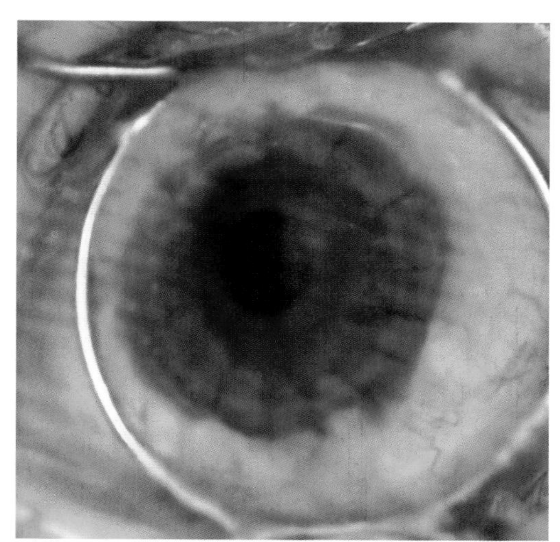

图 9-10-47　角膜白斑-穿透性角膜移植术后

（七）预防

患者应注意充分休息，让眼睛多与新鲜空气接触，以利康复，多听轻松音乐，也利于缓解眼痛及局部刺激症状。

饮食上宜多吃富含维生素及纤维素的蔬菜和水果，多吃豆类，豆制品，瘦肉，蛋类等高热量，高蛋白食品，以利角膜修复，应戒烟酒，不要吃煎炸，辛辣，肥腻和含糖度高的食品，精神调养于本病十分重要，最忌郁怒，以免加重肝火，不利康复，但也不宜过度言谈嬉笑，以心情舒畅，宁静为度。

为了预防角膜炎，应注意建立健康的生活方式，由于单疱角膜炎患者终身带毒，任何影响免疫波动的因素，都会导致旧病复发，患者应生活规律，避免熬夜、饮酒、暴饮暴食、感冒发烧、日光暴晒等诱因，以减少旧病复发的危险。一旦旧病复发，要及时到医院接受医生的诊疗和咨询，不要擅自乱用药，以免使病情复杂化，延误或增加疾病的治疗难度。

（八）典型病例

病例一：角膜溃疡前房积脓-部分穿透性角膜移植术

男，42 岁。右眼角膜溃疡伴有前房积脓，右眼视力：0. 2；行部分穿透性角膜移植术后，视力恢复至 0. 5（图 9-10-48～图 9-10-58）。

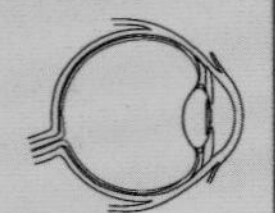

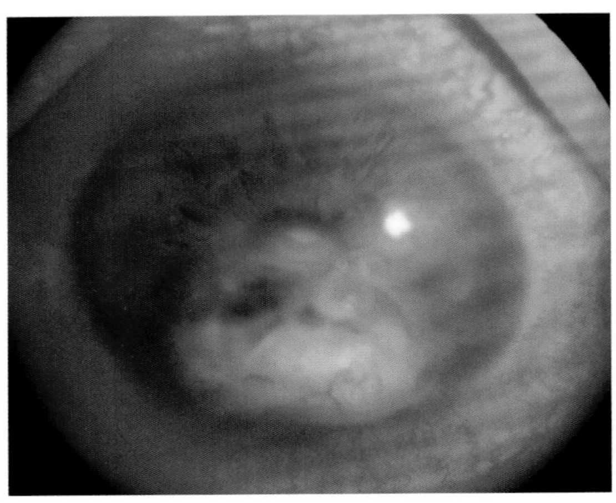

图 9-10-48　右眼角膜溃疡伴有前房积脓

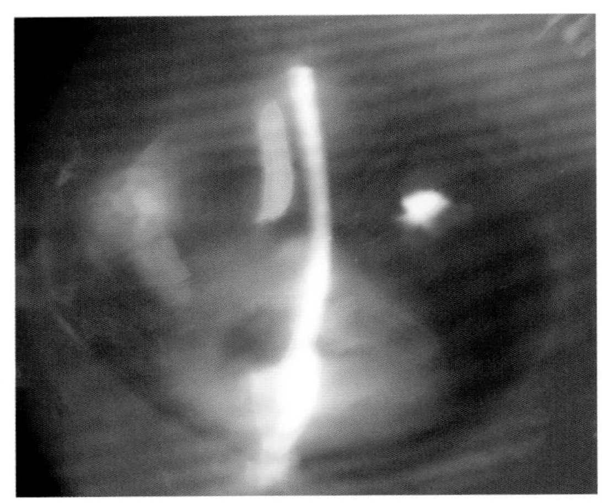

图 9-10-49　角膜溃疡合并前房积脓-部分穿透性角膜移植术前(裂隙相)

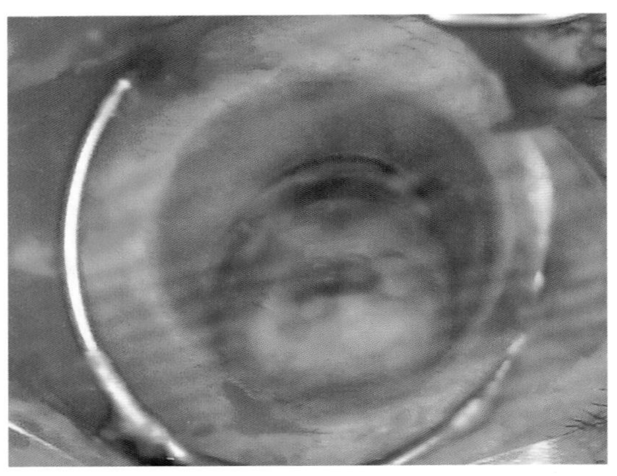

图 9-10-50　用黏弹剂恢复嵌顿之虹膜

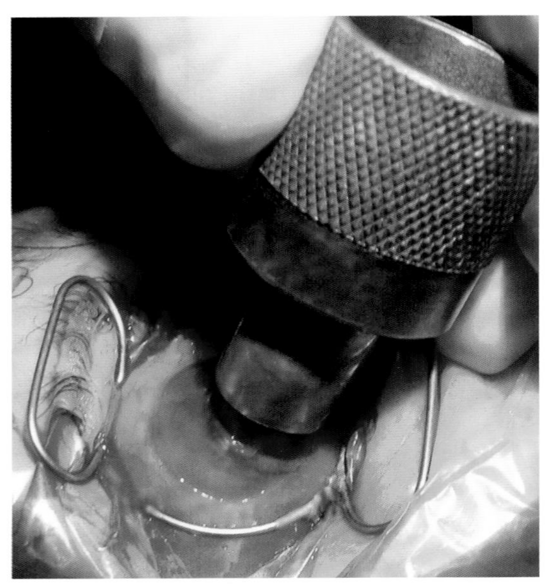

图 9-10-51　角膜溃疡穿孔手术中,钻切角膜

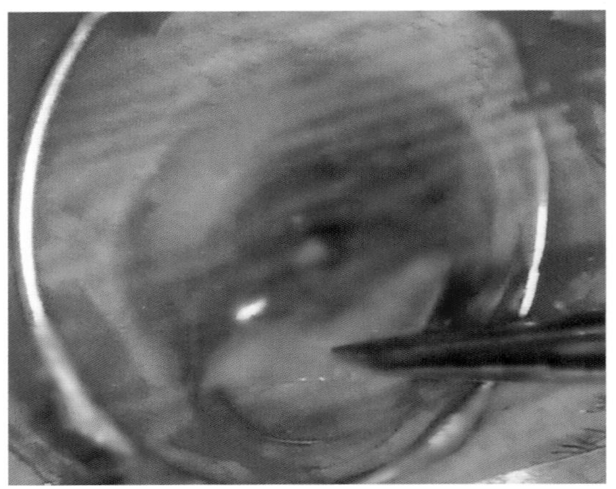

图 9-10-52　缝眼球固定环后,剖切植床

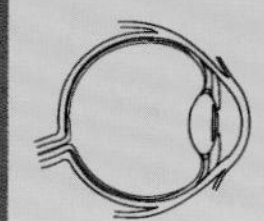

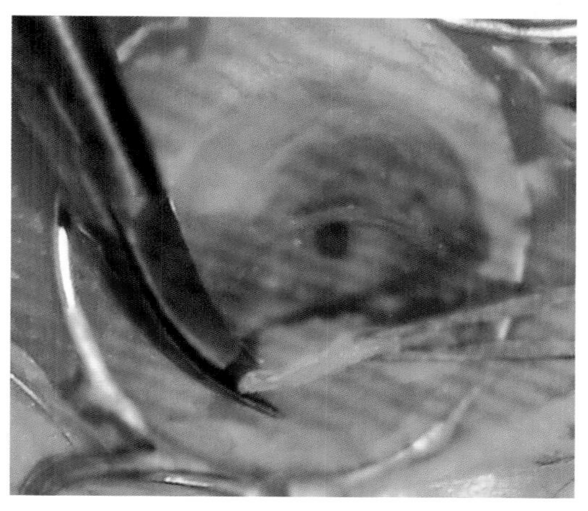

图 9-10-53　缝眼球固定环后，剖切植床，剪除病变组织

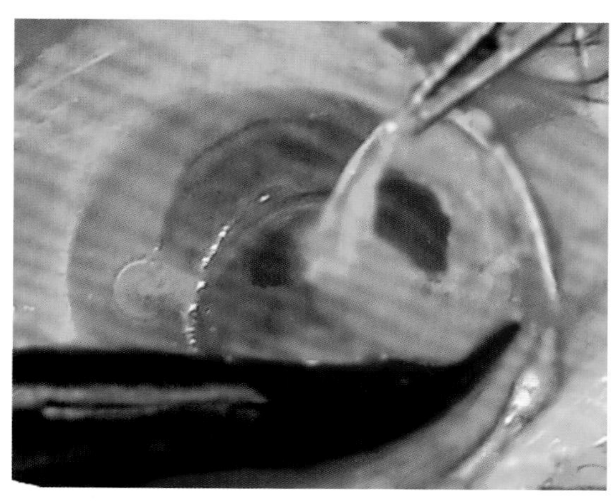

图 9-10-54　缝眼球固定环后，剖切植床，剪除病变组织

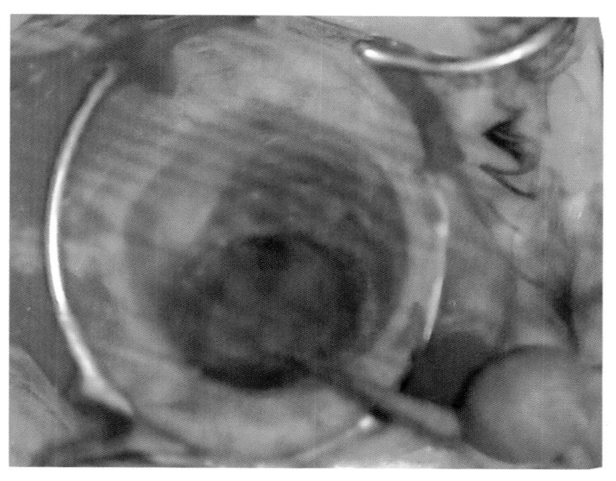

图 9-10-55　清除积脓，创面止血-烧灼止血

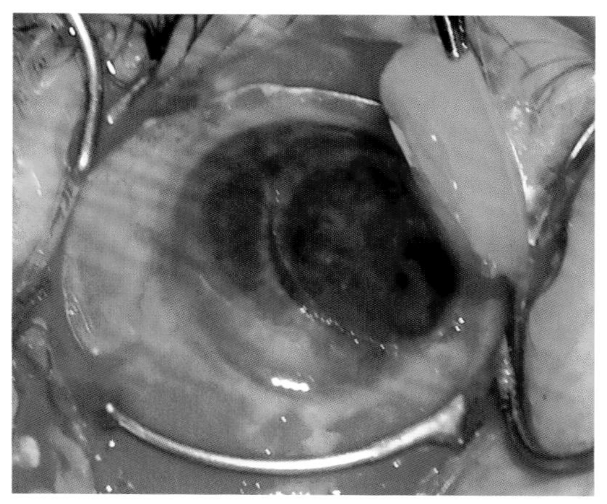

图 9-10-56　移植同种异体角膜片

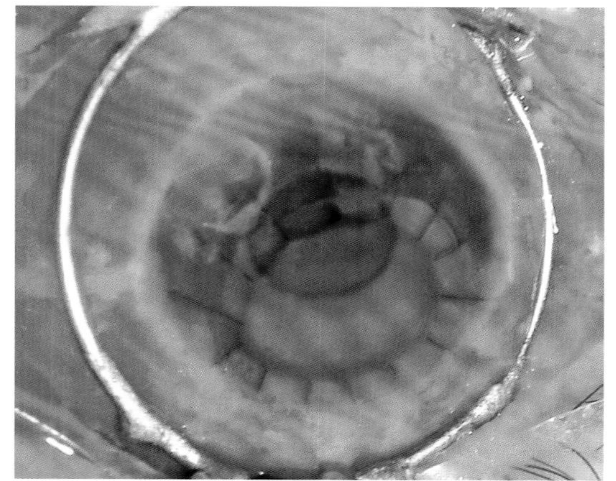

图 9-10-57　10-0 尼龙线间断缝合 16 针，水密，注气形成前房床

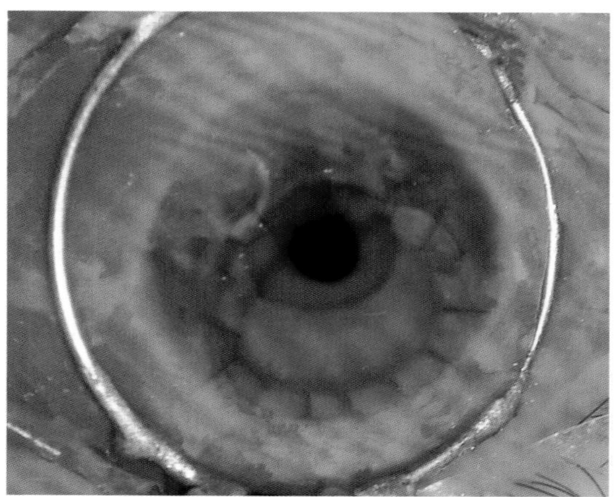

图 9-10-58　10-0 尼龙线间断缝合 16 针，水密，术毕

病例二:角膜溃疡-前房积脓-部分穿透性角膜移植手术

男,42 岁。右眼角膜溃疡,前房积脓,视力:眼前指数-20cm;行部分穿透性角膜移植术后,视力恢复至 0.5(图 9-10-59～图 9-10-70)。

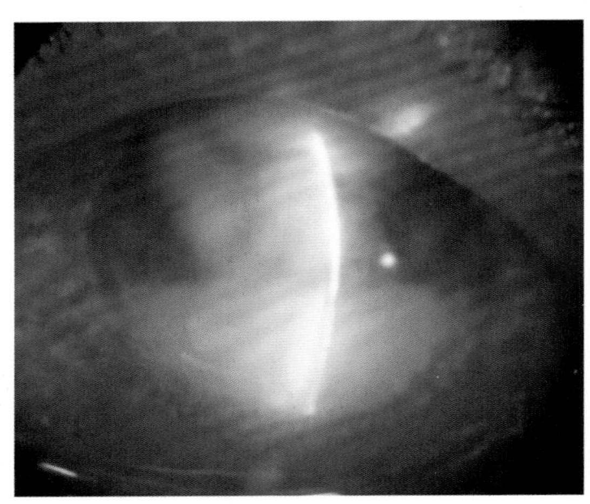

图 9-10-59　真菌性角膜溃疡前房积脓(裂隙照相),药物治疗效果不佳

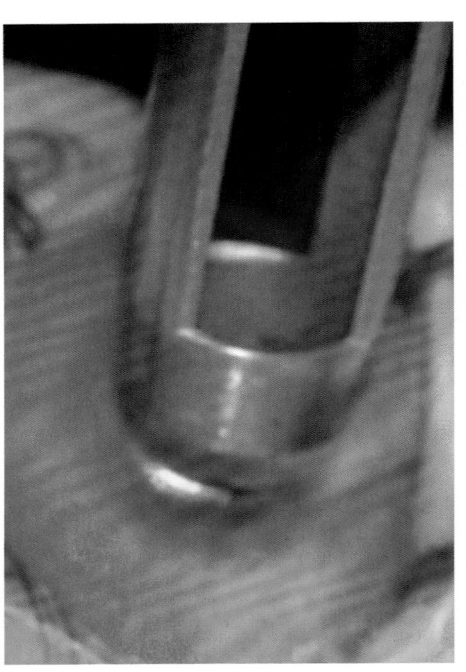

图 9-10-60　8.0MM 环钻板层钻切角膜

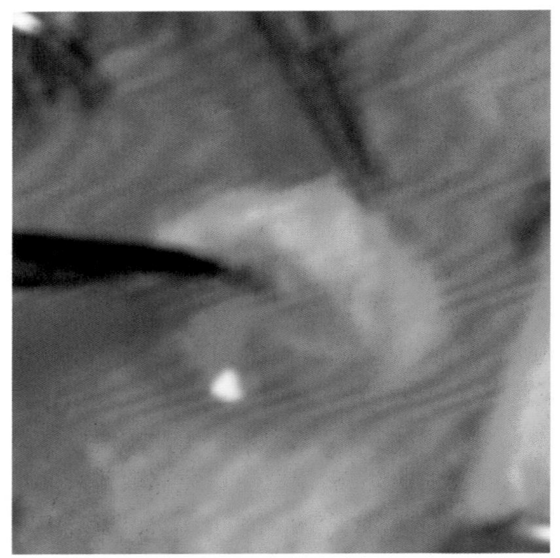

图 9-10-61　板层切除坏死组织

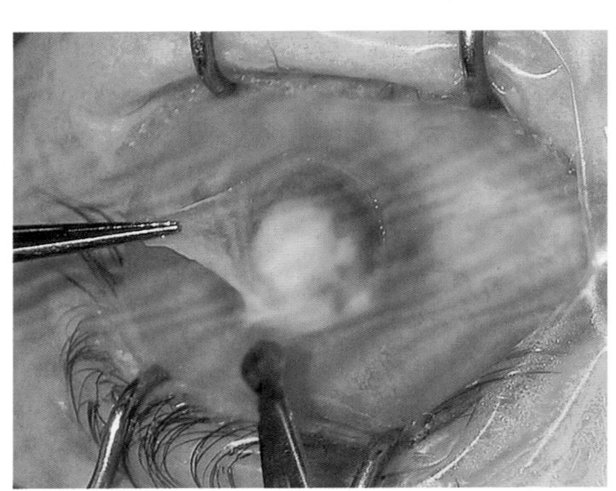

图 9-10-62　板层切除坏死组织

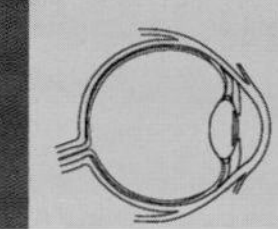

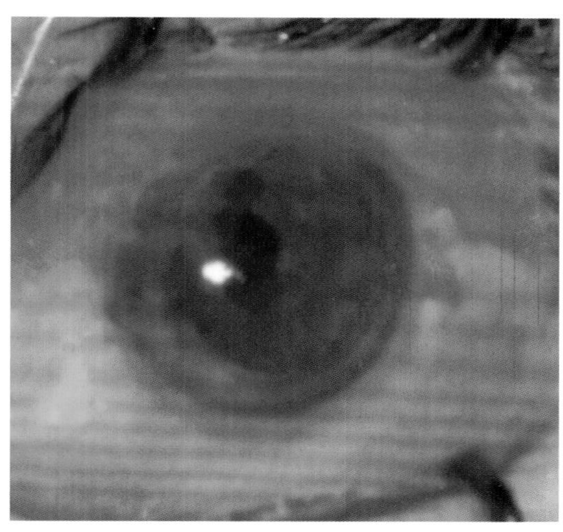

图 9-10-63　前房穿刺，抗真菌药冲洗前房，见深层角膜尚透明

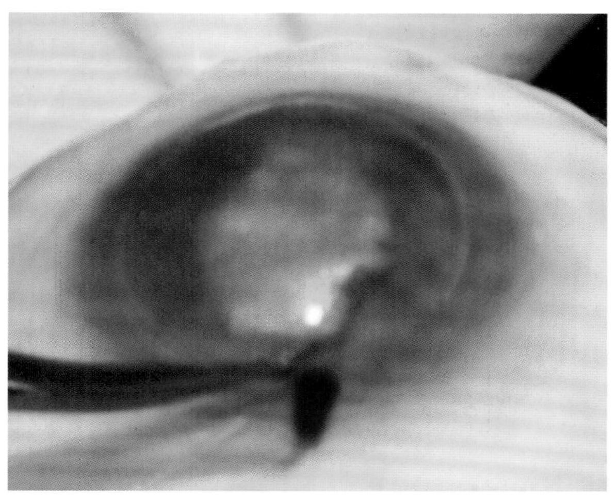

图 9-10-64　取供体角膜材料（甘油保存）

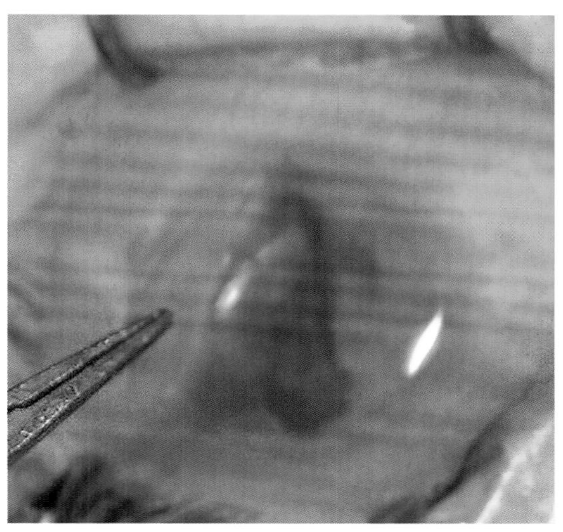

图 9-10-65　移植板层角膜片

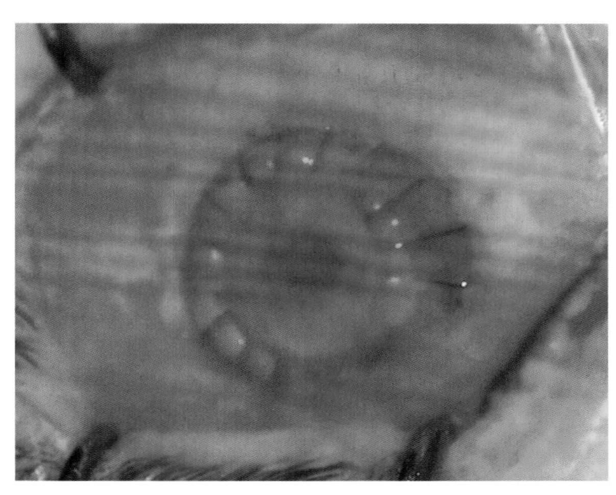

图 9-10-66　10-0 尼龙线间断缝合 16 针，水密

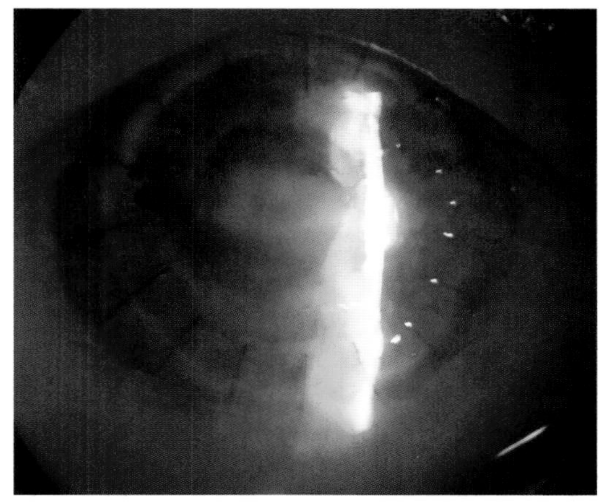

图 9-10-67　术后 2 天，植片透明

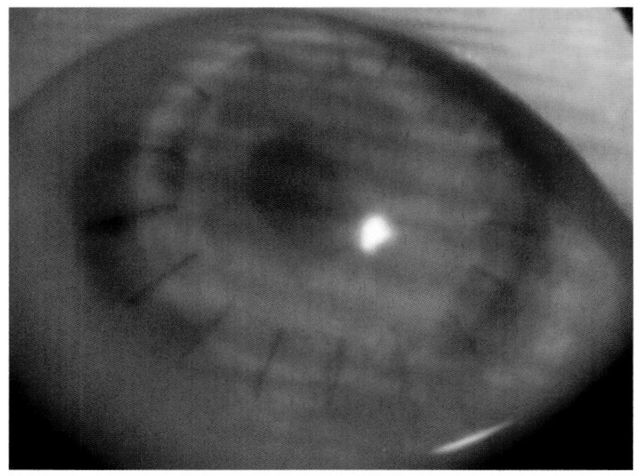

图 9-10-68　术后 1 周，角膜透明，感染控制，视力恢复至 0.2

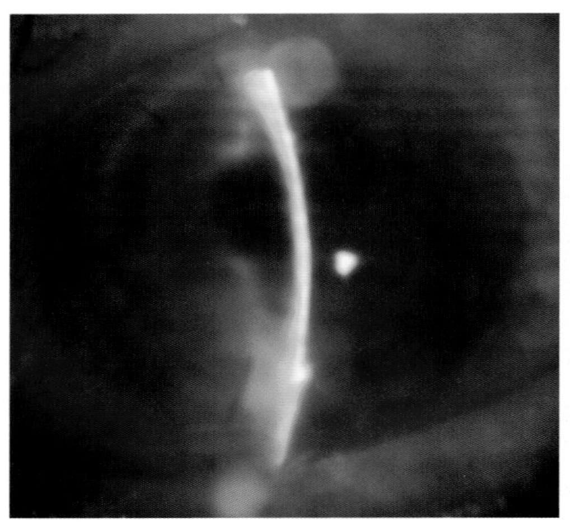

图 9-10-69　术后 1 周，角膜透明，感染控制，视力恢复至 0.2（裂隙相）

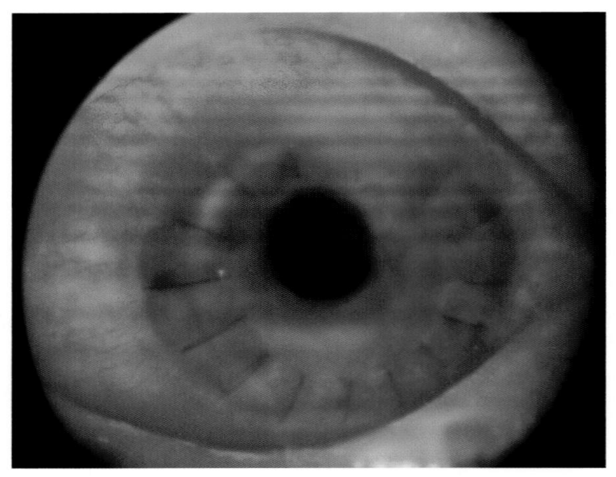

图 9-10-70　术后 3 周，角膜透明，感染控制，视力恢复至 0.3

病例三：角膜溃疡穿孔-前房积脓-暂无角膜材料时，先行结膜覆盖，待前房形成、稳定，再行角膜移植术。

男，45 岁。右眼角膜外伤后溃疡，溃疡穿孔-前房积脓，视力：眼前指数-20cm；暂无角膜材料时，可先行结膜覆盖，待前房形成、稳定，再行部分穿透性角膜移植术，术后视力恢复至 0.4（图 9-10-71～图 9-10-75）。

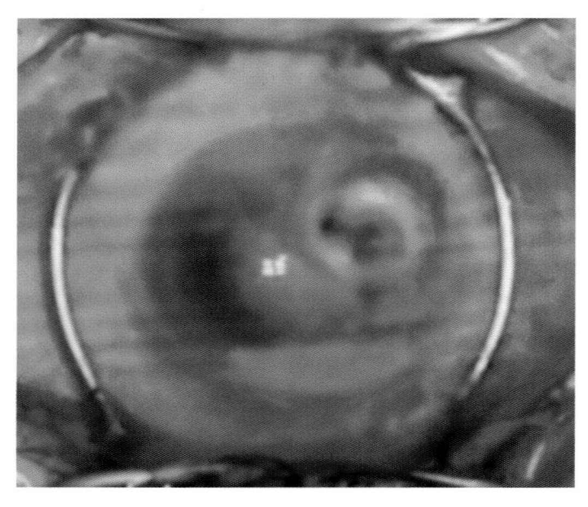

图 9-10-71　角膜溃疡穿孔-前房积脓-暂无角膜材料时，先行结膜覆盖，待前房形成稳定，再行角膜移植

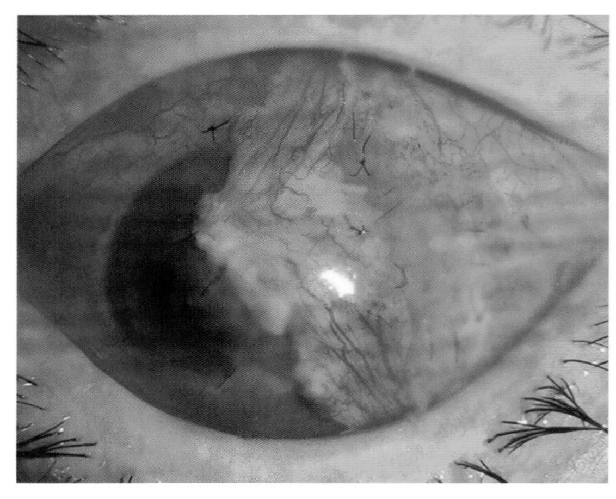

图 9-10-72　角膜溃疡穿孔-积脓-暂无角膜材料时，先行结膜覆盖，待前房形成稳定，再行角膜移植

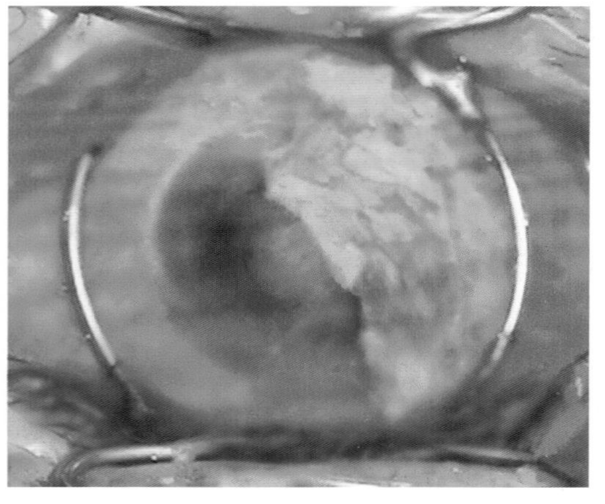

图 9-10-73　结膜覆盖术后，前房形成，稳定，为角膜移植创造条件

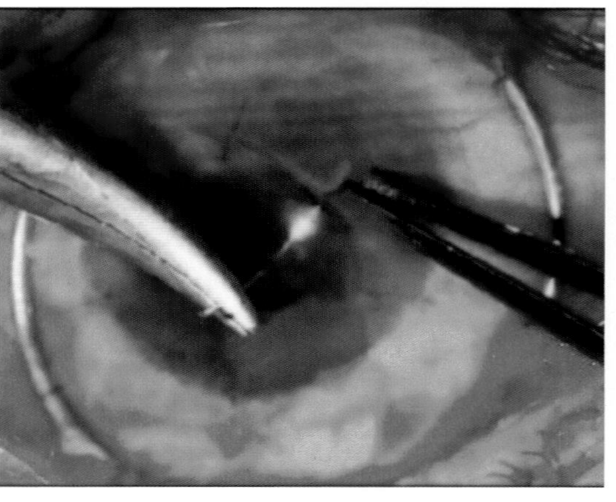

图 9-10-74　病情稳定后再行半月形角膜移植术，10-0 尼龙线间断缝合

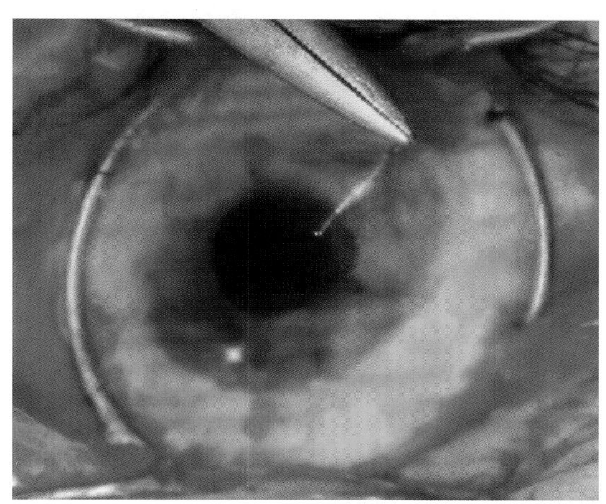

图 9-10-75　半月形角膜移植,间断缝合,瞳孔区透亮

病例四:铜绿假单胞菌感染性角膜溃疡

女,25 岁。右眼角膜外伤后铜绿假单胞菌感染,前房积脓,视力:光感+;行穿透性全角膜移植术后,视力恢复至 0.2(图 9-10-76~图 9-10-81)。

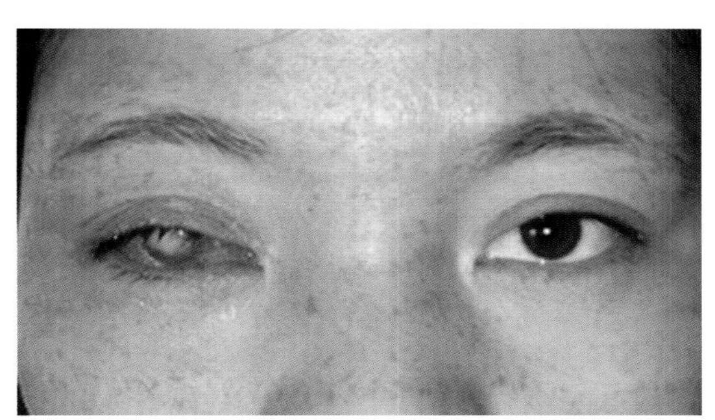

图 9-10-76　铜绿假单胞菌性角膜溃疡-眼内炎,视力:光感+,前房积脓

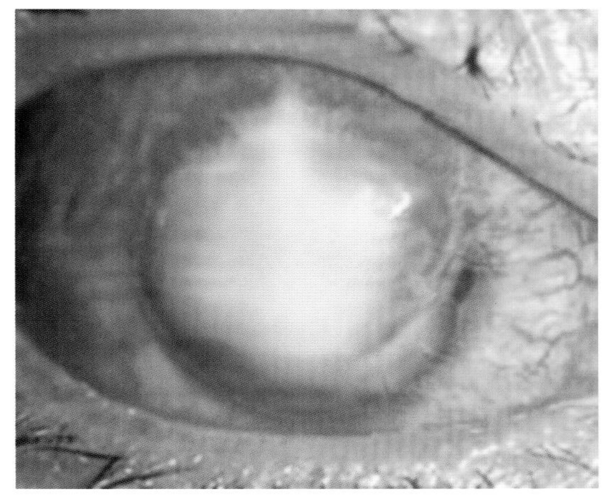

图 9-10-77　铜绿假单胞菌性角膜溃疡-90%角膜被破坏,前房积脓

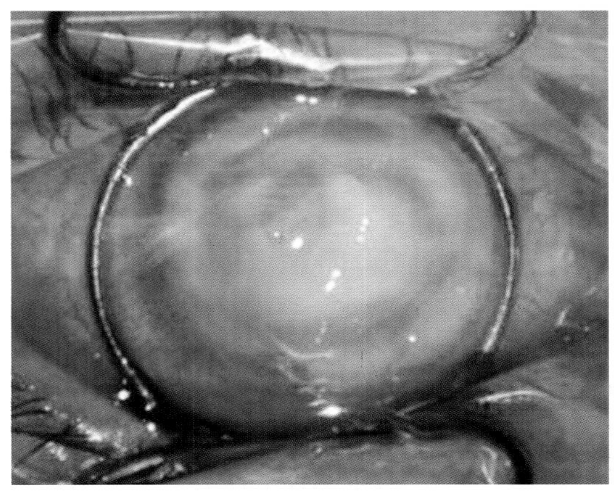

图 9-10-78　治疗性角膜移植术前-铜绿假单胞菌(绿脓杆菌)性角膜溃疡

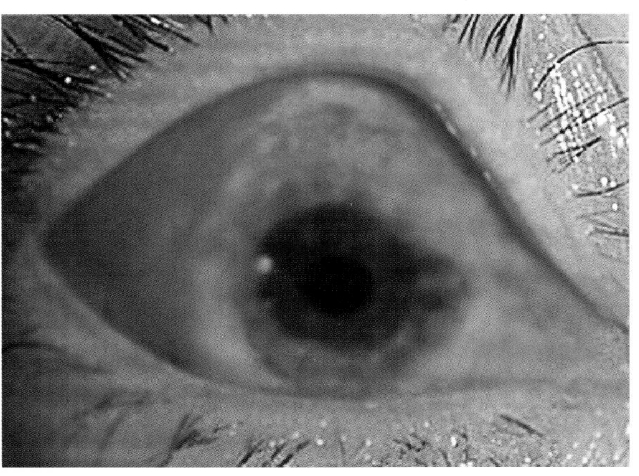

图 9-10-79　穿透性全角膜移植术,彻底冲洗前房

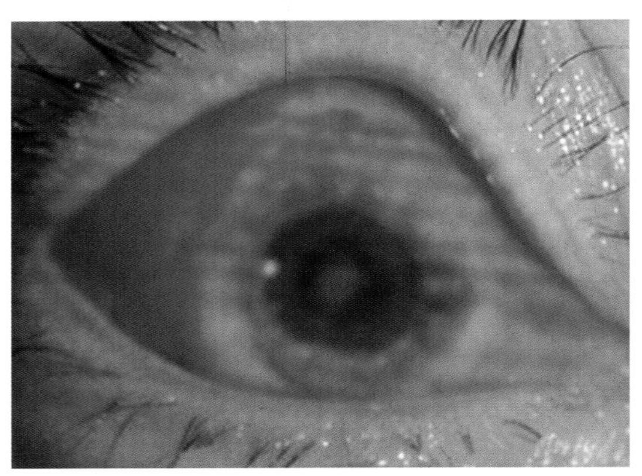

图 9-10-80　穿透性角膜移植术后 5 天，视力 0.2

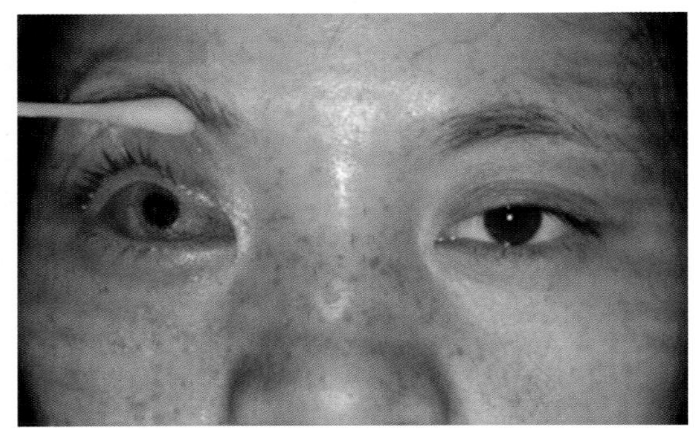

图 9-10-81　铜绿假单胞菌性角膜溃疡合并前房积脓，手术后感染控制，视力 0.2

病例五：角膜溃疡合并眼内炎-临时角膜下玻切手术（图 9-10-82～图 9-10-90）

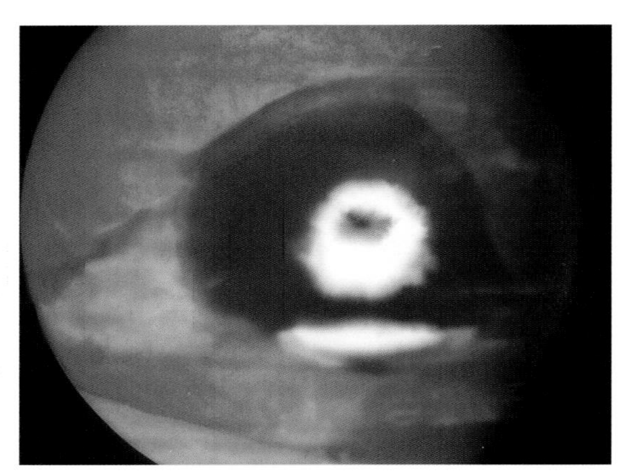

图 9-10-82　角膜溃疡穿孔合并眼内炎

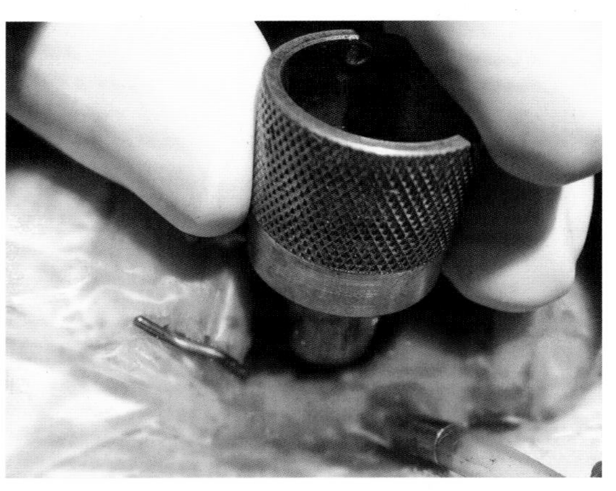

图 9-10-83　钻切病变角膜

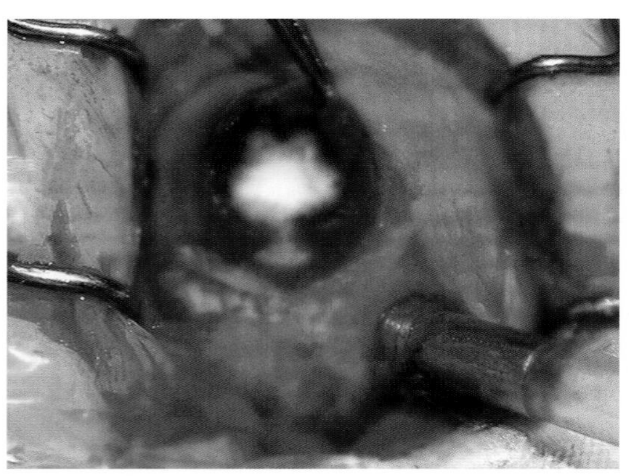

图 9-10-84　钻切角膜后，见前房积脓，玻璃体积脓

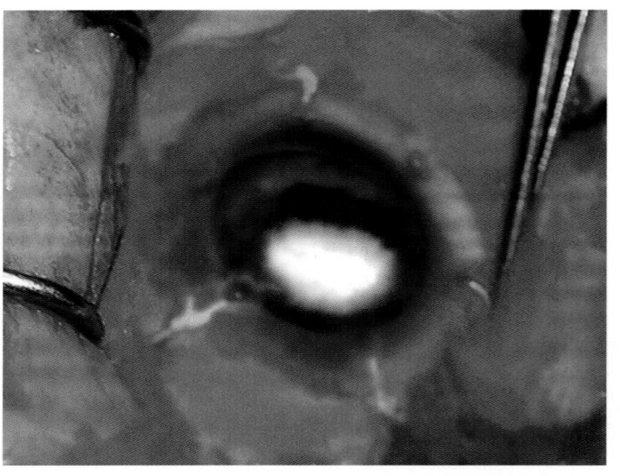

图 9-10-85　角膜溃疡合并眼内炎-玻璃体切除联合角膜移植术-缝合临时性人工角膜

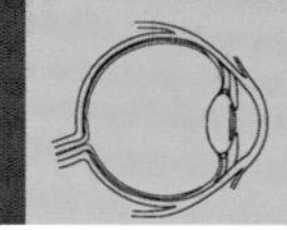

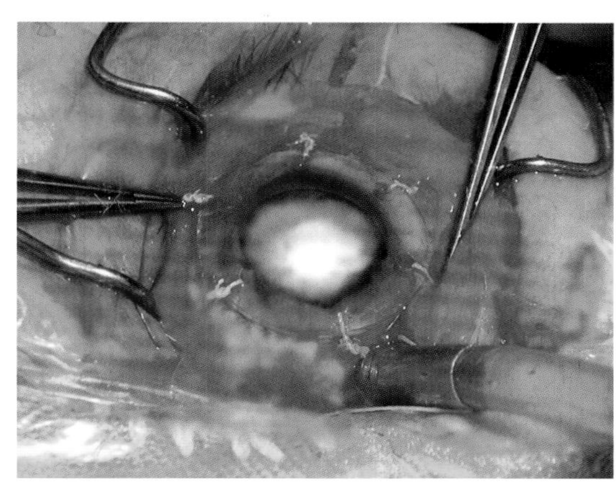

图 9-10-86　临时人工角膜下三通道 23G 玻璃体切割术

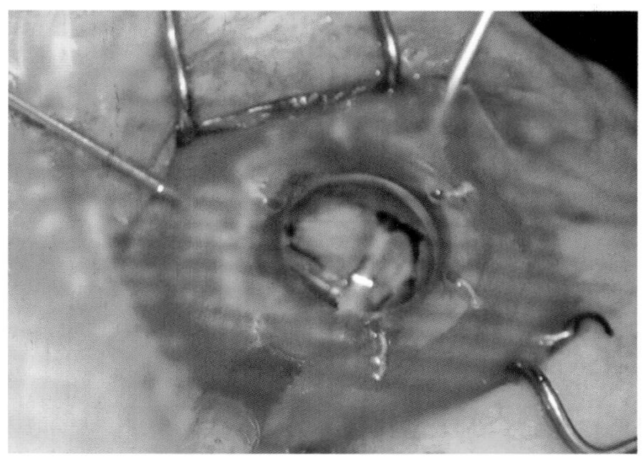

图 9-10-87　切除积脓之玻璃体

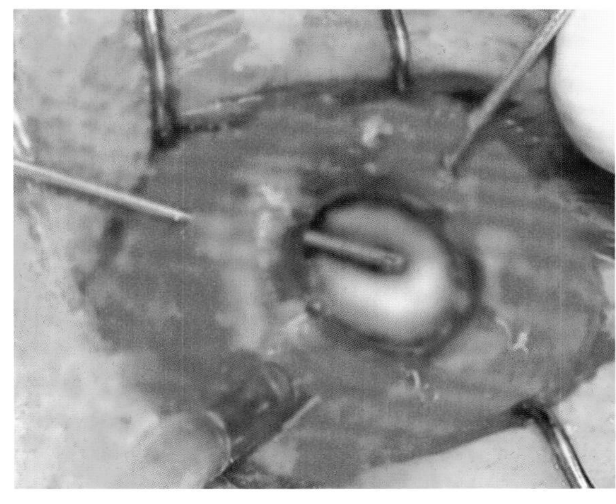

图 9-10-88　切除晶状体

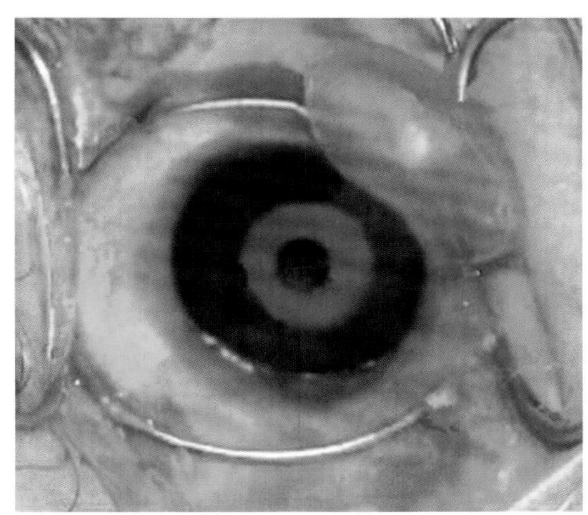

图 9-10-89　移植角膜

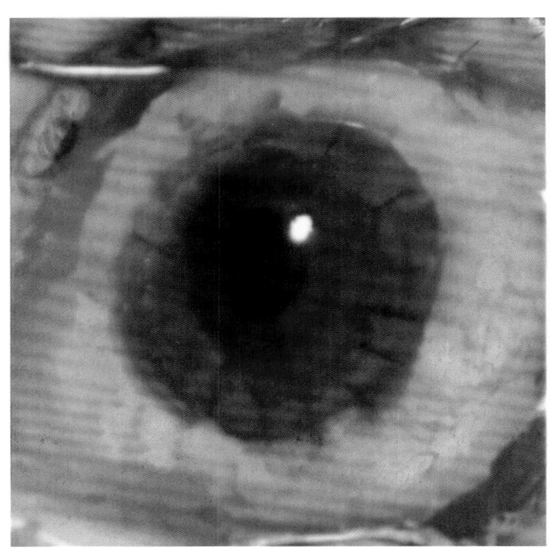

图 9-10-90　移植角膜，术毕

（杨朝忠　邹留河　柳 林　皮裕琍　赵 敏　马路生　孙丽霞）

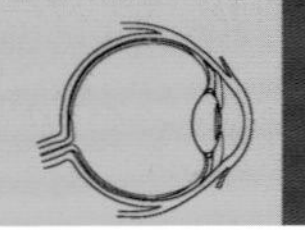

二、真菌性角膜溃疡并发眼内炎

(一) 概述

真菌性角膜溃疡(fungal keratitis)是一种由真菌引起的致盲率极高的感染性角膜病变,随着病情进一步发展,真菌微生物可侵入眼球壁出现真菌性眼内炎,其特点是致盲率较高、发病隐匿、病程长及易复发,可引起视力丧失、眼球萎缩等严重后果。治疗不及时患者行眼球摘除比率较高;如果真菌性眼内炎蔓延至颅内,还可以危及生命。

(二) 病因

本病系真菌直接侵入角膜后进一步侵入眼内组织感染所致。在感染角膜的溃疡面上刮取坏死组织进行涂片检查,常可找到真菌菌丝。将坏死组织接种于真菌培养基上,可有真菌生长。对人类角膜有致病性的真菌常见的有镰刀菌属、念珠菌属、曲霉菌属、酵母菌等。发病大多与农业劳动时受植物性小叶伤有密切关系。亦可见于长期患其他性质的眼内炎时继发感染真菌者。

(三) 病理

真菌性角膜溃疡并发眼内炎炎症初起时主要局限于前房、虹膜睫状体及前部玻璃体,表现为前房积脓、虹膜睫状体炎和玻璃体炎;前房内有时也可存在微脓肿状病灶及菌丝(图 9-10-91);玻璃体腔内脓肿扩大可占据整个玻璃体腔;可出现视网膜坏死乃至巩膜坏死,并波及眼球筋膜,造成全眼球炎。

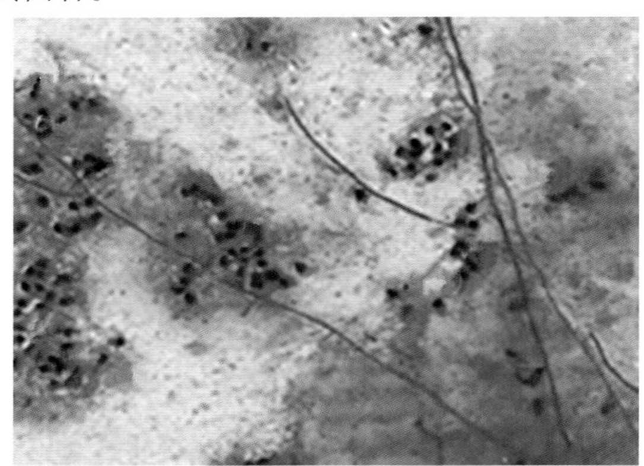

图 9-10-91 光镜下观察真菌性眼内炎患者玻璃体标本涂片可见透明菌丝(革兰染色涂片)

(四) 临床表现

真菌性角膜溃疡并发眼内炎常以视力减退为首发症状,逐渐发展可有眼前漂浮物感。可出现下列临床表现:

(1) 真菌性角膜炎感染灶有 5 个典型特征:

1) 菌丝苔被(约 20%患者),主要表现为角膜溃疡表面由菌丝和坏死组织形成边界清楚的灰白色较隆起的苔被(图 9-10-92)。

2) 伪足(约 68%患者),角膜主要感染灶边缘可见树枝样浸润(图 9-10-93)。

3) 卫星灶(约 11%患者),与角膜主要感染灶不相连的,较孤立的圆形浸润灶(图 9-10-94)。

4) 免疫环(约 9%患者),角膜主要感染灶周围有时出现灰白环形浸润(图 9-10-95)。

5) 内皮斑(约 11%患者),菌丝灶后的角膜内皮面灰白斑块状斑,可在感染角膜灶以外的角膜内皮面(如图 9-10-96)。

(2) 前房炎症反应或合并虹膜睫状体炎,严重者前房积脓(图 9-10-97);

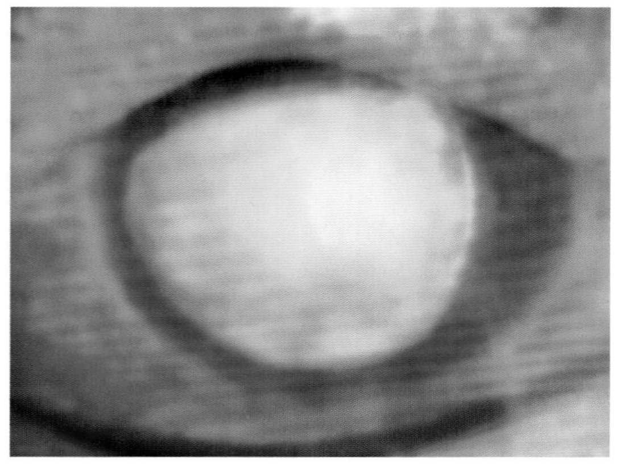

图 9-10-92 真菌性角膜炎感染灶菌丝苔被

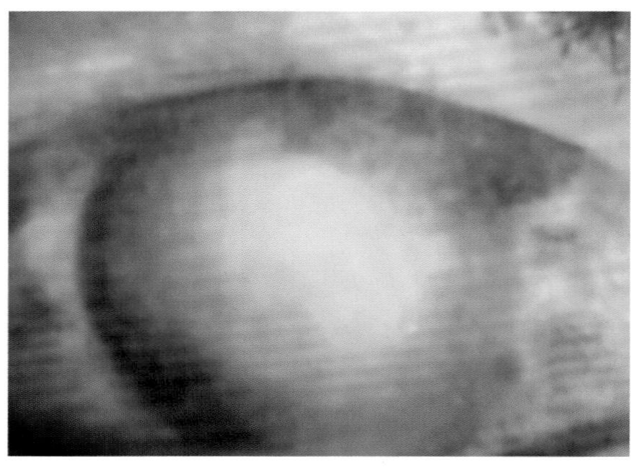

图 9-10-93 真菌性角膜炎感染灶伪足

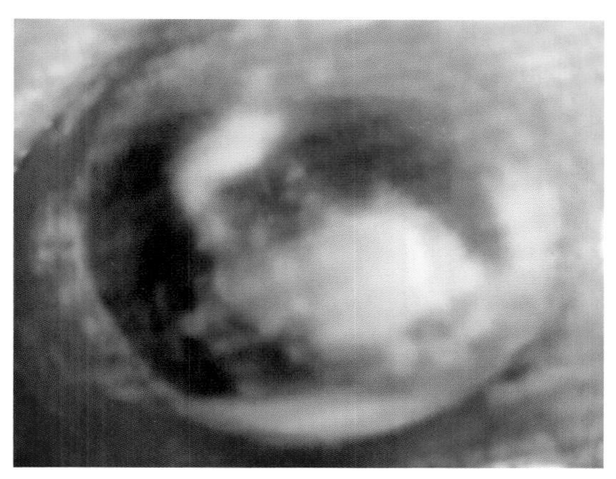
图 9-10-94 真菌性角膜炎感染灶卫星灶

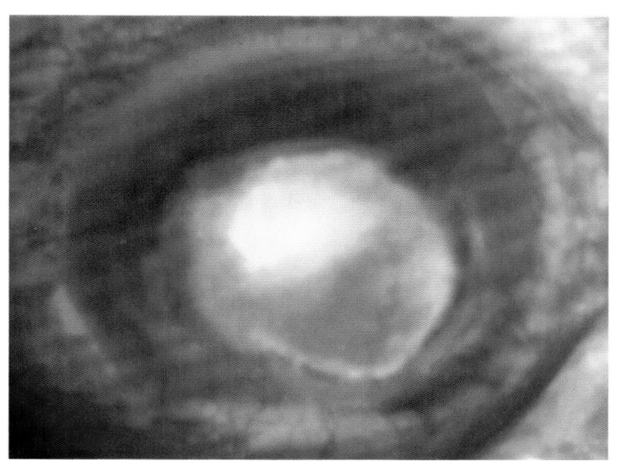
图 9-10-95 真菌性角膜炎感染灶免疫环

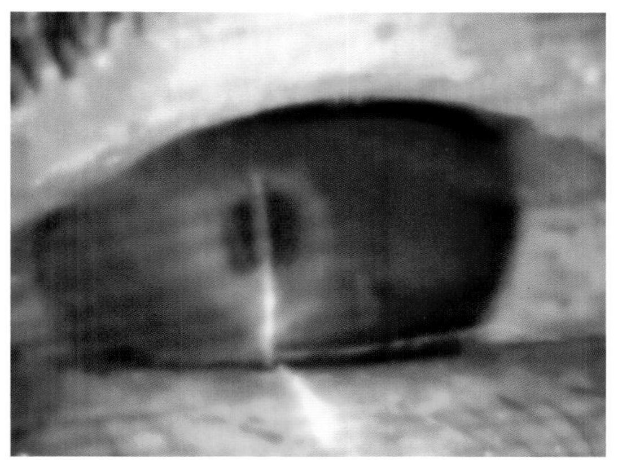
图 9-10-96 真菌性角膜炎感染灶内皮斑

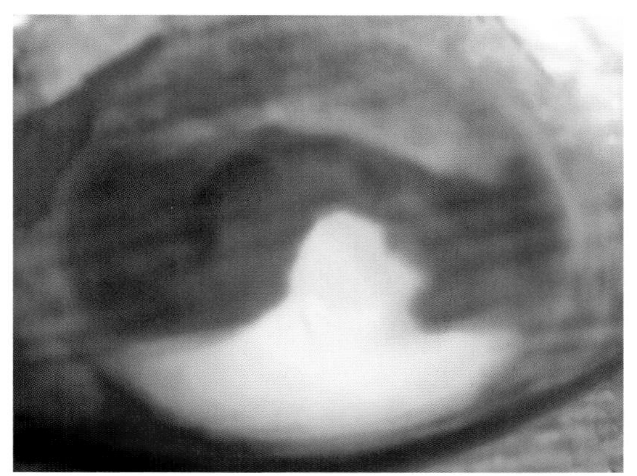
图 9-10-97 真菌性角膜炎感染灶前房积脓

（3）玻璃体串珠状或呈棉花球状改变；

（4）脉络膜视网膜可见一个或多个白色、边界清晰的浸润病灶，大小一般为一个或数个视盘直径，病灶周围可伴有视网膜血管的血管鞘形成，发展缓慢。

真菌性眼内炎的临床表现可因致病菌不同而有较大的差异；曲霉菌性眼内炎起病急骤，病情快速，病情严重；隐球菌性眼内炎则起病缓慢，病情较轻，甚至仍表现为脉络膜炎而无视网膜炎或玻璃体炎。

（五）诊断及鉴别诊断

诊断：根据患者的病史、临床表现和眼内液标本涂片及培养的阳性结果即可以作出初步诊断。眼内液真菌涂片或培养阳性为该病确诊的重要依据。通常经平坦部抽取玻璃体液进行涂片、培养真菌的阳性率远远高于房水中的阳性率，且可反复进行，为目前真菌性眼内炎诊断的“金标准”。但普通眼内液真菌涂片及培养的缺点是检出率很低，且时间较长。目前采用聚合酶链反应（PCR）技术，检测眼内样本中的真菌 DNA 片段，其阳性率较高，PCR 技术扩增 DNA 来检测微生物，在 6 小时内就可以明确样本中是否存在病原微生物的 DNA，以及它究竟是真菌性还是细菌性的。PCR 技术 特点是特异性强、敏感性高、快速简便且可扩增 RNA，对起始材料质量要求低，应用范围广。

鉴别诊断：

（1）眼内异物引起的眼内炎：如木质或铜质眼内异物，特别是纯铜可引起无菌性化脓性炎症。

（2）晶状体过敏性眼内炎也可发生前房积脓，多见于过熟性白内障或白内障囊外摘除术后。

（3）外伤或手术后无菌性炎症，多发生在外伤或手术后 5~10 天，症状轻，很少有角膜水肿，很快好转。

（六）治疗

包括药物及手术治疗。

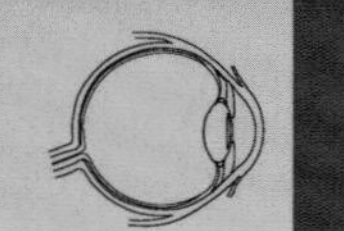

由于存在血-眼屏障，故通过全身给药进入玻璃体的药物极少，很少能达到治疗所需的药物浓度，因此，全身用药在眼内炎的治疗上仅作为辅助治疗，主要用于防止炎症的眼外扩散或全身感染的控制。局部玻璃体腔注射抗真菌性药物，可确保其在玻璃体和房水中的有效浓度，是有效的给药途径。

1. 常用药物有以下几种

（1）唑类抗真菌药物：三唑类：伊曲康唑、氟康唑、新型的三唑类药物包括（伏立康唑（voriconazole）、泊沙康唑（posaconazole）、雷夫康唑；咪唑类：克霉唑、益康唑、酮康唑、咪康唑等。

（2）新型唑类抗真菌药物——伏立康唑：作为一种新型的唑类抗真菌药物，其抗菌谱广；FDA 批准其用于严重的曲霉菌、足放线菌和镰孢菌感染的治疗；口服生物利用度高，穿透力强，对常规治疗无效的真菌性角膜炎和（或）真菌性眼内炎显示出较好的治疗效果和安全性；体外试验证实伏立康唑质量浓度≤250mg/L 对视网膜色素上皮细胞及神经胶质细胞无毒性，未见明显视网膜毒性。

给药途径：局部点眼（1%伏立康唑）；角膜基质内注射 0. 1ml（500mg/L）；前房内注射 0. 05ml（250mg/L）；玻璃体注射 0. 1ml（1g/L）；口服；静脉滴注（4~6mg/kg，12 小时 1 次）。

（3）多烯类抗真菌药物：两性霉素 B（amphotericin B，AmB）：眼用常用制剂为 0. 15%，其药物毒性限制了滴眼液质量浓度的增加，是治疗念珠菌性角膜炎的首选药物。

给药途径：结膜下注射 0. 1ml（100mg/L）；前房内注射 0. 1ml（50~100mg/L）；角膜基质内注射 0. 1ml（50mg/L）；玻璃体腔注射 0. 1mL（50~100mg/L）；静脉注射（0. 1mg/kg）；那他霉素（natamycin）；FDA 唯一批准的抗真菌滴眼液；抗丝孢真菌的效果较好，尤其是镰孢菌和曲霉菌。

（4）局部可联合应用非甾体类抗炎药。

2. 手术治疗　对真菌性眼内炎最迅速的处理方法是玻璃体内注药，同时抽取玻璃体液做真菌涂片及真菌培养（图 9-10-98）。玻璃体切割一般用于严重眼内炎感染患者的病灶清除。当眼内炎诊断明确，全身和局部应用抗生素和激素 1~2 天炎症无改善，视力低于手动，红光反射消失，检眼镜下不能辨认视盘，超声检查见致密的玻璃体混浊，保守治疗无效时，应立即行玻璃体切割术加玻璃体内抗生素注入。玻璃体切割联合两性霉素 B 玻璃体注射是目前治疗真菌性眼内炎有效方法。最新发现玻璃体切除联合两性霉素 B 脂质体球内注射是真菌性眼内炎十分有效的方法，特别是对于氟康唑无效的患者。

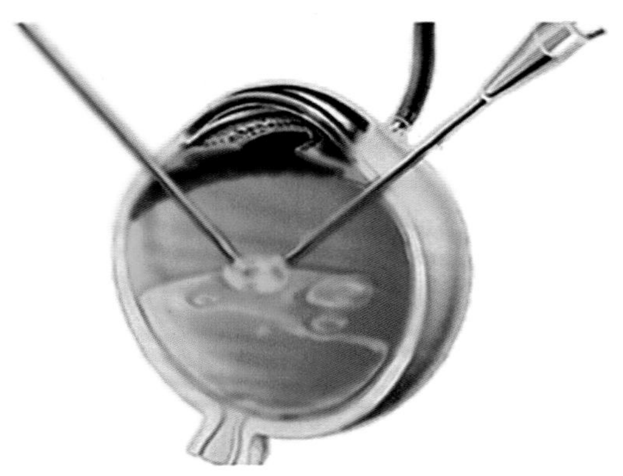

图 9-10-98　眼内注药术

（七）典型病例

患者男，44 岁。

主诉：右眼被铁砂崩伤 3 个月，眼痛伴视力下降 1 个月。

病史：3 个月前右眼不慎被铁砂崩伤，伤后行“角膜裂伤缝合、异物取出术（右）”，术后因“眼内炎（右）”行 2 次右眼“万古霉素、头孢他啶（新天欣）玻璃体腔注射”，病情好转出院。2 个月前病情反复，再次行右眼“万古霉素玻璃体腔注射”，病情稳定；1 个月前右眼再次出现视力下降伴眼红眼痛等症状，遂来我院就诊，门诊以眼内炎（右）收入院。

入院查体：右眼视力：手动/5cm，矫正不应；右眼：混合充血，下方角膜 6：30 位可见瘢痕，前房正常深浅，房水闪辉（+++），虹膜纹理欠清，瞳孔欠圆，药物性散大，直径约 6. 0mm，晶体轻度混浊，玻璃体下方可见絮团状混浊（图 9-10-99）。眼底：隐约见视盘界欠清，色淡红，余视不清（图 9-10-100）。

辅助检查：AB 超：右眼玻璃体细带状中回声，带上、下点状中回声、球壁略厚（图 9-10-101）。

取玻璃体腔液行真菌及细菌涂片检查，见真菌菌丝。

临床诊断：真菌性眼内炎（右）

治疗经过：入院后给予伏立康唑（丽福康，4mg/kg）1 天 2 次静脉滴注；右眼两性霉素 B 玻璃体腔内注射 5μg/0. 1ml，右眼行玻璃体切割术+两性霉素 B 玻璃体腔内注射 5μg/0. 1ml，那他霉素及两性霉素 B 配

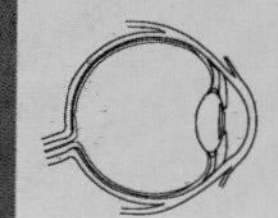

比眼药水(0.1%)点眼。

出院查体:右眼视力:指数/10cm;右眼结膜充血,下方角膜6:30位可见瘢痕,余角膜光滑透明,前房正常深浅,房水闪辉(+),虹膜纹理欠清,瞳孔欠圆,药物性散大,直径约6.0mm,晶体轻度混浊,玻璃体腔水性填充,未见明显混浊(图9-10-102)。眼底:隐约见视盘界欠清,色淡红,视网膜平伏在位,呈橘红色(图9-10-103)。

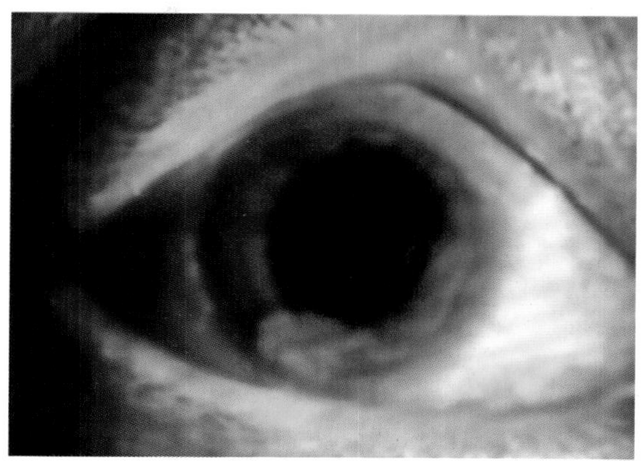

图9-10-99　右眼:下方角膜6:30位可见瘢痕

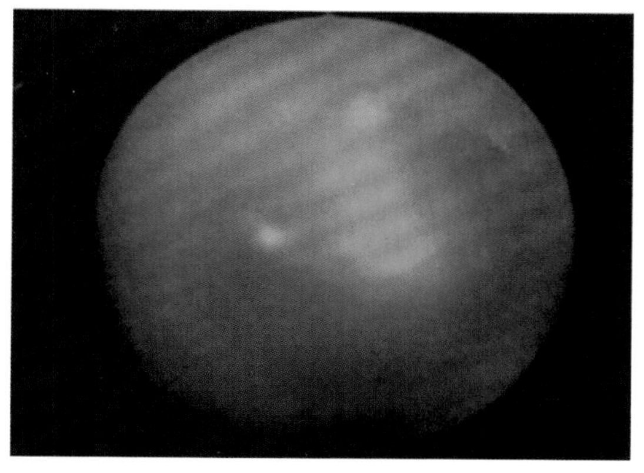

图9-10-100　眼底:隐约见视盘界欠清,色淡红,余视不清

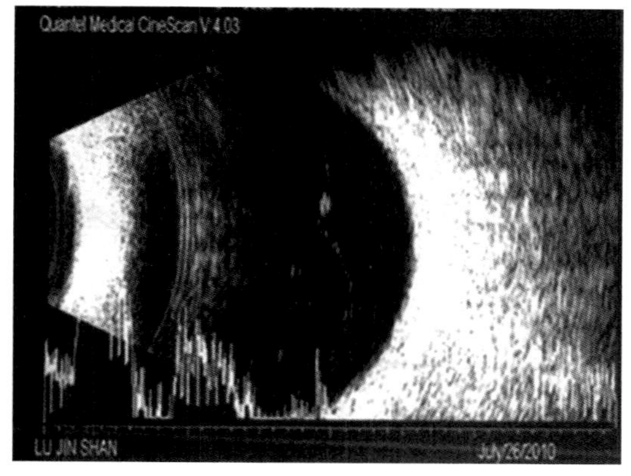

图9-10-101　AB超:右眼玻璃体细带状中回声,带上、下点状中回声、球壁略厚

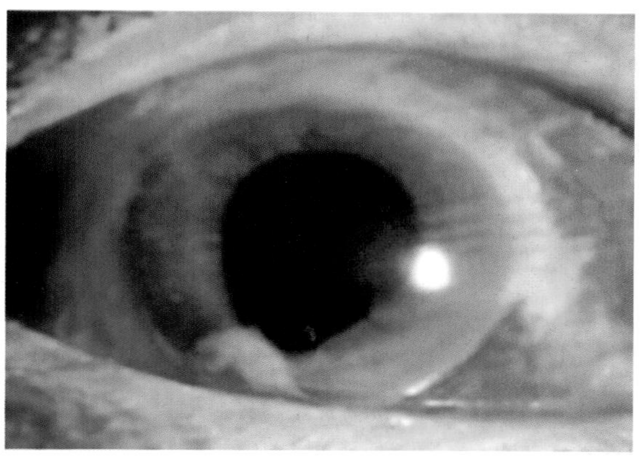

图9-10-102　右眼结膜充血,下方角膜6:30位可见瘢痕,角膜光滑透明

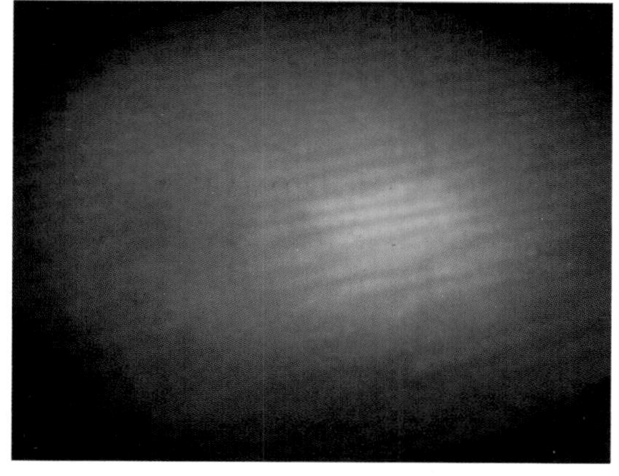

图9-10-103　眼底:隐约见视盘界欠清,色淡红,视网膜平伏在位,呈橘红色

(杨朝忠　辛贺贺　崔京卫　毕双双)

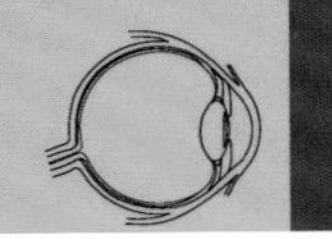

三、细菌性角膜溃疡并发眼内炎

（一）概述

细菌性角膜溃疡并发眼内炎（bacterial corneal ulcer endophthalmitis）是指由细菌引起的角膜化脓性感染，病情多较危重，如诊疗不当，可发生角膜溃疡穿孔，甚至眼内感染，最终导致眼球萎缩。即使能够控制角膜感染，也会遗留广泛的角膜瘢痕、角膜新生血管或角膜葡萄肿及角膜脂质变性等后遗症，严重影响视力，甚至失明。

（二）病因

正常角膜不易感染细菌，而某些易感因素（如配戴角膜接触镜者、角膜创伤、眼表疾患及全身应用免疫抑制者）使眼表防御机制破坏，细菌得以入侵。常见革兰阳性致病菌有肺炎链球菌和葡萄球菌，革兰阴性杆菌有铜绿假单胞菌及其他革兰阴性杆菌。

（1）匐行性角膜溃疡（serpiginous corneal ulcer）：又名前房积脓性角膜溃疡（hypopyon ulcer），是溃疡性角膜炎中比较严重的眼病。经常发生在角膜中央部位，由中心向周边进展。严重时，角膜可全被破坏。由于溃疡位于中央，因而视力严重受到影响。典型病原菌以肺炎链球菌为主，轻者可由克雷伯杆菌或Moraxella菌及变形杆菌等引起。常同时患有慢性泪囊炎或慢性结膜炎及沙眼。患眼多有角膜上皮脱落的病史，有时亦可发生在年老体弱者及疱疹性角膜炎，神经麻痹性角膜炎、麻疹、天花以及绝对期青光眼等角膜上皮不健康的眼。

（2）铜绿假单胞菌性角膜溃疡（pseudomonas aeruginosa corneal ulcer）：为最剧烈的角膜溃疡，因其可在极短时间内破坏整个角膜而无法挽救（图9-10-104）。这种杆菌常附着于异物上（如角膜接触镜、软镜盒内）或存在于污染的眼药水（如接触镜护理液、局部滴用的表面麻醉剂和荧光素眼液内），尤以后者最为常见。因此，该病常发生于配戴角膜镜者，或手术、外伤及角膜异物取出之后，在角膜上皮受损时，由于用具和药水未能做到彻底消毒所致。

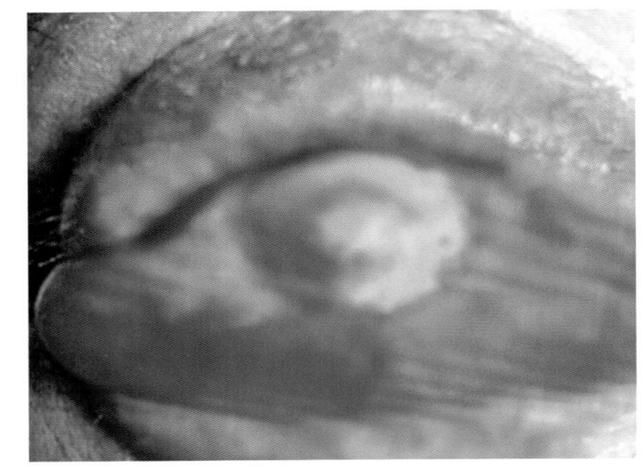

图9-10-104　铜绿假单胞菌角膜炎

（3）其他细菌性角膜溃疡：常见的其他致病菌有金黄色葡萄球菌，Koch-Weeks双杆菌、大肠杆菌及肺炎等。这些细菌性角膜溃疡的严重程度，主要根据细菌毒力的强弱和角膜抵抗力的大小而异。角膜中央部因无血管供应其营养，故而抵抗力低，尤其是年老、体弱、嗜酒和糖尿病患者，其抗感染的能力则更差，一旦上皮屏障被破坏，很多原来毒力并不强烈的细菌，也可引起中央性角膜溃疡，甚至伴有前房积脓。

（三）病理

细菌性角膜溃疡为近中央部的灰白色或黄色盘状溃疡。该处上皮细胞、前弹力层与部分的基质组织脱落，而覆盖以坏死组织，溃疡的周围及其底部的基质内有多形核白细胞浸润。溃疡的进行缘为半月形，切面呈楔形，色黄而浊，细胞浸润较多；由虹膜睫状体渗出的白细胞使房水浑浊，沉着于角膜后壁，至形成前房积脓。脓为多形核白细胞聚积而成，内含色素，积脓最后可被吸收或机化。溃疡处后弹力层前有细胞浸润，并蔓延，最后角膜穿孔，形成粘连角膜白斑或角膜葡萄肿。

（四）临床表现

匐行性角膜溃疡并发眼内炎

1. 症状　发生在角膜糜烂3~4天之后，主要症状为视力障碍，疼痛、畏光和流泪等明显的刺激症状。

2. 体征　眼睑可轻度水肿；球结膜充血明显，以睫状支为主，球结膜有轻度水肿，呈红黄色；角膜瞳孔区，出现一灶性灰黄色圆盘状溃疡。溃疡类型分为两种：

（1）进行性边缘，即溃疡的浸润越过溃疡的边缘，类似黄色新月，在实质内向周边蔓延，同时亦向深层进展。这种新月形进展常出现在溃疡的一侧，其对侧边缘尚较清洁。

（2）前房积脓，溃疡进展时，虹膜发生剧烈炎症，如虹膜异色、瞳孔缩小、虹膜后粘连、前房水混浊和前房积脓，继发青光眼及玻璃体内局部有白色的团状或成层的混浊（图 9-10-105）。

溃疡向周边进展一般较向深层为速。当达到周边时，积脓可充满前房。这时已无法辨认溃疡的边缘。在溃疡中部，角膜深层组织内有成团的化脓浸润，直达后弹力膜，这一成团化脓浸润即为穿孔的征兆，在穿孔前先有后弹力膜膨出，最后，后弹力膜破坏，角膜穿孔。前房积脓流出后，虹膜脱出。此后，除极少数严重病例于穿孔后部发生感染而引起全眼球炎外，多数病例即开始愈合。角膜近周边部分，因靠近营养的供给而得以保留，其他部分按发展情形的不同而有不同的后果。最常见的后果为单纯性角膜白斑（图 9-10-106），其次为部分或完全角膜葡萄肿（图 9-10-107）。如果感染进入内部发生全眼球炎后，最终形成眼球痨。

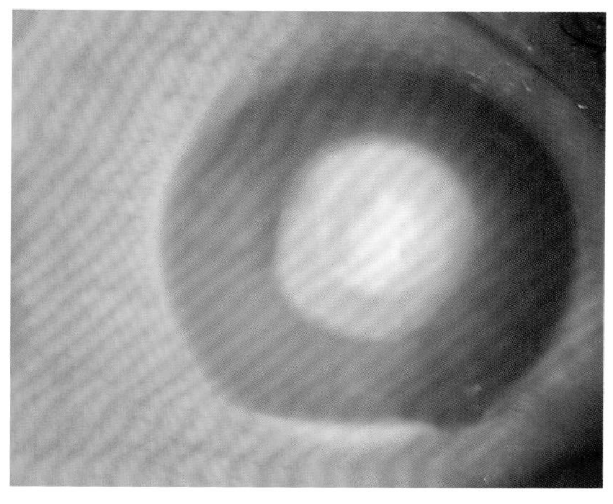

图 9-10-105　细菌性眼内炎-前房积脓

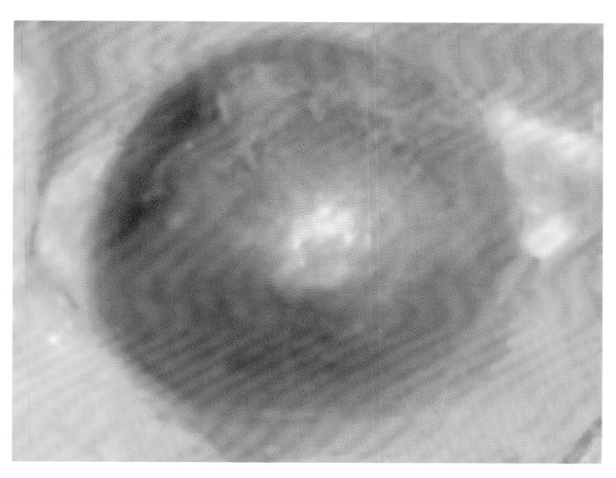

图 9-10-106　单纯性角膜白斑
铜绿假单胞菌性角膜溃疡并发眼内炎

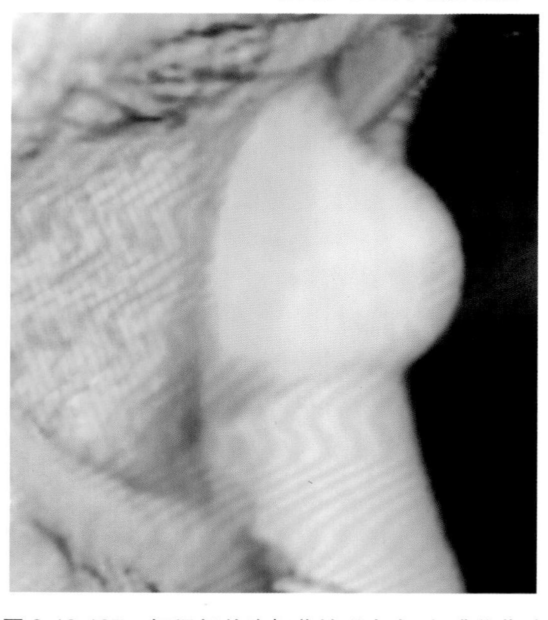

图 9-10-107　铜绿假单胞杆菌性眼内炎，角膜葡萄肿

1. 症状　起病急，发展迅猛，病情严重，预后较差为其特征。铜绿假单胞菌毒力很强，其外膜脂多糖可激活炎症效应细胞，分泌有害物质，并在繁殖过程中产生一些蛋白溶解酶，使角膜的胶原纤维及其他防御成分被溶解坏死。本病的临床症状极重，可在角膜上皮损伤后数小时内发病，患者有剧烈疼痛、畏光、流泪及视力障碍等。

2. 体征　眼睑痉挛、水肿；球结膜高度充血和水肿；角膜从中央附近的灶状小浸润开始，迅速向深层及四周扩展，直到角膜全部组织水肿、混浊如毛玻璃状；溃疡初起时为环状，将角膜中部及其周围的血管网完全割断，从而使角膜中央迅速坏死。在坏死组织上附有大量黄绿色不易擦下的黏液状脓性分泌物。常伴有房水闪辉、前房机化膜、形成大量前房积脓，角膜可在 2~3 天内穿孔，以致虹膜完全脱出，形成完全角膜葡萄肿，感染进入内眼后发生全球眼炎，而破坏整个眼球（最严重者可发生于发病后 1~2 天内）。

其他细菌性角膜溃疡并发眼内炎：革兰阳性球菌引起的溃疡，多为局灶性，圆形或卵圆形，边界较清楚；而革兰阴性杆菌引起者，其炎症破坏过程较快，实质层有致密浸润伴前房积脓。

葡萄球菌虽然多见于睑缘及结膜等处，但引起中央性角膜溃疡者为数不多。其毒素及过敏引起的免疫反应常损伤角膜上皮而引起点状上皮性角膜炎（多位于角膜下1/3，呈小点状上皮混浊，荧光素染色阳性）。临床症状有眼部异物感、烧灼感，有轻度畏光、流泪症状，一般以早上醒来后症状明显。这是因为夜间睡眠时毒素堆集在角膜前的泪液膜内，而白天泪液冲淡了毒素，上皮可以随时愈合。

（五）诊断

1. 发病前有角膜表面损伤史，部分有慢性泪囊炎；
2. 伤后1~2天发病，患眼刺痛、畏光、流泪及视力下降；
3. 角膜损伤区最初为灰白色或黄白色浓密浸润点，后形成圆形溃疡，表面污秽；
4. 伴瞳孔缩小，前房积脓，玻璃体混浊，严重者角膜穿孔；
5. 从溃疡的边缘取材涂片镜检，并做细菌培养和药物敏感试验。

（六）实验室检查及特检

1. 病灶刮片检查　可对本病进行快速诊断，用消毒棉签采取睑缘和结膜囊标本或从溃疡底部和边缘取材（分泌物或坏死组织）做涂片，甲醇或95%乙醇固定5~10分钟，然后做革兰和Giemsa染色，前者区别革兰阳性细菌（染成紫色）或革兰阴性细菌（染成红色）；后者所有细菌均被染成蓝色，还可清晰识别炎症细胞和角膜上皮细胞。病灶刮片革兰染色后，在直接镜检下根据细胞形态学观察，可迅速确定是哪种细菌感染。对于分枝杆菌和诺卡放射菌可做抗酸染色。有荚膜的细菌，可做Hiss荚膜染色。

2. 细菌培养　该病最终诊断，必须通过细菌培养才能确定

（1）血琼脂培养基是最常用的固体培养基，适合于大多数常见的眼部细菌生长（一般需氧菌和真菌）。

（2）增菌培养基所采用的液体培养基有肉浸汤、肉膏汤、脑心浸汤，适用于培养要求较高的细菌。

（3）厌氧菌培养用硫乙醇酸钠肉汤培养基、血琼脂培养基等在厌氧袋或厌氧箱培养。

（4）巧克力色琼脂培养基，适用于嗜血菌属细菌、淋球菌等。

3. 角膜共聚焦显微镜检查法　共聚焦显微镜是一种非侵入性影像学诊断技术，可对角膜各层实施四维（X、Y、Z轴和实时）扫描，具有可观察活体角膜细胞水平、无损伤、不需染色、高分辨率及反复检查的优点。以排除真菌感染和棘阿米巴感染。

4. 眼部B超　玻璃体腔内团状或层状强回声。

（七）鉴别诊断

具体见表9-10-1。

表9-10-1　各种角膜炎并发眼内炎的鉴别诊断

	单胞病毒性角膜炎并发眼内炎	细菌性角膜炎并发眼内炎	真菌性角膜炎并发眼内炎	棘阿米巴性角膜炎并发眼内炎
病史与病程	缓慢、单眼多次复发	急剧，发展迅速	常有植物致眼外伤史，病程进程缓慢	常有角膜接触被棘阿米巴感染的水源，佩戴角膜接触镜，角膜外伤史，单眼，急性发病，病程缓慢
症状体征	中等度刺激，可睁眼，结膜反应轻	疼痛、睑痉挛，充血水肿剧烈	症状与体征分离，病灶严重但睁眼自如	畏光能睁眼结膜充血不等，角膜知觉减退，晚期溃疡加重，伴穿孔，常有前巩膜炎
溃疡形态特征	树枝状、圆盘或地图状，基质水肿，后弹力层皱褶	中央性溃疡，与正常组织分界不清，有进展缘	溃疡浓密带色而少光泽高出上皮面，苔垢状物易去掉，病灶与周围境界分明，常可见浅沟及伪足或卫星灶	角膜神经周围浸润，进行性环形基质浸润
KP形状	灰白色或绒球状，在病灶相应部位内皮侧	尘状，严重时与前房积脓融为一起	浆糊或米粥状	少

续表

	单胞病毒性角膜炎并发眼内炎	细菌性角膜炎并发眼内炎	真菌性角膜炎并发眼内炎	棘阿米巴性角膜炎并发眼内炎
前房积脓	稀少，灰色液平随头位移动	多为黄绿色或淡绿色	黏稠而带色，正中高两侧低，且不随头位移动	灰白，液平随头位移动
治疗反应	抗生素治疗无效，单用糖皮质激素会加重	抗生素治疗有效	抗生素治疗无效，糖皮质激素治疗会加重	甲硝唑有效，糖皮质无效，早期用可使病情恶化

（八）治疗原则

迅速消灭和去除病原菌，结合临床特征与实验室检查结果，及早采用有效抗生素治疗，最初用药以经验为主，治疗过程中在依据治疗反应和细菌培养，以及药物敏感试验调整方案。

1. 药物　引起细菌性角膜溃疡并发眼内炎的细菌93%以上为革兰阳性菌。革兰阳性菌对万古霉素均敏感，革兰阴性菌对庆大霉素、丁胺卡那霉素及头孢他啶敏感。一般治疗方法对细菌性角膜溃疡并发眼内炎效果差，且耐药菌株不断出现。对于严重病例还可以给予胶原酶抑制剂局部滴用或口服四环素类药物，以减少角膜组织的融解坏死。1%硫酸阿托品散瞳，预防瞳孔后粘连。

2. 碘烧　应先将溃疡面的坏死组织，尽可能的刮除掉，使用碘烧灼时，切忌过分烧灼，损伤实质层，应以细小棉签蘸碘酊，涂抹溃疡面后立即用生理盐水冲洗。

3. 手术

（1）玻璃体腔内注射：万古霉素联合氨基糖苷类玻璃体腔内注射是治疗细菌性角膜溃疡并发眼内炎的重要方法。氨基糖苷类有视网膜毒性，头孢他啶可替代氨基糖苷类。静脉用药可起重要的辅助作用。糖皮质激素制剂球内注射可减轻炎症反应，应早用。

（2）羊膜移植术或结膜瓣遮盖术：即将角膜穿孔的病例，尽早施行手术治疗（如羊膜移植术或结膜瓣遮盖术）。

（3）板层角膜移植术或穿透性角膜移植术：为挽救眼球不致完全破坏，在感染深达球内之前，施行板层角膜移植术或穿透性角膜移植术。

（4）玻璃体切割术：感染深达眼内之后行玻璃体切除联合球内注药也是重要方法，无效时可行眼球摘除术及早预防交感性眼内炎。

（九）典型病例

李××，男，40岁，因右眼角膜异物取出后眼红、痛、视物不清2天收入院。眼科检查：右眼视力HM/20cm，左眼视力1.0，右眼混合充血（++++），角膜中央见一约5mm×7mm溃疡，深达中基质层，溃疡表面脓液如清鼻涕样，周围角膜组织水肿明显，前房下方积脓约2mm，瞳孔不可见。眼内余窥不进。眼压Tn。左眼检查正常。入院后给予1%阿托品眼膏散瞳，1天1次，妥布霉素眼液、左氧氟沙星眼液频点，晚上睡前点氧氟沙星眼膏，丁胺卡那霉素球结膜下注射，1天1次，及静脉滴注头孢他啶以抗感染，同时给予贝复舒、人工泪液及多种维生素治疗。细菌培养为铜绿假单胞菌，对头孢他啶敏感，氧氟沙星、妥布霉素中度敏感。因此继续应用前述药物进行治疗，病情好转后抗生素逐渐减量。结果治疗5天前房积脓基本消失，14天角膜溃疡缩小到约2.2mm×2.5mm，但以后病情没有进一步好转。5天后加用0.3%妥布霉素地塞米松眼液点眼，3次/d，7天后角膜溃疡愈合，荧光素染色转阴，视力达0.25。

（杜艳慧　王舒雅　叶子隆）

四、单纯疱疹病毒性角膜炎并发眼内炎

（一）概述

单纯疱疹病毒性角膜炎并发眼内炎（herpes simpiex virus endophthalmitis）是由单纯疱疹病毒引起的角膜炎症，同时发生眼内感染，称为单纯疱疹病毒性角膜炎并发眼内炎。它是由病毒感染、免疫与炎症反应参与、损伤角膜及眼表组织结构的复杂性眼病，也是当今危害严重的感染性眼病之一。HSK致盲的重要原

因是复发所致，其发病机制尚不清楚。本病多见于30岁左右的青壮年，且常单眼发病。

（二）病因

HSV-Ⅰ型通常是口腔和眼部感染的病毒株；HSV-Ⅱ型通常是生殖器病毒株。一般认为由单纯性疱疹病毒Ⅰ型所致，它是一种较大的DNA病毒。存在比较广泛。对神经组织和来源于外胚叶的上皮细胞有亲和力。六个月以上的婴儿由于从母体内获得的丙种球蛋白日益减少，对疱疹病毒没有免疫力。当眼、唇、口腔黏膜和皮肤等处的上皮受到损害时，该病毒即可经接触感染。两种病毒对角膜的致病性有明显差别。HSV-Ⅰ型发病快，病程短，且有局限于表层的倾向。HSV-Ⅱ发病晚，病程长，可侵犯基质深层。

（三）临床表现

HSK的临床表现非常复杂，致使临床分型极不统一。一般分为五种临床类型。

1. 树枝状或地图状角膜炎　树枝状角膜炎时HSV直接感染角膜上皮细胞。发病初始表现为上皮表面的不透明斑点，其形状往往呈树枝状（二分叉的分支），但也可以呈粗糙的点状或卫星状。在1天左右的时间内，斑点的中心脱落而成典型的树枝状缺损，边缘肿胀隆起，该处上皮细胞显示病毒增殖活跃，病灶区荧光素染色鲜明，角膜知觉减退。地图状角膜炎是由树枝状角膜炎进一步发展扩大而形成的，边缘不齐，呈锯齿状，周围有明显的灰白色隆起缘，病灶呈地图状外观或呈盘状（图9-10-108、图9-10-109）。溃疡底部的基质层混浊，常伴有后弹力层皱褶及前房闪辉现象。

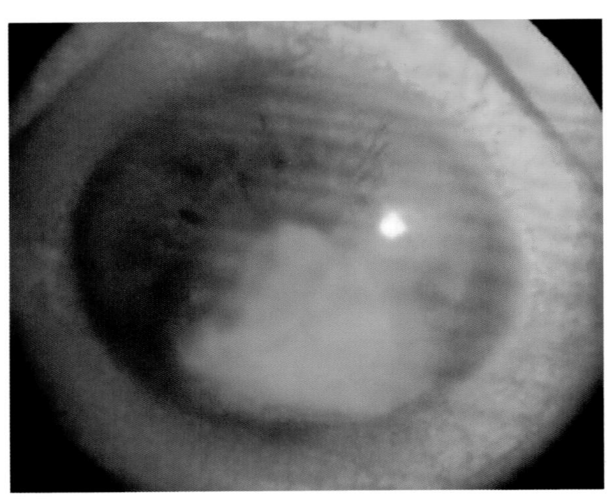

图9-10-108　病毒性角膜炎

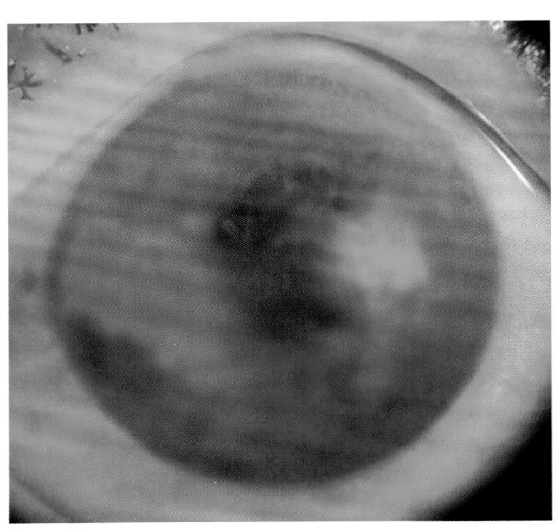

图9-10-109　病毒性角膜炎

单纯上皮性角膜炎一般在1~3周内愈合，但对一些病灶较大伴有基质炎症者愈合较慢，如无并发症发生，愈合后可不遗留或不同程度的薄翳或云翳（图9-10-110）。若病变向深层发展，可演变为深部溃疡或混合感染；病情迁延可发展为上皮下浸润或盘状角膜炎；治疗不当发展为变性疱疹角膜炎或营养性角膜溃疡。

2. 盘状角膜基质炎　其多由上皮性角膜炎被控制后其基质仍有慢性水肿和浸润发展而来，少数也可病后直接患病。其发病机制多倾向于抗原抗体学说。其临床特征为角膜中央或旁中央有一近似圆盘状的灰白色混浊区，荧光染色阴性。基质水肿增厚，几乎全部的病例全部伴有后弹力层皱褶，常见到少量的角膜后沉着物，伴有轻度或中度的虹膜睫状体炎。在盘状角膜炎中，90%都是由单纯疱疹病毒所致，10%可发生于带状疱疹、牛痘、腮腺炎等病毒所致的角膜改变。

3. 坏死性角膜基质炎　目前认为是HSV感染角膜基质后，病毒整合与角膜细胞表面和来自角膜缘血管或新生血管的体液抗体、细胞抗体，形成抗原抗体复合物，结合补体吸引中性粒细胞趋化，角膜细胞作为靶细胞受到致敏淋巴细胞的攻击，而引起迟发超敏性炎症反应。特点：①最初在混浊水肿的基质层中，出现灰白色团块状混浊；②混浊逐渐扩大并相互膨出，前房积脓、角膜穿孔甚至混浊感染；③发生深部溃疡者，主观症状和疼痛很轻，这是由于HSV使神经麻痹之故。

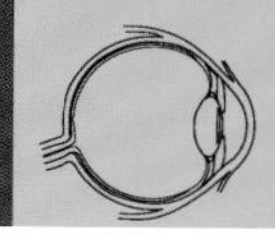

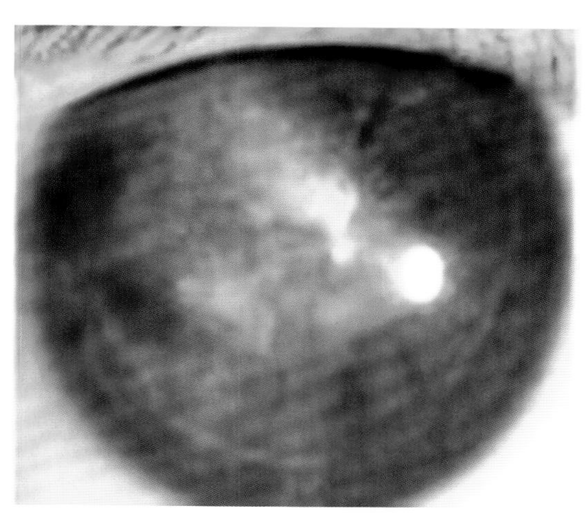

图 9-10-110　病毒性角膜炎-瘢痕形成

4. 变性性疱疹　主要发生于以上各型的恢复，或呈慢性迁延经过。目前认为由抗病毒药物及糖皮质激素所造成的上皮基质层再生不良所致。

5. 角膜葡萄膜炎　常规散瞳治疗，以减轻疼痛及防止虹膜后粘连发生；合并角膜炎者，需同时积极治疗原发病，如果角膜上皮完好，可局部滴用皮质类固醇激素，若上皮出现缺损，则以全身应用皮质类固醇激素为好，同时局部必须滴用抗病毒药物及抗生素。病情严重者，可球结膜下注射无环鸟苷，每天 1 次，剂量由每次 5mg/0.5ml 逐渐减为 2mg/0.2ml，共 10～15 天。角膜水肿、角膜后 KP 及前房炎症可迅速消失，视力提高；还可全身使用抗病毒药物（如阿糖腺苷、无环鸟苷静脉注射）。

（四）诊断

主要是依靠临床病史和眼部检查所见：

1. 询问既往有无皮肤疱疹性损害或单纯疱疹性角膜结膜炎的病史，近期有无诱发因素。眼部是否出现异物感、畏光、流泪及视物模糊等症状。

2. 眼部检查　原发感染常有眼睑或睑缘的疱疹性皮损，并常伴有无痛性耳前淋巴结肿大；眼睑痉挛。结膜呈滤泡性结膜炎改变；角膜可出现典型的树枝状或其他形态（如点状、星状、地图状及盘状）的损害。角膜知觉减退是诊断此病的一种最具特征的体征。

3. 实验室检查

（1）细胞学检查：溃疡面刮取少量组织做涂片，Wright-Giemse 染色或 Papanicolaou 染色，能查出 HSV 感染具特征性的多核巨细胞内的嗜酸性包涵体（敏感性为病毒分离法的 60%）。

（2）免疫组织化学检查：使用 HSV-1 的单克隆抗体诊断药盒，进行免疫荧光染色核酶免疫测定，能在 4 小时内对上皮刮片做病原学快速诊断，结果可靠。

（3）血清学检查：常用中和试验、补体结合试验。在病毒感染过程中检测出的 IgG 滴度高达 4 倍以上，对原发感染可做肯定诊断，但不适用复发感染。

（4）病毒分离：是本病最可靠的病因诊断，需要时间较长，一般为 5～10 天。因技术条件要求高，价格昂贵，目前尚未普遍使用。对复发的基质型，病毒培养阴性并无意义。

（5）应用聚合酶链反应（PCR）技术：检测单纯疱疹病毒 DNA，是特异性和敏感性均高的检测方法。

（五）鉴别诊断

同细菌性角膜溃疡并发眼内炎章节。

（六）治疗原则

1. 清创、烧灼治疗　应用机械物理或化学方法，去除含有病毒的上皮细胞，以减少病毒抗原。其缺点是增加了角膜损伤范围，故此种治疗仅限于病变小而表浅者，方法是在裂隙灯下用刀片或湿棉签去除病变及四周 0.5mm 范围的正常上皮，刮除病变后涂以光谱消炎膏并局部包扎。也可用化学制剂腐蚀。常用制剂有 3%～5%碘酊、乙醚、90%酒精、5%～20%硝酸银、20%硫酸锌及 20%～50%三氯醋酸等。使用时切忌过分烧灼，损伤实质层，应以细小棉签蘸制剂，涂抹病损后立即以无菌盐水冲洗并局部包扎。化学烧灼法很可能会损伤上皮细胞的基质膜和实质浅层，故应慎用。

2. 药物治疗　局部应用抗病毒药物：

（1）非选择性抗 HSV 药物：本类药物选择性差，在抑制病毒的同时，对正常细胞的 DNA 合成亦有明显抑制作用。如碘苷等。

（2）选择性抗 HSV 药物：如阿昔洛韦、更昔洛韦等

（3）免疫增强药物：如左旋咪唑、干扰素、单纯疱疹病毒疫苗等

（4）糖皮质激素的应用：眼内炎较重时，激素可适当全身运用。

3. 手术治疗

（1）对神经营养性溃疡，经滴用润滑剂或配戴治疗性角膜接触镜后仍不愈者，可选用结膜瓣成形术或睑缘缝合术。

（2）对有穿孔趋势者，可以考虑角膜移植手术，但效果不理想。尤其是板层角膜移植术较穿透性更易复发，可能是潜伏在角膜实质内的病毒未能完全除去之故。为提高视力而行角膜移植手术时，眼部需无活动病变（6~12 个月无复发），以深板层或穿透性移植更为适宜。术后应继续长期服用无环鸟苷。

（3）玻璃体腔内注射：万古霉素玻璃体腔内注射是治疗眼内炎的重要方法。

（4）玻璃体切割术：感染深达眼内之后行玻璃体切除联合球内注药也是重要方法，无效时可行眼球摘除术及早预防交感性眼内炎。

（杜艳慧　张 蕊　张中敏）

五、阿米巴原虫角膜溃疡并发眼内炎

（一）概述

棘阿米巴角膜炎（acanthamoeba keratitis）是一种由棘阿米巴感染引起的慢性、进行性、疼痛性角膜溃疡，病情进一步进展可并发眼内炎。我国棘阿米巴角膜炎发病主要与植物外伤有关。近年来该病在我国的患病率有增高的趋势。

（二）病因和发病机制

棘阿米巴的致病机制目前仍不十分明确。

（三）病理

阿米巴原虫首先与角膜上皮细胞膜的脂多糖结合黏附在角膜上皮表面，之后释放活性酶类如神经氨酸酶，使角膜上皮细胞变薄并且发生坏死，造成上皮屏障的破坏原虫继而侵入角膜基质。渐向深层进展，可有大小不等斑片状或盘状实质层浑浊，并可出现环形角膜浸润，晚期时溃疡加深，有时可穿孔，晚期常伴有前巩膜炎。

（四）临床表现

多为单眼发病，有明显的异物感、畏光、流泪等刺激症状，常伴有与体征不符的剧烈疼痛。眼部检查早期表现为点状、树枝状角膜上皮浸润，逐渐发展为盘状或环形角膜基质浸润，与单纯疱疹病毒性角膜炎的体征相似，但症状迥异，无反复发作的病史，病情严重者常伴有前房积脓（图 9-10-111）、角膜后弹力层皱褶和角膜后沉着物。

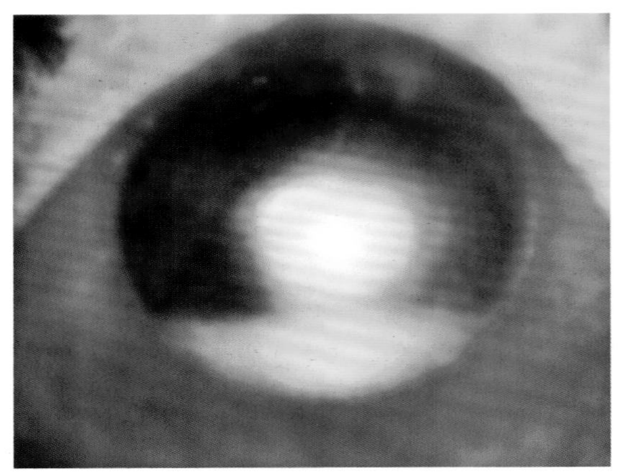

图 9-10-111　阿米巴性角膜溃疡伴前房积脓

（五）诊断

主要靠实验室检查：①角膜病灶刮片：采集标本行生理盐水或 10% 氢氧化钾涂片，显微镜下可查见棘阿米巴包囊（图 9-10-112）和（或）滋养体，还可在涂片的同时进

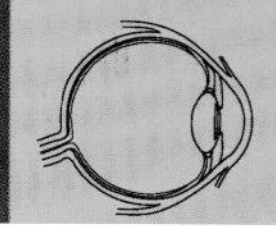

行 Giemsa 染色，有助于发现包囊；②棘阿米巴培养：行角膜病灶刮片取材后立刻进行接种培养；③角膜组织病理学检查：对角膜移植术中取下的病变角膜进行组织病理学检查，HE 高碘酸-Schiff 染色可查见棘阿米巴包囊。④临床共聚焦显微镜检查：在病灶处可查见棘阿米巴包囊，是一种重要的辅助诊断方法主要靠涂片看到阿米巴包囊（图 9-10-113），或刮片培养出原虫。共焦显微镜检查有助诊断，有条件作抗原检测和核酸测定更敏感。

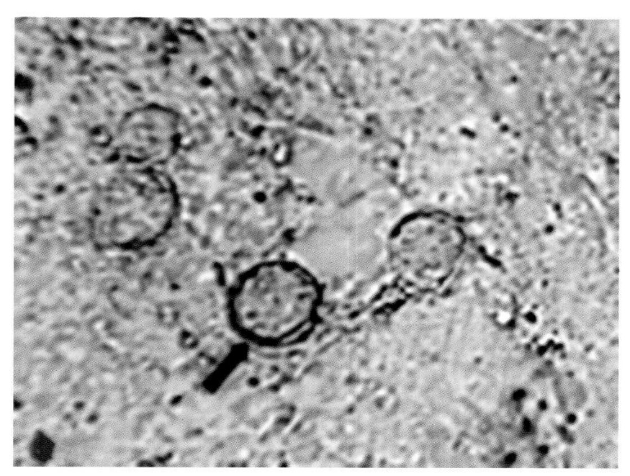

图 9-10-112　显微镜下可查见棘阿米巴包囊

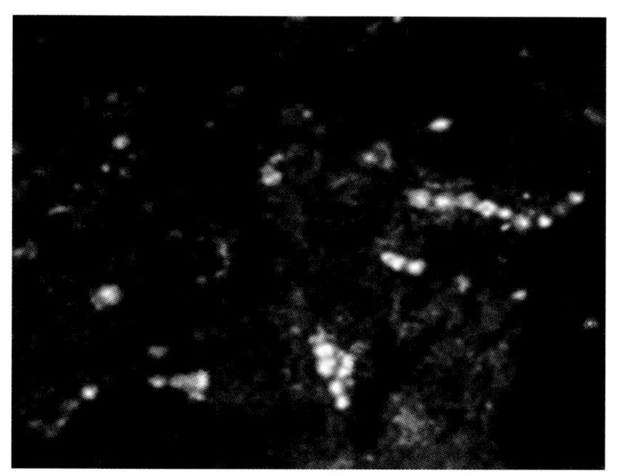

图 9-10-113　共聚焦显微镜下阿米巴包囊

（六）鉴别诊断

1. 单纯疱疹病毒性角膜炎　两者的症状不同，由于棘阿米巴原虫有较强的神经亲和性，部分棘阿米巴角膜炎患者在感染的早期即出现与体征不符的严重神经痛。体征方面，HSK 有明显清晰的树枝状浸润，角膜上皮缺损，荧光素钠染色清晰，树枝末端呈圆点状；而棘阿米巴角膜炎的早期，角膜上皮完整，荧光素钠染色阴性，或表现为不典型、不完整的树枝状。眼内异物引起的眼内炎：如木质或铜质眼内异物，特别钝铜可引起无菌性化脓性炎症。

2. 外伤或手术后无菌性炎症　多发生在外伤或手术后 5～10 天，症状轻，很少有角膜水肿，很快好转。

（七）治疗

1. 药物治疗　对棘阿米巴角膜炎的治疗应强调早期、足量、持续及长期用药。常用药物有 0.02%～0.04%双氯苯双胍己烷溶液和 0.02%聚六亚甲基双胍盐酸盐溶液，甲硝唑注射液全身静脉滴注及局部滴眼也有抗阿米巴的作用；混合感染应联合相应的抗菌药物治疗。

2. 手术治疗　包括溃疡清创术、结膜瓣遮盖术和角膜移植术。

（辛贺贺　焦万珍　王　鸿）

参考文献

1. 刘家琦，李凤鸣.实用眼科学.北京：人民卫生出版社，2010：276-280，298-299.
2. 王勇，王文吉.细菌性眼内炎.中华眼底病杂志，1997，3（13）：188-189.
3. 河南省眼科研究所.中华眼科杂志，2012，48：542-547.
4. 刘家琦，李凤鸣.实用眼科学.北京：人民卫生出版社，2010：273-274.
5. 杨朝忠，耿燕，姚晓明.眼表移植学.北京：军事医学科学出版社，2008：358-510.
6. 杨朝忠，柳林.现代角膜移植学.北京：人民军医出版社，1998：101-226.
7. 杨朝忠，孙为荣，王传富.角膜免疫学.香港：金陵书社出版公司，1993：159-170.
8. 杨朝忠.临床眼科免疫学.北京：人民卫生出版社，2012：477-482.
9. 杨朝忠.角膜显微手术图解.北京：人民卫生出版社，2016：340-390，382-386.
10. 孙秉基，角膜移植治疗感染性角膜溃疡.中华眼科杂志，1986，22：85.

11. 孙明霞，陈家祺，陈龙山，等.真菌性角膜炎治疗性角膜移植术后局部应用 FK-506 的临床评价.眼科研究，2005，23：640-643.

12. 赵堪兴，杨培增.眼科学.第 8 版.北京：人民卫生出版社，2013：127-130.

13. 宋先德，刘早霞.真菌性眼内炎的诊断与治疗，现代医学，2013，41（3）：213-216.

14. 中华医学会眼科学分会角膜病学组，感染性角膜病临床诊疗专家共识（2011），2012，48（1）：72-74.

15. 贺燚，李秉基.真菌性角膜炎的临床特征及疗效观察，中华眼科杂志，2000，36（5）：358-361.

16. 张文华，潘志强，王志，等.化脓性角膜溃疡常见致病菌的变迁.中华眼科杂志，2002，38：8-12.

17. 史伟云，谢立信.感染性角膜炎的规范化诊断及治疗.眼科，2008，17：148-150.

18. Sano Y，Ksender BR，Streilein Jw.Fate of orthotopic corneal allograft in eyes that cannot support anterior chamber-associated immune deviation.Invest Ophthalmol V1s Sci，1995，36：211-218.

19. Fink N，Rapoza P，Smith RE，et al.Effectiveness of histocompatibility matching in high risk cornea transplantation：a summary of results from the collaborative corneal transplantation studies.Ophthalmology，1994，50：3-12.

20. Sano Y，Streilein JW，Ksender BR.Murine orthotopic corneal transplantation in high-risk eyes.Rejectionis dictated primarily by weak rather than strong alloantigens.Invest Ophthalmol Vis Sci，1997，38：1130-1138.

21. Hirsch N.Muller RW，Rochels R，et al.HLA typing in high risk keratoplasty.Ophthalmology，1993，90：174-177.

22. Ksender BR，Sano Y，Streilein Jw.Ro1e of donor-specific cytotoxic T cells in rejection of corneal allograft 1n normal and high-risk eyes.Transpl Immunol，1996，4 ：49-52.

23. Foulks GL，Pcrry HD，Dohlman CL.Oversized corneal donor grafts in penetrating keratop1ass.Ophthalmology，1997，86：490-495.

24. Dans MR，Yamade J，Strellein JW.Topical Interleukin-1 receptor antagonist protect corneal transplant survival.Transplantation，1997，63：1501-1507.

25. Doyle SJ，Harper C，Marcyniuk B，et al.Prediction of refractive outcome in penetrating keratoplasty for keratoconus.Cornea，1996，5 ：441-445.

26. Serdarevic O，Rcnard GJ，Pouliquen Y. Randomized clinical trial of penetrating keratoplasty. Ophthalmology，1995，102：1497-1503.

27. Wilson SE，Kaufman HE.Graft failure after penetrating keratoplasty.Surv Opthalmol，1990，34：325-356.

28. Kosrirukvongs P，Wanachiwanawin D，Visvesvara GS.Treatment of acanthamoeba keratitis with chlorhexidine.Ophthalmology，1999，106：798-802.

29. Price FW，Whitson WE，Collins KS，et al.Five year corneal raft survival.A large single-center patient cohort.Arch Ophthalmol，1993，111：799-801.

30. Shen X，Xu G.Vitrectomy for endogenous fungal endophtha!.mitis.Ocul Immunol Inflamm，2009，17：148-152.

31. RemeijerL，Maertzdorf J，Doornenbal P，et al.Herpes simplex virus I transmission through corneal transplation.Lancet，2001，357（9254）：442.

32. Krachmer JH，Mannis MJ，Holland EJ.Cornea：Fundamentals，Diagnosis and morbidity.Ophthalmology，2006，113（1）：109-116.

33. Shi W，Liu M，Gao H，et al.Perioperative treatment and prognostic factors for penetrating keratoplasty in Acanthamoeba keratitis unresponsive to medical treatment.Graefes Arch Clin Exp Ophthalmol，2009，247：1383-1388.

34. Winchester K，Mathers WD，Sutphin JK.Diagonosis of acanthamoeba keratitis in vivo with confocal microscopy.Cornea，1995，14：10-17.

第十一节　葡萄膜炎

葡萄膜包括虹膜、睫状体和脉络膜，实属眼球内组织，又由于葡萄膜与视网膜和玻璃体关系密切，炎症发生时往往互相蔓延，故不少国际文献中，葡萄膜炎已经等同于眼内炎症。亦属于广义眼内炎的范畴。国际上不少学者认为，葡萄膜炎（uveitis）是指葡萄膜、视网膜、视网膜血管和玻璃体的炎症，有人将发生于视盘的炎症也归类于葡萄膜炎。

鉴于葡萄膜的解剖、组织学和生理学特点，葡萄膜炎具有以下特征：①葡萄膜富含血管，又称血管膜，构成了眼部血液的主要供给系统；虹膜、睫状体和脉络膜来自同一血管系统，且血管彼此吻合，故炎症既可

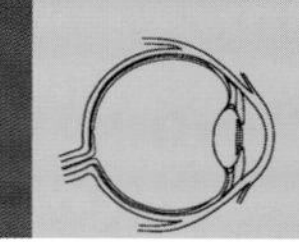

局限在虹膜或脉络膜，亦可发生虹膜睫状体炎、中间葡萄膜炎和（或）全葡萄膜炎。②葡萄膜血流缓慢，免疫反应介质易在此附着、沉积，不易排出，容易发生Ⅲ型免疫复合物反应性炎症。③葡萄膜有类似淋巴结样功能，组织中常有淋巴细胞聚集，故有眼球免疫活动中心之称；所以，葡萄膜炎症多与细胞免疫有关。④葡萄膜组织具有抗原性，亦可产生抗体，并可发生自身免疫性葡萄膜炎。⑤葡萄膜组织中有 HLA-Ⅱ类抗原表达，包括虹膜、睫状体、睫状肌、睫状体血管和睫状突内均有 HLA-Ⅱ类抗原表达。目前，已有研究证明 Behcet 病患者 HLA-B5 增高，交感性眼炎患者 HLA-A11 增高等。⑥葡萄膜血运丰富，全身播散性感染易通过血液循环达葡萄膜，引发感染性葡萄膜炎症，如结核性葡萄膜炎、梅毒性葡萄膜炎等。⑦脉络膜毗邻视网膜，脉络膜的炎症极易波及视网膜，引起视网膜水肿，导致视力下降、视物变形等。急性前葡萄膜炎时常表现为房水闪辉、前房积脓、角膜后 KP 等。葡萄膜炎是眼科常见病，也是主要致盲性眼病之一。葡萄膜炎的临床类型繁多，病因复杂，症状和体征亦各异，因此，应注意鉴别，认真分析，正确诊断，有效治疗。

一、中间葡萄膜炎

中间葡萄膜炎（intermediate uveitis）是一组累及睫状体平坦部、玻璃体基底部、周边视网膜和脉络膜的炎症性和增生性病变。中间葡萄膜炎多双眼受累，可发生于任何年龄，以 40 岁以下多发，青壮年和少年儿童多见，男女发病基本相同。

（一）病因及发病机制

1. 病因　中间葡萄膜炎的确切病因尚未完全清楚，主要与以下因素和疾病有关。

（1）感染因素：细菌感染如结核、耶尔森氏菌属感染，尤其是链球菌的局部感染所致扁桃体炎、鼻窦炎等均可伴发中间葡萄膜炎。病毒感染如腺病毒、单纯疱疹病毒、人类免疫缺陷病毒、人类嗜 T 淋巴细胞病毒Ⅰ型均可引起中间葡萄膜炎。原虫感染如弓形体和弓蛔虫感染易伴发此病。梅毒感染、立克次体感染等亦可引起中间葡萄膜炎发生。

（2）过敏因素：花粉、异种蛋白质等过敏反应亦可导致中间葡萄膜炎发生。

（3）自身免疫因素：自身免疫功能紊乱时，会发生自身免疫病，同时可伴有中间葡萄膜炎发生。如多发性硬化、类肉瘤病、风湿性关节炎、交感性眼炎、白塞病、韦格纳肉芽肿病、莱姆病、赖特病综合征、胶原性疾病、炎症肠道疾病、淋巴瘤性甲状腺肿大、晶状体过敏性眼内炎等。

2. 发病机制　中间葡萄膜炎的发病机制目前尚未完全明了，主要有以下几种学说。

（1）自身免疫学说：该学说认为机体对自身抗原的免疫反应可引发中间葡萄膜炎，主要证据如下：①中间葡萄膜炎常与一些自身免疫性疾病诸如多发性硬化、类肉瘤病、胶原性疾病等同时存在，提示其可能与这些疾病有关或在病因及发病机制上有关联。②玻璃体的成分可以诱发出相似于中间葡萄膜炎的动物模型。③视网膜 S 抗原可诱发出相似于中间葡萄膜炎的动物模型。杨培增等将 S 抗原和佛氏完全佐剂注射于豚鼠足底部，诱发出以睫状体平坦部和玻璃体基底部炎症为主的动物模型，此种模型的组织学改变与 Friedman 和 Eichenbaurn 等所描述的人类中间葡萄膜炎的组织学改变非常相似。④睫状体平坦部可以产生具有抗原性的透明质酸。⑤在中间葡萄膜炎患者中发现有自身抗体存在，有研究表明约 10%～66% 的中间葡萄膜炎患者血清中有抗 Muller 细胞的抗体。

（2）过敏学说：机体对致敏原如花粉、尘螨、晶状体蛋白等过敏，发生Ⅲ型或Ⅳ型变态反应，同时可发生中间葡萄膜炎。

（3）感染学说：该学说认为一些低毒力病原生物感染可导致中间葡萄膜炎发生。

（4）血管学说：该学说认为中间葡萄膜炎是由于血管因素引起。Pruett 等的研究证实中间葡萄膜炎患者均有血管异常。Bec 认为，视网膜和脉络膜从后极部到锯齿缘逐渐变薄，脉络膜毛细血管终止于锯齿缘，视网膜血管终止于锯齿缘后 1mm 处，这些部位相对缺血可能是炎症易于发生的一个重要因素。

总之，中间葡萄膜炎的发生和发展可能不是单一机制作用的结果，而是多种机制先后或同时起作用的结果。也可能还有更复杂的机制存在。

（二）临床表现

1. 症状　本病一般症状较轻，早期可无任何症状。有些患者主诉有视物模糊、眼前黑影等，偶诉有眼红、眼痛等。

2. 体征

(1)睫状充血:一般较轻,可有轻度睫状压痛。

(2)角膜后沉着物(keratic precipitates,KP):以羊脂状 KP 和细小尘状 KP 为多见。

(3)房水:闪辉和浮游细胞较常见,偶见纤维素性渗出。

(4)房角:可表现为局限性天幕状粘连,即房角前面被白色纤维素性机化膜覆盖。

(5)虹膜:虹膜后粘连较常见,有些患者可发生虹膜周边前粘连,偶见虹膜异色和虹膜红变。

(6)雪堤样改变:多数患者出现睫状体平坦部呈白色或黄白色突出外观,即典型的雪堤样改变(图 9-11-1、图 9-11-2)。雪堤样改变可局限于下方睫状体平坦部,可是单一的雪堤病灶,也可延伸至锯齿缘,少数可累及睫状体平坦部全周。

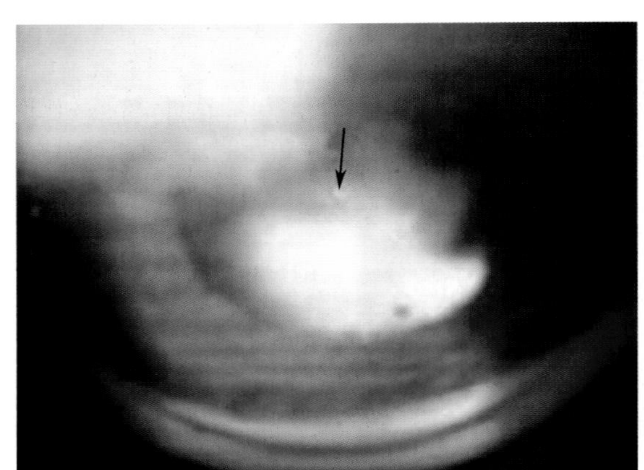

图 9-11-1　中间葡萄膜炎-雪堤样改变

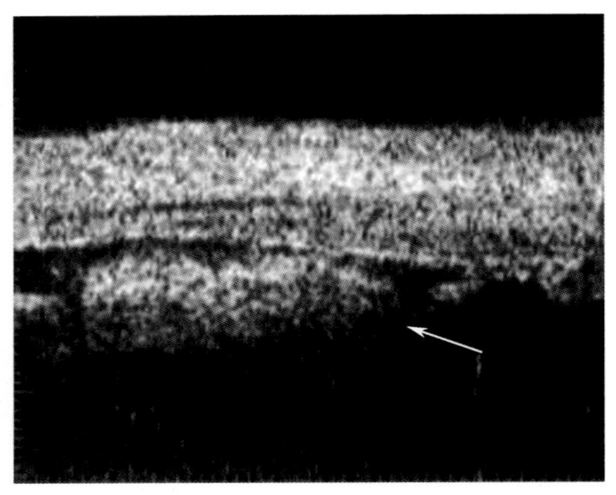

图 9-11-2　雪堤样增生-活体超生显微镜检查睫状体平部表面雪堤状改变的高回声(箭)(刘文提供)

(7)玻璃体:玻璃体浑浊的发生率较高,可达 80%,以晶状体后间隙和下方玻璃体基底部最显著。约 1/3 的患者玻璃体内可出现致密的圆形白色混浊团,即雪球样渗出,这些雪球样渗出还可融合成簇状或片状,部分玻璃体中还可有条索及机化膜形成(图 9-11-3)。

(8)视网膜改变:①视网膜血管炎、血管周围炎较常见,静脉易受累,中间葡萄膜炎约 21%~80%的患者出现血管改变。②视网膜渗出,为较小白色渗出,微隆起,多位于周边部视网膜血管附近,其发生率为 23.5%。

(9)脉络膜改变:有作者认为脉络膜通常不受累或轻微受累,也有作者发现 75%的患者出现脉络膜损害,表现为脉络膜的萎缩和色素变性。

(10)荧光眼底血管造影:显示毛细血管荧光渗漏和黄斑囊样水肿。

(11)其他检查:因为中间葡萄膜炎的病变位于睫状体平坦部,是一般检查设备的盲区,在可疑的患者,可用压陷单面镜检查周边部视网膜、锯齿缘和睫状体平坦部。活体超声生物显微镜(UBM)也能很好地显示睫状体平坦部,可作为中间葡萄膜炎的常规检查(图 9-11-4)。但 UBM 的检查结果仅供参考,因为在相当一部分人群中,玻璃体基底部由于玻璃体比较致密,以及周边视网膜的不同程度退行性改变,在 UMB 检查中可以有比较致密的回声。

3. 临床分期及分级

(1)临床分期:荻野诚周等将该病分为四期:Ⅰ期,常在下方睫状体平坦部和锯齿缘附近出现扁平渗出性病灶,直径通常小于 1 个视盘直径,边界不清楚,炎症细胞聚积在病灶附近及前部玻璃体内,此期多有自愈倾向。Ⅱ期,浸润病灶扩大、隆起呈雪堤样外观,病灶附近常出现血管炎,可有囊样黄斑水肿,玻璃体明显混浊呈雪球状、云雾状或条索状,可伴有轻度的前房反应,可见房角渗出及结节。Ⅲ期,雪堤增大隆起,可伴有新生血管,玻璃体腔内出现明显的纤维组织增生,形成条索,常发生玻璃体后脱离,并可形成视

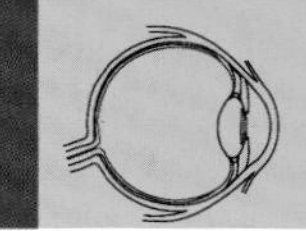

网膜前膜，视力多明显下降。Ⅳ期，即并发症期，睫状体平坦部纤维胶质膜收缩，在雪堤周围形成视网膜裂孔，发生继发性视网膜脱离。

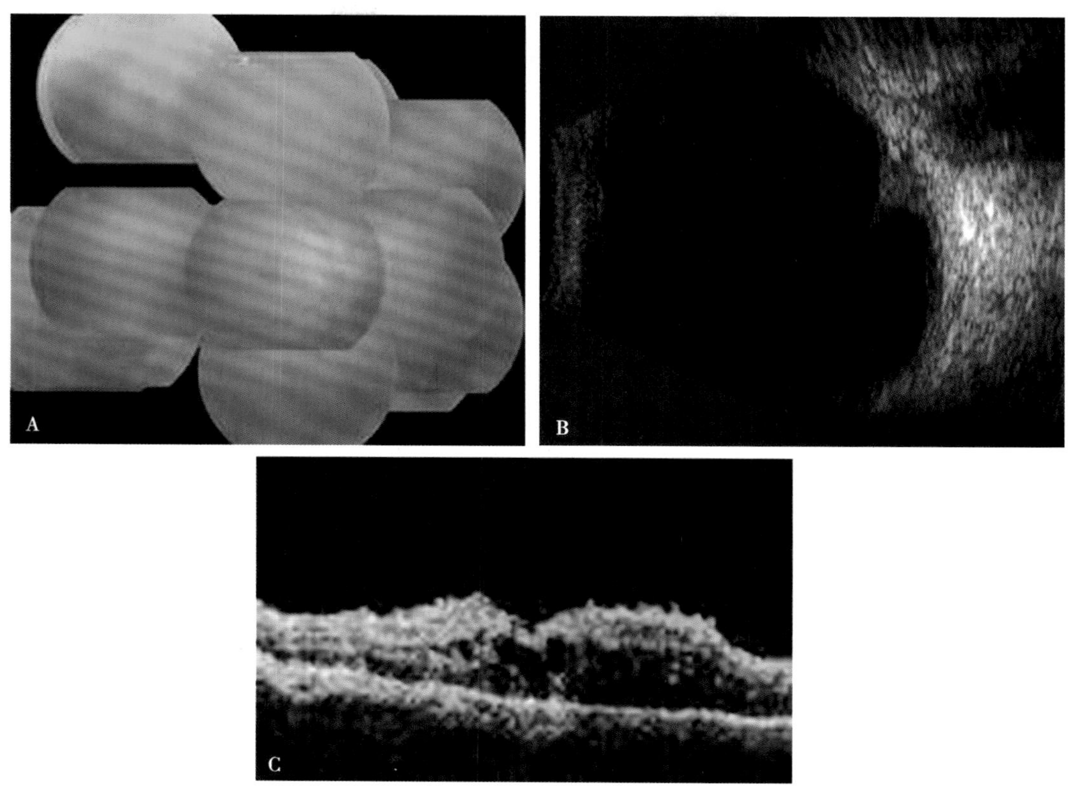

图 9-11-3　中间葡萄膜炎伴玻璃体增生

A. 玻璃体混浊(++)，视盘下方有一机化条索达 5 点玻璃体基底部；B. B 型超声波检查见视盘到周边的玻璃体机化条索；C. OCT 检查黄斑囊样水肿(刘文提供)

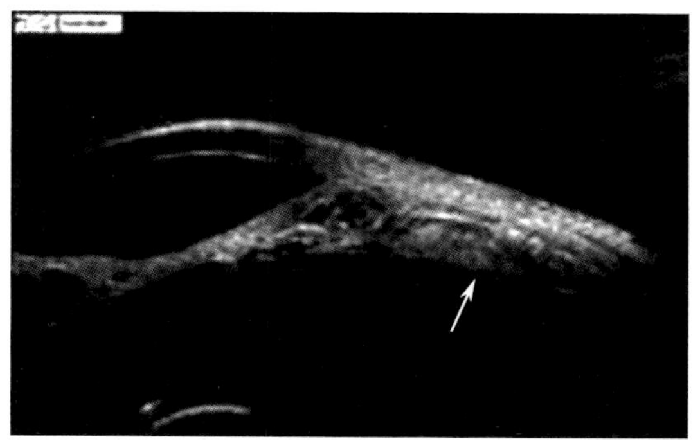

图 9-11-4　雪堤状

睫状体平坦部表面见致密回声(箭头)

(2)分级：根据中间葡萄膜炎患者的炎症的轻重程度，将其分为三级。

Ⅰ级：眼部症状轻微，前房闪光轻或无，房水中出现少量浮游细胞或无细胞，玻璃体少许飘浮物，睫状体平坦部无明显渗出，后部视网膜可轻度水肿。

Ⅱ级：通常无 KP，前房闪辉轻微，房水浮游细胞少，玻璃体漂浮物较明显，睫状体平坦部常有渗出，后部视网膜中度水肿。

Ⅲ级：少量尘状或中等大小 KP，有前房闪辉，房角少量羊脂状沉着物，偶见虹膜后粘连，前部玻璃体细胞较多，睫状体平坦部呈典型的雪堤样改变，周边视网膜血管鞘，周边视网膜色素改变，后部视网膜明显水肿。

（三）诊断和鉴别诊断

1. 诊断　对典型病例一般不难作出诊断，如多发生于青少年，起病隐袭，眼前出现黑影、视力模糊、轻微的前房闪辉和浮游细胞、玻璃体明显混浊、睫状体平坦部典型的雪堤样改变，多伴有视网膜静脉周围炎、黄斑囊样水肿等。

对非典型病例，应注意仔细检查，以免漏诊。

(1)眼前出现黑影者：尤其是青少年应常规进行三面镜或双目间接检眼镜检查，尤其注意周边部玻璃体和睫状体平坦部的检查，发现典型的雪堤样改变即可诊断中间葡萄膜炎。

(2)晶状体后囊下混浊：青少年患者若出现晶状体后囊下混浊，应详细进行三面镜或双目间接检眼镜检查，以明确诊断。

(3)黄斑囊样水肿发生于青少年者，应散瞳详细检查眼底。黄斑水肿比较可靠的检查是荧光血管造影。目前 OCT 的应用可以有比较直观的定量认识，在随访比较中有重要意义。

(4)有些学者报道双眼中间葡萄膜炎中无典型雪堤样改变占 13.79%，故无雪堤样改变者也不能排除此病。

2. 鉴别诊断

(1)虹膜睫状体炎：以虹膜和睫状体的炎症为主，主要表现为眼红痛，睫状充血，睫状压痛，角膜后 KP，房水闪辉；但无典型雪堤样改变。

(2)睫状体平坦部的炎症：眼前节反应轻，无典型雪堤样改变及黄斑囊样水肿发生。

(3)急性视网膜炎、急性视网膜血管炎：仅有玻璃体炎症细胞和混浊，无典型雪堤样改变。

(4)家族性渗出玻璃体视网膜病变：可出现较大雪堤样改变。

(5)视网膜胚胎瘤：儿童出现较大雪堤样改变时，应排除视网膜胚胎瘤的可能性。

(6)对于无雪堤样改变者，亦应注意与 Irvine-Gass 综合征相鉴别，后者发生于白内障摘除术后，出现玻璃体内细胞和混浊，表现为囊样黄斑水肿。

(7)淋巴瘤：年轻的淋巴瘤患者，常有玻璃体炎症，但缺乏黄斑水肿，糖皮质激素治疗无效。

(8)梅毒性葡萄膜炎：临床表现为皮肤病变：硬下疳、四肢、手掌、脚掌、斑丘疹等；全身有关节痛、发热、头痛、恶心、厌食等。全身多系统损害：心血管损害、脑膜炎、脑膜脑炎等；口腔溃疡。本病可引起多种类型的葡萄膜炎，所致的中间葡萄膜炎多表现为玻璃体雪球状混浊，很少出现雪堤状改变。

(9) Behcet 病性葡萄膜炎：Behcet 病的特点是复发性口腔溃疡，生殖器溃疡亦较常见，还可有痛性关节炎，多形性皮肤病变，淋巴结肿大，附睾炎，胃肠道病变等。Behcet 病引起的葡萄膜炎以前葡萄膜炎、全葡萄膜炎为主，中间葡萄膜炎较少见。

（四）治疗

1. 病因治疗　对病因比较明确的患者可进行病因治疗。如细菌感染、病毒感染、原虫感染、梅毒感染、立克次体感染等引起中间葡萄膜炎者，可选用敏感的抗生素治疗。有过敏因素者应给予抗过敏治疗。有多发性硬化、类肉瘤病、视网膜色素变性、风湿性关节炎、交感性眼炎、Behcet 病、Wegener 肉芽肿、Lyme 病、Reiter 综合征、胶原性疾病、炎症肠道疾病、淋巴瘤性甲状腺肿大、晶状体过敏性眼内炎者，应治疗原发病。

2. 药物治疗

(1)糖皮质激素

1)局部用药：有前房闪辉者可用泼尼松龙和妥布霉素地塞米松滴眼液点眼，3~6 次/d。后 Tenon 囊下注射醋酸甲基强的松龙(40mg)，每周 1 次，球后注射效果会更好。进针时紧贴球壁，将药物注射至黄斑区附近。

2)全身用药：双眼受累者，可口服强的松，起始剂量可以从 1mg/(kg·d)，之后根据炎症改变情况逐渐减量。一般可 2 周后每周减 10mg，直到控制炎症，每天 20mg 为维持量，可维持数月。KaPlan 曾推荐每日给予 80mg 强的松(分 4 次服)，连用 2 周改为间日晨服，以后则逐渐减量。

糖皮质激素对此病的疗效确实可靠，但长期应用要注意药物的副作用发生，有学者统计173例4～15年糖皮质激素治疗的患者中，白内障发生率为52%，16～20年高达73%，库欣综合征和其他系统的副作用则高达30%。

（2）非甾体消炎药：有人认为对于Ⅰ级和Ⅱ级的患者周期性给予非甾体消炎药，可以获得与糖皮质激素相似的效果。笔者认为非甾体消炎药可作为本病的有效辅助用药，非甾体消炎药与糖皮质激素联合应用，不仅能提高疗效，还能减少糖皮质激素的用量和副作用。临床常用的有双氯芬酸钠滴眼液，非普拉宗、吲哚美辛等。

（3）其他免疫抑制剂：对糖皮质激素无效和手术治疗效果不佳的患者，可给予其他免疫抑制剂。如环磷酰胺、苯丁酸氮芥和环孢霉素A。环磷酰胺通常最初口服2mg/(kg·d)，也可与糖皮质激素联合应用，以减少后者的剂量。苯丁酸氮芥开始给予0.1～0.2mg/(kg·d)，连续5～6个月后减量。环孢霉素A（CsA），所用剂量为5mg/(kg·d)，治疗4～6周后调整剂量，亦可与糖皮质激素合用。但有高血压、多毛、低镁血症、味觉改变、皮疹、牙龈炎等副作用。

（4）中药：中医辨证论治对中间葡萄膜炎有一定的效果，笔者应用葡萄膜炎Ⅱ号（生黄芪10g、生地黄10g、墨旱莲10g、当归10g、女贞子10g、淫羊藿10g、茯苓10g、生黄芩10g、龙胆草10g、枸杞子10g）联合应用糖皮质激素治疗本病取得较好效果。

3. 手术治疗

（1）激光光凝：早期血管炎症和有增生但无视网膜脱离患者，可在巩膜压陷情况下做周边病变区广泛光凝，能抑制病变发展。对于虹膜广泛后粘连，瞳孔小和玻璃体混浊重者激光治疗受到限制。

（2）冷凝：对糖皮质激素治疗无效和周边视网膜出现新生血管者可改用冷凝疗法。冷凝方法：局麻下切开结膜，将冷凝探头置于病变相对应的巩膜表面，显微镜下或间接检眼镜下观察冷凝，以形成一个小冰球为度，冰球融化后重新冷凝，冷凝范围应超出雪堤样改变及可疑炎症区以外一个探头直径的位置，这就是所谓的“冷凝—融解—冷凝”技术。冷凝可能使组织和炎性细胞变性和坏死，最终以纤维组织代替。有效减轻炎症，消除新生血管。有报道冷凝后6个月至2年新生血管可以再生，冷凝后新生血管复发者可重复冷凝。

（3）玻璃体切割术：中间葡萄膜炎合并有严重的玻璃体混浊、玻璃体积血、视网膜前膜、牵拉性视网膜脱离等并发症时，玻璃体手术可切除混浊的玻璃体，清除炎症细胞和抗原抗体复合物及积血，清除有毒有害物质，消除玻璃体牵引、预防视网膜撕裂，促进视网膜复位，减轻囊样黄斑水肿。

（4）白内障摘除及人工晶体植入：对于并发白内障的患者可行白内障摘出及人工晶体植入术。

（五）治疗效果

本病进展比较缓慢，可持续数年乃至数十年，多数在发病5年后缓解。本病可以自愈，约占1/4或以下。1/4～3/4患者长期处于静止状态。部分患者呈复发与静止交替过程。若治疗及时，视力预后较好。病程反复者若出现囊样黄斑水肿、白内障、玻璃体积血、视网膜脱离等严重并发症时，视力将受到严重影响。Gorman等报道219例382只眼中，视力在0.5以上者270只眼（70.7%），0.2以上占91.3%，0.05以下者仅占2.4%。随访12年发现，患者仍有较好视力者占73%。经过适当治疗后，80%的视力可恢复至0.7以上。Chester等观察了51例92只眼，初诊时视力20/40以上者占74%，随访1个月～20年（平均3年），86%患者的视力无进一步下降。

（六）典型病例

病例：患者女，45岁，青岛人，2010年3月3日初诊，主诉“左眼前出现黑影、视物发花7天”。7天前不明原因出现左眼前黑影，视物模糊。不伴眼红、痛、畏光、流泪等症状。既往健康，无特殊病史。眼部检查：视力：右1.2；左0.8。双眼无明显睫状充血，有轻度睫状体压痛。角膜后KP（+），为细小尘状。房水闪辉和细胞（+），无纤维素性渗出。房角宽，无粘连。虹膜纹理清，无后粘连，无虹膜异色和虹膜红变。玻璃体明显浑浊，以晶状体后间隙和下方玻璃体基底部最显著。散瞳后三面镜检查见下方睫状体平坦部呈白色突出外观，即雪堤样改变。视网膜血管炎改变，视网膜周边部视网膜血管附近小白色渗出，微隆起。黄斑囊样水肿，中央凹反射消失。

诊断：左眼中间葡萄膜炎。

治疗：泼尼松龙滴眼液滴眼 6 次/天，双氯芬酸钠滴眼液滴眼 6 次/天，复方托品酰胺滴眼液滴眼 2 次/天，妥布霉素地塞米松眼膏涂眼 2 次/天。口服吲哚美辛 25mg/次，1 天 3 次。0.9%生理盐水 250ml+地塞米松 10mg+维生素 C 0.2g +病毒唑 0.6g+克林霉素 0.9g 静滴，1 次/天。治疗 7 天，症状减轻，左眼视力提高至 1.0，角膜后 KP(-)，房水闪辉和浮游细胞(-)，玻璃体仍浑浊，雪堤样改变、视网膜血管炎改变、黄斑囊样水肿仍然存在，中央凹反射未出现。地塞米松减量至 5mg 静滴，停止静滴后改口服泼尼松 40mg，1 天 1 次，以后逐渐减量，继续治疗 1 个月，症状减轻，辅以中药治疗 2 个月，左眼视力维持在 1.0，角膜后 KP(-)，房水闪辉和细胞(-)，玻璃体浑浊明显减轻，雪堤样改变消失，黄斑囊样水肿明显减轻，中央凹反射出现，较弥散。

治疗效果：本例为典型中间葡萄膜炎，由于治疗及时，效果较好，视力预后佳，几无后遗症及并发症。随访 1 年无复发。

二、葡萄膜大脑炎

葡萄膜大脑炎(uveoencephalitis)又名特发性葡萄膜大脑炎(idiopathic uveoencephalitis)，或称葡萄膜-脑膜炎综合征(uveoencephalitic syndrome)，目前，多数学者将其称为 Vogt-小柳原田综合征(Vogt-Koyanagi-Harada syndrome，VKH)，其特征是双侧肉芽肿性全葡萄膜炎，伴有脑膜刺激征；可有听力障碍、白癜风、毛发变白或脱落等病症。

(一)病因和发病机制

本病原因不明，可能系病毒感染或自身免疫反应所致，与免疫遗传因素有关。

1. 自身免疫学说 近年来愈来愈多的实验表明，此综合征的发生是机体对黑色素相关抗原和视网膜 S 抗原、光感受器间维生素 A 类结合蛋白等自身免疫反应所致。主要证据有：电镜下观察到淋巴细胞与黑色素细胞密切接触；患者的外周血淋巴细胞对黑色素细胞有毒性反应；患者的血清中有针对葡萄膜提取物的抗体；用黑色素相关抗原和视网膜 S 抗原、光感受器间维生素 A 类结合蛋白可诱导出与 Vogt-小柳原田综合征相似的葡萄膜炎的动物模型。

2. 感染学说 早年研究认为此病与结核分枝杆菌感染有关，后来又有人提出还可能与病毒的感染有关，有学者在电镜下发现患者组织中有病毒样颗粒。亦有人提出可能与单纯疱疹病毒感染、带状疱疹病毒等感染有关。Saito 等应用聚合酶链反应(PCR)技术对患者的脑脊液进行检测，发现有病毒的基因组存在。到目前为止，尚没有充分的证据说明感染因素在此综合征发生中起重要作用，还需更多的实验来证实。

3. 免疫遗传因素 免疫遗传因素在此病的发生中起着一定的作用。日本和我国的研究表明此病和 HLA-DR4、DRw53 抗原密切相关，美国的研究发现此病与 HLA-DQw3 抗原密切相关。可以看出，这些结果都提示 D 位点的一些类抗原阳性者易于发生 VKH。Islam 等的研究发现慢性迁延性 VKH 患者中 DR1-0405 的阳性率为 93%，而非迁延性 VKH 患者的阳性率则为 56%。

(二)临床表现

1. 眼部表现 杨培增根据我国 VKH 患者的病程演变规律将 VKH 分为四期。

(1)前驱期：葡萄膜炎发病前 3~7 天多有感冒样或其他前驱症状，如发热、头疼、头晕、耳鸣、听力下降和颈项强直等。

(2)后葡萄膜炎期：在葡萄膜炎发生后的 2 周内，患者主要表现为双侧弥漫性脉络膜炎、脉络膜视网膜炎、视盘炎。双眼视力明显下降。检查可发现有视盘充血水肿、后极部视网膜水肿，视网膜神经上皮脱离，甚至渗出性视网膜脱离(图 9-11-5~图 9-11-7)。个别患者有眼红、眼痛、畏光等表现，但眼前节一般无明显的炎症改变，一些患者可有轻度的前房闪辉。

(3)前葡萄膜受累期：在葡萄膜炎发生后的 2 周至 2 个月内，患者的炎症开始从眼后段进展到眼前段，除原有的眼底改变外，尚可出现前葡萄膜炎的表现，如少量和中等量的尘状 KP，轻度前房闪辉、少量和中等量的前房炎症细胞。

（4）前葡萄膜炎反复发作期：在葡萄膜炎发生后 2 个月后，如治疗不及时或方法不正确，炎症往往进入前葡萄膜炎反复发作期。表现为典型的晚霞状眼底（图 9-11-8）；后极部肉芽肿性炎症的表现 Dalen-Fuchs 结节；反复发作的肉芽肿性前葡萄膜炎；并发性白内障，继发性青光眼等。

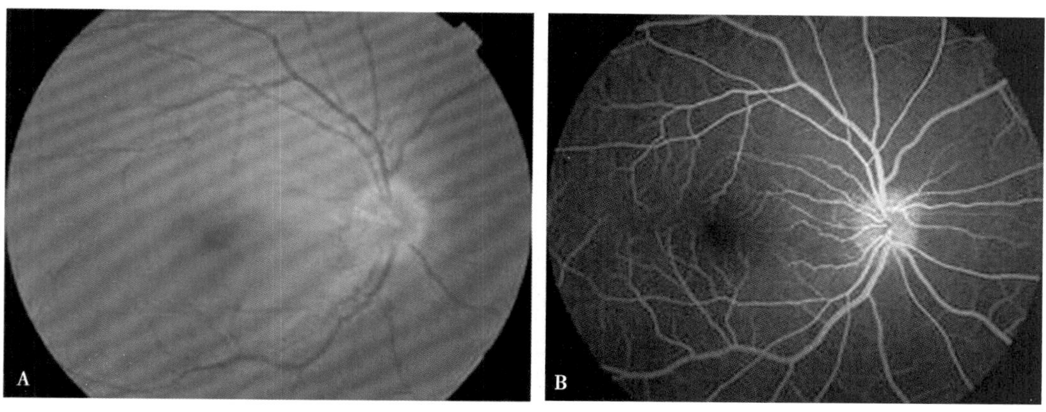

图 9-11-5 视盘水肿（易长贤提供）

早期误诊为视神经炎

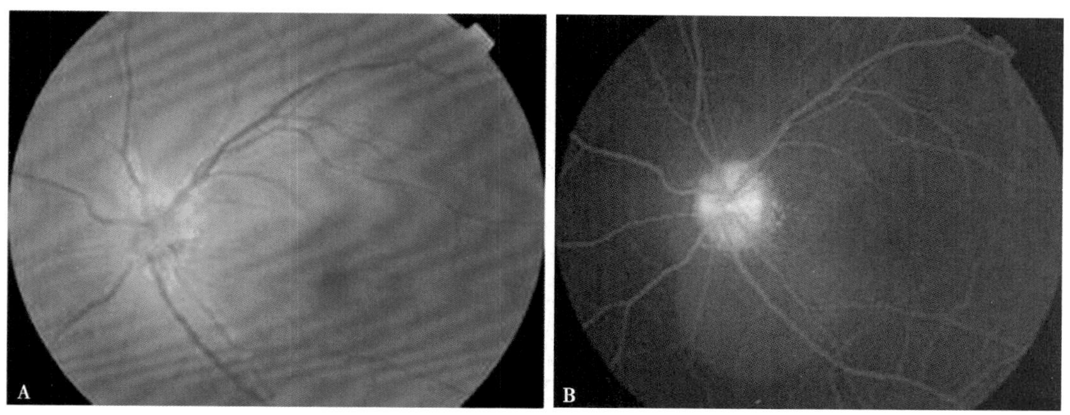

图 9-11-6 视盘水肿（易长贤提供）

早期误诊为视神经炎，早期血管较充盈，后期视盘高荧光，颞侧点状高荧光

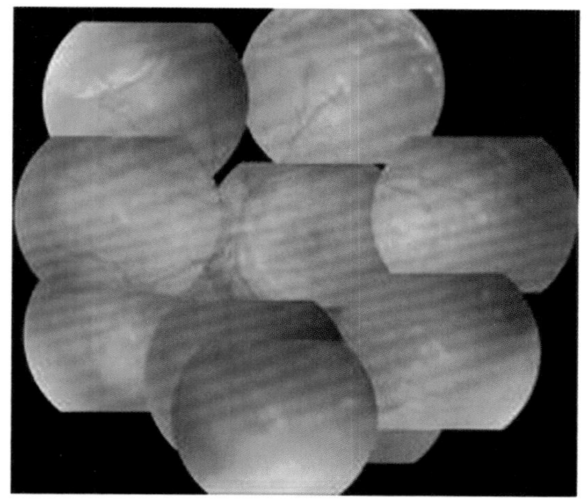

图 9-11-7 渗出性视网膜脱离

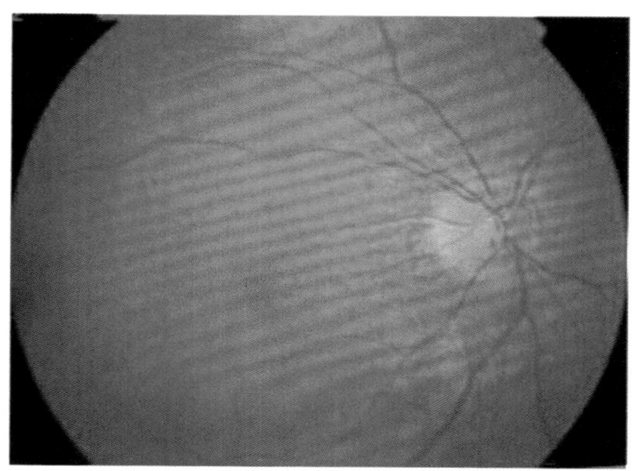

图 9-11-8 Vogt-小柳原田综合征-晚霞状眼底（易长贤提供）

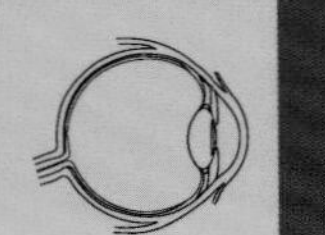

2. 眼病的 FFA 检查所见　VKH 具有典型的 FFA 表现，在后葡萄膜炎期，首先后极部有色素上皮窗样缺损，通过缺损出现散在的高荧光点，如墨渍迅速扩大，并彼此融合，数分钟后染料渗出，在视网膜下积存，形成多囊性大小不等的荧光斑。说明脉络膜炎症使 RPE 和玻璃膜受损，造成多处脉络膜视网膜屏障缺损，使脉络膜大量渗出液进入视网膜下，导致多发性局限性视网膜脱离（图 9-11-9）。

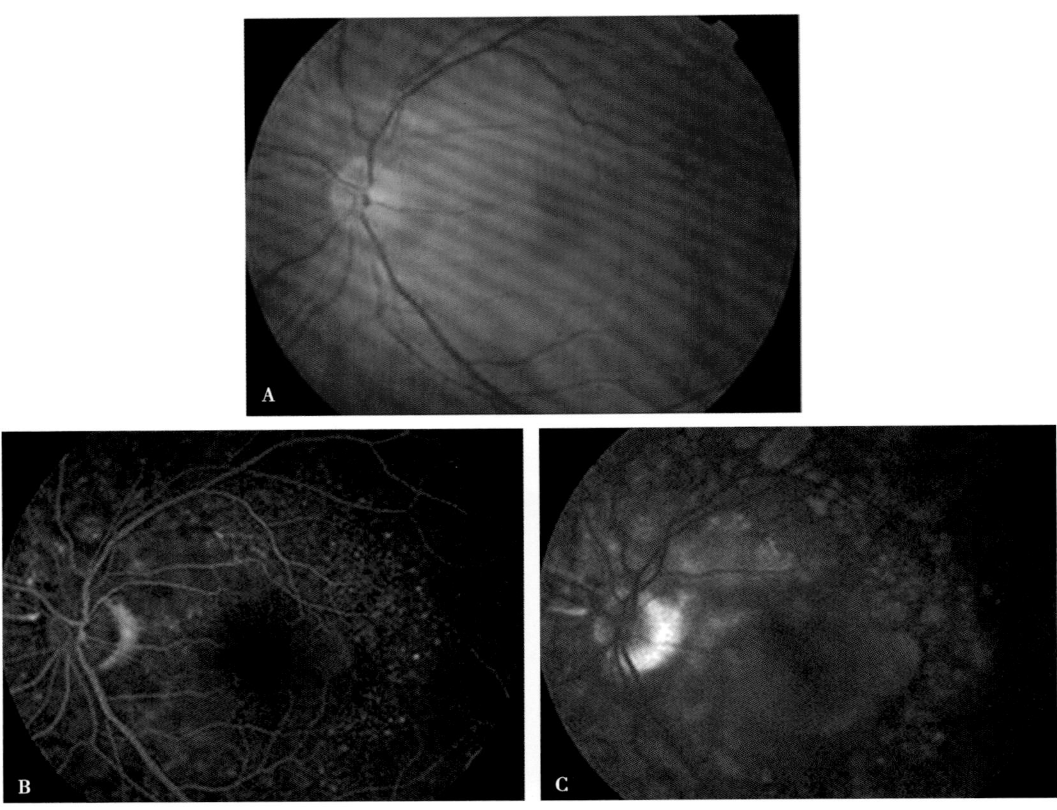

图 9-11-9　后极部多灶性视网膜浅脱离

A. 后极部多灶性视网膜浅脱离；B. FFA 显示后极部点状高荧光；C. 晚期点状高荧光，多灶性视网膜脱离

3. 眼外表现　有神经系统、毛发、皮肤改变及耳鸣和听力障碍。在前驱期多有头痛、头晕或颈强直等脑症状，脑脊液细胞增加。皮肤毛发改变突出的是脱色素，表现在疾病的不同时期，出现脱发、毛发变白、白癜风（图 9-11-10）。

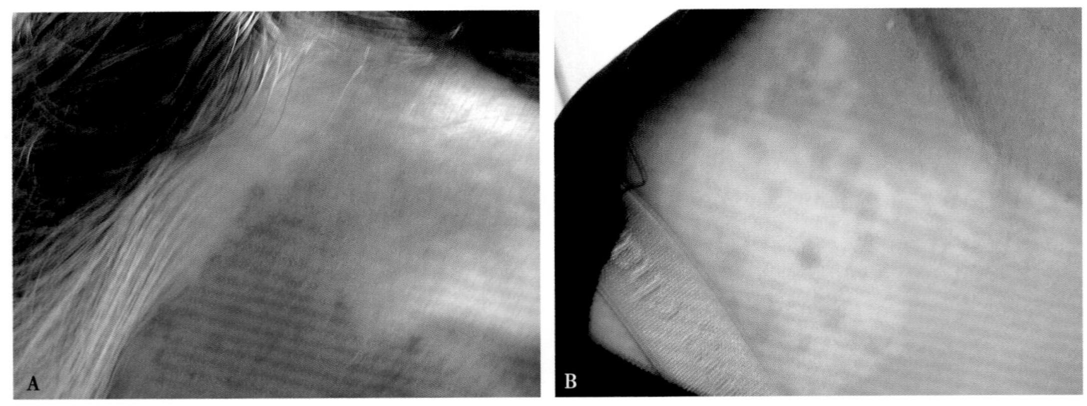

图 9-11-10　白殿风-患者毛发变白及皮肤白斑（易长贤提供）

4. 并发症　常见并发症有并发性白内障、继发性青光眼、渗出性视网膜脱离和视网膜下新生血管膜。

（三）诊断和鉴别诊断

1. 诊断 根据病史及临床表现，结合全身状况即可诊断。眼底荧光造影急性炎症期表现得色素上皮损害，多发性点状高荧光特征，对诊断有很大帮助。实验室检查脑脊液发现淋巴细胞增多时，可协助诊断。

2. 鉴别诊断

（1）中心性浆液性视网膜脉络膜病变：VKH 有黄斑部水肿脱离可能误诊为此病，但 VKH 有前葡萄膜炎可鉴别之。

（2）视神经炎或视盘水肿：一般不伴有葡萄膜炎，更不会出现视网膜脱离。但部分患者在早期出现视网膜脱离之前就可能出现明显视盘水肿，因此要警惕 VKH 病。

（3）交感性眼炎：也表现为双眼弥漫性肉芽肿性炎症，有时也可出现毛发改变，但有外伤史。

（4）葡萄膜渗漏综合征：也可发生视网膜脱离，多单眼发病或双眼不同时期受累，但无炎症和毛发改变，也无神经系统症状。而且大多数情况下均有明显脉络膜脱离，眼压降低等改变。

（四）治疗

对初发者主要给予糖皮质激素治疗，开始给大剂量冲击治疗，2 周后给予维持剂量治疗。如静脉注射甲基强的松龙 200mg，每天 1 次，连续 3 天，以后改为口服，每天 80～100mg，并逐渐减量，1 个月内减至 10mg，可维持治疗 3～6 个月。

对复发的患者，在免疫指标确切的情况下可考虑应用免疫抑制剂。可选用环磷酰胺口服，每日 1～2mg/kg，但其副作用和毒性主要有脱发和骨髓抑制，应定期复查血象。

（五）治疗效果

VKH 的预后与葡萄膜炎的炎症程度、持续时间、有无复发及复发频度和治疗是否合理有关。葡萄膜炎症越严重，持续时间越长，并发症则越多。治疗及时者可迅速治愈，其视力在 0.5 以上者可达 91.2%，而迁延不愈的患者则为 66.7%。Ohno 等的观察发现，伴有皮肤、毛发、听觉系统病变者其视力预后较好，达 20/50 以上者占 83%，而仅伴有皮肤病变者预后较差治疗后视力达 20/50 以上者仅占 42%。一般认为随着病程的延长，患者的视力逐渐下降，预后也较差。柳英爱曾报道：病史在 5 年以内者，视力大于等于 0.9 者占 87%，小于 0.1 者为 6.5%；而病程在 10 年以上者，视力大于等于 0.9 者仅为 35%，低于 0.1 者可达 30%。

总之，早期诊断和早期治疗对预后至关重要，治疗及时，尤其是糖皮质激素的足量和合理维持，可以使 50%的患者视力保持在 0.5 以上。对于顽固性 VKH，必要时及时应用其他免疫抑制剂，如环磷酰胺、环孢霉素 A 等，以便更好地控制病情。

（六）典型病例

病例：患者男，56 岁，2001 年 11 月 2 日就诊。主诉“双眼视力下降伴眼红痛、头痛半个月”。患者于半个月前出现双眼视物模糊、视力下降，伴眼红、眼痛、头痛，无畏光、流泪。曾自用“消炎药”（不详）无效，且逐渐加重，并出现耳鸣、听力下降、白发等全身表现。既往史无白癜风、关节炎、结节性红斑、口腔溃疡等病史。全身检查：面部痛苦表情，余无异常发现。眼部检查，右眼视力 0.1；左眼 0.02。双眼无明显充血，角膜透明，尘状 KP（++），右眼前房闪辉（+），左眼前房闪辉（++），双眼前房细细胞（+），虹膜纹理欠清，无结节，无后粘连，瞳孔区无渗出，晶状体透明，玻璃体无明显混浊，玻璃体细胞（+）。眼底检查，双眼视盘边界模糊、轻隆起，伴出血，后极部视网膜轻度隆起，反光强，黄斑区可见星芒状渗出，右眼下方视网膜脱离，左眼下方无视网膜脱离。

荧光素眼底血管造影检查：早期视盘表面及周围微小血管扩张，随时间推移染料渗漏；晚期视盘呈强荧光；后极部早期可见弥漫性点状强荧光，后期荧光增强。

OCT 检查：发现左眼视盘水肿，后极部视网膜神经上皮层脱离，视网膜水肿，脉络膜光带呈波浪状。右眼视盘水肿，黄斑及后极部视网膜神经上皮层水肿，多发性脱离。

UBM 检查：双眼房角开放，前房可见散在点状回声影，后房团状渗出回声影。睫状体水肿，附近有不规则片状渗出附着。

实验室检查：血沉 15/h；抗 O（－）；类风湿因子（－）。

诊断：双眼葡萄膜大脑炎。

治疗：口服泼尼松40mg，1天1次，非普拉宗2片，1天2次，环孢霉素125mg/d。双氯芬酸钠滴眼液点双眼，泼尼松龙滴眼液点双眼，1天4次，复方托品酰胺滴眼液点双眼，1天1次。同时辅以中医辨证施治中药治疗。

治疗效果：经过3个月的治疗，病情逐渐好转，泼尼松逐渐减量至12.5mg，1天1次，环孢霉素减量至50mg/d。最后视力恢复至右眼1.0，左眼0.8。眼部检查无活动性炎症，双眼无充血，角膜透明，KP(-)，前房闪辉(-)，虹膜无异常，晶状体透明，玻璃体无明显混浊，眼底呈晚霞状改变，视盘旁可见环状脉络膜视网膜萎缩，中周部可见色素沉积。视野检查：双眼中心视野弥漫性光敏感度下降。

三、Behcet 病

Behcet病(Behcet's disease，BD)是一种病因和发病机制尚不完全清楚的疾病，其特点是反复发作的葡萄膜炎、口腔溃疡、皮肤病变、生殖器溃疡、关节炎及神经系统损害等。典型病例常有房水浑浊、前房积脓等眼内炎症特征。1937年土耳其皮肤科医生Behcet首先报告本病，1966年Beittri认为对本病的认识已经很清楚，不宜再称为综合征，应称为病。现代日本文献中多称病，欧美文献仍称综合征。本病好发于日本和远东、中东及地中海沿岸国家，我国亦不罕见，欧美国家患病率较低。本病2个月至72岁均有发病，多见于20~45岁的青壮年，男性多于女性、且病情比女性重。我国发病率在北方约为14/10万，南方比北方少。

(一)病因和发病机制

从土耳其医生Behcet首次报道本病，至今已近70年，其发病机制尚未完全阐明，最初认为与病毒感染有关，也有认为与链球菌和其他细菌感染有关，但无论从患者临床症状体征还是实验室检查至今仍未见有说服力的证据。而从BD的发病过程及病理生理学改变分析，与机体免疫有密切关系，最基本的病理表现为血管炎；有人推测可能的发病机制为一个或多个抗原(如细菌、病毒、热休克蛋白、S抗原或其他自身抗原等)刺激巨噬细胞活化，活化的巨噬细胞激活T淋巴细胞和中性粒细胞，引起大量炎性细胞因子、黏附分子的产生和释放，或直接造成组织器官损伤，引发该病。但其反复发作且迁延不愈的原因，迄今不明，可能与免疫细胞凋亡，或BD患者本身具有遗传易感性有关。

1. 遗传因素　BD有地区性发病倾向。对表明人类遗传特征的物质HLA的研究发现，在BD高发区，患者HLA-B5及HLA-B51的阳性率比正常人高6倍，可能是BD发病的内环境。但是，Behcet病患者并非每例均有HLA-B5或HLA-B51阳性。

2. 感染因素　即细菌或病毒侵犯人体引起发病。国内学者发现，BD中有1/3曾患过结核病或者正在患结核病，而且部分患者结核治愈，其BD症状也有好转。在Behcet病的溃疡渗出物涂片中有包涵体而提出病毒病因学说。近年，人们又发现单纯疱疹病毒和溶血性链球菌也与本病有关，但尚未肯定为本病病因。有人提出BD可能与过敏有关。

3. 免疫失调　人们在许多病变部位，如血管周围、脑脊液和血管壁等病损处可以见到与免疫反应有关的淋巴细胞及免疫球蛋白、补体出现；患者血中有自身抗体，如抗口腔黏膜抗体、抗动脉壁抗体等和血中免疫球蛋白升高，淋巴细胞的正常比例消失等。因此提示免疫失调在本病发病中占有重要地位。

4. 微量元素　患者病变组织多种微量元素含量增高，如有机氯、有机磷和铜离子。有人发现某些微量元素如锌、硒缺乏也与BD有关。

5. 其他　BD与血纤维蛋白溶解活性缺陷、胃肠道病变、情绪紊乱、过度劳累、内分泌失调等因素有关。

(二)临床表现

1. 症状　眼红、眼痛、畏光流泪、视力下降等是本病的常见症状。

2. 体征

(1)全身表现：BD是以细小血管炎症为病理基础的慢性进行性、复发性多系统损害性疾病，以口腔、皮肤、生殖器、消化道、关节为常发部位，循环系统、眼、中枢神经系统为少发部位，临床表现多样（与受累部位有关）。

1）口腔溃疡：复发性口腔溃疡是本病最常见的临床表现之一，其发生率接近100%。据杨培增等的报道，在我国患者中，口腔溃疡发生率为96.43%。以口腔溃疡作为最初表现者占21.57%~80%。开始时口腔黏膜出现局部一小红晕区，中央微隆起，1~2天后形成圆形或卵圆形溃疡，边界清楚，常为多发性，溃疡可互相融合形成大的溃疡（图9-11-11）。溃疡直径一般为2~10mm，常伴有明显的疼痛，甚至剧痛。溃疡多于7~14天自愈。溃疡常发生于易受摩擦的部位，如唇、颊黏膜、舌、软腭、牙龈，偶可发生于扁桃体、悬雍垂、咽、喉、会厌等处。口腔溃疡常常反复发作，间隔从数天至数月不等，亦有一些患者口腔溃疡常年不愈。

2）皮肤损害：发生率约80%。以皮肤损害作为最初表现的占2%~39%。皮肤损害常表现为多形性和反复性，可出现结节性红斑、渗出性红斑、溃疡性皮炎、毛囊炎、脓皮病、脓疮、水疱、脓肿、痤疮样皮疹、毛囊炎样皮疹、皮下血栓性静脉炎等。其中结节性红斑最为常见，发生率高达48.2%~82.6%。它常发生于四肢，特别是下肢的前面，表现为直径3~5cm境界不清的红斑，质硬并有压痛，多在7天左右消退，有复发倾向。痤疮通常出现于面部、颈部、胸部和背部，但毛囊炎样皮疹和痤疮样皮疹则出现于其他部位，皮疹与毛囊无关，用糖皮质激素治疗可迅速见效。皮下血栓性静脉炎发生率为6.6%~33.5%，多发生于四肢，呈条索状，触之有压痛，具有游走性。皮肤过敏反应性是本病的一种特征性的表现，刺破皮肤或采血常在伤口处出现小的丘疹。皮肤过敏反应性阳性率为56.6%。

3）生殖器溃疡：生殖器溃疡是本病的一个常见体征，发生率为44.8%~94%。大多数患者于发病数年后始出现生殖器溃疡，溃疡境界清楚，为有痛性溃疡。在男性溃疡多发生在阴囊和阴茎（图9-11-12），在女性溃疡多出现于月经前期，常发生于大小阴唇、阴蒂和阴道口处。

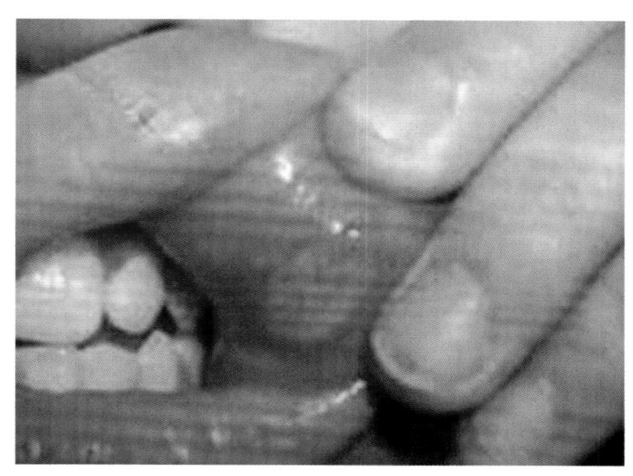

图9-11-11　口腔溃疡

复发性口腔溃疡约5mm×8mm

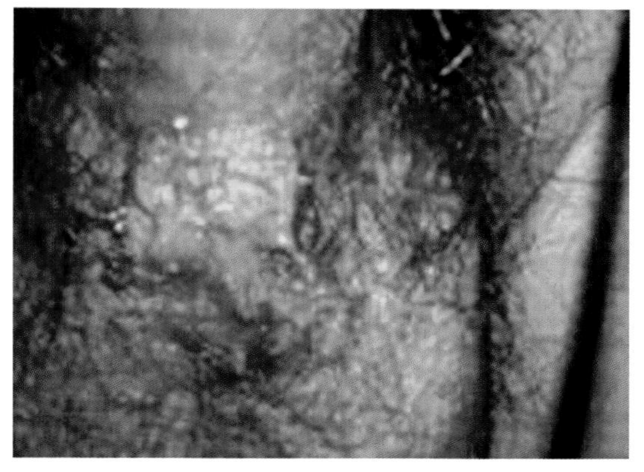

图9-11-12　生殖器溃疡

4）关节炎：关节炎的发生率为50.6%~80%，膝关节受累最为常见，足、手、肘关节等也易受累，常表现为疼痛、红肿等，可伴有发热、白细胞增多和结节性红斑。

5）血管病变：发生率为7.7%~46%，大小血管、动脉和静脉均可受累，其中静脉受累较为常见，主要表现为血栓性静脉炎。还可发生动脉瘤，大动脉瘤破裂可危及生命。

6）中枢神经系统损害：发生率为8%~25%，常发生于患病数年之后。可出现脑膜炎、良性高颅压及大脑、脑干、颅神经和小脑脊髓损伤的症状和体征。常表现为精神异常，如人格的变化、痴呆、欣快、记忆减退、意识障碍、幻觉等。中枢性运动障碍，如上肢轻瘫、半身轻瘫、下肢轻瘫、单肢轻瘫、四肢轻瘫等。约42%的患者出现脑干和小脑的症状和体征，如共济失调步态、构音障碍、颅神经麻痹、眼球震颤等。其他尚有感觉障碍、不随意运动、头晕、头痛、膀胱功能障碍、腱反射亢进、脑膜刺激征等表现，偶可出现截瘫和尺神经病变。

7)消化道损害:消化道损害发生率为7%~19%。从食管到直肠均可受累,但主要表现为回盲部多发性溃疡,偶可因溃疡发生穿孔。患者可有恶心、呕吐、腹痛、便血、便秘、腹泻、肝脾大、肛周瘘管等;X线检查可发现肠管狭窄、黏膜溃疡,内镜检查可以看到边缘锐利的椭圆形溃疡,表面有黄白色渗出物覆盖。

8)肺部损害:一般认为肺部损害的发生率较低,但也有报道达17%者。主要表现为肺的血栓性血管炎,主要症状有咯血和血痰,但偶有因反复大咯血而致死亡。

9)听力障碍:为前庭功能障碍所致,可能是由局部血管炎引起。

10)附睾炎:发生率约5%,可出现明显的睾丸肿胀和压痛。

11)泌尿系统异常,发生率低,可出现局灶性节段性肾小球肾炎、肾病综合征、淀粉样变性、膀胱炎、膀胱溃疡、尿道炎等。

(2)眼部表现:葡萄膜炎BD病是最常见的眼部表现,此外尚可出现结膜炎、角膜炎、巩膜炎等病变。葡萄膜炎的发生率约为41%~100%;但以葡萄膜炎作为首发症状的并不多见,在日本约20%的男性患者和8%的女性患者以葡萄膜炎作为最初表现;而在澳大利亚和以色列,以葡萄膜炎作为最初表现者的分别占25%和9%;中国杨培增报道仅为17.86%。Behcet病所致的葡萄膜炎多为双侧性,两眼可同时或先后发病,仅少数患者单眼受累。

(3)葡萄膜炎:BD所致葡萄膜炎根据累及部位可分为两种类型,一种是虹膜睫状体炎型;另一种是视网膜葡萄膜炎型,后者多见于男性,主要表现为视网膜脉络膜炎和视网膜血管炎。

虹膜睫状体炎型者非常少见,在日本仅占20%,在欧美几乎难以看到;主要表现为非肉芽肿性炎症,出现眼红、疼痛、畏光、流泪、视力下降、细尘样KP、房水细胞闪辉、前房积脓、虹膜后粘连等表现。前房积脓是Behcet病的一个重要体征,但不是所有患者均有此种体征(图9-11-13)。此种前房积脓具有以下特点:①无菌性;②反复发作;③可以在无明显充血的情况下单独出现;④发生及消退均迅速;⑤对糖皮质激素局部治疗敏感。了解此种特征不但有助于鉴别诊断,而且还有助于正确的治疗。处理此种前房积脓的一个常见错误就是全身和(或)结膜下注射抗生素,这种方法除了增加患者的负担和痛苦外无济于事。

眼后段的变化表现为玻璃体、视网膜、视神经等的炎症改变。玻璃体浑浊特别是雪球状浑浊是此病的一个典型改变;视网膜血管炎、血管周围炎是此病的基本病变,检眼镜检查显示静脉和毛细血管扩张、充血,视网膜血管有鞘膜形成,可见到视网膜水肿,黄斑区更明显;严重的血管炎可导致血管血栓形成伴继发性缺血性视网膜病变,可能存在视网膜分支或中央静脉(动脉)阻塞。严重者由于视网膜组织的大片梗死,刺激新生血管生长,可引起继发性出血及玻璃体增殖。血管病变在得不到有效治疗和控制时,往往呈进行性发展,并常引起或伴发黄斑水肿,视盘炎、增生性玻璃体视网膜病变,甚至视神经萎缩(图9-11-14)。

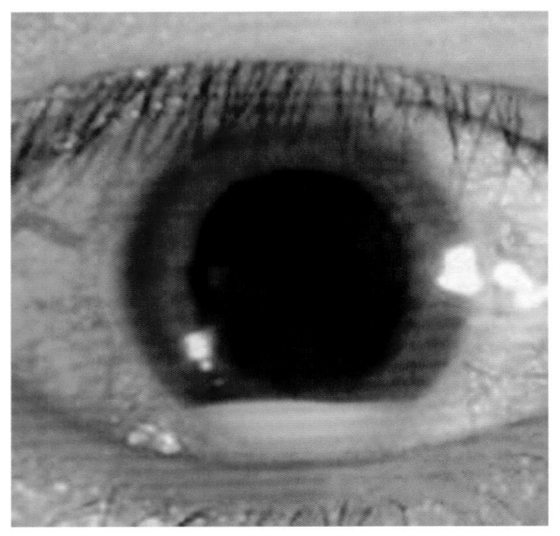

图9-11-13 BD所致前房积脓

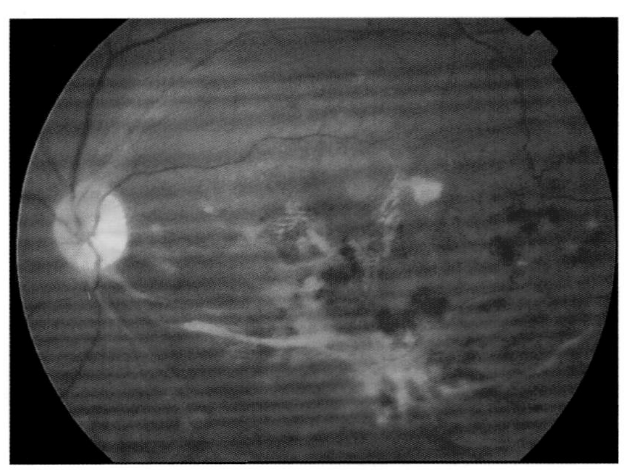

图9-11-14 视神经萎缩-视盘下方大血管开始闭塞,视盘颜色变淡(易长贤提供)

Behcet 病所致葡萄膜炎的常见并发症为并发性白内障、继发性青光眼、视神经萎缩，文献报道的结果分别为 19%~52.5%、6%~20%、14%~17%，国内杨培增的结果分别为 44.44%、16.67%、16.67%。此外还可以发生视网膜脱离、黄斑裂孔和眼球萎缩等并发症。

Behcet 病所致的葡萄膜炎由于反复发作难以控制，故有很高的致盲率。有统计表明，发病后 2~5 年、5~10 年视力在指数以下者分别占 27.55%和 39.11%。

3. 辅助诊断

（1）B 型超声波检查：可分为 2 型。Ⅰ型为前房积脓型，声像图表现为前房增宽，可见细密点状回声，晚期可出现虹膜粘连，主要表现为前房内可见大片絮状物附于虹膜和晶状体表面。Ⅱ型为玻璃体混浊型，早期表现为下方玻璃体混浊，主要呈雪球状混浊，玻璃体可出现粟粒样强回声光点，视网膜脉络膜增厚，视网膜上也可出现粟粒样强回声光点。晚期玻璃体内可出现强回声光带，不连于视盘，后运动不活跃，光带上也可以出现粟粒样强回声光点。

（2）FFA：主要有两种病变，一种是眼底血管扩张与渗透性改变，二是眼底血管阻塞及由此引起的各种继发性改变。

在急性炎症期，可见视网膜毛细血管的扩张并伴有荧光素渗漏；FFA 早期，视网膜和视神经的受损血管弥漫性渗漏荧光，晚期血管壁染色，部分视网膜区域有燃料积存，常常失去无毛细血管区的清晰边界。视网膜血管阻塞以静脉主干或其分枝多见，当存在视网膜中央静脉阻塞时，可见到受累血管充盈迟缓，后期可出现扩张血管的渗漏，在阻塞区内可同时见到遮蔽荧光和荧光素渗漏（图 9-11-15）。数月后，复查 FFA 可发现视网膜血管侧支循环形成、毛细血管无灌注区、微静脉或微动脉闭塞等继发性改变，也可见局部视网膜或视盘上新生血管引起的荧光素渗漏，以及视网膜色素上皮改变所致的透见性荧光。

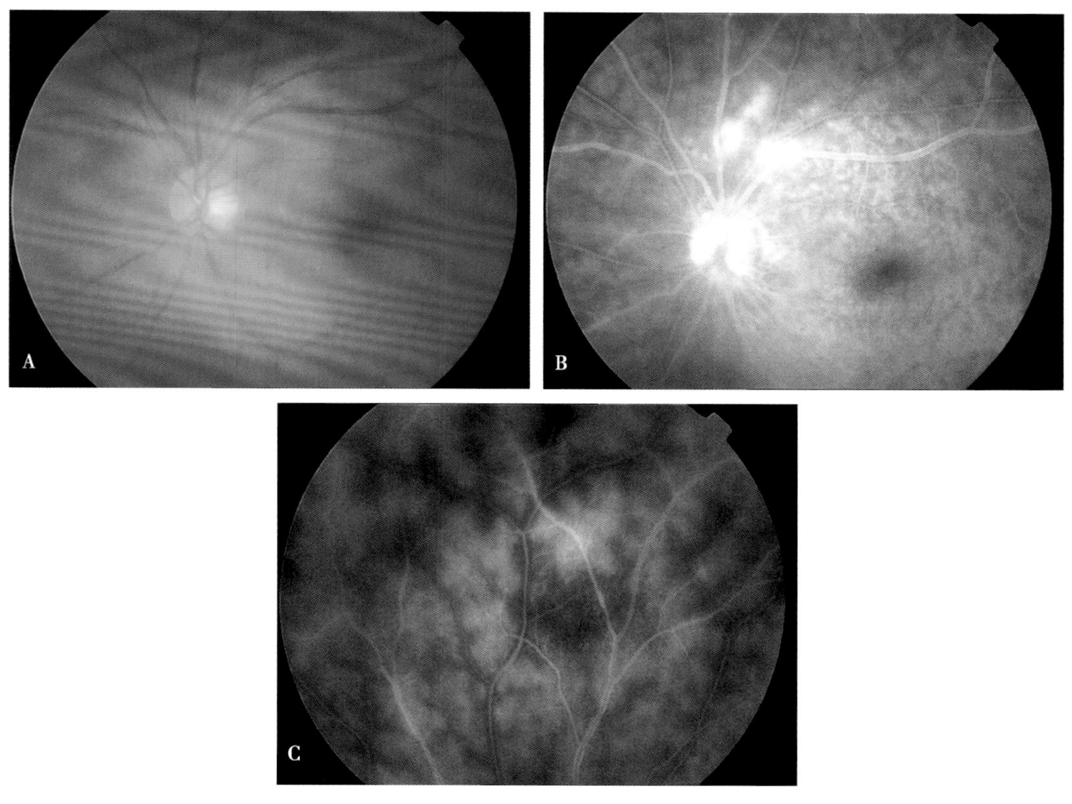

图 9-11-15　BD 的 FFA 表现（易长贤提供）

A. 双眼弥漫性视网膜水肿，视盘水肿，长期反复将导致视网膜及视神经萎缩；B. FFA 显示血管壁荧光染色；C. 视网膜小血管渗漏，形成特殊的水墨画般的树枝样改变

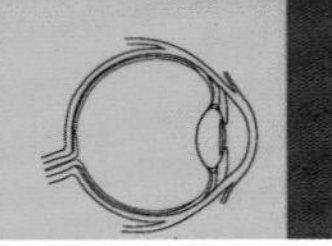

（三）诊断和鉴别诊断

1. 诊断　国际 Behcet 病研究组于 1990 年收集了 7 个国家 12 个中心的 914 例 Behcet 病患者，对其临床表现进行了统计学处理，并与其他 5 个诊断标准的敏感性、特异性进行了比较，从而制定出一种特异性高、敏感性与其他标准相似的诊断标准，现介绍如下。

（1）复发性口腔溃疡（1 年内至少复发 3 次）。

（2）下面 4 项中出现 2 项即可确诊：①复发性生殖器溃疡或生殖器瘢痕；②眼部损害（前葡萄膜炎、后葡萄膜炎、玻璃体内细胞或视网膜血管炎）；③皮肤损害（结节性红斑、假毛囊炎或脓丘疹或发育期后的痤疮样结节）；④皮肤针刺过敏反应阳性。

根据上述指标诊断时需除外其他临床疾病。存在反复口腔溃疡和其他标准中的任何 2 条，其诊断的敏感性是 91%、特异性是 96%。

2. 鉴别诊断　BD 早期症状缺乏特异性诊断指标，易与单纯性复发性口腔溃疡、疱疹性口腔炎、脓疱性口腔炎、药疹等混淆，需做排除性诊断。本病还应与瑞特综合征、强直性脊柱炎、炎症性肠病等相鉴别。

（1）单纯性复发性口腔溃疡：是一种最常见的具有反复发作特征的口腔黏膜溃疡性损害，病因不明，多发生于青壮年，女性多于男性，以唇、颊、舌尖、舌边缘等处黏膜好发，最初口腔黏膜充血、水肿，出现小米粒大小的红点，很快破溃成圆形或椭圆形溃疡，中央略凹陷，表面有灰黄色的苔，周围有狭窄红晕，有灼痛，遇刺激疼痛加剧，影响说话与进食，一般无明显全身症状。而 Behcet 病除表现为复发性口腔溃疡外，同时有复发性生殖器溃疡或生殖器瘢痕，葡萄膜炎症，皮肤结节性红斑等。

（2）瑞特综合征：虽可有口腔溃疡、尿道炎、龟头炎及结膜炎，易与 BD 相混淆，但无针刺反应和静脉炎，而且绝大多数有关节炎。

（3）强直性脊柱炎：基本病变是脊柱炎，HLA-B27 常阳性，严重或晚期者出现脊柱强直，脊椎关节呈竹节样改变。Behcet 病无脊柱强直及脊椎关节呈竹节样改变，HLA-B5 多阳性。

（4）溃疡性结肠炎：本病表现为下消化道的溃疡，主要为乙状结肠的病变，可以由下向上发展至回肠，有人称之为“倒灌性回肠炎”，常表现为持久性的黏液血便，X 线或纤维结肠镜检查可以辅助诊断。眼部可出现非肉芽肿性前葡萄膜炎和前房积脓。Behcet 病患者虽可发生胃肠道多发性溃疡，但以回肠和盲肠相接的回盲部多见，临床表现为腹痛、腹泻，甚至穿孔，并可反复发作。更易鉴别的是 Behcet 病的复发性口腔溃疡、生殖器溃疡或生殖器瘢痕等。

（四）治疗

BD 由于病因未明，表现多样，因此治疗亦多样。

1. 复发性口腔溃疡的治疗

（1）用激素类软膏局部涂擦，疼痛严重者可于溃疡面涂 2%的可卡因。亦可局部用维生素 E 胶囊、锡类散、珍珠粉、冰硼散、养明生肌散及金霉素软膏等。

（2）对于间歇期较长、溃疡面积较小而数量较少的口疮可采用烧灼法治疗。

（3）对于体液免疫功能减退而致口疮者，使用丙种球蛋白 3ml 肌注，或胎盘球蛋白 3～6ml 肌内注射；必要时 1 周后重复注射。对于因细胞免疫功能减退而致口疮者，可肌注转移因子 2～4ml/次，每周 1～2 次，10 次为 1 疗程。

（4）其他：吴茱萸加醋调成糊状，敷于双侧涌泉穴，每日换药 1 次。

2. 皮质类固醇激素治疗　可应用于高热、关节肿痛、大血管炎、眼及中枢神经系统病变。轻症口服，重者静脉滴注或冲击治疗。如静脉注射甲基强的松龙 200mg，每天 1 次，连续 3 天，以后改为口服，每天 80～100mg，并逐渐减量维持治疗 3～6 个月。

3. 免疫抑制剂　秋水仙碱用于慢性反复发作的皮肤黏膜、关节及眼葡萄膜炎轻症。常用剂量为 0.5～1.0mg/d，可出现白细胞减少、胃肠道反应、肾毒性等。

环孢霉素 A 治疗眼部并发症优于秋水仙碱。一般剂量为 5～10mg/(kg·d)，分 2～3 次口服。1～2 个月可见效，治疗 3 个月后可调整剂量。

硫唑嘌呤可减少眼部损害、口腔及生殖器溃疡和关节损害的发生率。

苯丁酸氮芥可缓解症状,但长期应用副作用大。开始可给 10~15mg/d,通常持续治疗 12~18 个月,如无明显骨髓抑制现象,视病情减量维持,维持量为 2mg/d。

4. 免疫调节剂　丙种球蛋白和胎盘球蛋白可提高体液免疫,干扰素、胸腺肽及转移因子提高细胞免疫。视患者的免疫功能状态选择免疫调节剂,可作为本病的辅助治疗。丙种球蛋白为冻干品,灭菌注射用水溶解后肌内注射,每次 0.05~1.0ml,1 个月 1 次。干扰素 α 肌肉或皮下注射,每次 10~300 万 u,每日或隔日 1 次。胸腺肽 a1 肠溶片,每次 40~100mg,1 天 3 次。转移因子胶囊,每次 3~6mg,每日 2~3 次。

5. 中药　中医药平衡阴阳,调节免疫,改善微循环,促进溃疡修复,疏通心肾,护脾散邪,活血化瘀,可以达到上焦热清、中焦热化、下焦二便排毒,而达到愈后不复发的目的。

6. 激光光凝　Behcet 病出现视网膜的新生血管、视网膜血管阻塞和视网膜毛细血管非灌注时应行光凝治疗,一般选用绿氟激光,光凝可以关闭毛细血管非灌注区和消除视网膜新生血管,预防玻璃体积血、玻璃体新生血管形成、继发性青光眼和黄斑水肿的发生。合并视盘新生血管的患者可行全视网膜光凝(图 9-11-16)。

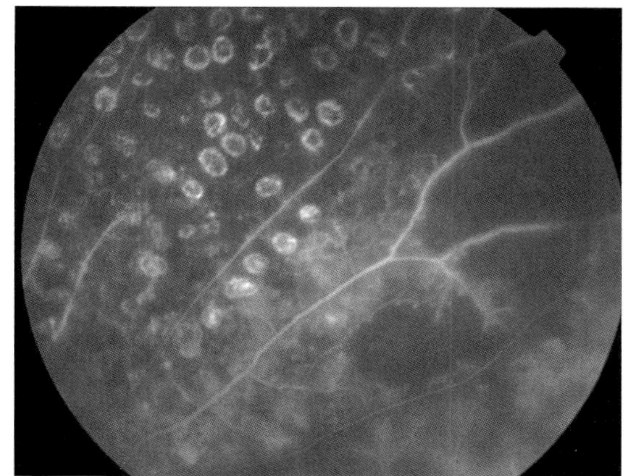

图 9-11-16　视网膜激光光凝治疗-视网膜小血管闭塞形成无灌注区,可见激光斑点以及尚未激光的无关灌注区域(易长贤提供)

7. 白内障手术治疗　Behcet 病并发白内障严重影响视力者,待葡萄膜炎稳定 3~6 个月后可施行白内障摘除联合人工晶体植入手术,术后注意预防葡萄膜炎的复发。

8. 玻璃体手术　Behcet 病葡萄膜炎反复发作,且逐渐加重,伴玻璃体浑浊特别是雪球状浑浊时应考虑行玻璃体切割术。一般认为玻璃体切除可以清除玻璃体内的抗原、炎症介质和毒性产物,因此已成为治疗葡萄膜炎的一种常用方法。Limon 等认为,玻璃体切除可以预防黄斑病变的形成,可以使 72%的患者减少糖皮质激素的用量或中止糖皮质激素的治疗。

9. 继发性青光眼　早期药物治疗通常有效,但晚期眼压控制不良者往往需手术治疗。

(五)治疗效果和典型病例

1. 治疗效果及预后　鉴于 Behcet 病是一种反复发作的多系统和多器官受累的疾病,其预后主要取决于受累的器官、复发的频度及损害的程度。在神经系统和严重血管受累的患者中,约 7%的患者因严重的并发症而死亡。日本在 1972~1983 年统计的 706 例死亡的 Behcet 病患者中,死亡原因主要有神经系统受累、消化道出血、动脉瘤破裂等。中枢神经受累的患者中,死亡率占 41%,可见中枢神经受累者预后多不良。

眼受累者其视力丧失是仅次于死亡的严重后果。眼部损害通常发生于其他主征之后,或与其他主征同时出现。最初 5 年内,炎症往往反复发作,甚至每月发作 1 至数次,5 年后复发次数减少,8~10 年后绝大部分趋于静止状态。Pivetti-Pezzi 认为,Behcet 病是一种自限性疾病,活动期为 2~8 年,平均 5.3 年,此期后很少复发,即使复发也不严重,易用糖皮质激素控制。影响视力预后的一些因素:

(1)发病年龄:发病年龄越早,预后越差。小暮美津子曾比较了 30 岁以前和以后发病的两组患者的视力预后,发现 30 岁以后发病组较 30 岁以前发病组的视力预后显著为好。

(2)治疗方法:在早年的报道中,从葡萄膜炎发生到单眼盲的时间平均为 3.5 年,到双眼盲目的平均时间为 5 年。随着治疗方法的不断进步,特别是引入苯丁酸氮芥、环孢霉素 A 等药物治疗以后,患者的视力预后得到明显改善。汤浅武之助比较了用不同药物治疗的三组患者的视力预后,第一组患者主要用糖皮质激素治疗;第二组主要用其他免疫抑制剂治疗,第三组主要用 CSA 治疗。发病 2~5 年患者视力在 0.5 以上者三组分别为 27.58%、55.68%和 49.12%,视力在指数以下者分别为 27.58%、9.09%和 7.02%;发病后 5~10 年,三组患者视力在 0.5 以上者分别为 19.56%、38.21%和 29.90%,指数以下者分别为 29.11%、24.39%和 18.50%。可见 CSA 和其他免疫抑制剂的效果优于糖皮质激素。杨培增等用苯丁酸氮芥联合中药治疗 16 例患者,发现葡萄膜炎完全控制者有 11 例(68.7%),基本控制者 5 例(31.3%),治疗后视力提

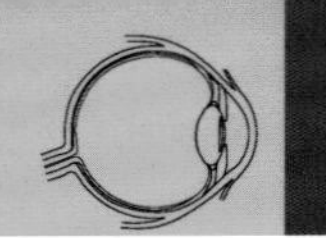

高者占63.3%，未发现视力下降者。

（3）受累部位：视力预后与炎症侵犯的部位有密切的关系，有人对表现为视网膜脉络膜炎的305眼和表现为虹膜睫状体炎的54眼长期随访观察发现，在发病10年后，仅有1/4的视网膜脉络膜炎眼视力在0.5以上，而虹膜睫状体炎中70%以上的眼视力在0.5以上。伊泽保穗等对152例患者随访也得出相似的结果，发病8年后，虹膜睫状体炎型的患者视力在0.5以上者占70%，而视网膜葡萄膜炎型患者中有此视力者不足20%。

（4）性别：性别对视力预后的影响主要表现在不同性别眼受累部位的不同，男性患者眼受累发生率达90%，并且主要累及眼后段；而女性患者眼受累发生率仅为70%，虹膜睫状体炎型占受累者的50%。眼部受累5年后，男性患者中50%的患眼视力降至0.1以下，而女性患者中仅10%的患眼视力降至0.1以下。至于女性患者为什么发病轻、并发症少、视力预后好，目前尚不完全清楚。

（5）遗传因素：Ohno等发现，女性HLA-B5阳性的患者与阴性的患者相比视力预后不良。随访2年发现，阳性患者中视力在0.6以下者占24%，0.01以下者占31%，而阴性患者中，0.6以上者占44.5%，0.01以下者仅有11%。

2. 典型病例

（1）病例：男，36岁，农民。1995年2月18日初诊，主诉：双眼视力反复下降1年，加重2天。现病史：患者于1994年2月突然出现左眼视力下降、眼前黑影，无眼红、眼痛。曾在门诊诊断为"Behcet病"，给予泼尼松口服，每日40mg顿服，治疗1周后视力好转，一个月后右眼出现与左眼相同的症状．给予泼尼松60ms/d治疗，有所好转。2天前出现双眼红痛、视力下降再次来诊。既往患口腔溃疡反复发作约3年。查双眼视力均0.5，睫状充血（++），KP（++），Tyndall症（++），晶状体透明，玻璃体无明显混浊，黄斑区见轻度囊样水肿，余未见明显活动性病变。荧光素眼底血管造影检查发现：造影早期后极部可见到散在小点状高荧光，随造影时间延长渐有荧光素渗漏，周边部视网膜微血管渗漏，部分视网膜血管有轻微荧光素染色，晚期黄斑区呈花瓣状强荧光，视盘荧光有所增强，边界可辨。口腔内双侧舌缘见有3个黄豆大圆形溃疡，边缘清，基底平坦，表面附有灰白色膜、溃疡周围有红晕。阴茎龟头部见有溃疡一处，约4mm×4mm。

（2）诊断：①Behcet病性葡萄膜炎；②Behcet综合征。

（3）治疗经过：地塞米松10mg加入500ml生理盐水中静脉点滴，每天1次，5天后减量为5mg静滴，好转后口服泼尼松30mg，顿服，逐渐减量，等病情稳定后维持量（10mg）口服6个月。双眼视力恢复至0.8，睫状充血（-），KP（-），Tyndall征（-），荧光素眼底血管造影检查，视网膜微血管渗漏消失，视盘和黄斑区未见强荧光。口腔溃疡和阴茎龟头部溃疡消失。

四、交感性眼炎

交感性眼炎（sympathetic ophthalmia）是葡萄膜穿透性外伤（包括外伤和手术）后发生的一种双侧肉芽肿性全葡萄膜炎。外伤眼称为诱发眼（exciting eye），而另一眼则称为交感眼（sympathizing eye）。目前认为，交感性眼炎是一种自身免疫介导的眼内炎症，在组织病理学上表现为淋巴细胞和巨噬细胞呈结节状或弥漫性浸润葡萄膜，其起病隐匿，进展迅速，而且病情经常反复恶化。2000年Kilmartin做了以人口为基数的交感性眼炎发病情况的调查研究，发病率为0.03/10万。其发病机制、临床表现和病理及治疗叙述如下。

（一）病因和发病机制

在交感性眼炎的病因研究中，曾有过结核、病毒感染学说和黑色素过敏学说，但目前认为交感性眼炎的发生属自身免疫机制。双眼弥漫性全葡萄膜炎与HLA-DRB1或HLA-DQA1或HLA-DQB1型相关，离体研究发现T细胞可作用于视网膜抗原，提示自身免疫机制在其发病中起到重要作用。交感性眼炎免疫病理研究发现，脉络膜组织中含大量T淋巴细胞和Th1细胞因子，伴有MHCⅡ型和黏附分子，提示其发病为T细胞介导的免疫反应。葡萄膜的炎症可能针对的是眼部的自身抗原。

引起葡萄膜炎症反应的抗原仍未确定。Collins的动物实验显示，在给豚鼠注射全葡萄膜匀浆加上佐剂，可诱发类似交感性眼炎的眼部炎症反应。用多种视网膜蛋白免疫动物可产生实验性自身免疫性葡萄

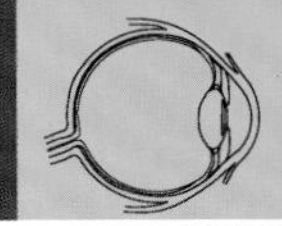

膜视网膜炎。这些蛋白是视紫红质、视网膜可溶性抗原(S-Ag)、视网膜光感受细胞间结合蛋白和鸟苷一磷酸二酯酶。模型中介导炎症的细胞主要为T淋巴细胞和巨噬细胞。临床表现和病理所见与交感性眼炎非常相似,这取决于免疫的剂量、注射途径、佐剂和动物种属。动物模型可出现 Dalen-Fuchs 结节、非肉芽肿性及肉芽肿性葡萄膜炎、视网膜血管炎、渗出性视网膜脱离、玻璃体炎、虹膜睫状体炎和角膜后沉着物。Dalen-Fuchs 结节是指葡萄膜有淋巴细胞、上皮样细胞及朗格汉斯巨细胞浸润,脉络膜病变始于大血管层,在血管周围出现淋巴细胞浸润,逐渐形成典型结节。结节中心为上皮样细胞及巨细胞,周围为淋巴细胞,有些还能见到浆细胞。本病结节中巨细胞吞噬色素现象明显,而且不存在或极少酪样坏死。脉络膜毛细血管层因缺乏色素,所以较少受到侵犯,而在病变发展到一定程度时也难免波及,覆盖其上的视网膜色素上皮层有局限性增生,呈扁平疣状或结节状隆起,色素细胞增大成梭形,杂有上皮样细胞和巨细胞,称为 Dalen-Fuchs 结节。然而与交感性眼炎不同的是,模型的组织病理学研究显示炎症和损害主要集中在光感受细胞。

Broekuyse 等(1992)描述一种不溶性葡萄膜黑色素制剂可产生仅限于葡萄膜炎症的免疫动物模型。另有研究发现,该模型表现出疾病自发的复发现象。葡萄膜抗原引起的炎症反应与交感性眼炎一致,这与交感性眼炎通常发生在葡萄膜组织创伤后有关。而且黑色素蛋白诱导的实验性葡萄膜炎与交感性眼炎一样,组织病理损伤主要发生在葡萄膜。最近 Sugita 等报道,在 HLA-A2 型交感性眼炎患者中,能特异性识别黑色素抗原多肽 MART-1 的T淋巴细胞可溶解黑色素细胞。这支持疾病是针对 MART-1 抗原的自身免疫反应。

Rao 和 Roberge 等研究了致敏反应的机制,结膜下注射而非眼内注射视网膜抗原加佐剂可出现对侧的葡萄膜炎症反应。提示眼内缺乏淋巴引流,导致结膜下淋巴细胞对视网膜抗原敏感。而在眼外伤时,正常情况下个别位于眼内的抗原通过伤口可接触到淋巴细胞,眼内组织长时间暴露于眼外环境中,细菌等可作为佐剂加强致敏反应。

青光眼滤过性手术通常不会引发交感性眼炎,这意味着交感性炎症的发生,不仅要有创伤还必须有诱发免疫系统的致敏作用。正常情况下的房水是淋巴细胞激活的抑制剂,部分通过β-转化生长因子(TGF-β)的表达来实现。这一抑制途径可被创伤中房水内生成的非特异性炎症因子所终止。眼组织结构的完整性对于维持正常视功能具有重要的意义,此种组织结构完整性的维持有赖于多种机制,其中最重要的机制之一是眼内免疫赦免机制。有实验表明,前房是重要的免疫赦免区,此对维持眼内免疫微环境的稳定性有重要意义。将抗原和异体物质引入前房后,可以诱导出特异性非补体结合抗体和细胞毒性T细胞的前体细胞,但迟发型过敏反应(delayed type hypersensitivity,DTH)缺如,此种现象或机制被称为前房相关免疫偏离(anterior chamber associated immune deviation,ACAID)。缺乏了这种抑制机制,是延期处理眼部创伤和多次眼部手术后交感性眼炎发生率增高的原因之一。另外,Nd:YAG 激光光凝睫状体,也可引发交感性眼炎。

(二)临床表现

引起交感性眼炎的眼外伤,可以是眼穿通伤、钝挫伤、眼内异物伤,19世纪的一组31例交感性眼炎报道,眼球穿通伤引起者占96.77%,其中,锐器致伤者为64.51%,以眼内异物伤最多,为41.98%。关于交感性眼炎潜伏期,已报道最短为5天,最长为66年,65%~80%的病例发生在伤后2周至3个月,90%于1年内发生。而 Kilmartin 的研究数据是,受伤后3个月内发病为33%,1年内发病的为50%。

交感性眼炎的症状和体征在不同患者可有很大的不同。在自觉症状中,90%以上的患者主诉有视物模糊和视力下降,眼痛、畏光和流泪等症状不一致。全身症状很少见,个别人有感觉性神经性耳聋。

1. 症状

(1)诱发眼:起病时刺激眼表现为持续性眼红痛、畏光、流泪、视力下降等。

(2)交感眼:早期不出现视力下降,随病情进展而出现眼痛、畏光、流泪、视力下降等,严重者可出现闪光感、视物变形,视力可降为光感。

2. 体征

(1)诱发眼:睫状充血,角膜后壁有羊脂状 KP(图 9-11-17),房水中有浮游物,房水闪辉阳性,虹膜变厚，虹膜后粘连，可见玻璃体细胞。随着病情进展出现虹膜红变，瞳孔膜闭，继发性青光眼和白内障等眼前节并发症。玻璃体细胞及混浊，眼底检查可见视盘水肿，视网膜血管白鞘，脉络膜增厚浸润。

（2）交感眼：起初自觉症状轻微，轻度睫状充血，房水浑浊，角膜后细小KP。随着病情发展出现炎症反应加重，虹膜纹理不清，瞳孔缩小，虹膜后粘连，瞳孔缘结节，瞳孔闭锁，玻璃体混浊，视盘充血、水肿等。周边部脉络膜可见细小黄白色类似玻璃膜疣样病灶，逐渐融合扩大，并散布到整个脉络膜。恢复期后眼底遗留色素沉着，色素脱失和色素紊乱，眼底可出现晚霞样改变。

（3）眼底表现：脉络膜浸润、增厚，视网膜和视盘水肿，眼底中周部视网膜色素上皮层有60~700nm大小的黄白色视网膜下浸润灶，即组织病理中的Dalen-Fuchs结节，可见于1/4~1/3的病例，大多数结节位于周边部（图9-11-18）。常伴有渗出性视网膜脱离、脉络膜视网膜瘢痕和眼球萎缩。

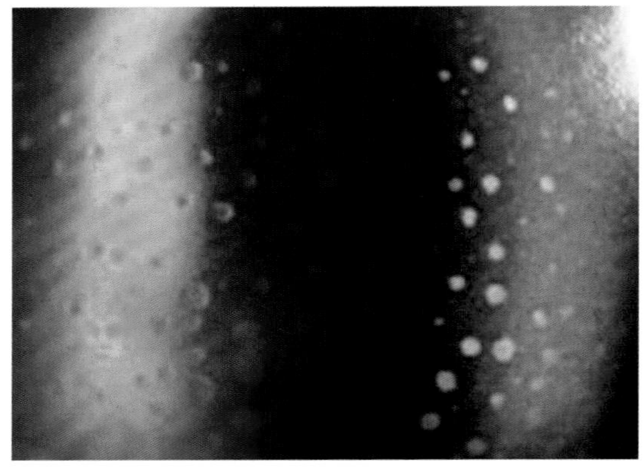

图9-11-17　交感眼角膜后羊脂状沉着物

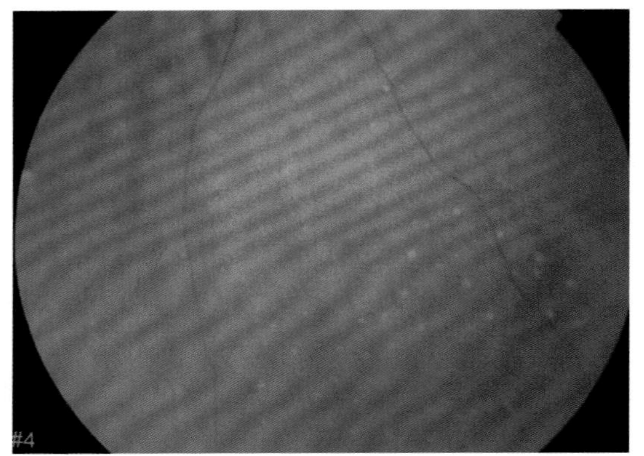

图9-11-18　晚期晚霞状眼底合并Dalen-Fuchs结节（易长贤提供）

（4）并发白内障，继发性青光眼。

3. 辅助检查

（1）FFA：荧光素眼底血管造影检查对诊断有一定的帮助。急性期最常表现为静脉期在视网膜色素上皮水平出现多发性强荧光点状渗漏，在后期这些强荧光点可融合成片状强荧光。在炎症严重的患者可形成类湖状改变。在疾病的慢性期或反复发作的葡萄膜炎患者，最常见的改变为造影早期出现多发性弱荧光区，后期染色，此种荧光改变的部位与临床上所见的Dalen-Fuchs结节的分布相一致。另外一个常见的表现是视盘在早期可表现为荧光渗漏。在一些患者尚可发现视网膜血管荧光素渗漏、血管壁染色等改变。

（2）吲哚青绿血管造影（ICG）检查：ICG检查对诊断也有一定帮助。在疾病的活动期，可发现多发性弱荧光暗区，分布不规则。在复发性或慢性炎症患者，可看到与检眼镜下所见Dalen-Fuchs结节相对应的弱荧光暗区。最常见的表现为高荧光区，代表Dalen-Fuchs结节相应的视网膜色素上皮出现窗样缺损；还可见一些造影早期的低荧光区，至静脉期荧光逐渐增强；如果合并浆液性视网膜脱离，造影晚期则出现染料积蓄。

（3）OCT：可表现为视网膜水肿、视网膜皱褶、视网膜神经上皮脱离、视网膜色素上皮浆液性脱离、脉络膜光带呈波浪状等。

（4）影像学检查：B型超声波检查可发现脉络膜增厚，此种改变支持交感性眼炎的诊断。利用X线和CT检查对定位和诊断眼内异物，简便易行，迅速准确。

（三）诊断和鉴别诊断

交感性眼炎的临床表现和病理改变没有特异性，在做“交感性眼炎”的临床诊断之前，有必要排除引发双侧葡萄膜炎的其他原因。事实上，这一点在目前阶段的实际工作中极难做到。如果不能真正排除其他原因而诊断的“交感性眼炎”有可能使交感性眼炎的诊断率人为提高。

1. 诊断

（1）典型的病史：有眼部外伤或多次手术病史，难以回忆有外伤史者，可根据眼球穿通伤痕确认。

（2）典型的临床表现：诱发眼和交感眼的表现，眼红痛、畏光、流泪、视力下降等。睫状充血，角膜后壁有羊脂状 KP(图 9-11-14),房水中有浮游物,房水闪辉阳性,虹膜变厚,虹膜后粘连,瞳孔膜闭,继发性青光眼和白内障等眼前节并发症。玻璃体细胞及混浊,眼底检查可见视盘水肿、视网膜血管白鞘、脉络膜增厚浸润和 Dalen-Fuchs 结节。

(3)FFA 对建立临床诊断很有帮助:早期出现脉络膜背景荧光遮蔽,这是完整的 Dalen-Fuchs 结节遮挡荧光所致;静脉期视网膜色素上皮水平有多发的荧光点不断扩大,而且融合,这是结节上的视网膜色素上皮变性消失,荧光素浸入视网膜下,形成荧光积存;后期荧光着色,说明荧光素逐渐侵入结节,并在结节内聚积。虽然 FFA 对临床诊断有帮助,但不是交感性眼炎的特异性表现,Vogt-小柳-原田综合征也有类似的荧光血管造影表现。ICG 检查对诊断也有一定帮助。影像学检查对眼内异物的诊断和定位迅速准确。

2. 鉴别诊断

(1)葡萄膜大脑炎:无眼部外伤或多次手术的病史。有白癜风、白发、脱发、听力障碍、脑膜刺激症状和脑脊液淋巴细胞增多的表现。

(2)晶体过敏性葡萄膜炎:常发生于晶状体受伤或白内障囊外摘除术后 1~14 天,炎症反应主要集中在晶状体皮质附近,清除皮质后炎症可迅速消退,一般不引起眼底改变。

(四)治疗

交感性眼炎的治疗目的是尽快控制眼内炎症。根据疾病的严重程度,可以选择适宜剂量的皮质类固醇激素全身和局部单独或联合应用。当病情得到控制后,应逐渐减低激素用量。在所有炎症体征完全消失后,且无全身并发症,应维持治疗 3~6 个月。但病情复发或恶化具有不可预测性,有时在数年后炎症会重新复发。因此,对患者进行常规性终生随访是必要的。

1. 糖皮质激素　在糖皮质激素用于治疗交感性眼炎以前,仅有 45%的患者能够保留有用的视力。近年文献报告,有 50%~75%的患者视力达到 0.5。这一结果与早期、足量的糖皮质激素治疗有关,与疾病潜伏期的长短无关。而视力预后差的患者多因为在疾病的活动期,没有使用糖皮质激素,或使用了但剂量低于每天(强的松)0.33mg/kg,或疾病发作 2 周以后才治疗;另外与继发青光眼、黄斑部脉络膜视网膜瘢痕和持续不能控制的炎症有关[1]。

有学者认为诊断一经确立,就应给予冲击量的抗炎治疗。待感染的因素排除后,及时、足量的糖皮质激素治疗,起始剂量为强的松每日 1.0~1.5mg/kg,早晨顿服,剂量的大小可随着眼部炎症的缓解而逐渐减量。强的松 10~25mg/d 的维持治疗需数月。依据眼前节炎症情况局部应用糖皮质激素和睫状肌麻痹剂。在严重病例,短期应用糖皮质激素冲击疗法更能有效抑制眼部炎症。

2. 免疫抑制剂　如果对糖皮质激素治疗不敏感,或因全身某些疾病如糖尿病、高血压等限制,不能常规大剂量应用糖皮质激素,可以加用免疫抑制剂,如环孢霉素 A(CsA)、硫唑嘌呤(Aza)等,使强的松的用量减至无毒的水平。CsA 治疗交感性眼炎的结果令人鼓舞,已作为交感性眼炎治疗的二线药物,推荐的剂量为 CsA 每日 3~5mg/kg,每日分 2 次服,可联合强的松 15~20mg/d,早晨顿服。然而 CsA 可引起永久的肾毒性,故患者需密切随访。由于 CsA 的不可逆毒性,大多数眼科学者主张应用免疫抑制剂如 azathioprine(硫唑嘌呤,一般每日 2mg/kg),并与内科医生合作。

交感性眼炎病程长、易复发,复发率为 60%,所以糖皮质激素和 CsA 治疗要坚持 6 个月,逐渐减量并停药。研究表明,糖皮质激素和免疫抑制剂治疗能改善交感性眼炎的视力预后。值得注意的是,应用激素局部可引起眼压升高和白内障的副作用,全身会出现血压升高、肌肉萎缩和糖代谢异常等。免疫制剂有引起骨髓抑制、肝肾损害,以及发生肿瘤的可能性,所以要严格掌握剂量,密切随访患者。

3. 手术　在交感性眼炎的处理中,是否摘除受伤眼球仍有争议。以往认为眼外伤后 2 周内摘除受伤眼可预防交感性眼炎的发生。Kilmartin 等(2001)指出,眼球摘除与视力预后没有关系。1974~1985 年之间的文献报道显示,50%的患者摘除眼球;1982~1992 年间为 59%;近年为 28%。Winter 等研究了 257 例活组织学检查证实的交感性眼炎病例,指出摘除诱发眼对交感眼并没有好处,无论在哪一个时间作摘除,即在交感性眼炎发生之前的短时间内,同时或随后,结论都是一样。事实上,诱发眼可能最终获得比较好的视力,摘除则剥夺了这种可能性。交感性眼炎未必是不可治疗的顽症,眼球除视功能外,尚对美容、心理都有较大的影响,对眼球摘除应持慎重的态度。

（五）治疗效果

Hakin 等（1992）对 18 例交感性眼炎的治疗观察结果表明，皮质类固醇激素联合使用硫唑嘌呤或 CsA，可以取得较好的疗效，18 例患者中 10 例交感眼获得了 0.6 或更佳的视力。造成视力较差的原因有黄斑囊样水肿和晶状体混浊。

早期大剂量激素治疗对交感性眼炎视力预后起主要作用。越早越积极的治疗，预后越好。在不少于 3 个月的随访中，受伤眼炎症的严重性与交感眼的视力显著相关。所有受伤眼有严重炎症的患者，其视力预后低于 0.3，而几乎所有只有轻度炎症的患者，视力保持在 0.3 或以上。由于交感性眼炎有复发倾向，短期和长期的随访是必须的，甚至当该眼炎症已安静多年也必须坚持随访。

随着对交感性眼炎免疫发病机制理解的增加，受伤眼的内眼手术技术的提高，眼外伤的预防，交感性眼炎在不久的未来将有可能大幅减少。

（六）典型病例

病例：男，32 岁，因“左眼球摘除术后 1 个月，右眼视物模糊 10 余天”于 2003 年 3 月 3 日入院。该患者 1 个月前因左眼外伤（鞭炮）后行左眼球摘除术。十余天前无明显诱因出现右眼视物模糊伴视物变形、变暗；无明显眼痛、眼胀、畏光、流泪、复视等。既往史：体健。入院检查：一般情况好。眼部体征：右眼视力 0.25，光定位准，眼压 15.0mmHg，结膜无充血，角膜透明，无 KP，房水清，瞳孔圆，对光反射灵敏，虹膜纹理清，虹膜无粘连，晶状体透明，玻璃体透明。眼底改变：视盘充血、水肿，边界消失，C/D＝0.3，黄斑中心凹反射消失，周围可见放射状皱褶及淡黄色渗出，视网膜灰白水肿，A ∶ V＝2 ∶ 3，未发现网膜有裂孔。左眼球缺如，左眼结膜下可见少许残留色素。辅助检查：血、尿常规和肝肾功能实验室检查未见异常。眼部 B 超提示：右眼玻璃体内可见条带状回声与视盘回声相连，后极部球壁回声稍增厚；诊断：①视网膜浅层脱离；②脉络膜轻度水肿。眼底荧光血管造影：动静脉显影时间正常，静脉早期，视网膜后极部可见散在点状高荧光，后期轻度渗漏，视盘边界欠清，后期呈强荧光渗漏，视盘上方可见片状低荧光。

诊断：①右眼交感性眼炎；②右眼渗出性视网膜脱离；③左眼球摘除术后。

治疗：糖皮质激素激素治疗，强的松每天 1mg/kg，早晨顿服，7 天后减量，渐减至每天 10mg 顿服，维持 6 个月，病情好转且稳定，右眼视力 0.4，矫正 0.8，眼压 17mmHg，视盘充血消失，但边界仍欠清，黄斑部皱褶大部分消退，淡黄色渗出部分吸收，视网膜水肿消退，B 超提示视网膜脱离消失。随访 2 年无复发。

治疗效果：本例右眼交感性眼炎皮质类固醇激素治疗较好，开始给予大剂量冲击治疗，病情好转后渐减量维持 6 个月，预后较好。

五、结核性脉络膜炎

结核病是由结核分枝杆菌感染引起的一种肉芽肿性疾病，最常发生于肺部，也可能会通过血液播散至眼内组织，甚至引起视网膜下脓肿。20 世纪 40 年代中期，随着抗结核药物的发现和临床应用，结核病的发病率明显得到控制；但近 20 年来，一度控制在很低水平的结核病，在世界范围内又有死灰复燃的趋势。目前我国有 4 亿人感染过结核菌，现有传染性结核患者达 200 万人，仅次于印度，居世界第二位。

1868 年 Graefe 和 Leber 首次描述了结核性葡萄膜炎的临床表现，1903 年 Stock 采用病理学检查在葡萄膜发现结核病灶。1948 年 Nectoux 用家兔建立了结核性葡萄膜炎的动物模型。1940 年 Woods 报道葡萄膜炎 50%以上是结核感染所致。

（一）病因和发病机制

脉络膜血管丰富，血流缓慢，结核分枝杆菌易滞留该部位造成感染。可能的发病机制为：①过敏反应型（Ⅰ型）：为眼部组织对结核菌体蛋白的变态反应；②结核分枝杆菌毒素损害型（Ⅱ型）：为真正的结核病变损害。结核分枝杆菌侵袭眼组织后，若结核分枝杆菌较少且机体免疫力较强，以增生性病变为主，产生特异性的结核肉芽肿，主要为放射排列的上皮细胞伴朗格汉斯巨细胞，外周有淋巴细胞浸润和增生的纤维细胞，病灶中极少有结核分枝杆菌。当结核分枝杆菌数量多而 T 细胞免疫活性强时，则组织充血明显。如机体免疫力低下，则可发生组织破坏，形成干酪样坏死。虽然有人认为机体对结核分枝杆菌的超敏反应可引起葡萄膜炎，免疫复合物在组织的沉积可引起虹膜睫状体炎、脉络膜炎的复发，但这种机制在眼内并未得到实验证实,如结核菌素皮内注射并未诱导患者葡萄膜炎的复发。

（二）临床表现

1. 症状　全身乏力,午后潮热,五心烦热,夜间盗汗口干咽燥。有肠结核时可表现为腹痛、腹泻等。眼部症状主要为无痛性视力下降、视物变形等。

2. 体征　结核性脉络膜炎发病可以是急性或者缓慢隐蔽,急性患者可表现视网膜炎和严重的玻璃体炎,慢性起病者可表现出以下特殊类型。

（1）脉络膜结节:多发性脉络膜结节是结核性后葡萄膜炎的最常见表现,这种表现通常提示该眼内结核来源于结核分枝杆菌的血行播散。临床上,脉络膜结节为小结节样外观,单眼或双眼均可发生。通常结节数少于5个,但也有多达50~60个者。结节从灰白色到黄色不等,边界不清,多位于后极部,大小约为1/4PD或更小。脉络膜结节局部可伴有浆液性视网膜脱离,但一般不会造成眼前节或玻璃体炎症。发生于粟粒性结核患者的脉络膜结节多为小的多发性结节。脉络膜结节通常对抗结核药物反应良好,经3~4个月治疗多可愈合。当炎症消退后,脉络膜结节边缘变清晰,中央区变为黄白色,而周边伴有色素环,最后病灶形成瘢痕。

（2）脉络膜结核瘤:在脉络膜结核中,脉络膜结核瘤较少见,常发生于具有低度过敏性或高度免疫性的成年患者,一般为单眼,起病缓慢,病程较长,多发生于眼球后极部,脉络膜呈黄白或灰白色局限性隆起,炎症消退时呈现为脉络膜结节(图9-11-19)。病灶周围视网膜水肿或渗出性脱离,其表面有血管扩张及斑片状出血。在病灶表面可出现视网膜出血和皱褶,而后期则可出现视网膜脱离。脉络膜结核瘤也可表现为在脉络膜内的弥漫而平坦的播散性生长。

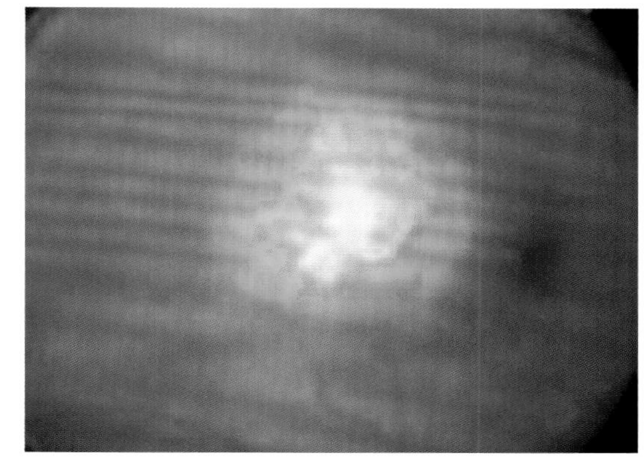

图9-11-19　脉络膜结核-视网膜下脓肿,由肉芽肿干酪样组织中细菌繁殖造成组织的液化坏死以及脓肿形成

（3）视网膜下脓肿:肉芽肿干酪样组织中细菌的繁殖可以造成组织的液化坏死以及脓肿形成。播散性结核患者往往会出现视网膜下脓肿。视网膜下脓肿外观多为淡黄色,表面可有视网膜出血。随时间延长,这类病变往往会有发生视网膜血管瘤样增生的倾向。视网膜下脓肿对抗结核药物治疗有效,愈合后形成色素沉着或萎缩,但在瘢痕区域内也可能会出现视网膜下新生血管。

（4）匍行性脉络膜炎:匍行性脉络膜炎是一类主要侵害脉络膜及脉络膜毛细血管的慢炎症。结核性脉络膜炎可为局限性或者多灶性(图9-11-20),和内源性眼内炎类似,但多数患者检查可有活动性肺结核或身体其他部位的急性结核。

该类疾病被认为是一种自身免疫性疾病,常起病在视盘周围,并向外扩展。在眼内结核患者中,也可出现类似于匍行性脉络膜炎的表现,尤其是在印度患者中。初始患者可能表现为病灶相对独立的多发性脉络膜炎,但随病情进展,病灶会逐渐扩散融合。此类患者也可表现为以变形虫样方式扩散的弥漫性斑状脉络膜炎。皮质类固醇激素和免疫抑制剂对匍行性脉络膜炎治疗有效,但对匍行性脉络膜炎样结核,皮质类固醇激素疗效较差治疗,病情仍会发展。Laatikainen 和 Erkkila 认为,是结核分枝杆菌激发的过敏/超敏反应导致了这类眼内结核的发生。

3. 眼部辅助检查

（1）眼底荧光血管造影:造影早期脉络膜结节为低荧光,后期为强荧光,静止的或已愈合的结节仅表现为透见高荧光。但对于较大的脉络膜结核瘤,FFA早期显示为伴有扩张毛细血管床的强荧光,并且荧光增强迅速,后期可因渗出性视网膜脱离而出现荧光素积存。FFA也可有助于发现在脉络膜结节形成急性期或静止性病灶出现的脉络膜新生血管或视网膜血管瘤样增生。在弥漫性类匍行性脉络膜结核中,FFA早期病灶表现为低荧光,后期为强荧光。而对于已愈合的病灶,仅表现为透见高荧光,或者会因色素上皮增生而出现荧光遮挡。在结核性视网膜血管炎中,FFA可显示血管壁尤其是静脉管壁的

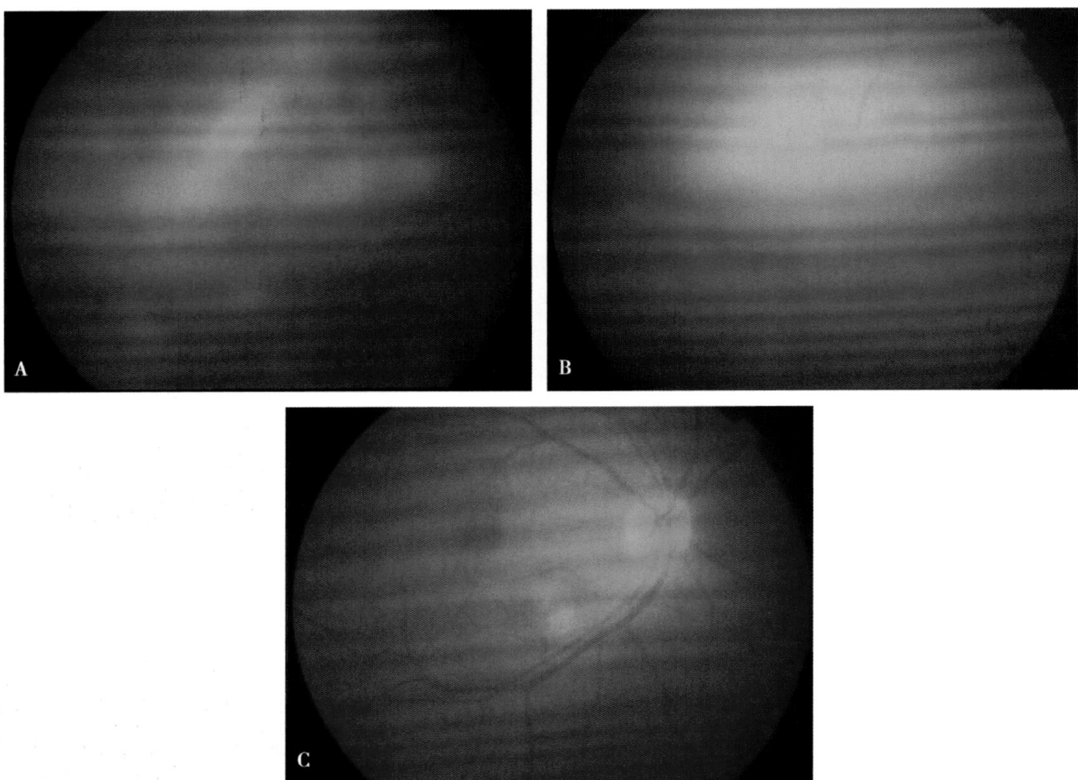

图 9-11-20　结核性葡萄膜炎（易长贤提供）

A. 多灶性视网膜病灶，波及玻璃体；B. 病灶扩大，融合，玻璃体渗出性病灶恶化；C. 同一患者右眼炎症很轻，仅见下血管弓旁小片视网膜渗出性病灶

荧光素染色和渗漏。通过 FFA 检查周边视网膜是否有毛细血管无灌注区或新生血管，对指导激光治疗有重要意义。

（2）吲哚菁绿血管造影：在造影早、中期这些病灶表现为低荧光点，而后期出现多个小的局部强荧光区。在造影后期，因为脉络膜血管渗漏可变模糊，或出现弥散的带状强荧光区。造影早期和中期阶段的低荧光区变为强荧光区提示活动性脉络膜病灶。在弥漫性类匍行性脉络膜结核中，活动性病灶在 ICGA 早期和后期均为低荧光。眼内结核患者的 ICGA 表现是可逆的，因此利用该检查手段可用于监测病变的治疗效果。

结核性脉络膜病变 ICGA 的特点为：①早期呈不规则分布弱荧光暗区；②中、后期出现多个小的局部强荧光区；③因为渗漏，脉络膜血管在造影中期模糊，有时在中期脉络膜血管完全不可见，但晚期呈扩散性强荧光；④弥散的带状强荧光区。造影早期和中期阶段的弱荧光区变为强荧光区提示活动性脉络膜病灶，局部强荧光多与长期病变相关。

（3）眼内超声检查：在 A 型超声检查中，较大的结核性肉芽肿或脓肿表现为内部低中度回声，而 B 型超声则表现为隆起的实体团块。超声检查不能区分不同原因的炎症团块，但对鉴别结核瘤与视网膜母细胞瘤、恶性黑色素瘤、转移性肿瘤等有意义。

（三）诊断与鉴别诊断

1. 诊断　国际上对结核性脉络膜炎的诊断依据：①中青年患者出现急性或亚急性前葡萄膜炎，后部葡萄膜炎以旁中心区病灶融合病灶和病灶迁徙性变化为特征；②胸部 X 线检查和特定病原菌检测阳性；③结核菌素的免疫学检查阳性；④纯化蛋白衍生物试验阳性；⑤实验性治疗反应阳性。

2. 鉴别诊断

（1）脉络膜黑色素瘤：发病年龄为 50 岁左右，单眼发病。眼底后极部界限不十分清楚的扁平肿块，呈棕色或棕黑色。眼底荧光血管造影早期病灶斑驳状荧光，晚期呈弥漫性荧光区，其中夹杂有色素团块性遮

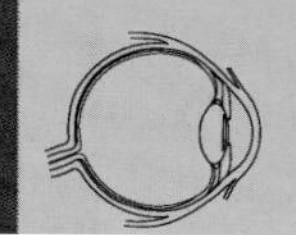

蔽荧光及肿瘤坏死性暗区。

（2）脉络膜转移癌：多有原发癌肿病史，发展较快。眼底后极部呈灰黄色或灰白色扁平隆起，边界不甚清楚。眼底血管荧光造影病灶区出现荧光较晚，在静脉早期后出现，后期病灶形成强荧光区。

（3）脉络膜血管瘤：多于中年以后发病，多位于眼底视盘附近，呈圆形或椭圆形桔黄色隆起，边界不甚清楚。眼底荧光血管造影在动脉前期或动脉早期即显荧光，可见血管网形态，呈“多湖状”，随即因渗漏而出现强荧光区。

（4）脉络膜骨瘤：又称脉络膜骨化症，多见于青年女性，多单眼发病。病灶多位于视盘周围，形态不规则，色泽不均匀，桔黄色或青灰色隆起。眼底荧光血管造影在脉络膜荧光未显影前，病变区即出现斑点状荧光及异常血管干丛荧光，随着视网膜动静脉的充盈而逐渐增强，晚期不减弱，呈持续性强荧光。此病最重要的是 CT 检查，在后部眼环出现与骨密度一致的影像。

（5）视网膜母细胞瘤：脉络膜结核瘤误诊为视网膜母细胞瘤而行眼球摘除者屡有报道。视网膜母细胞瘤多发生于婴幼儿。对视网膜母细胞瘤的正确诊断取决于采取综合诊断手段，包括详细病史、全麻下散瞳查眼底、B 超、X 线拍片、CT 扫描、房水中乳酸脱氢酶、细胞学检查等。在辅助检查中，以 CT 和 B 超检查诊断率高，简便易行。

（四）治疗

结核性脉络膜炎主要采用药物治疗，异烟肼、利福平等为常用的有效的抗结核药。美国疾病控制中心建议，在最早的 2 个月内联合采用异烟肼、利福平、乙胺丁醇和吡嗪酰胺四种抗结核药物，然后调整药物类型及剂量再持续治疗 4~7 个月。

大量临床和实验证明，在使用抗结核药的同时，全身加用低剂量的皮质类固醇激素有可能减少因迟发性超敏反应而引起的眼部损伤。但应避免单独使用皮质类固醇激素，以免后者促进细菌繁殖引发全眼球炎或激活潜在的感染而使全身结核加剧。局部应用散瞳剂有助于减轻炎症反应和改善症状。视网膜下的新生血管可选用氩激光光凝治疗。

由于结核菌的高度变异性，联合、连续和持续用药是抗结核治疗的三大原则；此外，充分休息，补充维生素，增加营养可提高机体对结核感染的抵抗力。近年来，原药耐药结核有下降趋势，而获得性耐药结核则有所上升。对耐药性结核的治疗，一般建议是在使用多种一线抗结核药物同时再另外加用一些最小剂量的其他抗结核药治疗 18~24 个月，常用药物如利福布丁、氟喹诺酮类和利奈唑胺。

抗结核药物治疗数月后，结核性脉络膜炎多可治愈。2 个月后活动病灶缩小，出现色素环绕，黄斑水肿消退。脉络膜的病灶趋于平静或完全消失，部分留下永久的组织损害，形成瘢痕。个别粟粒状脉络膜结核病灶吸收后，黄斑部视网膜下新生血管形成，最终形成盘状黄斑病变。

（五）治疗效果

早期正确的治疗可获得较好效果。结核性脉络膜炎患者的视力预后与病变的部位及治疗是否及时有关。笔者曾治疗 10 例结核性脉络膜炎患者，视力恢复均在 0.6 以上。

（六）典型病例

病例：患者女，33 岁，因左眼视物不清、逐渐加重 3 个月，于 2005 年 7 月 2 日来我院进一步诊治。眼部检查：右眼视力 1.2，左眼 0.1。双外眼检查未见异常。右眼底正常；左眼底视盘色泽正常、边界清晰，血管走行正常，黄斑中心凹反光未见，视网膜颞下方可见约 3PD 大小黄白色隆起病灶。FFA：左眼病灶早期呈现高荧光，晚期有明显荧光素渗漏。ICGA：病灶早期呈现低荧光，晚期有荧光素渗漏，其中可见线条状高荧光。眼部 B 超：显示左眼下方视网膜浅脱离。视野检查：左眼视野向心性缩小。纯化蛋白衍生物试验（0.1ml，5IU）：硬结 1.5cm×1.9cm，红晕 4.0cm×8.0cm，水疱数个，呈强阳性反应。红细胞沉降率：12mm/h。病毒血清学检查正常。胸片未见异常。

诊断：左眼结核性脉络膜炎。

治疗：给予抗结核治疗，口服异烟肼 0.1g，3 次/d，利福平 0.45g，1 次/d，其他为保肝和对症治疗。

治疗效果：2 周后复查：右眼视力 1.2，左眼 0.2；左眼底视网膜颞下方灰黄色病灶内可见不规则条纹状暗区，与治疗前相比有所变小；FFA 见病灶晚期仍有明显荧光素渗漏；ICGA 检查，病灶早期呈现低荧光，晚期有荧光素渗漏，其中可见线条状高荧光，与治疗前相比无明显变化。视野检查：左眼盲点上方束状缺损，盲点下方小缺损。6 周后复查：视力右眼 1.2，左眼 0.3；右眼底无异常，左眼底视网膜颞下方黄白色病灶基本消退；FFA 检查，显示左眼病灶渗漏局限，病灶中可见一小区域遮挡荧光；ICGA 检查，未见荧光素渗漏。1 年后复查左眼视力均 1.0，左眼底病灶处残余色素沉着，视野检查较前明显好转。随访 1 年期间，患者一直坚持抗结核治疗。

六、梅毒性脉络膜炎

梅毒（syphilis）是由梅毒螺旋体引起的一种性传播或血源性感染性疾病。由于驱梅疗法的进步，梅毒发病率曾一度下降，但自 20 世纪 70 年代起，又有所回升。随着获得性免疫缺陷综合征（acquired immune deficiency syndrome，AIDS）迅速蔓延，梅毒也有卷土重来之势，AIDS 患者易于感染梅毒。

梅毒可分为先天性梅毒和后天性梅毒，两型均可引起眼内炎症，葡萄膜炎及脉络膜炎尤为常见。

（一）病因和发病机制

梅毒患者是唯一的传染源。性接触传染占 95%。主要通过性交由破损处传染，梅毒螺旋体大量存在于皮肤黏膜损害表面，也见于唾液、乳汁、精液及尿液中。未经治疗的患者在感染后 1 年内最具传染性，随病期延长，传染性越来越小，病期超过 4 年者，通过性接触无传染性。亦可通过干燥的皮肤和完整的黏膜而侵入。少数可通过接吻、哺乳等密切接触而传染，但必须在接触部位有梅毒螺旋体。由于梅毒螺旋体为厌氧性，体外不易生存，且对干燥极为敏感，故可通过各种器物间接传染的可能性极小。输血时如供血者为梅毒患者可传染于受血者。先天梅毒是患有梅毒的孕妇通过胎盘血行而传染给胎儿。一般在妊娠前四个月，由于滋养体的保护作用，梅毒螺旋体不能通过，故妊娠前四个月胎儿不被感染，以后滋养体萎缩，梅毒螺旋体即可通过胎盘进入胎儿体内传染胎儿。

梅毒螺旋体（treponema pallidun，TP）有两种物质可能与其致病力有关，即黏多糖和多糖酶。螺旋体表面似荚膜样的黏多糖能保护菌体免受环境中不良因素的影响，完整的荚膜样的黏多糖层是 TP 繁殖与存活所必需的。荚膜中含有 N-乙酰半乳糖胺，TP 不能自行合成，须从宿主细胞获得。借其黏多糖酶和含有黏多糖的组织细胞表面黏多糖受体结合，分解宿主细胞的黏多糖，获取合成荚膜所需物质。由于黏多糖是宿主组织和血管支架的重要组成部分，黏多糖被 TP 分解后，组织受到损伤和破坏，从而引起血管塌陷，血流受阻，造成管腔闭合性动脉内膜炎、动脉周围炎及组织坏死、溃疡等病变。

（二）临床表现

梅毒可分为先天性梅毒和获得性梅毒，下面将分别叙述它们的临床表现。

1. 先天性梅毒　其特点是不发生硬下疳，早期病变较后天梅毒为重，晚期较轻，心血管受累少，骨骼、眼和鼻受累多见。

（1）全身表现

1）早期先天性梅毒：发生于出生后 3 周至 2 年内，主要引起营养障碍、消瘦、皮肤萎缩（貌似老人）、皮疹、皮肤水疱、扁平湿疣、口角与肛周放射性皲裂或瘢痕、梅毒性皮炎、骨膜炎、软骨炎、淋巴结肿大、肝脾大等。

2）晚期先天性梅毒：发生于 2 岁以上者，出现结节性梅毒疹、树胶肿、鼻中隔穿孔、马鞍状鼻、马刀胫、关节腔积水、楔状齿、神经性耳聋等。

（2）眼部表现：先天性梅毒可引多种类型的葡萄膜炎，如角膜葡萄膜炎、急性虹膜睫状体炎、脉络膜视网膜炎等（图 9-11-21）。

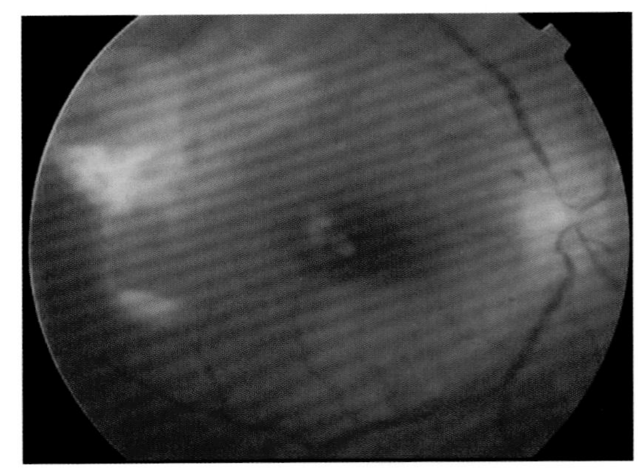

图 9-11-21　梅毒性脉络膜炎-视网膜渗出、出血（易长贤提供）

1）眼前节表现：结膜炎是二期梅毒比较常见的症状。梅毒性结膜炎可引起球结膜水肿，血管充血，并伴有巩膜炎。组织学上，可出现完全像结节病的肉芽肿性结膜炎。巩膜结膜炎在二期梅毒常见，然而梅毒很少引起孤立的浅层巩膜炎和巩膜炎。先天性和后天性梅毒的角膜表现：梅毒性间质性角膜炎（TK）通常是由于先天性感染，偶尔也见于后天感染。角膜炎症是由于直接感染抑或是超敏反应，目前尚不清楚。后天性 TK 的炎症反应类似葡萄球菌性边缘性角膜炎。但当葡萄膜炎完全消退时，角膜炎瘢痕即形成。角膜基质新生血管形成是 TK 的一个恒定的特点，但在角膜基质瘢痕内可能很难看到。许多长期慢性病例可出现各种继发性角膜变性改变。但 Descemet 膜具有突起的嵴、网或厚的卷曲形成，使前房呈花彩样，此为先天性梅毒性角膜基质炎的显著特征。先天和后天性梅毒性白内障可能是葡萄膜炎症所致。梅毒所致继发性青光眼有几种解释，有认为是梅毒性晶状体半脱位或全脱位导致房角关闭。然而更常见的是葡萄膜炎青光眼合并先天性或后天性梅毒性虹膜睫状体炎，虹膜的炎性假瘤常伴有眼压升高。开角型或闭角型青光眼在梅毒性 TK 患者中亦有描述，有继发性房角内皮化生（epithelialization）的报道。曾患过 TK 的婴幼儿易形成窄角，这些解剖学因素使患者以后易患闭角型青光眼。

2）脉络膜视网膜炎：较为多见，常发生于出生前。临床常见双眼色素紊乱，呈椒盐样眼底改变，常伴有视神经萎缩和视网膜血管变细，以及大片萎缩。

2. 获得性梅毒　获得性梅毒可分为 4 期，即一期梅毒、二期梅毒和三期梅毒、四期梅毒，每期都有不同的临床表现。

（1）全身表现

1）一期梅毒：其特征是在梅毒螺旋体侵入体出现硬下疳。此种病变多发生于生殖器，也可发生于口腔、皮肤、结膜和眼睑，通常发生于感染后 2~6 周，表现为无痛性丘疹，内含大量的螺旋体，丘疹可逐渐进展为溃疡，但于发生后 4 周，即使不治疗此种病变也可自行消退。

2）二期梅毒：其特征是梅毒螺旋体在血中播散，出现于疾病发生后 4~10 周，典型的表现为弥漫性皮疹和淋巴腺病，皮疹呈斑丘疹，在手掌和足底部最为明显，其他表现有发热、不适、头痛，恶心、厌食、头发脱失、口腔溃疡和关节疼痛，此期可引起肝、肾、胃肠道、眼等多器官损害，在眼部主要引起葡萄膜炎。

3）三期梅毒：此期患者无全身症状和体征，无传染性，但可引起葡萄膜炎。此期可持续终生。

4）四期梅毒：此期可出现多系统损害，它又可分为 3 种类型，即良性四期梅毒、心血管梅毒和神经梅毒。①良性四期梅毒的特点是出现皮肤黏膜的梅毒瘤，也可出现虹膜和脉络膜的梅毒瘤；②心血管梅毒表现为主动脉炎、主动脉瘤、主动脉瓣功能不全、冠状动脉狭窄等病变；③神经梅毒有两种类型，一种为脑膜血管梅毒，表现为无菌性脑膜炎；另一种类型为脑实质型梅毒，主要表现为脑膜脑炎。

以眼部改变为首诊的晚期梅毒患者可合并人类免疫缺陷病毒感染。

（2）梅毒性葡萄膜炎

1）虹膜蔷薇疹（roseola）：是眼梅毒的最早表现，发生于二期梅毒早期，往往伴有或以后发生皮肤斑疹。有两种类型：①虹膜早期蔷薇疹：是虹膜表面血管袢充血，出现快，持续数日无痕迹消失；②复发性蔷薇疹：出现在感染后 2 年以上，为血管扩张形成限局性病变，往往有炎症表现，有渗出和虹膜后粘连，可发展为丘疹。

2）梅毒性虹膜睫状体炎：发生于梅毒二期的早期和三期，有各种类型。①二期梅毒性虹膜睫状体炎：为急性炎症，常伴有皮疹。②三期梅毒性虹膜睫状体炎：发生于下疳后十余年，易再发，预后不佳。往往发生于抗梅毒治疗注射后 24~48 小时，为急性炎症，是由于治疗中大量螺旋体死亡，产生内毒素所致。③复发性虹膜睫状体炎：是由于不适当的抗梅毒治疗，在停止治疗后 4~6 个月发生，常伴有黏膜皮肤反应，炎症轻重不等，严重者可引起失明。

3）梅毒性脉络膜视网膜炎：有各种类型。①弥漫型：发生于感染早期，眼底广泛水肿，经治疗后可无痕迹，也可遗留斑点状浅层脉络膜萎缩。②播散型：为最多见，发生于晚二期或三期梅毒，也可能在感染后 10 年或更晚发生，约半数双眼患病，一眼先发病，另眼迅速发生。表现视力下降，视物变形。开始玻璃体絮状混浊，视盘边界不清，视网膜水肿（图 9-11-22~图 9-11-27），有灰黄色急性炎症病灶，数目多少不一，形状各异，多位于眼底后极部，常围绕视盘周围，可融合，形成大片病变。渗出灶可多发并扩散到赤道部，有

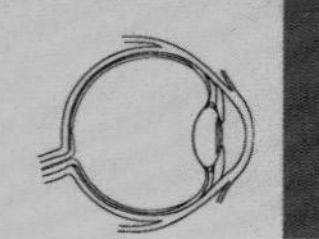

时形成骨小体样色素，如同视网膜色素变性样改变。后节炎症也可伴有前节炎症。部分严重的血管炎不仅导致视网膜水肿，视盘缺血还可出现不同程度的视网膜出血（图 9-11-28）。③急性梅毒性后极部鳞状脉络膜视网膜炎：眼底出现一个或多个较大的后极部鳞状脉络膜视网膜病变，呈鳞状黄白色视网膜下病灶，其中央部位脱色素，并有 RPE 的点状色素增生，所有病例都有玻璃体炎。眼底荧光血管造影，早期在灰白色或黄白色混浊区呈弱荧光，在脱色素区呈斑点状或斑驳状无荧光区。后期 RPE 荧光染色，在灰白或黄色病灶区最显著。少数病例有视网膜浅平浆液性脱离、周边部视网膜脉络膜炎、轻度视盘炎、视网膜血管周围炎和重度玻璃体内细胞浸润，视力严重受累。根据眼底和 FFA 的表现，它可能是一种脉络膜毛细血管-RPE-视网膜感光细胞复合体的急性炎症反应。

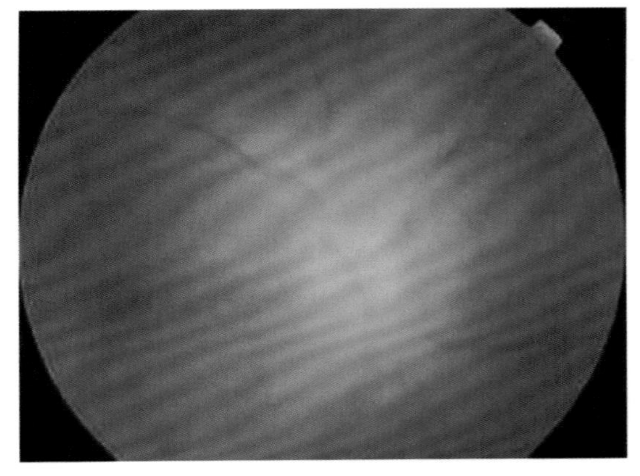

图 9-11-22 梅毒性脉络膜视网膜炎急性期

右眼玻璃体轻度混浊视盘边界不清，视网膜弥漫水肿（易长贤提供）

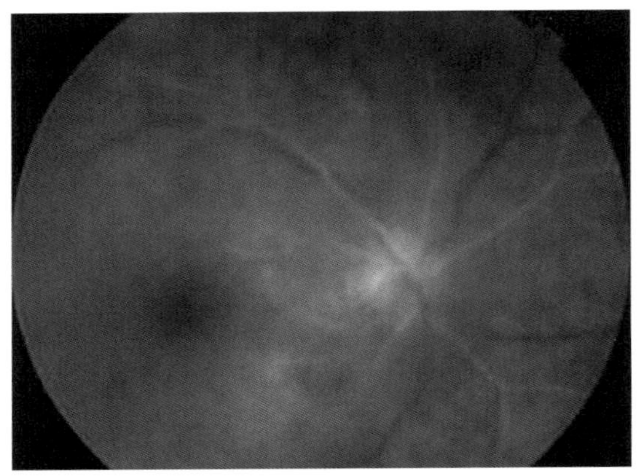

图 9-11-23 梅毒性脉络膜视网膜炎急性期眼底荧光血管造影

眼底荧光血管造影早期，视盘渗漏荧光，脉络膜高荧光（易长贤提供）

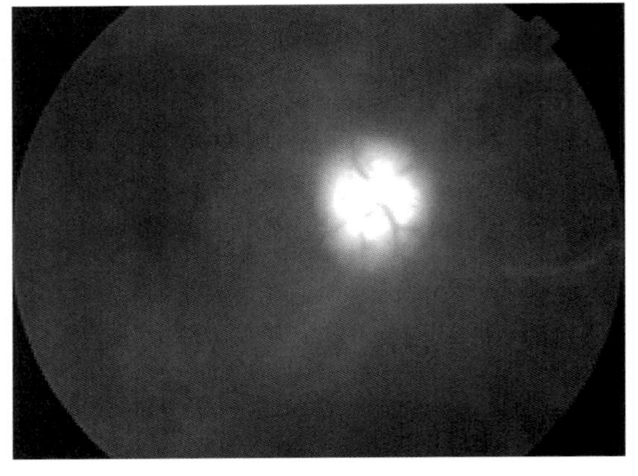

图 9-11-24 梅毒性脉络膜视网膜炎急性期眼底荧光血管造影

造影晚期，视盘高荧光，视网膜血管染色，黄斑水肿，视网膜弥漫水肿（易长贤提供）

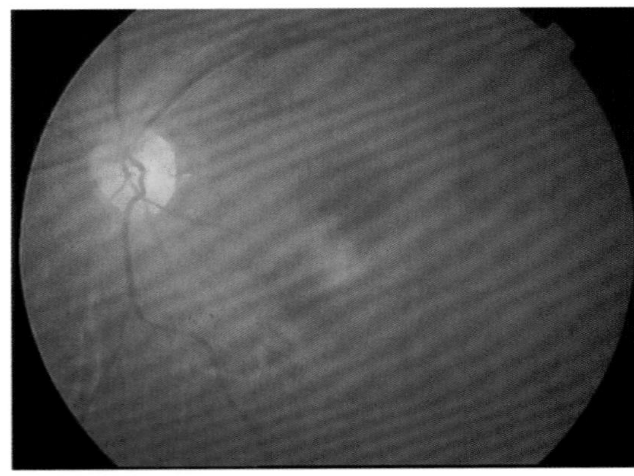

图 9-11-25 梅毒性脉络膜视网膜炎

黄斑区水肿，见灰黄色炎症病灶

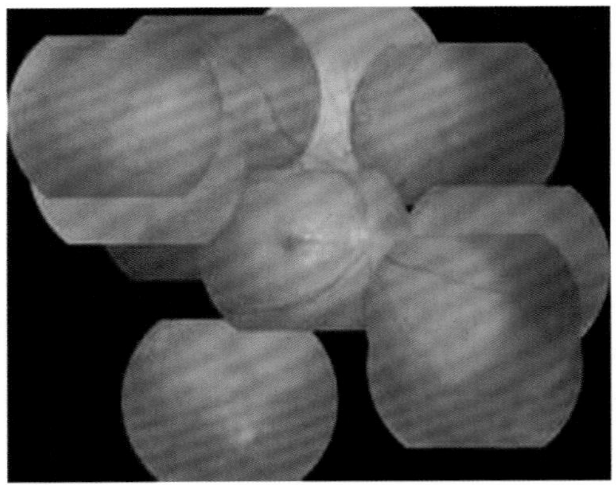

图 9-11-26 急性梅毒性脉络膜视网膜炎

右眼广泛的黄色点状视网膜病灶，部分小血管闭塞（易长贤提供）

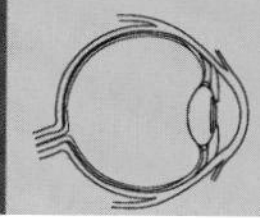

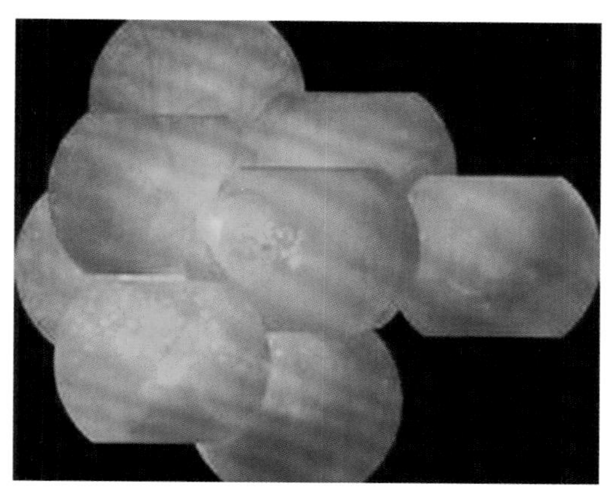

图 9-11-27　急性梅毒性脉络膜视网膜炎
左眼后极部视网膜，中心凹水肿，渗出及出血，患者视力严重下降（易长贤提供）

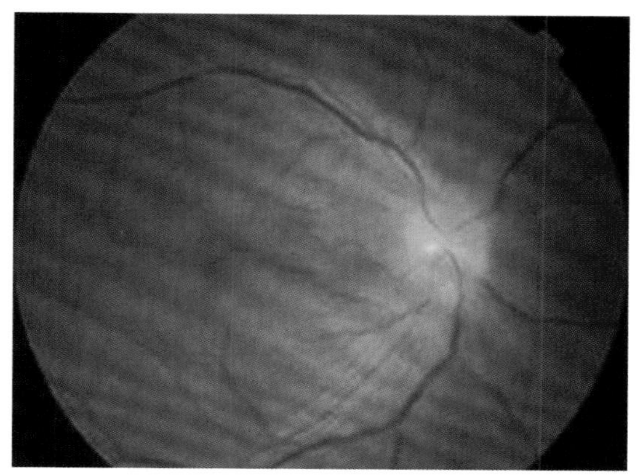

图 9-11-28　水肿消退后出现视盘颜色变淡（易长贤提供）
治疗一个月后，玻璃体恢复透明，视盘边界仍欠清楚，静脉血管轻度充盈，黄斑和视网膜水肿明显减轻（易长贤提供）

4）梅毒瘤：这是由于梅毒结节性浸润互相融合，形成肉芽肿性肿块，有两型。①丘疹：为小的多发的富于血管的病变，多发生于二期梅毒的早期，位于虹膜，大小不等，呈黄色或红黄色，持续数日或数周，消失后遗留虹膜脱色素斑。②梅毒树胶肿：多发生于三期梅毒，为棕黄色，最后坏死，伴有严重虹膜睫状体炎，患者疼痛难忍。

5）中间葡萄膜炎：一此患者可出现显著的玻璃体炎症反应，并伴有囊样黄斑水肿、周边部视网膜血管炎、视盘肿胀和视盘水肿，这些均是中间葡萄膜炎的典型表现，但患者通常无睫状体平坦部和玻璃体基底部的雪堤样改变。

6）全葡萄膜炎：梅毒性葡萄膜炎中，有的患者眼前后段均受累，典型的表现为全葡萄膜炎。

（3）其他眼部表现

1）基质性角膜炎：常发生于 5～25 岁，表现为角膜基质浸润，视力可严重下降。这是在角膜内发生的一种由于梅毒旋体引起的抗原抗体反应。一般为双眼，常伴有虹膜睫状体炎。严重者发生瞳孔膜闭或闭锁，特别是未重视散瞳治疗，甚至最后角膜混浊吸收，由于前葡萄膜炎而丧失视力。角膜病变多由周边部开始，逐渐向中心扩展，这种混浊位于角膜深处，呈灰白色毛玻璃样改变，上皮水肿。临床上睫状血管迅速充血，并开始由角膜缘向内发展，此处角膜缘水肿隆起。随之有角膜缘的深层血管向角膜中央伸入，血管位于角膜深层，呈毛刷或扫帚状，不相吻合。弥漫混浊迅速发展，以致全角膜混浊，经 2～4 周后达到最高峰，全角膜呈云雾状，极似毛玻璃，严重者角膜极度混浊，以致看不清虹膜，视力仅有眼前指数或手动。炎症高峰期再经 2～4 个月进入退行期。混浊首先由角膜边缘逐渐消退，角膜逐渐恢复透明，深层血管逐渐变细闭塞。退行期需半年到 1 年或更长时间。

2）其他眼部病变：主要有脊髓痨性视神经萎缩，这是晚期梅毒的典型改变。病程进展缓慢，常侵犯双眼，早期视力减退，有向心性视野收缩，有时是部分视野收缩。瞳孔表现为双侧大小不等，对光反应迟钝或消失，但调节集合反应存在，称为 Argyll-Robertson 瞳孔，并有眼外肌麻痹等。眼底表现为原发性视神经萎缩，视神经乳头苍白，边界清楚，动脉变细等。

（三）血清学检查

用于诊断的血清学检查分为两大类，一类为非特异性试验（也称非密螺旋体试验），另一类为特异性试验（密螺旋体试验）。

1. 非特异性试验　非特异性试验是用于测定血清中抗宿主某些自身抗原的抗体的试验。这些宿主自身抗原与感染的梅毒螺旋体结合在一起，刺激机体产生针对这些自身抗原的抗体，测定这些抗体可间接地判断螺旋体的感染。与螺旋体感染有关的主要抗原为心脂，它是由肝脏产生的一种磷脂。最常用的非特异性试验有两种:一种为性病研究实验室试验(venereal disease research laboratory,VDRL),另一种为快速血浆反应素试验(rapid plasma reagin,RPR),两种试验均是定量测定血清中的抗心脂抗体,其结果判定为“反应”、“临界”和“无反应”。

2. 特异性试验 特异性试验是定量测定抗密螺旋体抗原的方法,最常用的试验方法有两种:一种为荧光素密螺旋体抗原吸附试验(fluorescent treponemal antibody absorption test,FTA-ABS test),另一种为微血凝集素测定试验(microhemaglutination assay for reponema pallidum,MHA-TP)。两种特异性试验都有较高的特异性和敏感性,在结缔组织病偶尔可出现假阳性结果。

3. 血清学检测 梅毒血清检测是检查血清中抗体的方法,血清检查又分为非螺旋体试验和螺旋体试验两类,前者对诊断没有特异性,但是可以用作常规可疑病例的筛选(即初步诊断)和抗体定量试验。后者有特异性,用于梅毒的确定诊断,但由于此抗体会存在体内相当长的时间,不能用于观察治疗效果、复发和再发。

(1)类脂质抗原试验即以牛心磷脂等为抗原,检查患者血清中的反应素如 RPR、USR、VDRL、TRUST 等,常用作初筛试验。

(2)梅毒螺旋体抗原试验即以纯化 TP 抗原,检测特异性抗 TP 抗体,常用的有 TPPA、TPHA、TP-ELISA、FTA-ABC 等,用作梅毒感染的确诊试验。RPR 检测操作简单有同样的特异性与敏感性因而被广泛应用。TP-PA 特异性、灵敏度较高,是目前公认的梅毒血清学确诊试验。抗梅毒螺旋体特异性抗体(TP-Ab),其特异性、灵敏度与 TP-PA 相近,符合率也高,而且 ELISA 试剂成本低,操作方便,自动化程度高,是大批量标本梅毒筛查的理想方法。

(四)诊断和鉴别诊断

1. 诊断 目前尚无标准的梅毒螺旋体培养方法,因此诊断主要基于典型临床表现、病史、血清学检测等。

2. 鉴别诊断 梅毒性葡萄膜炎可表现为肉芽肿性炎症,也可表现为非肉芽肿性炎症,可发生于眼前段,也可发生于眼后段,但梅毒有特殊的临床表现和血清试验阳性不难区别。下列疾病仍应注意鉴别。

(1)急性特发性前葡萄膜炎:主要特点是起病急,症状重,进展快。易出现前房纤维素性渗出和前房积脓。

(2)结核性葡萄膜炎:结核性葡萄膜炎多为肉芽肿性炎症,患者可出现脉络膜结节,常有视网膜炎和视网膜血管炎,结核菌素皮肤试验阳性。抗酸染色、分枝杆菌培养和 PCR 检测有助于诊断和鉴别诊断。

(3)类肉瘤病性葡萄膜炎:患者多有肺门淋巴结肿大,多种皮肤病变(结节性红斑、冻疮样狼疮、斑丘疹等),肉芽肿性和非肉芽性葡萄膜炎,眼底表现为视网膜血管旁“蜡烛斑”样改变。结核菌素皮肤试验阴性。

(4)急性视网膜坏死综合征:早期中周部出现多灶性视网膜坏死,呈环状进展并向后极部迅速推进。表现为以视网膜动脉炎为特征的视网膜血管炎、血管闭塞,常伴有视网膜出血,玻璃体混浊,常有前房反应(羊脂状 KP、前房闪辉、前房炎症细胞)和眼压升高。

(5)Behcet 病:患者常有复发性和痛性口腔溃疡。皮肤病变以结节红斑和皮肤疖肿、痤疮样皮疹等为主要改变。复发性阴部溃疡,可遗留下阴部瘢痕。多种类型的葡萄膜炎(前葡萄膜炎、视网膜血管炎、全葡萄膜炎等),有自动缓解倾向,复发频繁,易出现前房积脓,发生率约 30%。荧光素眼底血管造影显示视网膜血管弥漫性荧光素渗漏。

(五)治疗

1. 药物治疗 青霉素是治疗梅毒及梅毒性葡萄膜炎的主要药物。用药宜早、剂量宜足。对于一期、二期及早期潜伏梅毒(感染 1 年之内的潜伏期梅毒)可给予普鲁卡因青霉素 G 80U,肌内注射,每天 1 次,连续 10~15 天。或给予苄星青霉素 G 240 万 U 肌内注射,每周 1 次,连续 3 周;对于四期梅毒及晚期潜伏梅毒(感染超过 1 年的潜伏期梅毒),可给予普鲁卡因青霉素 G 80 万 U 肌内注射,每日 1 次,连用 3 周,或给予苄星青霉素 G240 万 U 肌内注射,每周 1 次,连续 3 周。对于梅毒性葡萄膜炎和神经梅毒,则给予青霉素 1800~2400 万 U/日静脉滴注,连用 10~14 天;为加强效果,可联合苄星青霉素 G 240 万 U 肌内注射,每

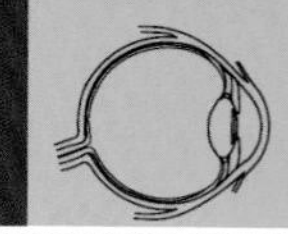

周1次,连用3周。如果对青霉素过敏,可用四环素或红霉素0.5g口服,每日4次,共15天。

2. 视网膜激光光凝治疗　对血管炎引起的无血管区和渗漏,在荧光素眼底血管造影指导下进行无血管区视网膜激光光凝治疗可收到一定效果。

(六)治疗效果

只要及早地接受正规科学治疗,便可达到彻底治愈的目的,故治疗越早效果越好。青霉素是治疗早期梅毒的主要药物,剂量宜足,疗程必须规则,方可将梅毒性葡萄膜炎彻底治愈,可使大多数患者恢复良好视力。心血管和神经系统受累者预后较差。治疗后尚需追踪观察,对传染源及性伴侣或性接触者同时进行检查和治疗。

(七)典型病例

病例一:药物治疗

病例:患者女,45岁,于2006年5月8日就诊。主诉"双眼视力下降伴闪光感2个月"。患者2个月前无明显诱因出现双眼视力下降,并出现眼前黑影漂浮和闪光感。曾在当地医院诊断为"葡萄膜炎",给予地塞米松等糖皮质激素治疗,病情无明显改善。既往健康,无口腔溃疡、白癜风、关节炎等病史。个人史:生于原籍,无外地居住史,无输血史。其丈夫曾有不洁性接触史。全身检查:体温、脉搏、呼吸、血压正常。心、肺、肝、肾无异常发现。四肢、手掌、手指、脚掌、脚背均可见皮疹和红斑。

眼部检查:右眼视力0.1,左眼0.2(均为颞侧视力)。双眼无充血,角膜透明,尘状KP(+),前房闪辉(+),前房细胞(+),虹膜纹理清,无粘连,晶状体透明,玻璃体混浊(++)。眼底:右眼视盘边界清楚,黄斑区轻度水肿,鼻下方血管旁可见黄白色点状病变,多发性,有隆起感,并伴有少量出血。左眼视盘边界模糊,黄斑区及上方和颞侧见水肿及散在的多发性黄白色点状病变,有隆起感。

实验室检查:梅毒血清学检查显示血清中梅毒抗体阳性。

诊断:双眼梅毒性视网膜炎。

治疗:双氯芬酸钠滴眼液点双眼,4次/天;复方托品酰胺滴眼液点双眼,2次/天;泼尼松30mg,早晨顿服;青霉素钠800万单位静脉滴注,1天2次;补达秀0.5克,2次/天。同时辅以中药治疗。

治疗效果:治疗2个月,右眼视力0.4,左眼0.6,双眼无充血,角膜透明,KP(-),前房闪辉(-),前房细胞(-),虹膜纹理清,无粘连,晶状体透明,玻璃体混浊(+)。眼底:右眼视盘边界清楚,黄斑区水肿消退,血管旁黄白色点状病变大部分吸收,出血吸收。左眼视盘边界模糊,黄斑区及上方和颞侧多发性黄白色点状渗出吸收。

病例二:光凝治疗

病例:女,40岁,于2008年6月8日就诊。主诉"双眼视力下降1个月"。患者1个月前无明显原因出现双眼视力下降,无眼红痛。曾在当地医院诊断为"葡萄膜炎",给予地塞米松等糖皮质激素治疗,病情见好转。既往健康。个人史:生于原籍,无外地居住史,无输血史。其丈夫曾有不洁性接触史。全身检查:体温、脉搏、呼吸、血压正常。四肢、手掌、手指、脚掌、脚背均可见皮疹。

眼部检查:右眼视力0.4,左眼0.5。双眼无充血,角膜透明,尘状KP(+),前房闪辉(+),前房细胞(+),虹膜纹理清,无粘连,晶状体透明,玻璃体混浊(++)。眼底:右眼视盘边界清楚,黄斑区轻度水肿,鼻下方血管旁可见黄白色点状病变,多发轻隆起。左眼视盘边界模糊,黄斑区及颞侧见水肿,散在的多发性黄白色点状渗出,有隆起感(图9-11-29)。

实验室检查:梅毒血清学检查显示血清中梅毒抗体阳性。

眼底荧光血管造影:早期视盘大量渗漏荧光,颞上大血管串珠状低荧光,血管渗漏,视网膜大量渗漏荧光图9-11-30、图9-11-31)。

诊断:双眼梅毒性葡萄膜炎。

治疗:双氯芬酸钠滴眼液点双眼,4次/天;复方托品酰胺滴眼液点双眼,2次/天;泼尼松30mg,早晨顿服;青霉素钠800万单位静脉滴注,1天2次;补达秀0.5g,2次/天。双眼视网膜激光光凝术。

治疗效果:视网膜光凝术后1个月,右眼视力0.8,左眼0.8,双眼无充血,角膜透明,KP(-),前房闪辉(-),前房细胞(-),虹膜纹理清,无粘连,晶状体透明,玻璃体混浊(+)。眼底:右眼视盘边界清楚,黄斑区水肿消退，血管旁黄白色点状渗出大部分吸收。左眼视盘边界模糊，视网膜水肿明显减轻，黄斑区及上方和颞侧多发性黄白色点状渗出吸收，中央凹反射未出现（图 9-11-32）。

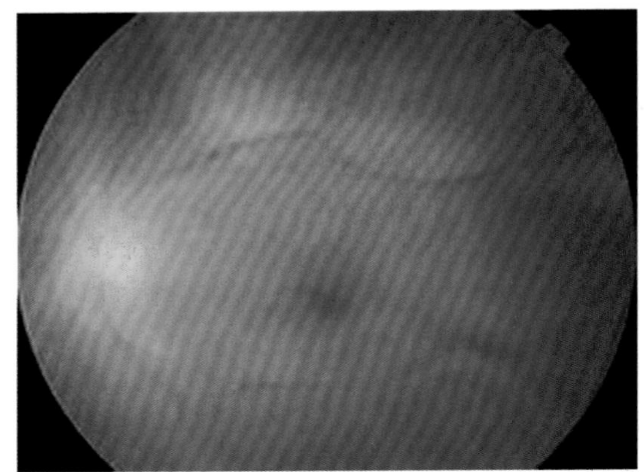

图 9-11-29　梅毒性葡萄膜炎

视盘边界不清，视网膜水肿，后极部上半可见到黄白色细点状渗出物（易长贤提供）

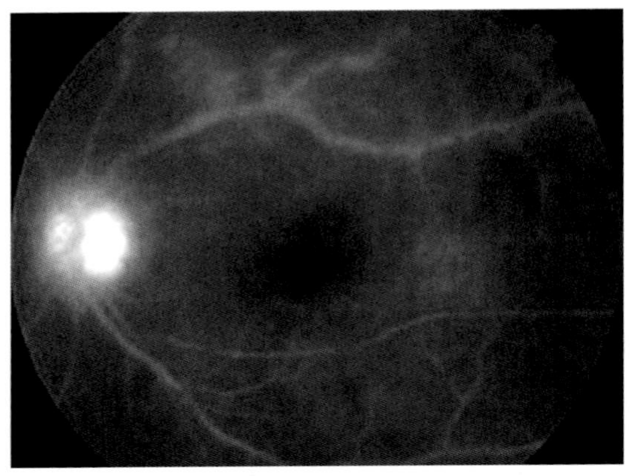

图 9-11-30　梅毒性葡萄膜炎

眼底荧光血管造影早期视盘大量渗漏荧光，颞上大血管串珠状低荧光，血管渗漏，视网膜大量渗漏荧光（易长贤提供）

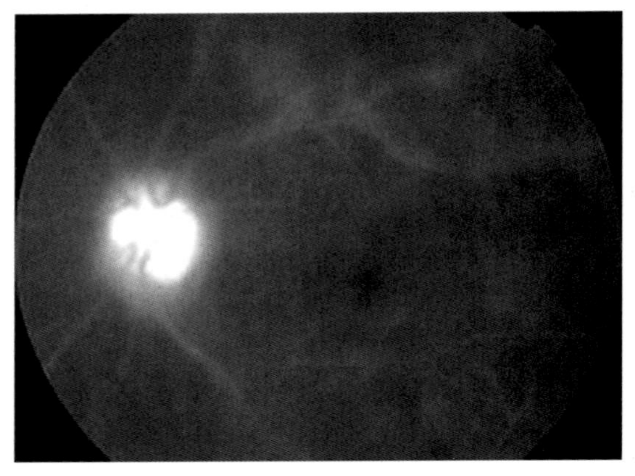

图 9-11-31　梅毒性葡萄膜炎

晚期视盘高荧光（易长贤提供）

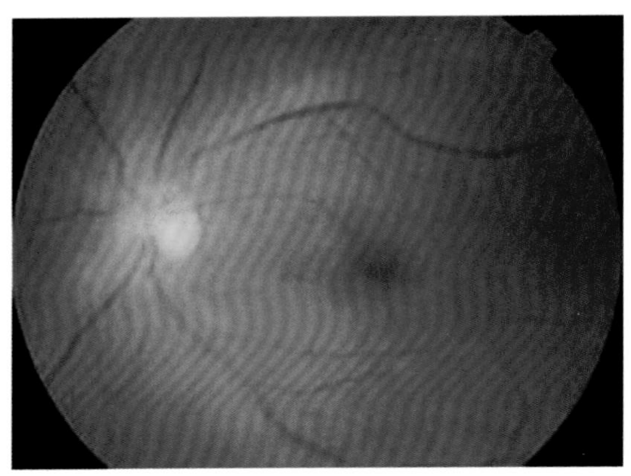

图 9-11-32　梅毒性葡萄膜炎

抗梅毒治疗和上方视网膜光凝术后 1 个月，玻璃体变清，视盘边界清，视网膜水肿明显减轻（易长贤提供）

七、弓形体病脉络膜视网膜炎

弓形体病是由弓形虫感染所致的脉络膜视网膜炎病变。临床特征为显著的玻璃体反应，出现炎症细胞浸润、玻璃体混浊，严重者前房出现大量炎症细胞，甚至纤维素性渗出性眼内炎、眶蜂窝织炎和全眼球炎。分为先天性和获得性弓形体病。弓形虫主要经食物、损伤的黏膜、输血、器官移植和经胎盘传播。

（一）病因和发病机制

弓形体病的病原体是一种细胞内寄生的原虫，名为弓形体（toxoplasma gondii），属孢子纲原虫。有滋养体、包囊体和卵囊 3 种形式，其动物宿主十分广泛，人类只是此寄生虫的中间或临时宿主。凡与人类关系密切的动物（如狗、猫）都可成为传染源。主要传播途径有先天性感染和后天获得性感染两种。先天性感染系母体感染了弓形体经胎盘使胎儿感染；后天获得性感染比较复杂，一般认为是接触了含有卵囊的动物粪便、土壤，通过口、皮肤感染；或由患畜的分泌物、排泄物如唾液、鼻涕、眼分泌物等经呼吸道、外伤等多种途径感染。其他的潜在传播媒介包括输血、器官移植、实验室等。

先天性感染的复发是由包囊因某种原因破裂引起。后天获得性感染的病原体在宿主胃肠道自包囊体或卵囊释出，并在胃肠黏膜内繁殖，滋养体经血流或淋巴播散并可感染宿主任何有核细胞。若宿主免疫力低下，则持续感染并引起局部或全身性损害。若宿主免疫功能良好，则形成包囊体，呈隐匿性感染，无明显症状，但可使机体产生体液和细胞免疫反应。若因某种原因机体抵抗力下降，则引起包囊体、卵囊繁殖体扩散，导致急性感染的临床症状。弓形体病脉络膜视网膜炎可能是弓形虫直接引起或对其免疫应答所引起的眼部病变。其发病机制尚未完全明了。

（二）临床表现

1. 症状　先天性感染的全身主要症状以脑脊髓膜炎为基础而产生，有贫血、黄疸、各种先天异常等。

大多数出生后感染者，很少有全身性感染症状。少数患者由于幼虫在全身扩散，常表现为发热（占90%）、淋巴结肿大（40%），尚有肝大、肺炎等。

弓形体病的眼部病变一般只侵犯单眼。视力减弱的程度取决于视网膜受累的部位和程度。主要症状有视物模糊、盲点、疼痛、畏光、流泪、中心视力缺失等。弓形体病唯独不引起前葡萄膜炎。弓形体视网膜脉络膜炎患者的临床过程难以预料，可以 1 次或多次急性发作，但通常在 40 岁以后停止。炎症消退后视力改善，但常不能完全恢复，反复发作者伴有进行性视力减退。

2. 体征　典型的眼部改变包括较显著的玻璃体反应，出现炎症细胞浸润、玻璃体混浊和积血，偶尔引起玻璃体后脱离。局灶性脉络膜视网膜炎、视网膜脉络膜瘢痕形成，活动性病灶与陈旧性病灶往往同时存在，形成“卫星灶”，活动性病灶边界模糊，瘢痕病灶边界清楚，常伴有色素沉着。视网膜脉络膜病变易侵犯黄斑区，引起囊样黄斑水肿，或黄斑区浆液性视网膜脱离等。偶尔可出现肉芽肿性或非肉芽肿性前葡萄膜炎。免疫功能低下患者的弓形虫感染可引起以下典型眼部病变：沿视网膜血管分布的视网膜脉络膜活动性病灶，严重的大片状视网膜融合性坏死病灶，严重的玻璃体炎症反应和严重的前葡萄膜炎（大量前房炎症细胞，甚至出现纤维素性渗出性眼内炎、眶蜂窝织炎和全眼球炎）。

3. 眼弓形虫病可引起以下多种并发症

（1）继发性青光眼：由纤维性渗出物堵塞房角或虹膜完全性后粘连所致。

（2）并发性白内障：是较为常见的并发症，多由玻璃体炎症所引起。

（3）玻璃体积血：较少见。

（4）增生性玻璃体视网膜病变：是较为常见的并发症。

（5）视网膜前膜。

（6）囊样黄斑水肿。

（7）黄斑裂孔。

（8）视网膜下新生血管膜。

（9）视神经萎缩。

（10）牵拉性视网膜脱离。

（11）孔源性视网膜脱离。

4. 辅助检查

（1）病原学检查

1）涂片染色法：取急性期血液、脑脊液、尿和乳汁标本用姬氏染色在显微镜下寻找滋养体。慢性期，可进行活组织检查，苏木精-伊红染色后进行观察。

2）动物接种分离或细胞培养。

（2）血清学检查：对怀疑眼弓形虫病患者进行血清学检查，血清抗弓形虫抗体阳性。对于抗体阳性的解释上要注意，决不能因为单纯一个抗体阳性就诊断葡萄膜炎是弓形体感染。原因在某些人群中抗弓形体抗体相当普遍，而且抗体阳性可在一个正常人中保持多年。因此诊断急性感染最好是其抗体滴度的增加，比如从阴性或低滴度 1 ∶ 8 上升到 1 ∶ 1024。

（3）多聚酶链反应：对羊水进行 PCR 检测有助于宫内弓形虫感染的诊断。房水和玻璃体进行 PCR 检测可用于眼弓形虫病的诊断。

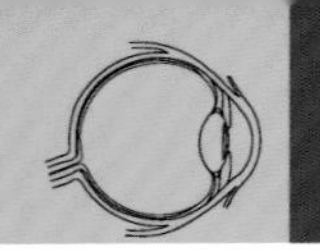

(4)眼底荧光血管造影检查:活动性病灶造影早期显示病灶中央低荧光,晚期显示荧光素渗漏。瘢痕病灶早期低荧光,晚期病灶边缘染色。神经视网膜炎或视神经炎时则出现视盘边缘高荧光。视网膜血管炎者可见血管渗漏和后期管壁染色。

(三)诊断和鉴别诊断

1. 诊断 患者出现局灶性视网膜脉络膜炎症病灶,单个或多发性。新鲜病灶往往出现于陈旧性病灶附近,呈"卫星状"病灶。黄斑出现囊样水肿。视网膜新生血管膜。免疫功能低下者可出现严重的视网膜坏死、严重玻璃体炎和前葡萄膜炎。

2. 鉴别诊断

(1)风疹病毒性视网膜炎:风疹病史、弥漫性脉络膜视网膜炎和病毒抗体检测有助于诊断。

(2)巨细胞病毒性视网膜炎:多发生于免疫功能受抑制者,大片的视网膜炎伴出血等。

(3)疱疹病毒性视网膜炎:多为先天性感染,获得性者多引起急性视网膜坏死综合征。

(4)结核性葡萄膜炎:结核病史,结核菌素皮肤试验阳性,视网膜炎和脉络膜肉芽肿有助于诊断。

(5)梅毒性葡萄膜炎。

(6)获得性免疫缺陷综合征:CD_4 细胞数量降低,多种机会感染及肿瘤。

(7)匐行性脉络膜视网膜炎:邻近视盘典型的青灰色或奶油状视网膜下病灶。

(8)真菌性眼内炎。

(9)类肉瘤病性葡萄膜炎:常有典型的"蜡烛斑"样眼底改变。

(10)眼弓蛔虫病:常有典型的眼底肉芽肿性病变。

(四)治疗

本病是一种自限性疾病,只在疾病威胁视力(如:大病灶、严重的炎症或者可能波及黄斑及视神经等)情况下才给予临床治疗。

1. 药物治疗 抗弓形虫药物仅对弓形虫滋养体有抑制作用,对组织包囊无任何作用。常用药物有乙酰嘧啶、磺胺类药物、氯林可霉素、螺旋霉素等。

(1)乙酰嘧啶:可抑制二氢叶酸还原酶抑制寄生虫的代谢,成人首日剂量一般为75mg~100mg,以后改为每日25mg,连用1~2个月。此药对骨髓的抑制作用(白细胞减少、血小板减少、巨幼红细胞性贫血等),同时服用叶酸有助于抑制此种副作用。

(2)磺胺类药物:是对氨苯甲酸的类似物和竞争性抑制剂,可阻断叶酸合成。磺胺嘧啶首次剂量一般为2g,之后每6小时1次,治疗30~60天。儿童用量为100mg/(kg·d),分四次服用。

(3)氯林可霉素:可抑制核蛋白体的合成,与磺胺嘧啶有协同作用,易于进入眼内组织。成人用量一般为300mg,4次/d,连用30~40天。儿童用量一般为16~20mg/(kg·d),分四次服用。

(4)螺旋霉素:口服吸收好,易于穿过胎盘,无致畸作用。成人用量一般为每次500~700mg,每6小时1次,连用30~40天。孕妇用量一般为每次500mg,每6小时1次,连用21天。儿童用量一般为100mg/(kg·d),分四次服用。

(5)阿托伐醌(Atovaquone):此药具有较强的抗滋养体作用,与乙胺嘧啶、磺胺类药物有协同作用。成人用量一般为750mg,口服,每6小时1次,连用4~6周。

(6)四环素:首日剂量为每次500mg,口服,每6小时1次,以后每次250mg,每6小时1次,连续治疗30~40天,孕妇和儿童禁用或慎用。

(7)糖皮质激素:在后极部受累或视神经受累引起严重视力下降和严重玻璃体混浊时方可适量应用糖皮质激素,泼尼松一般用量为30~60mg/d,早晨顿服。

(8)环孢素:有严重视神经病变或黄斑区严重受累者,且不能应用糖皮质激素者可在使用有效抗弓形虫制剂的同时应用环孢素,剂量一般为3~5mg/(kg·d)。

2. 激光光凝 激光光凝具有破坏包囊和滋养体的作用,在一定程度上具有抑制感染扩散的作用,适用于出现视网膜下新生血管,孕期复发的患者不宜用药物治疗时可于病灶周围进行激光光凝,不能耐受药物治疗者也可考虑激光光凝治疗。治疗方法:于病灶周围进行三排激光光凝,中央行融合激光光凝,治疗

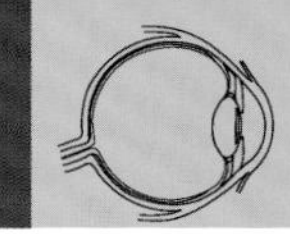

1个月后应进行荧光素眼底血管造影检查,如发现渗漏,应补充激光光凝治疗。

3. 玻璃体切割术 适应证为持久的和严重的玻璃体混浊,用药物治疗无效者。病情发展出现了牵拉性视网膜脱离或孔源性视网膜脱离时。

(五)治疗效果

是否需要治疗及疗程长短取决于临床表现。弓形体病症状重或长期存在症状,器官功能受损,有免疫缺陷者需要治疗,早期治疗,预后良好。

(六)典型病例

病例:患者女,20岁,于2001年6月3日就诊。主诉"左眼视物模糊,眼前黑影遮挡伴闪光感1个月"。患者1个月前不明原因出现左眼视力下降,并出现眼前黑影遮挡和闪光感。曾在当地医院诊断为"葡萄膜炎",给予地塞米松等糖皮质激素治疗,病情无明显改善。既往健康,家有宠物小狗。

眼部检查:右眼视力1.0,左眼0.2。左眼无明显充血,角膜透明,KP(-),前房闪辉(-),虹膜纹理清,无粘连,晶状体透明,玻璃体混浊(++)。眼底:左眼视盘边界清楚,后极部可见灰色或灰白色隆起病变,约1个视盘直径大小,病灶边界模糊,黄斑受累水肿,中央凹反射消失。

眼底荧光血管造影检查:造影早期显示病灶中央低荧光,晚期显示荧光素渗漏。

超声波检查:玻璃体强弱回声,视网膜后极部呈高反射块状,未见视网膜脱离征。

诊断:左眼弓形体病

治疗:磺胺嘧啶首次剂量为2g,之后每6小时1次;泼尼松40mg/d,早晨顿服。治疗1个月。左眼0.4,双眼无充血,角膜透明,KP(-),前房闪辉(-),虹膜纹理清晶状体透明,玻璃体混浊(+),病灶及黄斑水肿明显减轻。继续治疗2个月,左眼视力稳定在0.5。

八、弓蛔虫病

眼弓蛔虫病是由犬弓蛔虫或猫弓蛔虫的幼虫侵犯眼组织引起的感染性疾病。临床表现以慢性眼内炎症为特征,偶可引起前房积脓和玻璃体炎症。发病年龄2~31岁,多见于4~8岁儿童。患者多有养狗或养猫史,男女发病比例相似。

(一)病因和发病机制

弓蛔虫是一种在世界各地均有广泛分布的寄生虫。美国东南地区的感染发生率较高,伦敦的感染发生率为33%,澳大利亚的布里斯班的感染发生率为100%。

弓蛔虫可通过直接侵犯眼组织引起葡萄膜炎和肉芽肿性炎症,也可通过引起免疫应答而引起葡萄膜和视网膜的炎症。

(二)临床表现

1. 症状 眼前黑影、视物模糊、视力下降或视力严重下降。

2. 眼部表现 眼弓蛔虫病可引起慢性眼内炎,出现轻度前房反应(轻度前房闪辉、少量炎症细胞),偶尔引起前房积脓,可有虹膜后粘连和膜形成。玻璃体炎症(玻璃体炎症细胞及混浊)。单侧眼底的肉芽肿改变,肉芽肿可发生于后极部或周边部,病变呈灰色或灰白色隆起,病变约3/4至3个视盘直径大小,常伴有轻度至重度的玻璃体炎症反应。肉芽肿发生于后极部的患者可出现白瞳症或斜视,周边部肉芽肿呈白色隆起,伴有视网膜皱褶。周边部肉芽肿有时类似中间葡萄膜炎的雪堤样改变。严重者可导致增生性玻璃体视网膜病变和牵拉性视网膜脱离。

3. 全身表现 幼虫可侵犯眼内组织,也可侵犯其他器官和组织。患者可无任何表现,也可出现以下全身表现,如发热、乏力、咳嗽、喘鸣、肝大、脾大、躯干和下肢皮肤瘙痒、皮疹、结节等,偶尔可引起脑炎、脑的嗜酸性粒细胞肉芽肿、癫痫等。少数患者可引起角膜炎、巩膜炎等。

4. 辅助检查

(1)实验室检查:血清ELISA方法对弓蛔虫病有高度特异性。房水和玻璃体检查敏感性更高,嗜伊红细胞增多。

(2)超声波检查:玻璃体强弱回声,视网膜周边部高反射块状,可见连接后极部和块状物的膜状回声,牵引性视网膜脱离征。

(3)CT 检查:眼内无钙化灶。

(三)诊断与鉴别诊断

1. 诊断

(1)患者多有养狗、养猫史;

(2)临床表现典型;

(3)血常规检查:活动期白细胞升高,其中嗜酸性粒细胞升高显著,可达 50%~90%;

(4)血清学检查:血清 IgG、IgM、IgE 升高,血清、房水和玻璃体中抗弓蛔虫抗体阳性;

(5)CT 检查:眼内无钙化灶。

2. 鉴别诊断

(1)视网膜母细胞瘤:常发生于儿童,典型的白瞳症,眼内肿块进行性增大,眼前段常有絮状前房积脓,虹膜表面多发性结节,玻璃体细胞学检查、眼内活组织检查和特异性抗体测定均有助于诊断和鉴别诊断。

(2)感染性眼内炎:患者多有眼外伤病史或内眼手术史,一些患者有糖尿病史或长期使用免疫抑制剂病史,发病突然,进展迅速,症状严重。患者常有显著的眼红、眼痛、眼眶疼痛、畏光、流泪、视力下降、眼睑肿胀等症状。检查可发现结膜水肿、角膜水肿、前房大量纤维素性渗出、前房积脓、玻璃体黄白色混浊、眼底出现白色或黄白色边界不清的病灶。眼内液培养、涂片等检查有助于诊断和鉴别诊断。

(3)中间葡萄膜炎:中间葡萄膜炎多发于青壮年,一般无全身性改变。主要症状有眼前出现黑影飘动,视力下降。有轻度至中度的前房反应,可有虹膜后粘连、房角天幕状粘连、晶状体后囊下混浊等,睫状体平坦部和玻璃体基底部雪堤状改变和玻璃体内雪球状混浊,常伴有囊样黄斑水肿,荧光素眼底血管造影检查常发现视网膜血管渗漏。

(4)眼弓形虫病:特征性地出现视网膜脉络膜病灶,多发生于黄斑区及附近,活动性病灶常出现于陈旧病灶附近,血清和眼内液抗体测定有助于诊断和鉴别诊断。

(四)治疗

1. 药物治疗

(1)抗蠕虫药:噻苯达唑 50mg/(kg·d),1 天 2 次,连用 7 天。阿苯达唑 800mg,口服,1 天 2 次,连用 6 天。甲苯咪唑 100~200ms,口服,1 天 2 次,连用 5 天。

(2)糖皮质激素:后 Tenon 囊下注射,适用于有显著玻璃体炎症反应的患者。泼尼松口服,0.5~1mg/(kg·d),适用于有严重玻璃体炎症反应的患者。

2. 手术治疗

(1)冷凝或激光光凝:如幼虫位于黄斑中心以外 3mm,应行激光治疗以杀灭弓蛔虫。

(2)玻璃体手术:药物治疗效果不佳且伴有玻璃体增生改变及牵拉性视网膜脱离的患者可行玻璃体切割术。

(五)治疗效果

及时的药物治疗,尤其是抗蠕虫药治疗,效果和预后尚佳。位于黄斑中心以外 3mm 的幼虫,用激光治疗可直接杀灭弓蛔虫。发生严重玻璃体增生及牵拉性视网膜脱离时,即使行玻璃体切割术,其预后往往较差。

(六)典型病例

病例　患者男,13 岁,于 2007 年 8 月 8 日就诊。主诉“右眼视力下降伴闪光感 2 个月”。患者 2 个月前无明显诱因出现右眼视力下降,并出现眼前黑影漂浮和闪光感。曾在当地医院诊断为“葡萄膜炎”,给予地塞米松等糖皮质激素治疗,病情无明显改善。既往健康,家有宠物小狗。

眼部检查:右眼视力 0.2,左眼 1.2。右眼充血+,角膜透明,KP(-),前房闪辉(+),右虹膜纹理不清,有粘连,晶状体透明,玻璃体混浊(++)。眼底:右眼视盘边界清楚,后极部可见灰色或灰白色隆起病变,约 1 个视盘直径大小,伴有视网膜皱褶,局限性牵拉性视网膜脱离。黄斑受累水肿,中央凹反射消失。

实验室检查：血常规检查显示活动期白细胞升高，其中嗜酸性粒细胞升高显著，可达86%；血清学检查显示血清 lgG、lgM、lgE 升高，血清、房水和玻璃体中抗弓蛔虫抗体阳性。

B 超检查：玻璃体强弱回声，视网膜后极部高反射块状，可见连接后极部和块状物的膜状回声，牵引性视网膜脱离征。CT 检查：眼内无钙化灶。

诊断：右眼弓蛔虫病

治疗：噻苯达唑，50mg/(kg·d)，1天2次，连用7天。同时口服泼尼松，1mg/(kg·d)，早晨顿服。治疗2周，右眼视力0.3，左眼1.2，双眼无充血，角膜透明，KP(-)，前房闪辉(-)，虹膜纹理清，粘连轻，晶状体透明，玻璃体混浊(+)，视网膜脱离仍然存在。行玻璃体切割术+视网膜激光光凝治疗后右眼视力增加到0.5。

九、眼猪囊虫病

猪囊尾蚴病是由猪带绦虫(Taenia solium)的蚴虫即猪囊尾蚴(Cysticercus cellulosae)寄生人体组织所导致的疾病。在我国感染率为0.14%~3.2%。猪囊尾蚴最常见的寄生部位有皮下组织、大脑、骨骼肌、心脏、肝脏、眼部等。眼及其附属器的任何部位均可受累，如结膜下、泪腺、前房、玻璃体、视网膜下腔等，但以玻璃体内(50%~60%)和视网膜下(28%~45%)多见。晚期病例可伴有视网膜脱离和眼内炎。猪囊尾蚴在人体内大约可存活5年时间，眼内囊尾蚴的寿命为1~2年。

(一)病因和发病机制

猪囊尾蚴为卵圆形、白色和半透明囊状，囊内充满液体，囊壁内面有一小米粒大的白点，是凹入囊内的头节，头节上有吸盘、顶突和小钩。猪囊尾蚴可通过自体或异体方式感染人体。异体感染也称外源性感染，主要是由食入被虫卵污染的食物和水所致。自体感染是由于体内有猪带绦虫寄生而发生的感染。若食入自己排出的粪便中的虫卵而造成的感染，称自身体外感染。若因患者恶心、呕吐引起肠管逆蠕动，使肠内容中的孕节返入胃或十二指肠中，绦虫卵经消化孵出六钩蚴而造成的感染，又称自身体内感染。

人感染猪带绦虫卵后，卵在胃或小肠经消化液作用，六钩蚴脱囊而出，穿破肠壁血管，随血液循环散布全身。六沟蚴可能经过睫状后短动脉进入后极部视网膜下腔，经过数月，发育成具有囊样结构的囊尾蚴，从而引起视网膜下猪囊尾蚴病。

眼囊尾蚴病主要由于机械性损伤和毒素刺激而引起眼组织的病理变化。如位于视网膜下腔的猪囊尾蚴向玻璃体腔移行过程中可损伤脉络膜和视网膜，甚至造成视网膜裂孔和脱离。猪囊尾蚴本身，尤其当虫体死后常引起强烈的刺激，可导致葡萄膜炎、眼内炎，终至眼球萎缩而失明。猪囊尾蚴在机体内引起的病理变化过程大致可分为炎性细胞浸润、结缔组织样改变、干酪样病变以及钙化等几个阶段。

(二)临床表现

1. 症状　典型的视网膜下猪囊尾蚴病表现为进行性视力下降、眼前黑影遮挡等。

2. 体征　玻璃体有不同程度的混浊。在视网膜下，多数在后极部，可以见到圆形半透明囊样隆起，1~6PD，中央致密的白色斑点为头节，当强光照射时可见猪囊尾蚴的蠕动(图9-11-33)。猪囊尾蚴对局部视网膜和脉络膜的直接损害，或由释放的毒素可造成其周围视网膜水肿、渗出和出血。少数位于周边部的猪囊尾蚴表现为黄白色球形隆起，边界欠清，蠕动不明显。部分晚期病例可伴有牵拉性视网膜脱离、并发性白内障和眼内炎等。

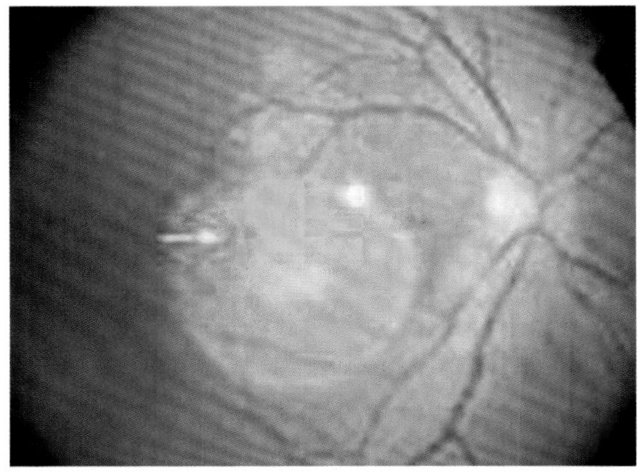

图9-11-33　黄斑部视网膜下猪囊尾蚴

眼底荧光血管造影早期猪囊尾蚴即有不同程度的荧光遮蔽，后期荧光可有不同表现，有些猪囊尾蚴可呈均匀一致或不均匀的强荧光，与其摄食荧光素或表面视网膜小血管荧光渗漏有关，也有少数猪囊尾蚴不染色。

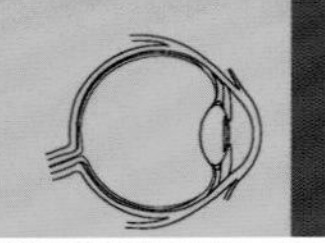

3. 辅助检查

(1)超声波检查:可辅助囊尾蚴眼内定位,对伴有视网膜脱离和玻璃体混浊病例进行鉴别诊断。B型超声波检查显示囊壁和头节图像清晰,为强回声,囊内液体无回声波,可伴局限性视网膜脱离。A超图形中囊壁及头节呈高反射波形,囊内液体为平波。

(2)实验室检查:其价值极为有限,若血清学试验阳性可能有帮助,但其阳性率低,阴性结果并不能排除此病。若患者同时伴有皮下或结膜下结节,可行活检,对明确诊断有意义。

(三)诊断

以上典型的临床表现和囊尾蚴的蠕动特征是视网膜下猪囊尾蚴病诊断的主要依据。明确的寄生虫感染史或疫区生活史对眼内猪囊尾蚴病诊断有帮助。

(四)治疗

本病一旦确诊,应尽早手术治疗。全身用药可作为辅助治疗。

1. 药物治疗

(1)阿苯达唑:是一种高效驱虫药,0.4g 顿服。

(2)吡喹酮:口服10mg/kg/次,1日3次,连服2日。

(3)可联合使用糖皮质激素进行抗炎治疗。

2. 手术治疗　由于虫体长期存在或死亡后极易发生炎症,尽早地手术摘除活的虫体是理想的治疗。

当视网膜下的猪囊尾蚴位于远周边时,可以通过透巩膜手术取出。当囊尾蚴位于黄斑区视网膜下腔或玻璃体内时,目前多数学者推荐经平坦部玻璃体切割术取出囊尾蚴。对于术前合并视网膜脱离、晶状体混浊和玻璃体混浊明显的病例,也应首选玻璃体切割术,在取出虫体的同时,清除混浊的玻璃体,使脱离的视网膜复位。

十、莱姆病(Lyme病)

Lyme病(Lyme disease)是由伯氏疏螺旋体引起经蜱传播的一种多系统受累的炎症性疾病。眼部可发生全葡萄膜炎。Lyme病在世界各地均有报道,多见于北美、欧洲和亚洲地区。该病多发生于温暖季节,可能与此期蜱活动性增强有关。可发生于任何年龄,但15岁以下和30~59岁年龄组更易发生。

(一)病因和发病机制

莱姆病的病原体在1982年由Burgdorferi和Barbour等首先证实是一种新疏螺旋体,称为伯氏疏螺旋体(B. Burgdorferi),简称伯氏疏螺旋体。近年来,依据5S-23SrRNA基因间隔区MseI限制性片段,结合DNA-DNA杂交同源性分析了世界各地分离的莱姆病菌株,至少有10个基因种(genospecies),其中可以引起莱姆病的至少有三个基因种:①伽氏疏螺旋体(B. garinii),以欧洲和日本为主;②阿弗西尼疏螺旋体(B. afzelii),亦从欧洲和日本分离出。我国分离的大部分菌株的蛋白图谱更接近于欧洲菌株,以伽氏和阿弗西尼疏螺旋体占优势;③狭义伯氏疏螺旋体(B. burgdorferi sensu stricto),以美国、欧洲为主。形态:伯氏疏螺旋体是一种单细胞疏松盘绕的左旋螺旋体,长10~40μm,宽0.2~0.3μm,有3~7个疏松和不规则的螺旋,两端稍尖,是疏螺旋体属中菌体最长而直径最窄的一种。电镜下可见外膜和鞭毛(7~12根不等),鞭毛位于外膜与原生质之间,故又称内鞭毛(flagellin gene),与运动有关。运动活泼,可有扭转、翻滚、抖动等多种方式。在微需氧条件下,30~34℃在BSK-Ⅱ(Barbour Stoenner Killy-Ⅱ)培养基中生长良好,生长缓慢,一般需2~5周才可在暗视野显微镜下查到。莱姆病螺旋体在潮湿及低温情况下抵抗力较强,但热、干燥和一般消毒剂均能使其灭活。

携带伯氏疏螺旋体的全沟硬蜱和蓖子硬蜱咬伤皮肤后,经过3天至1个月的潜伏期,伯氏疏螺旋体与机体产生的酶结合,可裂解细胞外基质,激活B细胞和T细胞,促进炎症介质产生,引起发病。

(二)临床表现

感染蜱咬伤皮肤后临床表现通常呈阶段性变化,分为三期:早期(Ⅰ期)、播散期(Ⅱ期)和病变持续期(Ⅲ期)。

1. 早期的表现　蜱咬伤皮肤后通常于第2~28天发病。患者常出现典型的圆形或卵圆形皮肤红斑,

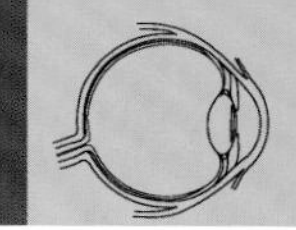

红斑呈牛眼外观或以咬伤处为中心的“靶形”病变，皮肤红斑大小不一，进行性增大，直径最大者可达20~30cm，皮肤红斑具有游走性。皮肤红斑通常于3~4周内自行消退，但易于复发。

患者常有感冒样的症状，如发热、头痛、疲乏等，有关节疼痛和肌肉疼痛。区域淋巴结肿大、睾丸炎等。

眼部表现：结膜炎发生率约11%，常有轻度畏光，巩膜外层炎，葡萄膜炎表现为虹膜炎、虹膜睫状体炎、中间葡萄膜炎、视网膜炎和视神经视网膜炎。

2. 播散期　播散期是指伯氏疏螺旋体感染后数周至数月内的一段时间。此期伯氏疏螺旋体通过血液传播至多个器官和组织，引起多器官多组织的病变。

(1)皮肤病变：特点是皮肤游走性红斑、良性皮肤淋巴细胞瘤，呈紫红色，多发生于儿童的耳廓和成人的乳头。

(2)关节病变：可出现单关节炎，大关节易于受累，其中以膝关节受累最为常见，其他任何关节均可受累，关节炎可呈慢性或复发性，并具有破坏性。

(3)神经系统病变：患者常有头痛、恶心、呕吐、颈项强直等脑膜刺激征，单侧或双侧颅神经麻痹，其中以面神经、Ⅲ、Ⅳ和Ⅵ颅神经最易受累，感觉和运动脊神经根受累，脑炎引起的各种临床表现，可出现情绪、行为、精神等方面异常，脑脊液中淋巴细胞增多。

(4)心脏病变：发生率低，据报道在5%以下，患者可出现不同程度的房室传导阻滞、急性心肌炎、心包炎、心律失常等。

(5)眼部病变：主要有葡萄膜炎、神经眼科病变、眼眶炎症、眼外肌肥大等。葡萄膜炎与梅毒螺旋体引起的葡萄膜炎相似，多双眼受累，葡萄膜炎可为复发性或慢性炎症。前葡萄膜炎可表现为肉芽肿性炎症或非肉芽肿性炎症。中间葡萄膜炎(出现睫状体平坦部和玻璃体基底部雪堤样病变)，后葡萄膜炎，视网膜炎，视网膜血管炎(视网膜血管鞘、视网膜出血)，神经视网膜炎，脉络膜炎，全葡萄膜炎等。有时伴有渗出性视网膜脱离，疾病后期可出现视网膜色素上皮的堆积和萎缩。

3. 病变持续期　病变持续期指疾病发生后数月至数年之内的一段时间。此期的典型改变是慢性大关节炎，主要累及腕关节和肩关节。

葡萄膜炎，此期多表现为慢性炎症，前、中间、后和全葡萄膜炎均可发生。亦可发生角膜炎和巩膜外层炎。

(三)辅助检查

1. 伯氏疏螺旋体培养　从皮肤、眼组织或体液标本中培养出伯氏疏螺旋体可以确诊。一般而言游走红斑的皮肤标本阳性率较高，60%~80%。

2. 血清学检查　血清学检查具有较高的敏感性，常用检查方法为酶联免疫吸附试验。血清学检查结果与疾病所处阶段有密切关系，播散期阳性为90%，病变持续期阳性率达100%。

3. 组织学检查　用银染色对病变组织进行组织学检查发现螺旋体对诊断有很大的帮助，结缔组织纤维在切片处理过程中可出现人为现象，也可被误认为螺旋体，应予以注意。

4. PCR检测　组织或体液标本均可用于PCR检测，检测到伯氏疏螺旋体基因组和质粒DNA有助于诊断。

(四)诊断

1. 病史　患者来自疫区，蜱咬伤病史对诊断有重要提示作用。

2. 临床表现　患者有典型的游走性红斑，出现伴有虹膜后粘连和肉芽肿性炎症体征的中间葡萄膜炎及其他类型的葡萄膜炎。

(五)治疗

1. 游走性红斑的治疗　可给予强力霉素100mg口服，1天2次。阿莫西林250~500mg口服，1天3~4次。治疗时间一般为2~3周。

2. 关节炎的治疗　强力霉素、阿莫西林、头孢呋辛均可选用，治疗1~2个月，剂量同上。也可给予头孢菌素2g/d，静脉滴注。

3. 神经系统受累或中度以上心脏受累的治疗

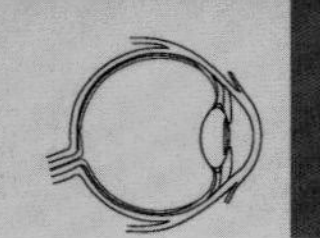

(1)对神经系统受累或心脏受累者一般选用静脉途径给药的方式进行治疗。

(2)可选择头孢菌素 2g/d 静脉滴注,1 天 1 次。头孢噻肟 2g 静脉滴注,每 8 小时 1 次。青霉素 G 2000~2400 万单位/d 静脉滴注。

4. 结膜炎的治疗

(1)0.5%红霉素眼膏,涂眼,1 天 2 次。

(2)四环素眼膏,涂眼,1 天 2 次。

5. 角膜炎和巩膜外层炎的治疗　0.1%地塞米松滴眼剂点眼,4~6 次/d。

6. 前葡萄膜炎的治疗

(1)可选用强力霉素或阿莫西林口服,剂量同前。

(2)0.1%地塞米松滴眼剂点眼,1 天 3~10 次。

(3)睫状肌麻痹剂滴眼剂点眼。

7. 中间葡萄膜炎、后葡萄膜炎的治疗

(1)强力霉素或阿莫西林口服,也可选用头孢菌素静脉滴注,剂量同前。

(2)联合糖皮质激素,一般选用泼尼松,1mg/(kg・d),早晨顿服。

Lyme 病多数预后好,少数严重病例预后差。梁战芬等共治 21 例患者,总有效率达 90.5%。

十一、鸟枪弹样视网膜脉络膜病变

鸟枪弹样视网膜脉络膜病变(birdshot retinochoroidopathy)是一种主要累及双侧以视网膜下多发性奶油状病灶为特征的脉络膜视网膜炎和玻璃体炎症。主要发生于欧洲和北美洲白种人。此病多发于 20 岁以上成年人。

(一)病因和发病机制

此病的发病机制尚不完全清楚,众多报道发现它与 HLA-A29 抗原密切相关。对视网膜抗原的自身免疫反应可能在此种疾病发生中起着重要作用。

(二)临床表现

1. 症状　患者通常双眼受累,可先后发病。常诉有眼前黑影飘动、视物模糊、视力下降等。也可出现夜盲和色觉异常。

2. 眼部表现　约 25%患者出现眼前段炎症,尘状 KP,前房反应,少数患者偶尔可出现虹膜后粘连、瞳孔变形、并发性白内障等。视网膜下多发性奶油状病变(图 9-11-34),以赤道部为多,黄斑区可受累,引起显著的视力下降。炎症消退后,病变区出现灶状脉络膜视网膜萎缩病灶,并伴有色素增生改变(图 9-11-35)。玻璃体反应也是一常见的体征,常表现为轻度至中度的玻璃体炎症细胞和玻璃体混浊。

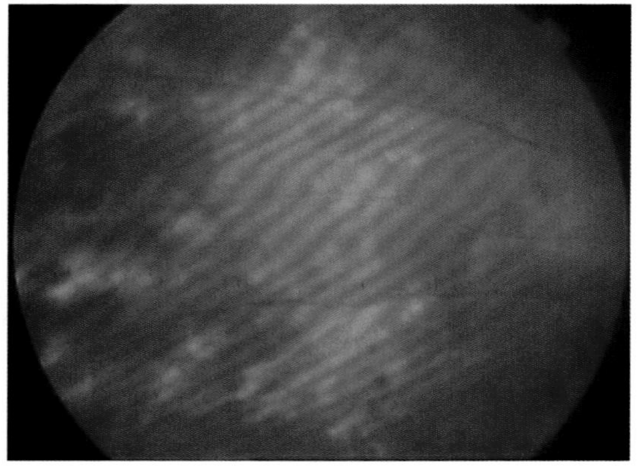

图 9-11-34　鸟枪弹样视网膜脉络膜病变

多发性视网膜下黄白色奶油状病灶,病灶分布形式可多变,部分不规则型(易长贤提供)

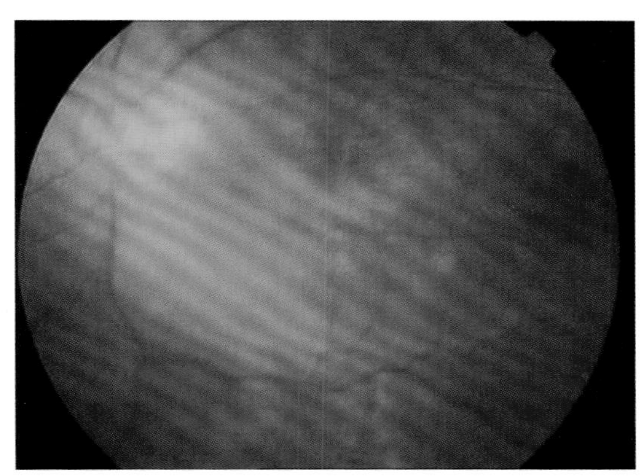

图 9-11-35 鸟枪弹样视网膜脉络膜病变
同时还有玻璃体炎症细胞，视网膜血管炎，视盘水肿及黄斑囊样水肿。黄斑水肿是其视力下降的主要原因（易长贤提供）

视网膜血管炎是鸟枪弹样视网膜脉络膜病变的一种较为常见的表现，血管炎主要影响静脉，也可累及动脉，呈节段性或弥散性视网膜血管炎改变，视网膜血管变细、迂曲、扩张等。视网膜出血、视网膜下新生血管（脉络膜新生血管），黄斑囊样水肿。视盘水肿、充血，疾病后期出现视神经萎缩。

3. 全身表现 高血压、冠状动脉硬化和脑血管意外患者易发生鸟枪弹样视网膜脉络膜病变，白癜风患者也可发生鸟枪弹样视网膜脉络膜病变。

（三）辅助检查

1. 眼底荧光血管造影检查 造影早期视网膜下奶油状病变呈弱荧光，造影后期出现与奶油状病灶相一致的强荧光，局灶性视网膜静脉和毛细血管渗漏，囊样黄斑水肿，视盘强荧光（图 9-11-36）。

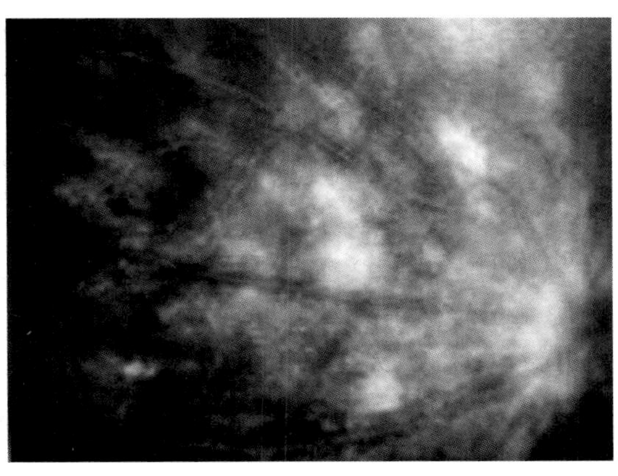

图 9-11-36 鸟枪弹样视网膜脉络膜病变-视网膜下多灶性强荧光

2. 吲哚菁绿血管造影检查 可见数量多于检眼镜下病变数目的弱荧光病变，弱荧光病变往往分布于大和中等血管的附近，造影后期可看到一些强荧光斑。

3. 视网膜电流图 b 波降低，潜伏期延长，振荡电位消失。

（四）诊断和鉴别诊断

1. 诊断

（1）依据特征性的眼底改变-典型的位于赤道部后的多发性奶油状黄白色视网膜下病变。玻璃体炎症反应。囊样黄斑水肿、视网膜血管炎及视神经受累。

（2）HLA-A 29 抗原阳性对诊断有重要帮助。

2. 鉴别诊断

(1)Vogt-小柳原田综合征：早期表现为弥漫性脉络膜视网膜炎，后期表现为肉芽肿性全葡萄膜炎和晚霞状眼底改变。

(2)交感性眼炎：有眼外伤史或内眼手术史，表现为双侧肉芽肿性全葡萄膜炎和晚霞状眼底改变。

(3)多灶性脉络膜炎：表现为多灶性视网膜色素上皮和脉络膜水平的黄白色病灶。

(4)点状内层脉络膜病变：典型表现为眼底多发性散在分布的圆形黄白色病变，有自限性。

(5)急性后极部多灶性鳞状色素上皮病变：典型者表现为视网膜色素上皮水平的圆形扁平的黄白色病变，发病数天至数周后自行消退。

(6)多发性易消散性白点综合征：典型表现为多发性小视网膜白色病变，伴黄斑区颗粒状改变，有自限性。

(7)中间葡萄膜炎：睫状体平坦部和玻璃体基底部雪堤样改变和雪球状玻璃体浑浊。

(五)治疗

1. 药物治疗

(1)糖皮质激素：泼尼松口服，初始剂量一般为 1mg/(kg·d)，早晨顿服。

(2)环孢素：初始剂量一般为 3~5mg/(kg·d)，在治疗过程中根据炎症消退情况和患者耐受性调整剂量。

(3)其他免疫抑制剂：硫唑嘌呤，初始剂量一般为 1~2mg/(kg·d)。苯丁酸氮芥，初始剂量一般为 0.1mg/(kg·d)。环磷酰胺，初始剂量一般为 1~2mg/(kg·d)，应注意药物的骨髓抑制、不育、膀胱毒性等副作用。

2. 激光光凝　视网膜下新生血管或视网膜前新生血管形成时，可用视网膜激光光凝进行治疗。

(六)治疗效果

有关此病的自然病程尚不清楚，但已经明确它是一种慢性炎症性疾病，往往有多次复发和缓解，并迁延多年，晚期视力预后多不乐观，约有 20%的患者视力降低 3 行以上，其中 1/3 的患者至少有一眼的视力低于 0.01。持续的囊样黄斑水肿和视神经萎缩是视力丧失的主要原因。因此，早期治疗可有效控制病情。

(七)典型病例

病例：患者男，43 岁，于 2003 年 3 月 12 日就诊。主诉“双眼视力下降 2 个月”。患者 2 个月前出现双眼视力下降，无眼红痛及头痛。眼部检查：右眼视力 0.2，左眼 0.2。双眼无充血，角膜后尘状 KP，虹膜纹理不清，有粘连，晶状体透明，玻璃体混浊(+)。视网膜下多发性奶油状病变，以赤道部为多，黄斑区受累，中央凹反射消失。眼底荧光血管造影检查可发现造影早期视网膜下奶油状病变呈弱荧光，造影后期出现与奶油状病灶相一致的强荧光，局灶性视网膜静脉和毛细血管渗漏，囊样黄斑水肿，视盘强荧光。

诊断：双眼鸟枪弹样视网膜脉络膜病变

治疗：泼尼松口服，初始剂量 1mg/(kg·d)，早晨顿服。治疗 4 周好转，右眼视力 0.4，左眼 0.5，双眼无充血，角膜透明，KP(-)，前房闪辉(-)，虹膜纹理清，晶状体透明，玻璃体混浊(+)，视网膜及黄斑水肿明显减轻。

(卢　弘　张美芬　刘　文　易长贤　杨朝忠　耿　燕　皮裕琍)

参考文献

1. 杨培增，李绍珍.葡萄膜炎.北京：人民卫生出版社，1998：198-215.

2. 杨朝忠，马升阳，杨尊之.眼科免疫学.天津：天津科学技术出版社，1989：94-152，251-152.

3. Bonfioli AA，Damico FM，Curi AL，et al.Intermediate uveitis.Semin Ophthalmo1，2005，20：147-154.

4. 杨培增.葡萄膜炎诊断和治疗.北京，人民卫生出版社，2009：413-426.

5. 杨朝忠.临床眼科免疫学.北京：人民卫生出版社，2012：536-594.

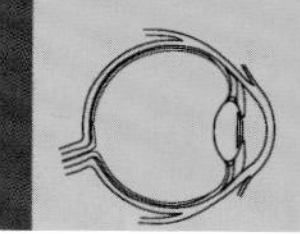

6. Gurlu VP, Alimgil ML, Esgin H..Fluorescein anglographic findings in cases vith Intermediate uveitis in the inactive phase.Can J Ophthalmol, 2007, 42: 107-109.

7. Venkatesh P, Abhas Z, Garg S, et al.Prospective optical coherence tomographic evalution of the efficacy of oral and posterior subtenon corticosteroids in patients with intermediate uveitis.Graefes Arch Clin Exp Ophthalmol, 2007, 245: 59-67.

8. Imrie FR, Dick AD.Nonsteroidal drugs for the treatment of noninfectious posterior and aphic intermediate uveitis.Curs Opin Ophthalmol, 2007, 18: 212-219.

9. De Smer MD, Katter C, Gato H, et al.Cellular immune responsesd patients with uveitis to retinal antigens and their fragments.Am J Ophthalmol, 1990, 110: 135-139.

10. Numaga J, Moory S, Sassmoto G, et al. Analysis of human leukocyte antigen HLA-DR-beta amino acid sequence in Vogt-Koyanagi-Harda Syndrome.Invest Ophthslttiol Vis Sci, 1991, 32: 1958-1963.

11. Fang W.Yang P.Vogt-Koyangnagi-Harada syndrome in Chinese patients.Ophthalm0l0gy, 2007, 114: 606-614.

12. Yang P, Zhang Z, Zhon H, et al.Clinical patterns and characteristics of uveitis in a tertiary center for uveitis in China.Curr Eye Res, 2005, 30: 943-948.

13. 杨培增.以辩证的观点认识和治疗葡萄膜炎.中华眼底病杂志, 2005, 21: 407-408.

14. 杨培增.临床葡萄膜炎.北京：人民卫生出版社, 2004: 393-448.

15. 陈丽娜，曹书杰，杨培增等.Vogt-小柳原田综合征患者血-房水屏障功能的动态观察.中华眼底病杂志, 2005, 21: 363-366.

16. Are1lanes-Garcia L, Hernandez-Barrios M, Fromow-Guerra J, et al.Fluorescein fundus angiographic findings in Vogt-Koyanagi-Harda Syndrome.Int Ophthalmo1, 2007, 27: 155-16l.

17. Fang W, Zhou H, Yang P, et al. Longitudinal quantification of aqueous f1are and cells in Vogt-Koyanagi-Harada disease. Br J Ophthalmo1, 2008, 92: 182-185.

18. Inaba G, Behcet,s disease. In McKendall RR, Editor: Handbook of clinical neurology, Vol 6. Viral disease. Amterdam: Elsevier, 1989.593-610.

19. Bank I, Duvdevani M, Livneh A.Expansion of gammadeha T-cells in Behcet's disease: role of disease activity and microbial flora in or at ulcers.J Lab Clin Med, 2003, 141: 33-40.

20. Verjans GM, van Hagen PM, van der Kooi A, et al.Vr9Vb'2 T cells recovered from eyes of patients with Behcet's disease recognize non-peptide prenyl pyrophosphate antigens.J Neuroimmunol, 2002, 130: 46-54.

21. Hegab S, AI-Mutawa S.Immunopathogenesis of Behcet's disease.Clin Immunol, 2000, 96: 174-186.

22. 李凤鸣.眼科全书.北京：人民卫生出版社, 1996: 2083-2204.

23. 周强，卢弘.不完全型 Behcet 病临床分析，中华眼病杂志, 2005, 21: 353-355.

24. 杨培增，张震，王红，等.葡萄膜炎的临床类型及病因探讨.中华眼底病杂志, 2002, 18: 253-255.

25. Deuter CM, Koetter I, Stuebiger N, et al.Behcet's disease: visual prognosis after treatment with interferon alfa-2a.Invest Ophthalmol Vis Sci, 2005, 46: E.abstract 2840.

26. Para JK, Andrew DD, John VF.Prospective surveillance of sympathetic ophthalmia in the Uk and Republic of Ireland.Br J Ophthalmol, 2000, 84: 259-263.

27. Gasch AT, Foster CS, Grosskreutz CL, et al.Postoperative sympathetic ophthalmial.Int Ophthalmol Clin, 2000, 40: 69-84.

28. 李志杰，彭广华.自身免疫葡萄膜炎的免疫学机制.中华眼底病杂志, 2001, 17: 252-254.

29. Kilmartin DJ, Wilson D, Liversidge J, et al.Immunogenetics and clinical phenotype of sympathetic ophthalmia in British and Irish patients.Br J Ophthalmol, 2001, 85: 281-286.

30. 李志杰，彭广华，李晨.眼免疫性疾病.郑州，河南科学技术出版社, 2001.711-726.

31. Woods AC.Modern concepts of etiology of uveitis.Am J Ophthalmol, 1960, 50: 1170-1178.

32. Shimakawa M.Choroidal tuberculoma in a patient with acquiredimmunodeficiency syndrome.Nippon Gankkai Zasshi, 2000, 104: 437-441.

33. Welton TH, Townsend JC, Bright DC, et al.Presumed oculartuberculosis in an AIDS patient.Jam Optom Assoc, 1996, 67: 350-357.

34. Tejada P, Mendez MJ, Negreira S.Choroidal tubercles with tuberculous meningitis.Int Ophthalmol, 1994, 18: 115-118.

35. Wasserman HE.Avian tuberculosis endophthalmitis.Arch Ophthalmol, 1973, 89: 321-323.

36. Wolfensberger TJ, Piguet B, Herbort CP. Indocyanine green an-giographic features in tuberculous chorioretinitis. Am J Ophthalmol, 1999, 127: 350-353.

37. Milea D, Fardeu C, Lumbroso L, et al.Indocyanine green an-giography in choroidal tuberculoma.Br J Ophthalmol, 1999, 83: 753.

38. Sarvananthan N, Wiselka M, Bibby K. Intraocular tuberculosiswithout detectable systemic infection. Arch Ophthalmol, 1998, 116: 1386-1388.
39. Biswas J, Madhavan HN, Gopal L, et al. Intraocular tuberculo-sis: clinicaopathologic study of five cases. Retina, 1995, 15: 461-468.
40. Wallace RJ, Swenson JM, Silcox VA, et al. Spectrum of diseasedue to rapidly growing mycobacteria. Rev Infct Dis, 1985, 5: 657.
41. Bowyer JD, Gormley PD, Seth R, et al. Choroidal tuberculosis di-agnosed by polymerase chain reaction: a clinicopathologic case report. Ophthalmology, 1999, 106: 290-294.
42. Rosenbaum JT, Wenick R. The utility of routine screening of patient with uveitis for systemic lupus erythematosus or tubercu-lousis. Arch Ophthalmol, 1990, 108: 1291-1293.
43. Stefan C, Carstocea B, Cucea R, et al. Pseudotumoral tuberculouschoroiditis. Ophthtalmologia, 1997, 41: 22-25.
44. Chung YM, Yeh TS, Sheu SJ, et al. Macular subretinal neovascu-larization in choroidal tuberculosis. Ann Ophthalmol, 1989, 21: 225-229.
45. 周晓红,王琳,罗清礼.误诊为黑色素瘤的脉络膜结核球.中华眼底病杂志,1999,9:196.
46. Amaratunge BC, Hall AJ. Ocular syphilis in Victoria: four new cases and a brief discussion of the current Victorian experience. Clin Expe Ophthalmol, 2008, 36: 192-194.
47. Read RW, Holland GN, Rao NA, et al. Revised diagnostic criteria Vogt-Koyanagi-Harada disease; report of an international committee on nomenclature. Am J Ophthalmol, 2001, 131: 647-652.
48. Yang P, Fang W, Jin H, et al. Clinical features of Chinese patients chs syndrome. Ophthalmology, 2006, 113: 478-485.
49. Pavesio Carlos E, In: Easty DL, Sparrow JW, Oxford Textbook of Ophthalmology, New york: Oxyford University Press Inc, 1999, 518-523.
50. 庄岩,张美芬,钟勇,等.以眼部改变为首诊的晚期梅毒合并人类免疫缺陷病毒感染一例.中华眼科杂志,2009,45:758-760.
51. 欧阳艳玲,张勇进.梅毒性视神经视网膜炎一例.中华眼底病杂志,2007,23:371-372.
52. 于逢春,余建华,孙彦斌,等.以视力损害为首发症状的神经梅毒临床研究.眼科,2005,14:389-392.
53. Chan CC, Shen DF, Tuo J Polymerase Chain reaction in the diagnosis of uveitis. In Rao NA, Belfort R, Nussenblatt R. Inter Ophthalmol Clin, 2005, 45: 41-55.
54. Pathanapltoon K, Kunavlsarut P, Ausnyakhun S et al. Uveitis in a tertiary Ophthalmology centre in Thailand. Br J Ophalmology, 2008, 92: 474-478.
55. Rothova A, de Boer JHJH, Ten Dam-van Loon NH et al. Usefulness of aqueous humor analysis for the diagnosis of posterior uveitis. Ophthalmology, 2008, 115: 306-311.
56. Westeneng AC, Rothova A, de Boer JH et al. Infectious uveitis in immunocompromised patients and the diagnositic value of polymerase chain reaction and Goldmann-witmer coefficient in aqeous analysis. Am J Ophthalmol 2007, 144: 781-785.
57. de VisserL, Rothova A, de Boer JH, et al. Dingnosis of ocular toxocariasis by establishing intraocular antibody production. Am J ophthalmol, 2008, 145: 369-374.
58. Mora P, Vccchi M, Barbera L, et al. Use of systemic cyclosporine A in a case of severe Toxocara uvitis. J Infect, 2006, 52: e159-e161.
59. 陈兴保,吴观陵,孙新,等.现代寄生虫病学.北京:人民军医出版社,2002.729-742.
60. 李志辉.眼部猪囊尾蚴病.中华眼科杂志,1980,16:59-61.
61. 王雨生,惠延年,张鹏.视网膜下猪囊尾蚴病的眼底荧光血管造影表现.中华眼底病杂志,1998,14:116-117.
62. 胡伟芳,王光潞,王景昭,等.玻璃体猪囊尾蚴病的手术治疗.中华眼科杂志,1992,28:83-85.
63. Becker MD, Wertheim MS, Smith JR, et al. Long-term follow-up of patients with birdshot retinochoroidopathy treated with systemic immunosuppression. Ocul Immunol Inflamm. 2005, 13: 289-923.
64. Kiss S, Ahmed M, Letko E, et al. Long-term follow-up of patlents with birdshot retinochoroidopathy treated with corticosteroid-sparing systemic immunomodulatory therapy. Ophthalmogy, 2005, 112: 1066-1071.
65. Thorne JE, Jabs DA, Peters GB, et al. Blrdshot retinochoroidopathy: ocular complications and visual impairment. Am J Ophthalmol, 2005, 140: 45-51.
66. de Kozak Y, Camelo S, Pla M. Pathological aspects of spontaneous uveitis and retinopathy in HLA-A29 transgenic mice and in animal models of retinal autolmmunity: relevance to human pathologies. Ophthalmic Res, 2008, 40: 175-180.
67. Bodaghi B, Rao N. Relevance of animal models to human uveitis. Ophthalmic Res, 2008, 40: 200-202.

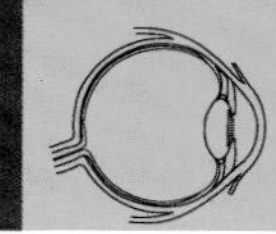

第十二节　转移性眼内炎

一、概述

转移性眼内炎(metastatic endophthalmitis)又称内源性眼内炎(endogenous endophthalmitis)、内因性感染性葡萄膜炎(endogenous infectious uveitis)、血源性眼内炎(hematogenous endophthalmitis),是指由各种病原体或其产物通过血行播散进入眼内引起的葡萄膜、视网膜、玻璃体等眼内组织的炎症。虽然总体发病率较低,但却是严重致盲性眼病。近年,由于抗生素和皮质类固醇激素的滥用、糖尿病以及侵入性治疗手段增多,转移性眼内炎发病率有上升趋势。因此,系统了解转移性眼内炎致病因素、诊治、视功能转归等知识具有十分重要的意义。

转移性眼内炎总体发病率较低,在0.01%以下,根据国外报道每年10 000例住院患者中约有5例发生眼内炎,其中2%~5%为转移性眼内炎。国内文献报道转移性眼内炎约占眼内炎的1.8%~14.5%,占感染性眼内炎的10%左右。近年,随着糖尿病及侵入性治疗手段增加转移性眼内炎的发病率有所上升。儿童和老年人的免疫力相对较低,易发生脓血症,因此发生率亦较高。

转移性眼内炎的致病菌谱随年代变迁在不断发生变化。20世纪30至40年代,结核、梅毒曾是内因性感染性葡萄膜炎最常见的病因,以后细菌性转移性眼内炎逐渐增多,常见的致病菌为链球菌属、金黄色葡萄球菌、雷伯杆菌属、大肠埃希杆菌等,其中链球菌群约占32%。在不同国家和地区致病菌有所不同,北美及欧洲革兰阳性菌感染多于革兰阴性菌,以金黄色葡萄球菌和表皮葡萄球菌多见。多数发展中国家革兰阴性菌为细菌性转移性眼内炎的主要致病菌,常见的为克雷伯杆菌、大肠埃希杆菌、绿脓假单胞及脑膜炎奈瑟菌等。20世纪90年代蜡样芽孢杆菌逐渐增多,条件致病菌性转移性眼内炎在免疫功能低下的患者也有所增加。一些非洲国家,疱疹病毒及弓形虫病在感染性葡萄膜炎中占首位。近年来,真菌性转移性眼内炎已超过细菌性转移性眼内炎,真菌性转移性眼内炎中75%~80%为白色念珠菌感染,其次为曲霉菌感染。可能与大量抗生素及激素的滥用有关。

伪装综合征由髓上皮瘤、白血病眼内转移、原发性眼内淋巴瘤等所致,可表现为前房积脓、玻璃体混浊、视网膜及视网膜下肿物等(图9-12-1)。

二、转移性眼内炎的分类

1. 根据病原学将其分类　分为细菌性转移性眼内炎、真菌性转移性眼内炎、病毒性转移性眼内炎、螺旋体转移性眼内炎、寄生虫性转移性眼内炎等。以细菌性、真菌性转移性眼内炎最常见(参见有关章节)。国外报道真菌性转移性眼内炎约占一半以上。国内文献报道转移性眼内炎细菌性约占40%,真菌性约57%。

2. 根据感染部位及范围分类　可分为前部转移性眼内炎、后部转移性眼内炎,弥漫性转移性眼内炎、局限性转移性眼内炎等,局限性转移性眼内炎也有前后部之分。但各型之间并无明确的界限,互相有交叉,前部可以发展至后部,局限性可以发展成为弥漫性,初期发病多为局限性。

三、易感因素

据文献报道90%转移性眼内炎病例均有易感因素。在东亚人群中,患者主要易感因素为糖尿病、克雷伯菌性肺炎和肝胆感染。而白种人的主要易感因素为心内膜炎、皮肤和(或)关节感染。

常见的易感因素有:

1. 滥用抗生素与激素　长期、大剂量应用抗生素、糖皮质激素,使得机体菌群失调。

2. 全身或局部有原发性感染病灶,甚至菌(败)血症　Chiu等(1988年)观察180例肝脓肿患者,转移性眼内炎发病率为1.7%,而在肺炎克伯雷菌性肝脓肿患者中发病率为5.2%,在肺炎克雷伯菌性肝脓肿合

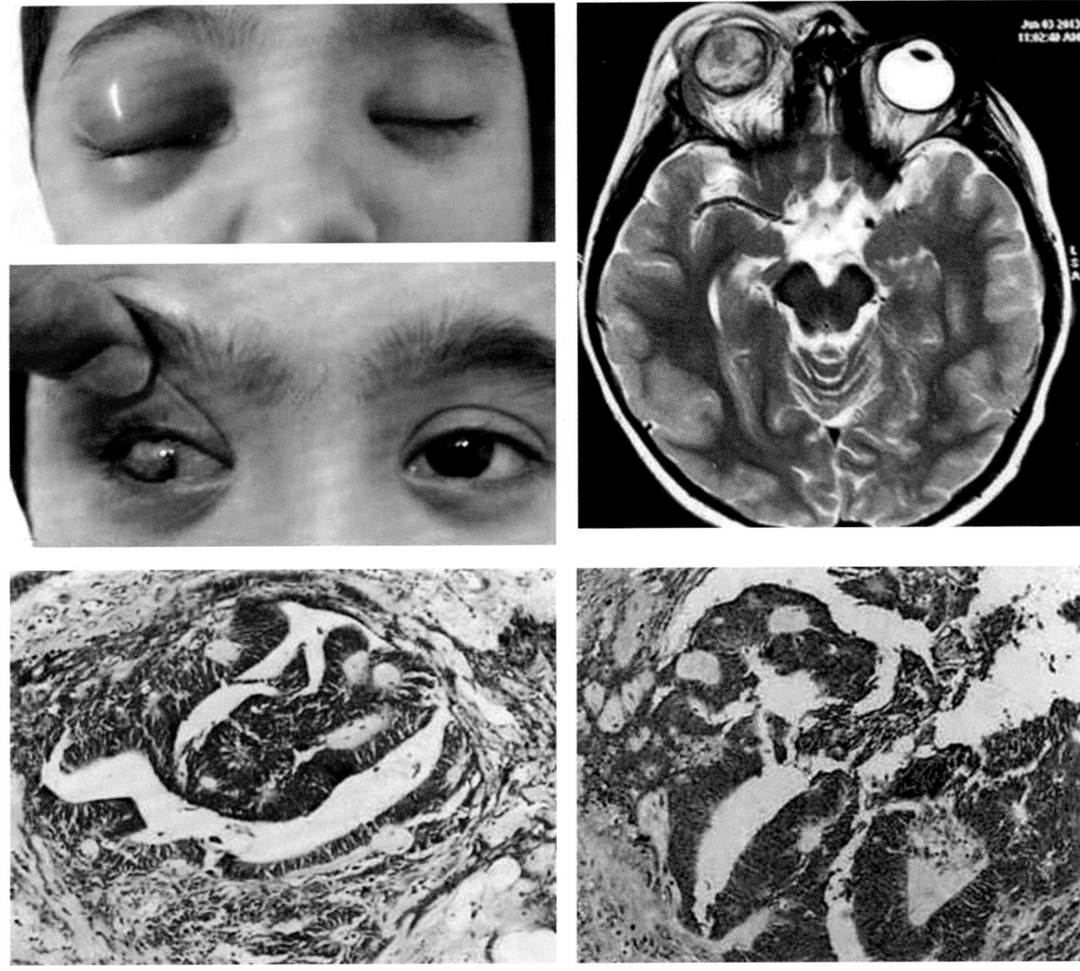

图 9-12-1　伪装综合征

并有菌血症的患者中发病率高达 7.8%。Okada 等(1994 年)报道细菌性心内膜炎和胃肠疾病亦是转移性眼内炎的易感因素。

3. 糖尿病合并感染病灶　文献报道转移性眼内炎患者中糖尿病合并肾功能不全及泌尿道感染约 70%。中国台湾 Chou 等(1996 年)研究 352 例肝脓肿患者转移性眼内炎发病率为 3.1%,其中 63.6%患者有糖尿病且血糖控制较差。

4. 免疫抑制　全身疾病、大手术、器官移植或长期应用免疫抑制剂等造成免疫功能下降。

5. 血管内操作　外源性感染经某些器械、导管进入血液再转移至眼内,这是近年及今后转移性眼内炎发生的新的危险因素,以真菌性眼内炎多见,尤其在医疗条件较差的农村地区或免疫力低下的患者。印度 Gupta 等(2000 年)报道 12 例(12 只眼)免疫功能正常的患者均在静脉输液 1~11 周(平均 4.6 周)后发生转移性真菌性眼内炎,占 15.3%。Tanaka 等(2001 年)报道 46 例内源性真菌性眼内炎患者,87%的病例发生在全静脉营养(IVH)之后。

6. 其他　静脉用毒品、妊娠及分娩患者等。

四、临床特点

1. 起病　转移性眼内炎起病的缓急与感染病原种类有关。一般细菌性转移性眼内炎起病急或较急,病情发展较快,而真菌性转移性眼内炎起病较隐匿,病情进展相对较缓慢。转移性眼内炎亦可能表现为慢性甚至类似其他自身免疫性葡萄膜炎病变。

2. 眼别　双眼同时受累占 22%~25%,一般认为右眼比左眼好发,可能与右颈动脉从无名动脉发出的分支较直，且较接近心脏有关。Annabelle 报道右眼转移性眼内炎发病率为左眼的 2 倍。真菌性转移性眼内炎常可累及双眼。

3. 症状体征　临床表现因类型不同差别较大。主要症状有眼红眼痛、眼前黑影、畏光、流泪、视力下降等。体征在不同时期有不同表现，可有睫状充血或混合充血，房水混浊、前房积脓，玻璃体混浊，葡萄膜的局限性及弥漫性炎症改变等。局限性转移性眼内炎包括前部局限性和后部局限性，前者表现为虹膜结节或脓点，后者表现为脉络膜视网膜灶性渗出或脓肿等。弥漫性主要为全葡萄膜炎的表现及玻璃体重度混浊甚至玻璃体积脓，眼底不能窥进（图 9-12-2）。

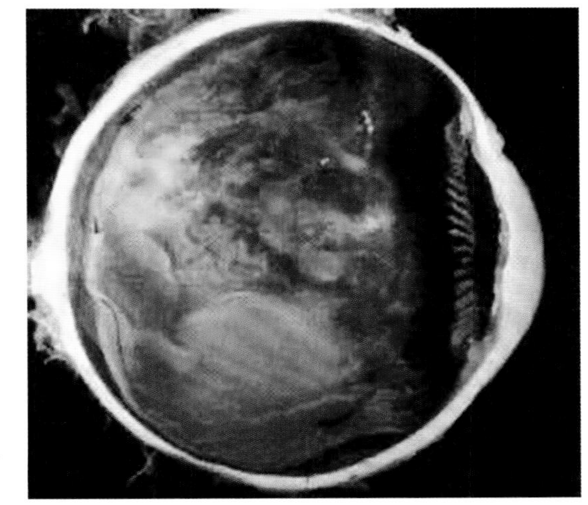
图 9-12-2　转移性眼内炎-病理标本-玻璃体浓厚积脓

4. 转归　所有局限性眼内炎均可发展为弥漫性改变，使眼组织受到严重损害。后期出现一系列并发症，如白内障、脉络膜视网膜脱离、继发性青光眼，甚至眼球穿孔、眼球萎缩、视力丧失等。

五、诊断与鉴别诊断

1. 表现隐匿的患者，早期诊断常较困难。诊断依据如下：

（1）有典型眼内炎的临床表现，但无眼部外伤及手术史。这些表现包括以下任一方面：①角膜环形浸润，但角膜表面未见明显溃疡。②前房炎症及积脓伴有或不伴有虹膜结节及菌斑，或看不清虹膜结构，或前房大量纤维性渗出、瞳孔膜闭、眼压升高。③视网膜及脉络膜散在白色浸润灶或视网膜下脓肿形成，玻璃体混浊。④疼痛性视力下降伴玻璃体重度混浊，眼底看不进。

（2）用皮质类固醇激素治疗短期内好转后期加重者。

（3）患者有易感因素，包括全身及局部的感染性病灶如败血症、肝脓肿、胰腺炎、皮肤关节感染等，免疫力低下，静脉操作史，全身性疾病如肿瘤、糖尿病等。

（4）排除非感染性葡萄膜炎。

（5）辅助检查：①转移性眼内炎需要对血液、尿液、脑脊液、伤口进行涂片培养以发现原发灶及证明全身性感染，不同的患者要进行相应的特殊检查如超声心动图排除心内膜炎等。②眼内液培养、玻璃体培养。玻璃体标本培养阳性率明显高于房水，但常规玻璃体房水培养阳性率均较低。现代分子技术的应用极大地改善了感染性葡萄膜炎的诊断，如采用聚合酶链技术（PCR）可使检测阳性率提高，尤其对于培养困难的病原体，包括细菌、真菌、病毒性及弓形体性眼内炎等。

2. 误诊因素　转移性眼内炎因发病率较低使其容易被误诊。Binder 等（2003 年）报道误诊率可高达 16%～50%。国内张艳琼等（2006 年）研究发现该病初诊时几乎均被误诊。

易被误诊的原因如下：

（1）发病率低未引起临床医生重视，且初诊时往往不在眼科，或眼科医生经验不足。

（2）使用激素病情有短暂好转的假象，但实际上会使病情加重。

（3）体征（尤其在早期）类似于一般非感染性葡萄膜炎。

（4）部分患者昏迷或卧床未行进一步眼科检查，大多数病例在症状出现后一般 3～5 天才能够诊断。美国报道 29%的患者被延误诊治 4 天或更长时间。而且许多患者有潜在疾病使其对感染有易感因素，但这种情况在血培养之前一般都无法诊断。因此，当患者存在全身易感因素，眼部表现为葡萄膜炎时，临床医生应考虑到内源性转移性感染的可能。

3. 鉴别诊断　主要与以下疾病鉴别：

（1）非感染性葡萄膜炎：转移性眼内炎早期非常容易被误诊为葡萄膜炎，据报道早期被误诊为虹膜睫状体炎或脉络膜炎者约为 73. 3%。转移性细菌性眼内炎眼部除了有一般急性葡萄膜炎的体征外，典型者

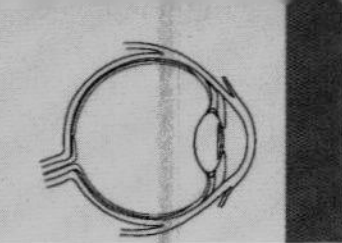

的虹膜面和(或)视网膜可有局灶性的灰白或黄白色的脓性团状病灶,但应注意与肉芽肿性葡萄膜炎相鉴别。

(2)其他玻璃体视网膜疾病:如急性视网膜坏死综合征,也表现为双眼或单眼葡萄膜炎、视力急骤下降,玻璃体炎性混浊,视网膜血管炎等。

(3)眼内占位性病变:真菌性眼内炎亦可出现白瞳症,结核性眼内炎与眼内占位性病变的临床表现和眼影像学检查包括 B 超、CT 表现均极为相似,诊断必须注重鉴别,必要时经病理检查确诊。

六、治疗及预后

针对病原体的抗感染治疗是治疗转移性眼内炎的根本,而手术治疗也发挥着越来越重要的作用。目前认为,对转移性眼内炎比较理想的治疗模式是临床多科室的合作,综合治疗。随着玻璃体切割手术技术的不断提高和完善,已逐渐成为治疗转移性眼内炎的有效方法。

1. 治疗策略如下:

(1)在未作出确切病因诊断之前,通过临床初诊应采用大剂量广谱抗生素或抗真菌药物。转移性眼内炎与手术后眼内炎不同,静脉抗生素的应用非常重要,可以治疗局部感染以及同时发生的败血症。明确病原体后,应针对性使用药物。需大剂量长疗程使用。

(2)局部治疗:散瞳,结膜下及眼周注射。由于血眼屏障的存在,静脉用药很难在玻璃体腔内达到有效浓度,因此临床也常采用玻璃体腔注药。

(3)手术治疗:包括诊断性手术和治疗性手术。

1)诊断性手术:其目的是了解转移性眼内炎的病因,常用的方法包括前房穿刺,玻璃体、视网膜取材,脉络膜活检等。取材的结果分析往往受使用抗生素和糖皮质激素等药物影响。

2)治疗性手术:主要有玻璃体切割手术、玻璃体腔内药物灌注等。目前认为玻璃体切割术能有效清除病原菌和处理其他眼后段疾病,同时还可以取样进行微生物学检查,在积极全身应用抗生素和糖皮质激素的同时,行玻璃体内抗生素注射和玻璃体切割术已成为目前公认的最有效的治疗手段。有文献报道转移性眼内炎患者接受玻璃体切割手术后,80%获得手动以上视力,其中 30%视力达 0.1 以上。

(4)在治疗中是否应用糖皮质激素及应用时机上仍存有争议。目前认为,如果明确了致病病原体并给予抗感染治疗时可适当应用皮质激素以控制活动期炎症,但应在强化全身或局部抗感染治疗的保障下酌情使用。由于转移性眼内炎患者一般机体免疫功能低下,在使用糖皮质激素时应注意其不良反应;对怀疑真菌感染者一般不用激素治疗。某些病毒性转移性眼内炎有时还有免疫应答参与其发生,因此在有效抗病毒药物治疗的前提下也可联合使用糖皮质激素治疗。在使用糖皮质激素之前需全身使用抗病毒药物以控制病毒的复制,低剂量抗病毒药物的维持可减少复发率。

(5)并发症治疗:后期并发视网膜脱离、白内障、青光眼等,针对不同的并发症采取不同的治疗方式。

2. 转移性眼内炎的预后　大多数转移性眼内炎患者治疗效果不佳,视力预后差,致盲率高,且常合并其他严重的并发症,如眼眶蜂窝织炎、眼球穿孔、脓毒症等。此外,大部分转移性眼内炎患者体质虚弱,老人或儿童居多,免疫功能低下甚至缺陷,糖尿病和(或)长期大量应用抗生素、激素等,这些决定了转移性眼内炎的预后很差。转移性眼内炎是一种严重危害视功能的眼科急症,一旦病原菌侵入眼内,将迅速破坏眼内组织,带来严重的视力损害。早期诊断与治疗对预后至关重要,因此,临床医生需提高对此病的认识以免延误诊治。尽管随着玻璃体手术的发展和广谱抗生素的应用,转移性眼内炎的治疗有了很大改观,但其预后并不乐观,常常导致视力的严重下降,甚至眼球丧失。

七、典型病例

病例:内源性眼内炎

患者男性 49 岁,因“右眼突然视物不见 2 天”于 2017 年 2 月 1 日入院。患者 2017 年 1 月 29 日因急性胃肠炎在当地医院给予抗生素治疗治愈。1 月 30 日出现右眼视物模糊,1 月 31 日右眼视物不见,伴眼睑红肿胀痛。既往体健,2 年前右眼因外伤性青光眼于当地医院行抗青光眼手术。生命体征平稳,心、肺及

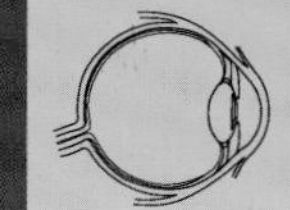

腹部检查未见异常。

眼部检查:右眼:视力手动/眼前,左眼:1.2。眼压:右眼 14mmHg,左眼 16mmHg,右眼眼睑红肿(++),球结膜混合充血水肿(+++),滤枕不明显,角膜上皮水肿,基质混浊,前房适中、房闪(+++),下方可见 3mm 积脓液平(图 9-12-3),瞳孔不规则圆,直径约 5mm,对光反射消失,虹膜纹理不清,上方可见根切孔,晶状体混浊++,玻璃体及眼底窥不入。左眼前、后节未见异常。

辅助检查:眼部 B 超:右眼玻璃体腔可见大量点絮状弱回声(图 9-12-4)

血常规:白细胞 $13.16\times10^9/L$;中性粒细胞 $11.73\times10^9/L$。

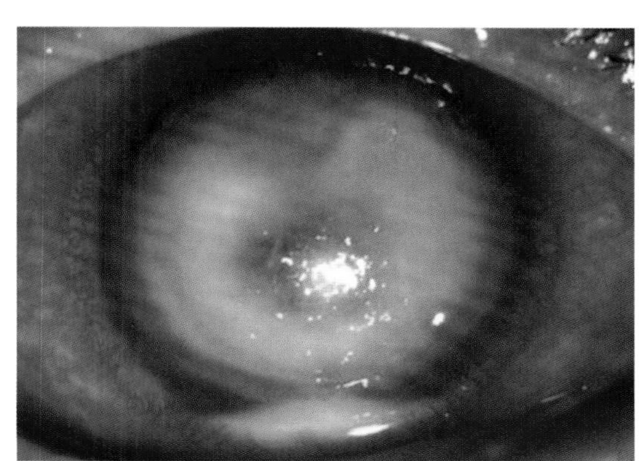

图 9-12-3 右眼球结膜混合充血水肿(+++),滤枕不明显,角膜上皮水肿,基质混浊,前房适中、房闪(+++),下方可见 3mm 积脓液平

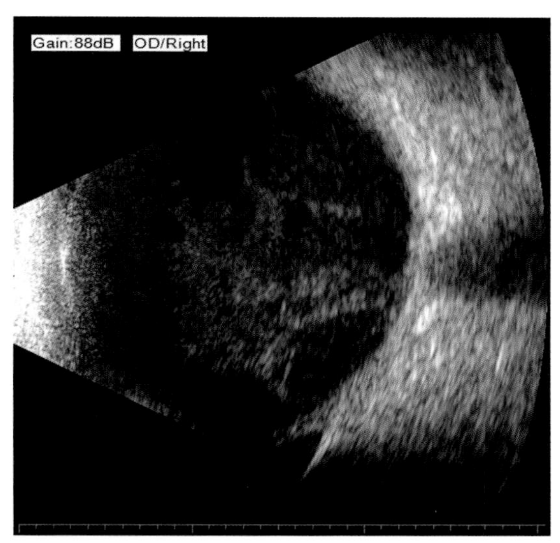

图 9-12-4 眼部 B 超:右眼玻璃体腔可见大量点絮状弱回声

初步诊断:①内源性眼内炎(右眼);②并发性白内障(右眼);③抗青光眼术后(右眼)。

治疗经过:

1. 术前抽取房水及脓液行细菌培养及药敏试验(未见细菌生长)。

2. 入院当天行右眼白内障囊内摘除+玻璃体切除+玻璃体腔注药术,(万古霉素)术中见玻璃体腔大量浓密、黏稠的灰白色脓性混浊,网膜散在出血点、斑,似椒盐状改变,大部分血管闭塞、白线状改变,后极部网膜前大量灰白色脓性分泌物。

3. 术后辅助治疗:局部及全身应用抗生素(注射用万古霉素+头孢他啶)、激素治疗。

4. 炎症控制,矫正视力 0.05,病情稳定出院。门诊随访。

5. 患者于 2017 年 6 月 16 日行右眼硅油取出+人工晶体悬吊术,术后视力 0.1。

(杨朝忠 崔京卫 陈 伟 杨桂敏 吕士波)

参考文献

1. 李科,赵敏,转移性眼内炎的诊治及研究进展,中国实用眼科杂志,2008,26(3)193-196.

2. 张艳琼,王文吉.内源性眼内炎 10 年临床回顾性分析.眼科研究,2006,24(1):91-92.

3. 高秀娟,曾华,白钢,等.眼内炎病因分析及预防附 54 例.眼外伤职业眼病杂志,1999,21(5):486-486.

4. 贺涛,艾明,邢怡桥,等.眼内炎病因学回顾性分析和玻璃体切割术的治疗作用.眼科新进展,2005,25(1):60-61.

5. 何为民,韦存义,彭立蓉,等.感染性眼内炎病因分析.中国实用眼科杂志,2004,22(2):147-149.

6. 文丰,周宏建.内源性眼内炎的临床分析.临床眼科,2006,14:411-413.

7. 沈玺,徐格致.内源性感染性眼内炎的临床分析.眼科,2004,13(3):163-165.
8. 王伟,徐格致.18 例内源性眼内炎临床特征及预后分析.中国实用眼科杂志,2004,22(1):63-65.
9. Romero CF ,Rai MK,Lowder CY,et al.Endogenous endophthalmitis:case report and briefreview.Am Fam physician,1999,60(2):510-514.
10. Pinna A,Carta F ,Zanettis,et al.Endogenous Rhodotorula minuta and Candida albicans endophthalmitis in an injecting drug user.Br J Ophthalmol,2001,85:759.
11. Garg SP,Tal war D,Verma LK.Metastatic endophthalmitis:areappraisal.Ann-Ophthalmol,1991,23(2):74-78.
12. Jackson TL,Eykyn SJ,Graham EM,et al.Endogenous bacterial endophthalmifis:a 17-year prospective series and review of 267 reported cases.Surv-Ophthalmol,2003,48(4):403-423.
13. Laube T,Ak gul H,Brockmann C,et al.Endogenous bacterial endophthalmitis:are-ospective study on 22 consecutive cases.Zlin Monatsbl—Augenheilkd,2004,221(2):101-108.
14. Bodaghi B.New etiological concepts inuveitis.J Fr-Ophtalmol,2005,28 (5): 547-55.
15. Annabelle A,Donald J.Endogenous endophthalmitis.Foundations of clinic ophthalmology.1999:31:20-48.
16. Lingyi Liang,Xiaofeng Lin,Ayong Yu,et al.The Clinical Analysis of Endogenous Endophthalmitis.Eye Science,2004,20 (3):144-148.

第十三节 巩 膜 病

一、概述

巩膜是眼球的最外壁,内邻脉络膜。巩膜坚韧而有弹性,由外向内分为三层:表层、实质层和棕黑层。巩膜上层,为一层疏松的纤维组织和弹力组织,巩膜前部和角膜缘,后部与视神经周围组织相连。巩膜前表面有球结膜和筋膜覆盖,不与外界直接接触,因此巩膜很少患病。直肌附着处之后的巩膜表层疏松,其中有较宽的血管网通过,近角膜缘处有丰富的毛细血管网(图 9-13-1)。炎症时血管扩张,称为睫状充血,是眼球前部炎症的重要体征。巩膜炎症向邻近组织蔓延或扩散,会累及葡萄膜、视网膜等组织,坏死性巩膜炎可引起玻璃体炎,即眼内炎症。

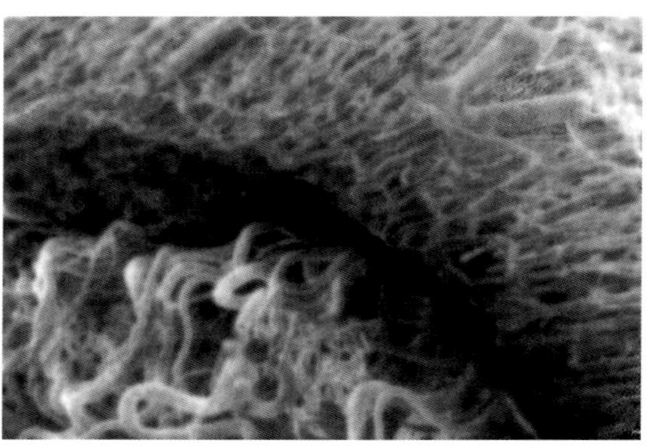

图 9-13-1 浅层巩膜表层血管丛和深层巩膜表层血管丛(投射电镜×11000)

(一)巩膜病的一般特征

巩膜疾病中以炎症最为常见,容易发生在表层血管相对较多,特别是前睫状血管穿过巩膜处。其次为变性疾病。一旦发生炎症,病程长,反复发作,药物治疗反应差。炎症后巩膜变薄,可显露出其下的黑色葡萄膜,或由于眼内压的作用形成巩膜葡萄肿。巩膜炎症常可累及邻近组织,出现角膜炎、葡萄膜炎、白内障、继发性青光眼等并发症。巩膜的炎症多伴有全身性疾病如结核、类风湿关节炎、痛风、梅毒等。

巩膜的自我修复能力较差,其损伤愈合与修复过程主要依赖邻近富有血管组织的血液供应。巩膜损伤后在创缘周围开始出现纤维细胞活跃,成纤维细胞合成胶原,交联、沉积、又不断被降解和改造,形成结缔组织修复。数周后在新形成的瘢痕中纤维已接近正常,但较密集且排列欠规整。一部分纤维为子午线方向走行,形成"巩膜胼胝",并常因与表面的结膜相愈合而形成粘连。巩膜损害程度严重时,葡萄膜的纤维血管组织会进入巩膜伤口,从而形成葡萄膜和巩膜间致密的粘连性瘢痕。病变形成的瘢痕组织抵挡不住眼内压而引起病变区巩膜向外膨出(单纯巩膜)或巩膜葡萄肿(巩膜和脉络膜)。据多数学者统计其发病率仅占眼病患者总数的0.5%左右。由于巩膜的基本成分的胶原性质,决定了其病理过程缓慢及所致的胶原紊乱难于修复。眼球是胶原的"窗口",因此巩膜炎(scleritis)常是全身结缔组织疾病的眼部表现。

巩膜炎至今仍然是一种尚未被彻底认识的疾病。一些学者试图通过实验来证实某些特殊抗原与巩膜的血管及组织损伤有关,也有学者试图通过复制巩膜炎的动物模型来阐述和验证其病理机制,但迄今尚未能获得一致性的结果。目前,人们对巩膜炎发病机制的共同认识主要是:免疫功能紊乱引起巩膜血管和组织损伤是巩膜炎发病机制的重要环节。

不少临床及实验室的研究资料表明:巩膜炎是由局部免疫复合物性微血管炎性改变或Ⅲ型超敏反应介导的自身免疫应答过程。①组织病理学和免疫荧光检查发现,巩膜炎患者的病变巩膜的活检标本中存在免疫复合物性炎性微血管病变;②巩膜炎常与系统性循环性免疫复合物相关性自身免疫性疾病(如类风湿关节炎、系统性红斑狼疮、结节性多动脉炎等)有关;③免疫抑制剂治疗巩膜炎有效;④眼前节荧光血管造影显示:严重型巩膜炎病变部位缺乏血管灌注;⑤巩膜炎活检样本中有以T淋巴细胞和巨噬细胞浸润为特点的慢性肉芽肿性炎症改变,提示细胞免疫功能异常或Ⅳ型超敏反应在巩膜炎的病理过程中起一定作用。

(二)巩膜炎的发病机制假说

①遗传控制学说:巩膜炎的形成需要遗传控制的一些机制与环境因素相互作用,如病毒感染或外伤。遗传易感个体与环境触发致病因素一起引起免疫应答。②Ⅲ型超敏反应:通过免疫复合物在血管壁的沉积,继而激活补体,损伤血管。③Ⅳ型超敏反应:持续的免疫损伤可导致肉芽肿形成。

巩膜炎常常合并系统性血管疾病,包括结缔组织血管疾病、多动脉炎和Wegener肉芽肿。这一类(合并系统性血管疾病)巩膜炎的免疫遗传易感性个体中,决定其发病的抗原尚不清楚。此类巩膜炎可能与这些系统性血管疾病有共同的致病因素。这些疾病也很有可能是有一个或一个以上的致病因素诱发的。例如,目前关于类风湿关节炎病因学的研究集中在外源性炎性物质,如病毒或分枝杆菌和内源性物质,如结缔组织分子。外源性炎性物质是推测的致病因子,因为资料表明持续而低毒的细胞毒病毒可引起一种免疫应答,该反应最终会发展成自身耐受性反应。内源性物质被认为可能是疾病的触发环节,因为资料表明某些具有类风湿关节炎遗传免疫易感性的个体有淋巴细胞异常,这种异常的淋巴细胞可使机体对结缔组织成分,如胶原或蛋白多糖,发生反应,形成慢性持续性关节炎;另一种可能性包括前面已经提到过的两种理论的内容:易感性个体发生感染后使机体产生与关节结缔组织分子有交叉反应的抗体。

有研究认为类风湿关节炎与病毒感染有关,由于病毒能够改变免疫应答的内容,因此它们仍然是该病发病或蔓延的主要可疑因素。病毒或亚病毒成分或被感染性表达的新生的病毒诱导性抗原(可以是病毒物质也可以是被感染细胞与病毒成分结合的产物)可以作为新抗原引起免疫应答。病毒也可以通过暴露被感染的亚结构,通过编码被感染细胞膜抗原基因的继发性去阻遏而引起免疫应答。其他可能的机制在病毒触发自身免疫应答的机制部分中已经作过阐述。

有些病毒已经被看作是类风湿关节炎的致病因素:风疹病毒、巨细胞病毒、单纯疱疹病毒Ⅰ型、人类T细胞淋巴热病毒Ⅰ型、EB病毒和细小病毒,目前只有后两者有科学依据。

设想中的可引起类风湿关节炎或巩膜炎的病毒应该是广泛存在的、稳定的,并且能够改变遗传易感性个体的免疫应答。一种病毒可能不具备这些特点的全部内容,它们可先后或同时发挥作用。

巩膜和其他器官之间蛋白多糖的交叉免疫应答表明对这些分子的自身免疫可能参与了巩膜炎的病理

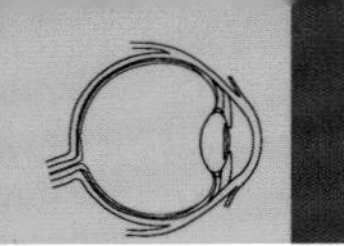

过程。由牛巩膜和软骨分离出的硫酸皮肤素，根据其分子大小可被分为大分子硫酸皮肤素和小分子硫酸皮肤素。巩膜和软骨组织中的小分子硫酸皮肤素都有密切相关的核心蛋白，并且它们之间存在交叉免疫应答。免疫学和组织化学研究显示，这些小分子的蛋白多糖与Ⅰ型胶原结合在一起。小分子硫酸皮肤素能够通过蛋白多糖结构来抑制Ⅰ型和Ⅱ型胶原的原纤维化。尚无关于动物黏多糖引起的巩膜炎或巩膜炎患者黏多糖水平研究的报道。

对于巩膜炎患者，特别是坏死性巩膜炎患者，是否有Ⅰ型胶原抗体产生的研究表明，坏死性巩膜炎患者与正常个体的血清Ⅰ型胶原抗体水平的ELISA检测结果无显著性差异。这表明，对Ⅰ型胶原的自身免疫应答不是巩膜炎致病因素。

免疫病理学发现，巩膜炎中血管内血栓形成及血管壁炎性浸润与自身免疫应答有关。这表明，免疫复合物介导的炎性小血管病变在某些类型的巩膜炎中发挥着关键性作用。免疫复合物，无论是在循环血中形成还是在巩膜本身产生，均可沉着于巩膜上血管和巩膜穿通血管中。其选择性沉着于血管壁的机制尚不清楚，但免疫复合物中抗原、抗体之比可能非常重要。

炎症条件下巩膜成纤维细胞合成的补体成分C1增加。而C1可通过补体激活的经典途径被免疫复合物激活。补体成分增加血管通透性并产生中性粒细胞趋化因子（例如C3a和C5a）。进而激活的补体可引起膜攻击复合物（C5,6,7,8,9）聚集，导致细胞损伤。中性粒细胞可释放其溶酶体酶，激活氧代谢产物和炎性前体物质，如血小板激活因子、白三烯和前列腺素。血小板可黏附在损伤的内皮细胞局部，并聚集、阻塞血管，释放更多的炎性介质，使血管扩张、组织坏死。

炎症情况下，巩膜成纤维细胞及其他炎性细胞和淋巴因子能够产生基质降解酶，如胶原酶、弹性蛋白酶、蛋白多糖酶和糖蛋白酶。降解的基质成分可被宿主免疫细胞当作异物而识别并触发慢性炎症的恶性循环。在这一阶段，真正对巩膜的自身免疫应答参与了巩膜炎的病理过程。

（三）巩膜融解

巩膜融解并非具体的一种疾病，而是多种疾病共有的一种并发症。其发生常与免疫应答有关。根据病因的不同，其病变的严重程度和后果各不相同。

1. 微生物感染　如细菌、病毒和真菌感染，但较少见。多发于亚洲、非洲一些地区的鼻孢子虫病也可引起巩膜融解，迄今仅有7例临床病例报告（其中，Castelino 2000年报道3例）。

2. 外伤　如严重的碱性化学烧伤、慢性放射性损伤等。

3. 手术　可见于白内障、青光眼、视网膜脱离、翼状胬肉等手术后。Mamalis等曾报道白内障合并风湿性关节炎的患者在接受白内障摘除联合人工晶状体植入术后发生角巩膜融解的病例，而青光眼、翼状胬肉则以术中联合使用丝裂霉素的病例为多。

4. 异物刺激　如：①人工晶状体睫状沟缝合固定术后线结腐蚀；②视网膜脱离手术后巩膜外植入物腐蚀；③难治性青光眼降压阀植入物腐蚀等。

5. 合并全身免疫性疾病的巩膜炎　如结核、麻风、类风湿关节炎、结节性动脉炎 Wegener肉芽肿等。

6. 其他　常为一些全身性疾病或局部病变的较严重并发症，如：角膜融解综合征、蚕食性角膜溃疡、Romherg进行性单侧面部萎缩症以及坏疽性脓皮炎等。Hoang-XuanT等曾报道1例Romberg进行性单侧面部萎缩症合并巩膜融解的病例，组织病理学检查末发现病变局部有炎性改变，因而认为巩膜融解为原发病晚期病变在局部放大的结果。

（四）巩膜移植与免疫排斥反应

早在20世纪60年代，巩膜移植即被用来进行视网膜脱离的巩膜外加压和巩膜扣带术。随着临床技术的不断发展，巩膜移植的用途也不断拓宽。近年来，巩膜移植主要用作一种替代性治疗手段来治疗严重的巩膜融解症和预防难治性青光眼压阀门植入术后植入物腐蚀外露。巩膜移植的材料可以是自体巩膜也可以是异体巩膜，但更常用的是异体巩膜，主要来自眼库材料。

巩膜移植排斥反应与其他器官和组织移植排斥反应一样，体液免疫和细胞免疫都参与这一过程，以T细胞介导细胞免疫-Ⅳ型超敏反应为主。

巩膜移植排斥反应的主要表现是局部淋巴细胞浸润性炎症和巩膜融解。免疫抑制剂有较好的治疗和

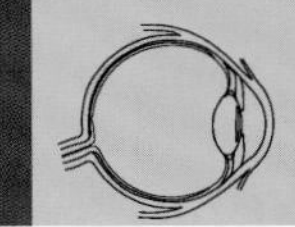

预防效果,尤其是环孢霉素 A。

当结缔组织出现炎症(免疫性、化学性、机械性)损伤时,成纤维细胞会移至受累部位修复损伤。T 淋巴细胞释放的淋巴细胞源性趋化因子、血小板释放的血小板源性生长因子及白细胞释放的白三烯 B4 可为成纤维细胞提供趋化信号。正常巩膜中很少或没有巨噬细胞、郎罕细胞、中性粒细胞或淋巴细胞。巩膜炎发生时辅助性 T 淋巴细胞显著升高。同时辅助 T 淋巴细胞/抑制性 T 淋巴细胞比率升高。这表明作为细胞介导性免疫应答一部分的 T 淋巴细胞在一些类型的巩膜炎中也发挥着一定作用。病变表浅时,结膜下及巩膜浅层均受侵犯,巩膜水肿可显层间分离,其间隙淋巴细胞浸润,同时浅层巩膜血管充血,淋巴管扩张。轻型者愈后多不留痕迹。侵犯巩膜前部的炎症也会波及角膜,相反前房积脓性角膜炎亦可波及巩膜而产生浅层巩膜炎。深层巩膜炎亦多累及浅层巩膜,而在坏死性巩膜炎时,病灶中心区产生类纤维蛋白坏死,其周围有大单核细胞如栅栏状围绕,严重时在炎症细胞浸润中心可发生片状无血管区(动脉闭塞),而后可发生脂肪变性或玻璃样变性、钙化等。坏死部逐渐吸收纤维化而形成瘢痕,此局部巩膜变薄而扩张,或组织肥厚形成所谓"肥厚性巩膜炎"。

巩膜慢性炎症时表现为炎症细胞浸润,包括多形核白细胞,淋巴细胞和巨噬细胞,形成结节状及弥漫性肥厚的病灶(图 9-13-2)。肉芽肿性炎症有限局性及弥漫性之分,但本质相同,肉芽肿被多核的上皮样巨细胞和新旧血管包绕,有的血管有血栓形成,表现出血管炎的特点。这些变化有时向周围扩展,远超出肉芽肿的部位,最先累及远离病变处的巩膜黏多糖,表现为胶体铁染色减弱。在接受肉芽肿处纤维被黏液水肿推开,而黏多糖只能形成斑状着染。在电镜下可见胶原纤丝也吸收染色剂。此处细胞改变是胶原纤维细胞的数量和活性明显增加,而在肉芽肿内,细胞成分显著增加,该区域被浆细胞、淋巴细胞和巨噬细胞所浸润外,其中有些聚合成巨细胞。巩膜胶原纤丝失去在偏振光下的双折光现象。在坏死性区域,可见以浆细胞为主的浸润细胞集团,胶原纤维增生。在此部位有来源于上巩膜或脉络膜的簇状新生血管团,胶原纤维增生。在此部位有来源于上巩膜或脉络膜的簇状新生血管。新旧血管都有中层坏死,黏多糖沉积,并可见血栓形成。很多血管内及周围有纤维蛋白沉积。

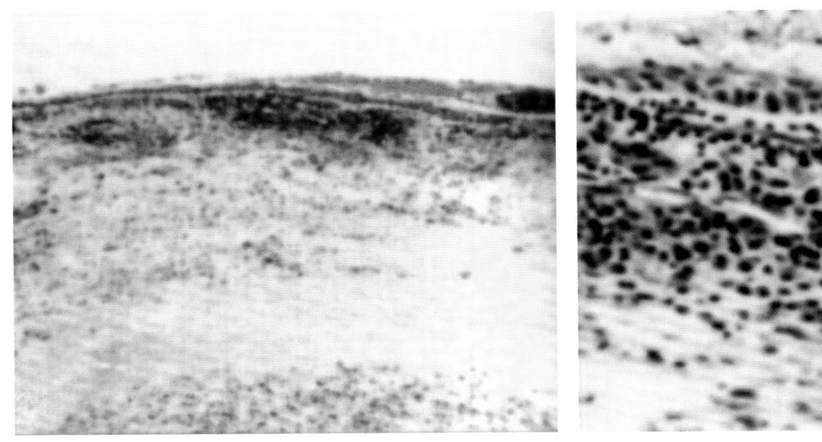

图 9-13-2　巩膜为慢性炎症的细胞浸润,以小血管周围为主

根据炎症侵犯巩膜或表层巩膜组织中的部位,症状及预后,一般公认将巩膜炎分为巩膜炎和巩膜外层炎两种类型是比较合理的。

二、巩膜外层炎

巩膜外层炎(episcleritis)即为巩膜表面的薄层血管结缔组织的非特异性炎症反应。无明显刺激症状的眼红为特征,具有自限性,容易复发。好发于 20~50 岁青壮年,女性患病率是男性的 3 倍,2/3 患者单眼受累。1/3 患者有局部或全身疾病,如酒渣鼻、痛风、感染、血管胶原性疾病。目前病因尚不明了。

（一）临床表现

患者主诉无痛性的眼红，可持续24~72小时后自然缓解，视力一般不受影响。病变常位于睑裂区即角膜缘至直肌附着线之间的区域内，以睑裂暴露部位最常见，复发病灶可出现在原部位或在不同部位。约1/3的患者双眼同时或先后发病。少数患者还可以出现畏光及伴有水样分泌物。临床上将巩膜外层炎分单纯性和结节性两种类型，单纯性炎症局限，约占70%，结节病灶侵及整个表层巩膜，约占30%。巩膜外层炎有两种典型表现。第一种为在症状开始后24小时达到高峰。随后在5小时~10天以内缓慢进展，2~3周内完全恢复。这种类型易在同一眼或另一眼复发，可以为单纯性也可为结节性巩膜外层炎。据报道复发率为60%，通常在首次发作后的两个月内复发，复发可持续3~6年，但不伴有全身表现。另一种巩膜外层炎的表现比较缓和，持续较长时间，再次发作的间隔不规律，常伴有全身症状。

巩膜外层炎急性期在巩膜表面可见结节状、扇形、弥漫性充血，其下巩膜没有炎症和水肿，浅表放射状血管丛仍保持正常走行。巩膜外层炎通常不累及角膜，若出现严重的流泪、畏光及视力下降则提示炎症波及角膜。在结节性巩膜外层炎中，结节可以变化发展，10%的患者在邻近表层巩膜的炎症部位可以见到小的角膜混浊，巩膜外层炎治愈后不会造成对眼组织的长期损害。

巩膜外层炎临床上分为两型：

1. 单纯性巩膜外层炎（simple episcleritis） 又称周期性巩膜外层炎（episcleritis periodica fugax）。40%单纯性巩膜炎表现为双眼发病，其主要特点为急性起病，患者通常能够指出疼痛开始的具体时间。临床症状为病变部位的表层巩膜及其上的球结膜，突发弥漫性充血及水肿，色调火红，充血局限或呈扇形，多数病变局限于某一象限，范围广泛者少见。上巩膜表层血管迂曲扩张，但仍保持为放射状，无深层血管充血的紫色调，亦无局限性结节。本病有周期性复发，发作突然，发作时间短暂，数天即愈的特点。占半数患者有轻微疼痛，但常为灼热感，刺痛不适。偶见因虹膜括约肌与睫状肌痉挛而致瞳孔缩小和暂时性近视。发作时亦可出现眼睑神经血管反应性水肿。严重者可伴有周期性偏头痛，视力一般无影响。妇女月经期发作多见。

2. 结节性巩膜外层炎（nodular episcleritis） 起病更加隐匿，较单纯性巩膜外层炎症更重，病程更长，13%的结节性巩膜外层炎为双眼起病。结节性巩膜外层炎以限局性结节为特征的一种巩膜外层炎。常为急性发病，有眼红、疼痛、畏光、流泪、触痛等症状。在角膜缘处表层巩膜上很快出现水肿浸润，形成淡红色到火红色局限性结节。结节由小及大直径数毫米不等。结节上方之球结膜可以随意推动，并有压痛。

淡红色系病灶部位球结膜血管丛充血，火红色则系上巩膜表层血管丛充血。用眼前节荧光血管造影可以区分。

结节为圆形或椭圆形，多为单发，有时可达豌豆大小。结节位于上巩膜组织内，结节在巩膜上可被推动，表示与深部巩膜无关。巩膜血管丛在结节下部保持正常状态。

病程约2周，可自限，主要表现为急性发生的2~3mm大小的局限性结节样隆起，最大可达6mm，可单发或多发，2~3天内逐渐增大，持续存在2个月左右，平均4~5周，可自行消退但多有复发。结节不出现坏死。结节由火红色变为粉红色，形态也由圆形或椭圆形变扁平，最后可完全吸收，留下表面带青灰色调的痕迹。此处炎症愈后也可在他处继发，一个结节消退后一个结节又出现，复发可以绵延数月。由于在不同部位多次发作，最后可形成环绕角膜周围巩膜的环形色素环。眼痛以夜间为甚，也有疼痛不显著者。视力一般不受影响。轻度角膜炎是巩膜外层炎的唯一并发症。如有畏光、流泪则预示有轻度角膜炎，且以邻近结节处的角膜缘部多见。

（二）诊断和鉴别诊断

根据上述临床表现一般可作出诊断，本病需和结膜炎和巩膜炎相鉴别。

1. 结膜炎无局限性、充血性质为由角膜缘向穹窿部逐渐明显，其睑结膜也受累。泡性结膜炎易与结节性巩膜外层炎混淆，结节性巩膜外层炎的结膜在结节之上滑动，而泡性结膜炎病变则发生于结膜本身，另外，泡性结膜炎可形成浅表溃疡。

2. 巩膜外层炎可被误诊为巩膜炎，其临床鉴别要点为：巩膜外层炎其下巩膜没有炎症和水肿，结节可

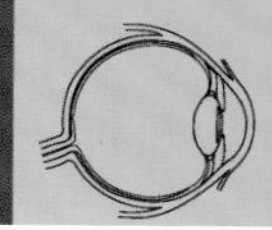

移动。自然光线下巩膜外层炎为鲜红色充血,而巩膜炎为紫红色。局部滴用10%苯肾上腺素可使浅层结膜血管和巩膜浅层毛细血管收缩,但不能收缩巩膜深层血管。如果血管走行迂曲,应怀疑巩膜炎的可能。根据以上要点,从而鉴别巩膜外层炎与巩膜炎。

（三）治疗

巩膜外层炎无论是单纯性或结节性,均是一种良性复发性轻型疾患,本病具有自限性,1～2周内可自愈,一般无需特殊治疗。但为了尽快治愈可局部应用非甾体滴眼剂滴眼(迪非眼药水、双氯芬酸钠眼药水、普南扑灵眼药水,或口服非甾体消炎药如吲哚美辛(75mg,2次/d)或氟比洛芬(100mg,3次/d)可减轻患者的疼痛症状。冷敷、血管收缩剂、人工泪液可减轻眼红症状。在疾病初期或自限期尽可能局部少用皮质类固醇激素,炎症严重或频繁发作者可用0.5%可的松或0.1%地塞米松滴眼液短期点眼治疗,必要时可全身应用糖皮质激素。伴发其他疾病者给以相应治疗。其他局部对症滴眼剂,对各种类型巩膜炎的治疗均应常规使用,如当巩膜炎并发虹膜睫状体炎时,应及时滴用阿托品充分散瞳等。

如伴有痛风的病例属于例外,其发病机制是由于吞噬细胞空泡破裂,因此应该用促尿酸尿法(uricosuria)治疗。必要时局部给予皮质类固醇治疗。

三、巩膜炎(深层巩膜炎)

巩膜炎(scleritis)或称深层巩膜炎。较巩膜外层炎少见,但发病急,且常伴发角膜及葡萄膜炎,故较巩膜外层炎更为严重,预后不佳。一般巩膜外层炎极少侵犯巩膜组织,巩膜炎则侵犯巩膜本身。巩膜炎多好发于血管穿过巩膜的前部巩膜,而伴于赤道后部的巩膜炎,因不能直接见到及血管少,发病亦少,容易被忽略。巩膜炎依部位可分为前巩膜炎及后巩膜炎。前巩膜炎是巩膜炎中常见的。巩膜炎主为内源性抗原抗体免疫复合物所引起,且多伴有全身胶原病,故属于胶原病范畴,与自身免疫有关。Benson(1988)将免疫原性归结为:炎症直接侵犯胶原本身或巩膜基质(氨基葡聚糖)。原发性坏死性前巩膜炎患者对巩膜特异性抗原的耐受性可能有改变,并对巩膜可溶性抗原呈迟发型超敏反应。在类风湿关节炎中发现免疫复合物就是对这种理论的支持。但多数巩膜炎却难查到原因。

巩膜炎是以病理特征为细胞浸润,胶原破坏、血管重建的巩膜基质层炎症,其病情和预后较巩膜外层炎严重。由于免疫介导的血管炎引起,巩膜炎通常与系统性免疫性疾病有关;约1/3的患者为弥漫性或结节性巩膜炎,约2/3的患者为伴有结缔组织或自身免疫疾病的坏死性巩膜炎。多发于中青年人,女性明显多于男性,半数以上累及双眼。局部外伤可诱发炎症,巩膜炎常导致严重的疼痛和眼球结构破坏,而导致视功能的损害。

（一）病因及分类

1. 内源性　这是巩膜炎的主要原因。可由身体其他部位的疾病而来,如结核、病毒、结节病、麻风、梅毒及痛风等。另外也可由于病灶感染引起的过敏反应,及内分泌因素而发病。

2. 外源性　较为少见,多通过外伤或结膜的创面而来,如细菌、真菌、病毒等引起的感染。

3. 继发感染　由邻近组织如结膜、角膜、葡萄膜或眼眶周围组织的炎症直接蔓延而来。

（二）自身免疫性疾病在眼部的表现

多与自身胶原细胞内产生的抗原-抗体性免疫反应有关,结缔组织病(胶原病)与自身免疫病有关,如类风湿关节炎、坏死性结节性红斑狼疮、结节性动脉周围炎、类肉瘤病(结节病)、Wegener肉芽肿、复发性多软骨炎等并发的巩膜炎,所引起巩膜的类纤维蛋白坏死性改变,本质上与结缔组织病相似。在所有巩膜炎中其并发率约在50%以上,穿孔性巩膜软化时其并发率则更高。其他如强直性脊柱炎、Bencet病、皮肌炎、IgA肾病、颞动脉炎、卟啉患者中,也有并发巩膜炎的报道。Watson(1982)经过动物实验对诱发巩膜炎机制的研究指出:这种类型的肉芽肿性改变,可能说明病变是局部产生的抗原(Ⅳ迟发型超敏反应中)或循环免疫复合物在眼内沉积,诱发免疫反应而引起的Ⅲ型超敏反应。在Ⅲ型超敏反应中,血管反应是抗原抗体在血管壁上结合作用的结果。这些复合物沉积在小静脉壁上,并激活了补体,从而引起急性炎症反应。故胶原病是一种与个体基因有关的免疫机制失调的自身免疫病,或是其中的一种表现。

巩膜炎多伴有全身胶原性、肉芽肿性或代谢性疾病,免疫反应的类型多为Ⅳ型迟发性或Ⅲ型免疫复合物性超敏反应。如风湿、类风湿关节炎、红斑狼疮、结节性动脉周围炎等，均可并发巩膜炎。

临床上常按巩膜炎受累部位分为前部巩膜炎和后部巩膜炎，前部巩膜炎又分为弥漫性，结节性，坏死性三种。坏死性前巩膜炎又分为伴有炎症型和穿孔性巩膜软化症。巩膜炎的分类有助于确定疾病的严重程度及选择合适的治疗方案。

（三）临床表现

巩膜炎发病较缓慢，几天内病情扩展。大多数患者会出现眼部明显的不适或疼痛，常在夜间加重；患者难以入睡。眼痛常引起同侧的头疼或面部疼痛。视力轻度下降，眼压轻微升高。深层血管丛扩张，自然光下巩膜充血呈紫红色，巩膜血管充血扭曲，贴附于巩膜表面，不能被棉签移动。裂隙灯检查可见明显的巩膜水肿。阻塞性血管炎发生后形成无血管区，提示预后不良，炎症过后巩膜变薄呈紫色。

1. 前部巩膜炎（anterior scleritis）病变位于赤道前，呈进展性，常沿受累的区域环形发展。

（1）结节性前部巩膜炎：（nodular anterior scleritis）：病程缓慢，逐渐发展。临床症状为自觉眼痛颇为剧烈，且放射到眼眶周围。占半数患者有眼球压痛。表现为病变区巩膜单个或多个暗红色或紫红色充血肿胀的炎症性结节样隆起，质硬，有压痛，不能推动。结节常位于眼睑中部区域，近睑缘处，（亦可发生于其他区域）。浸润性结节可以围绕角膜而蔓延相接，形成环形巩膜炎。此时全眼球则呈暗紫色，间有灰白色结节，吸收后留下绀色薄瘢。病程较短者数周或数月，长者可达数年。浸润渐被吸收而不破溃，巩膜变薄呈暗紫色或瓷白色。由于不敌眼内高压而形成部分巩膜膨隆或葡萄肿者。上巩膜深层血管丛充血呈紫红色，血管不能移动。表层与深层巩膜外血管网，扭曲失常，在深层血管之间有较大的吻合支，因而显示血管呈串珠样扩张与充盈。如出现畏光、流泪症状，应考虑有合并角膜炎及葡萄膜炎，其结果常严重损害视力。病变部位的巩膜会变透明，但不发生穿孔。在这个类型的病例中，44%～50%的患者合并有系统性疾病，类风湿关节炎最为常见，其次是其他结缔组织疾病。

（2）弥漫性前部巩膜炎：最常见的临床类型，为巩膜炎中症状最轻的。主要表现为巩膜弥漫性紫色、蓝色或者橙红色充血，严重者球结膜严重水肿（图 9-13-3）。其周围界限不清，可向赤道部扩展。围绕角膜缘蔓延相接，呈堤坝隆起，形成环形巩膜炎，有可能发展为结节性前巩膜炎或者更为少见的坏死性前巩膜炎。总体预后相对较好。炎症消退后，由于胶原纤维的重排，病变的巩膜变成半透明或者蓝灰色。25%～45%的弥漫性前巩膜炎患者伴有系统性疾病。

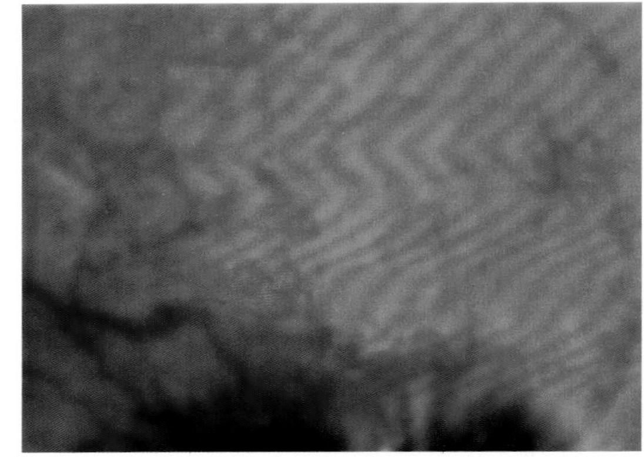

图 9-13-3　弥漫性前部巩膜炎-巩膜弥漫性紫色、蓝色或者橙红色充血，严重者球结膜严重水肿

（3）坏死性前部巩膜炎（necrotizing anterior scleritis）：本病亦称炎症性坏死性巩膜炎，此型临床上虽比较少见，但却最具破坏性，也是全身严重胶原病的先兆。病程迁延缓慢。约 60%的患者出现眼部或全身的并发症；40%患者丧失视力；少数患者发病后 5 年内死亡。发病时眼痛明显，进展迅速，眼痛剧烈与炎症表现不相符合。

临床症状为病变早期表现为限局性炎症浸润，局部表现为巩膜炎症性斑块，病灶边缘炎症反应重于中央，病变区急剧充血，血管迂曲及阻塞，典型表现为局限性片状无血管区，在此无血管区下面或附近巩膜水肿，巩膜浅层血管向前移位（用无赤光线易发现此体征）。此后病灶可迅速向周围蔓延扩展，如果得不到治疗，炎症范围可扩至整个眼球前段和周边角膜，产生角膜溃疡、葡萄膜炎和青光眼并发症。严重者可发生巩膜变薄、软化，除非眼压持续高达 4.0kPa（30mmHg），一般不形成葡萄肿，不引起眼球穿孔，排除合并有巩膜外伤或者眼内压显著增高。如坏死区域小，新生的胶原纤维可将其修补。如其上方的结膜有破坏则会产生凹陷性瘢痕。眼球压痛约占半数。50%～81%的患者合并有严重的结缔组织疾病或血管炎，最常见的是 Wegener's 肉芽肿病，类风湿关节炎和复发性多软骨炎。

（4）穿通性巩膜软化（scleromalacia perforans）：亦称非炎症性坏死性巩膜炎，是一种较为少见的特殊类

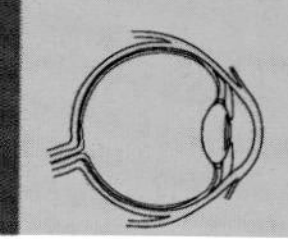

型巩膜炎，病情隐匿，几乎毫无症状，约半数患者与类风湿关节炎或强直性多关节炎有关。眼病可先于关节炎病。患者多为年逾50岁的女性。病变一般为双侧性，但其表现程度不一。病程发展缓慢，但也有表现急剧，于数周内导致失明者。

本病很少伴有炎症或疼痛反应。病变的特点为发生在角膜缘与赤道部之间的巩膜上，有黄或灰色斑。在最严重者局部巩膜逐渐呈腐肉样而陷入坏死性改变，坏死组织一经脱落巩膜可完全消失。在残留的巩膜组织中的血管明显减少，从外表看呈白色搪瓷样。约半数患者有一处以上的坏死病灶。由于坏死而造成的巩膜缺损，可被一层可能来源于结膜的很薄结缔组织所覆盖，除非眼压增高，一般不见葡萄肿。无一例有眼部压痛。角膜一般不受影响。缺损区没有组织再生修补，最终导致穿孔，葡萄膜脱出。

2. 后部巩膜炎　后巩膜炎(posterior scleritis)临床少见，系指发生于赤道后部及视神经周围巩膜的肉芽肿性炎症。因病灶位于赤道后部巩膜，眼前段体征一般不明显，可单独或与前部巩膜炎同时出现。多单眼发病，初诊为双眼发病者为10%~33%。巩膜炎在临床上的隐蔽性。摘出的眼球中有不少被发现患过原发性后巩膜炎或前巩膜炎向后扩展的眼球并不少见，表明本病也是女性多于男性，并常见于中年人。其严重程度足以导致眼球后部组织的破坏，由于此病表现的多样性及在诊断时很少考虑到它，本病在未合并前巩膜炎，外眼又无明显体征，所以本病是眼部最易漏诊的可治疾病之一。

(1)临床表现：后巩膜炎患者常见的症状有眼痛、眼红、视力减退。重症患者可有眼球突出、眼睑下垂、水肿、球结膜明显水肿。可累及同侧头痛。当向上方注视时会出现下睑回退，可能是炎症侵及了位于后部巩膜的肌肉。这些症状合并在一起称为巩膜球筋膜炎(scleral tenonitis)。症状与眼眶蜂窝织炎难以区别。其鉴别点在于本病的水肿程度较蜂窝织炎为明显，而蜂窝织炎的眼球突出，则又较后巩膜炎为显著。疼痛轻重不等，有的甚轻，有的极度痛苦，常与前部巩膜炎受累的严重程度成正比。患者可能主诉眼球本身痛或疼痛涉及眉部、颞部或颧颞部。

视力减退是常见的症状，其原因是伴有视神经视网膜病变。有些人主诉由于近视减轻或远视增加而引起视力疲劳，这是后巩膜处眼外肌受累可出现眼球运动受限、复视，或主诉近视减轻或远视增加，这是由于巩膜弥漫性变厚致眼球缩短之故，更换镜片可使症状缓解。眼球突出、上睑下垂和眼睑水肿，可见于重症巩膜周围炎，这种炎症常扩散到眼外肌或眼眶。因眼外肌炎症可有眼球转动痛或复视。这些症状合并在一起就被称为巩膜周围炎、巩膜球筋膜炎和急性前部炎性假瘤。

此外还有一种病变更为表浅，表现为明显的眼球筋膜炎，而巩膜则无明显炎症，James称之为胶冻性眼球筋膜炎。球结膜呈半胶冻状橙红色水肿，如鱼肉状，触之稍硬，压迫时有轻度凹陷，病变可延伸到角膜缘，而眼内仍然正常。但亦有严重者，病变可侵及巩膜而成为胶冻状巩膜炎。

病理方面可见，后巩膜炎患者都有前部巩膜受累，表现有穹窿部浅层巩膜血管扩张、斑片状前巩膜炎、结节性前巩膜炎。也可没有眼部充血。但有疼痛和眼充血的病史，或可能已局部用过皮质类固醇治疗。

(2)眼底病变

1)界限清楚的眼底肿块：局限性巩膜肿胀区可引起脉络膜隆起。通常围以同心的脉络膜皱褶或视网膜条纹。这类炎症结节常伴有眶周围疼痛，但也可以患病而无明显症状，在常规检查中才发现。

2)脉络膜皱襞、视网膜条纹和视盘水肿：这是巩膜炎的主要眼底表现。患者常伴有轻度疼痛或穹窿部眼球表层血管充血。邻近视盘之巩膜炎症，偶可致视盘水肿。

3)环形脉络膜脱离：有些病例邻近巩膜炎病灶处可见略呈球形的脉络膜脱离，但环形睫状体脉络膜脱离更常见。

4)渗出性黄斑脱离：青年女性后巩膜炎可致后极血-视网膜脱离，这种脱离只限于后极部。眼底荧光血管造影可见多处针尖大小的渗漏区。超声扫描显示眼后极部各层变厚和眼球筋膜水肿。

基于上述，Benson(1982)指出，对原因不明的闭角型青光眼、脉络膜皱褶、视盘水肿、界限清楚的眼底肿块、脉络膜脱离和渗出性视网膜脱离等，均应想到此病的可能。如发生葡萄膜炎、渗出性视网膜脱离等并发症，视力可明显下降。如环形脉络膜脱离时常使虹膜-晶体隔向前移位，而将房角关闭，引起眼压升高，其特点为缩瞳剂治疗可使前房进一步变浅，抗炎治疗前房恢复正常，眼压恢复正常。当前部巩膜无明显炎症表现时易漏诊。采用眼底荧光血管造影、超声波扫描、CT扫描、MRI检测后部巩膜是否增厚有助于

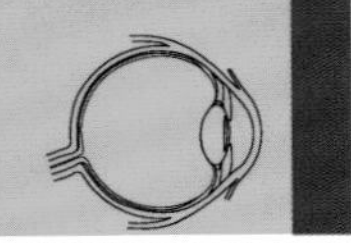

诊断。有视网膜下液者，眼底荧光血管造影特点是动脉前期脉络膜背景荧光呈斑驳状，有多数点状强荧光，静脉期染料渗漏，点状强荧光的范围逐渐扩大，融合片状或多湖状，晚期染料渗入视网膜下形成荧光素积存。后巩膜炎可与原田氏病同时存在。B 超可见眼球后壁变平、增厚以及球后水肿。CT 显示巩膜增厚，强化剂使影像增强。

（3）并发症：巩膜炎合并的角膜炎常侵犯角膜周边，其发生率为 14%～37%。在一些病例，角膜炎发生于巩膜炎之前。邻近的病变巩膜组织的角膜常可见到小而浅的周边角膜浸润灶，另一表现是轻度的周边角膜变薄，最常见于弥漫性前巩膜炎，也见于长期类风湿关节炎的病例。周边角膜溃疡是巩膜炎所致的角膜炎中最严重的一种类型，多见于坏死性巩膜炎。溃疡病灶进行性变薄，血管化，伴有白细胞浸润，如果得不到治疗将穿孔，严重威胁视力。

巩膜炎引起的角膜基质炎表现为一个或多个的灰色混浊，常发生在周边部但也可以发生在角膜中央。如果得不到治疗，白色混浊灶可以从周边部向中央发展，具有透明的进行性边缘，发生脂质沉着后具有绒毛样外观，最终形成角膜硬化。

巩膜炎患者中超过 1/3 的病例发生葡萄膜炎。前葡萄膜炎常见于坏死性巩膜炎，而后葡萄膜炎则常见于后巩膜炎。其可能原因是巩膜炎症直接波及邻近的葡萄膜。尽管可能会有虹膜的前粘连和后粘连的发生，但是前房的反应并不严重。葡萄膜炎的出现是预后差的征象。

大约有 13%的巩膜炎患者在炎症的急性发作期发生暂时性眼压升高，很少发生永久性的视野缺损。巩膜水肿和血管扭曲所致的上巩膜静脉压增高是眼内压增高的可能原因。治疗中皮质类固醇的应用、葡萄膜炎所致的开角型青光眼或者引起房角关闭也可能是导致眼内压升高的原因。

眼内炎症或者治疗中皮质类固醇的应用可导致后囊下白内障的形成，炎症控制后白内障摘除术的实施必须警惕手术后再次发生巩膜炎的风险。如果具有白内障手术指征，手术切口宜选择对巩膜影响小的角膜缘切口或者透明角膜切口。

大约有 6%的巩膜炎患者合并有眼底异常，常见的有黄斑囊样水肿、视盘水肿、视网膜脱离和脉络膜皱褶。睫状体平坦部炎症引起的视网膜色素上皮迁移可导致特征性的周边视网膜改变。合并有脉络膜脱离的视网膜脱离发生率增高。脉络膜皱褶和渗出性视网膜脱离可以导致相对远视，这些均可治愈。如果长期发生眼底病变则可以导致永久性视野缺损。眼后节并发症多见于后巩膜炎。

（4）诊断和鉴别诊断：根据临床表现一般可以诊断。迅速诊断巩膜炎十分重要，因为它与系统性疾病相关，可导致永久性的视力丧失。故除了检查眼部体征外，还应进行详细的全身体检，特别是关节、皮肤、心血管和呼吸道方面的检查，通常需要与风湿科医生和内科医生共同诊断治疗。

根据病史，外眼和裂隙灯检查可以鉴别诊断巩膜炎和巩膜外层炎。本病应与眼眶蜂窝织炎相鉴别，后部巩膜炎的眼球突出不如眶蜂窝织炎明显，但球结膜水肿比其严重。后巩膜炎 B 超和 CT 显示后巩膜和脉络膜增厚有助于诊断，但局限性增厚可能被误认为脉络膜肿瘤。另外尚需与原田氏病、眼球筋膜炎、眼眶假瘤及中心性浆液性脉络膜视网膜病变鉴别。

（5）治疗：巩膜炎的治疗原则，首先应明确病因，进行对因治疗，并预防复发。增强营养改善全身情况也是必要的。弥漫性和结节性巩膜炎，患部的血管丛是开放的，但病程缠绵，除局部给药外，应加服皮质类固醇制剂。如并发葡萄膜炎应及时给予散瞳剂。

坏死性巩膜炎病情严重，血管丛大部分闭锁。如梅毒、结核、麻风病等，应给予针对病因的特效疗法及配合短疗程的全身非皮质类固醇抗炎剂治疗。诸如羟保泰松或消炎痛口服，口服非甾体消炎药如吲哚美辛 25～50mg，2～3 次/d，可减轻疼痛和炎症反应，服药 1～2 周无效，如 1 周内无效，巩膜出现无血管区则应投予足够剂量的皮质类固醇制剂，如强的松或地塞米松口服，以抑制病变的坏死过程。加强的松 0.5～1.5mg/(kg·d)口服。待病变被控制后则递减到维持量，直到疾病消退。

局部使用糖皮质激素滴眼液可减轻炎症反应，但慎用结膜下注射，以防巩膜穿孔。严重病例需肌注甲基强的松龙。但全身或球后注射皮质类固醇通常能使巩膜炎、巩膜周围炎、巩膜球筋膜炎和急性炎症眶假瘤得到缓解，并对减轻严重疼痛甚为有效，且无并发症。

在严重病例有时需要使用较强的免疫抑制剂，如抗代谢药（氨甲蝶呤等）、免疫调节剂（如环孢霉素）

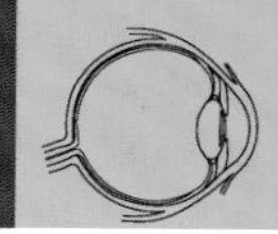

或细胞毒制剂（如环磷酰胺）雷公藤多苷治疗。有时用它作为皮质类固醇的协同剂，增强糖皮质激素的抗炎作用，减轻其副作用。或在增加抗前列腺素的非类固醇抗炎剂，以达到使全身性类固醇剂量降低到可接受的水平。但一般认为，部分前节小动脉梗阻所造成的真正穿孔性巩膜软化患者，应在坏死出现之前进行治疗。对涉及全身免疫系统疾病的患者，如 Wegener 肉芽肿病，治疗的目的在于需要抑制淋巴细胞的产生，免疫抑制剂与皮质类固醇联合使用，能获得最佳效果，而对另外一些全身血管炎或仅为循环免疫复合物病的患者，则仅需皮质类固醇治疗。

近年相继有人报道，使用环孢霉素 A，能选择性地作用于辅助性 T 淋巴细胞，发挥其免疫抑制作用，且无骨髓毒性，最早在眼科用于治疗角膜溶解综合征。近年对坏死性巩膜炎、蚕蚀性角膜溃疡及角膜移植排斥反应均取得了肯定的疗效。并已能将其配制成局部滴眼剂应用于临床。

全身应用免疫抑制剂治疗巩膜炎患者时应密切注意与药物有关的并发症。对高危患者应使用抗肺结核和抗肺囊虫治疗。眼科医生和风湿科医生应共同合作进行治疗，合并感染者加用抗生素治疗。

手术治疗只适用于肯定炎症的根源是自身免疫病，切除坏死组织，可以清除抗原来源，同时植入同种异体巩膜，也是有效的治疗手段。

巩膜/角膜穿孔时需手术治疗，可刮除坏死的巩膜组织，用异体巩膜移植片修补及分离带蒂的自体眼球筋膜覆盖，术后局部或全身应用免疫抑制剂。巩膜炎出现并发症时按相应的疾病处理原则进行。

四、感染性巩膜炎

（一）细菌性巩膜炎

1. 病因　引起细菌性巩膜炎的常见致病菌有：假单孢菌科（pseudomonadaceae）的假单孢菌（pseudomonas）、链球菌属（streptococcaceae）的链球菌（streptococcus）、细球菌科（micrococcaceae）的葡萄球菌（staphylococcus）和肠道菌群（enterobacteriaceae）的变形杆菌（proteus）等。

2. 发病机制　当巩膜的正常结构和防御机制被破坏，外源性细菌侵入巩膜组织。可产生局部炎症。细菌性巩膜炎是由最初的结膜和角膜的感染扩散所致。危险因素包括角膜接触镜损害、近期眼部手术的创伤或缝线反应[翼状胬肉切除后放射治疗或局部应用免疫抑制剂、视网膜脱离的巩膜环扎术和（或）巩膜电凝、冷凝或斜视手术等]，使结膜再生困难或继发感染，形成持续巩膜暴露，发生巩膜炎。还有局部应用药物（糖皮质激素、干扰素等、新生血管性青光眼、眼附属器疾病、角膜组织变性（单纯疱疹或带状疱疹性角膜炎、角膜暴露）和消耗性全身疾病（AIDS、糖尿病）等。

炎症局部的巩膜或表层巩膜血管的免疫损害引起巩膜炎。有些细菌如假单孢菌，链球菌和葡萄球菌产生的免疫复合物沉积可引起血管壁的免疫反应，出现巩膜微小血管炎症，发生自身免疫性巩膜炎，继之出现全身表现。

3. 临床表现　细菌性巩膜炎多数呈弥漫性或结节性，发病急，常伴有急性卡他性结膜炎。患者出现结膜充血、畏光、流泪、眼痛和视力下降，炎症刺激产生大量分泌物，先为黏液性，以后渐呈脓性。60%的患者眼痛严重，可以局限，也可以沿三叉神经分支放射。弥漫性前巩膜炎的巩膜组织水肿，并因水肿而致表层巩膜深层血管顶起，表层巩膜深层血管丛比浅层血管丛充血更显著，呈典型暗红色。本病相对良好，60%的病例累及部分前巩膜，40%的病例累及全部前巩膜。结节性前巩膜炎病变区呈紫红色充血，巩膜炎症浸润，组织水肿，形成结节，结节质硬，压痛，不能活动。结节常为单个，40%的病例有数个，并可伴有巩膜外层炎。

严重者出现坏死性前巩膜炎，并可累及玻璃体，多由铜绿假单胞菌引起。眼红、眼痛、畏光、流泪、结膜囊分泌物和视力减退为常见症状。畏光、流泪常与合并角膜炎有关。如果畏光、流泪十分严重者，常表明有巩膜组织坏死的可能。坏死性前巩膜炎中 74%的患者出现视力减退。坏死性前巩膜炎的眼痛剧烈，可放射至眉弓及眼眶周围，常影响睡眠。穿过巩膜的感觉神经结构破坏，轴突周围基质水肿和炎性浸润与剧烈的眼痛有密切关系。坏死性前巩膜炎常伴有筋膜炎，穿过筋膜囊和巩膜的神经受到牵拉也和眼痛有关。细菌性坏死性前巩膜炎的体征表现为早期局限性炎性浸润，急性充血，巩膜压痛明显，部分区域巩膜组织水肿，附近的表层巩膜出现片状无血管区，这是坏死性前巩膜炎的一个可靠特征。炎症可为局限性，如果未及时治疗，炎症扩散，直到累及整个前段巩膜。巩膜坏死吸收后，葡萄膜外露，若不伴有眼压升高（>

30mmHg）不会形成葡萄肿。葡萄球菌性前巩膜炎也会呈现慢性炎症的变化，形成巩膜疼痛性结节、肉芽肿或瘘管，出现巩膜和结膜组织的溃疡性病变。

4. 诊断 根据巩膜炎的特征性临床表现，作出初步诊断，确诊需要实验室检查。

5. 治疗 在明确诊断后根据巩膜或角巩膜缘组织刮片染色的细菌类型及时而正确地使用抗生素是治疗本病成败的关键。若有角巩膜炎，应积极长期进行治疗。急性期用高浓度的抗生素滴眼液频繁点眼，每15～30分钟1次，病情控制后减少滴眼次数。严重病例酌情口服、结膜下注射或静脉注射抗生素。目前推崇的给药途径是频繁的点眼加结膜下注射和全身肌内注射或静脉滴注。坏死性前巩膜炎或弥漫性和结节性前巩膜炎，在感染病原体确定、已经使用敏感抗生素几天后，炎症得到了控制或组织病理学显示微血管炎症，在无禁忌证的前提下，可有限度的给予糖皮质激素，用于减轻症状，利于炎症控制。若没有分离出细菌，组织病理学显示微血管炎症，免疫反应可能与早期细菌感染或全身自身免疫性脉管炎有关，在持续应用抗生素的同时，可应用免疫抑制剂。

6. 预后 由于抗生素只能部分，甚至微量渗入胶原纤维形成的巩膜壁边界，细菌性巩膜炎的预后较差。单纯性细菌性巩膜炎较细菌性角巩膜炎的预后好，而且早期有效的、足够疗程的抗菌治疗可改善最终视力。因此，重要的早期诊断，以便可以早期治疗控制角膜或巩膜感染的发展。

（二）分枝杆菌性巩膜炎

近年由分枝杆菌引起的眼部损害包括巩膜炎或巩膜外层炎少见，而由非典型分枝杆菌引起的眼部感染有所增加。非典型的分枝杆菌感染最常见眼部表现是巩膜炎或角膜炎。

1. 病因 目前为止已报道37种非典型分枝杆菌，包括牛、鸟、麻风及非洲型结核分枝杆菌等。根据菌落的色素和生长速度，将它分为光中产色、暗中产色、不产色及快速生长四大类型。

2. 发病机制 肺内病灶提示吸入具有感染性的气雾，说明了感染的原发途径。许多病例是由于外科、外伤和异物种植引起感染。在成人，该病一般由原发感染或静止病灶的复发，至今仍是不清楚的。严重免疫功能低下者，可发生播散性疾病，包括巩膜的感染。发生耳前淋巴结炎者，提示病菌由结膜侵入引起巩膜炎，或继发于眼部手术后引起巩膜炎。

3. 临床表现 在感染后数月，多数患者起病缓慢，形成结节性前巩膜炎。主要症状有眼红、畏光、流泪、结膜囊分泌物、眼痛及视力下降。主要体征有巩膜紫色充血，炎症浸润与肿胀，形成隆起的结节，结节质硬，明显压痛，推之不能活动。

病变呈进行性损害，形成坏死性前巩膜炎，表现为巩膜局部出现炎症性斑块，病灶周缘炎症反应比中心重。眼痛剧烈，与巩膜炎体征不成比例。继之病灶周围出现无血管区，是由于巩膜外层血管发生闭塞性脉管炎所致。受累巩膜可坏死变薄，葡萄膜外露。若眼压持续升高，则形成巩膜葡萄肿。如果未及时治疗，巩膜病变可快速向周围蔓延扩展。炎症消退后，病灶处巩膜呈蓝灰色，周围有粗大的吻合血管围绕。

4. 诊断 根据病史、临床表现可作出疑似诊断，但分离出分枝杆菌病原体的正确依据是实验室检查。结核菌纯化蛋白（PPD）皮肤试验阳性可确定特定的非典型分枝杆菌，而其他的细菌阴性有助于诊断。

5. 治疗 对坏死组织进行局部和全身抗结核药物治疗，可能对治疗分枝杆菌性巩膜炎和角膜炎有效。药物治疗可考虑分三个级别：一级采用三重药物方案，包括异烟肼、利福平、乙胺丁醇，至少治疗1年以上；该方案适用于巩膜炎病变稳定，分枝杆菌持续培养阳性者。二级治疗包括上述三种药物，每日加用链霉素至少1年。当开始治疗有效后，链霉素可减至每周2～3次，该治疗方法适用于巩膜炎呈慢性进展，对一级治疗无反应或中止一级治疗后复发者。三级治疗联合五至六种药物。更合理的治疗方案依赖体外药敏试验。

（三）梅毒性巩膜炎

梅毒是由苍白密螺旋体引起的亚急性转慢性感染性疾病。梅毒主要通过性接触、血液和胎盘传播，危害性极大。在感染性疾病中，梅毒以临床表现多样化而著称。

1. 病因 1905年Schaudinn和Hoffman首先发现梅毒的病原体。苍白密螺旋体为一细小而纤细的螺旋形微生物，有6～14个螺旋圈，两端呈逐渐变细的锥形。在普通光学显微镜下看不见，在暗视野或银染色时均能看见。螺旋体的结构与革兰阴性杆菌极为相似，其外表为一层透明质酸黏层包绕，可能是具有毒

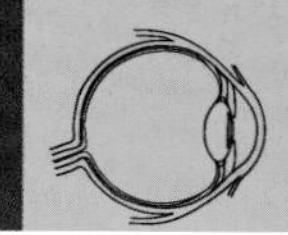

力的致病物质。迄今所知，苍白密螺旋体的天然宿主只有人类、某些猴类及高级类人猿。

2. 发病机制及临床特征 梅毒不仅由性交传播，而且可由受感染母亲传染给胎儿（先天性梅毒）。梅毒最初表现为苍白密螺旋体感染处溃疡，即无病性硬下疳，多见于生殖器区伴局部淋巴结炎（一期梅毒）。1 个月至 3 年后，经血液传播导致二期梅毒，特征性表现为皮肤和黏膜损害及全身淋巴结炎。在免疫功能正常的个体，体液免疫和细胞免疫可抑制苍白密螺旋体，形成潜伏期。1/3 的感染个体常在 1～30 年的潜伏期后形成三期梅毒，包括对苍白密螺旋体及其代谢产物的免疫反应形成梅毒瘤（gumma）。梅毒瘤可出现在任何部位，常引起心血管损害及中枢神经系统的症状。

苍白密螺旋体经感染的母亲引起先天性梅毒，主要表现为早期黏膜皮肤损害、鞍状鼻拱状腭及骨膜炎等。晚期表现为基质性角膜炎、Hutchison 牙齿、神经性耳聋和颅骨异常等。先天性梅毒表现的 Hutchison 牙齿、神经性耳聋和基质性角膜炎合称为 Hutchison 三联征。具有重要的诊断价值。

3. 眼部表现 常见的主要眼部病变为基质性角膜炎、葡萄膜炎、脉络膜视网膜炎、视神经炎、视神经周围炎、视神经视网膜炎、视神经萎缩、上睑下垂、斜视、眼睑缘或角膜缘下疳、眶骨膜炎、Argyll-Roberston 瞳孔及巩膜炎或巩膜外层炎。梅毒性巩膜炎可波及巩膜壁前后部，形成弥漫性、结节性及坏死性前巩膜炎和后巩膜炎。自觉症状有眼红、眼痛、畏光、流泪、结膜囊分泌物和视力下降。眼痛以夜间为甚，沿三叉神经分支放射。最严重的坏死性前巩膜炎。眼痛的剧烈程度与炎症轻重成正比。后巩膜炎局限时，可以没有眼前部充血的表现。后巩膜炎单独发生时，视力下降是唯一的表现。视力减退视眼部并发症而定。

4. 诊断 梅毒的诊断主要根据病史、临床表现、实验室检查等进行分析判断。梅毒性巩膜炎主要根据梅毒感染史及眼部的临床表现，多能明确诊断，参考全身系统检查及辅助检查阳性发现，可进一步明确诊断。但梅毒性后巩膜炎诊断由于后巩膜炎的症状和体征具有多样性、病情轻重表现复杂多变；在巩膜中很少找到螺旋体，特别是三期和先天性梅毒，诊断比较困难。根据病史和体征，尤其有眼底改变时，辅以 B 超及 CT、MRI 扫描可作出正确诊断。

5. 治疗 青霉素为首选。青霉素过敏者可改用四环素，孕妇和儿童可改用红霉素，必要时可用氯霉素及先锋霉素。据国外经验，近年所用剂量及疗程如下：

一旦明确诊断为梅毒性巩膜炎或巩膜外层炎，无青霉素过敏史，对病程未满 1 年的一期梅毒、二期梅毒和潜伏期梅毒首先选用苄星青霉素 240 万 U 肌内注射每周 1 次，连用 2 周；三期梅毒和先天性梅毒同样剂量、方法、治疗 3 周。三期或先天性梅毒性巩膜炎，需慎重地在抗生素控制之下，使用糖皮质激素，局部滴 0.1%地塞米松或口服泼尼松，并缓慢减量。

（四）真菌性巩膜炎

1. 病因 引起巩膜炎的真菌是真核微生物，在空气、土壤和自然界中广泛分布，可分为酵母菌（yeast）、真菌（mold）和二态菌（dimorphic）。最常见引起巩膜炎的是丝状菌（filamentous）如曲霉菌、支顶孢菌；另一些形成巩膜感染的是二态丝状菌如申克孢子丝菌、鼻孢子菌等，大多数为腐物寄生菌，在全身或局部创伤或免疫力低下时则有机会感染。危险因素有：意外创伤特别是植物性的和土壤因素的巩膜和（或）角膜外伤、眼科手术如翼状胬肉切除后用 β 射线照射、视网膜脱离的巩膜扣带术以及全眼球炎、全身细菌及病毒感染、免疫系统异常、慢性消耗性疾病、长期配戴角膜接触镜、静脉吸毒者、慢性疾病长期用药包括糖皮质激素、免疫抑制剂者等。

2. 临床表现 真菌性巩膜炎表现为缓慢进展的坏死性前巩膜炎。起病缓慢。主要症状有眼红、畏光、流泪、眼痛、视力下降和结膜囊分泌物。与细菌性巩膜炎比较，刺激症状较轻，病程较长。大部分真菌性巩膜炎患者有疼痛，可局限于眼，也可沿三叉神经分支放射到颞侧头部及额部，易被误诊为偏头痛、鼻窦炎，甚至脑瘤等。临床体征：病变早期巩膜局限性炎性浸润，色暗红，巩膜病灶及其周围可出现片状无血管区，是坏死性前巩膜炎的关键体征，应仔细检查。病变可向不同方向发展，可吸收局限，亦可进展成大面积坏死，受累巩膜可坏死变薄，坏死区周围巩膜水肿。表层巩膜血管扩张迂曲、移位。愈合后坏死区巩膜菲薄，呈灰蓝色外观，可暴露葡萄膜，很少发生葡萄肿。伴有毗邻组织的真菌感染，以角膜炎多见。表现为角膜中央或旁中央孤立或散在的基质内脓疡、白细胞浸润、炎灶或溃疡色质浓而无光泽呈苔垢状，溃疡缘呈羽毛状环形，浸润或浅沟，与周围组织境界明显，周围有孤立的圆形点状浸润，称为“卫星灶”。有时溃疡周围有免疫环,50%的真菌性角膜炎患者可形成黏稠的前房积脓。

3. 诊断 根据病史、临床表现、染色或培养真菌阳性,典型病例不难诊断。应与细菌性或病毒性巩膜炎相鉴别。

4. 治疗 治疗之前必须明确诊断。在缺乏实验室证据,没有分离出真菌减时,最好延迟或不进行抗真菌治疗,因为一些少见的微生物如放线菌、阿米巴厌氧菌都可引起巩膜炎或角巩膜炎。

培养或活检出致病性真菌,可明确抗真菌治疗。由于真菌培养需时较长,而真菌性巩膜炎的视力预后又决定于治疗开始的早晚,只要刮片发现真菌菌体或菌丝,即可诊断为真菌性巩膜炎,并立刻进行抗真菌治疗。如果具备条件,应进行抗真菌药物敏感试验。

临床上理想的抗真菌药应当无毒、广谱及易透入眼组织。抗真菌药物需长期的局部点眼、结膜下注射、口服和静脉滴注。由于缺乏特效的抗真菌药物,且药物穿透力较差,故治疗效果欠佳。不同真菌菌株对抗真菌药物的敏感性差异较大,应针对不同真菌菌株选用有效的抗真菌药物治疗。常用抗真菌药物有多烯类、咪唑类及嘧啶类。

(张 炜 孙丽霞 焦万珍 王 冰 张 蕊)

参考文献

1. Dick AD, Azim M, Forrester JV. Immunosuppressive therapy for chronic uveitis: optimizing therapy with steroids and cyclosporine A. Br J Ophthalmol, 1997, 81: 1107-1112.
2. 方严,魏文彬,陈积中 主编.巩膜病学.北京:科学技术文献出版社,2005:86-250.
3. Pavan Langston D. Systemic acyclovir in herpes simplex. Personal communication. New England Ophthamology Society Meeting, 1991: 3.
4. Foster CS, Barney NP. Systemic acyclovir and penetrating keratoplasty for herpes simplex keratitis. Doc ophthalmol, 1992, 80: 363.
5. Berger ST, Mondino BJ, Hoft RH, et al. Successful medical management of Acantamoeba keratitis. Am J ophthalmol, 1990, 110: 395.
6. Lindquist TD, Fritsche TR, Grutzmacher RD. Scleral ectasia secondary to acanthamoeba keratitis. Cornea. 1990, 9: 74.
7. Chang PCT, soong HK. Acanthamoeba keratitis in non-contact lens wears. Arch Ophthalmol, 1991, 109: 463.
8. Moore MB, McCulley JP, kaufman HE, et al. Radial keratoneuritis as a presenting sign in acanthamoeba keratitis. Ophthamology. 1986, 93: 1310.
9. Hoft RH, Mondino BJ. The diagnosis and clinical managerment of acantthamoeba keratitis. Semin ophthamol, 1991, 6: 106.
10. SchumanJS, Weinberg RS, Ferr AP, et al. Toxoplasmic scleritis. Ophthamology, 1988, 95: 1399.
11. Raistrich ER, Hart JCD. Ocular toxocariasis in adult. Br J Ophthamology, 1976, 60: 365.
12. Judy E, Stephenl, Gerald J. Voriconazole treatment of fungal scleritis and epbulbar abscess resulting from scleral buckle infection. Arch Ophthalmol, 2003, 121: 735-737.
13. Borkowski LM, Lyon AT, Jampol LM, et al. Endogenous fusarium endophthalmitis. Invest Ophthal Vis Sci, 2000, 41: 353.
14. Garbino J, Ondrusova A, Baligvo E, et al. Successful treatment of paecilomyces lialacinus endophthalmitis with voriconazole. Scand I Infect Dis, 2002, 34: 701-703.

第十四节 全眼球炎

眼内炎(endophthalmitis)是一种眼科急症,病情凶险,发展迅猛,对眼组织和视功能破坏极大,若医治不及时,炎症向巩膜、眼外筋膜和眶组织发展,可进展为累及整个眼球组织的"全眼球炎(panophthalmitis)"(图 9-14-1、图 9-14-2)。即全眼球炎是化脓性病菌侵入眼内所引起的眼球内容及球壁组织的化脓性炎症,致病菌主要为细菌和真菌,常见于眼外伤、手术和内源性感染。全眼球炎表现为眼球剧烈疼痛难忍,眼球突出,运动受限,眼睑、结膜高度水肿,视力完全丧失。炎症广泛损害眼球组织,迅速破坏视功能,若不及时

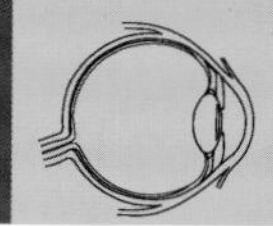

有效治疗，进而可向眶内其他组织蔓延，甚至引起颅内并发症或败血症。按感染的来源不同，可以分为外源性全眼球炎和内源性全眼球炎两种，外源性是穿孔性外伤或角膜溃疡穿孔后细菌进入眼内所引起；内源性是机体其他部位受到感染时，细菌经血流进入眼内所致。其中90%以上为外源性全眼球炎。

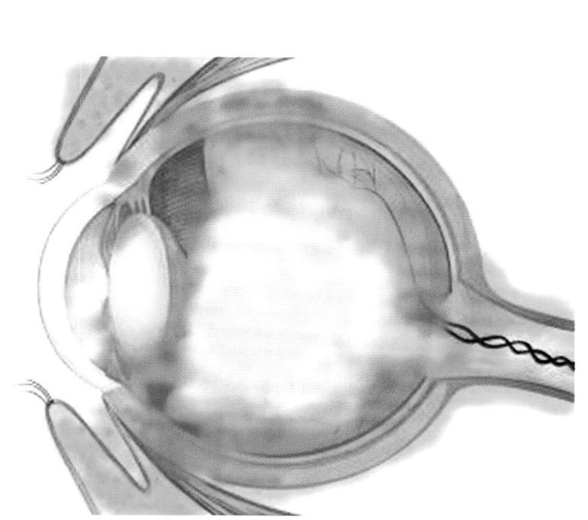

图9-14-1　全眼球炎示意图

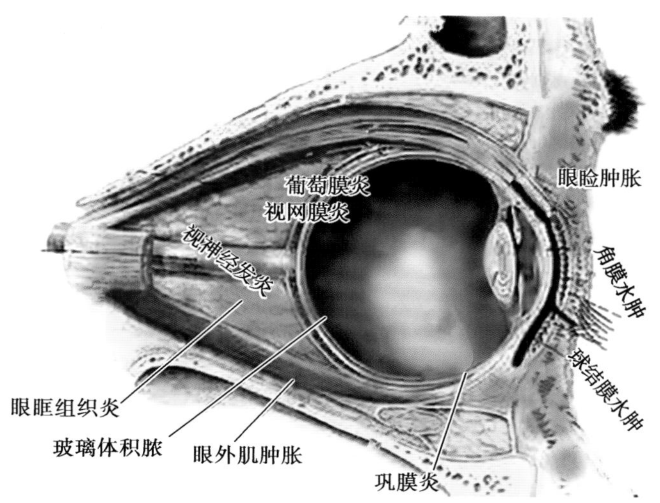

图9-14-2　全眼球炎示意图

一、病因和发病机制

1. 外源性　病原体由外界直接进入眼内，又分为外伤性全眼球炎和术后全眼球炎，眼球穿通伤、异物伤，眼部手术如白内障摘除联合人工晶体植入术、穿透性角膜移植术、青光眼滤过性手术、玻璃体切割术及视网膜脱离手术后均可发生全眼球炎。常见细菌为金黄色葡萄球菌、链球菌、表皮葡萄球菌、流感嗜血杆菌等。这些细菌往往存在于患者的结膜、皮肤或眼附近的感染灶，特别是慢性泪囊炎。另外，术中使用了细菌污染的敷料或药液也可引起全眼球炎。手术创口愈合不良以及术后晚期感染，如抗青光眼手术的结膜滤过泡感染，均可能导致化脓性全眼球炎。

2. 内源性　内源性或转移性全眼球炎的病原体可经血液循环转移至眼内，单眼、双眼均可，以铜绿假单胞菌、枯草杆菌、链球菌和脑膜炎奈瑟菌最为常见。其发病与某些诱发因素有关，如血液透析、静脉补充营养等。真菌性全眼球炎大多发生于全身免疫功能低下的患者，如长期服用糖皮质激素或免疫抑制剂、大面积烧伤、艾滋病或长期静脉滥用药者。内源性者的眼部病变常较外源性者缓和，但原发性全身感染可造成更为严重的威胁。

二、临床表现

患者多有眼外伤或眼手术史，长期使用抗生素、糖皮质激素、免疫抑制剂等病史。

（一）症状

短时间内视力急剧下降，严重者可无光感，眼红，眼痛，并可伴有发热、白细胞增高、头痛、恶心等全身症状。病情迅速发展，眼压升高，疼痛剧烈难忍，眼球穿孔排出脓液后，疼痛减轻。真菌性炎症者发病隐匿，进展缓慢，潜伏期较长，一般为数周。

（二）体征

眼睑高度水肿、上睑静脉曲张，结膜严重充血水肿，分泌物多，角膜水肿混浊，房水混浊并很快发生积脓，累及巩膜时可致巩膜坏死，玻璃体炎性浸润或脓肿形成，视网膜脱离坏死及继发性青光眼，眼球突出，眼肌运动障碍。最后成眼球痨。真菌性者早期症状轻，前玻璃体有局限性、绒毛性渗出，严重者前房积脓，玻璃体混浊加重，有灰白色絮状渗出。一般视网膜受累较晚，视力可保持较长时间（图9-14-3～图9-14-8）。

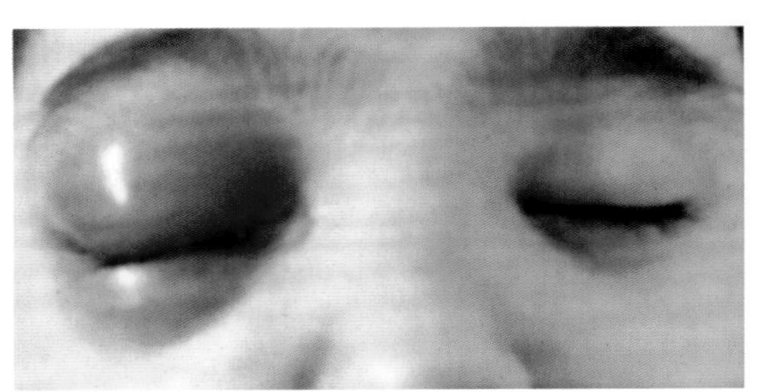

图 9-14-3　右全眼球炎-眼睑高度水肿

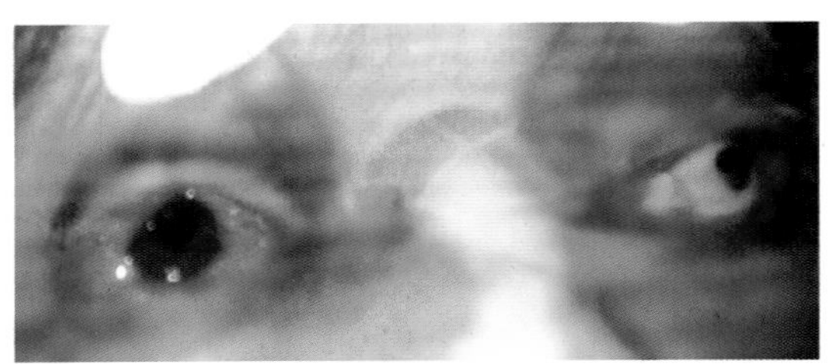

图 9-14-4　全眼球炎，结膜严重充血水肿，分泌物多，角膜水肿混浊，房水混浊并很快发生积脓

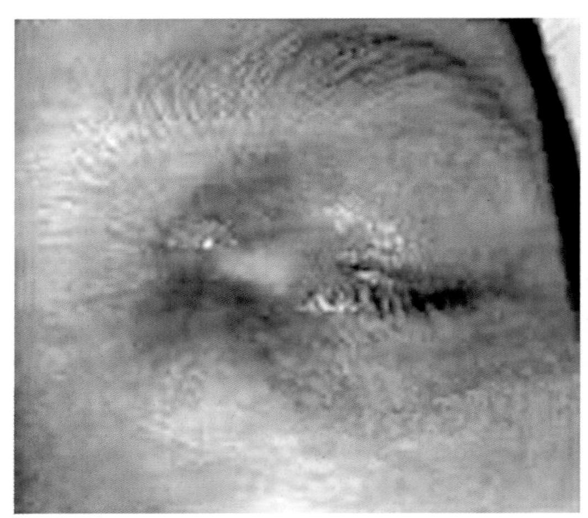

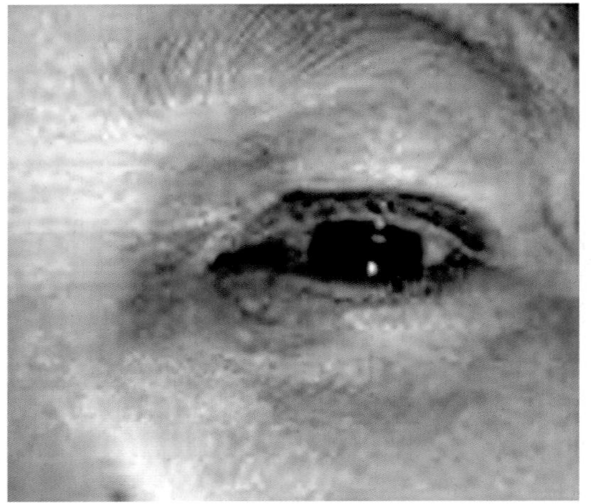

图 9-14-5　全眼球炎，脓性分泌物多

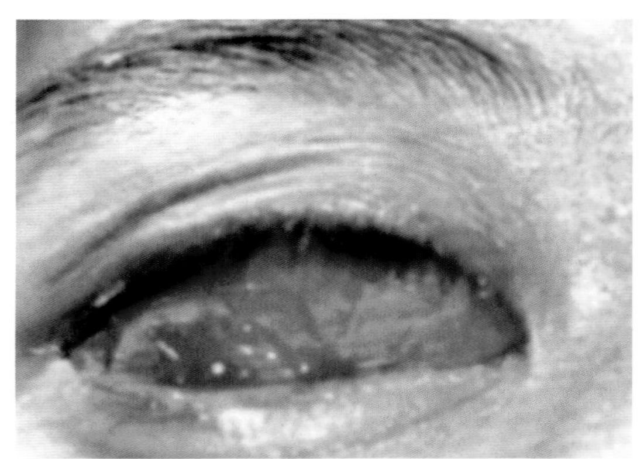

图 9-14-6　全眼球炎伴球结膜下脓肿

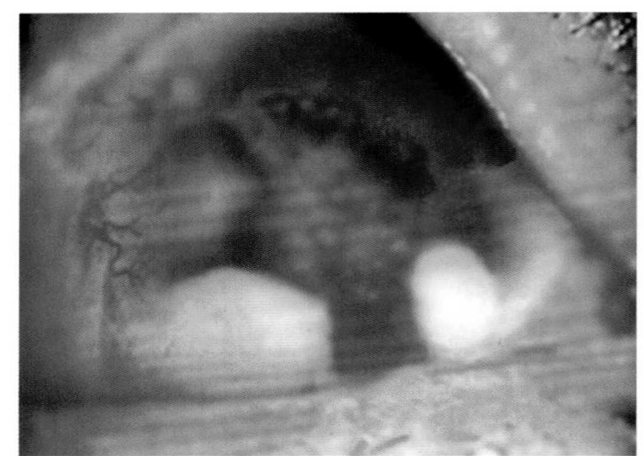

图 9-14-7　外源性眼内炎-眼球破裂伤术后真菌性全眼球炎

（三）辅助检查

1. B 超显示玻璃体混浊，是否累及视网膜、脉络膜和巩膜（图 9-14-9）。

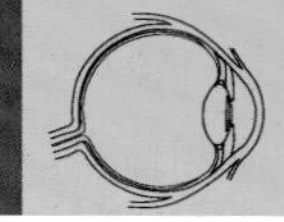

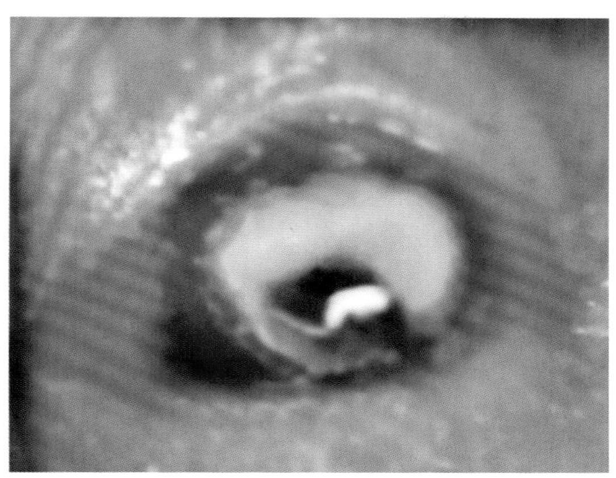
图 9-14-8　内源性全眼球炎-多发性骨髓瘤

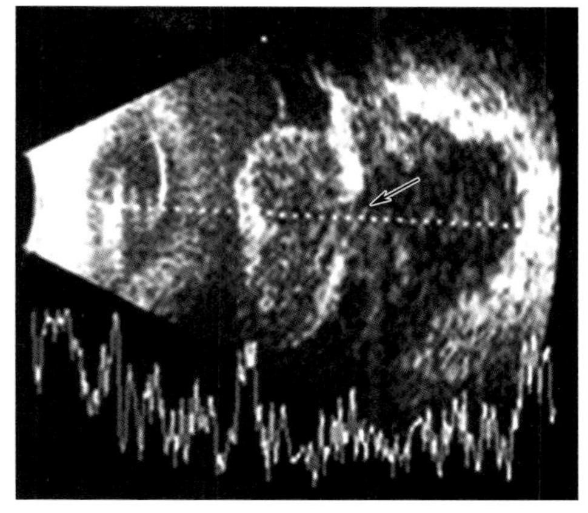
图 9-14-9　结核性全眼球炎-玻璃体腔肿物超出巩膜壁达眶腔

2. 微生物检测　结膜囊分泌物涂片检测、细菌培养，必要时可取前房水或玻璃体涂片或细菌培养。

3. CT、磁共振图像能提供很多帮助(图 9-14-10～图 9-14-12)。

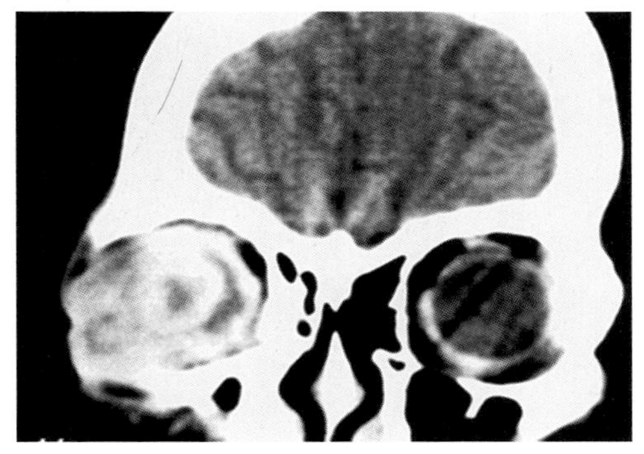
图 9-14-10　结核性全眼球炎-CT 显示巩膜壁不完整，病变突入眶腔

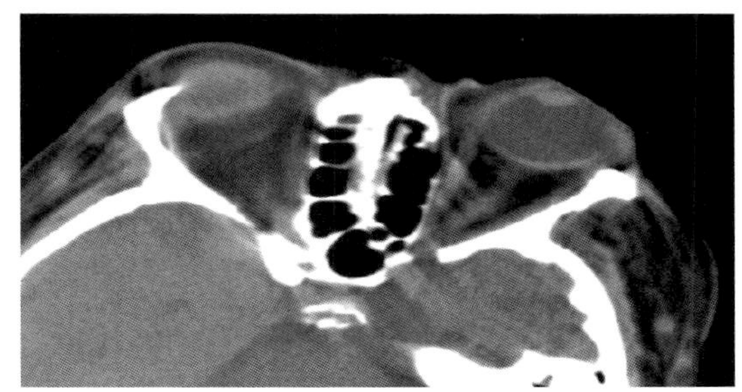
图 9-14-11　糖尿病患者全眼球炎-CT 显示有眼内大量积脓

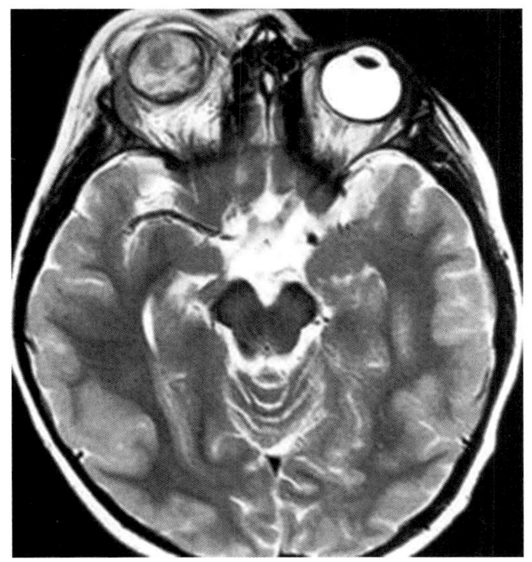
图 9-14-12　髓上皮瘤转移性全眼球炎-磁共振像　肿瘤侵及眼内和眼外组织，出现眼睑水肿和眼眶组织炎

4. 病理组织学检查　可确定诊断(图9-14-13~图9-14-16)。

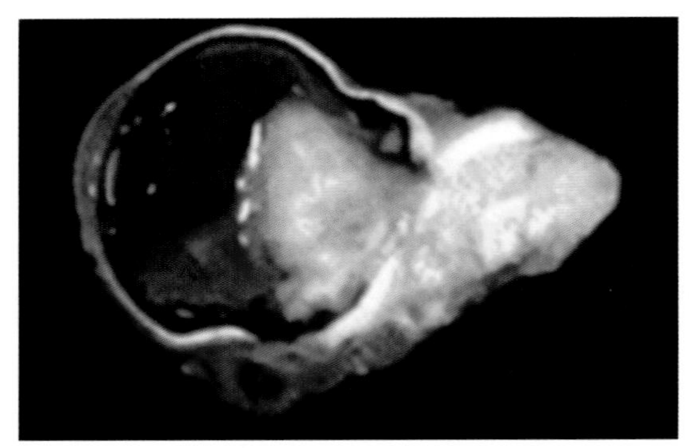
图9-14-13　全眼球炎标本-结核性全眼球炎大体标本

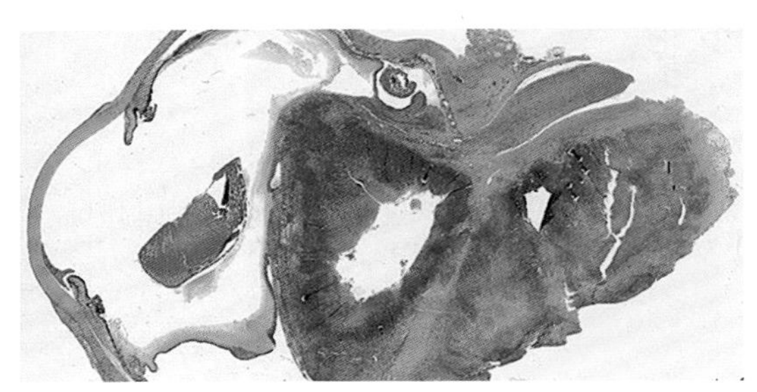
图9-14-14　全眼球炎病理切片(HE染色)

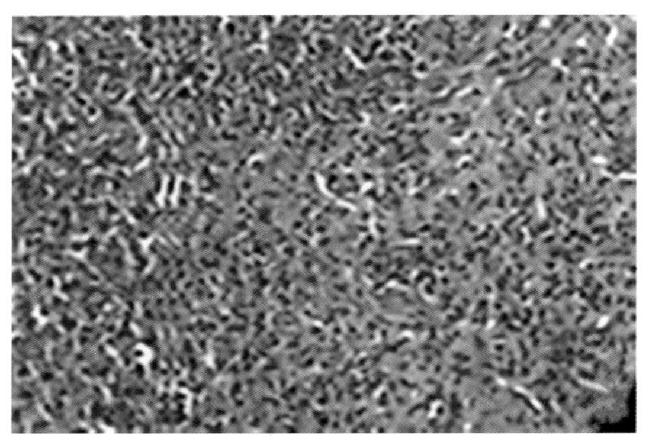
图9-14-15　全眼球炎-结核性全眼球炎(HE染色)
单核细胞浸润为主的肉芽肿性炎症

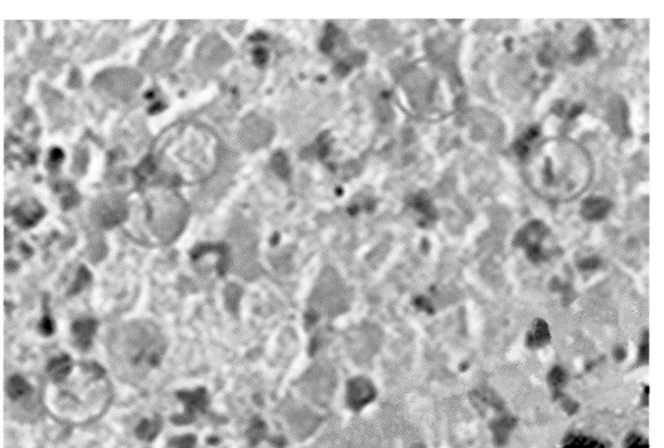
图9-14-16　结核性全眼球炎-抗酸杆菌染色阳性

三、诊断和鉴别诊断

(一)诊断

1. 病史　近期眼外伤或手术史,存在导致全身免疫功能低下的疾病或诱因。

2. 临床表现

(1)眼红、眼痛、急剧视力下降甚至丧失;

(2)眼部体征。

3. 辅助检查　B超显示玻璃体大量混浊、玻璃体与视网膜粘连或视网膜脱离,伴有眼球壁水肿;病原学检查结膜囊、前房水或玻璃体细菌培养,涂片染色有助于诊断。CT及MRI有助于诊断。

(二)鉴别诊断

1. 创伤性虹膜睫状体炎　由于手术的刺激与损伤,术后发生程度不同的虹膜睫状体炎是不可避免的,这种炎症是一种无菌性术后反应,严重者其症状和体征与术后全眼球炎极为相似,有早期发生眼痛、眼睑水肿、房水闪辉,甚至前房积脓等现象。因此,有时临床难以鉴别。但根据其临床表现较轻,虽然视力减退,而光感和光定位正常,眼内抽出液培养无细菌生长,用皮质类固醇治疗效果显著可作鉴别。

2. 人工晶状体毒性综合征　由人工晶状体引起,其原因有多种,如人工晶状体聚丙烯激活补体使IgG聚集在人工晶状体表现,而引起炎症反应,植入物压迫睫状体或人工晶状体带入刺激物,都可引起炎症反应。

3. 交感性眼炎　有眼部外伤或多次手术病史,详见第九章第十一节。

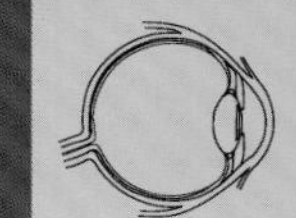

四、治疗

（一）药物治疗

1. 抗生素　选择杀菌力强、抗菌谱广、玻璃体腔内注射后疗效高的抗生素，必要时可联合用药，细菌感染常选用头孢唑林、庆大霉素、万古霉素及喹诺酮类药物；真菌感染选用两性霉素、氟康唑等。

对临床诊为或疑为化脓性全眼球炎者，在未得到细菌学诊断前，可先选用广谱抗生素滴眼液点眼、行球结膜下注射，并全身大剂量的用药，如用 0.3%诺氟沙星、氧氟沙星、阿米卡星滴眼液点眼，1～2 小时 1 次，每日静脉滴注青霉素 300 万～3000 万单位。当细菌学诊断明确后，可根据细菌的药敏结果，再选用合理的抗生素。尽管自眼外已大剂量用药，但由于视网膜毛细血管和色素上皮细胞间紧密连接的生理屏障，阻碍药物从血液或结膜下腔渗透至眼球后段，故无论静脉滴注或球筋膜下注射，进入玻璃体内的药物尚难达到有效浓度，因此最好行玻璃体切割术加抗生素玻璃体内注入（如万古霉素、头孢他啶等）。手术后或外伤后的真菌性全眼球炎，应该确定引起感染的真菌种类，如果能做培养，则应作出各种抗真菌性药物的敏感试验。真菌性全眼球炎最有效的治疗药物是两性霉素 B，可全身应用加结膜下注射，结膜下注射剂量为 1～2mg。全身用药为静脉输液，开始剂量为 0.05～0.1mg/kg，用 5%葡萄糖溶液稀释，静脉滴注时间为 3～6小时。后每日或隔日输液 1 次，并增加剂量 0.1mg/kg，而且这种剂量的增加需每日或隔日重复 1 次，直到增加到 1mg/kg。隔日治疗方法较每日治疗的毒性反应轻，但为控制感染每日用药疗法有时是需要的。总剂量必须低于 2g，超过此量毒性反应明显增加，两性霉素 B 可在前房穿刺术后注入 25～40μg，玻璃体注入量为 5μg。5-氟胞嘧啶对某些念珠菌、新隐球菌及光滑球拟酵母菌等有效。该药是由敏感的真菌将其转变为氟尿嘧啶，而阻止核酸的合成。用药方法为口服每日 50～200mg/kg，本药对治疗念珠菌全眼球炎有效，可静脉输注两性霉素 B 连续治疗后使用。利福平对念珠菌亦有效，可与两性霉素 B 联合应用。利福平为口服，剂量为每日 15mg/kg。

2. 糖皮质激素　最好在抗生素治疗 12～48 小时后再使用糖皮质激素。在明确排除真菌感染且确有必要的情况下，可酌情与抗生素联合应用。

3. 非甾体抗炎药　如洛索洛芬钠胶囊、吲哚美辛等。

（二）手术治疗

1. 玻璃体切割术　适应证：

（1）房水或玻璃体抽取液培养或涂片找到致病菌或临床表现高度怀疑为眼内感染者；

（2）玻璃体浑浊明显，眼底窥不入，B 超玻璃体大量混浊，提示玻璃体有较大脓腔或数个小脓腔，或伴有机化，经全身和局部使用抗生素 1～2 天无效或病情恶化者；

（3）全眼球炎伴有眼内异物者；

（4）有较好光感、光定位者。

对于角膜混浊、巩膜坏死、玻璃体全混且出现全视网膜脱离、无光感或光定位较差，由于手术效果极差，应慎重选择该手术。

2. 眼内容摘除术　适应证：

（1）全眼球炎视力已无光感者；

（2）已经无保留价值的眼球前段炎性穿孔。

3. 眼球摘除术　适应证：

（1）已无复明希望，且明显变形或缩小的眼球，影响患者外观；

（2）已无复明希望，且长期炎症刺激给患者造成痛苦；

（3）可能产生交感性眼炎者。

（三）对症治疗

如眶压升高可行外眦角切开，眼压升高可予药物降压或前房穿刺，另有能量合剂、复方氨基酸注射液等营养支持治疗等。

五、治疗效果和典型病例

（一）治疗效果

疗效取决于以下因素：

1. 全眼球炎的病因　手术后眼内炎的疗效好于外伤性全眼球炎和内源性全眼球炎；

2. 病原体的毒力强弱　毒力较弱的致病原，如表皮葡萄球菌所致的全眼球炎，预后较好；毒力较强的致病原，革兰阴性菌所致的全眼球炎，预后较差；

3. 处理情况　诊断和治疗是否及时，给药途径是否合理；

4. 术前视力　视力较好者，术后视力较好；术前视力差甚至仅有光感者，术后视力差。

（二）典型病例

病例一：全眼球炎合并眶尖综合征 1 例

1. 病例　男，8 岁。因一次性注射器扎伤右眼，红、肿、痛、视物不见 2 天入院。查体：神志清晰，精神可。眼科检查：视力：右眼光感（-），左眼 0.6。右眼眶部红肿，眼球突出，运动不能，眶压高，眼压 T+3，触痛明显，上下睑红肿呈闭合状，球结膜高度充血水肿，部分球结膜突出于睑裂外。角膜雾状混浊，前房内充满黄白色脓液，余窥不清。入院后查血常规：WBC $20.0\times10^{9}/L$，GRA 59.0%，LYM 34.6%，RBC $4.12\times10^{12}/L$。眼眶 CT 示右眼眼球占位性病变，考虑眼内炎。

2. 诊断　①右眼全眼球炎；②右眼眶尖综合征。

3. 治疗及效果　①足量广谱抗生素：头孢菌素 V 2.0 加入 5%葡萄糖注射液 250ml 中静滴，1 次/12 小时；氧哌嗪青霉素 4.0 加入 5%葡萄糖注射液 100ml 中静滴，1 次/8 小时；②降眶压及眼压：20%甘露醇注射液 125ml 静滴，1 次/8 小时；③激素治疗：地塞米松 5mg 加入 0.9%氯化钠注射液 200ml 中静滴，1 次/天；④营养支持治疗：能量合剂 500 静滴，1 次/天；⑤局部给予妥布霉素眼药水滴右眼，3 次/天；⑥血培养结果：脑膜败血黄杆菌生长。根据药敏试验及时调整敏感抗生素。经上述治疗 20 天后查：视力右光感（-），左眼 0.8。右眼睑不肿胀，球结膜稍充血，角膜透明，前房内仍有极少量散在渗出物，虹膜纹理模糊，有少量新生血管，瞳孔 2.5mm，位中形圆，光反射消失，瞳孔广泛后粘连，晶状体前囊膜布灰白色机化物，内眼不能窥见，眼球运动无明显受限。眼压：右 T-1，左 Tn。复查眶 CT 右眼球密度增高，境界不清，较对侧眼球小。血培养（-）。

（杨　静　王　红　杨朝忠　王　鸿　孙丰源）

参考文献

1. 庞爱莲，杜秀荣.化脓性眼内炎及全眼球炎眼球摘除 5 例.现代中西医结合杂志，1998，7（10）：1621.
2. 杨志寅，原艳波，崔云等.眼科急危重症.中国医药科技出版社，2006，368-371.
3. 陈龙侯.51 例全眼球炎诊治体会.山东医药，1987（5）：56.
4. 埃利斯.孙葆忱，李鑫.眼科治疗学与药理学.河北省保定地区科学技术情报研究所，1980，102-108.
5. 孟庆荣，林慧，王利群.眼科急症诊断与处理.河南医科大学出版社，2000，125-126.
6. 朱卉，康建华，王洁，等.全眼球炎合并眶尖综合征 1 例.临床眼科杂志，2003，11（3）：255.
7. 汪秀娟，程茗，贺翔鸽.结核性全眼球炎误诊一例.眼科，2015，24（3），200-201.
8. Alami N N，yuen CM，Miramontes R，et al. Trends in tuberculosis-United States，2013. Mmwr Morbidity & Mortality Weekly Report，2014，63（11）：229-233.
9. Matthews J，Global tuberculosis control：surveillance planning financing. WHO repot 2006. Geneva Switzerland Who，2006（14）：56.
10. Demirci H，Shields C L，Shields J A，et al. Ocular tuberculosis masquerading as ocular tumors. Survey of Ophthalmogy，2004，49（49）：619-620.
11. 王文莹，张军军 结核性脉络膜炎.中华眼底病杂志，2002，18（2）：164-166.
12. 杨培增.临床葡萄膜炎.北京：人民卫生出版社，2004：649-654.

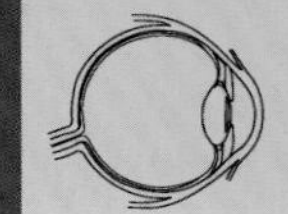

13. Abbott CJ.Tuberculous uveitis.Am J Ophthalmol,1983,95(1)126-127.
14. 何为民,罗清礼,吕红彬.12 例眼结核的临床分析 .眼科研究 ,2006,12(6):636-638.
15. 张士胜,张琼,王康孙.眼内结核研究进展 .国际眼科杂志 ,2008,8(10):2113-2116.
16. Biswas J,Madhavan HN,Gopal L,et al.Intraocular tuberculosis Clinicopathologic study of five cases.Retina,1995,15(6):461-468.
17. Gopal L,Rao SK,Biswas J,et al.Tuberculous granuloma managed by full thickness eye wall resection.Am J Ophthalmol,2003,135(1):93-94.

第十五节　肿瘤相关性眼内炎

肿瘤相关性眼内炎是指由恶性肿瘤引起的非感染性眼内炎症,有学者将其称为伪装综合征(masquerade syndrome)。临床上多见于视网膜母细胞瘤、脉络膜恶性黑色素瘤、白血病眼内转移、原发性眼内淋巴瘤等所致的临床症候群,可表现为前房积脓、玻璃体混浊、视网膜及视网膜下肿物等。

一、视网膜母细胞瘤

(一)病因

视网膜母细胞瘤(retinoblastoma,RB)是婴幼儿时期最常见的眼内恶性肿瘤,虽然可见于各个年龄组,但绝大多数被发现于 3 岁以下的婴幼儿,新生儿发病率为 1/15000 到 1/20000,偶见于成人,无种族和性别差异,常为单眼发病,双眼先后发病者约占 30%。如双眼病例同时伴发颅内松果体瘤或蝶鞍区原发性神经母细胞瘤,称为三侧性 RB。本病与遗传相关,为 13 号染色体长臂 1 区 4 带缺失所致。遗传者占 35% 到 40%,其中 1/4 有家族史,由患病的父母或父母为突变基因携带者遗传,3/4 在合子形成过程中发生新的突变所致此型发病早,多为双眼发病,视网膜上可有多个肿瘤病灶,且易发生第二恶性肿瘤。非遗传病例占 60%,为体细胞突变引起。视网膜母细胞瘤易感基因为 Rb 基因,它覆盖 13q14 区大约 200kb 的范围,有 27 个外显子,转录成 4. 7kb 的 mRNA,基因产物约为 105kDa 的具有 DNA 结合能力的核磷蛋白质,该基因的功能涉及抑制肿瘤的形成,因此称为抑制基因。Knudson 提出在遗传型中,一次突变发生于生殖细胞,从亲代遗传一份有缺陷的 Rb 拷贝的缺陷本身并不足以激发肿瘤的发生,发生在体细胞的第二次突变,导致丧失了剩下的那份正常的 Rb 等位基因,而在非遗传型中,两次突变均发生在同一体细胞(视网膜母细胞)内,使两份正常的 Rb 等位基因均突变而失活,是视网膜母细胞瘤形成的关键。

(二)临床表现及分期

根据患者的临床表现和眼内肿瘤发展的不同,习惯上将肿瘤的发展分为四期:①眼内生长期;②青光眼期;③眼外蔓延期;④全身转移期。在肿瘤的发展阶段受很多因素影响,并非所有肿瘤都按上述过程一成不变的发展。眼内期患者瞳孔区出现黄白色反光,称为白瞳症,即所谓“猫眼”(图 9-15-1 ~ 图 9-15-4);散瞳检查见视网膜有大小不同的黄白色或白色肿块,有的凸向玻璃体腔,有的呈扁平生长,肿块上的视网膜血管怒张扭曲,可见新生血管和出血,视网膜发生水肿或脱离。青光眼是由于肿瘤细胞进入前房阻塞前房角,或瘤细胞侵犯虹膜或前房角时产生新生血管,使房水外流困难,出现类似于闭角型青光眼的症状和体征,眼球可增大。肿瘤沿视神经或穿破角巩膜向眼外和眶内扩散,引起结膜水肿,眼球前突,眼球活动受限,突出于睑裂之外的眼球表面容易溃烂出血。只要肿瘤局限在视网膜内,对生命就不会造成威胁,Bruch 膜对该肿瘤的扩散有阻抗作用。该膜一旦被破坏,由于脉络膜含有丰富的血供,肿瘤在脉络膜内会快速生长,最后通过在巩膜内的导血管和神经周围疏松结缔组织向眼外扩散,同时肿瘤从导血管进入巩膜板层,侵蚀和破坏巩膜全层。转移期时,肿瘤细胞转移到远处至肝、肺、脑、骨等处,大部分患者因此而死亡。彩超显示肿瘤血供丰富(图 9-15-5)。眼 B 超显示玻璃体腔内球形或半球形弱回声(图 9-15-6,图9-15-7)。CT 检查见球内软组织肿块,肿块内可见密度增高钙化,可见肿块向眼眶或颅内侵犯,眼眶和视神经孔扩大,骨质破坏,视神经增粗(图 9-15-8、图 9-15-9)。磁共振(MRI)T2 加权图像,肿块为低信号(图9-15-10 ~ 图 9-15-12)。

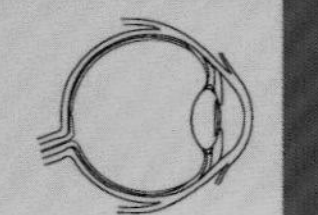

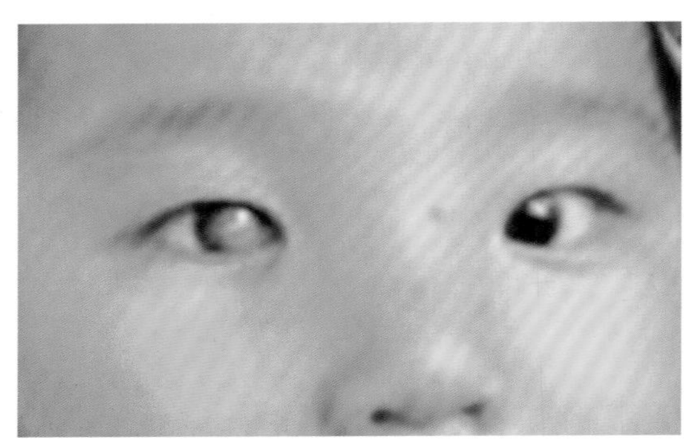

图 9-15-1　视网膜母细胞瘤-眼内期瞳孔区黄白色反光，猫眼

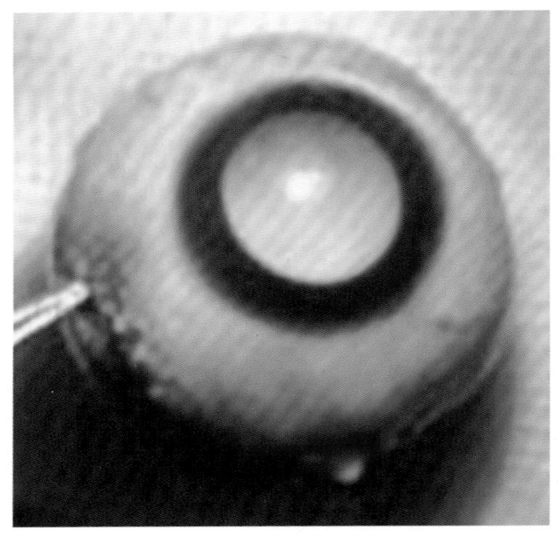

图 9-15-2　视网膜母细胞瘤-手术摘除眼球-猫眼

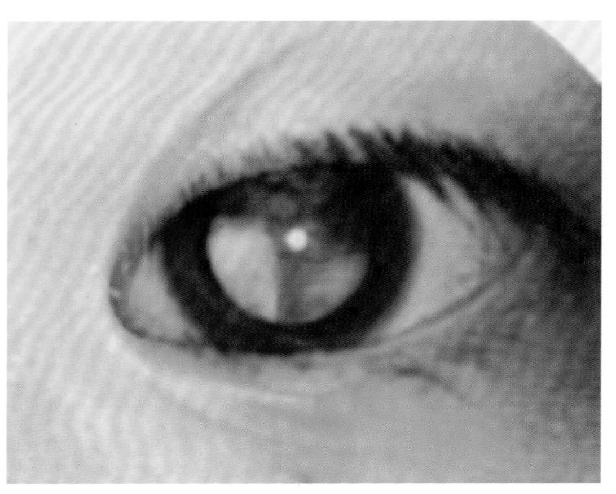

图 9-15-3　视网膜母细胞瘤白瞳症

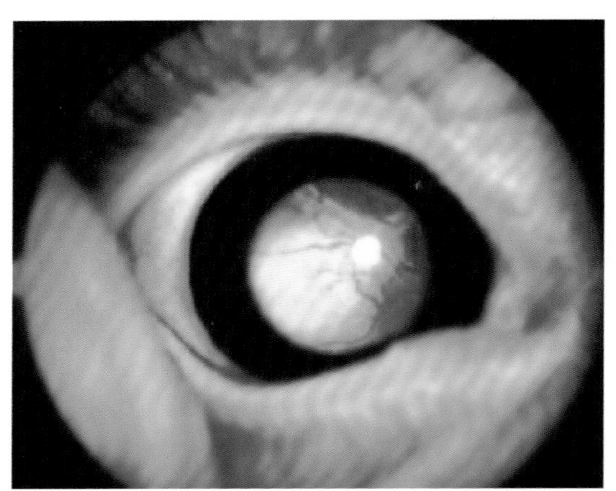

图 9-15-4　视网膜母细胞瘤-猫眼

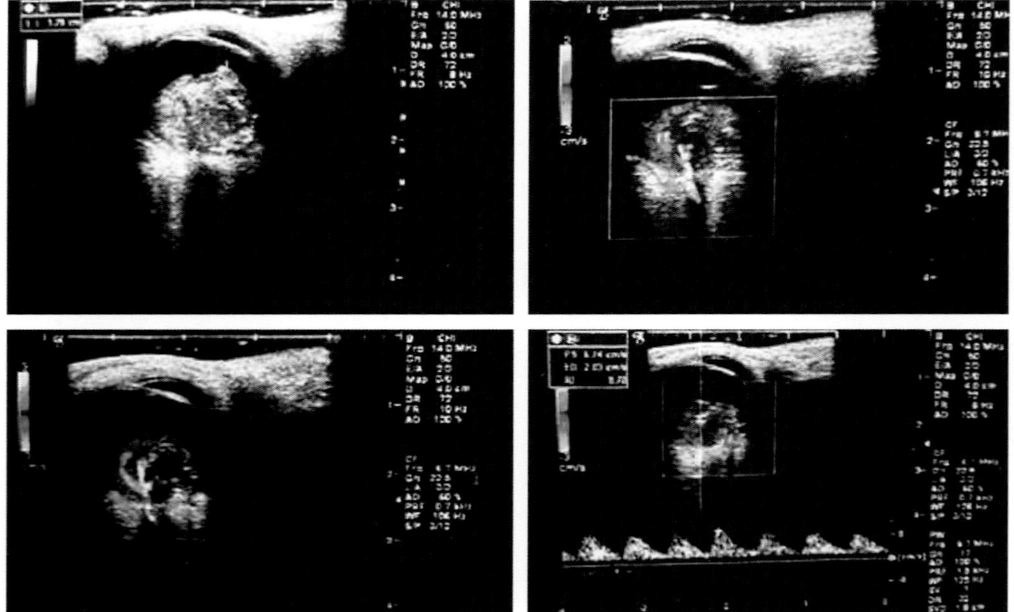

图 9-15-5　视网膜母细胞瘤-彩超提示肿瘤血供丰富

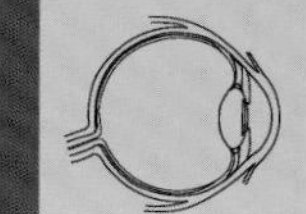

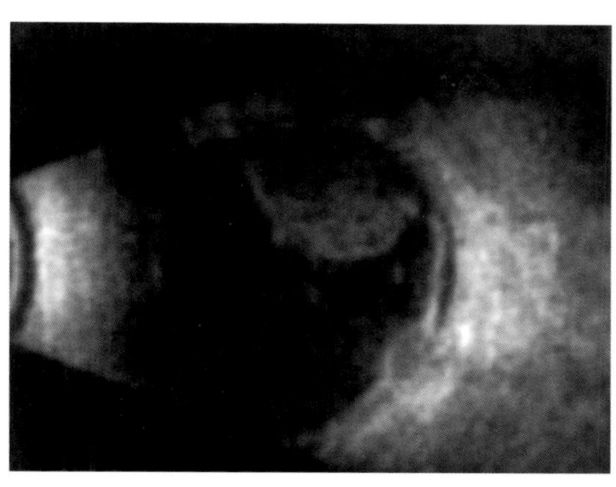

图 9-15-6　视网膜母细胞瘤-B 超示玻璃体腔半球形弱回声，下方有网脱征

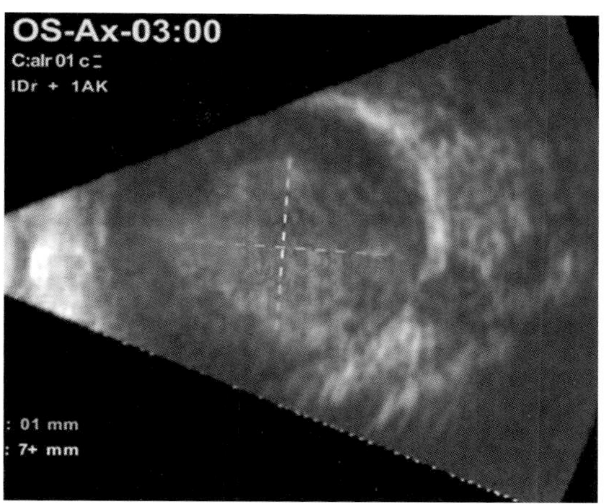

图 9-15-7　视网膜母细胞瘤-B 超显示眼内肿瘤填充大部分的玻璃体

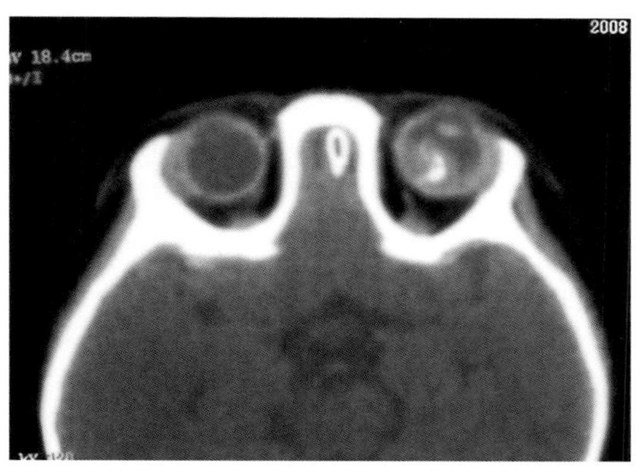

图 9-15-8　视网膜母细胞瘤-CT 显示肿块内钙化，视神经增粗

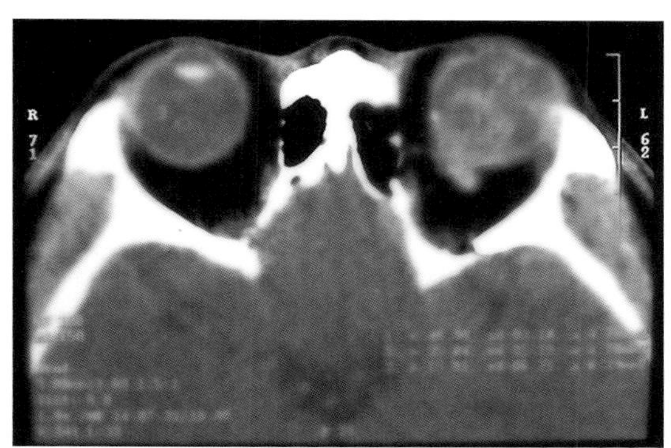

图 9-15-9　视网膜母细胞瘤-CT 显示肿瘤填充整个玻璃体腔

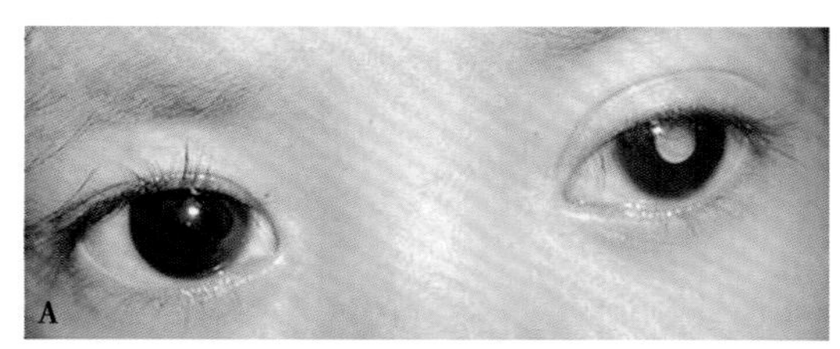

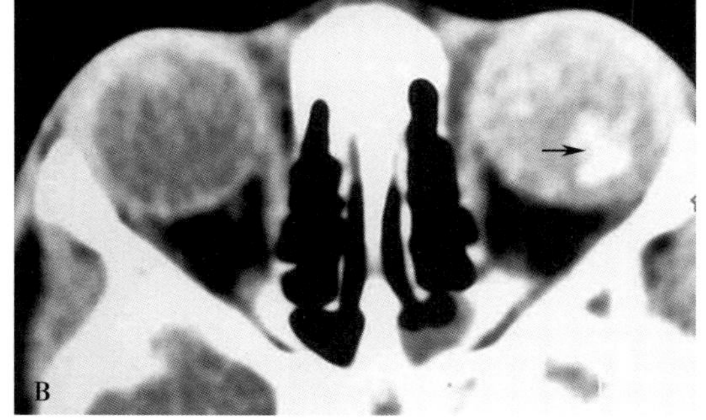

图 9-15-10　视网膜母细胞瘤-CT 显示钙化

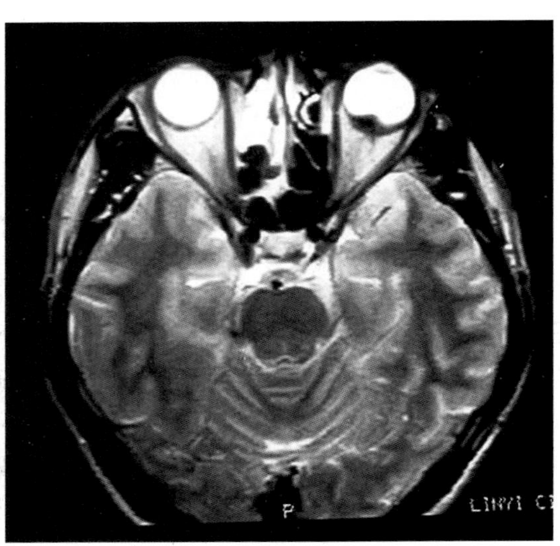

图 9-15-11　视网膜母细胞瘤-MRI
T2 加权图像，肿块为低信号

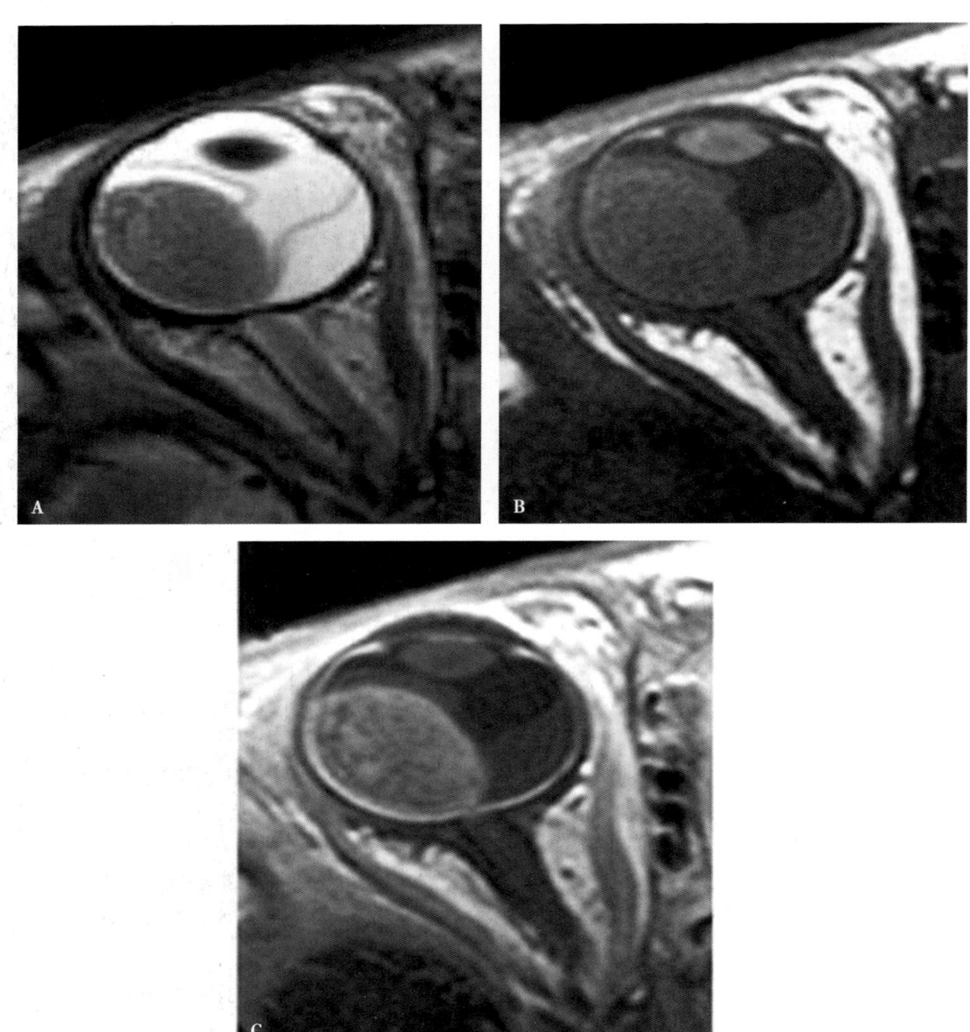

图 9-15-12　视网膜母细胞瘤-MRI 图像
肿块边界清楚；A 为 T2 加权像，肿物为低信号；B 和 C 为 T1 加权像，肿物为高信号

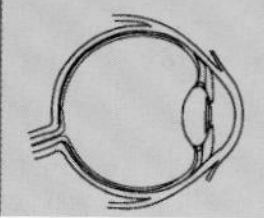

（三）病理学

将视网膜母细胞瘤分为两型：

1. 未分化型 肿瘤细胞为小而圆的神经母细胞，细胞核染色深，细胞质少，核分裂多见，这种类型的肿瘤占视网膜母细胞瘤患者的大多数，恶性度高。

2. 分化型 在小细胞的背景中可见方形或低柱状的细胞典型地围绕一个腔隙形成菊形团（图 9-15-13、图 9-15-14）；肿瘤细胞常沿血管分布，形成假菊形团排列；在有的腔隙可见光感受器分化的细胞。分化程度越好恶性程度越低。离血管远的肿瘤组织发生坏死，坏死区域发生钙化，DNA 从坏死的肿瘤细胞核内释放出来，沉积在肿瘤血管周围和晶状体囊膜，在 HE 染色中呈蓝色。

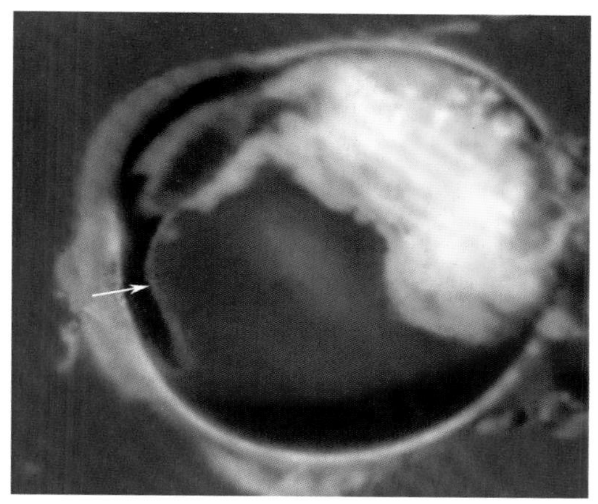

图 9-15-13 视网膜母细胞瘤肿瘤-病理标本显示肿瘤组织

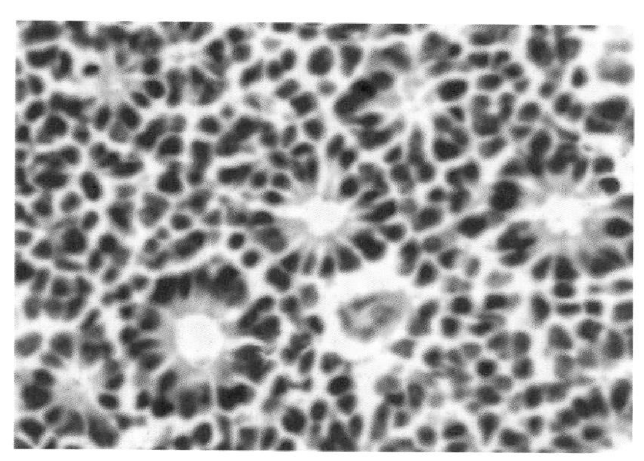

图 9-15-14 视网膜母细胞瘤-肿瘤细胞小，围绕空腔呈菊花团排列

（四）治疗

1. 眼球摘除 单侧球内肿瘤，肿瘤占据大部分眼球，无有用视力，如无球外扩散，摘除眼球安全可靠。前房内有肿瘤，虹膜红变，青光眼，摘除眼球时应尽可能多的切除视神经，术后进行化学治疗（图 9-15-15）。

2. 眼眶内容摘除 适用于肿瘤穿通角膜，眼外或眶内已有扩散。

3. 透热、冷冻治疗 对眼球前部或周边较小而孤立的肿瘤，实行热凝或冷凝治疗，可获得较好的效果。

4. 光凝治疗 靠眼球后部较小的孤立肿瘤，或对放疗失败的病例，在肿瘤的周围和肿瘤的表面反复进行光凝，断绝肿瘤的血液供应并破坏肿瘤细胞。

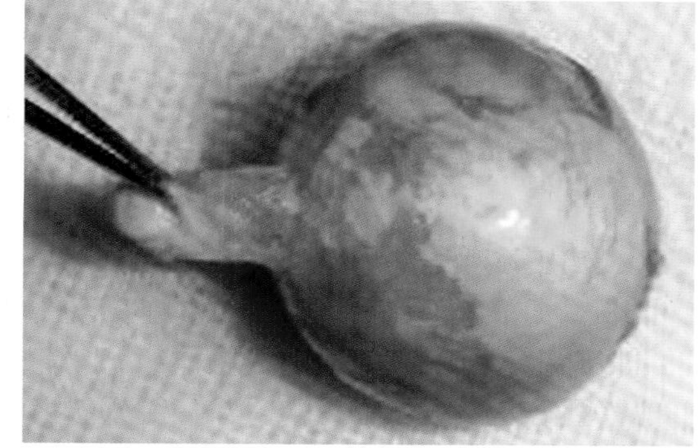

图 9-15-15 RB 手术摘除眼球时尽可能多剪除视神经

5. 放射治疗 局部敷贴或外照射疗法。局部照射治疗应用于早期瘤体较小或孤立病灶患者，使用 60 钴施用器缝合在肿瘤相对的巩膜表面，预后较好并保存部分有用视力。外照射治疗适用于眼球内肿瘤较大或为多发灶的病例，用 60 钴治疗机或电子加速器经颞侧照射；对晚期病例，肿瘤已侵犯眼眶或眼外，行正前方或颞侧两个方向照射，有一定疗效，但有诱发其他肿瘤的危险。

6. 化学药物治疗 常用长春新碱，环磷酰胺，阿霉素，放线菌素 D，5-氟尿嘧啶，氨甲蝶呤，化学治疗是作为眼球摘除术，眶内容摘除，放射治疗，冷冻，光凝和透热治疗的辅助疗法，正规高效的化学治疗对提高存活率有不可忽视的作用。近年来有学者提出用化学减容法治疗 RB，可取得显著效果。化学减容法指先用静脉注射卡铂、足叶乙苷、长春新碱等化疗药物使肿瘤固化、缩小，再用局部聚焦治疗，如热疗、冷冻、激光光凝和表层巩膜贴敷放疗等。它可有效治疗 RB，而且避免了长期放疗所带来的副作用。早期应用化学减容法效果较好。Shields 等建议在化学减容法治疗 RB 后，应该常规随访，因为治疗完成后 5 个月为肿瘤复发的高峰期，复发率 23%到 24%，且年龄越小、有家族史的患者复发率更高。

附：视网膜母细胞瘤眼眶扩散

（一）概述

Bruch 膜对视网膜母细胞瘤的扩散有阻抗作用，该膜一旦被破坏，肿瘤在脉络膜快速生长，最后通过在巩膜内的导血管和神经周围疏松结缔组织向眼外扩散，同时肿瘤从导血管进入巩膜板层，侵蚀和破坏巩膜全层。

视网膜母细胞瘤有进行性浸润生长的特性。主要向内即向玻璃体腔生长和向外即脉络膜生长，也可向其他任何方向生长。如不治疗，肿瘤便充满眼球，完全毁坏眼球内结构。内生性和弥漫浸润性视网膜母细胞瘤倾向于向前扩散，侵犯虹膜、前房和睫状体，导致经房水外流通道和经淋巴管扩散。外生性视网膜母细胞瘤倾向于侵犯脉络膜，肿瘤一旦侵犯脉络膜，就容易累及巩膜进入眼眶。脉络膜血管丰富，血行播散的机会增加，摘除眼球时肿瘤虽未侵犯视盘和视神经，但眼球摘除后 6 个月，肿瘤仍可广泛地播散到皮肤，眼眶软组织和眶骨。所有视网膜母细胞瘤，不管生长方式如何，都有明显的累及视盘的倾向，侵犯视神经，沿神经纤维向后浸润视交叉。肿瘤细胞浸润软脑膜，进入蛛网膜下腔，经循环的脑脊液到脑内，视神经内的肿瘤细胞也可损害软脑膜、蛛网膜和硬脑膜进入眼眶。

（二）病理

侵犯到眼外和转移远处的视网膜母细胞瘤是由无特征性的、原始的神经母细胞组成。无分化，病理诊断小细胞眼外扩散的视网膜母细胞瘤有时不易与放射后的肉瘤及小细胞原始未分化的间质细胞肉瘤相鉴别。在鉴别诊断中，电子显微镜起到重要作用，眼外视网膜母细胞瘤有其明显特征：

1. 核皱褶，核膜的三层结构可发生在每个细胞，虽然此结构不是视网膜母细胞瘤的独有特征，但该结构频繁出现具有诊断价值。

2. 虽然细胞未分化或低分化，但细胞间的桥粒连接形成好。间质肉瘤细胞的细胞间桥粒形成差或很难发现。

3. 在视网膜母细胞瘤中发现致密中心颗粒，这可能与肿瘤分泌儿茶酚胺副产物有关，但这种包涵体可能不常存在于低分化的眼外肿块中，具有诊断意义。

（三）症状和体征

眼眶内视网膜母细胞瘤占视网膜母细胞瘤患者的 8%，占双侧视网膜母细胞瘤患者的 39%。临床表现为眼睑肿胀，血管扩张充血，有时出现瘀斑，眼球明显突出，眼睑不能闭合，暴露于眼睑外的眼球破溃，结构不清，周围可扪及肿块。部分病例眶骨破坏，视神经孔扩大。眼球摘除时眼球破裂发生医源性眼球扩散，最常见的表现是在眼球摘除 4 个月内，眶内的组织将义眼向前推移，结膜下有质软，紫色的结节性肿块，活检时易出血。手术时发现与眼球相连有或无包膜的球外肿块，显微镜证实为眶内扩散的患者，存活率仅为 10%。临床或手术时未发现球外包块，但病理检查发现有眶内扩散的患者，存活率仅为 40%。

眼球摘除病理检查无眼外扩散，随访发现眶内侵犯者预后差，显微镜观察脉络膜的特点有：

1. 脉络膜后极部被大量的肿瘤组织侵犯；
2. 肿瘤累及脉络膜伴广泛的葡萄膜炎；
3. 肿瘤细胞漂浮在脉络膜脱离的浆液中。

视神经扩散：

1. 视神经筛板前区受累；
2. 视神经筛板区内受侵犯；
3. 受累的视神经达筛板后，即眶内视神经受侵犯。

存活率与视神经受侵犯的程度密切相关，视神经侵犯越严重，死亡率越高。视神经和脉络膜都受侵犯，预后更差。视神经和眼眶组织都受累，转移的危险性很大。当眼内压升高时，对视网膜母细胞瘤侵犯视神经和脉络膜起一定的促进作用。机制不清楚，高眼压可能迫使肿瘤细胞进入视神经。高眼压引起色

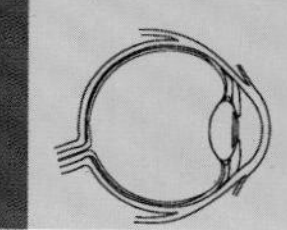

素上皮层和玻璃膜破裂,允许肿瘤细胞进入脉络膜。

(四)治疗

眼睑,结膜和眶内组织的肿块,不管其大小,尽可能完全切除或将其大部分切除。必要时进行放射和化学治疗,眼眶照射剂量50Gy,分次分剂量照射,持续4周。联合化学治疗,常用药物有长春碱,癌宁,环磷酰胺和放线菌素D等,根据肿瘤化疗专家的经验和患者病情与对药物的特殊耐受性来决定药物的剂量,时间为1年。

附:视网膜母细胞瘤退行性变

视网膜母细胞瘤自发退行性变(spontaneous retrograde of retinoblastoma,SRRB)主要是指以眼球萎缩为代表的RB患眼。在病理标本上可以见到RB瘤细胞、坏死瘤细胞的影细胞残余、甚至仅见钙和骨质,SRRB的诊断有两种情况:①临床诊断为双侧RB,一眼已摘除并经病理证实,另眼肿瘤自行消退(眼球萎缩),本组病例中两例属于此类;②在摘除已萎缩眼球上观察到RB瘤细胞团或其影细胞残余。RB自发退变的原因,多认为是由于肿瘤和眼血管阻塞所致。也有提出免疫机制、细胞毒性因素、HLA及环境因素(如高热)等。但都缺乏足够证据,并难以作出合理解释。视网膜母细胞瘤退行性变是一种少见情况。我国文献可查的视网膜母细胞瘤自行性退变非常罕见,有人报告Rb退行性变的发生率为1%~2%,是其他所有恶性肿瘤的1000倍。目前普遍认为Rb退行性变的主要原因有:①与肿瘤生长快。缺血坏死和变性有关;②与免疫反应有关;③与遗传有关。

RB退行性变的处理:多数学者认为,自行消退的Rb仍有可能复发,并且可以发生转移危及生命,故对于无功能的眼球,应及时行眼球摘除并辅以放射治疗。对留有部分视力的眼球,则应随访观察。

二、脉络膜恶性黑色素瘤

(一)概述

脉络膜恶性黑色素瘤(choroidal melanoma)是成人眼内最常见的恶性肿瘤,好发年龄为50~70岁,无明显性别差异,常为单眼发病,多见于白种人,其次为黄种人,黑种人少见,发病机制不明,有一定的遗传倾向。可能与病毒有关,在肿瘤组织中查见疱疹病毒、囊膜病毒,有作者用RNA肿瘤病毒在猫眼虹膜和睫状体诱发出黑色素瘤。也有一定的地区性,常见于北美洲,其次为亚洲,非洲少见。

(二)病理

脉络膜恶性黑色素细胞瘤的细胞类型多,其恶性程度、预后与细胞类型密切相关。目前通常将脉络膜黑色素瘤细胞分为四类。

1. 梭形细胞型　可分为A型及B型。A型少见,占该肿瘤的5%,存活率约为92%。细胞相互黏合在一起,细胞边界不清;梭形核的核仁不清楚,核膜皱褶在核中心形成条纹,核分裂罕见。B型,占该型肿瘤的39%,存活率约为75%,细胞黏附在一起,不能辨清细胞的边界。梭形核和核仁明显,核分裂罕见,少数病例肿瘤细胞呈束状排列。

2. 上皮样细胞型　最少见,占该型肿瘤的3%,存活率约为28%,细胞间不融合在一起,故细胞边界清楚,细胞质丰富,核大而圆,核仁明显,核分裂普遍。

3. 混合型　最常见,约占45%,存活率约占41%,是由梭形细胞(常为梭形B)和上皮样细胞组成。

4. 坏死型　少见,约为7%,肿瘤细胞坏死明显,形成大囊隙,以致肿瘤细胞不可辨认。

(三)症状和体征

肿瘤较小时,呈盘状隆起,肿瘤有向内生长的特性,但Bruch膜限制其生长,肿块为灰黑色或褐色,呈半球形(图9-15-16),肿瘤生长到一定程度引起Bruch膜破裂,并突向玻璃体腔,先呈纽扣状,后呈蘑菇状(图9-15-17)。肿瘤对动脉血管影响不大,静脉血管受累而静脉血回流受阻,肿瘤血液淤滞,造成肿瘤坏死出血,引起肿瘤周围浆液性视网膜脱离。

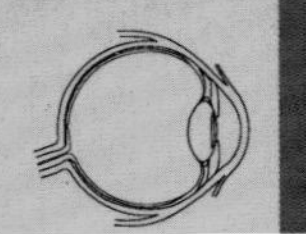

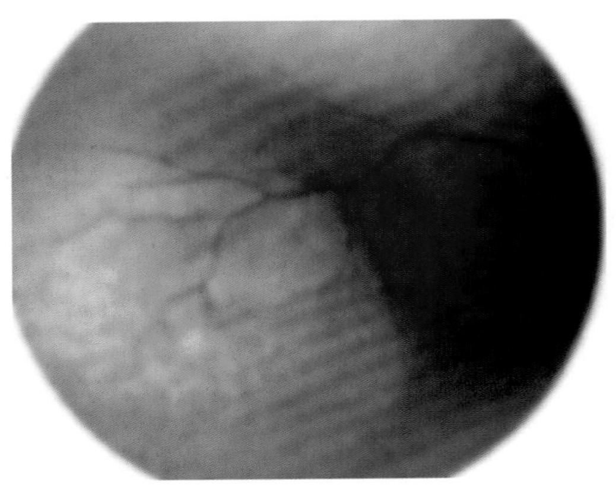

图 9-15-16　脉络膜恶性黑色素细胞瘤-肿瘤呈半球状隆起

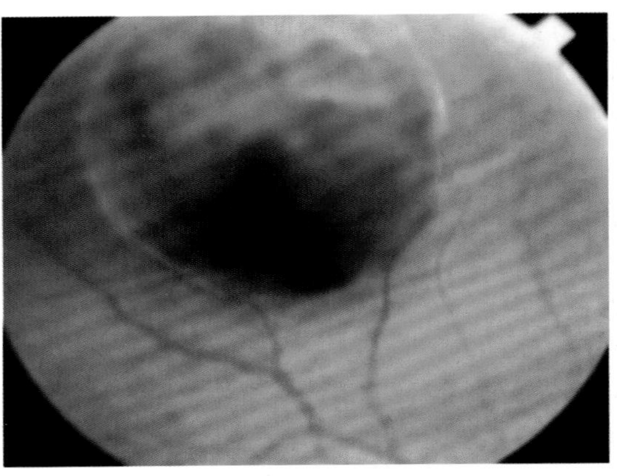

图 9-15-17　脉络膜恶性黑色素细胞瘤-肿瘤呈蘑菇状隆起

周边部肿块在一定时期内无症状，后极部肿瘤早期即出现视力减退，视物变形，视野缺损。肿瘤细胞阻塞前房角，引起青光眼，肿瘤组织坏死，引起虹膜睫状体炎，全眼球炎，前房积脓。眼底荧光血管造影在动静脉期瘤体表面出现斑点状荧光，晚期出现大量荧光渗漏，肿瘤周边因脱离的视网膜下浆液形成强荧光环（图 9-15-18）。彩超显示静脉血回流受阻，肿瘤血液淤滞。B 型超声波检查显示肿物强弱回声。CT 和 MRI 检查均能清晰的显示肿块，CT 扫描见球内半圆形隆起，密度较高边界清楚的肿块，轻到中度强化。MRI 检查在 T_1 或相应的 T_1 加权影像中，肿块呈中到高信号（比玻璃体信号高）；在 T_2 加权图像中肿块为低信号（比玻璃体的信号低）（图 9-15-19，图 9-15-20）。

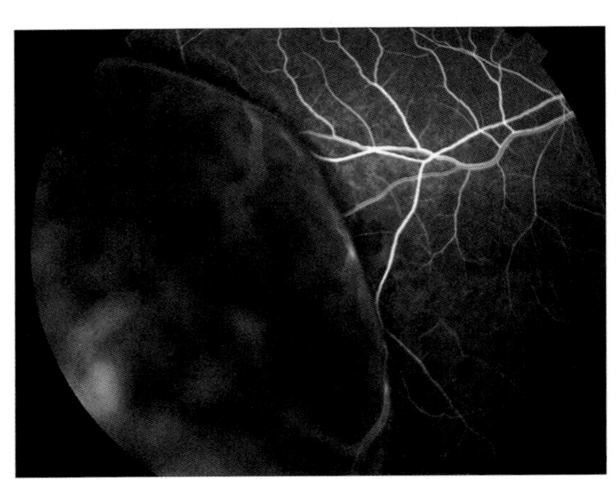

图 9-15-18　脉络膜恶性黑色素细胞瘤-眼底荧光血管造影

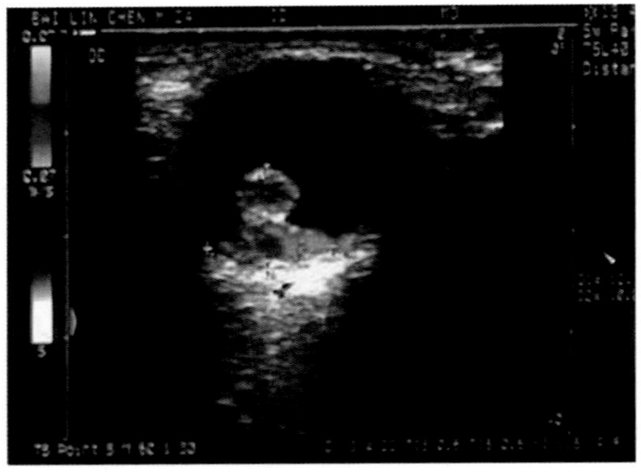

图 9-15-19　脉络膜恶性黑色素细胞瘤-彩色多普勒检查

静脉血回流受阻，肿瘤血液淤滞

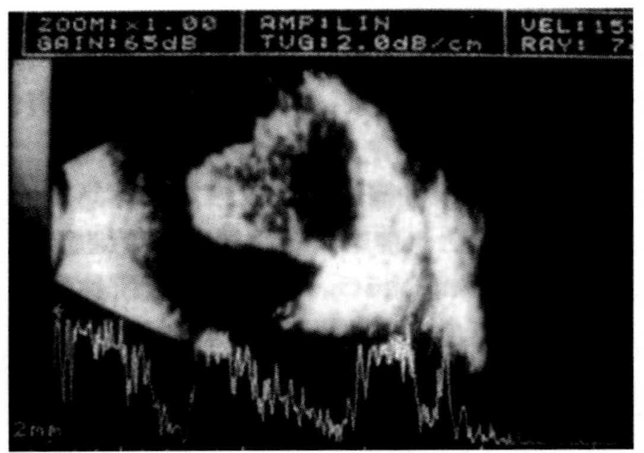

图 9-15-20　脉络膜恶性黑色素细胞瘤-B 型超声波检查

肿物强弱不均回声

（四）诊断

根据临床症状、体征，眼底荧光血管造影，B 型超声波检查，CT、MRI 检查的结果，可作出诊断；但应与脉络膜转移癌、脉络膜血管瘤，脉络膜出血和脉络膜结核等病相鉴别。

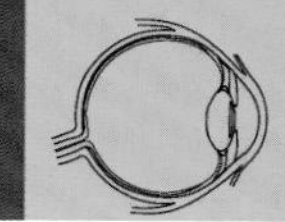

（五）治疗

对眼内较小的恶性黑色素瘤，近年来推荐局部切除，先在肿瘤相应部位的巩膜作透热或冷冻，再切开巩膜切除肿瘤组织。也可作光凝或钴盘局部照射（钴盘缝在肿瘤相应的巩膜上）。对于大肿块（直径大于15mm，厚度5mm以上）应作眼球摘除，有学者认为眼球摘除不能提高存活率，但大多学者同意做摘除眼球，术后作冷冻或放射治疗以防复发，肿瘤有眼外扩散的病例应作眶内容摘除，术后再作放射治疗，该肿瘤对化学治疗不敏感。

（六）预后

多数患者通过积极治疗后均收到较好效果，但部分患者仍存在复发及远处转移的危险。近年来，有研究显示，肿瘤微血管密度与脉络膜黑色素瘤体最大基底直径、体积、细胞类型，是否侵犯巩膜导管等因素有关，表明肿瘤血管增生与临床病理学预后指标之间存在密切关系，提示肿瘤微血管可能成为预测脉络膜恶性黑色素瘤的重要指标之一。

附：脉络膜恶性黑色素瘤眼眶和眼外扩散（orbital and extraocular extension of the choroidal malignant melanoma）

（一）概述

眼内的脉络膜恶性黑色素瘤可通过不同的途径扩散到眼外或眶内。Bruch膜在眼球周边部分薄弱，而睫状体又无Bruch膜，所以周边部和睫状体的恶性黑色素瘤细胞直接进入玻璃体腔、后房、前房和前房角，引起黑色素瘤溶解性青光眼（melanomalytic glaucoma）。前房内的瘤细胞通过房水外流，在角膜缘周围产生眼球表面环形肿瘤。

脉络膜转移癌的临床特点：①视力障碍通常是患者到眼科就诊的首要原因。由于病变迅速波及黄斑中心凹及其附近，因此视力下降往往为主要表现，且病情发展迅速，常伴有视网膜脱离，有的合并眼痛、头痛。②病变多位于眼球后极部、视盘及黄斑部周围，这与脉络膜血管的分布及组织学特点有关。身体其他部位的癌灶转移至脉络膜的途径常见为血液循环，由于眼球后部血管丰富，由10~20支睫状后短动脉供血，且脉络膜内血管面积大，血液流速减缓，故癌栓常在此处增生繁殖，形成转移灶。③肿瘤多呈扁平状生长，极少破坏眼球壁向眶内发展，巩膜是防止恶性黑色素瘤向外扩散的自然屏障，但瘤细胞通常沿睫状神经、血管和涡状静脉通过巩膜通道周围的间隙向外浸润。位于眼后极部的恶性黑色素瘤常通过睫状后短神经传到眼外。涡状静脉收集和引流脉络膜的静脉血，黑色素瘤侵犯脉络膜静脉血管，也侵犯相应的涡状静脉，肿瘤在管腔内生长，阻塞管腔，向眼眶扩散。黑色素瘤直接侵犯巩膜（图9-15-21），或肿瘤大量坏死引起巩膜也发生坏死，或多灶性巩膜全层浸润的患者，肿瘤眼外扩散的机会很大。④双侧转移占20%~25%，多为先后发生，程度不同。⑤部分转移癌患者有原发癌的病史，而部分患者就诊时无原发病灶症状。

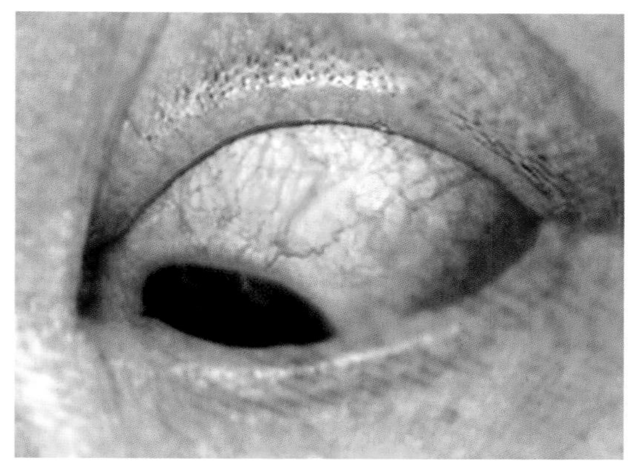

图9-15-21　脉络膜黑色素瘤直接侵犯巩膜

肿瘤侵犯视神经或经视神经蔓延至眶内和颅内，与视网膜母细胞瘤相比较少见，一般为高度恶性弥散性黑色素瘤，表现为脱落的瘤细胞阻塞房角，高眼压使瘤细胞向后扩散。

眼球摘除术后仍可发生眶内复发，复发率为8%~40%，复发的因素多为：

1. 手术时发现有肿瘤眼外蔓延，而未切除彻底。

2. 眼球摘除时手术医生没有发现巩膜外扩散，但在常规摘除眼球的病理检查中则发现有眼外侵犯。极个别的病例手术医生和眼病理学家都没有发现摘除的眼球巩膜外有浸润，但多年后眼眶肿瘤出现。无论术前超声波，CT和MRI检查显示有无眼外扩散，在摘除眼球时，医生应仔细检查巩膜外表面，如怀疑巩膜外有扩散应送冰冻活检。即使眼外扩散仅到达巩膜表面，术后复发率是没有肿瘤眼外扩散患者的

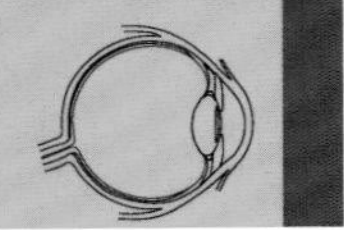

10 倍。

（二）病理

巩膜外扩散的肿瘤细胞类同于眼内的恶性黑色素瘤。大部分眼外侵犯的肿瘤是上皮样细胞型，上皮样细胞和梭形细胞的混合型（图 9-15-22）。大量肿瘤组织发生坏死的坏死型，这些恶性程度高、巩膜外扩散的肿瘤术后复发率高，通过血液循环转移到远处引起死亡的机会也大。少数梭形细胞肿瘤也可发生巩膜外扩散，但预后比其他恶性程度高的复发性肿瘤好，梭形细胞的恶性黑色素瘤发生局部浸润，局部复发，很少发生转移，其生物学特性与基底细胞癌、脑膜瘤和胶质瘤相似。

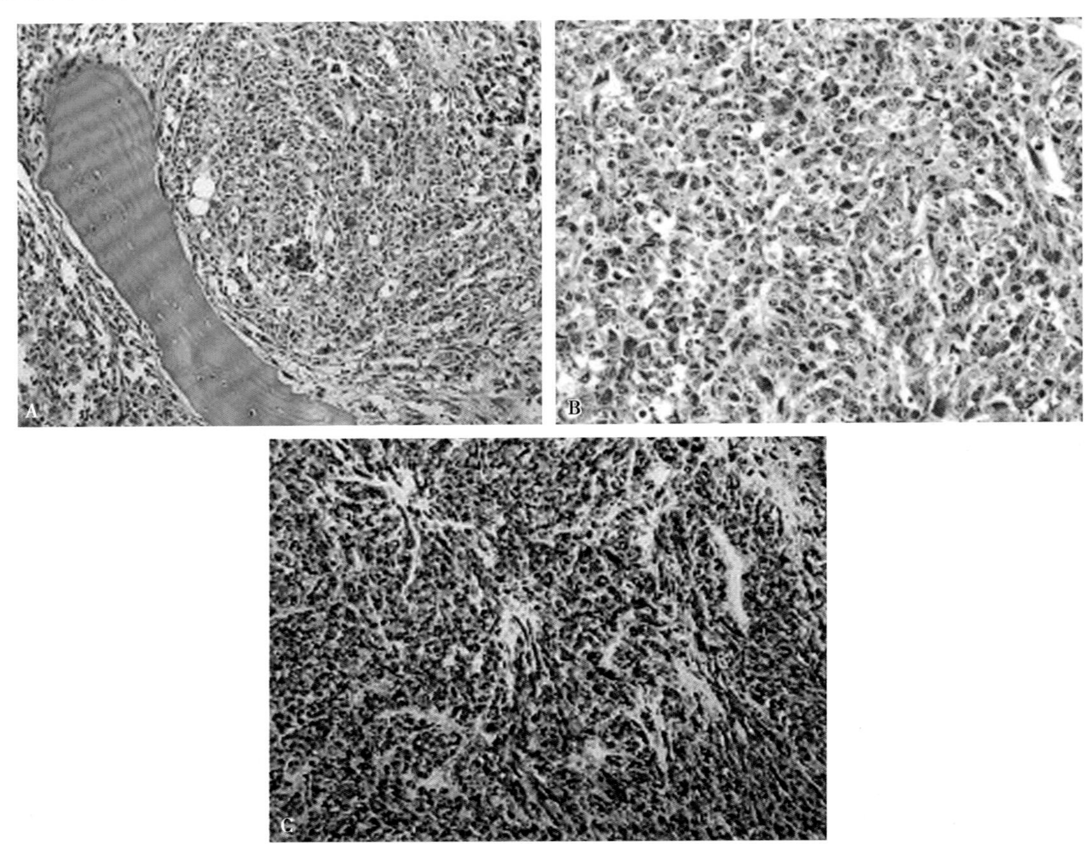

图 9-15-22　脉络膜黑色素瘤-病理组织学检查

（三）症状和体征

脉络膜黑色素细胞瘤眼外扩散与眼内肿瘤的大小关系不大，眼外扩散常表现眼突，眼球活动受限，眼睑及结膜肿胀，严重的病例眼球突出于睑裂外，眼球表面结构破坏而凹凸不平。因肿瘤组织大量坏死，可产生全眼球炎，前房积脓，眶蜂窝织炎。

Starr 和 Zimmernan 全面总结和分析了脉络膜恶性黑色素瘤的眼外蔓延，他们查阅了 1842 例患者资料发现眼外蔓延 235 例，结合以前的报道，认为眼外蔓延为 15%，眼外侵犯患者 5 年死亡率 66%，无眼外扩散患者 5 年死亡率 33%。眼外侵犯的肿瘤细胞 80%的是上皮样细胞型、混合型和坏死型，表明大部分眼外扩散的肿瘤细胞恶性程度高。眼球摘除时眶内肿瘤被切破或组织病理学检查时发现肿瘤无包膜，眶内复发率达 40%。比有包膜的肿瘤眶内复发率高出 6 倍。复发率与肿瘤侵犯巩膜外的范围也密切相关，26 例眼外肿瘤横切面积大于 $100mm^2$，17 例复发，复发率为 60%；横切面积小于 $100mm^2$ 仅有 20%复发。

眼内脉络膜恶性扁平或弥漫性黑色素瘤，其恶性程度较高，眼外扩散率为 49%，5 年死亡率为 73%，有些患者第 1 次就诊时就发现有眼外扩散。

（四）诊断及鉴别诊断

脉络膜转移癌虽多呈扁平状生长，但也有少数呈圆球状、蘑菇状生长，其形态很类似于脉络膜黑色素

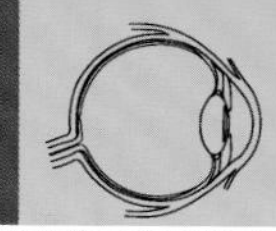

瘤而易被误诊。脉络膜转移癌多发生在眼底后极部、视盘周围，呈灰黄色或黄白色，表面不光整；超声检查可见扁平性或不规则形实体占位病变，回声强弱不均。脉络膜黑色素瘤多为灰黑或棕黑色隆起，表面光滑；其超声检查多表现为半球形或蘑菇形，肿瘤边缘部分较光滑，内部回声较强且均匀，后部可有脉络膜凹陷征。此外，双眼肿物或单眼多灶性脉络膜肿物通常是转移癌的特点。仔细询问病史和进行全身及眼部检查对临床诊断和鉴别诊断很有帮助。

（五）治疗

尽管对脉络膜恶性黑色素瘤的研究有较大进展，但治疗方面的进展不大，特别对脉络膜恶性黑色素瘤眶内扩散，远处转移现仍无有效的治疗方法。

一般认为，放疗和化疗综合应用是一种安全有效的姑息性治疗措施。目前已很少单纯摘除眼球。对诊断不明、继发性青光眼眼痛难忍又无视力的患者，可考虑行眼球摘除术，该措施旨在缓解临床症状，减轻痛苦，提高患者生活质量。

三、白血病

（一）概述

白血病（leukemia）是造血系统的恶性肿瘤，在我国，其发病率占儿童时期恶性肿瘤的第一位，是严重威胁生命和健康的疾病之一。在美国估计每年发生于儿童的肿瘤中，白血病占35%，其中75%是急性淋巴细胞性白血病，20%是急性髓性白血病，5%是慢性髓性白血病。临床上将白血病分为急性和慢性两种类型。急性白血病有贫血、出血、感染以及淋巴结、肝脾白细胞浸润等症状及体征，如得不到有效治疗，常在诊断后几个月死亡。通常化疗可以缓解病程，特别是儿童急性淋巴细胞性白血病，可有50%的治愈率。无论急、慢性白血病，在病程的任何时期都可累及眼部组织，可表现为直接浸润、组织出血或贫血所致的改变。

（二）病理改变

1. 视网膜改变　视网膜是白血病较易侵袭的部位。白血病患者中，有眼底改变者可达90%，部分慢性白血病患者改变不典型。早期改变可表现为静脉迂曲、扩张，由于红细胞减少及白细胞数增加，动静脉的颜色淡于正常，常显示为色泽偏黄白。出血为圆形或火焰状，可发生在视网膜各层，常在后极部，也可扩散到玻璃体。病理检查在视网膜各层均有分散或弥漫的出血及白细胞浸润，特别在内层，有局限性组织破坏。浸润为聚集的白细胞，周围常有出血。小的浸润好发于血管周围。白血病常有眼底棉絮状渗出，是由于视网膜缺血、血黏稠度高或白细胞浸润而致。血管周围白细胞的浸润表现为沿血管旁灰白色线条，团块状的白细胞浸润常合并出血，可破坏部分或全部视网膜结构。常见的白血病性视网膜病变产生的原因是由于血管淤滞及缺氧，异常的白细胞从血流侵入脉络膜及视网膜，致静脉淤滞或阻塞，并在局部增殖所致。

2. 脉络膜改变　约80%的患者有不同程度的脉络膜白血病病变。组织病理检查，后极部脉络膜可较正常者增厚数倍。白细胞浸润好发于血管周围，为斑块状或弥漫性浸润。覆盖其上的视网膜色素上皮有继发性萎缩、肥厚、增生，并游走进入视网膜。可继发感光细胞消失、浆液性视网膜脱离及囊样视网膜水肿。临床上脉络膜病变显著时常有后极部浆液性视网膜脱离，可见于CLL、ALL、CML及AML. 这种脱离有时是白血病的最初表现。荧光造影显示色素上皮层有无数弥漫的渗漏点。此种荧光渗漏亦见于恶性黑色素瘤、小柳-原田氏病、转移瘤及后巩膜炎。

3. 虹膜和眼前节改变　虹膜白细胞浸润的特点是虹膜颜色变化，灰黄色假性前房积脓及眼压升高。白血病也是儿童自发性前房积血的原因。眼压升高可以出现急性青光眼，但前房深度正常。用适当的方法吸取前房假性积脓，能证实有无恶性细胞。病理组织检查显示虹膜，特别是根部及括约肌处有弥漫的白细胞浸润。

4. 视神经和中枢神经系统改变　由于化疗的应用，白血病患者的生存率有所延长，而白血病中枢神经系统受侵的概率也有所提高。因白血病细胞浸润蛛网膜，在脑脊液中查到白血病细胞即可作出诊断。这类患者常发生于急性淋巴白血病的患儿，有时见于髓母细胞白血病的患儿，较少见于成人白血病。症状包括恶心、呕吐、昏睡及癫痫发作，视物模糊、眼外肌及颅神经受损而产生的复视。亦可见单纯的视盘水

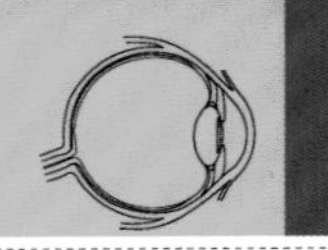

肿，为单一的临床表现。对于儿童急性淋巴细胞性白血病，常规给予鞘内注射化疗药物，对于防止中枢系统受累具有一定意义。

中枢神经系的瘤细胞向视神经侵犯，可直接浸润视盘使之水肿，或由于颅内压高造成水肿。视盘水肿的病理组织学为弥漫的囊样及小片出血，很少局限性坏死。视盘水肿时视盘血管通透性增加，荧光素血管造影早期有荧光，晚期有染色。因视盘大量白细胞浸润，临床上与视盘水肿容易混淆，应加以鉴别。有时视盘水肿与视盘瘤细胞浸润可同时存在。

5. 眼眶改变　白血病眼眶受累是指白血病细胞直接浸润眶骨和软组织，此种浸润最多发生于急性骨髓性白血病者的粒细胞肉瘤型，它是粒细胞性白血病的一种变异型，由不成熟的粒细胞所组成。临床上有明显的形成侵入性新生物为特征，因肿瘤细胞含有骨髓过氧酶，在肉眼检查时呈现绿色，因此常称为绿色瘤。组织病理学上，粒细胞肉瘤的圆形细胞与巨细胞淋巴瘤十分相似。有的病例细胞类似于横纹肌肉瘤，但胞浆无嗜伊红性。在某些病例，肿瘤细胞内有细小胞浆颗粒，通过应用 Leder 染色识别酯酶或其他免疫组织化学染色识别溶菌酶使诊断变得容易。电子显微镜常可识别不同的胞浆酶和溶菌酶体。发生慢性淋巴细胞性白血病眼眶受累患者，一般全身诊断已经明确。慢性淋巴细胞白血病患者早期很少发生严重的双侧眼球突出。粒细胞肉瘤眼眶受累的临床特征已众所周知，10 岁以前的患者约有 75%侵犯眼眶，约90%的病例单侧发病。即使粒细胞肉瘤是急性髓性白血病的一个表现，许多患者在眼球突出发作时先前并没有诊断急性髓性白血病的病史，有报告表明，20 例眼眶粒细胞肉瘤的诊断，均先于急性粒性白血病的诊断。另一组 33 例眼眶粒细胞肉瘤患者，只有 4 例在眼眶受累发作前已知有白血病。而此组的大多数患者，在眼眶病变发生后的 2 个月内才产生白血病的血液学证据。眼眶粒细胞肉瘤的鉴别诊断包括可侵犯骨质的、快速扩展的其他眼眶恶性病变。白血病细胞的眼眶侵犯，即所谓绿色瘤，多引起眼球突出。对怀疑有眼眶粒细胞肉瘤患者的诊断，包括儿科肿瘤专家的会诊和部分适当的检查，以确定白血病的诊断，基本的实验室检查包括血象和骨髓检查。若患者没有全身白血病的证据，应作眼眶肿块活检以证实是否有粒细胞肉瘤的可能性。

（三）治疗

明确诊断的患者，首先应全身治疗，若不能确定诊断，可行眼眶病变的活检。明确诊断眶内病变者，有学者主张立即使用化疗；另一些人则认为首选放射治疗，直到证实有白血病证据时，才给予化学治疗。对于造成视网膜出血或是玻璃体积血造成患者视力下降的病例，可在全身化学治疗或是放射治疗使病情稳定的基础上，行 YAG 激光或是玻璃体切割术，以缓解眼部症状。由于肿瘤对放射治疗和化学治疗高度敏感，故常常不考虑手术。此外，骨髓移植等治疗可以考虑。近年来，应用造血生长因子、化疗、骨髓移植等综合疗法，可提高疗效。

（四）预后

在化疗或放疗后患者可保有视力，预后较好。急性骨髓性白血病的全身预后有待确定，新近诊断的20%病例有 5 年的生存率。

四、原发性眼内淋巴瘤

（一）概述

原发性眼内淋巴瘤（primary intraocular lymphoma，PIOL）最初称为“网状细胞肉瘤”是一种少见的高度恶性淋巴瘤，通常起病慢，表现为反复的，激素治疗不敏感的慢性葡萄膜炎和玻璃体炎。儿童和成人均可发病，老年易患，平均发病年龄 50~60 岁，女性多于男性，约 2∶1。初发病可为单眼或双眼，但 80%~90%的患者最终发展为双眼病变。眼内淋巴瘤患者有 60%~85%在 29 个月内发生颅内病变。

（二）临床表现

1. 主诉　视物模糊，眼前黑影，畏光等；少有眼球痛。

2. 眼前节反应　角膜后沉着物（KP），房水轻度闪辉，极少发生前房积脓。通常老年患者双眼非特异性葡萄膜炎和玻璃体炎可见渗出性视网膜脱离，球内占位病变，少见视神经病变。玻璃体细胞，混浊，表现为玻璃体内大小不一，团状或点状灰白色混浊物，视网膜神经上皮层有黄白色奶油状病灶，单发或多发或

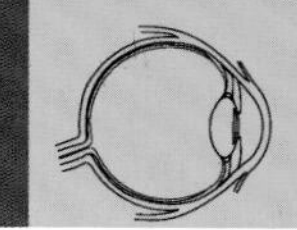

融合。单独的玻璃体病变较少，多为视网膜下肿瘤细胞突破内界膜从而累及玻璃体，导致类似玻璃体炎性反应，早期可能对激素敏感，但后期剂量依赖且最终发展为激素抵抗。玻璃体视网膜受累时可伪装为血管炎或者脉络膜炎，累及视神经时表现为典型的视神经炎症。少数患者表现为视网膜出血、渗出性视网膜脱离、视网膜坏死表现。最开始病变可能只累及单侧，但后期双侧受累占 64%～83%，肿瘤细胞可能是通过脑脊液、视神经或者血源传播，或者多中心转移导致双侧受累。

3. 房角新生血管，继发青光眼。

4. 神经系统症状　65%～90%的原发性眼内淋巴瘤伴中枢神经系统的受累，可出现在疾病的任何阶段，局限性或弥漫性侵袭均有报道，最常累及大脑额叶，出现认知障碍和行为改变，局灶性神经受累患者中，51%表现为偏瘫，23%表现为小脑受累，如共济失调；中枢神经系统受累的一个重要表现是癫痫发作。

（三）诊断

1. 症状　视物模糊，眼前黑影，畏光等。

2. 体征　角膜后沉着物，房水轻度闪辉，前房积脓，玻璃体混浊。

3. 神经系统症状　认知障碍和行为改变，偏瘫，共济失调等。

4. B 超　玻璃体点状、团状回声，网膜肿物、视网膜剥离影像。

5. 磁共振检查　MRI 在一定程度上评估病情，考虑到患者在疾病各阶段都可能发展为中枢神经系统受累，故治疗过程中需间断完善颅脑 MRI 检查评估病情。

6. 脑脊液检查　对于疑诊原发眼内淋巴瘤的患者，建议在行穿刺活检术之前先完善腰椎穿刺、脑脊液检查，脑脊液中发现恶性淋巴瘤细胞。

7. 玻璃体细胞病理、视网膜脉络膜活检组织病理检查　发现恶性淋巴瘤细胞是确诊原发性眼内淋巴瘤的“金标准”，由于激素、免疫抑制剂可导致瘤细胞坏死，故活检前应停用从而提高检出率。

8. 免疫组织化学　当获取的标本量足够且细胞成分丰富，可以进一步行免疫组织化学检测。免疫组织化学将原发性眼内淋巴瘤的诊断率从 30%（仅细胞病理学检查）提高至 70%。大多数原发性眼内淋巴瘤是 B 细胞来源，免疫组织化学染色可见 B 细胞标记物 CD19、CD20、CD22（+）。正常 B 淋巴细胞轻链和轻链免疫球蛋白表达水平相当，淋巴瘤患者中比例失调。T 细胞来源的淋巴瘤中，可见特异性 CD3、CD4、CD8（+）。

9. 流式细胞学检测　可以检测细胞免疫表型，确定其单克隆性。

10. 细胞因子检查　B 细胞可分泌大量 IL-10，而炎症时巨噬细胞分泌大量 IL-6，玻璃体内 IL-10 浓度高于 100pg/ml 和前房内 IL-10 浓度高于 400pg/ml，提示 B 细胞来源淋巴瘤可能。

11. *IGH* 基因重排是 B 细胞淋巴瘤的特征，诊断率为 65%。而 T 细胞来源的淋巴瘤中可以检测到 T 细胞受体基因重排。显微解剖、多聚酶链反应可提高诊断率。

美国国立眼科研究所对临床拟诊为原发性眼内淋巴瘤的患者诊断流程如下：①头颅磁共振成像（MRI）检查；②腰椎穿刺脑脊液检查，必要时可重复穿刺；③脑脊液阴性，可进一步行诊断性玻璃体切割术；④玻璃体活检阳性则确诊眼内淋巴瘤，阴性者进一步行视网膜下或视网膜病变活检；⑤当眼部活检证实诊断，则应行神经系统影像学检查及脑脊液分析；⑥神经肿瘤科医师会诊制订方案。由于其临床表现多样性、非特异性等，原发性眼内淋巴瘤的诊断要延迟 8～21 个月。

（四）治疗

2011 年 PCNSL 协作大会组织了关于原发性眼内淋巴瘤的研讨会，制定了治疗原则：①不伴有中枢神经系统受累：单眼发病以局部治疗为主，主要采用玻璃体腔注射甲氨蝶呤、利妥昔单抗，可辅以 30～35GY 剂量的眼内放疗；双眼受累时仍推荐局部治疗，也可加用全身化疗。②伴有中枢神经系统受累：以大剂量甲氨蝶呤化疗为主，辅以全身利妥昔单抗及局部治疗；对于上述治疗效果不理想或者体质虚弱不能承受进一步化疗方案者，可以选用全脑联合局部放疗。

1. 放射治疗　淋巴瘤细胞对放疗较敏感，放疗可以获得较好的疗效，提高视觉敏感度。一般方案为全眼眶照射，最适剂量 30～50GY。目前认为即使单眼发病仍应双侧同时接受放射治疗。当侵及中枢神经系统时，可 50GY 全脑放疗+10GY 眼局部放疗。大剂量低频段放疗可能会出现神经毒性，如认知障碍、共

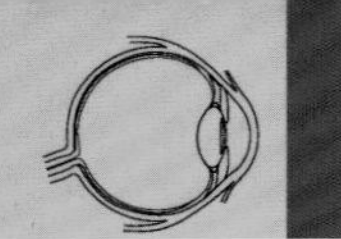

济失调，甚至出现需要电休克治疗的严重抑郁症，局部并发症也较重，如干眼症、放疗相关视网膜病、玻璃体积血、角膜损伤等。

2. 化学治疗　化学治疗可以在一定程度上预防肿瘤向中枢神经系统转移，但血脑屏障的存在降低了药物局部浓度，从而影响化疗效果。甲氨蝶呤可通过抑制细胞 DNA 合成从而抑制肿瘤细胞增殖，为淋巴瘤的一线化疗药物，可单独或联合应用，可突破血脑屏障，在眼内达到有效治疗浓度。目前认为一旦发生中枢神经系统受累，以甲氨蝶呤为基础的联合化疗为首选治疗方案。对于复发患者或者上述化疗药物耐药患者，应用大剂量噻替派、白消安、环磷酰胺联合干细胞移植可以提高 5 年生存率至 62%。

局部化疗的方法可以使药物在眼内达到治疗有效浓度，也避免了全身用药带来的并发症。局部用药相对安全、不良反应少，可一定程度减轻眼部症状、改善视力，较好的控制眼内肿瘤，但并不能降低中枢神经系统的受累概率。玻璃体腔内甲氨蝶呤化疗，是不伴有中枢神经系统受累的原发性眼内淋巴瘤的首选治疗方案。体外试验表明，甲氨蝶呤的局部有效浓度为 0. 32μmol/L。推荐的治疗方案为：单次剂量 0. 4mg，每周 2 次，持续 4 周，后每周 1 次持续 8 周，后每个月 1 次，持续 9 个月，共 25 次，平均 6. 4 次局部放疗后病情得到缓解。这种方案的并发症最常见为角膜炎和白内障。以壳聚糖和聚乳酸为载体的甲氨蝶呤释放系统，将其植入玻璃体腔后，在大于 1 月的时间内可维持有效治疗浓度，是一种新的治疗手段。

3. 干细胞移植　患者接受大剂量化疗后可进行自体干细胞移植，但仍有一定复发率，且对于移植时机也没有达成共识。

（五）预后

原发性眼内淋巴瘤的预后较差，大部分患者会出现中枢神经系统受累，其生存期平均约 31 个月。

六、典型病例

病例一，32 岁，女性，左眼角膜后有细小沉淀物，房水内有炎性细胞，玻璃体混浊，眼底从后极部到赤道部可见广泛的深黄色视网膜脉络膜渗出斑，应用大剂量类固醇后，脉络膜出现萎缩，炎症暂时消退，但后又复发，而且右眼后极部视网膜脉络膜也出现深黄色渗出斑，造成双目失明，后因出现运动麻痹等神经精神症状而死亡，组织病理检查诊断为颅内原发性网状细胞肉瘤。

病例二，45 岁，女性，双眼房水混浊，尘埃样玻璃体混浊，后极部见有视网膜脉络膜浓厚且大的黄白色渗出斑，给予大剂量类固醇无效，渗出斑从后极部扩散到整个眼底，后来玻璃体混浊加重，虹膜后粘连，同时双眼虹膜红变并发新生血管性青光眼而造成双眼失明，发生全身淋巴结肿胀和皮下结节，皮下结节经活检确诊为淋巴瘤。

（崔京卫　鲁军霞　孙丰源　杨朝忠）

参考文献

1. 董凯，何为民，Darius M.Moshfeghi，等.以眼内炎为首发症状的弥漫浸润型视网膜母细胞瘤 1 例（英文）.国际眼科杂志，2008，8（12）：2385-2386.
2. 牛光义.巩膜贯通伤伴视网膜母细胞瘤误诊为眼内炎.眼外伤职业眼病杂志（附眼科手术），1990，（1）：40-41.
3. 卢向红，张美，赵碧芬.视网膜母细胞瘤误诊眼内炎一例.眼科，1995，（01）：15.
4. Bader JL，Miller RW，Meadows AT，et al.Trilateral retinoblastoma.Lancet，1980，2：582-583.
5. Yandell DW，CampbellTA，Dayton SH，et al. Oncogenic pointmutation in the human retinoblastoma gene：their application to genetic counseling.N Engl J Med，1989，（321）：1689-1695.
6. Lee WH，Bookstein R，Hong F，et al. Human retinoblastoma susceptibility gene：cloning，identification and sequence. Science，1987，235（4794）：1394-1399.
7. Knudson AG.Mutation and cancer：statistical study of retinoblastoma.Proc Natl Acad Sci USA，1971，68（4）：820-823.

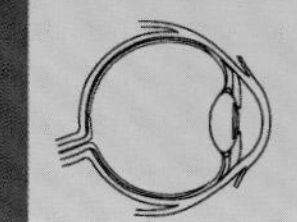

8. SchiavettiA, HadjistilianouT, ClericoA, et al. Conservative therapy in intraocular retinoblastoma: response/recurrence rate. J-Pediatr-Hematol-Oncol, 2005, 27(1): 3-6.
9. Shields CL, Mashayekhi A, Cater J, et al. Chemoreduction for retinoblastoma. Analysis of tumor control and risks for recurrence in 457 tumors. Am-J-Ophthalmol. 2004, 138(3): 329-337.
10. Yong LY, Egan KM, Walsh SM, et al. Familial uveal melanoma. Am J Ophthalmol, 1994, 117: 516-520.
11. Mafee MF, Peyman GA, Grisolano JE, et al. Malignant uveal melanoma and simulating lesions: MR imaging evaluation. Radiology, 1986, 160: 773-778.
12. 王风华，李彬.脉络膜黑色素瘤脱色素处理后 FVIII—RAg，VECF 的免疫组化染色.中国实用眼科杂志，2003，21(2)：388-390.
13. Rose GE, Hoh HB, Harrad RA, et al. Intraocular melanoma presenting with orbital inflammation. Eye, 1993, 7: 539-543.
14. Starr HJ, Zimmerman LE. Exprascleral extension and orbital recurrence of malignant melanoma of the choroid and ciliary body. Int Ophthalmol Clin, 1962, 2: 369-374.
15. Salvetti AP1, Pellegrini M1, Bottoni F1, et al. Endogenous bacterial endophthalmitis masquerading as an intraocular tumor. Saudi J Ophthalmol, 2016, 30(1): 71-74.
16. 张子璐.许宏.崔中光，等，原发性眼内淋巴瘤诊疗进展.临床血液学杂志，2017，30(3)：245-248.
17. 李孟达，叶俊杰.原发性眼内淋巴瘤的研究进展.中华眼科杂志，2015，51(10)：795-800

第十六节　肝移植术后眼内炎

肝移植术后眼内炎是指肝脏移植手术后内源性感染性眼内炎，多由真菌感染所致，病情凶险，预后不良。随着器官移植的广泛开展及术后大剂量皮质激素和免疫抑制剂的应用，并发真菌感染的病例增多。Hunt 等报道 85 例肝移植患者中有 6 例并发内源性曲霉菌性眼内炎，均为机体其他器官真菌感染扩散所致，主要为呼吸系统。而 Pararajasegaram 等回顾调查超过 400 例肝移植的患者，未发现并发真菌性眼内炎患者。内源性感染性眼内炎的早期正确诊断较困难，超过 50%的内源性眼内炎首次诊断不明确，29%的患者延误诊断达 4 天以上，而及时正确诊断对挽救视力极为重要。

一、病因

1. 肝脏移植手术后患者因受手术打击，机体的元气大伤，抵抗力降低。
2. 肝移植术后需长期大量使用免疫抑制剂，导致机体免疫功能低下，易发生机会性感染。
3. 真菌感染，以念珠菌感染为多见，已有曲霉菌感染的报道。据统计，肝脏移植手术后受体的真菌感染率明显高于其他器官移植。

二、病理及机制

可能与手术破坏胆道和小肠的完整性，促使定居在胃肠道的真菌释放，细胞吞噬功能受损有关。手术中大量应用输血制品，术后各种导管的留置，大量广谱抗生素的应用，呼吸机的应用等各种有创操作，均可增加肝移植后的感染机会。多为内源性感染。真菌随血流到达眼部，引起化脓性眼内炎。曲霉菌属感染侵犯视网膜和脉络膜血管在血管壁增殖或管壁周围聚集，感染易沿着视网膜下色素上皮和视网膜下腔扩展。

三、临床表现

廖瑞端等报道该病 1 例，发病率 1/300。Hnnt 等统计的发病率为 6/85，为曲霉菌所致。

常发生在术后 1~3 个月内，一般发病缓慢，眼部刺激症状较轻，前房可有黏稠积脓。念珠菌感染多出现玻璃体腔内团块状混浊和串珠状卫星灶，视网膜可有视网膜下出血。可表现为黄斑区视网膜神经上皮层内的局限性病灶，继而凸向玻璃体腔形成团块状病变。曲霉菌属感染侵犯视网膜和脉络膜血管在血管壁增殖或管壁周围聚集，伴有玻璃体腔内单个大的脓肿。

四、诊断

1. 肝脏移植病史，术后大量使用免疫抑制剂；

2. 眼部表现　前房可有积脓，璃体腔内团块状混浊和串珠状卫星灶，视网膜病灶。

五、治疗原则

1. 治疗原发病　首先应用足量广谱抗生素。

2. 拟诊真菌性眼内炎应予全身抗真菌治疗（氟康唑）和眼部用氟康唑眼药水、两性霉素B眼膏以及溴芬酸钠。1周后眼部刺激症状减轻，眼前段炎症减轻，玻璃体腔仍可见团块状混浊，后极部视网膜窥不见。如患者出现肝功能异常，停用全身抗真菌药物，予护肝治疗2周后肝功能改善，眼部情况稳定全身加用伏立康唑（静脉注射及口服共用1周）。伏立康唑为三唑类广谱抗真菌药物，其眼部穿透性很强该患者全身和局部应用抗真菌药物后，眼部感染得以有效控制及时手术清除黄斑区及玻璃体病灶，彻底清除感染源，使视力部分保留。因此，肝移植术后眼部炎症性病变者，需注意内源性真菌性眼内炎的可能，患者全身情况允许时可考虑早期手术干预，以挽救视功能，另外，此类患者手术复发率高，术中行玻璃体腔内注射可减少复发。

3. 并发视网膜脱离者，予行玻璃体切除+晶状体切除+视网膜光凝+长效气体填充（C3F8）手术。若为牵引性视网膜浅脱离，则应切除牵引，促进视网膜脱离复位。将玻璃体切除液进行沉渣涂片和细菌培养。必要时，将病灶进行病理切片进行病理学诊断。

六、典型病例

患者男，56岁，因小细胞性肝癌行肝切除联合原位肝移植术，术后一直应用他克莫司（FK506）等免疫抑制剂，术后2个月因左眼视物模糊遮挡感就诊眼科，起病1个月前曾出现肺部感染，经抗生素治疗后痊愈。

眼部检查：VOD 1.0，VOS CF/50cm；左眼前段未见异常，黄斑区视网膜下一2～3个视盘直径（papilla diameter，PD）大小的黄白色病灶，病灶周围可见视网膜下出血。眼底相干光断层扫描（optical coherence tomography，OCT）检查示神经上皮层内病变伴出血；右眼颞下视网膜见少许片状出血。血清学检查：巨细胞病毒抗体（IgG IgM）巨细胞病毒 mRNA 弓形虫抗体 IgM 均阴性。

初步诊断：左眼内炎（病毒性）。按左眼病毒感染予全身和局部抗病毒治疗，症状无改善；2周后出现左眼混合性充血前房积脓，玻璃体混浊加重，视网膜下病灶逐渐向前突破进入玻璃体腔，在玻璃体腔内形成团块状黄白色病灶，周围伴有小点状串珠样卫星灶。

拟真菌性眼内炎予全身抗真菌治疗（氟康唑）和眼部应用氟康唑、那他霉素、伏立康唑、两性霉素B眼膏以及双氯芬酸钠。2周后肝功能改善，眼部情况稳定，全身加用伏立康唑（静脉注射及口服共用1周）。1周后眼部B超检查提示后极部视网膜脱离，予行玻璃体切除，术中取出的结节状病灶进行病理切片。

结果：玻璃体切除液经离心沉淀后涂片，可见少量真菌孢子；细菌和真菌培养均为阴性，术中取出的结节状病灶病理切片可见真菌菌丝，疑为曲霉菌最后诊断为内源性真菌性眼内炎。术后2个月复查VOD1.0，VOS CF/50cm，左眼玻璃体腔清晰，视网膜平伏，未见复发病灶。

（杨朝忠　鲁军霞　马路生）

参考文献

1. Graham DA，Kinyoun JL，George DP. Endogenous Aspergillus endophthalmitis after lungtransplantation. AmJ Ophthalmol，1995，

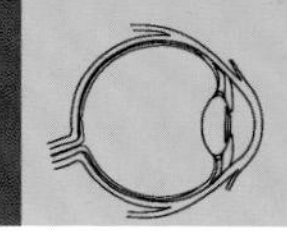

119(1):107-109.

2. Luu KK,Scott IU,Miller D,et al.Endogenous Pseudallescheria boydii endophthalmitis in a patient with ring-enhancing brain lesions.Ophthalmic SurgLasers,2001,32(4):325-329.
3. Hunt LKE,Glasgow BJ.Aspergillus endophthalmitis:an unrecognized endemic disease in orthotopic liver transplantation.Ophthalmology,1996,103(5):757-767.
4. Lipscomb GH ,Stovall TG,Ling FW.Nonsurgical treatment of ectopic pregnancy.N Engl J Med,2000,343(18):1325-1329.
5. Pararajasegaram P,James T,Dabbs T,et al.Aspergillus endophthalmitis in orthotopic liver transplant.Ophthalmology,1997,104(7):1061-1062.
6. Wong JS,Chan TK,Lee HM,et al.Endogenousbacterial endophthalmitis:an east asian experience and a reappraisal of a sever ocular affliction.Ophthalmology,2000,107(9):1483-1491.
7. Okada AA,Johnson RP,Liles WC,et al.Endogenous bacterial endophthalmitis:report of ten years retrospective study.Ophthalmology,1994,101(6):832-838.
8. Binder MI,Chua J,Kaiser PK,et al.Endogenous endophalmitis:an 18 year review of culture positive cases at a tertiary care center. Medicine(Baltimore),2003,82(1):97-105.
9. Rao NA,Hidayat AA.Endogenous mycotic endophthalmitis:variations in clinical and histopathologic changes in Candidiasis compared with Aspergillosis.Am J Ophthalmol,2001,132(2):244-251.
10. 黎丽芬,管向东,陈娟,等.肝移植后受体真菌感染的易感因素分析.中华医院感染学杂志,2005,15(1):33-34.
11. 廖瑞端,苏毅华,余新平,等.肝移植术后内源性真菌性眼内炎附一例报告和文献回顾.中华普通外科学文献:电子版,2009,3(2):132-135.
12. 王伟,徐格致.内源性眼内炎的诊断和治疗.中华眼底病杂志,2003,19(5):327-329.

第十七节　肾移植术后眼内炎

肾移植术后眼内炎(Postoperative ophthalmitis of kidney transplantation)是指肾脏移植手术后内源性感染性眼内炎,多由真菌感染所致,可双眼发病,病情凶险,预后不良。随着器官移植的广泛开展及术后免疫抑制剂的大量应用,患者并发真菌感染的机会增多,肾移植术后并发双眼内源性真菌性眼内炎的发病率较高,其感染与原发病、手术损伤及大量免疫抑制剂的应用导致机体免疫力下降有关。另外,术中大量输血、术后各种导管的留置、大量广谱抗生素的应用、进入 ICU 后呼吸机的使用、各种有创操作等因素也可使肾移植术后机会感染的机率增大。

一、病因

1. 肾脏移植手术后患者因受手术打击,机体的抵抗力降低。
2. 肾移植术后需长期大量使用免疫抑制剂,可导致机体免疫功能低下,易发生机会性感染。
3. 真菌感染,据统计肾移植术后真菌感染发生率为 2%~14%,以念珠菌和曲霉菌感染为常见。

二、病理及机制

内源性真菌性眼内炎患者致病菌通过血流进入眼内,并经睫状短动脉由视神经周围进入脉络膜,引起感染并蔓延至邻近组织。

三、临床表现

早期症状不典型,内源性真菌性眼内炎由于早期眼部症状不典型,超过 50%的病例首次不能确诊,而及时正确的诊断对挽救视力极为重要。其临床表现有一定的独特性,病变常在眼底后极部,可在黄斑或其邻近部位出现 1 个病灶,有时为 2~3 个互不联系的孤立病灶,病灶通常呈圆形或椭圆形,大小为 0. 5~2PD,一般边缘清晰,颜色灰白,病灶表面的玻璃体因炎性浸润而混浊,如未进行及时治疗,病灶扩大,色泽可由早期的灰白色转为黄白色。玻璃体混浊进一步加重,可掩盖其下的脉络膜视网膜病灶,最终玻璃体内形成机化条索,导致牵引性视网膜脱离,终可致眼球萎缩。曾有双眼发生内源性感染性眼内炎的报道。

四、诊断

由于早期临床表现不典型,其诊断除依靠临床表现外,还应抽取玻璃体液进行微生物学检查有助于诊断。有些患者在培养前曾全身应用抗真菌药,玻璃体腔内液标本培养结果可能呈阴性。陆宏等采用多聚合酶链反应(MPCR)检测技术发现,抽取玻璃体内液检测真菌的阳性率高于培养法,但仍然存在检出率低的情况。陕西省眼科研究所使用质量分数10%~20% KOH湿片法、白色念珠菌单克隆抗体间接免疫染色法、真菌培养及鉴定(沙保罗培养基)的方法可提高真菌检测的阳性率,为临床诊断和治疗提供依据。

五、治疗

1. 药物治疗　常用药物有两性霉素B、氟康唑、伏立康唑等。但由于抗真菌药物眼内穿透性差,在全身停用抗真菌药物后眼部症状可能会进一步发展,可行玻璃体腔内注射两性霉素B,眼部症状可得以控制,但视功能常严重受损。

2. 手术治疗　对于全身抗真菌治疗不能控制病情者,一般采用药物玻璃体腔注射,但多数采用玻璃体手术联合药物玻璃体内灌注或注射的方式。如玻璃体及视网膜明显受累,应行玻璃体切割+注药术,可明显提高治愈率。作者认为:①提高对内源性真菌性眼内炎的早期诊断水平对早期治疗及挽救视功能至关重要。早期的诊断应从临床表现及玻璃体标本培养着手,即使玻璃体液培养阴性,也应根据临床表现进行相应的治疗。②玻璃体腔注射药物效果显著,一经确诊,应及时实施,以控制病情。③玻璃体视网膜受累严重者应早期行玻璃体切割手术,以尽可能保存残留的视功能。

六、典型病例

患者,男,48岁,因双侧肾衰竭,于某省立医院行右侧肾脏移植术,术后应用环孢素A及强的松等进行免疫抑制治疗。术后1周,患者持续发热,实验室痰培养为铜绿假单胞菌阳性,血培养提示白假丝酵母菌阳性,加用伏立康唑、西丁欣等药物治疗。在治疗过程中患者出现双眼视物模糊,考虑为术后患者身体虚弱及药物反应引起,未处理,患者体温逐渐下降,之后患者双眼视力进一步下降,因体温趋于稳定,未给予进一步处理。患者于术后20天出院。出院后双眼视力进一步下降,到当地医院治疗,诊断为"双眼葡萄膜炎",给予典必殊滴眼液和阿托品滴眼液局部应用,效果不佳。于术后50天再次复查,眼科检查:视力右眼0.12,左眼数指/40cm,双眼结膜无充血,房水清,双眼玻璃体混浊,左眼较重,检眼镜检查双眼底见黄白色病灶,右眼黄斑区有一约1PD大小的病灶,左眼视盘鼻侧有一黄白色病灶及散在白色病灶。

诊断:双眼真菌性眼内炎。

治疗:口服氟康唑(大扶康)0.4g,每日1次,停用糖皮质激素滴眼液。2周后眼科检查:视力右眼0.06,左眼手动/眼前,患者因眼部症状无明显改善,抽取玻璃体液进行培养,并同时给予玻璃体腔注射两性霉素B 5μg,停用氟康唑等全身用药。两性霉素B玻璃体注射,第1周2次,第2周1次,共注射3次。眼科检查:右眼前节未见异常,玻璃体轻度混浊,眼底黄斑区病灶局限、稳定,无水肿及渗出;左眼玻璃体混浊,但无炎症改变,玻璃体培养结果阴性。3个月后复查:视力右眼0.06,左眼光感,右眼视网膜散在弥漫性小血管瘤,视网膜水肿,黄斑区感染灶瘢痕形成,行全视网膜光凝术(图9-17-1)。此时左眼玻璃体内见纤维化条索,玻璃体混浊加重,但无炎症改变,眼底不能窥见(图9-17-2)。1个月后行玻璃体切割术(肾移植术后10个月),术中见左眼玻璃体已与视网膜浓缩为一体,切除前部及部分中部玻璃体(图9-17-3)。

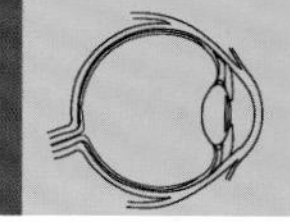

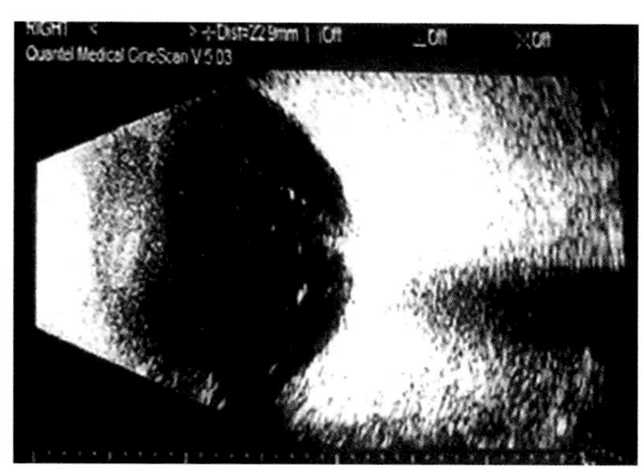

图 9-17-1　右眼 B 型超声检查

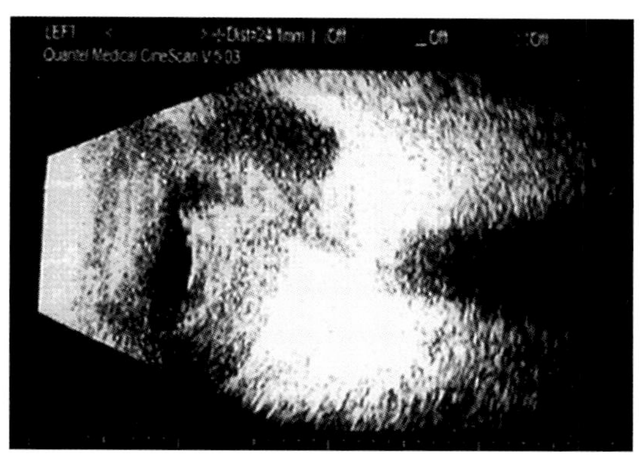

图 9-17-2　左眼手术前玻璃体内见纤维化条索，玻璃体混浊重

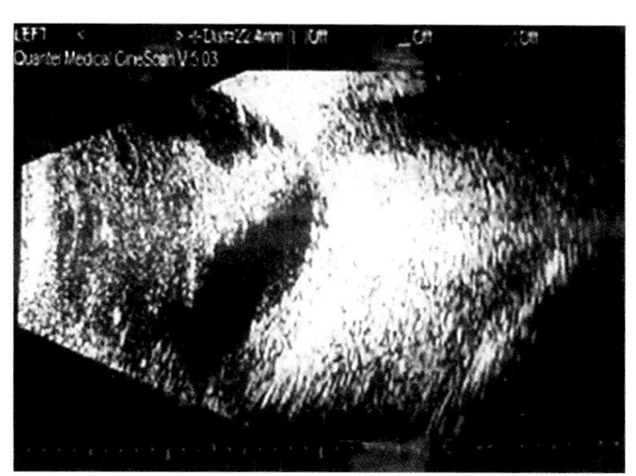

图 9-17-3　左眼切除前部及部分中部玻璃体

（张　蕊　王兴荣　孙丽霞　王　玉　马路生）

参考文献

1. 徐柒华，陈惠英.肾移植术后双眼内源性真菌性眼内炎一例，中华实验眼科杂志，2010，28(8)754:755.
2. 张艳琼，王文吉.玻璃体手术对内源性眼内炎的诊断及治疗.中华眼底病杂志，2005，21(3):23-35.
3. 陆宏，管怀进.多重聚合酶链反应快速诊断 HSK 和真菌性角膜炎的研究.国际眼科杂志，2004，4(4):657-660.
4. Ryan SJ.Retina.3rded.StLouis:CVM osby，2001:1632-1646.
5. Wang JS，Chan TK，Lee HM，et al.Endogenous baterial endophthalmitis:an East Asaian expe rience and area ppraisalofa severe ocular affliction.phthalmology，2000，107(9):1483-1491.
6. Siskova A，Rihova E，Jandusova J，et al. Endogenous mycotic endophthalmitis and pars plana vitrectomy (PPV). Cesk SlovOftalmol，2003，59(1):14-22.
7. Binder MI，Chua J，Kaiser PK，et al.Endogenous endophthalmitis:an 18-year review of culture-positive case satatertiary care center.Medicine(Baltimore)，2003，82(2):97-105.

第十八节　肺移植术后眼内炎

肺移植术后眼内炎(Postoperative ophthalmitis of lung transplantation)是指肺脏移植手术后内源性感染性眼内炎，多由真菌感染所致，可双眼发生，病情凶险，预后不良。肺移植后双眼内源性足分支霉菌感染所

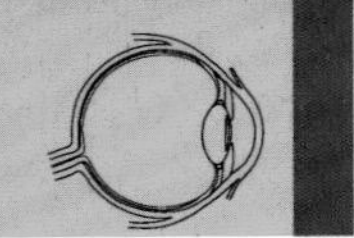

致眼内炎。

一、病因

1. 肺脏移植手术后患者因受手术打击,机体的抵抗力降低。
2. 肺移植术后需长期大量使用免疫抑制剂,导致机体免疫功能低下,易发生机会性感染。
3. 足分支霉菌感染,曾有报告 8 例足分支霉菌芽胚感染性眼内炎。

二、病理及机制

可能与手术创伤和术后机体免疫力降低有关。

三、临床表现

1. 症状　早期症状不典型,诊断双眼视物模糊,逐渐加重。
2. 体征　散瞳后眼底检查:玻璃体混浊,伴出血性视网膜炎,可累及黄斑,周边部黄色脉络膜浸润。

四、诊断

1. 肺脏移植手术后患者因受手术打击,机体的元气大伤,抵抗力降低。
2. 肺移植术后需长期大量使用免疫抑制剂,导致机体免疫功能低下,易发生机会性感染。
3. 眼部表现　视物模糊,玻璃体混浊,出血性视网膜炎等。
4. 玻璃体培养可发现足分支霉菌芽胚。

五、治疗原则

1. 治疗原发病　首先应用足量广谱抗生素;
2. 拟诊真菌性眼内炎应予全身抗真菌治疗;
3. 根据玻璃体培养和药敏结果,选择有效抗生素行玻璃体内注射治疗。

六、典型病例

患者女性,因患囊性纤维病行双肺移植,出现急性排斥反应。支气管镜脱落细胞培养发现足分支霉菌芽胚。入院后 5 周,患者诉视物模糊加重及右眼中心暗点。散瞳后眼底检查显示右眼深部玻璃体炎,伴出血性视网膜炎,累及黄斑,左眼有周边部黄色脉络膜浸润,伴表面视网膜炎及局限性玻璃体炎。行玻璃体内注射抗生素治疗,玻璃体培养发现足分支霉菌芽胚。患者最终死于其全身播散性疾病。死后眼部病理学检查证实为双眼内源性真菌性眼内炎。

(张　蕊　孙丽霞　马路生)

参考文献

1. Vagefi MR,ET Alvarado,RG Kramer M,et al.世界核心医学期刊文摘眼科学分册,2006:15-17.
2. 管建华,吴强.眼内炎的病因分类和诊断治疗措施.临床眼科杂志,2007,15(03):110-113.
3. 黎晓新,张正.眼内炎的诊断与处理及预防.中华眼科杂志,2006,42(01):30-35.

第十九节　肝脓肿转移性眼内炎

肝脓肿(liver abscess)是由细菌、真菌或溶组织阿米巴原虫等感染引起的肝脏化脓性病变。若不积极治疗,死亡率可高达10%～30%。肝脏内管道系统丰富,包括胆道系统、门脉系统、肝动静脉系统及淋巴系统,显著增加了微生物寄生、感染的概率。肝脓肿分为三种类型,其中细菌性肝脓肿约占80%,阿米巴性肝脓肿约为10%,而真菌性肝脓肿低于10%。细菌性肝脓肿的细菌侵入途径除败血症外,也可由腹腔内感染直接蔓延所引起,亦可因脐部感染经脐血管,门静脉而入肝脏,胆道蛔虫亦可为引起细菌性肝脓肿的诱因。常见的细菌有金黄色葡萄球菌,链球菌等。此外,在开放性肝损伤时,细菌可随致伤异物或从创口直接侵入引起肝脓肿;细菌也可来自破裂的小胆管。患者肝脏多有肿大,多数在肋间隙相当于脓肿处有局限性水肿及明显压痛,部分患者可出现黄疸。如有脓肿穿破至胸腔即出现脓胸,肝脓肿穿破至腹腔发生腹膜炎。肝脓肿可转移至眼部引起转移性眼内炎。

一、病因

1. 肝脓肿是原发病变。
2. 菌血症或败血症是感染途径。
3. 克雷伯杆菌是常见致病菌。

二、病理

菌血症或败血症时,病原菌通过血眼屏障进入眼内,在脉络膜、视网膜色素上皮层积聚而形成视网膜下脓肿。视网膜下脓肿可以是孤立的、黄白色伴有出血的视网膜局限性损害。表现为明显的玻璃体炎症和局限性的表面不规则、边缘绒毛样外观的视网膜下脓肿。

三、临床表现

1. 肝脓肿表现　发热、食欲缺乏、全身虚弱,肝脏肿大,肋间隙相当于脓肿处有局限性水肿及明显压痛,部分患者可出现黄疸。

2. 眼部表现　突发视物模糊,视物变形,眼前出现漂浮物感,直接检眼镜下可发现明显的玻璃体混浊,视网膜下脓肿表面不规则、边缘绒毛样外观(图9-19-1)。

四、诊断

1. 肝脓肿表现。
2. 眼部表现。
3. 实验室检查　细菌培养。
4. B超、OCT检查。
5. 病理学检查　手术标本行病理组织学检查,一般可以确诊。

五、治疗

1. 药物治疗　根据房水或玻璃体培养结果,选择有效抗菌药物治疗。

2. 手术治疗

(1)玻璃体内注射头孢呋辛(2mg/0.1ml)和阿米卡星(0.4mg/0.1ml)。

(2)玻璃体切割术　彻底切除玻璃体,其优势在于可以清除感染组织和内毒素。较大的视网膜下脓肿可切开视网膜,引流视网膜下脓液,激光光凝,硅油填充。术后继续足量使用有效抗生素,直至感染得到控制,视网膜下脓液消失,病灶留有色素沉着(图9-19-2)。有报道患者1年后行白内障手术,视力恢复到1.0(图9-19-3)。

六、预后

肝脓肿预后较差,并发硬膜下脓肿时,预后更差。

治疗和预后取决于其严重程度,如玻璃体炎症的混浊,视网膜下脓肿和渗出的位置和范围。肝脓肿并

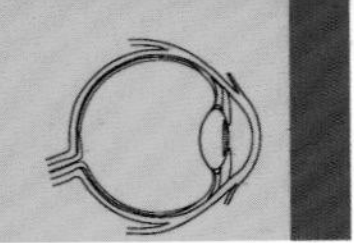

发眼内炎时，应及时治疗，必要时手术可保存眼球或保留部分有用视力。

七、典型病例

有学者曾在 BMC Ophthalmology 上报道了一例肝脓肿转移性眼内炎伴视网膜下脓肿病例：患者为 56 岁男性，有 2 型糖尿病史 8 年，血糖控制不佳。近两周出现发热、食欲缺乏、全身虚弱，急诊就诊时发现高血糖和白细胞增多。因患者右上腹疼痛，查腹部 CT 提示 2.2cm×2.0cm 的肝脓肿，给予静脉注射头孢呋辛（1.5mg，8 小时 1 次）并进一步住院治疗。

住院第 4 天患者左眼突发视物模糊伴漂浮物感，直接检眼镜下可发现明显的玻璃体炎症和两处局限性的表面不规则、边缘绒毛样的视网膜下脓肿（图 9-19-1）。患者还伴有左上肢无意识运动和局灶性癫痫发作，头部 CT 提示右侧硬膜下脓肿。

住院第 5 天行平坦部玻璃体切割术（PPV），玻璃体内注射头孢呋辛（2mg/0.1ml）和阿米卡星（0.4mg/0.1ml），未行视网膜切除术。术后，患者两处脓肿逐渐发展为视网膜色素上皮斑块（图 9-19-2）。后因硬膜下脓肿行颅骨切开术，并静脉注射头孢呋辛（2mg，q12 h）。血液、玻璃体内和硬膜下脓肿培养均为阴性。患者 1 年后行白内障手术，左眼视力恢复到 1.0（图 9-19-3）。

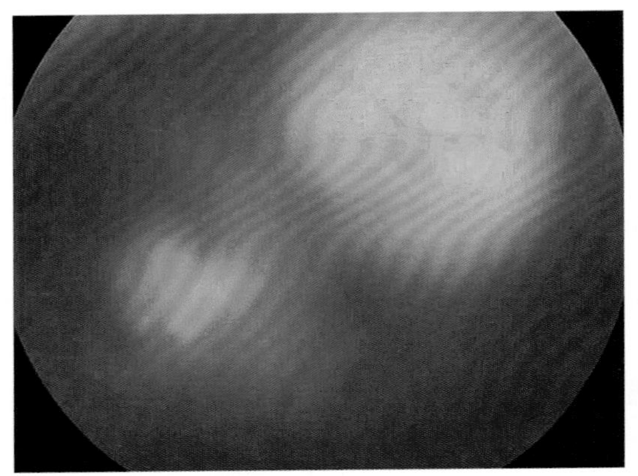

图 9-19-1 玻璃体炎症和两处局限的、表面不规则、边缘绒毛样的视网膜下脓肿

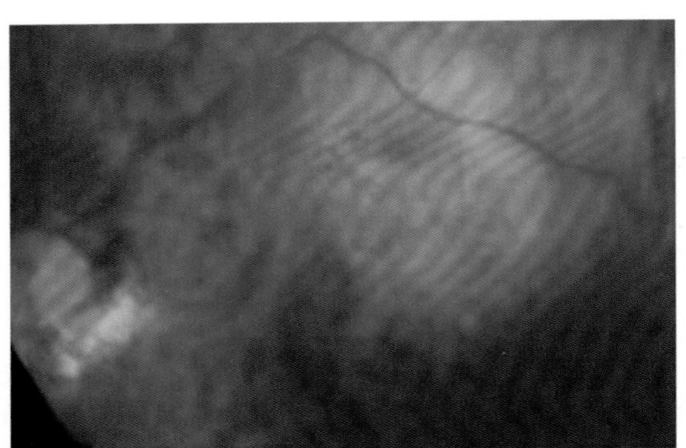

图 9-19-2 治疗后视网膜下脓液消失，病灶留有色素沉着

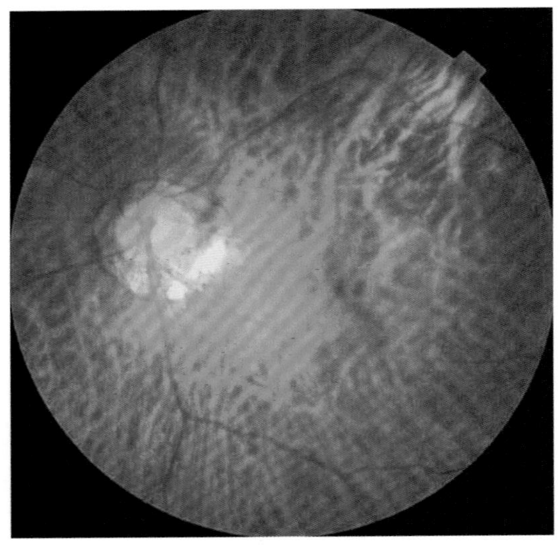

图 9-19-3 手术 1 年后，中心凹未受影响，视力恢复到 1.0

（张 蕊 鲁军霞 陈 伟 吕士波）

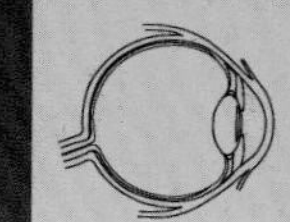

参考文献

1. Tsun-Han Isai, Kni-Ling Peng. BMC Ophthalmology. 2015, 15: 105.

第二十节　儿童眼内炎

一、概述

儿童眼内炎(endophthalmitis in children)是一种凶险的眼科疾病，若治疗不及时或不当，会造成视功能的严重损害，甚至需摘除眼球，对儿童身心造成严重伤害。外伤性眼病是儿童致盲的主要原因，以眼内炎最严重。由于儿童的眼球结构、组织发育、生理、心理及社会特点，外伤性眼内炎发生率高，炎症反应强烈，后果严重，一方面可破坏眼内组织，导致视力丧失，另一方面可破坏睫状上皮，影响房水分泌功能，眼球萎缩。感染性眼内炎(infectious endophthalmitis)是微生物侵入眼内组织生长繁殖引起的炎症反应，可累及并破坏眼内多种组织，甚至发展为眼球周围炎，治疗上极为棘手，常导致视力损害甚至丧失。儿童由于其生理特点，眼外伤的发生率很高，而由此导致的眼内炎也随之增多，并易对儿童造成极大的身心损害。

二、儿童眼内炎特点

儿童眼内炎具有其特点：

1. 男性多于女性，农村儿童多于城市儿童，7 岁左右为高发年龄段，这与儿童的生理、心理特点及社会条件相一致。

2. 致伤物　近年来一次性注射器应用广泛，而部分医疗单位，特别是农村基层医疗单位忽视对废弃注射器的管理，使其成为儿童的玩具。其污染严重常带有多种病原体，当眼球穿孔伤时病原菌常被直接带入眼内，再加上玻璃体是良好的培养基，细菌能迅速繁殖，严重破坏眼内组织形成眼内炎。

3. 就诊时机延误　儿童眼外伤常在玩耍时发生，误伤后害怕家长责骂，往往不告知家长，而废弃的一次性针头锐利，组织损伤的伤口小，早期不易被家长注意或发现，等到患眼出现红痛、视力下降才就诊，耽误了早期治疗的时机。

4. 致病菌谱复杂，杆菌占优势，与成人眼内炎微生物谱革兰阳性球菌占优势不同。主要因儿童眼内炎农村患儿多，外伤后眼内炎多，致伤物低速、污染严重。

5. 视功能损害严重　儿童眼内组织发育未完全，较成人易受损伤。炎症反应强烈时，可迅速导致眼内组织的严重损伤，不仅可破坏视网膜使视力丧失，而且还可因细菌及毒素在玻璃体腔内弥散，向前破坏睫状突上皮，使房水分泌功能丧失进而使眼球萎缩。

6. 预后差　大部分患儿丧失单眼有用视力，部分眼内容摘除，丧失眼球不仅影响到眼眶发育和外观，而且影响今后的生活、工作和学习，造成其心理和生理创伤，所以对儿童外伤性眼内炎应及时有效地治疗，不能挽救视力，也要尽可能保留眼球。

该病治疗效果较差，有时即使得到及时治疗，大多视力也只能达到眼前指数或指数以下，因此伤后的早期诊断和治疗十分重要。治疗越及时，疗效越好。

三、儿童外伤性眼内炎

1. 定义　由于眼部锐器伤、穿通伤或者外伤手术后出现的玻璃体炎、前房积脓和眼部疼痛。

2. 病因　外伤致伤物主要为废弃的一次性注射针头，另外还有树枝、铁丝、泥块、伞尖、鞭炮、铅笔、竹签、芦苇等。

3. 临床表现　症状:视力下降、畏光流泪、眼痛等。体征:根据外伤类型不同,患者眼部有不同的改变,球结膜充血水肿,角膜水肿,角膜或巩膜伤口,前房内渗出物或前房积脓,病情严重者眼内看不清。

4. 诊断　外伤性眼内炎的诊断标准及分度:眼球穿通伤后,视力急剧下降、畏光、流泪和眼痛,球结膜混合充血水肿,角膜水肿,角膜伤口浸润,前房和(或)玻璃体腔黄白色絮状渗出或积脓。根据病情的轻重,分为轻度(无角膜浸润,无视网膜病变)眼内炎和重度(角膜浸润、虹膜新生血管、视网膜血管炎、视网膜裂孔、视网膜脱离、眼内异物存留)眼内炎。

四、儿童感染性眼内炎

感染性眼内炎(infectious endophthalmitis)是微生物侵入眼内组织生长繁殖引起的炎症反应,可累及并破坏眼内多种组织,甚至发展为眼球周围炎,治疗上极为棘手,常导致视力损害甚至丧失。儿童由于其生理特点,眼外伤的发生率很高,而由此导致的眼内炎也随之增多,并易对儿童造成极大的身心损害。随着现代眼科显微手术技术和治疗手段的发展,其疗效显著提高,但仍然是一种严重的致盲性眼病。

1. 病因　致病因素　由眼外伤所致者占 90.5%,其损伤因素包括一次性废注射器、剪刀、树枝、铁丝及玻璃、石头、鞭炮和铅笔;另外有扁桃体炎导致的内源性感染性眼内炎;另有患者病因不明。

2. 临床表现　症状:患者出现不同程度的视力下降,眼球或眼眶疼痛。体征:眼睑、结膜充血水肿,角膜后沉着物阳性,房水闪辉阳性或前房积脓,玻璃体炎性渗出或玻璃体积脓。其中又以后 3 项体征为主要诊断依据。部分病例前房或玻璃体穿刺,对穿刺液作细菌、真菌及厌氧菌培养,培养阳性者诊断确立,但培养阴性者仍不能排除诊断。

3. 诊断　感染性眼内炎诊断标准:依据发病后眼部疼痛、视力下降、畏光、角膜水肿、房水混浊或伴有前房积脓、虹膜纹理消失、晶状体表面渗出物沉积、玻璃体呈灰白色颗粒状混浊或形成玻璃体脓肿、瞳孔区呈灰白或黄白色反光、眼底模糊不清甚至不能窥见眼底红光等症状和体征,结合外伤、手术等病史及 B 型超声波等检查,给予临床诊断。

实验室检查:①标本采集:在临床诊断感染性眼内炎后,进行玻璃体腔穿刺抽取玻璃体标本,或者在玻璃体切割术中打开眼内灌注之前用玻切头切取玻璃体标本,部分患者同时行前房穿刺抽取房水标本。②所有标本均行常规革兰染色和 10%氢氧化钾涂片以检查细菌和真菌,同时行细菌和真菌培养。③细菌培养首先接种增菌肉汤培养基于 37℃进行培养,24 小时后转种血琼脂培养基,进行菌种鉴定。真菌培养采用 Sabourand 培养基于 28℃进行培养。所有的培养基均培养 14 天,每天观察微生物的生长情况并进行菌种鉴定。

五、治疗

1. 目前对儿童眼内炎的研究较少,处理基本根据成人外伤性眼内炎的原则,采用玻璃体腔注药和(或)玻璃体切除术。

感染性眼内炎的治疗主要是抗生素的合理使用和玻璃体切除手术。病原学检查和药物敏感试验可以明确诊断和指导用药。病原菌培养的阳性率受到取材前抗生素使用情况,取材时间及培养技术影响,玻璃体手术联合眼内抗生素注射是治疗眼内炎的首选方案。

采用玻璃体腔注药,注药后 24~48 小时后病情加重者则行标准睫状体平坦部三切口玻璃体切割术;合并外伤性白内障或晶状体损伤、眼内异物、视网膜脱离者直接行玻璃体切割同时行晶状体切除术、异物取出及气体或硅油填充。症状控制、前房积脓消失、玻璃体炎性反应控制、玻璃体积脓消失为治愈。眼内炎的首选治疗是玻璃体腔注药。眼内炎早期,眼底尚能看见,可行单纯玻璃体腔注药,由于不受血眼屏障的影响,可达到有效的药物浓度,控制炎症,治疗效果与玻璃体手术相同。常用的玻璃体腔注药:细菌感染,去甲万古霉素 0.8mg/0.1ml 或万古霉素 1mg/0.1ml+丁胺卡那霉素 200μg/0.1ml。真菌感染,两性霉素 5~10μg/0.1ml。有报道联合地塞米松 400μg/0.1ml 可减轻炎症反应,保护眼组织,但一个重要前提是联合能杀死致病微生物的抗生素的应用,若单独应用则有害无益。

儿童的眼球正处在生长发育期，眼轴短，睫状体扁平部窄，玻璃体手术巩膜穿刺口的位置应根据患儿的年龄来确定，小于2周岁，晶状体透明的，穿刺口位于角膜缘后2.0mm。儿童外伤性眼内炎玻璃体手术常因角膜伤口，角膜混浊影响手术视野，导致无法彻底清除基底部玻璃体，加上儿童外伤后眼内组织增殖修复能力强，术后视网膜脱离发生率较高，国外学者报道为31.25%，国内学者报道为28.95%。为减少眼内炎玻璃体手术后视网膜脱离的发生率，我们根据角膜视网膜病变程度，选择不同的治疗方案，无角膜浸润及视网膜病变的，行玻璃体手术联合眼内注射抗生素；对有角膜浸润、严重的视网膜血管炎、视网膜裂孔、可疑真菌感染、或年龄<2岁的病例，采用玻璃体手术联合眼内硅油填充术。通过临床观察，硅油作为眼内炎玻璃体腔填充物有许多优点，硅油不但可以限制玻璃体腔内的增殖细胞和生化介质的移动，机械性抑制增殖膜的牵引，降低玻璃体手术后视网膜脱离的发生率而且还具有抗微生物的特性，玻璃体手术联合硅油填充术是挽救重度眼内炎残存视功能的最佳手术方案。幼儿和学龄前儿童，难以配合保持硅油填充术后面向下体位，无晶状体硅油眼容易产生硅油入前房、继发性青光眼和角膜带状变性等并发症，下方虹膜节段切除可防止因炎症出血粘连导致虹膜周边切除孔闭塞硅油进入前房。

2. 预防　为了预防儿童眼内炎的发生，应加强对少年儿童的宣传和教育，避免他们在易受眼外伤的环境中活动，妥善保管好易造成眼外伤的器具和锐利物品。本病的致伤物尤以一次性注射针头为多，注射针头尖细锋利，穿透性强，伤口小且闭合好，伤后眼前段炎症较轻无明显刺激症状，故不引起家人重视，待眼内感染，出现疼痛畏光，视力受严重影响方来就诊，从而延误治疗。由于一次性注射器针头致伤在儿童外伤性眼内炎致病原因中居首位，这应引起社会的广泛关注，加强一次性注射器和针头的管理，建立健全一次性注射器使用和回收销毁法规，杜绝儿童接触废旧注射器。

六、典型病例

患者男性，9岁，因“左眼被铁签扎伤5小时”于2017年3月19日入院。入院时左眼视力0.8，眼压10mmHg，左眼球结膜混合充血，结膜下方约7:00方位可见一长约3mm裂伤口，巩膜约7:00方位可见一巩膜裂孔，全层裂伤，角膜透明，前房深度可，房水(-)，晶体透明，玻璃体下方混浊，眼底检查不配合。

初步诊断：左眼球穿通伤，左眼内炎。

诊疗经过：入院后给予抗感染药物，2017年3月20日在全麻下行左眼眼球穿通伤缝合探查术。术后第1天，检查左眼视力0.1，眼压13mmHg，结膜及巩膜伤口对合好，缝线在位，角膜稍混浊，前房中深，房水混浊，前房下方可见一片状白色渗出膜。眼部B超：左眼：(轻压眼球)玻璃体腔有点状、条状、絮状及细膜状回声，与下方球壁相贴近，眼球后壁轻度粗糙改变(图9-20-1)。

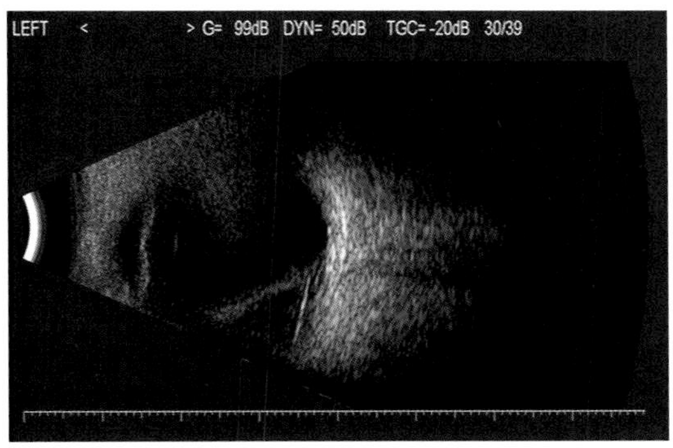

图9-20-1　术后第1天，眼部B超

玻璃体腔有点状、条状、絮状及膜状回声

考虑眼内炎，急症行左眼玻璃体注药术(万古霉素)；注药后第2天，患者左眼视力指数/眼前，眼压8mmHg，房水混浊(+++)，下方可见1mm积脓，晶体透明，玻璃体混浊(+++)。眼部B超：左眼：玻璃体腔有稍多条絮状混浊，混浊与下方球壁相贴近，后极部、颞下方眼球后壁前似有膜状光带，眼球后壁轻度粗糙改变(图9-20-2，图9-20-3)。于当日行左眼玻璃体切除+硅油填充术，术后病情稳定，术后1周出院，出院

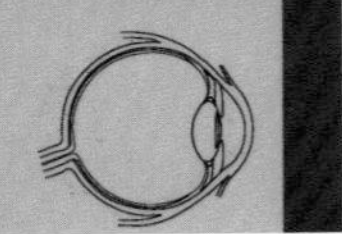

时眼部情况：左眼视力 0.1 矫正+8.00DS=0.3，眼压 11mmHg，结膜缝线在位，角膜上皮粗糙，前房中深，房水清，玻璃体腔内硅油填充，眼底视盘边界尚清，色可，血管走行可。

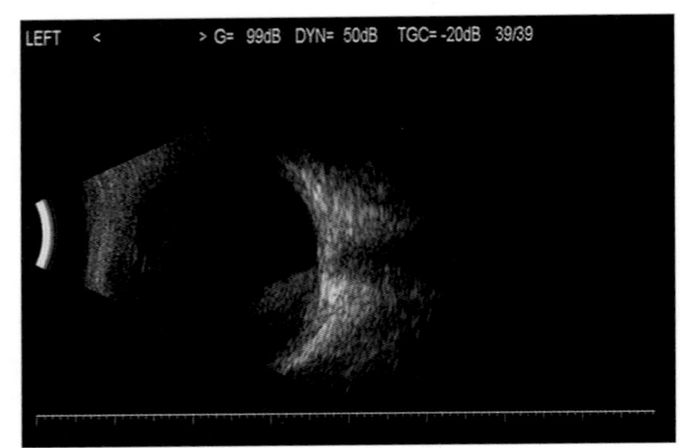

图 9-20-2　注药术后第 2 天，房水混浊（+++），下方可见 1mm 积脓

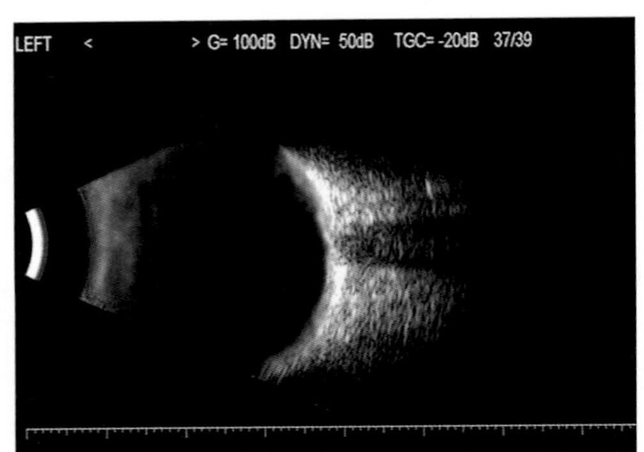

图 9-20-3　术后 3 个月复查，术后左眼视力小孔 0.7

术后 3 个月，行左眼硅油取出术，术后左眼视力小孔 0.7，眼压 19mmHg，球结膜缝线在位，角膜透明，瞳孔药物性散大，晶状体轻混，玻璃体腔内液体填充，眼底视盘边界清，视网膜平复。眼部 B 超：左眼：玻璃体腔有较多点片状稍强回声，下方球壁后方有条形回声暗区，眼球后壁粗糙改变。超声印象：左眼：硅油取出术后（图 9-20-3）。

（鲁军霞　路 博　王 冰　王 鸿　焦万珍）

参考文献

1. 黎晓新，张正.眼内炎的诊断与处理及预防.中华眼科杂志，2006，42（10）：946.
2. Al Rashaed SA，Abu El Asrar AM.Exogenous endophthalmitis in pediatric age group.Ocul Immunol Inflamm，2006，14（5）：285.
3. 黄琼，王宁，杨晋.62 例儿童眼内炎的临床分析.中国妇幼保健，2005，20（1）：86.
4. 王伟，徐海峰，原公强，等.外伤性感染性眼内炎病因和致病菌临床分析.眼外伤职业眼病杂志，2002，24（5）：490.
5. Essex RW，Yi Q，Charles PG，et al.Post-traumatic endophthalmitis.Ophthalmology，2004，111（11）：2015.
6. Matthew S.Benz MD，Ingrid U，et al.Endophthalmitis isolates and antibiotic sensitivities：a 6-year review of culture- proven cases. Am J Ophthalmol，2004，137（1）：38.
7. Luo XG，Yao J，Xu GZ.Analysis of the clinical features and curative effect of endophthalmitis in children.Fudan Univ J Med Sci，2006，33（6）：689-691，694.
8. Narang S，Gupta V，Simalandhi P，et al.Paediatric open globe injuries： visual outcome and risk factors for endophthalmitis.Indian J Ophthalmol，2004，52（1）： 29-34.
9. Junejo SA，Ahmed M，Alam M.Endophthalmitis in paediatric penetrating ocular injuries in hyderabad.J Pak Med Assoc，2010，60（7）： 532-535.
10. Lee CH，Lee L，Kao LY，et al.Prognostic indicators of open globe injuries in children.Am J Emerg Med，2009，27（5）： 530-535.

第二十一节　新生儿眼内炎

一、概述

眼内炎是一种累及眼球内层、玻璃体、巩膜的炎症，多数眼内炎为细菌或真菌感染所致。细菌感染途径可以为外伤，手术造成的眼球伤口，也可以为血源性（细菌经血流传播至眼内）。

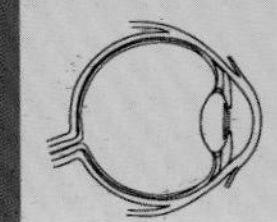

新生儿眼内炎(neonatal endophthalmitis)是指新生儿(从胎儿娩出母体至出生后 28 天以内)发生的一种眼球内层、玻璃体或巩膜受累的炎症。可能与感染、外伤、免疫反应、物理和化学损伤、血管炎和肿瘤等有关。

二、病因

新生儿眼内炎通常因内源性感染引起,如新生儿菌血症或系统性念珠菌血症。除此之外,早产儿低体重易患视网膜病,也是发展为新生儿眼内炎的潜在因素。国内有新生儿化脓性脑膜炎血行转移致全眼球炎的报道。

三、临床表现

内源性眼内炎的临床表现包括视力下降,疼痛,畏光,球结膜充血和前房积脓。真菌性和细菌性眼内炎检眼镜检查可见 Roth 斑,然而,只有真菌性眼内炎可见玻璃样“绒毛球”或“串珠链”。按炎症部位和程度分为:

1. 眼前段局部眼内炎　虹膜炎、前房反应重到前房积脓、稍微眼睑水肿,轻微玻璃体混浊。
2. 眼后段局部眼内炎　局部脉络膜和视网膜病灶,中到重度的玻璃体侵润,中等程度的前房反应,眼睑水肿和轻微上睑下垂。
3. 眼前段弥漫性眼内炎　眼前段局部眼内炎体征+明显的结膜充血、角膜水肿、继发青光眼。
4. 眼后段弥漫性眼内炎　眼后段局部眼内炎体征+视网膜动脉闭锁、明显的结膜充血、继发青光眼。
5. 全眼球炎　眼球突出、眼肌运动障碍、眼睑水肿和上睑下垂、结膜严重充血,角膜混浊、前房积脓、大量玻璃体浸润、视网膜坏死和继发青光眼。

四、诊断及鉴别诊断

诊断要点:根据患者全身情况及眼部表现多数可诊断。新生儿眼内炎无特异性影像学征象。然而,眼球 FLAIR 高信号和 DWI 扩散受限提示可能为眼内炎(图 9-21-1)。本病在临床上易误诊。需要与多种疾病鉴别。

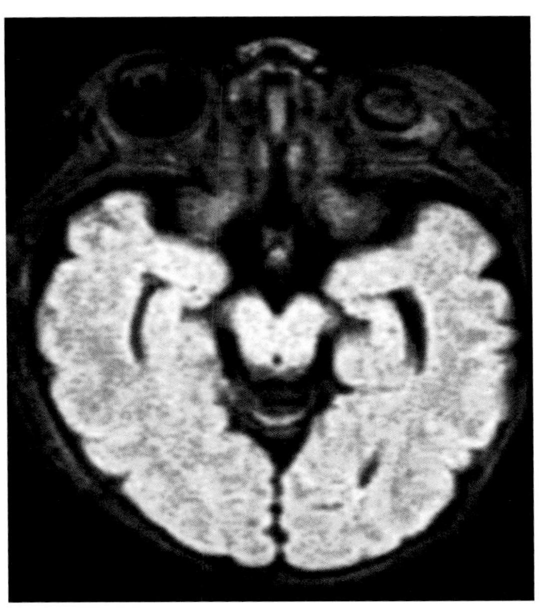

图 9-21-1　新生儿眼内炎,左眼玻璃体内 FLAIR 高信号

五、鉴别诊断

1. 成视网膜细胞瘤　它是一种起源于未成熟视网膜的恶性肿瘤，其发病率为活产婴儿的1/15 000~1/30 000，占儿童恶性肿瘤的2%，与遗传或基因突变有关。患者通常在3~4岁时，瞳孔出现白反射（猫眼）或斜视可作出诊断，小儿须在全身麻醉状态下，以间接检眼镜通过放大的瞳孔仔细地检查双侧眼底。肿瘤在视网膜上是单一或多发的灰白色突起；在玻璃体中可见肿瘤“种子”。几乎所有肿瘤患者通过CT扫描都能发现钙化。

2. 弓形体眼病　主要表现为视网膜脉络膜炎。有报道5岁前儿童90%和成人的30%~40%视网膜脉络膜炎系由弓形体感染引起。国内资料亦在10%以上。成人发病可为先天性感染，在免疫功能降低时激活，亦可为原发性感染。临床以中心性渗出性视网膜炎为常见。由于破坏性炎症及变态反应关系，自愈倾向与反复发作，常可留下永久性瘢痕，严重影响视力，并可发生视网膜剥离、白内障、斜视和眼球震颤，继发性视盘萎缩，青光眼等病变，甚至最终失明。先天性弓形体病尚可导致缺眼、小眼球、白内障、皮质盲等病变。

3. 坏死性病毒性视网膜炎　是一种由病毒感染（主要为水痘-带状疱疹病毒和单纯疱疹病毒感染）引起的眼部疾病，典型的表现为视网膜灶状坏死、以视网膜动脉炎为主的视网膜血管炎、中度以上的玻璃体混浊和后期发生的视网膜脱离。

4. 中间葡萄膜炎　它是一组主要累及睫状体平坦部、玻璃体基底部、周边视网膜和脉络膜的炎症性和增殖性疾病，典型的表现为睫状体平坦部的雪堤样病变。在儿童患者和极少数成人患者，发病初期可出现眼红、眼痛等类似急性前葡萄膜炎的症状。在初次发病的患者偶尔可看到较为严重的眼前段反应，出现睫状充血、大量KP、明显的前房闪辉和大量的前房炎症细胞。玻璃体改变是中间葡萄膜炎常见而又重要的表现之一，主要表现为玻璃体炎症细胞、细胞凝集而成的雪球状混浊、睫状体平坦部和玻璃体基底部伸向玻璃体腔的雪堤样病变、玻璃体变性、后脱离、积血以及后期出现的增殖性玻璃体视网膜病变等。

六、治疗原则

治疗：考虑可能会遗留永久性视力丧失后遗症，因此，应尽早明确诊断，确定病原体，有效使用广谱的抗生素和抗真菌药；必要时行经睫状体平坦部玻璃体切割术联合玻璃体腔内注射敏感药物；细菌性眼内炎使用广谱抗生素时可联用类固醇。真菌性眼内炎可使用两性霉素B静脉注射或玻璃体腔注射。病毒性眼内炎可全身应用抗病毒药物或尽早玻璃体腔内注射阿昔洛韦等。

七、典型病例

肺炎双球菌和新生儿眼内炎1例

本病例为一产妇，患肺炎双球菌所致的子宫颈内膜炎。产妇本人无症状，却引起生后五天的患儿出现了致命的肺炎双球菌脑膜炎。

患儿出生后第5天，发现右眼结膜炎及角膜混浊。此后，患儿有严重的腹泻、嗜睡脱水及休克症状。T 38.3℃，P 120次/分，R 40次/分，前囟门隆起。眼球运动不受限制。右眼角膜混浊，前房充满脓性渗出物。左眼底正常。有病理神经反射。

腰穿见脑脊液呈黄色混浊，白细胞40个，淋巴细胞180个，红细胞3500个。涂片染色为固紫阳性球菌，培养为肺炎双球菌。曾给予补液及强效抗生素治疗。但患儿于几小时内抽风死亡。死前血培养有大量肺炎双球菌。

患儿系血行转移致单眼全眼球炎。

（鲁军霞　杨桂敏　余涵　路博）

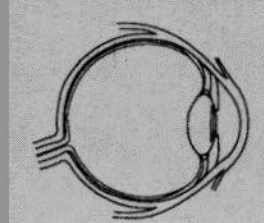

参考文献

1. 许江涛.婴儿眼内炎误诊一例．中华眼底病杂志.1995,11(04):259.
2. 廖承德,宝凌云,李红丽．新生儿化脓性脑膜炎并发内源性眼内炎一例．中华儿科杂志．2006,44(10):797-798.
3. 朱秀安．肺炎双球菌脑膜炎和新生儿眼内炎．国外医学参考资料．眼科学分册,1997,(03):50.

第十章 眼内炎的护理

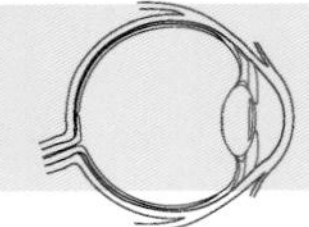
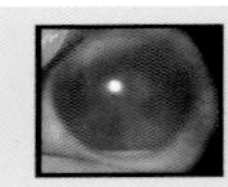
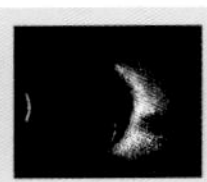
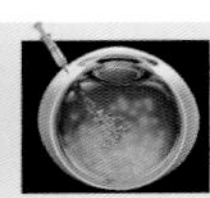
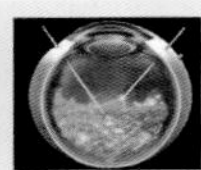

第一节 眼内炎的护理常规

典型的化脓性眼内炎主要表现为眼红肿、疼痛、畏光流泪、视力急剧减退、眼睑和结膜充血水肿、角膜水肿浑浊甚至出现基质脓肿、房水浑浊或有积脓，虹膜肿胀纹理不清、瞳孔缩小或伴有渗出膜、晶状体可有混浊、玻璃体呈灰白色颗粒或碎片状浑浊，甚至形成脓肿，瞳孔区黄白或灰白色反光取代正常的橘红色眼底反光，眼底模糊不清。

确诊眼内炎后，轻度眼内炎急诊行广谱抗生素频繁点眼，玻璃体腔内注药；重度眼内炎即行玻璃体切割及玻璃体腔注药术。玻璃体腔注药术中注入万古霉素 1mg/0.1ml，术后患者全身静滴头孢药物+糖皮质激素，每天 1 次。观察治疗效果，2~4 天如无好转或加重者，应及早行玻璃体切割术治疗，再根据眼底病变程度决定硅油还是惰性气体（C3F8）充填。术后根据细菌培养结果调整全身及局部抗生素使用。

一、护理评估

1. 了解发病情况，拟定护理重点；
2. 详细询问病情，制定个性化护理方案；
3. 结合临床诊疗，正确评估护理效果。

二、护理诊断

1. 视物不清　与炎症渗出，屈光介质的混浊有关。
2. 疼痛与眼睑肿胀　与眼内炎症有关。
3. 有受伤的危险　与患者对环境的不了解，视力差有关。
4. 焦虑　与视力减退及知识缺乏有关。
5. 潜在并发症：化脓性脑膜炎、全眼球炎、眼眶蜂窝织炎。

三、护理目标

患者能够积极地配合治疗，使疼痛减轻，有效地控制炎症扩展，挽救患者的残留视力，提高患者的生活质量。

四、护理措施

1. 一般护理　患者原则上不用严密隔离，但如果有条件最好安排单间病房或同类感染的患者相对集中安置，减少与其他患者交叉接触的机会；保证房间每日开窗通风两次，地面及房内家具每日用 2%的含氯消毒剂擦拭两次，患者病房内放置快速消毒剂，以备随时使用。在患者床旁放置清洁储药盒，以便放置滴眼液（图 10-1-1）。

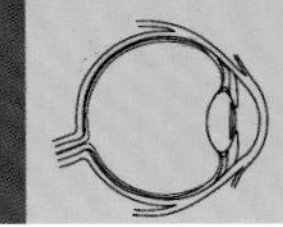

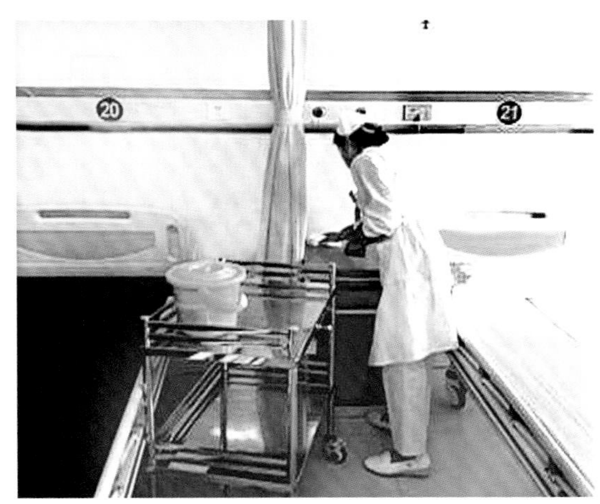

图 10-1-1 床旁放置清洁储药盒，放置眼药

2. 注意休息，科学饮食，适当锻炼，增强自身免疫力。注意个人卫生，勤换内衣裤，保持皮肤的清洁干燥。

3. 配合医生，及时送检患者眼内液的涂片及血液培养。病原菌的早期确诊有利于指导早期正确用药，便于控制炎症发展，保护患者视力。

4. 玻璃体腔内注药后的体位：注药后早期应嘱患者改变体位，避免药物沉积增加对视网膜的毒性。手术后会有微量出血，术后采取半卧位，使血液沉积于下方视网膜前。防止眼球过多活动，以利于血液吸收，减少对视力的影响。

5. 玻切术后的体位：除重硅油填充时取平卧位外，硅油填充体位交替以俯卧位为主，采取床上、床下头低坐位、头低行走多种体位交替，在着力点处（前额，颌下，锁骨）各垫一软枕。

五、眼内炎疼痛护理

认真评估疼痛的程度，区别疼痛的原因，针对性给予护理。指导家属对患者局部的适当按摩，适当头部垫高。帮助患者取舒适的体位，提高患者心理上的愉悦程度。也可遵医嘱给予口服止疼片，缓解因手术创伤引起的疼痛。

六、用药护理

局部治疗是临床治疗眼内炎的重要途径之一，正确有效的滴眼药，对疾病的治疗和炎症的控制有直接影响。抗菌滴眼液需特殊配制，并保证新鲜使用和准确按时滴用。滴眼药水时切勿加压眼球，按医嘱给予每 30 分钟滴眼 1 次，同时使用两种以上眼药水时，每种眼药之间至少间隔 15 分钟，并应先滴刺激性弱的滴眼液，再滴刺激性强的滴眼液。

七、心理护理

眼内炎患者视力急剧下降，患者会出现恐惧、多疑、紧张、失眠多梦等心理表现，护士应与患者建立良好护患关系，及时与患者沟通，耐心倾听患者诉说自己的内心感受，给患者提供宣泄的机会，同时了解患者家属的想法，缓解家属烦躁情绪，避免不良情绪影响患者。由于玻璃体切割术术后注入硅油需 3 个月的被动体位，活动受限，患者的心理及生理均难以承受，所以俯卧位时将一特制的海绵枕垫于患者的面部，使患者的眼、鼻、嘴悬空，避免眼部受压及影响呼吸。坐位时床上放一活动小桌，桌上放特制的海绵枕，使患者舒适。站、卧、坐、行四种头低体位交替进行，减轻不适感。

八、急救护理

眼内炎在急性期常具备眼红肿、痛、畏光流泪、视力急剧减退等表现，临床可见眼睑和结膜充血水肿，

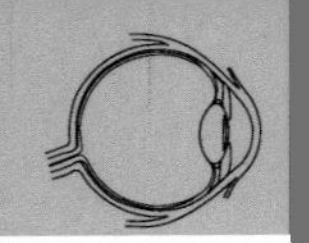

角膜水肿混浊，前房积脓等特征。针对急性眼内炎的发作早期诊断，针对病原准确用药是关键！

九、眼内炎的预防措施

1. 若患者有急性结膜炎、慢性泪囊炎等感染病灶者，需在炎症控制、培养阴性后再做内眼手术。
2. 内眼手术前应按时滴抗菌眼药水至少 3 天，并剪睫毛，作泪道冲洗。
3. 凡眼球穿通伤、内眼手术后，并有发热，眼痛等症状要高度怀疑眼内炎的可能。

十、并发症的护理

1. 抗感染、非甾体抗生素、糖皮质激素的使用。
2. 防治交叉感染的发生。

十一、出院指导

1. 卫生指导　特别强调告知患者不要揉眼，分泌物多时用无菌棉签或清洁毛巾擦拭。勤洗手，勤剪指甲，脸盆毛巾单独使用，并经常清洗，保持清洁。
2. 饮食指导　清淡饮食，忌辛辣刺激食物。
3. 出院后继续用药。
4. 定期复查，不适随访。

（刘红霞　王伟伟　毛慧娟　王　新）

参考文献

1. 陈俊，舒苏风.眼内炎的诊断.浙江医学，2013，5(14)：1385-1387.
2. 王金兰，斯小明.眼科常见疾病的护理.中国实用护理杂志，2000，16(3)：34-35.
3. 张巧川，李勇，吕娟芬.眼科疾病用药护理.护理研究，2014，28(6)：718-719.
4. 陈梅影，黄小琼，王琛，等.眼科心理护理常规.现代中西医结合杂志，2007，16(23)：3411-3412.

第二节　白内障术后眼内炎的护理

白内障超声乳化联合人工晶体植入术是白内障患者复明的重要手段，一旦发生眼内炎，将严重影响视力和生活质量，因此，在治疗过程中，护理工作起到非常重要的作用。

一、术前护理

1. 心理护理　经临床观察，白内障患者大多年龄偏大，心理承受力和理解能力较差，情绪不稳定，极度紧张，可诱发心、脑血管意外等全身疾病。患者的心理顾虑有多种：一是对手术效果怀疑；二是为自己身体状况能否耐受手术治疗而担忧。为此采取心理护理手段，可解除患者恐慌及紧张心理，使患者主动配合手术。

2. 术前宣教　从语言上给予安慰、鼓励，增加患者对护士的信任，使其接受护士给予的心理支持和帮助，耐心讲解术中注意事项，以增强患者的自信心，使患者有安全感。

3. 术前训练　做好术前训练，使患者术后更好的配合手术治疗和护理，对预防术后并发症有重要意义，应早期训练。协助患者练习仰卧位，使其适应床上生活。教会防止打喷嚏、咳嗽的方法，如咳嗽时用舌尖顶压腭部或用手指压人中穴，并鼓励患者戒烟酒。

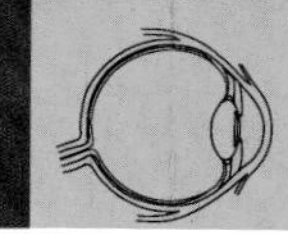

二、术后护理

1. 一般护理　术后当日嘱患者安静平卧或健侧卧位，减少头部活动，避免低头弯腰，用力大小便、剧烈咳嗽、打喷嚏等，禁止患者突然翻身或坐起，禁止大声谈笑，以防晶体移位、眼内出血、眼压骤然升高引起，伤口裂开、虹膜脱出等并发症。

2. 严密观察患者病情，监测生命体征及全身情况。严密观察术眼情况，观察敷料有无脱落、移位，切口渗血、渗液等。嘱患者勿自行拆开敷料。注意观察和了解术后疼痛情况，伤口疼痛时可酌情给予镇痛药物。当术眼突然疼痛时，可能是伤口裂开或出血，应立即报告医生。术后 1 天打开眼部敷料，局部使用抗生素、皮质类固醇眼药水点眼，注意无菌操作，动作轻柔，防止压迫眼球而致眼内出血，预防感染性眼内炎的发生。

3. 白内障术后并发眼内炎是一种对视力极具破坏性的眼科急症。虽然发病率不高，但预后较差。眼内炎的临床表现：白内障或其他内眼手术后患者在术后数小时内或数天内出现进行性眼痛加重或缓解后再次出现眼痛、眼睑水肿、睁眼困难、畏光流泪、视力骤降或至光感、眼睑痉挛，结膜充血、水肿，结膜囊可有黄色分泌物，角膜水肿、角膜后 KP、前房细胞增多，常有前房积脓、纤维样渗出、瞳孔缩小、后粘连，玻璃体混浊，眼底难以观察。

三、感染原因

1. 患者因素　术眼睑缘炎、结膜炎、泪小管泪囊炎、泪道阻塞、配戴角膜接触镜等是引起感染的局部因素。糖尿病、上呼吸道感染、免疫功能低下是引起感染的全身因素。

2. 术前准备　眼结膜囊处于开放状态，并有大量的睑板腺及泪腺的开口。据文献报道，约 2/3 正常人结膜囊有正常菌群存在。患者结膜囊和眼附属器被认为是最常见的感染源。因此，术前未用抗生素眼药水预防感染或使用时间过短是引起术后眼内炎的重要原因之一。

3. 手术方式和手术切口　Mayer 等报告显示囊外白内障摘除眼内炎发病率为 0.31%，而白内障超声乳化术为 0.07%，手术切口大小与病菌进入眼内概率呈正相关。还有研究表明，白内障手术巩膜隧道切口转变为透明角膜切口，眼内炎的发病率上升了 3 倍以上，是白内障术后眼内炎发病率上升的重要原因。

4. 手术时间　手术操作时间愈长，感染概率愈大。手术时间超过 60 分钟被认为是眼内病菌污染的危险因素。

5. 人工晶体　人工晶体表面的静电作用和疏水特性，在植入时接触眼表面、切口缘时，使致病菌有机会贴附其表面进入眼内。

6. 医护人员的原因　有些医护人员无菌观念不强，在繁忙的治疗、护理工作中，未严格遵守操作规程和无菌原则，造成手或器械的污染，也成为眼内炎的感染源。

7. 术后因素　术后切口渗漏、愈合不良也可能是术后眼内炎发生的危险因素之一。

四、预防

1. 术前准备　治疗眼睑、结膜、眼附属器和其他部位感染病灶以及全身性疾病。全面评估术后感染的危险因素。术前 3 天眼部滴用广谱抗生素，术前用 5%聚维酮碘做术眼的泪道和结膜囊冲洗。冲洗时应翻开上下眼睑，使穹窿部、睑结膜及内外都能得到冲洗。

2. 术中预防　①手术开始前，眼表及手术区域要用 10%聚维酮碘进行彻底消毒。②使用无菌手术贴膜将眼睑、睫毛隔离于手术区外，避免因灌注液浸湿铺巾而将面部病菌带入手术区。③提高手术配合技巧，缩短手术时间，以减少并发症的发生。④加强手术室人员的管理，控制好手术室内人员数量，规范手术人员着装，严格执行无菌操作。有接台手术时，要做好室间的空气消毒。⑤保证手术器械和物品的灭菌质量。一次性用品要注意消毒日期和有效期。⑥人工晶体应等到需要时才打开包装，注意无菌操作，尽量缩短人工晶体暴露在外部环境中的时间。

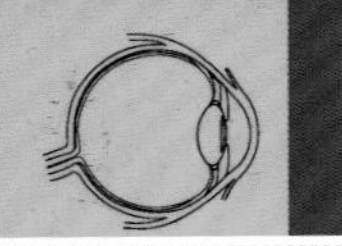

3. 术后预防　对患者及家属进行正确的术后知识宣教，指导他们正确使用滴眼液，注意保护术眼，避免碰撞，防止创口污染。做好眼药水管理和局部点药操作，患者使用的眼药要求术前、术后分开，护士在点眼药及换药前都要洗手。

白内障术后发生眼内炎会导致严重的视力损害，甚至眼球摘除。只有采取积极措施，做好术前、术中及术后的预防，才能有效降低眼内炎的发生率。

五、护理措施

1. 心理护理　患者突然出现视物模糊、眼部疼痛、视力下降，容易出现恐惧、焦虑、敏感多疑、失眠多梦，担心视力能否恢复。针对患者的紧张情绪，用温暖的语言安慰患者，稳定患者情绪，给患者提供宣泄的机会，鼓励其积极配合治疗。了解患者家属的想法，改变家属的烦躁情绪，避免不良情绪影响患者。向患者介绍以往治疗成功的病例，增加患者的信心，护理人员在为患者做处置时多与患者交谈沟通，使之感受到被尊重、关爱，取得患者信任，使患者树立信心，以最佳的心态接受治疗。

2. 营造舒适安静的环境，对焦虑的老年患者来说，舒适、安全、整洁安静的治疗环境，对稳定情绪减少心理应激反应，巩固疗效有着重要作用。舒适安全的环境是调节紧张情绪、保证睡眠质量的重要前提。做到病室用物放置合理、温湿度适宜，病房要安静，减少探视及避免病区大声喧哗。

3. 用药护理　严格无菌操作，遵医嘱给予广谱抗生素全身应用，剂量准确，密切观察药物的不良反应和患眼变化。由于患者为术后眼内炎，眼部对刺激很敏感，多次的眼部注射，患者易出现恐惧，为患者做球旁注射，结膜下注射操作一定要轻，尽量减轻患者的不适和疼痛。为达到抗菌的目的，须用多种药物频繁点眼，合理安排时间，注意时间间隔，严格手卫生，避免交叉感染，眼药水眼膏一眼一瓶，健眼患眼分开使用，手法准确，动作轻柔，眼药瓶盖用后及时盖好，保证无菌，如可疑污染立即更换。

4. 生活护理　告知家属切勿将毛巾、脸盆混用，执行手卫生原则，告知患者及家属注意手卫生，避免交叉感染，病房保持整洁，每天紫外线消毒两次。由于老年患者术后视力严重障碍，自理能力随之下降，加之对环境不适应，在治疗期间应多为患者提供帮助。

5. 饮食指导　进食营养丰富，富含蛋白质的食物，多食水果蔬菜，忌食辛辣、刺激性食物，禁止吸烟饮酒，良好的营养支持可为患者战胜疾病创造条件。

（侯金金　苏　珂　张伟倩）

参考文献

1. 李昀熹，陈永勤，杨东霖.超声乳化吸除术后眼内炎病例分析.国际眼科杂志，2006，6(5)：1215-1216.
2. 王璐.眼科临床护理工作中开展健康教育的探讨.河南省护理学会.河南省科普、五官、中西医结合护理学术会议资料汇编.河南省护理学会，2005：1.
3. 孙慎，孙玉玲.白内障超声乳化的手术管理.齐鲁护理杂志 2001，7(4)：283-284.
4. 李娟.白内障术后眼内炎的护理.中国现代药物应用，2016，10(18)：242-243.
5. Dinakran S，kayar VV.Debris on processed ophthalm icin strunents：a cause for cocem.Eye，2002，16(3)：281-284.

第三节　青光眼术后眼内炎的护理

青光眼是指眼压间断或持续升高的一种眼病，持续的高眼压可以给眼球各部分组织和视力功能带来损害。可表现为头疼，眼痛，视力下降，可伴有恶心、呕吐全身症状。如不及时治疗，视野可以全部丧失至失明。因此在青光眼的治疗中，手术是重要的手段，术后的护理是保证手术效果，避免术后眼内炎发生的重要环节。

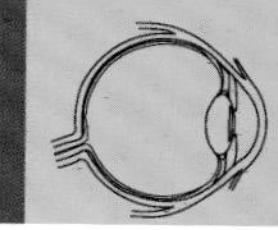

一、体位与活动

1. 患者术毕回病房后，一般给予仰卧位，侧卧位时避免压迫术眼。让患者卧床休息，及时监测生命体征。

2. 一般当天可下床活动，但避免剧烈活动，行走时加以扶持以免跌倒。

3. 注意限制头部活动，不要低头，控制咳嗽、打喷嚏，不能有力眨眼、按揉术眼。严禁突然翻身或坐起等，以防眼内出血伤口裂开眼压升高。

二、饮食护理

1. 进食清淡、营养丰富的食物，以保证营养物质供给。提高组织修复能力。多吃水果、蔬菜等富含纤维素的食物，以保证大便通畅。

2. 禁食辛辣刺激性食物，禁烟、酒、咖啡、浓茶等。并适当控制水量，每次饮水不应多于 300ml 以免引起眼压升高。

三、并发症的观察与护理

1. 伤口的护理　术前停用阿司匹林等抗凝药物一周，女性患者避开月经期。术后保持敷料清洁干燥观察有无渗血，如有出血给予半卧位，及时通知医生给予相应处理，术后包扎术眼加盖保护眼罩。告诫患者不能随意解开，根据伤口愈合情况拆线，一般 1 至 2 周。

2. 疼痛的护理　询问术后疼痛情况，术后 24 小时开始换药，异物感多因眼内缝线所致不需处理，伤口疼痛是常见不适症状，若术后 2 至 3 天又出现剧烈疼痛，应及时报告医生查找原因及时处理。

3. 眼内炎的预防及护理　术前给予抗生素眼药水点眼 3~5 天，做好个人卫生。术中严格执行无菌操作原则，手术器械均达到无菌要求。术后注意眼部的卫生，每天换药，换药时所用的眼药水均为新开封，医护人员为每位患者换药、检查、滴眼药水时均应洗手消毒，避免交叉感染。

一旦发生眼内炎，需早诊断早治疗，遵医嘱立即使用抗菌药物，原则上不用严密隔离，但条件允许最好安排单间，房间每日开窗通风，地面及房间用具均用消毒剂擦拭，药物放置于清洁储药盒里，禁止与其他东西混放。

四、用药护理

1. 遵医嘱给予输液，常规给予洛索洛芬钠 60mg，每日 3 次，饭后口服。

2. 术后第 1 天即可按医嘱按时使用眼药水，并教会患者家属正确使用眼药水：点眼药时洗净双手，用手拉开下眼睑暴露结膜囊，每次 1 滴，勿滴在角膜上，点完后轻闭眼 3~5 分钟，告诉患者勿用力挤眼，勿将瓶口触及眼睑或睫毛，以免污染药品或感染术眼。应用两种以上眼药水，间隔 5~10 分钟。用完后把瓶盖盖好，不可倒置，放置阴凉干燥处。

五、心理护理

保持乐观情绪，卧床休息期间可听舒缓音乐，防止情绪波动而引起病情复发。

六、出院指导

1. 定期复查，按照医嘱按时用药，避免随意加减药量，一旦出现眼部红肿、疼痛等不适，及时到医院就诊。

2. 养成生活规律、劳逸适度和睡眠充足的良好生活方式，避免剧烈活动，情绪激动。

3. 注意眼部卫生，术后 2 周内禁止俯身洗头，避免揉眼、淋浴，洗头。

（穆帅帅　荣 双　刘福香）

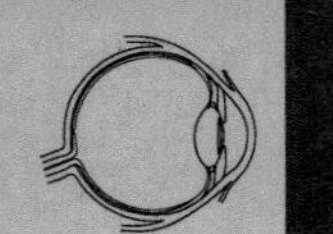

参考文献

1. 王桂兰.青光眼手术病人的临床护理体会.民族高等教育研究,2011,17(2):137-137.

2. 赵卜文.青光眼术后护理体会.内蒙古中医药,2012,31(6):160-161.

3. 康学敏,刘婷.原发性闭角型青光眼围手术期的护理.现代医药卫生,2008,24(18):2791-2792.

第四节　玻璃体腔注药术的护理

玻璃体腔内药物注射术是治疗年龄相关性黄斑变性、CNV、眼内炎等疾病的主要治疗方法之一，在临床治疗中取得了显著的效果。由于玻璃体腔注药术是一种内眼手术，并且玻璃体内无血管组织且富含水分和蛋白质，是细菌等微生物极好的生长基，致病菌一旦侵入，容易繁殖引起炎症。眼球穿透伤、内眼手术、角膜溃疡穿孔致病菌直接进入眼内可引起感染性眼内炎(endophthalmitis)。

感染性眼内炎是极为可怕的眼科急症，是一种迅速波及眼内组织和眼内液体的炎症，炎症可蔓延至房水、玻璃体、视网膜、葡萄膜乃至巩膜。严重者向角巩膜及眼眶组织蔓延，发展为眼球四周炎(panophthalmitis)。尽管大量使用抗生素并进行手术治疗，仍旧不能避免视力下降，甚至不能挽回视力。因此及时预防和及时发现眼内炎，鉴别病原体，给予正确处理和护理，对于拯救患者视力或者减少视力损伤具有重要意义。

在护理过程中，护士要全面评估患者，不仅评估专科的症状，还有全身的状况，只有采取积极措施，做好术前、术中及术后的护理，才能有效降低眼内炎的发生率。

一、护理评估

1. 全身评估　了解患者有无糖尿病、上呼吸道感染、免疫功能低下等，各项检查指标应稳定在相对正常的水平后，再进行手术，这些是引起感染的全身因素。

2. 眼部评估　了解患者有无术眼睑缘炎、结膜炎、泪小管泪囊炎、泪道阻塞等感染，应先消除炎症再做手术，这些是引起感染的局部主要因素。

3. 其他评估　了解患者对注射药物的效果及风险了解情况，询问患者是否使用抗生素眼药水及眼部卫生情况。手术患者和感染患者是否严格分开不同住一个房间，也是减少术后交叉感染的重要措施。

二、术前护理

1. 心理护理　由于目前雷珠单抗或康柏西普药物为自费药物，另外，由于出血性视网膜脱离和玻璃体积血后患者的视力较差和视物变形，导致患者产生经济压力和焦虑感，护理人员必须帮助其克服心理压力，做好患者及家属的沟通工作，给予其安慰。注射成功后，应让患者放心养病，尽量卧床休息，并提醒其不要用力揉眼，以免造成角膜上皮剥脱。

2. 一般护理　加强对生命体征的观察，及时记录脉搏、体温、血压及呼吸变化情况，尤其应注意血压的变化。手术结束后，眼部由于视网膜出血，玻璃体积血常常会导致眼部缺血，嘱患者务必要卧床休息，尽量少下床活动，尽量少用眼睛，不要转动眼球。

3. 术前准备　手术开始前，护理人员要进行常规术前处理，如为患者剪睫毛，对泪道和结膜囊进行冲洗，术前抗生素规范性预防性用药。局部运用抗生素作为预防眼内炎的重要措施，选用喹诺酮类和氨基糖苷类等广谱抗菌眼液，常规术前连续点1~3天，每天4次；若仅使用1天，则采用频繁点眼每天6~8次。让患者充分休息，嘱患者注意保暖，避免感冒和咳嗽，保持大便通畅，手术当天早晨进食早餐不宜过饱。

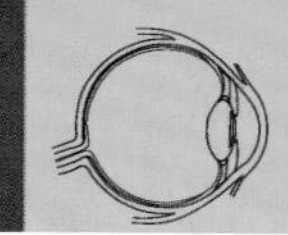

三、术中护理

1. 医护人员严格执行无菌操作，在手术中，严格执行所有器械、耗材一次性使用，眼内注射药物需临时配制，尽量缩短暴露时间。护士在给患者做处置或治疗前后要洗手，或给多名患者点眼药之间要进行手消毒，防止患者间出现交叉感染。

2. 患者取平卧位，手术野皮肤消毒，庆大霉素冲洗手术眼结膜囊。在无菌操作条件下进行玻璃体内注射。

术中避免按压睑缘，导致睑缘致炎因子及不洁性分泌物进入结膜囊。注射后立即检查视乳血流灌流，30 分钟内测眼内压。术毕用妥布霉素地塞米松眼膏包术眼。

四、术后护理

1. 全身情况的观察　对玻璃体腔内注射药物后，要认真观察患者全身有无不良反应发生。监测的重点是心功能以及血压。对患者眼部情况的观察，主要是观察患者术后是否出现眼部疼痛或头痛，术眼敷料是否渗血渗液，嘱患者在术后勿用力挤眼。若发现患者的绷带敷料有渗出液，要立即更换，保持敷料清洁，以免发生感染。若患者术眼内有不明分泌物出现或视力不详时，要立即向医生汇报，及时进行处理。术后第 1 天，要按照医嘱为患者滴抗生素眼液，操作时要严格遵循无菌化操作，以防止操作不当而造成其眼内发炎。

2. 眼压的监测　术后应密切观察患者眼压的变化情况，从术后第 2 天开始进行连续 7 天的眼压监测，并于出院后进行 3 个月左右的随访。同时注意观察患者是否出现头痛、呕吐、眼痛以及恶心等症状。一旦其眼压升高，要立即向医生报告，并及时采取措施，以保护其视功能。

3. 眼药水护理　滴用的眼药水、眼药膏应一眼一瓶，健眼和患眼分开使用。并嘱患者滴眼药水时向患侧倾斜，睡觉时保持患眼低位，以免患眼分泌物流入健眼导致交叉感染。

4. 体位护理　对玻璃体腔注射药物后，应让患者保持合适的体位休息。如刚刚注射后，应协助患者取坐位并休息 2 小时以上。若是高血压、头晕的老年患者，可取半卧位休息，以免平卧位导致药物沉积在黄斑区而对视力产生影响。

5. 生活护理　有些患者术后出现眼部疼痛，而且视力严重障碍，生活自理能力严重下降，因此，在生活上给予照顾，解决患者生活所需，在患者输液、吃饭、上厕所时给予帮助或告知有家属陪伴，生活用品放在患者易取之处。房间消毒，尽量给予单间，每日空气消毒 2 次，房间每日用含氯消毒液的固定毛巾，擦拭物品表面 2 次，减少家属对患者的探视，减少患者的感染机会。

6. 饮食护理　由于患者视力严重下降，心理负担较重，出现不思饮食，因此我们每天鼓励患者进食营养丰富的富含蛋白质的食物，多食瘦肉、蛋、豆制品、蔬菜水果等，禁烟酒，避免食用硬质食物，保持大便通畅，增加自身的抵抗力，为有效控制感染提供坚实的基础。

7. 心理护理　患者因突然出现视物模糊、视力下降，会显得焦虑和恐惧，担心视力能否恢复，我们要多鼓励患者，多和患者进行交谈，稳定患者的不良情绪，介绍治疗成功的病例，增加患者的信心，能主动配合我们的各项治疗和护理工作。护士要经常与家属沟通，消除家属的紧张情绪，通过影响家属而达到影响患者的最终目的。

五、并发症-感染性眼内炎的护理

1. 相关危险因素　①环境因素：眼内注药手术属于相对的无菌的内眼手术，如果同病房的患者属于感染患者并具有传染性，患者术后因身体抵抗力低极易出现交叉感染。②患者的卫生习惯：因个人的生活卫生习惯，不能做到用清洁的流动的水洗脸、洗手或直接用脏手或脏毛巾擦、揉眼睛等，易造成感染。③患者自身因素：术眼睑缘炎、结膜炎、泪小管泪囊炎、泪道阻塞、配戴角膜接触镜等是引起感染的局部主要因素。糖尿病、上呼吸道感染、免疫功能低下是引起感染的全身因素。有研究认为，年龄、性别和种族与眼内炎的发病有密切关系。澳大利亚的研究表明：年龄>90 岁术后眼内炎的发病率提高 1.83 倍，年龄>80 岁其

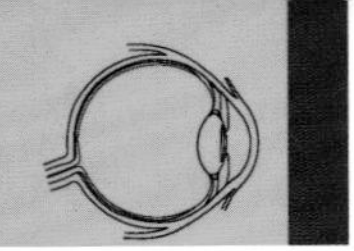

眼内炎的发病率升高。

预防性抗生素药的使用十分必要，术前未用抗生素眼药水预防感染或使用时间太短是引起术后眼内炎的重要原因之一。

洗手：护士点眼药前没有洗手，或给多名患者点眼药之间没有进行手消毒，易导致患者间出现交叉感染。

手术器械：越来越多的医院采用集中连台手术，术中消毒不充分，器械耗材等的连续使用，极大地增加了眼内炎暴发的危险，应当引起高度重视。

术中医护人员的无菌观念不强，在繁忙的治疗、护理工作中，未严格遵守操作规程和无菌原则，造成手或器械的污染，也成为眼内炎的感染源。

2. 早期诊断，早期治疗　诊断依据病史、临床表现和标本培养的阳性结果。有一些眼内炎病例房水穿刺培养阳性，而玻璃体穿刺培养阴性，故联合房水和玻璃体穿刺培养是必要的。即使培养阴性，也不能完全否定眼内炎。细菌培养阴性者和条件致病菌感染者预后较好，高毒性致病菌感染可迅速造成失明。患者体质和发病及预后密切相关，年轻、营养好的患者恢复较好。

3. 房间进行消毒　一旦诊断为眼内炎，立即住单间，房间每日空气消毒 2 次，每次 30 分钟。房间固定毛巾，每日用含氯消毒液擦拭 2 次房间的物品表面。做到保护性隔离，减少家属的探视，防止患者加重感染。

4. 遵医嘱用药　静脉用药和口服抗生素，大多数抗生素通过静脉和口服很难穿透到玻璃体内，静脉和口服抗生素仅作为辅助疗法。静脉滴注的抗生素首选万古霉素（每日 2 次，每次 1.0g）和头孢他啶（每日 3 次，每次 1.0g），口服的抗生素可选择左氧氟沙星（每日 3 次，每次 100~200g），根据细菌培养和药物敏感试验结果，进一步调整治疗方案。

5. 滴眼液滴眼　抗生素选择应广谱、敏感、低毒和高角膜穿透性，或建议直接使用 0.5%左氧氟沙星眼液，每天 5~8 次。滴用的眼药水眼药膏应一眼一瓶，健眼和患眼分开使用。并嘱患者滴眼药水时向患侧倾斜，睡觉时保持患眼低位，以免患眼分泌物流入健眼导致交叉感染。

六、健康宣教

1. 生活要有规律，适当锻炼身体增强体质，注意保暖，预防感冒，减少葡萄膜炎的发生，饮食方面宜营养丰富、低脂、低胆固醇，多食用蔬菜和水果丰富维生素食物，保持大便顺畅。少吃海鲜等高蛋白食物，少吃煎、炸、辛辣食物，不喝酒，不吸烟，养成良好生活习惯。

2. 保持术眼敷料清洁干燥，不要用眼过久，嘱患者注意个人卫生，不要用手揉眼睛，脏毛巾擦眼睛，避免脏水流入术眼，保证好睡眠。

3. 控制血压、血糖　患者有高血压和糖尿病时，要积极控制患者的血糖和血压在相对正常水平，以免引起患者身体的不适以及并发症带来的不良后果。

4. 遵医嘱用药　严格按照医嘱使用抗生素，1 天 3 次和 1 天 2 次的用药要严格分开执行，保持药物在患者体内的有效浓度，操作一定要轻柔，尽量减少患者的不适和疼痛。联合房水和玻璃体穿刺培养，根据细菌培养和药物敏感试验结果，进一步调整治疗方案。

5. 洗手　护士给患者进行处置和治疗前，要严格进行手消毒，不同患者之间点眼药水，要严格进行手消毒（图 10-4-1）。

6. 点眼方法　滴眼药时尽量不要滴到黑眼球上，减少对角膜的刺激，首先需要把头轻轻往后仰，眼睛向头顶的方向看，食指要将下眼皮往下拉，露出结膜囊，接着用中指去压迫鼻内侧和眼角之间的鼻泪管，防止眼药水吸收到嘴中，一只手拿住眼药水，在距离眼睛 1~2cm 的地方，将眼药水滴入下眼睑，滴入时需要把嘴张开，便于保持姿势，滴后将下眼皮往下拉，轻轻闭眼，不要挤眼睛，也不要由于滴入眼药水后受刺激而揉眼睛，只需轻轻闭上眼睛 5 分钟即可（图 10-4-2）。

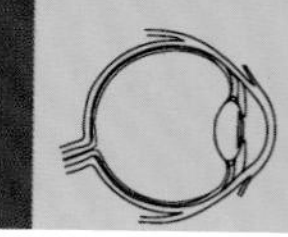

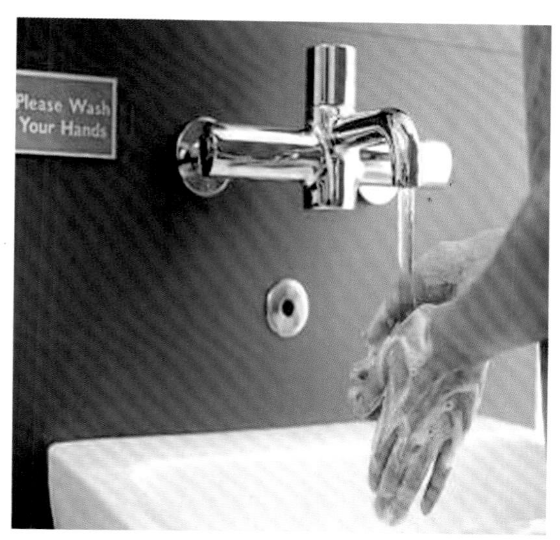

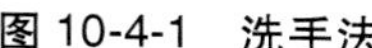
图 10-4-1　洗手法

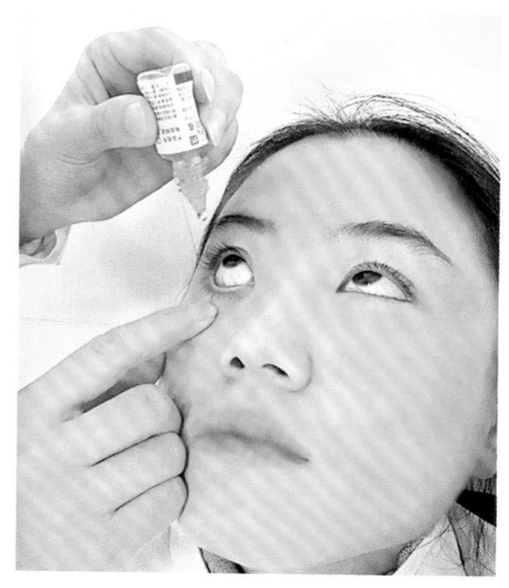
图 10-4-2　点眼法

七、出院指导

1. 嘱患者在出院后继续用药，并告知患者复诊时间：从术后第 2 天开始进行 7 天的随诊，进行检眼镜、裂隙灯和眼底检查，然后于术后的第 1 周、2 周、1 个月、3 个月以及 6 个月进行术后随访。在随访时，要认真检查患者眼底的情况和注射药物后的治疗效果。

2. 教会患者及家属正确使用眼药水和眼膏，交代使用的注意事项。

3. 定期门诊复查，如遇眼红、眼痛、分泌物多、视力下降等情况，应及时就诊。

（王凤荣　刘文婷　单　昕）

参考文献

1. 徐海峰，董晓光，王伟，等.玻璃体内注射曲安奈德治疗黄斑水肿.中华眼底杂志，2005，21(4)：205-208.
2. 姚克，我国白内障术后急性细菌性眼内炎治疗专家共识(2010 年).中华眼科杂志 2010，8(46)：764-765.
3. Li J，Morlet N，Ng JQ，et al.Team EPSWA.Significant nonsurgical risk factors for endophthalmitis after cataract surgery：EPSWA fourth report.Invest Ophthalmol Vis Sci，2004，45：1321.
4. 邓慧.白内障术后感染性眼内炎的原因分析及预防对策.吉林医学，2009，30(18)：2140.
5. Stephen G. Schwartz，Harry W. Flynn Jr，Taraprasad Das，et al. Ocular Infection：Endophthalmitis. Dev Ophthalmol. 2016：55：176-188.
6. Sunaric-Megevand GPournaras CJ .Current approach to postoperative endophthalmitis.1997，81(11)：1006-1015.
7. He Cao，Lu Zhang，Liping Li，et al.Risk Factors for Acute Endophthalmitis following Cataract Surgery：A Systematic Review and Meta-Analysis.PLoS One.2013；8(8)：1-18.
8. Shwu-Jiuan Sheu.Endophthalmitis.Korean J Ophthalmol.2017；31(4)：283-289.
9. Meng Zhang，Ge-Zhi Xu，Rui Jiang，et al.Pediatric Infectious Endophthalmitis：A 271-case Retrospective Study at a Single Center in China.Chin Med J(Engl).2016；129(24)：2936-2943.

第五节　玻璃体切割术后护理要点

玻璃体切割术是治疗严重眼内炎的有效手段，其基本原理是切除感染化脓之玻璃体或切除玻璃体视

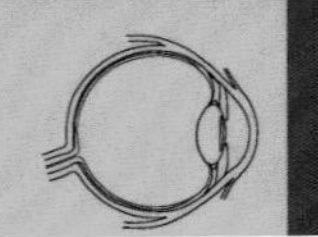

网膜牵拉，恢复透明的屈光间质和促进视网膜复位，以恢复患者的视功能。

由于玻璃体切割术后限制活动和特殊体位，所以，玻璃体切割术后护理至关重要。

一、加强生活护理

由于玻切手术时间长，术毕返回病房后加强生活护理，加强巡视，避免患者离床时碰撞术眼。预防感冒和便秘，饮食应进清淡易消化的半流质或普食，少食奶制品，防止腹胀。最重要的是保持大便通畅。

二、术后疼痛和不适的护理

1. 术后切割样痛、异物感多为麻醉消退之后的反应。轻者不处理，重者给予止痛药；
2. 术后 2~4 小时胀痛，伴恶心多为眼压升高，部分为绷带包扎过紧；
3. 术后 8 小时后疼痛加重，并跳痛，灼烧感可能为感染；
4. 夜间疼痛明显，药物不宜早给。

三、胃肠症状的护理

1. 恶心、呕吐不伴眼痛　因手术牵拉肌肉，手术时间长，麻醉引起，可给予镇静、止吐药，部分可禁食、水，静脉补液。

2. 恶心、呕吐伴眼痛　眼压升高引起，降眼压治疗，使用派立明、前列腺素制剂，甘露醇有效但效果不好。

3. 眩晕　双眼包扎引起，可伴幻觉，卧床即可。

四、填充物对体位的影响

1. 无填充时术后避免平卧位，保护黄斑。
2. 硅油、气体填充时俯卧位。
3. 重硅油填充时平卧位。

五、硅油填充术后体位指导

术后体位对手术成功起着最重要的作用。术后保持合适的体位非常必要，患者应当理解并给予合作。

1. 气圈的应用　选择不同型号，外套棉布罩的气圈在患者俯卧位时，置气圈于床上，口，鼻部悬空，双前臂可环抱气圈，胸肩部也可选择性地防止气圈；患者俯卧位时，置气圈于床边小凳，头俯卧床旁气圈上等。亦可用视网膜脱离术后专用趴枕（图 10-5-1）。

2. 除重硅油填充时取平卧位外，硅油填充体位交替以俯卧位为主，采取床上俯卧位（图 10-5-2），床边头低坐位（图 10-5-3），头低行走多种体位交替。

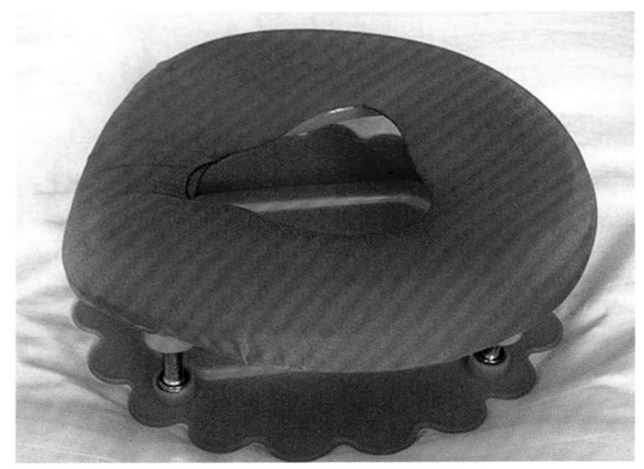

图 10-5-1　视网膜脱离术后专用趴枕

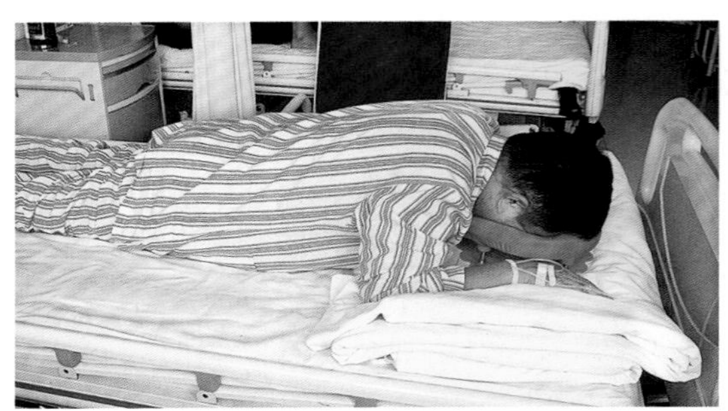

图 10-5-2　视网膜脱离术后-床上俯卧位

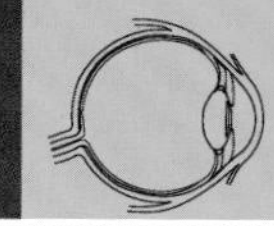

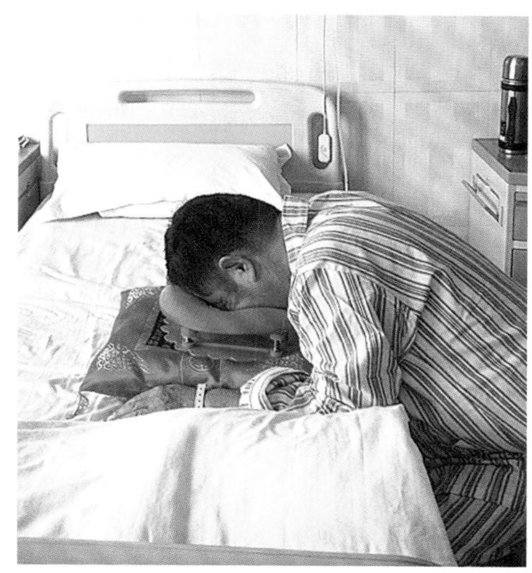

图 10-5-3　视网膜脱离术后-床边头低坐位

六、头面部肿胀的护理

因术后患者头低位时使血液循环减慢，头面部常会肿胀，因此应避免头面部碰撞，防止皮肤损伤，每天 3 次给予螺旋型轻轻按摩面部，每次 5 分钟，用温毛巾热敷面部，促进血液循环，减轻面部肿胀。

七、心理护理

首先建立良好的护患关系，根据患者的心理变化，有目的地进行交谈，认真介绍相关疾病知识，使患者对自己的病情有全面了解；其次要掌握其心理特点，由于术后均采用强迫体位，患者身体疲倦，可能会出现烦躁情绪，还有可能出现眼压升高导致的头痛、头胀、恶心等不适。因此，既要强调卧位的重要性，又要细致地观察患者，安慰患者，满足患者的需要，使患者积极配合治疗。

八、预防感染

及时遵医嘱给予全身使用抗生素，观察术眼敷料有无渗血、渗液、术眼分泌物的多少及性质，遵医嘱按时点眼液、换药，做到无菌操作，防止交叉感染。

九、术后并发症的观察和护理

1. 高眼压的观察　眼部疼痛常为眼部填充物压迫导致房角关闭，房水回流障碍或血管功能受损，炎性反应细胞等。玻璃体混浊物导致眼内压增高出现眼球胀痛，甚至伴有恶心呕吐，应立即报告医生给予降压处理，静脉滴注 20% 甘露醇，口服乙酰唑胺、碳酸氢钠，局部点马来酸噻吗洛尔（噻吗心安）眼液，密切观察疗效及不良反应。

2. 监测视力　术后根据填充物的膨胀特性，每天监测视力。在膨胀期更应密切观察，若出现视力下降或突然消失，应立即报告医生处理。

3. 防止发生体位性低血压　观察患者改变体位时有无头晕、视物模糊等现象，每天监测血压，指导患者改变体位时动作要轻，以防止发生体位性低血压。

4. 眼内感染的观察　每天观察术眼敷料渗血、渗液情况，敷料渗湿要及时更换，保持敷料清洁干燥。注意术眼有无感染和炎性反应，监测生命体征，观察药物的疗效及不良反应。眼部检查、换药和点眼药时应严格执行无菌操作规程。

十、出院指导

1. 定期复诊　对患者进行健康教育，嘱其多休息，避免剧烈活动，半年内不得从事重体力活动。并嘱患者 1 周后门诊复查,3 个月内每周复查 1 次,以后每月复查至半年。一般半年后取出硅油。

2. 术后 1~2 周内眼睛可能有不适感,眼红、肿痛、流泪等状况,此种状况是正常的无须担心,若出现剧烈的眼痛、眼睛肿胀不断加重,体温上升超过 38°以上应及时到医院进行就诊。

3. 玻璃体术后在洗澡和清洁方面可以如常洗澡、冲凉或洗头,之后轻轻地擦干眼部皮肤。每天早晨用温热的毛巾轻轻地清洗您的眼睑和睫毛,轻轻地擦干眼部皮肤。

4. 饮食方面,无特殊禁忌,但是眼科医生建议少吃或不吃辛辣食物、禁烟酒。

5. 平时不随便触摸眼部,不揉眼;点药前要洗手,点药后至少闭眼休息 4-5 分钟。避免强光刺激,保持室内光线柔和,外出时可戴有色防护眼镜。

6. 保持正确的趴睡姿势,趴睡很讲究,直接影响手术的效果,眼科专家建议使用视优眼托,可以帮助患者保持 180°的水平卧姿,并且可以减轻手术后患者长期趴睡的疼痛感。

7. 限制活动,术后半年内限制大活动,1 年内限制重体力活动、填充 C3F8 者,气体尚未完全吸收,避免高空作业或乘飞机旅行,以免引起视网膜中央静脉阻塞等一系列并发症。术后 3 个月内应避免跑、跳等剧烈活动,严禁跳水、拳击等可能伤及眼部的运动;经常注意视力、眼压、视野等变化,如有异常及时复查,以防复发。

8. 保持心情乐观舒畅,做好长期与疾病作斗争的准备。

9. 若有其他玻璃体术后不适症状,及时到相关眼科医院进行就诊。

10. 需反复向患者讲解治疗体位的目的,必要性及注意事项,以取得患者的主动配合。气体填充的患者,应保持治疗体位到气体完全吸收,需 20~30 天,硅油填充的患者,应持续治疗体位直至硅油取出为止。

十一、应注意的问题

1. 玻璃体术后 1 天内应避免驾驶、饮酒、抽烟等。
2. 玻璃体术后一周内,避免游泳和进入污染较为严重或粉尘较多的场所。
3. 手术后 10 天内,可应用纱布包眼或戴护目镜。玻璃体术后应避免撞击和刺激眼睛。
4. 若有其他任何不适症状,应及时携带病例来院复诊。

（王伟伟　毛慧娟　刘红霞　王 新）

参考文献

1. 曹明,李华.玻璃体切除术后并发症的护理.国际眼科杂志,2011,11(2):25-28.
2. 张春平,刘涛,周丽文,等.玻璃体切除术后护理.中国社区医师(医学专业),2012,35(16):69-75.

索　引

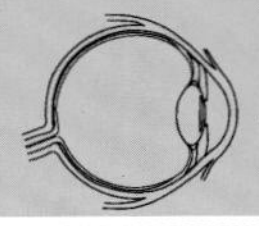

M

N

P

Q

R

S

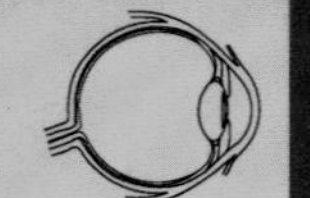

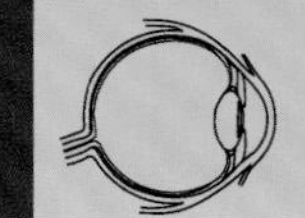

Z